W0256289

SOZIALE PATHOLOGIE.

Versuch einer Lehre

von den sozialen Beziehungen der menschlichen Krankheiten

als Grundlage der sozialen Medizin und der sozialen Hygiene

von

Prof. Dr. med. **Alfred Grotjahn,**
Berlin.

Zweite neubearbeitete Auflage.

1915.
Springer-Verlag Berlin Heidelberg GmbH
NW. Unter den Linden 68.

ISBN 978-3-662-23075-6   ISBN 978-3-662-25042-6 (eBook)
DOI 10.1007/978-3-662-25042-6
Softcover reprint of the hardcover 2nd edition 1915

Alle Rechte vorbehalten.

Vorwort zur zweiten Auflage.

Mit einer lebhaften Empfindung der Genugtuung darüber, daß
bereits jetzt eine zweite Auflage dieses Versuches einer Lehre von
den sozialen Beziehungen der menschlichen Krankheiten erforderlich
wurde, übergebe ich dieses Buch der Oeffentlichkeit und hoffe, daß
die Neubearbeitung, die zugleich eine Verkürzung und Verbilligung
mit sich bringt, ihm neue Freunde zuführen wird.

Namentlich hofft der Verfasser, daß die Erfahrungen, die er seit
seiner Bestellung als Leiter der von C. Flügge im Jahre 1912 am
hygienischen Institut der Universität Berlin eingerichteten Abteilung
für soziale Hygiene im Verkehr mit den Studierenden zu machen
Gelegenheit hatte, der neuen Auflage zustatten gekommen sind. Die
Bearbeitung ist unter dem Gesichtspunkte vorgenommen, daß die
Hörer der Vorlesungen des Verfassers und die Teilnehmer an seinen
„Uebungen“ das, was dort infolge Zeitmangels nur in großen Zügen
vorgetragen werden kann, durch die Lektüre dieses Buches zu ergänzen vermögen.

Das Tatsachenmaterial, auf dem sich die Ausführungen aufbauen,
ist natürlich den sich täglich mehrenden Spezialarbeiten entnommen.
Originalität glaubt dagegen der Verfasser für die Anordnung und den
Aufbau des Ganzen zu einem Gesamtbilde sowie für manche Schlußfolgerungen allgemeiner Art in Anspruch nehmen zu dürfen. Er bittet
daher Leser und Beurteiler, das Ganze und nicht die Bruchteile als solche auf sich wirken zu lassen. Obgleich sich die
Darlegungen im bewußten Streben, das „quantitative Denken“ in
Medizin und Hygiene einbürgern zu helfen, wie C. Flügge es mit besonderem Nachdruck gefordert hat, vorwiegend auf die Statistik stützen,
ist doch das massenhaft andrängende Material der medizinischen
Statistik aus Rücksicht auf Raum und Darstellung, die alles Un-
wesentliche zu vermeiden wünschte, nur sparsam verwertet worden[1]).

---

1) Zur Ergänzung vergleiche man die Abhandlungen der Autoren der Sammelwerke „Handwörterbuch der sozialen Hygiene“, hrg. von A. Grotjahn u. J. Kaup,
1912, „Krankheiten und soziale Lage“, hrg. von G. Tugendreich u. M. Mosse,
1913, „Bibliothek für soziale Medizin“, hrg. von R. Lennhoff und „Handbuch der
sozialen Medizin“, hrg. von M. Fürst u. R. Jaffé, 1903, und außerdem „Mortalität

Dagegen durften kurze Bemerkungen über das Wesen der einzelnen Krankheiten, die dem Mediziner überflüssig scheinen werden, nicht völlig fehlen, weil bisherige Erfahrungen den Verfasser hoffen lassen, daß die vorliegende Arbeit auch von Volkswirten und Verwaltungsbeamten, namentlich des sozialen Versicherungswesens, gelesen werden wird.

Die ausführlichen bibliographischen Bemerkungen sind in dieser Auflage fortgefallen, da die sozialmedizinische und sozialhygienische literarische Betätigung der letzten Jahre sie ungebührlich hätte anschwellen lassen; bezüglich der einschlägigen Spezialliteratur muß daher der Leser auf den vom Verfasser im Verein mit F. Kriegel alljährlich herausgegebenen „Jahresbericht über Soziale Hygiene, Demographie und Medizinalstatistik, sowie alle Zweige des sozialen Versicherungswesens" verwiesen werden.

Zwar regiert Mars die Stunde. Trotzdem haben Verleger und Verfasser davon absehen zu müssen geglaubt, die Ausgabe dieser zweiten Auflage hinauszuschieben. Denn der Gegenstand der Darlegungen entbehrt keineswegs des Zusammenhanges mit den völkererschütternden Ereignissen, die der Krieg, dessen Zeuge wir sind, heraufbeschworen hat. Kein Krieg beweist in dem Maße wie dieser, daß die Massen gegenwärtig die Entscheidung herbeiführen und nur ein Volk Aussicht auf Erfolg und Bestand hat, das ungeheure Mengen rüstiger Männer ins Feld stellen kann, während der zu Hause gebliebene Teil der Bevölkerung noch fähig sein muß, den Gang der Volkswirtschaft und Volksernährung aufrechtzuerhalten. Das deutsche Volk kann diese schweren Aufgaben nur auf räumlich begrenztem Gebiete lösen, und das ist wieder nur möglich, wenn neben hoher Entwicklung der Volkswirtschaft auch Medizin und Hygiene so wirken, daß sie die breiten Massen der Bevölkerung, die eigentlichen Wurzeln unserer Wehrkraft, umgreifen und sich von jeder Entartung in verfeinerte Luxusmedizin und Komforthygiene fernhalten.

Dieser stets drohenden fehlerhaften Entwicklung, für die vor dem Kriege bedenkliche Anzeichen vorlagen, kann nur durch eine immer wiederholte Neuorientierung der medizinischen und hygienischen Bestrebungen an sozialen Gesichtspunkten vorgebeugt werden.

Berlin, den 1. April 1915.

A. Grotjahn.

---

und Morbidität" von H. Westergard, 1901, „Handbuch der medizinischen Statistik" von J. Prinzing, 1907, „Militärsanitätsstatistik" von H. Schwiening, 1913, „Soziale Medizin" von W. Ewald, 1912, „Vorlesungen über soziale Medizin" von L. Teleky, 1914, „Einführung in das Studium der sozialen Medizin" von A. Gottstein, 1913 und den „Grundriß der sozialen Hygiene" von Alfons Fischer, 1913.

Aus dem Vorwort zur ersten Auflage.

Unsere Lehr- und Handbücher der speziellen Pathologie und Therapie weisen als traditionelles Schema der Besprechung der einzelnen Krankheiten die Unterabteilungen der Aetiologie, Symptomatologie, pathologischen Anatomie, Diagnose, Prognose, Therapie und bestenfalls noch der Prophylaxe auf. Dieses überlieferte Schema dürfte auch in Zukunft schwerlich verlassen werden. Und doch muß sich berechtigter Zweifel erheben, ob es der jüngsten Phase der medizinischen Forschertätigkeit gerecht wird, nämlich der Bewertung der sozialen Momente sowohl in der Krankheitsentstehung wie im Krankheitsverlauf und namentlich in der Krankheitsverhütung. Gewiß würde es möglich sein, auch im Rahmen des alten Schemas in jeder einzelnen Unterabteilung sozialen Gesichtspunkten Rechnung zu tragen, aber aus Gründen der Klarheit und besonders, weil die soziale Betrachtung ganz andere Methoden erheischt als die klinische, dürfte es doch zweckmäßiger sein, diesen Gedankengängen eine besondere Rubrik einzuräumen. Ob man diese Unterabteilung als „sozialpathologische" oder sonstwie bezeichnen will, möge solange dahingestellt bleiben, bis einmal in unseren Hand- und Lehrbüchern der Pathologie und Therapie die sozialen Beziehungen mit der nämlichen Selbstverständlichkeit berücksichtigt werden wie etwa die bazillären oder die pathologisch-anatomischen. Ist diese Zeit gekommen, so wird sich auch dieses oder ein ähnliches Buch erübrigen. Bis dahin kann aber der Versuch einer monographischen Darstellung einer Pathologie von ausschließlich sozialen Gesichtspunkten schwerlich als überflüssig bezeichnet werden.

Das Zugeständnis, daß zahlreiche krankhafte Zustände von mehr oder weniger ungünstigen sozialen Verhältnissen abhängig sind, ist so lange ein unfruchtbarer Gemeinplatz, als diese Beziehungen nicht im einzelnen bewertet sind; denn nur dann lassen sich die Wirkungen einer willkürlichen Beeinflussung in ihrer unendlichen Verschiedenheit aus der Betrachtung ableiten.

Studium und Darstellung der Beziehungen der gesellschaftlichen Zustände zur Pathologie lassen sich auf zwei verschiedenen Wegen in Angriff nehmen. Einmal kann man von irgend einer sozialen Erscheinung ausgehen und prüfen, in welchen Beziehungen sie zu den verschiedenen krankhaften Zuständen, die in Frage kommen, steht. Der andere Weg nimmt seinen Ausgangspunkt von dem krankhaften Zustand selbst und untersucht alle die Beziehungen, die diese eine Krankheit zu den verschiedenartigsten gesellschaftlichen Phänomenen unterhält. Dieser Weg ist hier eingeschlagen worden. Er hat den Vorzug, daß er gestattet, nicht nur die Bedingtheit mancher krankhaften Zustände durch soziale Verhältnisse zu besprechen, sondern auch die Bedingtheit gesellschaftlicher Zustände durch eine bestimmte Krankheit.

Wir bezeichnen das gesellschaftliche Gefüge gern als einen „Organismus" oder reden von einem „organischen Staatsleben", sprechen von seinen „Gliedern" und deren „Funktionen". Wir wollen damit zum Ausdruck bringen, daß Staat und Gesellschaft komplizierte aber doch einheitliche Gebilde sind, und wir sind uns dabei wohl bewußt, hier Analogien zu gebrauchen, die der Biologie entlehnt sind. Zahlreiche Volkswirte und Soziologen haben diese Analogie zwischen dem biologisch verstandenen „Körper" des Menschen und dem nur soziologisch faßbaren „Körper" des Staates oder der Gesellschaft sehr weit getrieben. Es mag diese Ausdrucksweise ihre didaktischen Vorzüge besitzen; aber es muß gefordert werden, daß diese Analogien nur dort herangezogen werden, wo ein Mißverständnis völlig ausgeschlossen ist. Wenn Schäffle die Staatsverwaltung als das „Skelett" bezeichnet, das dem gesellschaftlichen Organismus Stütze und Halt verleiht, oder wenn auf der anderen Seite Virchow das Körpergewebe mit einem Zellen„staat" vergleicht, so kann eine mißverständliche Auffassung wohl schwerlich Platz greifen und man wird diese Analogien als Hilfsmittel einer anschaulichen und geistreichen Ausdrucksweise gelten lassen. Nennt ein Volkswirt die periodische Wiederkehr von Handelskrisen einen „Krebsschaden" am „Körper" eines Industriestaates und ein in „sozialer" Hinsicht überaus bedeutsames „Symptom", so ist ohne weiteres verständlich, daß er aus der Medizin entlehnte Bezeichnungen gebraucht und sich nicht etwa mit der Abhängigkeit der Krebsmorbidität von der sozialen Umwelt oder von der Rückwirkung der Krebsmortalität auf die soziale Struktur beschäftigt. Anders steht es aber für den, der sich auf den Grenzgebieten der Biologie und Soziologie, der Medizin und Volkswirtschaft bewegt. Hier ist unbedingt zu fordern, daß der Versuchung, obige Analogien zu benutzen, widerstanden wird, da sonst eine unheilvolle Begriffsverwirrung unausbleiblich ist. Es braucht deshalb

wohl nicht besonders hervorgehoben zu werden, daß in folgendem
der Ausdruck „soziale Pathologie" niemals in diesem übertragenen
Sinne benutzt worden ist, sondern immer in dem Sinne einer eigentlichen Pathologie, die nur in diesem Falle nicht vom anatomischen,
zellularen oder sonst einem Gesichtspunkte, sondern eben vom sozialen
betrachtet wird. Es liegt in der Tat kein Grund vor, daß wir Aerzte
auf das Wort „soziale Pathologie", das so bezeichnend für die wissenschaftliche Beschäftigung mit den sozialen Beziehungen der menschlichen Krankheiten ist, nur deshalb dauernd verzichten sollen, weil
die organizistische Schule der Soziologen den Ausdruck vorübergehend
mit Beschlag belegt hat.

Gegen diesen Mißbrauch des Wortes „sozialpathologisch" auf
sozialwissenschaftlicher Seite hat sich bereits W. Hellpach[1]) gewandt,
dann aber das Wort ausschließlich für die Psychopathologie in
Anspruch genommen. Für Hellpach sind Gegenstand der Sozialpathologie nur die „Geistesstörungen aus sozialpsychischer Ursache".
Es ist selbstverständlich sein gutes Recht, den Ausdruck soziale
Pathologie an Stelle von „sozialer Psychopathologie" zu gebrauchen;
aber es ist andererseits auch unser gutes Recht, ihm hierin nicht
zu folgen und uns diese willkürliche Einengung des Begriffs auf das
Spezialgebiet Hellpachs nicht gefallen zu lassen. Es liegt kein
Grund vor, die Bezeichnung allen übrigen pathologisch und zugleich sozial wichtigen krankhaften Zuständen vorzuenthalten. Gewiß
wird man mit Hellpach ablehnen müssen, „die Syphilis oder die
Tuberkulose eine sozialpathologische Erscheinung zu nennen", aber
daraus folgt noch nicht, daß man eine Betrachtung der Syphilis oder
der Tuberkulose von sozialen Gesichtspunkten aus nicht als eine
„sozialpathologische" bezeichnen darf. Vielmehr dürfte die Berechtigung einer „sozialen Pathologie" in allgemeiner Bedeutung auch dann
schon gegeben sein, wenn sie nichts weiter sein wollte als die Lehre
von den sozialen „Bedingungen" der Krankheiten; in der Tat will sie
aber mehr sein, nämlich die Lehre von den sozialen „Beziehungen"
der Krankheiten, wobei wir den Streit um das Kausale und seine
Grenzen ruhig den Philosophen überlassen dürfen.

Der Verfasser hat es gewagt, auch die Spezialgebiete der
medizinischen Wissenschaften einzubegreifen, obwohl er sich wohl
bewußt war, daß zahlreiche Beziehungen hier zwischen Pathologie

---

1) W. Hellpach, Sozialpathologie als Wissenschaft. Arch. f. Staatswissen-
schaft u. Sozialpolitik. 1904. Bd. 21. H. 2. — Derselbe, Ueber die Anwendung
psychopathologischer Erkenntnisse auf gesellschaftliche und geschichtliche Erscheinungen. Annalen d. Naturphilosophie. Bd. 5. S. 334.

und sozialer Umwelt bestehen, die sich nur dem reinen Spezialisten zu erkennen geben. Diese Bearbeitung auch der Sondergebiete kann dem Verfasser leicht als Ueberhebung ausgelegt werden. Und doch ist sie für das gegenwärtige primitive Stadium, in dem sich die medizinische und hygienische Betätigung auf dem Gebiete der sozialen Fragen noch befindet, eine Notwendigkeit. Das Wesen der sozialpathologischen Betrachtung ist selbst denen, die in Spezialfragen das soziale Moment mit Eifer pflegen, noch nicht völlig klar. Um es eindeutig zu bestimmen und so zu ermöglichen, daß es allen Aerzten über die Schwelle des klaren Bewußtseins tritt, ist es nötig, daß einmal sämtliche Sonderfächer der Medizin von einem einzelnen daraufhin durchgegangen werden, worin die ihnen gemeinsamen sozialen Momente bestehen. Dieses Gemeinsame wird sich besser finden lassen, wenn wir die Spezialgebiete in ihrer Verschiedenheit betrachten und nun bemerken, daß sich gewisse sozialpathologische Gedankengänge trotz dieser Verschiedenheit immer wieder aufdrängen. So allein können wir das Wesen der sozialpathologischen Betrachtung selbst feststellen und diese soweit ausbilden, daß sie Normen für die soziale Medizin und die soziale Hygiene liefern. Dieses Wagnis einer universellen Betrachtung hat der Verfasser im vorliegenden Buche unternommen. Sollte es nicht völlig geglückt sein, so mögen Andere und Spätere es unter weniger ungünstigen äußeren Bedingungen, als sie nun einmal mit jeder Pionierarbeit verbunden sind, von neuem unternehmen.

Aber selbst nachweisbare Irrtümer in Einzelheiten würden den Kern der Ausführungen nicht beeinträchtigen. Die Sozialpathologie hat ihre Spezialität eben im Sozialen, nicht im Pathologischen, das sie dem jeweiligen Stande der Pathologie einfach entnimmt. Die sozialen Verhältnisse der Menschen sind aber in stetem Fluß und in ewig neuen Verschlingungen begriffen. Schon aus diesem Grunde bildet Verfasser sich nicht ein, in diesem Buche Wahrheiten letzter Instanz zu geben, wie es die sogenannten „exakten“ Naturwissenschaftler, die Biologen und die Laboratoriumsforscher im Gegensatz zu den Geistes- und Sozialwissenschaftlern prätendieren. Es genügt, einen Weg zu zeigen, auf dem man, wenn auch nicht ohne Mühe, zu einer Pathologie vom sozialen Gesichtspunkte gelangen kann. Es lag im Interesse einer allgemeinen Betrachtung, diesen Weg so weit zu verfolgen, bis er sich in die Spezialgebiete gabelt. Diesen Gabelungen weiter nachzugehen, als es hier geschehen ist, muß natürlich den Spezialisten selbst überlassen bleiben.

Die weitgehende Zersplitterung der medizinischen Forschung in zahlreiche Sonderdisziplinen war eine unbedingte Notwendigkeit. Wenn jetzt Stimmen laut werden, die sie mit guten Gründen beklagen und eine mehr zentripetale Richtung des wissenschaftlichen Betriebes herbeiwünschen, so darf vielleicht gerade an dieser Stelle darauf hingewiesen werden, daß eine soziale Betrachtung der pathologischen Zustände vielleicht das neutrale Gebiet sein könnte, auf dem sich die auseinanderstrebenden Sonderfächer ohne Schädigung ihrer Selbständigkeit und mit unberechenbar großem Nutzen für das Gemeinwohl wieder zusammenfinden könnten.

Ich schließe dieses Vorwort mit der Erfüllung der angenehmen Pflicht, meiner Frau Charlotte geb. Hartz für ihre unermüdlich geleisteten Sekretärdienste zu danken, die allein mir ermöglichten, auch dieses Buch ohne Vernachlässigung der Forderungen des Tages fertigzustellen.

Berlin, den 25. November 1911.

A. Grotjahn.

Inhalt.

Seite

Vorwort zur zweiten Auflage III
Aus dem Vorwort zur ersten Auflage V
Einleitung 1

Besonderer Teil.

Akute allgemeine Infektionskrankheiten 21
   1. Typhus 21
   2. Flecktyphus 27
   3. Rückfalltyphus 28
   4. Ruhr 28
   5. Genickstarre 29
   6. Cholera 30
   7. Grippe 32
   8. Pocken 33
   9. Tollwut 37
  10. Milzbrand 38
  11. Allgemeine Bemerkungen zur sozialen Pathologie der akuten Infektionskrankheiten 39
Chronische allgemeine Infektionskrankheiten 41
   1. Tuberkulose 41
   2. Malaria 87
   3. Kretinismus 91
   4. Gelenkrheumatismus 92
   5. Allgemeine Bemerkungen zur sozialen Pathologie der chronischen Infektionskrankheiten 93
Geschlechtskrankheiten 97
   1. Syphilis 97
   2. Gonorrhoe 104
   3. Ulcus molle 108
   4. Allgemeine Bemerkungen zur sozialen Pathologie der Geschlechtskrankheiten 109
   5. Die Prostitution 115
Hautkrankheiten 118
   1. Ekzem 118
   2. Krätze 120
   3. Lupus 123
   4. Lepra 123
   5. Das Volksbadewesen 125
Krankheiten des Herzens und der Blutgefäße 128
Krankheiten der Atmungsorgane 134
Verdauungs- und Stoffwechselkrankheiten 141
   1. Die Magen- und Darmerkrankungen 141
   2. Vergiftungen durch Nahrungsmittel 146
   3. Skorbut 147
   4. Pellagra 147
   5. Ankylostomiasis 148

Seite

6. Die übrigen Wurmkrankheiten 149
7. Zuckerkrankheit. 150
8. Gicht 151
9. Fettsucht 151
10. Bleichsucht 152
11. Allgemeine Bemerkungen zur sozialen Pathologie der Verdauungs- und
    Stoffwechselerkrankungen und die Frage der Unterernährung . 155
Gewerbliche Vergiftungen 169
1. Bleikrankheit 169
2. Die übrigen gewerblichen Vergiftungen 173
3. Allgemeine Bemerkungen zur sozialen Pathologie der gewerblichen
    Vergiftungen 174
Rheumatismus 177
Zahnkrankheiten 179
Frauenkrankheiten und Gebärtätigkeit 182
1. Die Frauenkrankheiten im engeren Sinne 182
2. Vaginismus 182
3. Unfruchtbarkeit 185
4. Ueberfruchtbarkeit 188
5. Mehrlingsgeburt 191
6. Fehlgeburt 193
7. Abtreibung 197
8. Künstliche Fehlgeburt 199
9. Frühgeburt 201
10. Künstliche Frühgeburt 202
11. Totgeburt 203
12. Regelwidrige Geburten 206
13. Kindbettfieber 208
14. Allgemeine Bemerkungen zur sozialen Pathologie der Frauenkrank-
    heiten und der Geburtstätigkeit 209
Säuglingskrankheiten 221
Kinderkrankheiten 257
1. Rachitis 257
2. Skrofulose 262
3. Diphtherie 266
4. Scharlach 270
5. Masern 272
6. Keuchhusten 273
7. Allgemeine Bemerkungen zur sozialen Pathologie der akuten Kinder-
    infektionskrankheiten 274
8. Die Kinderfehler 276
Nerven- und Geisteskrankheiten 283
1. Die Krankheiten der peripheren Nerven 283
2. Die Krankheiten des Rückenmarkes 285
3. Erworbene Nervosität 286
4. Alkoholismus 290
5. Morphinismus 328
6. Epilepsie 329
7. Hysterie 338
8. Neurasthenie 341
9. Basedowsche Krankheit 343
10. Paralyse 345
11. Dementia praecox 346
12. Melancholie 348
13. Manisch-depressives Irresein und Manie 348
14. Paranoia 349
15. Idiotie 350
16. Schwachsinn 353
17. Die Irren 355
18. Die Psychopathen 370
19. Selbstmord 387

Seite

Chirurgische Krankheiten 392
    1. Wunden und Verletzungen 392
    2. Abszesse, Entzündungen und Eiterungen 393
    3. Verletzungen der Knochen und Gelenke 395
    4. Allgemeine Bemerkungen zur sozialen Pathologie der chirurgischen
        Erkrankungen 396
    5. Das Krüppelwesen 403
Krebs 408
Augenkrankheiten 412
    1. Akute Bindehautentzündung 412
    2. Augeneiterung der Neugeborenen 412
    3. Trachom 414
    4. Die übrigen Augenkrankheiten 416
    5. Augenfehler 417
    6. Blindenwesen 422
Hals- und Ohrenkrankheiten 428
    1. Rachenerkrankungen 428
    2. Ohrenerkrankungen und Hörfehler 430
    3. Das Taubstummenwesen 432

Allgemeiner Teil.

Die soziale Wertung der einzelnen Krankheitsgruppen 439
Der soziale Wert der ärztlichen Betätigung und die soziale
    Medizin 442
Die soziale Bedingtheit der Krankheiten 460
Die soziale Wirkung der Krankheiten 472
Das Entartungsproblem als Gipfelpunkt der sozialpathologischen
    Betrachtungsweise 477
Die qualitative Rationalisierung der menschlichen Fortpflanzung
    und die Eugenik 486
Die quantitative Rationalisierung der menschlichen Fortpflan-
    zung und der Völkertod 497
Der soziale Wert der hygienischen Betätigung und die soziale
    Hygiene 522
Sachregister 529

Einleitung.

Die sorgfältige Beachtung der sozialen Gesichtspunkte bei den wissenschaftlichen Erörterungen medizinischer und hygienischer Fragen ist die jüngste Phase der an wohlcharakterisierten Entwicklungsstufen so reichen modernen Medizin. Zwar hat die praktische Ausübung der Heilkunst selbstverständlich seit den Anfängen der geschichtlichen Zeit stete Verbindung mit den gesellschaftlichen und wirtschaftlichen Zuständen der jeweiligen Kulturvölker gehabt, aber zum Gegenstand theoretischer Erörterungen sind diese Beziehungen wohl nur selten und dann meist von Nichtmedizinern gemacht worden. Auch der unerhörte Aufschwung, den die Medizin in Verbindung mit den Naturwissenschaften im Verlaufe des 19. Jahrhunderts nahm, hat gerade wegen dieser engen Verknüpfung mit den Naturwissenschaften die Erforschung der Beziehungen der Krankheiten zu den gesellschaftlichen Verhältnissen nicht begünstigt. Mehr als die eigentliche Medizin hat die Hygiene den Zusammenhang mit dem sozialen Leben gewahrt. Erst über diesen Umweg ist dann endlich auch die gesamte Medizin im Laufe der letzten Jahrzehnte dazu gekommen, sich nicht nur bei der praktischen Ausübung, sondern auch bei der wissenschaftlichen Erörterung von sozialen Gedankengängen berühren, an einzelnen Stellen sogar führen zu lassen.

Aber auch die Hygiene stand bis in die neueste Zeit noch vorwiegend im Zeichen der messenden, wägenden, kasuistisch beobachtenden, rein biologischen Methoden. Die Fortschritte, die die Hygiene nach dieser Richtung hin gemacht hat, treten am deutlichsten in das Bewußtsein des Zurückblickenden, wenn er etwa das an der Wende des 18. und 19. Jahrhunderts entstandene Werk I. P. Frank's, das den für die damalige Zeit bezeichnenden Titel eines „Systems einer vollständigen medizinischen Polizei" führt, mit einem der hygienischen Sammelwerke unserer Zeit vergleicht. Aber diese großen Fortschritte liegen vorwiegend auf physikalisch-biologischem Gebiete. Während diese Epoche die hygienischen Beziehungen von klimatischen Faktoren, Wohnung, Kleidung, Nahrung, Spaltpilzen usw. zu dem biologisch umschriebenen Individuum mit einem außerordentlichen Aufwande von Fleiß und Scharfsinn erforschte, versäumte sie es, die Einwirkungen der gesellschaftlichen Verhältnisse und der sozialen Umwelt, in der die Menschen ihre physischen Bedürfnisse befriedigen, in den Kreis der Beobachtungen einzubeziehen. Es bedurfte erst starker, aus der allgemeinen sozialpolitischen Atmosphäre des letzten Drittels des 19. Jahrhunderts stammender Anregungen, um auch Aerzte und Hygieniker darauf aufmerksam zu machen, daß zwischen dem Menschen und der Natur die Kultur steht und diese gebunden ist an die gesellschaftlichen Gebilde, deren Wesen und Zusammenhang uns nur durch die Anwendung geisteswissenschaftlicher Methoden offenbar werden. Erst jetzt stellte sich das Bedürfnis heraus, die physikalisch-biologische Betrachtung durch eine soziale zu ergänzen.

Dieses gilt nur von der Hygiene als Wissenschaft, nicht von ihrer praktischen Ausübung, der Gesundheitspflege, die seit Jahrtausenden auf Grund einer naiv-empirischen Erkenntnis der gesundheitsschädlichen und gesundheitsförderlichen Einflüsse der Umgebung des Menschen geübt worden ist. Insbesondere bei den alten asiatischen Völkern ist die praktische soziale Hygiene im weitgehenden Maße zur Anwendung gekommen[1]). Die medizinischen und hygienischen Bestrebungen der alten Kulturvölker des Mittelmeeres kamen in den Jahrhunderten der Völkerwanderung und der Bildung der germanischen Staaten fast vollständig zum Stillstande. Erst das Mittelalter brachte es wieder in den engen Städten zu bescheidenen Ansätzen auf diesem Gebiete. Wir verdanken dieser Zeit vor allen Dingen die völlige Beseitigung des Aussatzes durch die streng durchgeführte Absonderung der Leprösen in eigenen Anstalten. Dagegen stand man im Mittelalter den von außen plötzlich hereinbrechenden Seuchen vollständig ratlos gegenüber. Hier war die Neuzeit glücklicher, da schon in den Staaten der italienischen Renaissance ein wirksames System der öffentlichen Gesundheitspflege ausgebildet worden ist, das sich von dort aus auf die übrigen europäischen Staaten verbreitete und auch an den medizinischen Bildungsstätten als „Medicina publica" gelehrt wurde.

Das klare Bewußtsein vom Zusammenhange der Medizin und Hygiene mit den gesellschaftlichen Zuständen dürfte dagegen erst neueren Ursprungs sein. Einen lebhaften Ausdruck fand

---

1) A. Nossig, Einführung in das Studium der sozialen Hygiene. Geschichtliche Entwicklung und Bedeutung der öffentlichen Gesundheitspflege. Stuttgart 1894.

es in Deutschland zuerst in der Mitte des 19. Jahrhunderts bei einigen temperamentvollen Aerzten, die die Ideen einer politisch bewegten Zeit auch auf ihr berufliches Sondergebiet zu übertragen strebten. So findet sich in einer Schrift des Berliner Arztes S. Neumann[1]) der erste deutliche Hinweis auf die Wichtigkeit der sozialen Verursachung krankhafter Zustände. „Daß der größte Teil der Krankheiten, welche entweder den vollen Lebensgenuß stören oder gar einen beträchtlichen Teil der Menschen vor dem natürlichen Ziel dahinraffen", schreibt S. Neumann, „nicht auf natürlichen, sondern auf gesellschaftlichen Verhältnissen beruht, bedarf keines Beweises. Die medizinische Wissenschaft ist in ihrem innersten Kern und Wesen eine soziale Wissenschaft, und solange ihr diese Bedeutung in der Wirklichkeit nicht vindiziert sein wird, wird man auch ihre Früchte nicht genießen, sondern sich mit der Schale nnd dem Schein begnügen müssen. Die soziale Natur der Heilkunst steht über allem Zweifel." Die nämlichen Anschauungen vertritt mit besonderem Nachdruck der junge Rudolf Virchow in der in den Jahren 1848 und 1849 von ihm herausgegebenen Wochenschrift[2]). „Die Aerzte", sagt er im Einführungsartikel, „sind die natürlichen Anwälte der Armen, und die soziale Frage fällt zum größten Teil in ihre Jurisdiktion." Und ein andermal: „Die öffentliche Gesundheitspflege hat, indem sie in ihren Forschungen den Lebensverhältnissen der verschiedensten Volksklassen nachgeht und die feinen, gleichsam geheimen Schwankungen des Massenlebens verfolgt, bei den meisten sozialen Schwierigkeiten eine entscheidende Stimme. Allein darauf beschränkt sich ihre Wirksamkeit nicht. Von Zeit zu Zeit werden jene Schwankungen größer, zuweilen ungeheuer, indem einzelne Krankheiten in epidemischer Form auftreten. In solchen Fällen wird die öffentliche Gesundheitspflege souverän, der Arzt gebietend. Die Geschichte hat es mehr als einmal gezeigt, wie die Geschicke der größten Reiche durch den Gesundheitszustand der Völker bestimmt wurden, und es ist nicht mehr zweifelhaft, daß die Geschichte der Volkskrankheiten einen untrennbaren Teil der Kulturgeschichte der Menschheit bilden muß." Doch diese Worte verklangen in der politisch aufgeregten Zeit, ohne unter den Aerzten Widerhall zu finden. Auch Rudolf Virchow selbst hat in seiner weiteren Laufbahn für eine Durchdringung der medizinischen und hygienischen Fragen mit sozialwissenschaftlichen Gedankengängen

---

1) S. Neumann, Die öffentliche Gesundheitspflege und das Eigentum. Berlin 1847.

2) Die Medizinische Reform. Eine Wochenschrift, erschienen vom 10. Juli 1848 bis zum 29. Juni 1849, herausgegeben von R. Virchow und R. Leubuscher. Berlin.

wenig mehr getan. Zwar hat er noch zahlreiche Abhandlungen über
Gegenstände der öffentlichen Gesundheitspflege veröffentlicht; aber diese
lassen ein Eingehen auf allgemeine Gesichtspunkte vermissen und erstrecken sich fast ausschließlich auf besondere Fragen der Städteassanierung, des Krankenhausbaues usw. Ueberhaupt nimmt die Gesundheitstechnik und die Besserung der hygienischen Zustände nach
englischem Vorbilde in den rasch wachsenden Städten bald alle Kräfte
der für hygienische Fragen Interessierten in Anspruch. Die hochentwickelte Technik, der Aufschwung der physikalisch-chemischen
Wissenschaften und namentlich das Emporblühen der Bakteriologie
begünstigten diese Richtung, für die die Arbeit im chemischen oder
bakteriologischen Laboratorium bezeichnend ist.

Erst der sozialpolitische Wind, der in den Jahren um die Jahrhundertwende wehte, brachte diese Einseitigkeit ins Wanken und ver-
half der Anschauung zum Durchbruch, daß diese Laboratoriumstätig-
keit zwar eine wichtige Vorbedingung, nicht aber der allein maßgebende Kern der hygienischen Forschung sei. Nach dieser Ansicht,
deren Vertreter sich eingestandenermaßen und mit vollem
Bewußtsein an der Volkswirtschaftslehre und den Sozialwissenschaften orientiert hatten, können die gewiß großartigen
Ergebnisse der rein naturwissenschaftlich betriebenen Hygiene erst
dann zu verallgemeinernden Normen verarbeitet werden, wenn kulturhistorische, psychologische, nationalökonomische und politische Erwägungen in die Kalkulation einbezogen werden, die damit zu einer
sozialhygienischen wird. Die Notwendigkeit dieser Ergänzung ergibt deutlich das Beispiel etwa der Hygiene der Ernährung. Hier hat
die physikalisch-biologische Betrachtung den Einfluß von Menge, Nähr-
und Verbrennungswert, Schmackhaftigkeit und Verdaulichkeit der
Nahrungsmittel auf den Stoffwechsel des menschlichen Körpers zu
untersuchen und Normalkostmaße festzustellen, unter die die Ernährung
ohne Schaden für den Körper und seine Funktionen nicht sinken darf.
Die sozialhygienische Betrachtung vergleicht damit die Ernährungs-
zustände, wie sie die Verbrauchsstatistik, die Haushaltungsrechnungen
und andere der Volkswirtschaftslehre entlehnte Daten sich uns im
wirklichen Leben unterschieden nach der sozialen Lage der betreffenden Bevölkerungsschicht zu erkennen geben. Auch bei der
Wohnungshygiene — um ein weiteres Beispiel zu nehmen — ist das
physikalisch-biologische vom sozialen Moment scharf zu trennen, wenn
nicht eine Verwirrung in Fragestellung, Forschungsmethode und Darstellung Platz greifen soll. Die physikalisch-biologische Betrachtung gibt uns Aufschluß über die Beziehungen der Feuchtigkeit,

der Wärmeökonomie, der Heizung, Lüftung, Beleuchtung, Reinigung des Wohnhauses, der Fabrik, des Krankenhauses, der Kaserne, des Gefängnisses auf die Gesundheit des Menschen und kommt so zu gewissen Mindestforderungen, die erfüllt werden müssen, wenn die Gesundheit keinen Schaden nehmen soll, und stellt weiterhin ideale Forderungen, deren Erfüllung, wenn nicht unbedingt notwendig, doch wünschenswert und der Gesundheit förderlich sein würde. Die soziale Betrachtung dagegen beschreibt die Wohnungen, wie sie in der Wirklichkeit sind in ihrer unendlichen Verschiedenheit nach Stadt und Land, Größe und Belegungsziffer, insofern diese Verschiedenheit auf die Gesundheitsverhältnisse der Bewohner von Einfluß sind. Diese Beispiele aus den Sondergebieten der Hygiene lehren zugleich, daß die soziale Hygiene, was bisher immer vergessen wurde, auch eine deskriptive Seite hat. Als solche ist die Schilderung des jeweiligen Status praesens hygienischer Kultur ihre vornehmste Aufgabe, während ihr niemals bestrittener normativer Charakter auf die Verallgemeinerung der hygienischen Maßnahmen, die naturgemäß zunächst nur einer bevorzugten Minderheit zugute kommen, und somit auf eine fortschreitende Verbesserung des jeweiligen Status praesens hinweist. Die Orientierung der Aerzte, die das soziale Moment in Medizin und Hygiene mit Bewußtsein literarisch pflegen, an den Sozialwissenschaften liefert allein die Gewähr, daß ihre Anschauungen sich dereinst zu einer wirklichen Theorie der sozialen Hygiene verdichten und diese wie alle älteren Wissenszweige einen sicheren Schatz anerkannter Wahrheiten sammeln wird, den sie dann der sozialen Praxis wieder ihrerseits zur Verfügung stellen kann.

Um diese Bestrebungen zu unterstützen, den Medizinern das Eindringen in die sozialwissenschaftliche Literatur zu erleichtern und umgekehrt auch den Volkswirten die sie angehenden Daten der Hygiene zu übermitteln, ist vom Verfasser in Verbindung mit einem Nationalökonomen, F. Kriegel, der „Jahresbericht über die Fortschritte und Leistungen auf dem Gebiete der sozialen Hygiene und Demographie“ gegründet worden[1]), dessen bibliographischer Teil Zeugnis von der regen Betätigung zahlreicher Autoren auf den Grenzgebieten zwischen Medizin und Hygiene auf der einen, Statistik und Volkswirtschaftslehre auf der anderen Seite ablegen.

Diese eifrige literarische Betätigung dürfte in Zukunft noch reger werden, da manche Bedürfnisse des öffentlichen Lebens, die früher nicht

---

[1]) A. Grotjahn und F. Kriegel, Jahresberichte über die Fortschritte und Leistungen auf dem Gebiete der sozialen Hygiene und Demographie. Jena 1902. Gustav Fischer. Seither jährlich.

so lebhaft wie gegenwärtig empfunden wurden, darauf hindrängen. Es
ist eine bezeichnende und zugleich erfreuliche Erscheinung, daß in Deutschland im Laufe der letzten Jahrzehnte förmliche „Bewegungen“ zur Erreichung von besonderen, auf die physische Wohlfahrt der Bevölkerung
gerichteten Zielen entstanden sind. Es sei nur an die Bestrebungen zur
Bekämpfung des Alkoholismus, der Geschlechtskrankheiten, der Säuglingssterblichkeit, zur Errichtung der Lungenheilstätten, zur Reform der
Frauenkleidung, zur Einführung der Jugendspiele usw. erinnert. In
allen diesen „Bewegungen“ treiben gemäßigte und radikale Elemente
eine mehr oder weniger temperamentvolle Agitation, stellen Forderungen
an Staats- und Kommunalbehörden und versuchen Sitten, Lebensgewohnheiten und Gesetzgebung in ihrem Sinne zu beeinflussen. Wenn
diese „Bewegungen“ zu dauernden und erfreulichen Ergebnissen kommen
sollen, bedarf es ordnender Leitsätze, die nur die planmäßige Erforschung
der sozialen Beziehungen liefern kann, die Hygiene, Medizin und Pathologie in so verwirrender Fülle aufweisen.

Einen weiteren mächtigen Anreiz, sich mit sozialwissenschaftlichen
Fragen zu befassen, hat für Aerzte und Laien auch die Ausdehnung
des sozialen Versicherungswesens geboten. Die Beschäftigung
der meisten Aerzte und zahlreicher Verwaltungsbeamter mit der
Kranken-, Unfall- und Invaliditätsversicherung hat eine Literatur geschaffen, für die sich die Bezeichnung „soziale Medizin“ eingebürgert hat. Nachdem die Arbeiterversicherung in Deutschland in
einer für andere Länder vorbildlichen Weise zu einem integrierenden
Bestandteile des Volkskörpers geworden ist, hat sie ihre ursprüngliche
Aufgabe der Rentengewährung an kranke, verunglückte und invalide
Arbeiter längst dadurch erweitert, daß sie sich auch in den Dienst
der Verhütung von Krankheit, Unfall und vorzeitiger Invalidität gestellt hat. Damit ist ihr ein ganz besonders breites Feld der Betätigung
eröffnet, und nicht ohne Grund gehen daher die soziale Medizin und
die soziale Hygiene bei den meisten ihrer literarischen Vertreter
eine Personalunion ein.

Das soziale Versicherungswesen und die mit ihm verknüpfte vollständige Umwandlung der Stellung des Arztes zum größten Teile der
Bevölkerung hat auch über den Umweg der von wirtschaftlichen Interessen natürlich niemals freien Beschäftigung mit den Standesangelegenheiten zur Betätigung auf sozialem Gebiete angehalten. Die Aerzte
sind jetzt genötigt, auf der Wahrung dieser Interessen ebenso sorgsam
zu bestehen wie andere Erwerbsstände. Aus diesem Grunde mußte
die karitative Tätigkeit, die die alten Aerzte für eine Standespflicht
hielten und auch unter patriarchalischen Verhältnissen ohne allzugroße

Opfer ausüben konnten, nach und nach überall eingestellt werden. Glücklicherweise scheinen aber die Aerzte einzusehen, daß diese Einstellung zu Mißdeutungen führen würde, wenn dafür nicht ein Ausgleich in Gestalt einer zielbewußten sozialen Betätigung seitens des Arztes dem Volksganzen und der Gesellschaft geboten wird. Es gilt nicht mehr, den unteren Volksschichten die Wohltat unentgeltlicher ärztlicher Behandlung gnädig zu gewähren, sondern durch Anteilnahme am öffentlichen Leben und Beeinflussung öffentlicher Faktoren auch auf medizinischem und hygienischem Gebiete an einem Rechtszustand und einer Gesellschaftsordnung mitzuarbeiten, in der die Rechte und Pflichten des Einzelnen dem Volksganzen gegenüber sorgfältig abgewogen und auf diese Weise das Volksganze mehr als gegenwärtig in den Stand gesetzt wird, das Individuum durch seine Organe nicht nur vor wirtschaftlichem, sondern auch vor körperlichem Schaden zu bewahren. Diese Betätigung auf sozialem Gebiet, die die frühere karitative ablöst, kann von einem akademisch gebildeten Stande, der wie der ärztliche auf die ständige Kontrolle der praktischen Wirksamkeit durch die theoretische Forschung von jeher den größten Wert gelegt hat, natürlich nur dann sachlich mit Nachdruck und formell mit Geschmack geschehen, wenn sie sich auf Beziehungen zu den Sozialwissenschaften gründet. So sehen wir, daß selbst von der einseitigen Beschäftigung mit wirtschaftlichen Standesangelegenheiten her ein gerader Weg zur theoretischen Beschäftigung mit der sozialen Hygiene und der sozialen Medizin führt. Hoffentlich wird er in Zukunft von zahlreichen Aerzten beschritten werden.

Den neueren Bestrebungen zur Ausbildung eigener Sonderdisziplinen der sozialen Medizin und der sozialen Hygiene begegnet nicht selten der Einwurf, daß schon die gegenwärtige Staatsarzneikunde vollständig hinreichend jene Aufgaben erfülle, die den neuen Fächern zugedacht seien. Diesem Einwurf gegenüber sei daran erinnert, daß wir heute in der Entwicklung der empirischen Staatsarzneikunde zur systematischen sozialen Medizin und sozialen Hygiene denselben Vorgang erleben, der seinerzeit bei der Entwicklung der alten Kameralwissenschaft zur wissenschaftlichen Volkswirtschaftslehre sich abspielte. Hier wie dort handelt es sich zunächst um eine Sammlung von nützlichen Regeln für den Gebrauch der Behörden und ihrer Organe, bis sich schließlich das Bedürfnis nach einer Erforschung und Darstellung der inneren Zusammenhänge und ihrer gegenseitigen Bedingtheit herausstellte. Auch die heutige Staatsarzneikunde ist ähnlich der alten Kameralwissenschaft eine aus praktischem Bedürfnis entstandene Regelsammlung, die auch nicht überflüssig wird, wenn nun neben ihr als Ausdruck eines tieferen wissenschaftlichen Interesses an der Bedingtheit medizinischer und hygienischer Zustände durch die sozialen Verhältnisse eine systematische Theorie entsteht. Im Gegenteil steht zu hoffen, daß die staatlichen Medizinalbeamten einmal die festen Stützen der neuen Fächer abgeben werden.

Die Bezeichnung „soziale Medizin" wollen einige Autoren nicht, wie der augenblicklich herrschende Sprachgebrauch, auf die Beziehungen der Medizin zu den sozialen Versicherungsangelegenheiten beschränken, sondern sie versuchen ihm eine ganz allgemeine, umfassende Bedeutung zu geben. Es ist fraglich, ob diese Anschauung sich durchsetzen wird, und noch fraglicher, ob damit irgend etwas genützt würde. Bedeutet doch gegenwärtig das Wort Medizin nach der weitgehenden Spezialisierung keine umgrenzbare Wissenschaft mehr und verliert schon dadurch der Ausdruck „soziale Medizin" in theoretischer Hinsicht jeden festen Untergrund, während er im engeren Sinne, nur auf die sozialen Versicherungswesen bezogen, sich praktisch brauchbar erwiesen hat. Deshalb hat der Verfasser dieses Wort immer nur als Sammelnamen für jene praktischen Versicherungsangelegenheiten gebraucht und auf eine wissenschaftliche Begriffsbestimmung von jeher verzichtet, während er schon vor Jahren die soziale Hygiene als Lehre von der „Verallgemeinerung hygienischer Kultur auf eine Gesamtheit von örtlich, zeitlich und gesellschaftlich zusammengehörigen Individuen und deren Nachkommen" zu definieren versucht hat[1]).

Der noch nicht abgeschlossene Streit über die Begriffsbestimmungen der sozialen Medizin und der sozialen Hygiene ist hier nur erwähnt worden, um die Anstrengungen zu zeigen, die in den letzten Jahren von Aerzten gemacht worden sind, auch ihrerseits zu dem heiß umstrittenen Begriff „sozial" das ihrige beizutragen[2]). Für die folgenden Darlegungen ist es unerheblich, wie sich einmal der Sprachgebrauch endgiltig entscheiden wird. Hier handelt es sich um eine Betrachtung der Krankheiten des Menschen von sozialen Gesichtspunkten aus, und die Berechtigung einer solchen „sozialen Pathologie" wird niemand bestreiten, nachdem die Pathologie von anatomischen, klinischen, histo-

---

1) Zuerst in einem Vortrage in der Deutschen Gesellschaft für öffentliche Gesundheitspflege zu Berlin in der Sitzung vom 1. März 1904. Vgl. die Verhandlungen dieser Gesellschaft. Hygienische Rundschau. 1904. Nr. 20.

2) An dieser Stelle sind auch noch die Mißverständnisse zu berühren, die durch die Anwendung des Wörtchens „sozial" an unrichtiger Stelle entstanden sind und nicht selten zur Bloßstellung der ganzen Richtung beigetragen haben. So heißt das Beiwort „sozial" niemals schlechthin „nützlich", denn viele Dinge sind nützlich, ohne den Zusatz „sozial" zu verdienen. Das Wort ist auch nicht gleichbedeutend mit „wohltätig für die unteren Bevölkerungsschichten", denn das könnte

logischen, bakteriologischen und anderen Gesichtspunkten bis ins einzelne gehend behandelt worden ist. Daß das Wort „sozialpathologisch" hier weder im Sinne des organizistischen Soziologen noch in dem einer Beschränkung auf die Psychopathologie nach W. Hellpach gebraucht wird, ist bereits im Vorwort zur ersten Auflage ausgeführt worden. Zwangslos können wir die Beziehungen jeder Krankheit zur sozialen Umwelt in folgende sechs Punkte zusammenfassen, auf deren nähere Betrachtung die folgenden Untersuchungen aufgebaut werden sollen.

I. Die Bedeutung der Krankheit vom sozialen Gesichtspunkte aus wird in erster Linie bestimmt durch ihre Häufigkeit. Ein krankhafter Zustand kann noch so gefährlich, noch so qualvoll für das betreffende Individuum oder noch so lästig für die Umgebung sein: er wird für unsere Betrachtung nicht in Frage kommen können, wenn er nur selten angetroffen wird. Umgekehrt werden leichte Erkrankungen allein durch ihre Verbreitung auch eine große soziale Bedeutung gewinnen können. Hier zeigt sich schon ein wichtiger Unterschied zwischen der sozialpathologischen Betrachtung auf der einen und der pathologisch-anatomischen und klinischen auf der anderen Seite. Für letztere ist die Häufigkeit einer Erkrankung ziemlich gleichgiltig. Mit besonderer Vorliebe hat sie sich zu allen Zeiten sogar den seltenen und seltensten Fällen zugewandt.

Selbstverständlich kann sich eine soziale Pathologie nur auf die Ergebnisse der nach exakten naturwissenschaftlichen Methoden arbeitenden kasuistischen Medizin aufbauen. Ohne eine vorausgegangene sorgfältige Bemühung der pathologischen Anatomie und der Klinik am einzelnen Fall würde eine verallgemeinernde sozialpathologische Betrachtung jeder Zuverlässigkeit entbehren. Der Vorrang der kasuistischen Medizin ist also durchaus anzuerkennen und nur zu verlangen, daß sie von der statistischen Beobachtung ergänzt wird, was gegenwärtig leider noch keine überflüssige Forderung ist.

Die medizinische Statistik ist demnach die Grundlage jeder sozialpathologischen Betrachtung, da sie die krankhaften Erscheinungen der Menschen sowohl nach deren biologischer Verschiedenheit, wie Alter, Geschlecht usw. als nach ihrer sozialen Differenzierung er-

---

auch eine Volksküche oder eine Poliklinik sein, obgleich kein Volkswirt diese Einrichtung als „soziale" bezeichnen würde. Das Adjektivum „sozial" kommt von dem lateinischen Worte „socius" und bedeutet stets eine gesellschaftliche, gemeinschaftliche oder genossenschaftliche Beziehung. Die soziale Medizin umfaßt also nur Fragen medizinischer Natur, die mit dem Gesellschafts-, Gemeinschafts-, Genossenschaftsleben in Verbindung stehen, wie sie z. B. im sozialen Versicherungswesen in Erscheinung treten. Die soziale Hygiene umfaßt ebenfalls nur Fragen hygienischer Natur, die mit dem Gesellschafts-, Gemeinschafts- und Genossenschaftsleben des Menschen in Beziehung treten.

mittelt. Leider wird sie gerade von Aerzten heute vielfach in unzureichender Weise angewandt. Die Schwierigkeit liegt darin, daß es
sich bei der medizinischen Statistik nicht um eine naturwissenschaftliche, sondern um eine geisteswissenschaftliche Betätigung handelt
und das Naturwissenschaftlich-Medizinische nur darin zum Ausdruck
kommt, daß die zu zählenden Gegenstände so eigenartig sind, daß
sich nur medizinisch und naturwissenschaftlich Vorgebildete auf diesem
Gebiete zurechtfinden können. Auf dem Gebiete der medizinischen
Statistik werden sich also nur solche Forscher ersprießlich betätigen
können, die entweder Statistiker von Fach sind und dabei die Fähigkeit haben, sich in die medizinischen und hygienischen Einzelheiten
einzuarbeiten, oder solche Aerzte, die sich in die mathematische
Disziplin und die geisteswissenschaftliche Logik zu schicken wissen.
Der Siegeslauf, den die Bakteriologie in den letzten Jahrzehnten nahm,
hat die medizinische Statistik, die vor dieser Zeit besser entwickelt
war als gegenwärtig, in den Hintergrund gedrängt. Glaubte man
doch eine zeitlang in den Kreisen der Hygieniker, daß das Wesen der
großen Volksseuchen auf rein bakteriologischem Wege zu ergründen
sei. Man braucht der Bakteriologie kein Blatt aus ihrem Ruhmes-
kranze zu rauben, wenn man betont, daß diese Auffassung falsch ist.
Zahlenmäßige Erfassung ist gerade auf dem Gebiete der Seuchenlehre
nach wie vor unerläßlich. Es ist erfreulich, daß diese Ansicht wieder
zum Durchbruch gekommen ist und sich damit für die medizinische
Statistik die Hoffnung auf ein allgemeineres Interesse als bisher eröffnet. Das zeitweise Zurücktreten gilt aber nur für ihre Stellung
als Wissenschaft. In der praktischen Verwaltungstätigkeit sowohl
als auch als Zugabe zur klinischen Beschreibung krankhafter Zustände
hat man immer fleißig Statistik getrieben, aber mit Recht machen
die Statistiker von Fach dieser Art von Medizinalstatistik den Vorwurf, daß sie nicht selten unter Vernachlässigung der einfachsten
Methoden gehandhabt wird. In der Tat kann man gar nicht genug
jedem Kliniker, den der Stoff zwingt, mit Zahlen zu operieren, zu
bedenken geben, daß die Statistik eine wohlfundierte Wissenschaft ist,
deren Methoden man genau kennen muß, wenn man nicht zu Fehl-
schlüssen geführt werden will[1]). Man wird dann die Fehler vermeiden lernen, die heute noch ganz allgemein gemacht werden. Es

---

    1) Gerade die Statistik der Kliniken ist nur scheinbar einfach. Sie gehört
zur Gruppe der „Stichprobenzählungen" und sollte eigentlich unter Kontrolle
der Wahrscheinlichkeitsrechnung gehandhabt werden. Vgl. E. Altschul, Studie
über die Methode der Stichprobenerhebung. Archiv f. Rassenbiologie. 10. Jahrg.
1913. S. 110, und W. Weinberg, Auslesewirkungen bei biologisch-statistischen
Problemen. Archiv f. Rassenbiologie. 10. Jahrg. 1913. S. 947.

werden dann nicht mehr Zahlen miteinander verglichen werden, ehe man sich genau darüber unterrichtet hat, wie diese Zahlen zustande gekommen sind und ob das Material, aus dem sie gewonnen wurden, überhaupt vergleichbar ist, und man wird aufhören, aus der Parallelität von Zahlenreihen ohne weitere Bedenken auch auf eine Kausalität zu schließen. Vor allen Dingen wird man dann auch aufhören, die gegenwärtig leider sehr beliebte Statistik der „Besserungen" chronischer Erkrankungen in die Erörterung der ernsthaften Medizinalstatistik einzubeziehen. Statistisch behandeln kann man nur konkrete Dinge oder allenfalls noch Zustände, die sich in eindeutiger Weise bestimmen lassen. . Man kann Todesfälle zählen, Beinbrüche, Typhuserkrankungen, auch Heilungen, aber die Besserungen etwa der Lungenspitzenkatarrhe oder der neurasthenischen Zustände als einen der Statistik zugänglichen Gegenstand zu behandeln und womöglich in prozentualer Berechnung in die Erörterung als starkes Beweismittel einzuführen, ist völlig unzulässig. Die Aufgaben der medizinischen Statistik sind so außerordentlich zahlreich, daß es unnötig ist, ihre Grenzen zu überschreiten. Diese Grenzen zu kennen, ist nicht unwichtig. Sie liegen ungefähr dort, wo das Gebiet der reinen Bevölkerungsstatistik anfängt. Zwischen Geburt und Tod liegt das Gebiet der medizinischen Statistik. Die Statistik der Geburten aber und die der Todesfälle bleiben besser dem mathematisch geschulten Statistiker von Fach überlassen, denn gerade die Bevölkerungsstatistik birgt Klippen, auf die sich schon mancher Medizinalstatistiker ahnungslos festgefahren hat[1]).

Um den Wert, aber auch die Begrenzung der medizinischen Statistik richtig zu verstehen, muß man sich ferner vergegenwärtigen, daß die Statistik überhaupt (nach der Begriffsbestimmung Rümelins) eine allgemeine methodologische Hilfswissenschaft der Erfahrungswissenschaft vom Menschen ist. Infolgedessen kann sie und somit auch der Teil, den wir Medizinalstatistik nennen, nur gewisse Regelmäßigkeiten im Vorkommen medizinisch oder hygienisch wichtiger Tatsachen feststellen, nicht aber kausal erklären. Diese wesentliche Beschränkung muß allen Medizinalstatistikern entgegengehalten werden, die einer besonderen sozialmedizinischen und sozialhygienischen Forschungsweise mit der Begründung ablehnend gegenüberstehen, daß die medizinische Statistik allein ausreiche, um die sozialen Momente

---

1) Als Lehrbücher, auch zum Selbstunterricht, kommen zurzeit nur in Betracht: F. Prinzing, Handbuch der medizinischen Statistik, Jena 1907, und H. Schwiening, Militärsanitätsstatistik (Geschichte und Theorie der Statistik, Rekrutierungsstatistik, Heeressanitätsstatistik). Berlin 1913. Die in- und ausländische Literatur der medizinischen Statistik vgl. in Grotjahn-Kriegel'schen Jahresberichten über soziale Hygiene, Jena, seit 1902 alljährlich.

der Medizin und Hygiene hinreichend zu würdigen. Bei aller Anerkennung der Medizinalstatistik als der wichtigsten Hilfswissenschaft einer sozialen Betrachtungsweise muß doch daran festgehalten werden, daß neben den Ergebnissen der statistischen Ermittelungen auch psychologische, ökonomische, soziologische und politische Betrachtungen herangezogen werden müssen.

II. Eine Krankheit erhält noch nicht allein durch ihre Häufigkeit soziale Bedeutung. Es muß vielmehr das zweite Kennzeichen des Kollektivbegriffes dazukommen: die Gleichartigkeit des sich abspielenden Vorganges bei den zahlreichen nebeneinander bestehenden Einzelfällen. Es erhebt sich also die Frage nach der Form, in der die betreffende Krankheit am häufigsten vorkommt. Auf den ersten Blick scheint diese Frage überflüssig, da die charakteristische Form eigentlich schon von der klinischen her bekannt sein sollte. Aber die charakteristische Form der klinischen Pathologie, der Schulfall, ist in der. Regel nicht die Form, in der die Krankheit am häufigsten vorkommt oder am meisten durch soziale Verhältnisse bedingt ist oder letztere selbst wieder bedingt. Es ist daher durchaus erforderlich, neben dem klinischen und pathologisch-anatomischen Krankheitsbilde bei allen pathologischen Zuständen, die einer Untersuchung auf ihre Beziehungen zum Gesellschaftsleben überhaupt wert erscheinen, auch ihre sozialpathologisch typische Form festzustellen.

Wie wir bei der Betrachtung der einzelnen Krankheiten sehen werden, ergibt sich dann bei den bemerkenswertesten krankhaften Zuständen das überraschende Resultat, daß die Abortivfälle wegen ihrer Menge, ihrer Unauffälligkeit und der daraus entspringenden Unachtsamkeit der Umgebung in sozialer Hinsicht viel wichtiger sind als die ausgeprägten Krankheitsfälle mit ihren ins Auge fallenden und zur Beseitigung und Bekämpfung nachdrücklich herausfordernden Erscheinungen.

III. Die wichtigsten Beziehungen zwischen krankhaften Zuständen und den sozialen Verhältnissen liegen natürlich auf ursächlichem Gebiete. Wenn wir gelernt haben, vielgestaltige Krankheitszustände auf einen Bazillus wie bei der Tuberkulose oder auf eine toxisch wirkende Flüssigkeit wie beim Alkoholismus zurückzuführen, so haben wir zwar die klinische und pathologische Forschung nach der ursächlichen Seite hin zu einem gewissen Abschluß gebracht, aber damit das eigentliche Gebiet der Ursachenforschung doch eben erst betreten, nicht etwa erschöpft. Denn mit der Kenntnis der pathologisch-anatomisch oder bakteriologisch nachweisbaren Ursache eines krankhaften Zustandes ist unser Kausalitätsbedürfnis ebenso wenig befriedigt

wie das Zustandekommen des krankhaften Zustandes selbst erklärt.
Mit großem Nutzen für unsere Erkenntnis hat sich daher die Ursachenforschung im steigenden Maße der Erforschung der physikalischen Einflüsse, denen der Einzelne auch bezüglich seines pathologischen Verhaltens unterworfen ist, dann der allgemeinen Körperkonstitution, infolge
deren das Individuum den krankmachenden Agentien entweder ent-
gegenkommt oder widersteht, und endlich den besonders wichtigen
sozialen Faktoren, wie sie sich aus der Vergesellschaftlichung der
Einzelnen untereinander ergeben, zugewandt. Die Aufgabe dieser
Ursachenforschung im weiteren Sinne ist die quantitative Bestimmung
des Anteils, den die verschiedenen einzelnen Faktoren am Entstehen
des krankhaften Zustandes haben; sie muß sich ängstlich hüten, einen
Faktor auf Kosten der übrigen zu bevorzugen oder gar unter- statt
nebenzuordnen. Die Notwendigkeit, die ursächlichen Gesichtspunkte
zu vermehren, erwächst aus der Erkenntnis, daß die Verhütung der
verheerendsten Krankheiten sich nur auf die Kenntnis der Ursachenforschung im weitesten Sinne aufbauen läßt. Was nützt es in prophylaktischer Hinsicht zu wissen, daß sich die und die Krankheitsbilder auf den Genuß von Alkohol zurückführen lassen, wenn wir
nicht die Bedingungen kennen, durch die das Individuum zum übermäßigen Alkoholgenuß getrieben wird? Zeigt uns doch die Aetiologie
im weitesten Sinne, daß einerseits Zustände des inneren Menschen wie
psychopathische Konstitution oder epileptische Anlage und andererseits Zustände der Außenwelt wie Klima, Rassenzugehörigkeit, Gestaltung des geselligen und öffentlichen Lebens, Form der Spirituosen-
produktion, soziale Umwelt in durchaus verschiedener Weise als
Komponenten wirken können, um als Resultante dann den Alkoholmißbrauch zu erzielen.

Leider erscheint der Medizin unserer Tage häufig die klinische
Einheit schon ein ausreichender Beweis gemeinsamer Aetiologie, womit
denn glücklich jeder selbständigen ursächlichen Forschung die Berechtigung abgesprochen und die heutzutage allein geschätzte Kasuistik
der Klinik an die Stelle gesetzt wäre, wohin die Erforschung der
hygienischen, physikalischen, bakteriologischen und sozialen Krankheitsbedingungen von Rechtswegen gehört. Nach dieser Auffassung
ist es ätiologisch ganz gleichgiltig, ob ein Melancholischer sich selbst
eine Halsschnittwunde beigebracht hat oder diese Wunde von der
Hand einer anderen Person in mörderischer Absicht gesetzt wurde,
oder der Alkoholismus eines psychopathischen Schneiders gilt dem
eines nervengesunden Schankwirtes ätiologisch vollkommen gleich-
wertig. In den seltensten Fällen ist ein krankhafter Zustand die Folge

einer Ursache, meist, ja man kann sagen in der Regel, ist er die
Folge einer Vielheit von Ursachen, die quantitativ in verschiedener
Weise beteiligt sein und doch durch Zusammenwirken immer dasselbe
Ergebnis haben können. Dieselbe klinische Form des Alkoholismus
kann einmal entstehen, wo die individuelle Anlage sehr klein und die
Anreize zum Mißbrauch in der äußeren Umgebung sehr groß sind, ein
andermal dort beobachtet werden, wo umgekehrt die Veranlagung sehr
mächtig und die Wirkung der Mittel verschwindend klein ist.

Die sozialen Umstände wirken häufig nicht unmittelbar krank-
machend und krankheitsvermittelnd, sondern mittelbar durch das
Mittel der konstitutionellen Minderwertigkeit, mag diese nun
erworben oder ererbt sein. Wenn eine Person von durchschnittlicher
Rüstigkeit im Verlaufe einer langjährigen Zuchthaushaft körperlich
herabkommt und, wie es die Regel ist, vorzeitig stirbt oder einem
Siechtum anheimfällt, so war seine körperliche Minderwertigkeit durch
die ungünstigen Einflüsse der Umwelt erworben, ein Vorgang, den
man zweckmäßig als „Depravation“ bezeichnet. Wenn aber jemand
unter den hygienisch und erzieherisch denkbar besten Bedingungen
aufwächst und lebt, z. B. als Mitglied einer Großgrundbesitzerfamilie,
und er bleibt trotzdem ein Schwächling, so handelt es sich um eine
ererbte konstitutionelle Minderwertigkeit, die man am besten als
„Degeneration“ von der oben erwähnten Depravation unterscheidet.
Ungünstige soziale Zustände können ohne weiteres Depravation verursachen und dadurch Krankheiten den Boden ebenen. Forterben
wird sich die Depravation (Verkümmerung) für gewöhnlich nicht, da
die erworbenen Eigenschaften des menschlichen Körpers wohl nur
dann auf den Vererbungsvorgang von Einfluß sind, wenn sie die Keimsubstanz selbst verändern. Jedenfalls ist die Verkümmerung, die
Entstehung der allgemeinen konstitutionellen Minderwertigkeit, die
Depravation infolge ungünstiger sozialer Zustände eine sozialpathologisch
höchst wichtige Erscheinung, auch wenn sie sich nicht auf die Nachkommen fortsetzen sollte.

Ganz anders verhält sich die soziale Umwelt zu der ererbten
konstitutionellen Minderwertigkeit, der Schwäche e degeneratione. Die
mit ihr Behafteten werden durch ungünstige Verhältnisse der Außenwelt schnell dahingerafft werden, während eine günstige Umwelt die
Schwächlinge sorgfältig erhält und sie womöglich sich noch fortpflanzen läßt. Diese Beziehungen werden unten bei der Erörterung
der Frage der allgemeinen Entartung noch eingehend zu besprechen
sein. Hier ist ihrer nur kurz gedacht, um zu zeigen, wie wichtig die
Unterscheidung der erworbenen Minderwertigkeit e depravatione von

der ererbten Minderwertigkeit e degeneratione in sozialpathologischer Hinsicht ist.

Nicht nur entstehen viele Krankheiten primär aus sozialen Ursachen, sondern ungleich mehr werden sekundär durch begleitende soziale Nebenumstände in ihrem Verlaufe entweder günstig oder ungünstig entscheidend beeinflußt. Am zweckmäßigsten hält sich deshalb die ursächliche Betrachtung an folgendes Schema:

1. Die sozialen Verhältnisse schaffen oder begünstigen die Krankheitsanlage. 2. Die sozialen Verhältnisse sind die Träger der Krankheitsbedingungen. 3. Die sozialen Verhältnisse vermitteln die Krankheitserregung. 4. Die sozialen Verhältnisse beeinflussen den Krankheitsverlauf.

Die Einwirkung der sozialen Verhältnisse ist wieder verschieden nach der Stabilität und Qualität der allgemeinen sozialen Lage. Letztere ist zu unterscheiden nach der Art der Ernährung, der Wohnung, der Kleidung, der Arbeit, des Lebensgenusses, der Kinderaufzuchtsbedingungen und der Volksbildung.

IV. Nicht nur werden krankhafte Zustände durch soziale Verhältnisse in Entstehung und Verlauf bedingt, sondern sie beeinflussen auch ihrerseits wieder die sozialen Zustände, besonders Bevölkerungsbewegung, Wehrkraft und Arbeitsleistung. Die Rückwirkung der Krankheiten auf das Leben der Menschen in ihrer Gemeinschaft und Vergesellschaftung, mögen sie nun aus den sozialen Verhältnissen heraus oder aus anderen Ursachen (z. B. klimatischen, bazillären usw.) entstanden sein, muß also als ein weiterer Gesichtspunkt in unserer Betrachtung berücksichtigt werden.

Besonders durch ihren Ausgang wirken die Krankheiten auf die gesellschaftlichen Zustände ein. Dieser Ausgang kann bestehen in: 1. Tod, 2. Heilung, 3. Verkümmerung, 4. Siechtum, 5. Veranlagung für andere krankhafte Zustände, und endlich 6. in Entartung, d. h. in Verursachung einer Minderwertigkeit, die sich auf die Nachkommen vererbt.

Die soziologisch wichtigste Beziehung ist ohne Zweifel der Einfluß der Krankheiten auf die menschliche Fortpflanzung. Er verdient daher eine besondere Betrachtung, die aber am zweckmäßigsten beim sechsten und letzten der Punkte, von denen unsere Erörterungen ausgehen, angestellt wird, weil so allein die notwendige enge Verbindung zwischen der sozialen Hygiene und der Eugenik gewahrt bleibt.

V. Die Menschen haben mit leidlichem Erfolge versucht, die krankhaften Zustände durch Maßnahmen zu beseitigen, die sie zunächst auf naiv-empirische, später auf wissenschaftliche Erfahrungen stützten. Sind die Krankheiten für das Gesellschaftsleben von Bedeutung, so wird es auch ihre Beseitigung durch ärztliche Betätigung sein, soweit diese überhaupt möglich ist. Ein fünfter Punkt unserer Betrachtung wird daher sein, ob bei einer sozialpathologisch wichtigen Krankheit die ärztliche Behandlung überhaupt wesentliche Erfolge aufzuweisen hat und in welchem Maße sie die Bedeutung der Krankheit im sozialen Leben zu verändern imstande ist.

Diese und ähnliche Betrachtungen sind auch dadurch von Nutzen, daß sie uns ermöglichen, den Wert ärztlicher Maßnahmen auf Grund eines objektiven Maßstabes zu bestimmen. Im allgemeinen bestimmt man den Wert eines therapeutischen Eingriffes nach ·seinem Nutzen im einzelnen Falle. Daher kommt es, daß häufig die ärztliche Kunst angestaunt wird, wenn ganz seltene und darum auffallende Fälle geheilt werden, und es uns unbegreiflich kühl läßt, daß alltägliche Erkrankungen, an die wir uns gewöhnt haben, jeder Behandlung trotzen. Führt man eine mehr soziale Betrachtung ein, so erhält man ein Maß, was denn die ärztliche Fürsorge überhaupt für die menschliche Gesellschaft bedeutet; besonders die Beurteilung, ob die Behandlungsweise bei den häufig vorkommenden und für die soziale Struktur wichtigen Krankheiten von Nutzen ist, wird dieses Maß bestimmen.

Diese Betrachtungen sind in einer Zeit und bei einem Volke besonders wichtig, das eine immer• größer werdende Mehrheit von Volksgenossen in eine Pflichtversicherung gegen Unfall, Krankheit und Invalidität einbezieht und dadurch das körperliche Befinden in eine ganz neue Verbindung mit fiskalischen Interessen bringt. Bei diesem Punkte werden daher die Fragen der „sozialen Medizin im engeren Sinne" gestreift werden müssen.

VI. Endlich ergibt sich sechstens als selbstverständlicher Abschluß die Erörterung der Frage: Wie können wir krankhafte Zustände durch soziale Maßnahmen in ihrem Verlaufe beeinflussen oder verhüten? Die Beantwortung dieser Frage führt die sozialpathologische Erörterung zu den Maßnahmen der sozialen Hygiene, deren Aufgabe in der Verallgemeinerung der hygienischen Kultur und ihrer Ausdehnung auf die Gesamtheit der Bevölkerung gegeben ist.

Da aber einer wachsenden hygienischen Kultur die für den Volkskörper bedenkliche Wirkung zum Vorwurf gemacht werden kann, daß sie die körperliche Minderwertigkeit bis zur Fortpflanzung erhält und so deren Minderwertigkeit im Wege des Erbganges konserviert, anstatt sie einem frühzeitigen Ende zu überlassen, berührt sich die soziale Hygiene auf das engste mit der Frage der körperlichen Entartung, mit der sich auseinanderzusetzen die Vertreter der sozialen Hygiene allerdings die Pflicht haben[1]). Denn in der Tat gibt es Krankheiten, die die starken Konstitutionen verschonen, während sie die Schwächlinge dahinraffen, so daß eine weitgehende Verhütung dieser Krankheiten die Fortpflanzung ungünstig beeinflussen würde. Aber dieser Widerstreit läßt sich vermeiden, wenn man in das Gebiet der sozialen Hygiene eine sich sowohl auf genaue Kenntnis des Vererbungsvorganges als auch der bevölkerungsstatistischen Gesetzmäßigkeiten stützende sexuelle und generative Hygiene einbegreift. Zwar liegen auf diesem Gebiete gegenwärtig noch keine Leistungen vor, die den Anspruch auf Allgemeingiltigkeit erheben können; aber wir dürfen doch hoffen, daß auch dieser Zweig der Hygiene, der nur in enger Verknüpfung mit der Erforschung der wirtschaftlichen und kulturellen Zustände ausgebildet werden kann, in Zukunft ein fruchtbares Gebiet gemeinsamer Tätigkeit der Aerzte und Soziologen sein wird.

Daß degenerative Tendenzen auch in unserem Volksleben ihr Unwesen treiben, geht daraus hervor, daß ein großer Bruchteil der männlichen Bevölkerung nicht zum Kriegsdienst tauglich ist, ferner mindestens 30 v. H. aller Kinder mit irgend einem körperlichen Fehler behaftet sind und ein Drittel aller Frauen nicht imstande ist, die Kinderstillung zureichend auszuführen. Aber die Aufzählung dieser Erscheinungen beweist schon, daß ihre Behandlung in das Gebiet der sozialen Medizin und der sozialen Hygiene hineingehört.

Die Beschäftigung mit dem Entartungsproblem führt keineswegs dazu, die letzten Forderungen der sozialen Hygiene zu verneinen, da sie durchaus nicht im Gegensatz zur sozialen Hygiene steht, sondern recht eigentlich in diese hineingehört. Der Begriff der sozialen Hygiene schließt eben die Beschäftigung mit dem Wesen und der Verhütung der körperlichen Entartung ein, denn er begreift nicht nur die Erörterungen über die Notwendigkeit und Möglichkeit hygienischer Kultur auf eine Gruppe nebeneinander befindlicher Individuen, sondern auch auf deren Nachkommen in sich. Gerade in der Erörterung der Entartungsfrage wird eine vom sozialen Gesichtspunkte ausgehende Pathologie zwar ihre größten Schwierigkeiten, aber auch ihre höchste Bedeutung und Würde gewinnen. Der sie beherrschende Zwang, das soziologische Moment in den Vordergrund zu stellen, tritt hier besonders deutlich hervor. Es muß deshalb jedem Mediziner und Hygieniker, der dieses Gebiet betritt, zur unerläßlichen Pflicht gemacht werden, sich von herrschenden vulgär-ökonomischen Vorstellungen frei zu machen, und sich mit den wichtigsten Werken der

---

1) A. Grotjahn, Soziale Hygiene und Entartungsproblem. Jena 1904.

beschreibenden Volkswirtschaftslehre sowie namentlich der Bevölkerungsstatistik bekannt zu machen. Daß er nach einseitiger naturwissenschaftlicher Schulung hierdurch wieder gezwungen wird, sich
einer geisteswissenschaftlichen Denkweise zu bedienen, dürfte einen
dauernden Gewinn für ihn bedeuten. Nachdem in Medizin und Hygiene
sowohl wissenschaftlicher Betrieb als auch praktische Betätigung in den
letzten Jahrzehnten zu einer weitgehenden Arbeitsteilung geführt hat,
weisen die Zeichen der Zeit gegenwärtig auf eine rückläufige Bewegung
hin, indem die Sonderfächer wenigstens in ihrer theoretischen Ausgestaltung wieder auf allgemeine, vereinheitlichende Grundvorstellungen
hindrängen. Einer sozialen Betrachtung der Medizin und Hygiene
wird diese Tendenz zugute kommen, denn in ihr wird die Verschmelzung biologischer und soziologischer Daten, naturwissenschaftlicher und geisteswissenschaftlicher Methoden am innigsten sein.

Nach diesen sechs Punkten sollen im folgenden zunächst die
einzelnen Krankheiten betrachtet und zum Schluß in einem kürzeren
allgemeinen Teil einige Folgerungen, die sich aus den Tatsachen des
speziellen Teiles ziehen lassen, angedeutet werden.

Besonderer Teil.

Akute allgemeine Infektionskrankheiten.

Von den drei apokalyptischen Reitern, Hungersnot, Krieg und Seuche, die nach biblischer Auffassung die treuesten Begleiter des Todes waren, hat in den führenden Kulturvölkern der Gegenwart der erste wohl völlig aufgehört, als Würger zahlloser Menschen eine Rolle zu spielen. Der zweite sucht uns nur noch periodisch in hoffentlich immer länger währenden Zeitabschnitten heim und wird auch dann ganz allgemein als anormale Erscheinung im Völkerleben empfunden, deren schnelle Beendigung von allen Seiten mit einem Erfolg angestrebt wird, daß die Kriegsverluste trotz der furchtbaren Wirkung der Feuerwaffen nicht mehr einen so ausschlaggebenden Einfluß auf die Bevölkerungsbewegung ausüben als wie in früheren Jahrhunderten. Nur der dritte fordert noch jahraus jahrein Opfer, wenn diese auch an Zahl mit denen früherer Jahrhunderte nicht zu vergleichen sind. Sowohl bei den chronischen Infektionskrankheiten als auch namentlich bei den akuten allgemeinen Epidemien, den Seuchen im eigentlichen Sinne, ist ein außerordentliches Absinken zu beobachten. Wir werden deshalb auch hier nicht jene auffallenden Beziehungen zu der sozialen Schichtung innerhalb der Kulturvölker finden, wie sie andere Krankheiten mehr schleichender Natur aufweisen. Trotzdem beginnen wir mit ihrer Erörterung, da sich ihre durchsichtigen Verhältnisse am besten zur Einführung in unsere, bei den chronischen Krankheiten sich immer mehr verwickelnden Betrachtungen eignen.

1. Typhus.

I. Der Unterleibstyphus gehört zu den Infektionskrankheiten, die nicht nur als Epidemie plötzlich verheerende Wirkungen ausüben, sondern auch als Endemie eine ständige Ursache des vorzeitigen Todes eines nicht unerheblichen Teiles der Bevölkerung sein können. Das gilt namentlich von Völkern, die kein ausgebildetes öffentliches Gesundheitswesen haben und bei denen die Städteassanierung noch im

Argen liegt. Wie ausschlaggebend die von der Bevölkerung erreichte Kulturstufe für die Typhussterblichkeit ist, erhellen besonders die Zahlen, die in den verschiedenen Landesteilen Oesterreichs ermittelt worden sind. In den Jahren von 1895—1900 starben auf 100000 Einwohner in Nieder- und Oberösterreich nur 9, in den Karpathenländern dagegen 52 Personen an Unterleibstyphus. Die absolute Zahl der Typhustodesfälle in Deutschland beträgt jährlich ungefähr 3500; die Zahl der Erkrankungen etwa das zehn- bis elffache. In den Orten Deutschlands mit 15000 und mehr Einwohnern starben auf 100000 Einwohner an Typhus jährlich im Durchschnitt der Jahre 1877/81 43,6 Personen, im Durchschnitt der Jahre 1897/1901 dagegen nur noch 10,4 Personen. In Preußen starben im Jahre 1911 nur 6 auf 100000 Einwohner. Es starben an Unterleibstyphus[1]) auf 100 000 Einwohner:

Jahr	Land	
1909	Deutsches Reich	4,2
1909	Oesterreich	12,8
1909	Schweiz	3,2
1909	Belgien	9,3
1910	Holland	5,2
1910	Rußland	30,3
1909	Frankreich (nach dem Material von 72 Städten mit mehr als 30 000 Einwohnern)	17,0
1910	England (nach dem Material der 77 größten Städte)	5,4
1910	Spanien („ „ „ „ 49 „ „)	35,3

II. Erst in neuerer Zeit ist es der medizinischen Forschung gelungen, die typhösen Erkrankungen, die früher unter einen Sammelbegriff zusammengefaßt wurden, voneinander genau zu unterscheiden und den Unterleibstyphus als durch eine ganz bestimmte Art von Spaltpilzen verursacht zu erkennen. Der schleichende Anfang, die schweren Bewußtseinsstörungen und der häufige Ausgang in Tod haben dem Typhus oder, wie man früher sagte, dem Nervenfieber, die Anteilnahme der Bevölkerung und der öffentlichen Gesundheitspflege wachgehalten und seine Bekämpfung durch Assanierung der menschlichen Wohnorte niemals einschlafen lassen.

III. Eine starke unmittelbare Beeinflussung der Typhushäufigkeit durch die sozialen Verhältnisse einer Bevölkerungsschicht läßt sich nicht nachweisen. Weder schaffen die sozialen Verhältnisse eine zum Typhus besonders disponierende Anlage, noch sind sie in erkennbarer Weise Träger von Krankheitsbedingungen, noch vermitteln sie das Haften des Erregers. Endlich kann man noch nicht einmal sagen, daß der Krankheitsverlauf je nach der sozialen Stellung des Patienten eine gesetzmäßig auftretende Veränderung aufwiese. Wenn daher in

---

1) A. Fischer, Grundriß der sozialen Hygiene. 1913. S. 306.

einem bestimmten Bevölkerungskreise die Typhusfälle sich häufen, so ist dieser Bevölkerungskreis in der Regel nicht sozial abzugrenzen, sondern geographisch, indem manche Städte oder Landschaften infolge mangelhafter Wasserversorgung oder ungünstiger Abfallbeseitigung oder mangels der erforderlichen gesundheitlichen Maßregeln einen besseren Boden abgeben für die Verbreitung als andere, die den oben genannten Bedingungen entsprechen. Gleichgiltig ist allerdings die soziale Lage der Bevölkerung nicht; denn in der Regel wird die reichere Stadt auch besser assaniert und sorgfältiger verwaltet sein. Insbesondere kommt hier in Frage, ob der betreffende Landesteil oder Ort auch genügend mit Krankenhäusern versehen ist und dafür gesorgt wird, daß eine möglichst große Zahl der entstehenden Typhusfälle in die Krankenhäuser gebracht und durch die damit verbundene Absonderung als weitere Ansteckungsquelle ausgeschieden wird.

Mehr Einfluß als auf die Sterblichkeit hat die soziale Lage auf die Letalität, d. h. den tödlichen Ausgang der Erkrankung. Diese betrug nach S. Rosenfeld[1]) in Wien 1891—1900:

in den reichen Bezirken I und IV . . . 16,5 und 19,74 %
  „ „ armen „ V „ X . . . 24,61 „ 22,19 %

Nach der Zusammenstellung, die der französische Statistiker Bertillon[2]) über den Einfluß der Wohlhabenheit auf die Sterblichkeit in Paris, Berlin und Wien gemacht hat, starben von 100 000 Einwohnern in jeder Gruppe:

	an **Typhus**			an **Lungentuberkulose**		
	in Paris	Berlin	Wien	Paris	Berlin	Wien
reich	31,3	11,2	4,8	266,1	213,9	321,8
wohlhabend . .	33,4	11,7	6,3	414,7	318,5	421,7
arm	32,8	9,7	5,9	522,3	305,1	558,0

Ueberaus deutlich gibt sich aus dieser Tabelle der sozialpathologische Unterschied des Typhus und der Lungentuberkulose zu erkennen. Bei jenem ist fast kein Unterschied der Zahlen nach der wirtschaftlichen Lage, wohl aber ein bedeutender nach der geographischen, bei dieser ein starkes Ansteigen der Sterblichkeitsziffer mit dem Sinken des Einkommens zu erkennen.

IV. Um ihrerseits die sozialen Zustände zu beeinflussen, dürfte die Typhussterblichkeit selbst dort nicht hoch genug sein, wo sie zu den beachtenswerten Todesursachen gehört. Eine Ausnahme macht

---

1) S. Rosenfeld, Der Einfluß des Wohlhabenheitsgrades auf die Infektionskrankheiten in Wien. Zentralbl. f. allg. Gesundheitspflege. 23. Jahrg. 1904.

2) Bertillon, Sterblichkeit nach Wohlstandsstufen. Bericht der 8. Sektion des Internat. Kongresses f. Hygiene u. Demographie in Berlin 1907.

nur das Anschwellen der Typhussterblichkeit, das nach Kriegen oder während Belagerungen von Festungen ziemlich regelmäßig in den europäischen Ländern beobachtet worden ist. Hier kann es vorkommen, daß der Typhus das vielfache der Zahl der Soldaten, die den feindlichen Waffen erliegen, dahinrafft. Er führt dann zu einer mit Recht gefürchteten Verminderung der Wehrkraft, die die Aufmerksamkeit der Gesundheitspflege im Felde im hohen Grade erfordert. Auf Seiten der deutschen Truppen erkrankten im Feldzuge 1870/71 73000 Mann, mehr als 9 % der Kopfstärke, am Typhus, von denen fast 9000 der Seuche erlagen. In dem südwestafrikanischen Aufstande 1906/07 fielen auf seiten der deutschen Truppen durch Waffengewalt 262 Mann, während 691 Mann, davon 533 allein an Typhus, Krankheiten erlagen[1]).

Auffallend ist, daß der strapaziöse und langwierige Feldzug, den Russen und Japaner in der Mandschurei, eines von unreinlicher chinesischer Bevölkerung dicht bevölkerten Landes, unter Aufbietung gewaltiger Heeresmassen führten, fast typhusfrei geblieben ist. Vielleicht ist der Umstand nicht ohne Wirkung geblieben, daß beide kriegführenden Heere teetrinkenden Nationen angehörten, die sich das Wasser nur im abgekochten Zustande einverleiben, während unsere deutschen Truppen, wie man noch heute bei jeder Uebung wahrnehmen kann, in der Wahl der Trinkgelegenheiten gar zu unbedenklich verfahren.

V. Die ärztliche Behandlung des Typhus ist rein symptomatischer Natur. Sie ist zwar als solche von großem Werte für den Kranken; aber für den Verlauf des Falles dürfte sie ziemlich gleichgiltig sein. Auch der Ausgang in Tod oder in Heilung hängt wohl kaum von der Kunst des Arztes ab. Die Kenntnis des krankheitserregenden Spaltpilzes und seiner Lebensbedingungen hat hieran nichts geändert; doch ist diese Kenntnis von großer Bedeutung für die Verhütung der Verbreitung des Typhus geworden. Die Unschädlichmachung der Absonderungen des Kranken und andere Maßnahmen können einen Typhusfall als weitere Ansteckungsquelle vollständig ausschalten und diese Ausschaltung ermöglicht zu haben, ist der eigentliche Triumph der neuzeitlichen Typhusforschung und Typhusbekämpfung. Die Absonderung und Ausschaltung ist bei dem überwiegenden Teil der Bevölkerung nur durch eine sofortige Verbringung des Erkrankten in ein Krankenhaus zu erzielen.

---

1) Im deutschen Heere beträgt in Friedenszeiten die Typhussterblichkeit auf 10000 Mann nur etwa 0,8, in Oesterreich 2,5, in Frankreich 6, in Italien und Rußland 8. Im Gebiete des Deutschen Reiches verhält sich die Typhussterblichkeit der gesamten Bevölkerung zu der des Heeres etwa wie 1 : 0,5.

Im Versicherungswesen spielt der Unterleibstyphus keine erhebliche Rolle. Nach der Leipziger Krankheitsstatistik[1]) kamen unter 100000 ein Jahr lang beobachteten männlichen Versicherungspflichtigen nur 125 Fälle von Typhus vor, von den 8 tödlich endeten und die zusammen 4135 mit Arbeitsunfähigkeit einhergehende Krankheitstage beanspruchten. Bei den weiblichen Versicherungspflichtigen wurden 110 Fälle mit 6 Todesfällen und 3798 Krankheitstagen gezählt.

VII. Es gibt zwei Gruppen von Maßnahmen, durch deren Anwendung wir hoffen können, den Typhus bald völlig zum Verschwinden zu bringen. Das ist einmal die Versorgung der Bevölkerung mit gesundheitlich einwandsfreiem Trinkwasser unter gleichzeitiger Einrichtung einer zuverlässigen Kanalisation und sodann die Hospitalisierung tunlichst aller an Abdominaltyphus erkrankten Personen. Namentlich die ersteren Maßnahmen haben in den Großstädten einen bemerkenswerten Nutzen gestiftet. So betrug nach einer Zusammenstellung von Ewald[2]) „in Frankfurt a. M. z. B. die Typhusmortalität bis in die Mitte der siebziger Jahre 30—100 jährlich auf 100000 Lebende und war durchschnittlich etwa 80. Die Entwässerungsanlagen, die 1866 begonnen wurden, schritten nur langsam vorwärts, so daß 1874 erst 21 % der Häuser angeschlossen waren, 1875 schon 31, 1876: 42, 1883: 70 %. Sobald mehr als 30 % der Häuser an die Kanalisation angeschlossen waren, war der Einfluß auf die Typhusmortalität offenbar, die 1875 auf 41, 1876 auf 34 sank, um dann bald unter 20 bis auf 3,6 (1906) herunterzugehen und dauernd zu bleiben. In Berlin wurde schon im Jahre 1856 eine zentrale Wasserversorgung eingeführt, ohne aber einen erheblichen Einfluß auf die Typhusmortalität auszuüben. Als jedoch 1875 mit der Kanalisation begonnen wurde, änderte sich allmählich das Bild: Die Typhusmortalität sank von durchschnittlich 80—85 vorher auf 42 in dem Jahrfünft 1875—1879, weiterhin auf 38 im nächsten Jahrfünft, dann auf 15, 8, 5 und schließlich 4 in dem Zeitraum von 1900—1902. Diese Verringerung stand in direktem Verhältnis zu der Zahl der Hausanschlüsse an die Kanalisation. Bei 57 Hausanschlüssen im Jahre 1875 zeigte sich noch eine Mortalität von 83, bei 10000 Anschlüssen eine solche von 30, bei 15000 eine solche von 15, bei 20000 von 10, bei 25000 (im Jahre 1899 waren

---

1) Unter „Leipziger Krankheitsstatistik" sind hier und im folgenden immer die im Kaiserlichen Statistischen Amte unter P. Mayet bearbeiteten und im Jahre 1910 in vier Bänden herausgegebenen „Untersuchungen der Krankheits- und Sterblichkeitsverhältnisse nach Geschlecht, Alter und Beruf in der Ortskrankenkasse für Leipzig und Umgegend" zu verstehen, die nahezu eine Million männlicher und mehr als eine Viertelmillion weiblicher Personen während der Beobachtungszeit eines Jahres umfassen. Berlin.

2) W. Ewald, Soziale Medizin. Berlin 1911. Bd. I. S. 379.

es 25087) eine solche von 4. Ebenso ist es in anderen Großstädten gegangen: In München sank die Typhussterblichkeit von 235 im Jahre 1872 allmählich auf 3 im Jahre 1902, in Wien von 147 im Jahre 1871 auf 8,2 im Jahre 1900, in Zürich von 80 im Jahre 1880 auf 3 im Jahre 1900."

Da in den engbevölkerten Industriegegenden des westlichen Deutschlands der Typhus als Endemie noch eine beachtenswerte Rolle spielt, hat man regierungsseits für diese Gegenden besondere Typhuskommissionen errichtet, die nach obigen Grundsätzen die Endemie planmäßig bekämpfen.

Diese auf die Initiative von R. Koch eingerichtete „direkte" Typhusbekämpfung durch Auspüren und Absondern der einzelnen Kranken war auch von gutem Erfolge begleitet. Mit Recht ist aber dagegen Verwahrung eingelegt, daß sie in einseitiger Weise angewandt und nicht überall auf allgemeine gesundheitliche Maßnahmen der nämliche Wert gelegt wird. So schreibt G. Kühnemann[1]): „Unterwerfen wir die Erfolge der organisierten Typhusbekämpfung einer kritischen Betrachtung, so ergeben sich folgende Tatsachen: Im Bezirk Trier sank die absolute Zahl der Typhusfälle von 1116 im Jahre 1904 auf 590 im Jahre 1909, auf 10000 Einwohner berechnet, von 12,0 auf 6,2; im Bezirk Unter-Elsaß von 580 im Jahre 1904 auf 244 im Jahre 1909, bzw. von 8,4 auf 3,6; im Bezirk Lothringen von 827 im Jahre 1904 auf 265 im Jahre 1909, bzw. von 14,04 auf 4,8; in Elsaß-Lothringen zusammen von 1407 im Jahre 1904 auf 509 im Jahre 1909, bzw. von 10,8 auf 3,9; im Gebiete der gesamten Typhusbekämpfung von 3542 im Jahre 1904 auf 1288 im Jahre 1909, bzw. von 10,8 auf 4,0. Diese Zahlen reden eine deutliche Sprache: sie führen uns die großen Erfolge der nach Kochschen Grundsätzen ins Leben gerufenen Typhusbekämpfung vor Augen. Doch ist die Bedeutung jener Zahlen insofern einzuschränken, als sich ergibt, daß im Bezirk Ober-Elsaß, wo bis April 1909 eine Typhusbekämpfung nicht existierte, die Zahl der Typhusfälle sich ebenfalls während derselben Zeit ganz bedeutend vermindert hat. Die Typhusmorbidität sank nämlich dort von 413 im Jahre 1904 auf 265 im Jahre 1909, bzw. auf 10000 Einwohner berechnet von 8,0 auf 4,2. Also hier dieselben Verhältnisse ohne Typhusbekämpfung! Diese Abnahme im Ober-Elsaß erklärt sich aber daraus, daß seit Einführung der Typhusbekämpfung in den übrigen Bezirken auch im Ober-Elsaß in bezug auf Verbesse-

---

1) O. Kühnemann, Neuere Erfahrungen über Epidemiologie und Bekämpfung des Typhus. Zeitschr. f. Medizinalbeamte. 1911. Nr. 3.

rung der allgemeinen hygienischen Verhältnisse dieselben Maßnahmen getroffen worden sind, wie beispielsweise im Unter-Elsaß und in Lothringen. Wir ersehen daraus ganz klar, daß die Hebung der allgemein-hygienischen Verhältnisse die bei weitem größte Rolle bei der Bekämpfung der Seuche spielt."

Es ist müßig zu streiten, ob die unmittelbare Typhusbekämpfung[1] durch Hospitalisierung der einzelnen Fälle oder die mittelbare durch Assanierung der Wohnplätze die wichtigere ist. Es ist erforderlich, beide zur gleichen Zeit und an den gleichen Orten anzuwenden. Dann dürfen wir hoffen, daß in absehbarer Zeit der Typhus völlig aus den Kulturländern verschwindet.

2. Flecktyphus.

Noch mehr als vom Unterleibstyphus gilt vom Flecktyphus, daß ein besonders gehäuftes Auftreten sich an katastrophale Erscheinungen wie Kriege oder Hungersnöte oder Erdbeben anschließt. Die Zahl der im Krimkriege von 1853—1856 an Flecktyphus Gestorbenen berechnet man auf 16 000 Engländer, 80 000 Franzosen und 800 000 Russen. Endemisch kommt er nur in kulturell zurückgebliebenen Ländern vor. Noch heute sterben in Irland jährlich etwa 5 Personen auf 100 000 Einwohner an Flecktyphus. Auch im außerdeutschen Polen, in Rußland und in den Balkanländern kommt die Seuche ständig vor, während sie in Deutschland nur in vereinzelten Fällen (jährlich kaum 15 Todesfälle im ganzen) und auch dann in der Regel nur in den östlichen Provinzen beobachtet wird. Das Auftreten von Flecktyphus ist so sehr an einen kulturellen Tiefstand der Bevölkerung gebunden, daß man es geradezu als ein Zeichen außergewöhnlicher Unkultur betrachten kann. Wahrscheinlich ist die Verbreitung des Erregers an Ungeziefer wie Kleiderläuse u. ähnl. gebunden. Auch die Bezeichnung Hungertyphus, die man dieser Krankheit beilegte, ist, wenn auch nicht für die Entstehungsweise, doch für das Vorkommen unter Landstreichern und fahrendem Volk bezeichnend für diesen Zusammenhang. In den Orten Deutschlands mit 15 000 und mehr Einwohnern starben auf 100 000 Einwohner jährlich am Flecktyphus im Jahrfünft 1877—1881 2,6 Personen. Im Jahrfünft 1897—1901 war diese Zahl auf 0,06 gesunken. Im Jahre 1909 betrug die Zahl 0,03, während sie in Rußland noch 11, in Spanien 5,2 betrug.

---

1) R. Koch, Die Bekämpfung des Typhus. Veröffentl. a. d. Gebiete d. Militärsanitätswesens. 1903. II. 21.

3. Rückfalltyphus.

Erst seit Beginn der 60er Jahre ist der Rückfalltyphus (Febris recurrens), der mit dem eigentlichen Typhus nur durch den Namen verwandt ist und sich im übrigen von ihm sowohl durch das klinische Bild als durch die Art seines genau bekannten Erregers wesentlich unterscheidet, in Deutschland als Endemie bekannt geworden. Er ist die typische Krankheit der Verwahrlosung, wie sie bei Landstreichern, Wanderarmen und Herbergsgästen Platz greift. Diese Tatsache erklärt sich wohl daraus, daß der Krankheitserreger ebenfalls durch Vermittlung von Ungeziefer von Mensch zu Mensch Verbreitung findet. Die Verhütung gründet sich daher auf die Forderung der elementarsten Reinlichkeit, die allerdings auch bis zu einem gewissen Grade sozial bedingt ist.

4. Ruhr.

Aehnlich wie der Rückfalltyphus kommt auch die Ruhr in den meisten deutschen Ländern nur vereinzelt vor. Eine größere Verbreitung gewinnt sie in den von polnischer Bevölkerung bewohnten Landesteilen, sowie in dem rheinisch-westfälischen Industriebezirk, in dem zahlreiche, aus den östlichen Provinzen zugewanderte Bergarbeiter leben. Im südöstlichen Oesterreich-Ungarn, in Rußland und den Balkanländern zeigt sie noch den Charakter einer beachtenswerten Endemie, Aus ihrer geographischen Verbreitung geht schon hervor, daß sie mit zunehmender Zivilisation verschwindet.

Die letzte größere Epidemie, die Deutschland erlebte, herrschte in den Jahren nach dem deutsch-französischen Kriege. Es starben noch im Jahre 1875 in Preußen nicht weniger als 8000 Personen an der Ruhr, die dann allerdings von Jahr zu Jahr bis zum vollständigen Verschwinden abnahm. In größerer Ausdehnung zeigte sich die Seuche erst wieder um die Wende des Jahrhunderts, und zwar im rheinländisch-westfälischen Industriebezirk, wohin sie durch polnische Arbeiter eingeschleppt worden war. So hatte z. B. die Stadt Barmen in den Jahren 1899—1903 etwa 2000 Ruhrfälle mit 200 Todesfällen. Die Ruhr ist eine Saisonkrankheit, die nur im Sommer und Herbst vorkommt. Zu ihrer Bekämpfung empfiehlt W. Kruse, der die Seuche besonders eingehend studiert hat, die Absonderung der Kranken, die Desinfektion ihrer Umgebung und die sofortige Beseitigung der Abfallstoffe durch eine gute Kanalisation. Der größte Wert ist auf eine möglichst schnelle Hospitalisierung aller Kranken zu legen.

Die Ruhr gehört zu den Krankheiten, die in einem zivilisierten Lande in normalen Zeiten eigentlich nicht mehr vorkommen dürfen.

Sie stellt sich aber auch gegenwärtig noch unfehlbar überall dort ein, wo unhygienische Zustände unter dicht zusammengedrängten Menschenmassen herrschen. So namentlich in Kriegszeiten. Im deutsch-französischen Kriege erkrankten auf deutscher Seite noch 38000 Soldaten mit 2400 Todesfällen an Ruhr, im südafrikanischen Kriege 25000 Engländer und bei der chinesischen Expedition 900 deutsche Soldaten. Auch unter den im Jahre 1901 auf dem Döberitzer Uebungsplatze zusammengezogenen Truppen wurden noch 400 Fälle festgestellt. Gegenwärtig ist die Erkrankungshäufigkeit im preußischen Heere auf etwa 0,02, auf das Tausend des gesamten Krankenzuganges berechnet, gesunken gegen 6,8 im Jahre 1873/74. In dem Weltkriege, dessen Zeuge wir gegenwärtig sind, erkrankten ebenfalls noch zahlreiche Soldaten an Ruhr. Doch soll die Letalität erheblich geringer sein als in den früheren Kriegen.

5. Genickstarre.

Die epidemische Genickstarre tritt in Deutschland nur in den östlichen Landesteilen auf, aus denen die wenigen vereinzelten Fälle, die in den übrigen Gegenden beobachtet werden, in der Regel eingeschleppt worden sind. Die Erkrankung beschränkt sich auf das jugendliche Alter und sucht mit Vorliebe Kasernen, Korrektionsanstalten und andere Massenquartiere heim. Es ist unbedingt erforderlich, daß bereits die ersten Fälle einer Epidemie, die zur ärztlichen Beobachtung kommen, in einem Krankenhause isoliert werden. Seit dem Jahre 1905 ist in Preußen die bisher unbedeutende Zahl der Erkrankungen gestiegen. Es wurden nach Ewald (a. a. O. S. 349) Erkrankungen festgestellt:

	1909	1908	1907	1906	1905	1904	1903	1902	1901
Ostpreußen	48	21	20	18	28	6	7	8	8
Westpreußen . . .	3	6	3	7	26	12	4	9	3
Brandenburg . . .	59	66	93	61	84	14	5	3	13
Pommern	25	76	22	60	14	6	7	4	7
Posen	23	74	**119**	**174**	37	2	2	4	6
Schlesien	93	**177**	**403**	**1011**	**3317**	26	13	9	28
Sachsen	14	10	17	22	47	3	14	9	4
Schleswig-Holstein .	14	28	74	15	21	8	10	11	11
Hannover	28	28	63	33	28	11	6	4	5
Westfalen	**245**	**323**	**1059**	**363**	70	8	18	20	18
Hessen-Nassau . .	23	16	26	25	26	10	26	6	9
Rheinprovinz . . .	**382**	**459**	**692**	**340**	61	12	9	8	9
Sigmaringen . . .	—	—	—	—	5	—	—	1	—
Staat	957	1284	2591	2029	3764	118	121	125	121

In einer für „Unkulturkrankheiten" bezeichnenden Weise sehen wir hier die Seuche zunächst im oberrheinischen Industriegebiet sowie in der Provinz Posen eine große Verbreitung gewinnen, die erst dann auf den rheinisch-westfälischen Industriebezirk, deren Arbeiterscharen zum größten Teil aus dem Osten stammen, sich ausdehnt. Die Erkrankung ist sehr bösartig. 60 % enden tödlich, weitere 30 mit Zurückbleiben von Gebrechen wie Lähmungen, Geistesschwäche, Augen-, Hör- und Herzfehler. Rechtzeitige Hospitalisierung ist für die Kranken sowohl wie für den Schutz der übrigen Bevölkerung die einzig zweckmäßige Maßnahme.

6. Cholera.

Die in der Bevölkerung so gefürchtete Seuche tritt in Europa nur als Gast auf, erregt dann allerdings durch die Plötzlichkeit ihrer Verbreitung und die Zahl ihrer Opfer das größte Aufsehen. Ihrem mehrmaligen Auftreten innerhalb des 19. Jahrhunderts verdanken wir wichtige Impulse für die Assanierung der Städte, so daß ohne Uebertreibung gesagt werden konnte, daß die Cholera hierdurch mittelbar mehr Menschenleben gerettet als sie dahingerafft hat. Selbst die Choleraepidemien, die, wie noch die Hamburger im Jahre 1892, zahlreiche Opfer gefordert haben, vermochten kaum die Bevölkerungsbewegung merkbar zu beeinflussen.

Im Laufe des 19. Jahrhunderts hat die Cholera fünf große Züge von ihrer Heimat Indien aus unternommen. Der letzte umfaßte die Jahre 1892—1894 und forderte in Rußland etwa 800 000 Opfer, in Deutschland ungefähr 9000, von denen mehr als 7000 auf die Stadt Hamburg allein entfielen. Außerhalb Hamburgs zeigte sich die Epidemie von 1892—1894 noch vereinzelt in 300 Orten Deutschlands mit zusammen 3200 Erkrankungen, von denen etwa 1600 tödlich endeten. Die kleine Epidemie im Weichsel- und Odergebiet im Jahre 1905 erforderte nur 88 Todesfälle bei 218 Erkrankungen. Der Krankheitserreger ist der von R. Koch in Indien entdeckte Kommabazillus. Als Eintrittspforte ist ausschließlich der Mund anzusehen, so daß alle Maßnahmen zur Verhinderung der Verbreitung in wirkungsvoller Weise darauf gerichtet werden können, die Fäkalien und das Erbrochene des Patienten unschädlich zu machen und andererseits zu verhindern, daß Gesunde durch Vermittlung der Finger, des Trinkwassers, der Nahrungsmittel usw. ihrem Munde Ansteckungsmaterial zuführen. Die Cholera ist eine reine Verschleppungskrankheit, die hauptsächlich den großen Verkehrswegen folgt. In der Bekämpfung und Verhütung der Cholera hat die Bakteriologie ihren größten Triumph gefeiert, da sich sämtliche Abwehrmaßnahmen genau auf die Kenntnis der Lebensbedingungen des Krankheitserregers aufbauen lassen.

Eine besondere Gefahr der Einschleppung aus dem Osten bietet die Holzflößerei auf der Weichsel. Ewald (a. a. O. S. 200) zitiert hierüber eine Schilderung Friedheims, die die Rolle treffend beleuchtet, welche die überaus ungünstige soziale Lage der russischen Flößer bei der Krankheit spielt. „Der größte Teil des eingeführten Holzes, das bei Schillno die deutsche Grenze passiert, gelangt auf der Weichsel nicht über Brahmemünde hinab, da es zum Teil in Schulitz, dem Haupthandelsplatz für Eisenbahnschwellen, verbleibt, zum Teil in den Bromberger Kanal hineinschwimmt. Das übrigbleibende Fünftel bis Viertel legt, mit Ausnahme geringfügiger Mengen,. den ganzen Weg bis nach Danzig zurück. Welchen Wert das Holz repräsentiert, mag daraus erhellen, daß allein hierher jährlich für 10—13 Millionen Mark Hölzer gebracht werden. Im schroffsten Gegensatze zu dem Werte des Gegenstandes, der ihnen anvertraut ist, steht die Menschenklasse, welche den Transport des Holzes besorgt. Die ganze Lebenshaltung, Kleidung und Ernährung der „Flissaken“ ist so elend und dürftig, daß es für jeden Kenner dieser Verhältnisse als selbstverständlich erscheinen muß, daß sie bei Ausbruch einer Seuche derselben keinen Widerstand leisten können. Menschen, die Wochen und Monate lang halb nackt bei Wind und Wetter auf dem Strom hausen, deren elende von Schmutz und Ungeziefer starrende Stohhütte mit ihrem dürftigen Strohlager keinerlei gesicherte Unterkunft gewährt, die, mangelhaft ernährt, zu großen Exzessen im Essen und Trinken neigen, denen der Schnaps kein genügendes Reizmittel mehr ist, und die ihn durch Aether und „Pain expeller“ ersetzen, solche Menschen bieten naturgemäß einer Seuche wie der Cholera das beste Angriffsobjekt, und der rapide Verlauf der Erkrankungen bei ihnen zeigt am deutlichsten, wie sehr sie für die Seuche prädestiniert sind. Berücksichtigt man ferner noch, daß zwischen ihnen und ihrem Kassierer, dem polnischen Juden, ein dauernder Kampf besteht, daß sie betrogen und geschädigt werden, wo es nur irgend möglich ist, daß sich um ihr leibliches Wohl und Wehe niemand kümmert (es kam wiederholt vor, daß schwer kranke Flößer hilflos am Ufer ausgesetzt wurden), so muß man zugeben, daß mit dem Eintritt der rund 20000 Flößer, welche alljährlich bei Schillno die Grenze passieren, Westpreußen in sanitärer Beziehung einer viel größeren Gefahr ausgesetzt ist wie irgend eine andere preußische Provinz. Tatsächlich haben die Flößer auch bei den früheren Epidemien eine der Hauptrollen bei der Verbreitung der Cholera in der Provinz Westpreußen gespielt, und der Weg, den sie auf ihrer Rückwanderung nach Polen einschlugen — die Flößerstraße — bezeichnete fast genau den Gang der Seuche im Regierungsbezirk Marienwerder.“

Ist die Seuche erst einmal ausgebrochen, so spielen die sozialen Verhältnisse insofern mit, als die proletarischen Schichten ganz unverhältnismäßig schwerer betroffen werden als die wohlhabenden. Auch bei der Hamburger Epidemie ist das unzweifelhaft hervorgetreten. Dort kamen im Jahre 1892 auf je 1000 Steuerzahler[1]:

bei einem Einkommen von	Erkrankungen	Todesfälle
10 000—25 000 M.	18,03	9,62
5 000—10 000 „	30,98	15,58
3 500— 5 000 „	39,67	22,04
2 000— 3 500 „	47,10	26,75
1 000— 2 000 „	100,25	55,30
800— 1 000 „	113,94	61,86

Lehrreich ist in dieser Tabelle, daß zwar die Erkrankungshäufigkeit bei den unteren Schichten fast dreimal so groß ist wie bei den höheren, während auf den Verlauf der Krankheit die wirtschaftliche Lage anscheinend keinen Einfluß hat; denn die Letalität, d. h. die Sterblichkeit bezogen auf die Erkrankungsziffer, ist in allen Schichten die nämliche, da überall etwa die Hälfte der Erkrankten stirbt. Diese auffallende Tatsache erklärt sich vielleicht dadurch, daß damals in Hamburg fast alle Erkrankten im Krankenhaus behandelt wurden, somit der Einfluß der sozialen Umwelt künstlich ausgeschaltet war.

Die beste Verhütung der Cholera ist neben einwandsfreier Trinkwasserversorgung die schnelle Hospitalisierung der ersten Fälle und ein sorgfältiger Ueberwachungsdienst der Eingangspforten, wenn im Nachbarlande Cholerafälle vorgekommen sind. Die Maßnahmen erfordern reichliche Geldmittel. Sie werden vielleicht leichter geopfert, wenn man bedenkt, daß eine regelrechte Choleraepidemie außer den Menschenopfern noch sehr große Geldmittel verschlingt. Allein in den drei Monaten August, September und Oktober verausgabte der Hamburgische Staat mehr als drei Millionen Mark für die Cholerabekämpfung.

7. Grippe.

Zu den allgemeinen akuten Infektionskrankheiten gehört auch die Influenza. Sie ist im Vergleich mit den bisher genannten Krankheiten zwar insofern harmlos, als nicht viele Menschen an ihr unmittelbar zugrunde gehen. In sozialer Beziehung gewinnt sie jedoch eine gewisse Bedeutung, als sie eine große Anzahl von Personen für kürzere oder längere Zeit arbeitsunfähig macht. Damit hängt auch zusammen, daß sich Influenzaepidemien in den finanziellen Verhältnissen der Krankenkassen unliebsam bemerkbar zu machen pflegen.

---

1) Die Gesundheitsverhältnisse Hamburgs im 19. Jahrhundert. Hamburg 1901.

Nach der Leipziger Krankheitsstatistik kamen unter 100000 ein Jahr lang beobachteten männlichen Versicherungspflichtigen 2828 Fälle von Influenza vor, von denen 15 tödlich endeten und die zusammen 44417 mit Arbeitsunfähigkeit einhergehende Krankheitstage beanspruchten. Bei den weiblichen Versicherungspflichtigen wurden 2838 Fälle mit 11 Todesfällen und 50242 Krankheitstagen gezählt. Das ergibt also eine bedeutende Inanspruchnahme von Aufwendungen für Arzt, Apotheker und Krankengeld aus Kassenmitteln. Hierin wie in der Mattsetzung eines großen Bruchteiles der erwerbstätigen Bevölkerung beruht die nicht zu unterschätzende wirtschaftliche Bedeutung der Grippe. Insgesamt sterben in Preußen alljährlich ausweislich der amtlichen Todesursachenstatistik etwa 5000 Personen an Influenza.

8. Pocken.

I. Obwohl die Pocken zu jenen Infektionskrankheiten gehören, die für uns ihre Schrecken verloren haben und aus Deutschland so gut wie vollständig verschwunden sind, erfordern sie dennoch unsere Aufmerksamkeit. Denn aus den unmittelbar angrenzenden Ländern, namentlich des Ostens, droht uns zu jeder Zeit noch ein Uebergreifen, das vielleicht zu größeren Epidemien führen würde, wenn wir die Schutzpockenimpfung aufgeben oder in der Aufspürung und Isolierung der vereinzelten Fälle unachtsam würden. Die zurzeit vorkommenden Fälle beschränken sich auf die Grenzgebiete, in die hier und da die Krankheit eingeschleppt wird, ohne daß bei der allgemeinen Durchimpfung der Bevölkerung und der rechtzeitigen Absonderung eine epidemische Ausbreitung erfolgt. Die letzte große Pockenepidemie forderte in den Jahren 1870—1872 allein in Preußen 129000 Opfer und trug im Verein mit der Beobachtung, daß im deutsch-französischen Kriege den großen Verlusten der nichtgeimpften französischen Armee nur 278 Todesfälle auf deutscher, durch vorausgegangene Impfung geschützter Seite gegenüberstanden, wesentlich dazu bei, daß im Jahre 1874 der Impfzwang in Deutschland gesetzlich eingeführt wurde.

II. Nicht nur bestehen die Schädigungen der Pocken darin, daß sie in großer Anzahl die Erkrankten unter quälenden Erscheinungen zum Tode führen, sondern es bleiben auch bei zahlreichen Genesenden verhängnisvolle dauernde Körperfehler zurück. So pflegt in den Ländern, in denen die Pocken häufig vorkommen, auch die Zahl der Blinden groß zu sein, da ein erheblicher Bruchteil der von den Blattern genesenden Kranken ihr Augenlicht einbüßt.

III. Aus den früheren Jahrhunderten, in denen die Pocken zu den am meisten gefürchteten Krankheiten gehörten, wird berichtet, daß die Krankheit in gleicher Weise den Armen und den Reichen befällt. Vorwiegend fielen ihr die Kinder in den ersten Lebensjahren zum Opfer. Es ist bekannt, daß sie ganze Fürstengeschlechter zum Aussterben brachte und in den Palästen ebenso gefürchtet war wie in den Hütten der bäuerischen Bevölkerung.

IV. und V. Die Zeiten, in denen die schwarzen Blattern die Blüte ganzer Städte und Länder vernichteten, dürften wohl endgiltig vorbei sein. Bei dem einmal ausgebrochenen Pockenfall ist die ärztliche Behandlung sowie die sorgfältige Pflege in einem Krankenhause dringend erforderlich und allein geeignet, die Fälle gelinder verlaufen zu lassen und in den zur Genesung kommenden Fällen die Verhinderung weitgehender Folgen, wie Erblindung, zu gewährleisten.

Von je 100000 Einwohnern starben an den Pocken in Preußen:

im Jahre	in der Zivilbe-völkerung	im Heere	im Jahre	in der Zivilbe-völkerung	im Heere	im Jahre	in der Zivilbe-völkerung	im Heere
1825	15,4	9,9	1855	9,7	0	1885	1,4	0,2
1826	14,4	13,1	1856	7,3	0	1886	0,5	0
1827	25,4	18,8	1857	13,3	0,7	1887	0,5	0
1828	19,0	28,7	1858	26,4	0	1888	0,3	0
1829	19,3	27,0	1859	19,6	1,4	1889	0,5	0
1830	24,1	22,1	1860	19,0	?	1890	0,1	0
1831	11,9	75,0	1861	30,2	?	1891	0,666	0
1832	30,3	66,7	1862	21,1	0,5	1892	0,30	0
1833	60,1	75,0	1863	33,8	0	1893	0,44	0
1834[1]	49,1	28,1	1864	46,3	0,5	1894	0,25	0
1835	27,1	3,5	1865	43,8	0,5	1895	0,076	0
1836	18,8	6,4	1866	62,0	3,1	1896	0,02	0
1837	15,3	2,4	1867	43,2	0,8	1897	0,02	0
1838	16,8	5,5	1868	18,8	0,4	1898	0,04	0,2
1839	14,5	1,6	1869	19,4	0,4	1899	0,08	0
1840	16,1	2,4	1870	17,5	0	1900	0,14	0
1841	14,5	1,6	1871	243,2	278	1901	0,16	0
1842	22,4	1,6	1872	262,4	5,4	1902	0,04	0
1843	28,3	2,4	1873	35,7	3,4	1903	0,04	0,2
1844	27,0	2,4	1874[2]	9,5	0,4	1904	0,047	0
1845	15,9	0,8	1875	3,6	0	1905	0,027	0
1846	15,3	0,8	1876	3,1	0	1906	0,08	0
1847	9,5	0	1877	0,3	0	1907	0,061	0
1848	13,7	0,8	1878	0,7	0	1908	0,161	0
1849	10,8	0,8	1879	1,3	0	1909	0,06	0
1850	15,7	0,8	1880	2,6	0	1910	0,06	0
1851	13,0	2,3	1881	3,6	0	1911	0,07	0
1852	18,9	0,8	1882	3,6	0	1912	0,05	0
1853	39,5	0,8	1883	2,0	0			
1854	43,6	2,3	1884	1,4	0			

Die Jahre der Einführung des Impfzwanges (1834 und 1874) lassen deutlich ein starkes Abfallen erkennen.

---

1) Einführung der Impfung im Heere durch Order vom 16. Juni 1834.
2) Erlaß des Reichsimpfgesetzes, das am 1. April 1875 in Kraft trat.

Die Ein- und Durchführung des Impfzwanges ist nicht ohne heftigen Widerspruch vor sich gegangen. Es läßt sich in der Tat nicht leugnen, daß das Impfgeschäft, besonders wie es in früheren Jahrzehnten gehandhabt worden ist, hier und da ein gesundes Kind geschädigt hat. Trotzdem ist es richtig, daß man das Wohl der Gesamtheit hier bewußt höher gestellt hat, als das Risiko einzelner Schädigungen, die natürlich in jedem einzelnen Falle ein peinliches Aufsehen erregt haben. Die Bewegung der Impfgegner hat aber das Gute gehabt, daß man, um ihr keine neue Nahrung zuzuführen, in steigendem Maße bestrebt war, die Impfschädigungen zu vermeiden. Es ist dies zurzeit in Deutschland, wenn auch nicht gänzlich, so doch nahezu gelungen. Um der bewährten Zwangsimpfung, oder wie man besser sagen sollte, „Pflichtimpfung", noch den letzten Schein der Härte zu nehmen, sollte die Entschädigungspflicht des Staates bei nachgewiesener Impfschädigung gesetzlich festgelegt werden. Bei ihrer Seltenheit würden keine nennenswerten Kosten dadurch entstehen und doch der Billigkeit Genüge geschehen, indem der Staat, wenn er zum Wohle der Gesamtheit die Eltern zwingt, bei ihren Kindern einen immerhin nicht ganz gleichgiltigen körperlichen Eingriff vornehmen zu lassen, auch den Schaden nach Möglichkeit deckt, der in vereinzelten Fällen aus noch unbekannten Gründen entsteht.

Die Maßlosigkeit der impfgegnerischen Bewegung hat leider auch bewirkt, daß auf der Gegenseite eine nicht völlig zu leugnende dogmatische Erstarrung eingetreten ist. Die Statistik macht es gewiß sehr wahrscheinlich, daß die Schutzimpfung im Laufe des neunzehnten Jahrhunderts wesentlich zum Verschwinden der furchtbaren Seuche beigetragen hat. Aber es kann einer vorurteilslosen Betrachtung nicht entgehen, daß dieses Ergebnis nicht allein durch die Impfung, sondern zu einem recht erheblichen Teile auch durch ein glückliches Zusammentreffen anderer Umstände erzielt worden ist.

Die ungeheure Pockensterblichkeit, die aus dem achtzehnten Jahrhundert überliefert ist, kam dadurch zustande, daß in ihren Zahlen auch Todesfälle an Masern, Scharlach und Windpocken enthalten sind. Sodann ließ die in der Bevölkerung allgemein verbreitete Ansicht, daß ein Ueberstehen der als unvermeidlich geltenden Pocken in der Jugend besser sei als eine Erkrankung im höheren Alter, die Eltern ihre Kinder nicht nur nicht vor einer Ansteckung behüten, sondern sie ihr absichtlich aussetzen, ein Verfahren, das bei Masern sich noch bis in unsere Zeit fortgeerbt hat. Dem gegenwärtigen Grundsatze einer möglichst strengen Isolierung des einzelnen Falles wurde damals also durchaus entgegengearbeitet und so die Verbreitung jedenfalls außerordentlich befördert. Da im neunzehnten Jahrhundert Hand in Hand mit der Verallgemeinerung der Jennerschen Schutzimpfung auch eine genauere Kenntnis des Krankheitsbildes und eine immer zuverlässigere Isolierung üblich wurde, so ist schon dadurch die Seuche erheblich eingeschränkt worden. Endlich gehören die Pocken auch zu den Schmutzkrankheiten und sind mit zunehmender Reinlichkeit, Volksbildung und allgemeiner Gesundheitspflege seltener geworden. Allein auf die Schutzimpfung kann also das Erlöschen der Seuche nicht zurückgeführt werden, wenn auch die mitgeteilten Zahlen für ihre erhebliche Mitwirkung sprechen. Wenn die Schutzimpfung auch bis jetzt notwendig und heilsam war, so ist damit noch nicht gesagt, daß wir bis in ferne Zeiten sie weiter auszuüben genötigt sein werden. Namentlich ist die Frage, ob wir den Impfzwang noch jetzt mit äußerster Strenge und unter Anwendung von Polizeimaßregeln erzwingen müssen oder der Bevölkerung gewisse Erleichterungen gönnen dürfen, nicht ohne weiteres im ersteren Sinne zu beantworten. In England ist den Eltern, die sich von dem Nutzen der Schutzimpfung nicht überzeugen können und die Vornahme an ihren Kindern nicht vor ihrem Gewissen verantworten zu können glauben, gestattet, durch die Abgabe einer diesbezüglichen Erklärung ihre Kinder von der Impfung zu befreien. Es ist die Frage aufgeworfen worden, ob auch für Deutschland die Einführung dieser „Gewissensklausel“ zulässig sei. Aerztewelt und Medizinalverwaltung hält dieses zur Zeit noch für gefährlich, aber in Zukunft dürfte man doch sich einem solchen Ausweg nähern. Denn der polizeiliche Zwang in Dingen dieser Art hat etwas Mißliches und sollte nur stattfinden, wenn er ganz unerläßlich ist. So trefflich aber auch der Impfzwang im neunzehnten Jahrhundert gewirkt haben mag, in Zukunft genügt wahrscheinlich Meldewesen und strenge Isolierung der vereinzelt vorkommenden Fälle. Darauf deutet auch die neueste Entwicklung der Pockensterblichkeit hin. Denn es wurden Todesfälle an Pocken gezählt auf 100 000 Einwohner:

	In **Deutschland** (Impfung und Wieder- impfung.)	**England** (Nur Impfung, aber Erleichterung durch Gewissensklausel.)	**Oesterreich** (Nur Impfung in den Schulen.)	**Schweiz** (Nur Impfung in 6 Kantonen, Impfung und Wiederimpfung in 2 Kantonen.)
1906 . .	0,08	0,06	0,14	0,39
1907 . .	0,10	0,03	0,15	0,22
1908 . .	0,10	0,03	0,05	0,05
1909 . .	0,04	0,06	0,05	0,08
1910 . .	0,05	0,05	0,03	0,05
1911 . .	0,06	0,06	0,03	0,32
1912 . .	0,06	0,03	0,07	0,08
1913 . .	0,02	0,03	—	—

Ein Unterschied in der Sterblichkeit, je nachdem die einzelnen Länder strengen Impfzwang oder einen solchen mit Gewissensklausel oder überhaupt keinen allgemeinen Impfzwang haben, ist also hiernach in Ländern mit gut entwickelter öffentlicher Gesundheitspflege nicht mehr festzustellen. Das deutet darauf hin, daß wir manche Erleichterungen, wie Einführung der Gewissensklausel oder Aufhebung der Wiederimpfung, zulassen dürfen, ohne ein Wiederaufflackern der Pocken befürchten zu müssen.

9. Tollwut.

I. Nach der amtlichen Tollwutstatistik wurden im Jahre 1909 in Preußen 406 Verletzungen von Menschen durch tolle oder tollwutverdächtige Tiere gemeldet (gegen 295 in 1908). Die meisten Fälle kamen in Schlesien (133), Ostpreußen (98), Rheinprovinz (64), Posen (56) und Westpreußen (41) vor. Die stärkste Beteiligung zeigen also auch hier die östlichen Provinzen. In Westfalen, Sachsen und Hannover wurden keine Fälle gemeldet.

II. und III. Trotz ihrer relativen Seltenheit hat die Tollwut von jeher mit Recht die Aufmerksamkeit der Oeffentlichkeit und der Behörden auf sich gelenkt, da die heftigen Krämpfe bei bis zum Schluß erhaltenem Bewußtsein, unter denen die schwereren Fälle verlaufen, sie zu einer der quälendsten Krankheiten macht. Eine besondere Empfänglichkeit einzelner Bevölkerungsschichten ist nicht festzustellen.

IV. und V. Die ärztliche Betätigung, die früher ganz erfolglos war, ist durch das Pasteursche Impfverfahren zwar wirksamer geworden, aber sie ist doch nur in einem Teil der Fälle von Erfolg begleitet, so daß auf die Verhütung der Krankheit nach wie vor der größte Wert gelegt werden muß. Zur Behandlung nach dem Pasteurschen Verfahren ist die schleunige Verbringung der von wutverdächtigen Tieren gebissenen Personen in eine eigens für diesen Zweck bestimmte Anstalt erforderlich, wie sie zurzeit in Paris, Berlin, Budapest und anderen Orten bestehen.

VI. Eine Verhütung und gänzliche Ausrottung der Seuche ist nur möglich, wenn die Zahl der Hunde überhaupt eingeschränkt und bei der Feststellung eines erkrankten Tieres die für diese Tierseuche vorgeschriebenen Maßnahmen der Anzeige, Tötung und Verhängung der Hundesperre schnell und rücksichtslos durchgeführt werden. In Deutschland sind auf diese Weise in den letzten Jahren gute Erfolge erzielt worden. Nach Schüder[1] kommen bei uns zurzeit durchschnittlich

---

1) Schüder, Ueber Tollwut. Aus: Volksseuchen, vierzehn Vorträge, herausgegeben vom Zentralkomitee für das ärztliche Fortbildungswesen. Jena 1909.

3,4 mal weniger wutkranke Hunde als in Frankreich, 3,6 mal weniger als in Oesterreich und 6,6 mal weniger als in Ungarn vor. Nach dem nämlichen Autor starben in Preußen in den Jahren 1800—1810 jährlich über 100 Menschen, 1820—1834 71, 1864—1867 noch 17, und 1877—1881 noch 13 Menschen jährlich an Tollwut, während in den Jahren 1882—1901 diese Zahl auf noch nicht ganz 3 Todesfälle im Jahre zurückgegangen ist. In Bayern, wo 1865—1872 jährlich 25 und 1874 und 1875 noch 29 bzw. 25 Personen der Tollwut erlegen waren, sind 1882—1901, also in 20 Jahren, nur noch 8 Menschen an Wut gestorben. Wir dürfen demnach hoffen, in absehbarer Zeit die Tollwut völlig aus den Grenzen Deutschlands verschwinden zu sehen.

10. Milzbrand.

I. Wie die Ansteckung durch Tollwut verdankt der Mensch auch den Milzbrand dem Umgang mit Tieren. Glücklicherweise steht die Verbreitung des menschlichen Milzbrandes in keinem Verhältnis zu der des tierischen. Während in den Jahren 1893—1899 in Deutschland 30000 Erkrankungen von Rindern an Milzbrand gezählt wurden, erkrankten in dem folgenden gleichen Zeitraume nur 604 Menschen, von denen 96 starben.

II. und III. Der Erreger ist dadurch berühmt geworden, daß Robert Koch seine für die gesamte Bakteriologie bahnbrechenden Forschungen an ihm begonnen hat. Die Uebertragung auf den Menschen geschieht entweder durch Berührung, indem an der betreffenden Stelle ein Karbunkel entsteht, oder aber seltener durch Einatmen von infektiösem Staub beim Sortieren und Zerreißen der Lumpen. Im letzteren Falle entsteht die gefährliche Gewerbekrankheit des Lungenmilzbrandes, auch Hadernkrankheit (woolsorters disease) genannt. Namentlich die Angehörigen der Berufe, die mit tierischen Häuten, Lumpen und Hadern zu tun haben, sind einer gelegentlichen Milzbrandansteckung ausgesetzt.

IV. und V. Der Milzbrandkarbunkel ist einer gründlichen chirurgischen Behandlung zugänglich. Die Erkrankungen der inneren Organe trotzen bisher noch einer erfolgreichen Behandlung, da die versuchten Einspritzungen von Schutzstoffen noch keine zuverlässigen Erfolge gezeitigt haben.

VI. Der Nachdruck der Milzbrandbekämpfung liegt in der Verhütung der Erkrankungen. Diese ist wiederum an die Tierheilkunde und ein ausgebildetes öffentliches Veterinärwesen geknüpft. Bei den gefährdeten Berufen sind Desinfektionsmaßnahmen des Rohmateriales vor seiner Verarbeitung unter behördlicher Kontrolle vorzunehmen und auf gesetzlichem Wege den Unternehmern gleichmäßig zur Pflicht zu machen. Die Erkrankten selbst sind im Krankenhause abzusondern.

11. Allgemeine Bemerkungen zur sozialen Pathologie der akuten Infektionskrankheiten.

Die besprochenen Infektionskrankheiten haben das gemeinsam, daß sie innerhalb der führenden Kulturvölker im raschen Schwinden begriffen sind. Ein geregeltes Gesundheitswesen und eine Verallgemeinerung der Krankenhauspflege haben an diesem großen Erfolge den ausschlaggebenden Anteil. Die Maßnahmen der öffentlichen Gesundheitspflege stützen sich dabei mit leidlicher Sicherheit auf die Ergebnisse der bakteriologischen Forschung, deren Ergebnisse sich bei den akut verlaufenden Seuchen viel schneller für eine Verhütung ausnutzen lassen werden als bei den chronischen Infektionskrankheiten, wie wir im folgenden des näheren sehen werden. Für die Erklärung dieses auffallenden Verhaltens ist es nicht gleichgiltig festzustellen, daß die akuten Infektionskrankheiten nicht annähernd so abhängig sind von den sozialen Bedingungen der betroffenen Bevölkerung wie die chronischen[1]). Weder ist die soziale Umwelt ausschlaggebend für die Krankheitsanlage, noch liefert sie besondere Krankheitsbedingungen, noch vermittelt sie besonders auffallend die Krankheitserregung. Vielmehr sind diese Seuchen unmittelbar abhängig von der Verbreitung der Krankheitserreger, die von der Oertlichkeit, den Verkehrsformen

---

1) In Dänemark hat Th. Sörensen in einer Arbeit, die im folgenden noch mehrmals erwähnt werden wird (De ökonomiske Forholds og Beskjaeftigelsens Indflydelse paa Dödeligheden. I—II. Kopenhagen 1884, stets hier zitiert nach Westergaard, Lehre von der Mortalität und Morbidität. Jena 1901), die dänische Bevölkerung in drei Wohlhabenheitsgruppen zerlegt und danach die Todesursachen gruppiert. Nach Westergaard (S. 477) hat er „in der ärmsten Arbeiter, Gesinde, Personen in Armenpflege zusammengefaßt, in der zweiten subalterne Beamte und Offiziere, Lehrer, Kontoristen, Handelsgehilfen, Kleinhändler, Handwerksmeister, in der dritten endlich höhere Beamte und Offiziere, Aerzte, Anwälte, Großhändler, Rentiers usw. Diese Teilung führte er nun durch, indem er die offizielle Volkszählung von 1870 und die Totenscheine von 1865—1874 bearbeitete; die Sterblichkeitskoeffizienten fand er, indem er die zehnfache Volkszahl als angenähert richtigen Ausdruck der durchlebten Zeit auffaßte. Im ganzen lagen für Kopenhagen 20847 Todesfälle vor, für die Provinzstädte 22129“. Nachdem Westergaard die Tabelle über die epidemischen Krankheiten nach der Statistik Sörensens mitgeteilt hat (S. 480), resumiert er: „Trotz der vielen Unregelmäßigkeiten wegen der starken Begrenztheit des Materials gewinnt man doch den Eindruck, daß die epidemischen Krankheiten die sonst bevorzugten Klassen nicht besonders verschonen. Unterscheidet man die 2. und 3. Gruppe, so erhält man für Männer zusammen in der 2. Gruppe 306 berechnete Todesfälle und genau ebensoviele beobachtete, in der 3. Gruppe 127 bzw. 130, also ebenfalls fast dieselben Zahlen; für die Frauen hat man in der 2. Gruppe 426 beobachtete, 447 erwartete Fälle, in der 3. 216 bzw. 194.“ Wie wir später sehen werden, sind nach der Statistik von Sörensen bei anderen Krankheiten die Unterschiede in den Wohlhabenheitsklassen bedeutend größer.

und dem Ansiedlungswesen abhängt. Der Kampf gegen diese Seuchen
wird daher mit Recht aus vorwiegend bakteriologischen Gesichtspunkten
mittels gesundheitspolizeilicher Maßnahmen wie örtliche Assanierung,
Desinfektion, Absonderung und ähnlichem geführt und darf die Berücksichtigung der sozialen Lage der Kreise, aus denen die Kranken
stammen, vernachlässigen.

Es gehört zu den traurigen Sonderbarkeiten der Kulturgeschichte,
daß uns die Bakteriologie das Wesen der großen Volksseuchen erst
kennen gelehrt hat, nachdem diese selbst ihre eigentliche Stoßkraft
bereits eingebüßt hatten. Schon vor der bakteriologischen Zeit haben
die europäischen Kulturländer, an ihrer Spitze England, auf rein empi-
rischem Wege durch Städteassanierung die Seuchen wirkungsvoll eingeschränkt. Mit dem Aufschwung der Bakteriologie hat dann Deutschland die Führung in diesem Kampfe übernommen, der zurzeit so gut
wie entschieden ist. Wo heute die oben erwähnten Seuchen auftreten,
liegt es niemals mehr an der Unfähigkeit der Medizin und Hygiene,
sondern nur an der der Verwaltungsbehörden und dem Kulturstande
des betreffenden Landes, wenn sie zu einem mehr als vereinzelten
Vorkommen gelangen. Mit diesem verhältnismäßig günstigen Verhalten der allgemeinen akuten Infektionskrankheiten kontrastieren
unangenehm die akuten Infektionskrankheiten des Kindesalters
(Masern, Diphtherie, Scharlach und Keuchhusten), die leider noch nicht
annähernd mit diesem Erfolge zurückgedrängt worden sind, wie wir
in dem Abschnitt über die Kinderkrankheiten sehen werden.

Chronische
allgemeine Infektionskrankheiten.

Ungleich wichtigere und innigere Beziehungen zu der sozialen Umwelt als die akuten weisen die chronischen Infektionskrankheiten auf, da sie seit Jahrtausenden mit der Bevölkerung der Kulturländer verwachsen sind, die sich leider mit ihnen wie mit etwas Unvermeidlichem abzufinden gewöhnt hat. Wir beginnen mit der für diese Krankheitsgruppe am meisten charakteristischen Lungentuberkulose.

1. Tuberkulose.

Die Tuberkulose, besonders in der Gestalt der Lungentuberkulose oder Schwindsucht, gehört neben der Syphilis und dem Alkoholismus zu jenen Volkskrankheiten, die die größte sozialpathologische Bedeutung überhaupt haben, sowohl nach der Richtung hin, daß sie in einem erheblichen Teil ihres Ursachenkomplexes durch soziale Zustände bedingt sind, als auch besonders dadurch, daß sie selbst wieder diese in hohem Grade beeinflussen. Das ist seit langem bekannt und von manchen Autoren lebhaft betont worden. Hat man doch die Tuberkulose ganz allgemein als Proletarierkrankheit schlechthin bezeichnet, während andere sie wieder nur für eine bestimmte Seite wirtschaftlicher Ungunst in Anspruch nehmen und als die Krankheit der ungünstigen Wohnungs- oder Werkstättenverhältnisse ansprechen. Tatsächlich sind die Beziehungen außerordentlich verwickelt, und sie werden dadurch nicht einfacher, daß Ansteckung auf der einen, ererbte Minderwertigkeit des Körpers auf der anderen Seite bei der Entstehung eine wichtige Rolle spielen, und die soziale Umwelt mehr das Bindemittel zwischen diesen Polen abgibt. Es ist notwendig, diese verwickelten Beziehungen, so gut es geht, in ihre einfachen Bestandteile aufzulösen, da man nur dann imstande sein wird, die Aussichten der zur Verhütung und Bekämpfung vorgeschlagenen Maßnahmen richtig zu beurteilen.

I. An Lungentuberkulose leiden in Deutschland schätzungsweise fast eine Million Einwohner, von denen sich ungefähr der vierte Teil im vorgeschrittenen, offenen, ansteckenden Stadium befindet. Es sterben in Deutschland erheblich mehr Menschen an Lungentuberkulose wie an Masern, Diphtheritis, Scharlach, Typhus und Ruhr zusammen.

Nach einer Zusammenstellung des Kaiserlichen Gesundheitsamtes[1]) sterben von je 100000 Einwohnern an:

	Lungen-tuberku-lose	Tuberku-lose anderer Organe	Lungen-entzün-dung.	Lungentuber-kulose und Krankheiten der Atmungs-organe
Deutsches Reich	163,8	25,5	138,2	402,4
Schweiz	183,5	71,8	—	370,8
England und Wales	114,0	46,5	134,4	390,3
Belgien	107,5	30,3	173,2	387,1
Niederlande	130,8	43,5	83,7	287,7
Die 343 größten Orte des Deut-schen Reiches	197,7		—	—
18 größere städtische Gemeinden der Schweiz	201,4	95,9	—	361,7
72 Städte Frankreichs (mit mehr als 30000 Einwohnern) . . .	313,6	62,4	92,6	635,7
49 Städte Spaniens	244,3	65,5	109,1	761,4

Die Verbreitung nach den einzelnen Altersklassen zeigen folgende Zahlen über Tuberkulosesterblichkeit in Preußen im Jahre 1910:

			männl.	weibl.	üb.
von	0— 1	Jahr	231	187	209
„	1— 2	„	162	140	151
„	2— 3	„	100	87	94
„	3— 5	„	58	62	60
„	5—10	„	38	48	43
„	10—15	„	40	69	55
„	15—20	„	121	149	134
„	20—25	„	205	206	207
„	25—30	„	181	205	193
„	30—40	„	198	211	204
„	40—50	„	244	164	203
„	50—60	„	308	170	235
„	60—70	„	285	197	237
„	70—80	„	186	162	172

Im Jahre 1911 starben in Preußen insgesamt 61200 Personen oder 151 auf 100000 Einwohner an Tuberkulose.

Alle Zahlen über die Verbreitung der Tuberkulose sind allerdings mit Vorsicht aufzunehmen, und zwar mit um so größerer, desto weiter

---

1) Statistisches Jahrbuch für das Deutsche Reich. XXX. Jahrg. 1909.

sie den Jahren nach zurückgehen, da die Abtrennung der Lungentuberkulose von der Tuberkulose der übrigen Körperteile und weiterhin von den nichttuberkulösen Erkrankungen der Atmungsorgane erst in den letzten Jahren, und da auch zumeist nur in den Städten einiger Länder annäherungsweise richtig erfolgt. Es ist deshalb bei Vergleichen verschiedener Staaten sehr wichtig, wie das in der obigen Tabelle geschehen ist, die Zahlen der Gesamttodesfälle sowie der an Lungenentzündung und anderen Erkrankungen der Atmungsorgane neben den Angaben über Tuberkulosesterblichkeit anzuführen. Allein auf diese Weise vermag sich der Leser ein ungefähres Bild von der überaus großen Verbreitung der Tuberkulose zu machen.

II. Die Form, in der die Lungentuberkulose am häufigsten vorkommt und vor allen Dingen die größte soziale Bedeutung gewinnt, zeigt einen erheblichen Unterschied gegenüber jener, die der praktische Arzt nach dem augenblicklichen Stande der klinischen Forschung im Auge zu haben pflegt. Denn diese hat uns gelehrt, daß die Tuberkulose nicht schlechthin eine so unheilbare Krankheit ist, wie man früher geglaubt hat. Diese Erkenntnis hat nun aber wieder zu derartig übertriebenen Hoffnungen auf Heilbarkeit der Lungentuberkulose geführt, daß man in der Bekämpfung der Tuberkulose als Volkskrankheit falsche Bahnen eingeschlagen hat. Demgegenüber kann gar nicht genug betont werden, daß in sozialpathologischer Hinsicht die Lungentuberkulose gegenwärtig noch in demselben Maße eine unheilbare Krankheit darstellt wie früher. Denn die echten Heilungen sind so selten, daß sie im Vergleich zur ungeheuren Zahl der dahinsiechenden Kranken völlig verschwinden. Bei der Untersuchung der Fragen, inwiefern Verbreitung und Verlauf von den sozialen Zuständen abhängt und andererseits diese wieder von der Krankheit beeinflußt werden, können wir von der Tatsache vollkommen absehen, daß beginnende Lungenkatarrhe tuberkulösen Ursprunges in einigen Fällen in dauernde und vollständige Heilungen übergehen. Unter Heilung ist hier natürlich die dauernde Beseitigung eines in klinischem Sinne krankhaften Zustandes gemeint. Der Ausdruck „soziale Heilung", dem man gerade bei der Bewertung der Maßnahmen gegen die Lungentuberkulose häufig begegnet und der die Wiedererlangung einer dauernden Erwerbsfähigkeit beim Fortbestehen der Krankheit selbst bedeuten soll, ist wie bei allen übrigen Krankheiten als sachlich irreführend und formell dem exakten ärztlichen Sprachgebrauch widersprechend abzulehnen. Denn es liegt kein Grund vor, den Ausdruck „soziale Heilung" an die Stelle der klaren Bezeichnung „voraussichtlich dauernde Erwerbsfähigkeit" zu setzen.

Außer in den Lungen können sich die Krankheitserreger bekanntlich in fast allen Körperteilen festsetzen und dort bedeutende krankhafte Erscheinungen hervorrufen. Eine besondere sozialpathologische Betrachtung verdienen diese Erkrankungen aber kaum, da sie entweder zahlenmäßig nicht in das Gewicht fallen oder, wie die häufigere Kehlkopf- und Darmtuberkulose, in der Regel mit der Lungentuberkulose vereint vorkommen. Eine bemerkenswerte Ausnahme macht hier wohl nur die Tuberkulose der Knochen und Gelenke, die im jugendlichen Alter nicht selten vorkommt und einer langwierigen chirurgischen Behandlung bis zur Ausheilung mit Defekt zugänglich ist.

III. Die sozialpathologischen Beziehungen der Lungentuberkulose auf ursächlichem Gebiete sind, wie bereits oben bemerkt wurde, äußerst mannigfach und verwickelt, nicht nur, weil die verschiedenartigsten sozialen Verhältnisse auf die Krankheit wirken können, sondern auch die Entstehung der Krankheit augenscheinlich noch von zahlreichen anderen Faktoren abhängt, die in einer schwer entwirrbaren Weise ineinandergreifen.

Der Erreger der Tuberkulose ist zwar der von Robert Koch[1]) im Jahre 1883 entdeckte Tuberkelbazillus; aber die Hoffnung, daß eine ausschließlich auf die Lebensbedingungen des Erregers sich aufbauende Bekämpfung und Heilweise zur Bekämpfung der Tuberkulose ausreichen würde, wie das bei einigen akuten Infektionskrankheiten der Fall gewesen ist, hat sich als trügerisch erwiesen. Vielmehr muß eine planmäßige Verhütung der Lungenschwindsucht als Volkskrankheit den ursächlichen Beziehungen im weiteren Sinne, die auf dem Gebiete der sozialen Verhältnisse und dem der Erblichkeit liegen, sorgfältig Rechnung tragen. Es kann dieses geschehen unbeschadet der Anerkennung des Tuberkelbazillus als Krankheitserreger und der großen Verdienste, die sich die Bakteriologie um die Klärung der Tuberkulosefrage erworben hat.

Schon von alten Zeiten her ist es bekannt, daß die Veranlagung zur Erkrankung an Lungenschwindsucht keine allgemeine ist, sondern sich auf einen bestimmten, allerdings ausgedehnten Kreis der Bevölkerung beschränkt. Diese an sich richtige Beobachtung hat die Veranlassung zur Annahme der Erblichkeit der Krankheit als solchen gegeben, eine Anschauung, die selbst das bakteriologische Zeitalter nicht gänzlich hat ausrotten können. Wenn diese Ansicht nun auch irrig ist, wie die Erkenntnis der Tuberkulose als Infektionskrankheit

---

1) R. Koch, Verhandlungen der physiologischen Gesellschaft. Berlin 1882. 7. Jahrg. — Die Aetiologie der Tuberkulose. Mitteilungen des Kaiserl. Gesundheitsamtes. 1884. Bd. 2.

einwandsfrei festgestellt hat, so sind auch jene im Unrecht, die in der Ansteckung den alleinigen Faktor in der Krankheitsentstehung sehen wollen und die Anlage als Krankheitsbedingung entweder überhaupt nicht anerkennen oder doch als unerheblich vernachlässigen zu dürfen glauben. Eine Betrachtung der Tuberkulose vom sozialen Gesichtspunkte aus wird nach beiden Seiten die Einseitigkeit vermeiden müssen, wenn sie für eine zweckentsprechende Verhütung und Bekämpfung dieser schrecklichen Krankheit fruchtbar sein will.

Festzuhalten ist vor allen Dingen dieses: die Lungentuberkulose ist die Krankheit der körperlich minderwertigen Personen, mag diese Minderwertigkeit nun in Gestalt eines schmalen oder fehlerhaft gebildeten Brustkastens oder anderer anatomischer Eigentümlichkeiten (Minderwertigkeit des Herzens nach Beneke) unmittelbar angeboren oder mag sie durch langwierige Verkümmerung des Körpers infolge Ungunst der Umwelt erst entstanden sein. Diese Auffassung kann auch nicht dadurch gestürzt werden, daß man in einigen Fällen die körperliche Minderwertigkeit nicht unmittelbar nachweisen kann. Man wird sich es so vorstellen müssen, daß unter besonderen Umständen die einfache Uebertragung des Krankheitserregers auch bei kräftigen Personen zur Erkankung führen kann, daß aber in der Regel der normal gebaute, in gesunder Umwelt lebende Körper den Krankheitserreger entweder überhaupt nicht haften oder ihn aber nur zu einer so unvollkommenen Entwicklung gelangen läßt, daß es nicht zu einer wirklichen Erkrankung an Lungentuberkulose im klinischen Sinne kommt. In dieser Grundanschauung haben wir einen Ausgangspunkt für die Wirksamkeit sozialer Faktoren gefunden, aber auch zugleich die Begrenzung dieser Wirksamkeit zugegeben.

Es ist ohne weiteres klar, daß die Art der Beschäftigung und weiterhin die Beschaffenheit der Werkstätten, in der die berufliche Tätigkeit vor sich geht, auf die Verbreitung der Tuberkulose nicht ohne nachhaltigen Einfluß bleiben kann. Einmal kann der Beruf, durch das mit seiner Ausübung verbundene Einatmen von Stoffen, die die Lungen in einen der Ansteckung günstigen Reiz- oder Entzündungszustand versetzen, eine gesteigerte Erkrankungsgefahr verursachen, ein andermal kann ein an und für sich gesundheitlich einwandsfreier Beruf durch die mit ihm überlieferungsgemäß verbundenen Begleitumstände, wie besonders übermäßig ausgedehnte Arbeitszeit in überfüllten Räumen, Zustände mit sich bringen, die das Entstehen der Tuberkulose begünstigen. Für das Wirken der beruflichen Schäden kann die Statistik natürlich nur Anhaltspunkte geben, da sich dieser Faktor in den Zusammenstellungen der Tuberkulosesterblichkeit mit der Berufsangehörig-

keit nicht rein darstellt, sondern die Ergebnisse dieser Statistik den
Einfluß der außerberuflichen Lage mitspiegeln. Auch darf nicht außer
Betracht bleiben, daß manche Berufe deshalb mit Tuberkulösen über-
häuft erscheinen, weil gerade ihnen die Schwächlichen und Kränklichen
zuströmen und andere trotz ihrer unhygienischen Verhältnisse verhältnismäßig frei sind, weil ihre Angehörigen den Beruf bei den ersten
Anzeichen oder Vorboten des Lungenspitzenkatarrhs verlassen müssen
und dann ihr Tod in anderen Erwerbszweigen mitgezählt wird.

Nach der verschiedenen Art der Einwirkungen unterscheidet
Krieger[1]): 1. Berufstätigkeiten, welche eine erhöhte Wahrscheinlichkeit der Ansteckung bedingen; als Beispiel kann die Krankenpflege
gelten; 2. Berufstätigkeiten, welche Katarrhe, Verstopfung der feineren
Luftröhren oder Verletzungen und hierdurch eine örtliche Empfänglichkeit für den Krankheitserreger hervorrufen (Ueberladung der Lunge
mit Staub, Verletzungen mit scharfkantigem oder ätzendem Staub);
3. Berufstätigkeiten, welche während der Arbeit eine derartige Haltung
des Körpers bedingen, daß die Atmung fast nur durch die unteren
Teile der Lungen erfolgt, so daß durch die geminderte Luft- und
Blutzirkulation in den oberen Teilen ebenfalls eine örtliche Empfänglichkeit hervorgerufen wird; 4. Berufstätigkeiten, bei welchen wie bei
der sitzenden Lebensweise infolge zu geringer Muskeltätigkeit und
Bewegung eine Schwächung des Gesamtorganismus insbesondere des
Herzens und damit ein allgemeiner Nachlaß der Widerstandsfähigkeit
des Körpers eintritt.

Man kann noch hinzufügen, daß es besonders gefährlich für die
Ausbreitung der Tuberkulose in diesem Sinne ist, wenn zahlreiche
schon an und für sich Schwächliche in derartigen Berufen tätig sind.

In seinen Ausführungen über Hygiene der Wohn- und Arbeitsräume auf dem Berliner Tuberkulosekongreß im Jahre 1899 nahm
M. Rubner folgende Stufenleiter der Gefährdung durch Tuberkulose
im Gewerbebetrieb an: 1. Gruppe (etwa 18—7 $^0/_{00}$ Mortalität durch
Schwindsucht): Glasschleifer, Buchbinder, Handschuharbeiter, Metall-
schleifer, Drechsler, Müller. 2. Gruppe (etwa 7—3 $^0/_{00}$): Textilindustrie, Appreteure, Weber, Spinner, Metalldreher, Schuster, Schreiner,
Zimmerleute, Wagner und Maschinenbauer, Glaser, Steinmetze.
3. Gruppe (3—0 $^0/_{00}$): Maurer, Schmiede, Töpfer, Fleischer, Bäcker,
Wäscher, Kaufleute, landwirtschaftliche Arbeiter.

---

1) Krieger, Beziehungen zwischen den äußeren Lebensverhältnissen und
der Ausbreitung der Tuberkulose. Bericht des Berliner Tuberkulosekongresses.
1899. S. 71.

Auf Grund eigener und bereits in der Literatur vorliegender Ermittelungen hat auch Th. Sommerfeld[1]) die Berufe nach dem Anteil der Lungentuberkulose an der Gesamtsterblichkeit in folgender Tabelle angeordnet. Auf 1000 Todesfälle kamen solche an Lungentuberkulose im Berufe der

Steinhauer	900	Steindrucker u. Lithographen	446
Metallschleifer	739	Buchdrucker und Schriftsetzer	444
Kürschner	679	Tapezierer	440
Hutmacher.	664	Posamentierer	439
Griffelmacher	642	Tafelschieferarbeiter . . .	431
Graveure und Ziseleure . .	621	Sattler	425
Drechsler	611	Allgem. gewerbliche Arbeiter	
Zigarrenmacher	598	und Arbeiterinnen . . .	421
Porzellanarbeiter	591	Schlosser	413
Buchbinder	575	Bildhauer	409
Mechaniker	571	Gastwirtsangestellte. . . .	406
Klempner	568	Goldschmiede	403
Schneider	563	Maurer	382
Schuhmacher	563	Schmiede	378
Tischler.	557	Glasarbeiter	375
Bäcker	555	Maschinenbauarbeiter . . .	369
Maler	552	Photographen.	369
Vergolder	548	Zimmerer	342
Nadler und Siebmacher . .	539	Weber und Wirker	322
Metalldreher	521	Gelbgießer	300
Böttcher	510	Stellmacher	300
Glasschleifer	500	Schlächter	294
Feilenhauer	482	Brunnenbauer	286
Bierbrauer.	470	Kupferschmiede	279
Dachdecker	468	Lackierer	160

Alle Beobachter sind sich darüber einig, daß die mit starker Staubentwicklung einhergehenden Berufe ungemein gefährdet sind, was ja auch ohne weiteres verständlich ist. Nach Th. Sommerfeld kamen Todesfälle

auf je 1000 Lebende mit Staubarbeit 5,42
„ „ 1000 „ ohne „ 2,39

Es starben dann weiterhin von 1000 Verstorbenen durch Tuberkulose:

mit Staub 480,
ohne Staub . . . 381.

Kern[2]) fand in zwei annähernd gleich großen Dörfern Württembergs eine ganz verschiedene Sterblichkeit, weil in dem einen vorwiegend Steinhauer ihren Wohnsitz hatten. Es starben hier von 190 Todesfällen 91 = 48 % an Lungentuberkulose, während in dem zum Vergleich herangezogenen Nachbardorfe, das vorwiegend Landwirtschaft

---

1) Th. Sommerfeld, Die Schwindsucht der Arbeiter, ihre Ursache, Häufigkeit und Verhütung. Berlin 1910.
2) Kern, Tuberkulose bei Steinhauern. Zeitschr. f. Tuberkulose. 1900. Bd. 1.

betreibt, unter 194 Todesfällen nur 23 = 12 % an Lungentuberkulose gezählt wurden.

Ein bezeichnendes Beispiel für die Wirksamkeit ungünstiger Arbeitsverhältnisse bei der Entstehung der Lungentuberkulose bieten auch die Schleifer. Nach den Mitteilungen von Stratmann und Moritz auf dem Berliner Tuberkulosekongreß starben in Solingen von 100 über 14 Jahre alten Männern an Lungenschwindsucht bei den Schleifern 73 %, bei der übrigen männlichen Bevölkerung nur 35 %. Unter 1250 Schleifern, die Moritz untersuchte, befanden sich 78 objektiv nachweisbar Kranke. Unter den Gabelschleifern war keiner über 45, unter den Schwertschleifern keiner über 50 Jahre alt. Stratmann sieht den Grund hierfür 1. in der Einatmung des Staubes der Schleifsteine, der geschliffenen Stahlwaren und der Schleifstoffe, von denen der Wiener Polierkalk wegen seiner die Schleimhäute der Luftwege austrocknenden Eigenschaft am gefährlichsten ist; 2. in dem Mangel an ausreichendem Stoffwechsel in den Lungen selbst, da die Schleifer vorn übergebeugt vor den Schleifsteinen hocken und häufig die zu schleifenden Gegenstände gegen den Schleifstein andrücken; 3. in dem ungewöhnlich hohen Branntweingenuß, dem die Schleifer ausnahmslos bei der Arbeit und in den Arbeitspausen fröhnen. Der nämliche Autor forderte zur Herabminderung der Schwindsuchtssterblichkeit der Schleifer: 1. die Schaffung besserer äußerer Lebensbedingungen, besserer Wohnungen und einer vernünftigeren Lebensweise; 2. eine Verbesserung der Verhältnisse in den Schleifwerkstätten, die häufiger und energischer gereinigt und gelüftet werden müssen und in denen die Schleifsteine so eingebaut werden können, daß die Arbeiter eine normale Körperhaltung einnehmen; 3. die Verhinderung des Branntweingenusses während der Arbeit und 4. eine sorgfältige Auswahl der Schleiferlehrlinge, zu denen nur kräftige Individuen genommen werden sollten. Ferner empfiehlt Stratmann eine geeignete Belehrung der Schleifer selbst „über das Gefährliche ihrer Lage und die Mittel und Wege der Verbesserung oder Vermeidung derselben. Für noch so gut gemeinte Verordnungen der Polizei oder der Verwaltungsbehörden sind die Schleifer nicht besonders empfänglich und setzen denselben vielfach Mißverständnis und passiven Widerstand entgegen. Am besten würde es für die Schleifer werden, wenn sie dazu kämen, eine Art Gesundheitsrat unter sich zu wählen und denselben mit der Durchführung der wohlbegriffenen und mit dem richtigen Verständnisse aufgenommenen Mittel und Maßregeln zu betrauen." Mit der Verwirklichung dieses vortrefflichen Vorschlages eines in der Psychologie des Arbeiterstandes wohlerfahrenen Praktikers könnte man

auch bei zahlreichen anderen Arbeiterschichten in ähnlichen Verhältnissen großen hygienischen Nutzen stiften.

Sodann hat der bayerische Landesgewerbearzt Koelsch[1]) in
einer eingehenden Arbeit den Einfluß der Arbeit auf die Entstehung
der Tuberkulose geschildert. Er stützt sich dabei auf die bayerische
Todesursachen- und Berufsstatistik. Seine Ergebnisse verdienen trotz
der kleinen Grundzahlen besondere Beachtung, weil sie an einem über-
sichtlichen Beobachtungsmaterial gewonnen wurden. Koelsch fand,
daß bei den männlichen Berufen:

I. Mehr als dreifachen Durchschnitt (über 10 Todesfälle auf 1000 Lebende der
Berufsklasse) aufweisen:

Tagelöhner[2]) und Gelegenheitsarbeiter .	83,10
Steinhauer, Steinschleifer	26,85
Goldschläger	17,18
Ausgeher, Hausmeister, Boten, Diener .	16,60
Schreiner	13,37
Maurer	10,23
Verschiedene Holzarbeiter.	10,06

II. Doppelte bis dreifache Mortalität über den Durchschnitt (6—10 Todesfälle
auf 1000 Lebende) zeigen:

Musiker	8,64	Hafner, Töpfer	7,21
Ingenieure, Architekten .	8,57	Drahtgewerbe	7,13
Hausierer	8,11	Wassertransport (Flößer)	7,10
Schlosser	8,03	Pflasterer	6,67
Händler, Krämer . . .	7,88	Holzhauer	6,16
Kellner, Wirte	7,45	Schmiede	6,09
Tüncher, Maler. . . .	7,28		

III. Bis zum doppelten Durchschnitt (4—6 Todesfälle auf je 1000 Lebende);

Schäffler	5,70	Käser, Schweizer . . .	4,88
Schauspieler	5,67	Müller	4,69
Kutscher, Verkehrsgewerbe	5,64	Korbmacher	4,60
Verschiedene Beamte . .	5,54	Bader, Friseure . . .	4,51
Dackdecker	5,45	Posamentierer	4,46
Stukkateure	5,38	Brunnenmacher. . . .	4,26
Glaser	5,34	Bergleute	4,17
Meßner	5.34	Sattler	4,10
Blechwarenfabrikarbeiter	5,29	Metzger	4,07
Zimmermann	5,20	Schornsteinfeger . . .	4,06
Drechsler	5,19	Verfertiger v. Schußwaffen	4,06
Spängler	5,11	Porzellanarbeiter . . .	4.06
Schneider	4,94	Abdecker	4,03
Buchdrucker	4,90		

1) Koelsch, Arbeit und Tuberkulose. Arch. f. soziale Hygiene. Leipzig 1911.
Bd. 6. H. 1. Vogel.

2) Allerdings hat F. Prinzing hier eingewandt, daß die Aussonderung nach
dem Beruf bei der Volkszählung und dann wieder bei der Zählung der Todesfälle
zu verschiedenen Ergebnissen führen muß. Dadurch erscheine namentlich die
Tuberkulosesterblichkeit der Tagelöhner und Gelegenheitsarbeiter zu hoch, weil
von dieser Berufsgruppe bei der Berufszählung erheblich weniger als in den Sterbe-
listen erfaßt werden dürften (Jahrbücher f. Nationalökonomie. 1912. S. 847).

IV. Ungefähre Durchschnittssterblichkeiten zeigen (2—4 Todesfälle auf je 1000 Lebende):

Messerschmiede	3,83	Tabak- usw. Arbeiter . .	3,24
Glasarbeiter	3,81	Lithographen	3,22
Tapezierer	3,76	Postbedienstete. . . .	2,99
Schuster	3,63	Kaufleute, Reisende . .	2,97
Buchbinder	3,62	Agenten	2,80
Mälzer.	3,56	Wagner	2,80
Gärtner	3,37	Bäcker, Konditoren . .	2,80
Bürsten-, Pinselmacher .	3,34	Seiler	2,57
Bierbrauer	3,25	Gerber.	2,55
Uhrmacher	3,25	Bahnbedienstete . . .	2.46
Gasarbeiter	3,25	Kunstmaler	2,33

V. Eine Sterblichkeit erheblich unter dem Durchschnitt (0—2 Todesfälle auf je 1000 Lebende) zeigen:

Aerzte,Tierärzte,Zahntechniker	1,92	Mechaniker	1,28
Landwirtschaft.	1,82	Dienstknechte	1,07
Weber	1,72	Gürtler	1,05
Feld- und Waldhüter . . .	1,68	Baumwollspinner	0,96
Lehrer	1,40	Eisengießer	0,95
Gendarmen, Grenzaufseher } Gemeindediener, Polizisten } . 1,37		Ziegeleiarbeiter	0,93
		Bauunternehmer,Straßenwärter	0,35

Ueber den prozentualen Anteil der einzelnen Altersklassen bei 10 ausgewählten männlichen Berufsarten gibt Koelsch in folgender Tabelle Auskunft.

Es starben an Tuberkulose:

Berufe:	Auf 1000 Lebende d. Berufes	Im Alter von					
		15—19	20—29	30—39	40—49	50—59	60—69
Tagelöhner usw. .	83,10	1,60	11,17	17,68	17,15	21,27	14,23
Steinhauer usw. .	26,85	0,68	4,20	7,52	7,62	4,78	2,05
Schreiner. . . .	13,37	0,48	3,82	4,14	2,23	1,19	1,51
Maurer	10,23	0,29	1,74	2,53	1,82	2,53	1,32
Tüncher und Maler	7,28	0,33	2,34	1,74	1,60	0,80	0,47
Zimmerer . . .	5,20	0,17	0,67	1,34	1,12	0,84	1,06
Schneider . . .	4,94	0,52	1.41	1,38	0,65	0,40	0,58
Schuster	3,63	0,32	0,90	0,73	0,73	0,65	0,30
Kaufleute . . .	2,97	0,29	1,04	0,73	0,46	0,26	0,19
Landwirtschaft . .	1,82	0,13	0,24	0,27	0,31	0,46	0,41

Eine übermäßig anstrengende Berufstätigkeit begünstigt die Verbreitung der Lungentuberkulose besonders beim weiblichen Geschlechte. Es kann vorkommen, daß die Sterblichkeit des männlichen Geschlechts an Tuberkulose durch starke Industrialisierung und die damit verbundenen günstigen Erwerbsverhältnisse sinkt, während gleichzeitig diese Sterblichkeit bei den Frauen steigt, die zum Schaden ihrer Gesundheit in die industrielle Betätigung hineingezogen werden. Ein deutliches Beispiel bietet Berlin dar. Hier stellte A. Kayserling[1]) folgendes fest: „In der Altersklasse von 20—25 Jahren ist beim männlichen Geschlecht in Berlin ein Rückgang zu verzeichnen, es starben im Jahre 1898 von je 10000 Lebenden 22, im Jahre 1907 19, 1908 20. Beim weiblichen Geschlecht haben wir auch in dieser Altersklasse eine Zunahme der Sterbefälle zu verzeichnen, es starben im Jahre 1898 von je 10000 Lebenden 18, im Jahre 1907 20, 1908 sogar 23. In den letzten beiden Jahren ist auch hier ein ähnliches Verhältnis bei Vergleich des männlichen und weiblichen Geschlechts eingetreten wie in der Altersklasse von 15—20 Jahren, während bis zum Jahre 1905 mehr Frauen als Männer starben, ist es vom Jahre 1907 an umgekehrt, es sterben mehr Frauen als Männer, im Jahre 1908 von je 10000 lebenden Frauen 23, von je 10000 lebenden Männern 20. Wie läßt sich dieses Ansteigen erklären und dies ganz außergewöhnliche Verhalten, daß, während früher mehr Männer als Frauen starben, jetzt mehr Frauen als Männer sterben? Ich glaube in dieser Zunahme müssen wir eine Reaktionserscheinung des weiblichen Organismus auf die erhöhte und vermehrte Berufstätigkeit erblicken."

Die oben erwähnte Arbeit von Koelsch stellte für die weiblichen Berufe in Bayern folgendes fest:

I. Höhere Sterblichkeit als dreifacher Durchschnitt (über 12 Todesfälle auf 1000 Lebende) weisen auf:

Tagelöhnerinnen	34,90
Berufslose Ledige und Ehefrauen	13,42
Mägde, Köchinnen	13,86

II. Erheblich über dem Durchschnitt (6—12 auf 1000 Lebende) bleiben:

Katholische Ordensfrauen	7,37
Diakonissinnen	7,60
Blumenmacherinnen	6,66
Schneiderinnen	6,48

III. Alle übrigen weiblichen Berufe bleiben unter dem Durchschnitt (4,07):

Stickerei	2,67
Verkäuferinnen	2,43
Bürsten- und Pinselfabrikation	2,41
Wäscherinnen, Büglerinnen	2,27
Kellnerinnen	1,60
Lehrerinnen	1,55
Bauernstand	1,43
Zigarrenarbeiterinnen	1,38
Händlerinnen	0,95
Spinnerei, Weberei	0,27

Die angeführten Zahlen lassen deutlich die starke Belastung einzelner Berufe erkennen.

---

1) A. Kayserling, Die Tuberkulose-Assanierung Berlins. Vortrag, gehalten in der Gesellschaft für soziale Medizin zu Berlin. Zit. nach den Berichten dieser Gesellschaft. Arch. f. soziale Hygiene. N. F. der Zeitschr. f. soz. Med. Bd. 6. S. 111. Leipzig 1910. Vogel.

Die Verbindung des Einflusses der Erwerbstätigkeit mit dem noch wichtigeren der ungünstigen Wohnung kommt besonders treffend in folgenden Ausführungen Kayserlings[1]) zum Ausdruck: „Sobald sich der Uebergang in das erwerbsfähige Alter vollzieht, beginnt das außerordentliche Anschwellen der Sterblichkeit, beim männlichen Geschlecht um mehr als das Vierfache, beim weiblichen Geschlecht um mehr als das Dreifache. In diesem Alter führen die Infektionen, die im Kindesalter erworben werden, zu deutlichem Krankheitsausbruch und, wie die Statistik zeigt, auch häufig zum Tode. Wie kommen diese Ansteckungen im Kindesalter zustande? oder welche Verhältnisse begünstigen sie? Die Antwort auf diese Frage kann nicht anders lauten als: die Wohnverhältnisse der Schwindsüchtigen. Wie diese in Berlin beschaffen sind, darüber gibt eine Statistik einigen Anhalt, welche von dem Statistischen Amt der Stadt Berlin seit dem Jahre 1903 über die Zahl der Personen geführt wird, die mit einem Schwindsüchtigen bis zu dessen Tode im gleichen Zimmer gewohnt haben, eine Statistik, welche von Hirschberg auf meine Anregung im Jahre 1903 aufgemacht wurde und von seinem Amtsnachfolger Silbergleit in dankenswerter Weise fortgeführt wird. Von den in Berlin in den drei letzten Jahren an Schwindsucht Gestorbenen waren zur Zeit ihres Todes:

<pre>
1906: 1902 in Wohnungen, 1934 in Anstalten,
1907: 1855   „   „   1981 „   „
1908: 1807   „   „   2018 „   „
</pre>

Von den in ihren Wohnungen Gestorbenen bewohnten 40,6 % Einzimmerwohnungen, 41,7 % Zweizimmerwohnungen, 11,3 % Dreizimmerwohnungen und 6,4 % Vier- und mehr Zimmerwohnungen. Als die Hauptherde der Infektion müssen wir die Einzimmerwohnungen betrachten, in denen dies eine Zimmer von einem Phthisiker mit anderen Personen geteilt wird. Und es erhebt sich nunmehr die Frage, mit wieviel Personen haben die in den Einzimmerwohnungen Gestorbenen die Wohnung bis zu ihrem Tode geteilt? Das waren in den bezeichneten 3 Jahren insgesamt 8229 Personen: also von diesen Personen wissen wir, daß sie der höchsten Ansteckungsgefahr ausgesetzt waren. In Krankenhäusern sind 1967 jährlich gestorben, also vom Herde der Infektion entfernt, wird man schließen. Um aber diesen Schluß ziehen zu können, muß man wissen, wie lange die Aufenthaltsdauer der in den Krankenhäusern sterbenden Phthisiker ist. Hierüber lagen bisher keine sicheren Angaben vor, ich habe

---

1) Kayserling, a. a. O. S. 119.

daher für ein Jahr eine Auszählung über die Aufenthaltsdauer sämtlicher in Berliner Krankenhäusern behandelten Phthisiker nach den im Preußischen Landesamt vorhandenen Zählkarten veranlaßt. Aus dieser Statistik ergibt sich nun die folgende bemerkenswerte Tatsache: Durchschnittlich bleiben die Phthisiker, die sterben, 45 Tage im Krankenhaus. Vergleichen Sie damit die Dauer der Krankheit, so ersehen Sie daraus mit voller Evidenz, daß auch die in den Krankenhäusern Sterbenden die Hauptzeit ihrer Krankheit im Hause durchmachen."

Ungünstige Wohnungsverhältnisse sind überhaupt wohl das Mittel, durch das die sozialpathologischen Beziehungen der Lungentuberkulose ihre größte Bedeutung gewinnen. Denn die Beschaffung der Wohnung ist für die Zahl der Ansteckungsmöglichkeiten natürlich von großem Einfluß. Je geringer der für eine Person zur Verfügung stehende Luftkubus und je seltener die Erneuerung der Luft durch entsprechende Lüftungsvorkehrungen ist, desto größer wird unter sonst gleichen Verhältnissen die Verunreinigung der Luft sein. Für die Ansteckung mit Tuberkelbazillen ist vielleicht auch die Belichtung und Besonnung der Wohnräume von Wichtigkeit.

Von den in der „inneren" Stadt Leipzig in den Jahren 1880 bis 1904 vorgekommenen 1386 Sterbefällen an Tuberkulose kamen nach Hasse[1]) auf 100000 Einwohner im Erdgeschoß 146, im ersten Stock 272, im zweiten 294, im dritten 243, im vierten und höheren 338 Todesfälle an Tuberkulose. Die Ursache dieser Steigerung sieht Hasse mit Recht nicht in der höheren Lage an sich, sondern in den „Formen der Minderwertigkeit der Wohnungen selbst und des mechanischen und sozialen Zusammenwohnens der Bewohner".

Die Ortskrankenkasse für den Gewerbebetrieb der Kaufleute veranstaltete seit dem Jahre 1902 unter Leitung ihres sozialhygienisch lebhaft interessierten Geschäftsführers A. Kohn[2]) alljährlich eine Wohnungsaufnahme, in der den an Lungentuberkulose erkrankten Mitgliedern besondere Beachtung geschenkt wird. Den Heften sind eindrucksvolle Abbildungen nach photographischen Aufnahmen an Ort und Stelle angefügt, die im Verein mit den angeführten Daten das grauenhafte Elend der großstädtischen Wohnungsverhältnisse kennzeichnen. Im Jahre 1906 erstreckten sich die Erhebungen im ganzen

---

1) E. Hasse, Tuberkulose und Wohnungsverhältnisse. Bulletin de l'Institut international de statistique. London 1906. Bd. 15.

2) A. Kohn, Unsere erste Wohnungsenquete. Im Auftrage des Vorstandes der Ortskrankenkasse für den Gewerbebetrieb der Kaufleute, Handelsleute und Apotheker. Berlin 1902. Verlag dieser Krankenkasse. Seither jährlich. Später sind andere Krankenkassen (in Breslau, Magdeburg usw.) diesem Beispiel gefolgt.

auf die Wohnräume von 12617 Patienten, und zwar 6754 männlichen und 5863 weiblichen. Von ihnen wohnten 5236 männliche und 4992 weibliche (zusammen 10228) in ihren Familien, und 2389 (1518 bzw. 871) in Schlafstellen. 1237, das sind 9,1 % der Erkrankten, wohnten in dunklen Räumen, von denen 114 sogar nicht einmal ein Fenster besaßen. Legen wir als Forderung für Wohnräume 16—20 qm Bodenfläche zugrunde, so würden sich von den geprüften Räumen bei 4104 Männern (= 60,8 % aller Männer) und 3569 Frauen (= 60,9 %) die Krankenzimmer nicht als Aufenthaltsräume eignen. Der Mindestforderung der Berliner Baupolizeiordnung von 2,80 m Höhe entsprachen 1942 = 28,7 % der bei männlichen und 1453 = 24,8 % der bei weiblichen Kranken besichtigten Wohnungen nicht. Von den Kellerwohnungen erreichten 254 = 43,7 % das verlangte Höhenmaß nicht, ebensowenig war dies bei 184 = 57,3 % der Dachwohnungen der Fall. Von sämtlichen gemessenen Räumen blieben 971 = 7,7 % noch unter 2,50 m Höhe. 47 der erkrankten Mitglieder dieser Kasse wurden in Räumen getroffen, die noch nicht einmal 2 m hoch waren. Der Bericht stellt fest, daß 3454 Männer (= 51,1 % aller) und 2713 Frauen (= 46,3 %) Räume bewohnen, die den genügenden Luftraum nicht haben. Es stellt sich ferner heraus, daß von den in Vorderhäusern wohnenden Kranken 1506 = 49 % Männer und 1393 = 45,6 % Frauen weniger als 20 cbm Luftraum zur Verfügung haben, in Hinterhäusern gar 1948 = 53 % Männer und 1322 = 47 % Frauen. Noch unter 10 cbm Luftraum, dem im preußischen Wohnungsgesetzentwurf vorgesehenen Mindestmaß, blieben die Aufenthaltsräume in 927 Vorderhäusern und 966 Hinterhäusern (= 15 %). Im Jahre 1907 fanden die Kontrolleure 71 Lungenkranke und an Erkrankung der Atmungsorgane leidende Kassenmitglieder in Räumen, die nicht heizbar waren.

Im Jahre 1912 wurde der Aufenthaltsraum von ungefähr 14000 erwerbsunfähigen Mitgliedern dieser Krankenkasse untersucht. 800 Kranke wohnten in Räumen oder richtiger gesagt Löchern mit höchstens 10 qm Bodenfläche, von denen 38 sogar ohne Fenster. Mehr als 1200 Kranke, d. h. der zehnte Teil aller von der Untersuchung erfaßten erwerbsunfähigen Mitglieder, hausten mit 4 und mehr Personen in einem Raume, unter diesen wieder 56 Kranke mit je 7 und mehr. Von den Kranken, die ihren Aufenthaltsraum mit anderen teilen mußten, hatten rund 2400 nicht einmal 5 qm Bodenfläche zur Verfügung. Etwa 10 v. H. aller besuchten Handlungsgehilfen und Handelshilfsarbeiter bewohnten Räume, die nicht einmal 10 cbm Luft boten. Mit noch weniger als 5 cbm Luftraum mußten sich 174 begnügen. Unter den in der Familie

lebenden Kranken befanden sich 1100 Lungenkranke, die mit mehreren
Personen, in 133 Fällen sogar mit mehr als 5 Personen ein- und denselben Schlafraum benutzten. Mit Recht sagt A. Kohn: „Hier kann
keine Rede von Häuslichkeit mehr sein, Bewegung ist kaum möglich,
und die Beschaffenheit der Luft in solchen Räumen muß die Bewohner
aufs schärfste gefährden. Beachten wir, daß unter den oben erwähnten
174 Kranken sich 16 Lungenkranke befanden, so mögen wir ermessen,
wie ungeheuer groß die Gefahr der Krankheitsübertragung ist"[1]).

Das sind wahrhaft grauenerregende Einzelheiten, wenn man bedenkt, daß es sich nicht um Arme, sondern um in geordneter Tätigkeit und Lohn stehende Mitglieder einer „kaufmännischen" Kasse
handelt. Aehnliche Zustände beobachtete Freudenberger[2]) bei
304 von ihm besuchten tuberkulösen Kassenangehörigen in München.
Mehrfach fand er bis zu 6 und 7 Personen den nämlichen Raum mit
Schwindsüchtigen bewohnend. 45 Wohnungen erwiesen sich als feucht,
41 als dunkel. In 10 Fällen mußten die Tuberkulösen mit einer
anderen Person das Bett teilen.

Aber nicht nur in den schnell wachsenden Riesenstädten finden
sich derartige, die Tuberkulose begünstigende Wohnungszustände. Auch
aus Städten von weitläuftigem Bau wird Aehnliches berichtet. So hat
O. Burkard[3]) über die Beschaffenheit der Wohnungen tuberkulöser
Arbeiter in Graz lehrreiche Ermittlungen angestellt. Die Einzelheiten,
die man in der Arbeit selbst nachlesen möge, sind erschreckend, obgleich Graz eine von Arbeiterkasernen freie, von großen Plätzen und
Gärten durchzogene Stadt ist. 50 % der Tuberkulösen wohnten in
den ältesten und teilweise baufälligen Häusern. Die Miete war kaum
weniger hoch als in den übrigen Häusern, woraus hervorgeht, daß bei
der baulichen Entwicklung die Bedürfnisse der Arbeiterbevölkerung
nach kleinen Wohnungen in ungenügender Weise gedeckt werden.
80 % der Familien verfügten über höchstens einen Wohnraum, obgleich ein großer Teil kinderreich war. 56 % der Wohnungen verfügten über weniger Schlafstellen, als sie Personen beherbergen.
50 % der Wohnungen enthielten Aftermieter. 33 % der Tuberkulösen schlafen mit anderen Familienmitgliedern in einem Bette. In
einer Dachwohnung schliefen 7 Erwachsene, von denen zwei hochgradig tuberkulös waren, in zusammen 4 Betten, so dass jedem etwa

---

1) A. Kohn, Unsere Wohnungsenquete im Jahre 1912. Berlin 1912. Verlag
der Ortskrankenkasse für den Gewerbetrieb der Kaufleute.

2) Freudenberger, Ueber die Lebensverhältnisse arbeitsunfähiger tuberkulöser Mitglieder der Münchener Ortskrankenkasse. Münchener med. Wochenschr. 1910.

3) O. Burkard, Erhebung über 250 Wohnungen tuberkulöser Arbeiter in
Graz. Zeitschr. f. soziale Medizin. Leipzig 1905. Bd. 4. Vogel.

6 cbm Luftraum zur Verfügung standen. „Der Kampf gegen diese Art des Wohnens ist der Kern des Kampfes gegen die Tuberkulose," schließt Burkard seine eingehende, mit zahlreichen Tabellen versehene Arbeit. Auch F. Köhler[1]) berichtet aus dem Rheinland, daß von 636 von ihm beobachteten verheirateten Tuberkulösen nur 24 %/0 ein Bett für sich allein zur Verfügung hatten; auch von 364 unverheirateten lungenkranken Männern verfügten nur 76 %/0 über ein eigenes Bett.

Eine durchgreifende Wohnungsreform haben daher die Hygieniker mit Recht als Grundlage jeder wesentlichen Tuberkulosebekämpfung gefordert.

Auf dem Tuberkulosekongreß stellte M. Rubner zur Bekämpfung des Einflusses ungünstiger Wohnungen auf die Entstehung der Tuberkulose folgende Leitsätze auf: 1. Die Prophylaxe der Tuberkulose hinsichtlich der Wohnräume kann in zureichendem Grade nur erzielt werden durch öffentliche Maßnahmen, welche die Verbesserung und Ergänzung der Bauordnungen, Aenderungen der Bauweise für Wohngebäude und den Erlaß eines Wohnungsgesetzes zum Ziel haben. 2. Die Anstellung von Wohnungsinspektoren muß die Ausführungen gesetzlicher Bestimmungen sichern. 3. Alle Wohlfahrtsbestrebungen, welche die Wohnungsverhältnisse einzelner Berufs- und Erwerbsklassen bessern, sind zu fördern. 4. Ein großer Uebelstand besteht in dem durch Armut veranlaßten Zusammenschlafen zweier und mehrerer Personen auf einer Lagerstätte. 5. Durch Hebung und Belehrung größerer Kreise, namentlich der minderbemittelten Klasse, ist der weitverbreiteten Insalubrität entgegenzuwirken.

Auch L. Ascher[2]) und Gruber[3]) haben mit Nachdruck betont, daß nicht nur eine „Assanierung" der Wohnstätten im herkömmlichen Sinne, sondern eine durchgreifende Reform des Wohnungswesens, die mit einschneidenden gesetzlichen Maßnahmen gegen die Terrainspekulation und namentlich die diese ermöglichenden behördlichen Bestimmungen und den dadurch großgezogenen Bau von Wohnungskasernen und für eine allen hygienischen Grundsätzen entsprechende weiträumige Wohnweise beginnen muß, dringend vonnöten ist.

Auch auf dem platten Lande herrschen an manchen Orten Wohnungsmißstände, die mit der Tuberkulosehäufigkeit in unmittelbare Beziehung gesetzt werden müssen. So hat P. Jakob noch auf

---

1) F. Köhler, Wohnungsreform und Tuberkulosebekämpfung. Zeitschrift f. Tuberkulose. 1909. Bd. 14. H. 8.
2) L. Ascher, Wohnungsgesetz und Lungenkrankheiten. Soziale Praxis. 1904. Bd. 13. H. 50.
3) M. Gruber, Wohnungsnot und Wohnungsreform in München. München 1909.

die Anregung von R. Koch und mit behördlicher Unterstützung den
Kreis Hümmling im Regierungsbezirk Osnabrück, der seit Jahren die
höchste Sterblichkeit an Tuberkulose in ganz Preußen aufweist, eingehend untersucht und ist dabei zu der Ueberzeugung gekommen,
daß die Hauptschuld die Wohnungen der bäuerlichen Bevölkerung
neben deren persönlicher Unsauberkeit tragen.

Er fand bei einer Gesamtbevölkerung von 9640 Erwachsenen,
von denen 1277 fast ausnahmslos gesunde Dienstboten waren, 148 Fälle
von offener Tuberkulose unter 7363 Bauern und Bäuerinnen. Ueber
die Beziehungen von Tuberkulose und Wohnungen schreibt P. Jakob[1]):
„Es gehört hier sogar zu den Seltenheiten, daß ein Lungenkranker
die letzten Wochen vor seinem Ende in einem besonderen Raume
untergebracht ist, da ein solcher oft gar nicht im Hause zur Verfügung steht; meist schläft der Lungenkranke bis zu seinem Tode in
einer Kammer mit seinen Familienangehörigen und teilt mit einzelnen
derselben oft sogar das Bett bzw. die Butze. Die in dieser Richtung
im Kreise Hümmling angestellten Erhebungen ergaben folgende Re-
sultate: Während des Jahres 1910 wurden im ganzen 148 Lungenkranke im Kreise Hümmling ermittelt. Von diesen sind 2 von aus-
wärts zugereist und im Krankenhause verstorben. Von den übrigen
146 Lungenkranken schliefen 100 mit je 1, 17 mit je 2, und 2 mit
je 3 Angehörigen in einem Bett. Demnach hatten von 146 Lungenkranken 119 = 81,6 % für sich ein Bett nicht zur Verfügung. Von
den 146 Lungenkranken bewohnten 46 eine Butze; von den übrigen
100 schliefen 62 in hygienisch völlig ungenügenden Räumen. Unter
den gesamten 146 Lungenkranken schliefen nur 2 (zur Zeit
der von uns vorgenommenen Untersuchungen) allein in ein-
wandfreien Kammern. Diese 146 Patienten stellten keineswegs
leichte Fälle dar; sondern sie litten fast durchweg an offener Tuberkulose, d. h. sie waren Bazillenverstreuer. Von den 146 Kranken sind
überdies 51 während des Jahres 1910 an Lungentuberkulose verstorben. Von diesen 51 schliefen bis zu ihrem Tode oder bis kurze
Zeit vorher: 35 mit 1, 6 mit 2 Angehörigen in einem Bett; 17 Tuberkulöse sind in einer Butze verstorben. So kann man wohl mit Sicherheit annehmen, daß von den 146 Lungenkranken, welche im Jahre 1910
im Kreise Hümmling lebten, mindestens 144 ihre Familienangehörigen
mit Tuberkelbazillen infizierten und die von ihnen bewohnten Räume
zu schweren Brutstätten der Tuberkulose gestalten.“

---

1) P. Jakob, Die Tuberkulose und die hygienischen Mißstände auf dem
Lande. Berlin 1911. S. 40.

Nicht nur die unhygienischen Zustände in Werkstätten und Wohnräumen kommen bei der Tuberkuloseverbreitung in Frage. Alle Häufungen von Menschen in geschlossenen Räumen sollten sich mehr als bisher unter hygienischen Vorsichtsmaßregeln abspielen. Insbesondere gibt die Zusammenpferchung der Kinder in den Schulen, unter der wir noch ganz allgemein leiden, zu schweren Bedenken Anlaß. Leider sind wir über die Rolle, die der Aufenthalt in der Schule auf die Ansteckungsmöglichkeit an Lungentuberkulose ausübt, nur mangelhaft unterrichtet. Aber schon gegenwärtig muß außer hygienischer Salubrität der Schulräume gefordert werden, daß durch die Achtsamkeit der Lehrer und Schulärzte die Kinder, die an vorgeschrittener Lungentuberkulose, an Skrophulose oder Lupus leiden, rechtzeitig herausgefunden und vom öffentlichen Schulbesuch zurückgehalten werden.

Bekannt ist die Häufigkeit der Tuberkulose in Irrenanstalten und in den Gefängnissen. Im Irrenwesen wird sie geringer, desto mehr man zur Behandlung in Kolonien und zur Familienpflege übergeht. In den Strafanstalten fordert sie dagegen infolge der ungünstigen Lebensbedingungen, die mit dem Strafvollzuge verknüpft sind, nach wie vor zahlreiche Opfer.

Verzichtet man darauf, den Einfluß spezieller Seiten ungünstiger wirtschaftlicher Zustände im einzelnen zu ermitteln und begnügt sich damit, den sozialen Tiefstand im ganzen mit der Häufigkeit der Tuberkulose in Verbindung zu setzen, so gewinnt man eine noch lebhaftere Vorstellung von der dieser Krankheit eigentümlichen sozialen Bedingtheit und versteht, wie man sie als „Proletarierkrankheit" schlechthin hat bezeichnen können.

Schon Sörensen[1]) berechnete auf 100000 Personen jeder Altersklasse an Tuberkulosetodesfällen:

Alter in Jahren	Kopenhagen				Provinzialstädte			
	Männer		Frauen		Männer		Frauen	
	Untere Gruppe	Die oberen beiden Gruppen	Untere Gruppe	Die oberen beiden Gruppen	Untere Gruppe	Die oberen beiden Gruppen	Untere Gruppe	Die oberen beiden Gruppen
20—25	430	340	190	260	330	370	210	340
25—35	450	330	260	270	310	300	320	350
35—45	600	310	400	240	360	230	330	270
45—55	880	340	440	220	480	290	280	240
55—65	1330	340	450	220	530	330	280	210
65 u. dar.	1060	290	450	130	600	200	310	190

1) Ueber Methode und Aufbau der Statistik Sörensens s. S. 39.

Aus diesen Zahlen erhellt bereits, was spätere Untersuchungen noch deutlicher gemacht haben, daß der Unterschied in der Tuberkulosesterblichkeit bei Arm und Reich sehr erheblich ist und er stärker im erwerbstätigen Alter und bei der städtischen Bevölkerung, schwächer auf dem Lande und bei den Frauen zum Ausdruck gelangt.

Mit großer Genauigkeit fällt und sinkt die Sterblichkeit an Schwindsucht mit dem Einkommen. Nach dem Bericht über das Gesundheitswesen des hamburgischen Staates für das Jahr 1905 betrugen auf 100 000 Lebende:

bei einem Einkommen von	und einer Zahl von Steuerpflichtigen	die Sterbefälle an Lungenschwindsucht 1901—1905
900—1200 M.	71 526	482
—2000 „	48 855	447
—3500 „	21 397	274
—5000 „	8 342	252
darüber	14 323	120

In der bereits angeführten Arbeit berichtet Freudenberger, unter welchen sozialen Bedingungen die Tuberkulösen der unteren Stände in München leben. Bei den beobachteten 304 Familien betrug der Verdienst in gesunden Tagen durchschnittlich zwischen 120 und 150 M. monatlich. Nach Abzug der Miete blieb für den Lebensunterhalt der Familie (einschl. Krankengeld und sonstige Unterstützungen) für den Monat einer

```
     7 köpfigen Familie  . . . . . . . 0 M.
     3     „         „    . . . . . . . 2 „
     3     „         „    . . . . . . . 3 „
     1     „         „    . . . . . . . 6 „
     2     „         „    . . . . . . . 7 „
     3     „         „    . . . . . . . 8 „
     2     „         „    . . . . . . . 9 „
1 und 5   „         „    . . . . . je 10 „ usf.

23 Familien hatten für den Monat weniger als    20 M.
15    „        „    „    „     „       „    „   30—35 „
40    „        „    „    „     „       „    „   36—45 „
19    „        „    „    „     „       „    „   46—49 „
16    „        „    „    „     „       „    „   60—65 „
```
zu verzehren.

```
56,81 % der Familien hatten unter 2 M. im Tag
21,96 %   „       „     „      „    3 „   „   „
 9,01 %   „       „     „      „    4 „   „   „
12,15 %   „       „     „      „    4 „   „   „
```
und mehr zu verzehren.

Mit Recht ruft Koelsch (a. a. O. S. 214) angesichts dieser Zahlen aus: „Das Einkommen reichte also bei der überwiegenden Mehrzahl dieser Familien nicht aus zu einer auskömmlichen Lebensführung. Es sind dies wirklich erschreckende Zahlen in Anbetracht der Münchener Lebensmittelpreise. Darf es uns da wundern, wenn in diesen Familien jede Widerstandskraft gegen krankmachende Keime mangelt, wenn die

Tuberkulose in solchen Generationen günstigste Vorbedingungen findet? Ein schwächlicher, nur notdürftig genährter Körper kann den Angriffen infektiöser Keime oder konsumierender Krankheiten nicht standhalten."

Der Einfluß der Ungunst sozialer Zustände auf die Schwindsucht geht aus diesen Zahlen wohl deutlich genug hervor. Alle Beobachter, die die Schichten der Bevölkerung nach dieser Richtung miteinander verglichen, stimmen in der Anerkennung dieser Tatsache überein. Es widerspricht ihr auch nicht, wenn bei großer Sterblichkeit in einzelnen, wirtschaftlich besonders ungünstig gestellten Schichten die Tuberkulosesterblichkeit im ganzen Volke abnimmt. Das ist z. B. regelmäßig bei dem Uebergang eines in rein agrarischen Zuständen lebenden Volkes zum überwiegenden Industriestaate der Fall. Der mit diesem Vorgang verknüpfte Kulturfortschritt, das Reicherwerden der gesamten Nation und das Aufsteigen zahlreicher Angehöriger der unteren Stände in den Mittelstand bringt im Gesamtergebnis eine Ueberkompensation der Mißstände hervor, die sich auf bestimmte Schichten des ländlichen und städtischen Proletariates beschränken. Die Verminderung der Tuberkulosesterblichkeit bei den wohlhabenden Industrievölkern ist also ein Beweis für, nicht etwa gegen die Abhängigkeit der Schwindsuchtsverbreitung von der wirtschaftlichen Ungunst der Umwelt.

In Deutschland ist ähnlich wie Jahrzehnte vorher in England diese Abnahme der Tuberkulosesterblichkeit infolge Industrialisierung und Reicherwerden der Nation sehr deutlich.

Es starben in den Orten Deutschlands von 15 000 und mehr Einwohnern an Lungenschwindsucht von je 100 000 Lebenden nach den Mittelwerten für die Jahrfünfte:

1877—1881 357,7
1882—1886 346,2
1887—1891 304,0
1891—1896 255,5
1897—1901 218,7

Besonders erfreulich ist die Abnahme der Tuberkulosesterblichkeit in den folgenden Jahren.

Im Jahre 1902 betrug die Zahl 199,9
„ „ 1903 „ „ „ 194,3
„ „ 1904 „ „ „ 192,7

Vom Jahre 1905 hat man statt „Lungenschwindsucht" „Tuberkulose", d. h. Lungentuberkulose und alle sonstigen Formen der Tuberkulose, erhoben und daher natürlich höhere Werte erhalten.

Im Jahre 1905 betrug diese Zahl 222,6
„ „ 1906 „ „ „ 202,7
„ „ 1907 „ „ „ 197,7
„ „ 1908 „ „ „ 192,17

Sehr deutlich ist der Rückgang in dem hochindustriellen, dichtbevölkerten Königreich Sachsen.

In Preußen ist die Sterblichkeit an Schwindsucht, bezogen auf 100 000 Lebende, von 320 im Jahre 1875 auf 170 im Jahre 1906 allmählich gefallen. Wenn auch ein in seiner Größe nicht festzustellender Teil des Abfalles der besseren Diagnosestellung zuzuschreiben ist, da weiter zurück desto mehr Fälle mit unbekannter Todesursache auf „Schwindsucht" gebucht worden sind, so ist doch trotzdem die Besserung erheblich. Es ist wohl kaum richtig, sie mit dem Auffinden des Erregers durch R. Koch im Jahre 1882, oder der um 1884 beginnenden sozialen Versicherungsgesetzgebung oder gar der in dem letzten Jahrzehnt entstandenen Bewegung zur Gründung von Heilstätten für Leichterkrankte der unteren Bevölkerungsschichten unmittelbar in Verbindung zu setzen, wie das mehrfach getan worden ist, wenn auch keineswegs der günstige Einfluß, wenigstens der beiden ersten Kulturtaten, geleugnet werden soll.

In einer sorgfältigen Arbeit hat Hillenberg[1]) die preußische Tuberkulosesterblichkeit der Jahre 1886—1888 mit der in den Jahren 1903—1905 nach den einzelnen Regierungsbezirken untersucht. Im gesamten Preußen betrug die Abnahme $31\frac{1}{2}$ %, aber in den westlichen Regierungsbezirken war sie in der Regel bedeutend höher als in den östlichen. Denn sie betrug im

Regierungsbezirk Arnsberg . .	59,09 %	Regierungsbezirk Minden . . .	45,89 %
„ Düsseldorf. .	50,84 %	„ Osnabrück .	42,44 %
„ Köln	50,37 %	„ Trier.	41,94 %
„ Aachen . . .	48,65 %	„ Potsdam . . .	41,93 %
„ Stade	48,29 %	„ Wiesbaden .	41,11 %
„ Koblenz . . .	48,28 %	„ Hannover . .	36,21 %
„ Schleswig . .	47,58 %	„ Aurich. . . .	32,96 %
„ Münster . . .	46,07 %	„ Kassel	31,69 %

Dagegen bewegen sich unter der durchschnittlichen Abnahme:

Reg.-Bez. Breslau . . . . . mit	31,35 %	Reg.-Bez. Frankfurt a. O. . mit	24,64 %
„ Erfurt . . . . . . „	30,49 %	„ Marienwerder . . „	24,62 %
„ Oppeln . . . . . „	30,43 %	„ Köslin . . . . . . „	19,46 %
„ Magdeburg . . . „	29,02 %	„ Bromberg . . . . „	18,91 %
„ Liegnitz . . . . . „	28,68 %	„ Danzig. . . . . . „	18,51 %
„ Lüneburg . . . . „	28,48 %	„ Stettin . . . . . . „	16,17 %
„ Merseburg. . . . „	26,59 %	„ Hildesheim . . . „	15,01 %
„ Posen . . . . . . „	26,16 %	„ Stralsund . . . . „	13,97 %
„ Gumbinnen . . . „	24,89 %	„ Königsberg . . . „	9,91 %

Hier sieht man deutlich den Einfluß der wohlhabenden Industriegegenden und des Westens der Monarchie sich günstig abheben.

---

1) B. W. Hillenberg, Die Abnahme der Tuberkulosesterblichkeit in den einzelnen Regierungsbezirken Preußens während der Jahre 1886—1905 und ihre Ursachen. Zeitschr. f. soziale Medizin. 1909. Bd. 4. Leipzig. Vogel.

Ueber den großen Einfluß sozialer und wirtschaftlicher Faktoren auf die Verbreitung der Lungentuberkulose kann demnach kein Zweifel bestehen. Und doch hieße es, die Frage falsch auffassen, wenn man an dieser Stelle nicht auch die Begrenzung der Wirksamkeit sozialer Ursachen eingestände. Diese liegt in der Veranlagung zur Erkrankung an Lungentuberkulose, die ihrerseits wohl wieder in den meisten Fällen auf einer ererbten körperlichen Minderwertigkeit beruht. Hierher gehört ein Mißverhältnis der Größe und Leistungsfähigkeit des Herzens zum Gesamtkörper (Beneke) und vor allem ein Mißverhältnis der Größe und Leistungsfähigkeit der Lungen zum Körperganzen, wie es sich bei schmalem Brustkasten und lang aufgeschossenem Körperwuchs findet, dem deshalb schon von den alten Aerzten so benannten Habitus phthisicus. Zahlreiche Beobachtungen haben festgestellt, daß Lungenkranke einen geringeren Brustumfang im Verhältnis zur Körpergröße haben als die übrigen Personen. So hat A. Gottstein[1]) aus dem Material einer Versicherungsgesellschaft von 600 Fällen männlicher Versicherten, von denen trotz der sorgfältigen Aufnahmeuntersuchung später 100 an Lungentuberkulose starben, folgende Tabelle zusammenstellen können:

Der Brustumfang, gemessen nach Prozenten der Körpergröße, betrug

in den Altersklassen	20—30 J.	31—40 J.	41—50 J.	insgesamt
bei den Tuberkulösen	51,8 %	52,2 %	54,0 %	52,3 %
bei den Nichttuberkulösen . .	53,0 %	55,5 %	55,7 %	54,9 %

Es bleibt also der Brustumfang derer, die später an Lungentuberkulose erkranken, im Durchschnitt um fast 5 cm hinter den übrigen zurück. Diese Angaben sind deshalb beweisend, weil es sich um Personen handelt, die ausgesucht rüstig sind und bei denen man, da alle von dem untersuchenden Arzte als Schmalbrüstige schon bei der ersten Untersuchung zurückgewiesen werden, eigentlich gar keine Veranlagung zur Lungentuberkulose vermuten sollte. Bei der Gothaer Lebensversicherungsbank ist nach einer Veröffentlichung von Gollmer[2]) die Tuberkulose mit 28 % an der Sterblichkeit beteiligt. Auch hier nimmt die Sterblichkeit mit dem Jahre 1881 ab, wie Gollmer ausdrücklich ausführt, wohl wegen der größeren Sorgfalt bei der Aufnahmeuntersuchung und der allgemeinen Hebung der wirtschaftlichen und hygienischen Zustände, nicht aber infolge unmittelbarer Bekämpfung des Erregers, der erst später entdeckt wurde.

---

1) Sitzung der Gesellschaft für soziale Medizin in Berlin vom 9. März 1905. Zit. nach den Berichten aus der Gesellschaft. Zeitschr. f. soziale Medizin. 1906. Bd. 1. S. 75. Leipzig. Vogel.

2) Gollmer, Die Todesursachen bei den Versicherten der Gothaer Lebensversicherungsbank auf Grund der Beobachtungen von 1829—1896. Zeitschr. f. Versicherungswissenschaft. 1906. II. 9.

Auch das Verhalten der Schwindsucht im Heere erklärt sich nur daraus, daß durch die Musterung die Veranlagten größtenteils ausgeschieden werden. Es wäre sonst auffallend, daß trotz der günstigen Bedingungen, die in dem engen Zusammenwohnen und dem rücksichtslosen Aussetzen von Strapazen in Wind und Wetter bestehen, doch verhältnismäßig wenige Tuberkulöse festgestellt werden. Die Einstellung von ausgesuchten und kräftigen Leuten ist natürlich die einzige Erklärung für diese Tatsache. Lehrreich ist nun der Umstand, daß jene, die mehrfach zurückgestellt und schließlich doch noch genommen werden, nach Schjerning (Bericht des Berliner Tuberkulosekongresses 1900, S. 99) fünfmal so leicht an Tuberkulose erkranken als die übrigen. Aus diesen und zahlreichen anderen Daten läßt sich auf den großen Einfluß der Körperkonstitution und damit der ererbten körperlichen Anlagen schließen, die in ihrer Gesamtheit diese Konstitution bestimmen.

IV. Die am meisten in die Augen fallende und am leichtesten nachweisbare Art, in der die Lungentuberkulose auf die gesellschaftlichen Zustände einwirkt, ist die Veränderung, die sie in der Bevölkerungszahl dadurch hervorruft, daß sie in einem Maße wie wenig Krankheiten zur Todesursache wird. Sterben doch in Deutschland an Tuberkulose jährlich um die Hälfte mehr als an allen anderen Infektionskrankheiten zusammen.

Aber dieser Einfluß auf die Bevölkerungsbewegung ist doch in sozialer Hinsicht nicht annähernd so groß wie der, der dadurch entsteht, daß eine so ungeheure Zahl von Menschen Jahre und Jahrzehnte hindurch Arbeitsfähigkeit, Genußfähigkeit und Bewegungsfreiheit verlieren, ehe sie endlich dahingerafft werden; kann man doch rechnen, daß etwa durchschnittlich sieben Jahre vom ersten deutlichen klinischen Nachweis bis zum Eintreten des Todes vergehen.

Der wirtschaftliche Schaden ist deshalb so bedeutend, weil die Tuberkulose gerade im erwerbstätigen Alter die meisten Opfer fordert. Denn nach Prinzieg starben im erwerbstätigen Alter von 15—60 Jahren von je 10000 Lebenden dieser Altersklassen an:

Krankheiten	England 1891—1900	Deutschland 1892—1901
Tuberkulose total	22	29
Lungentuberkulose	20,2	27,7
Tuberkulose anderer Organe .	1,8	1,3

Die Verluste, die der Volkswohlstand durch .die Tuberkulose erleidet, beleuchtet sehr anschaulich Cornet[1] in folgenden Aus-

---

1) Cornet, Die Tuberkulose. Wien 1907. S. 8.

führungen: „Es starben in Preußen im Durchschnitt der Jahre 1876
bis 1891, wenn ich nur die Arbeits- und Erwerbsfähigen im Alter von
15—70 Jahren rechne, alljährlich 71895 Personen an Tuberkulose,
ein Drittel sämtlicher Todesfälle. Da nun die Schwindsucht mehrere
Jahre dauert, ehe sie zum Tode führt, so tritt, wenn ich die durch
sie hervorgerufene Erwerbsunfähigkeit nur auf ein Jahr und den dadurch ausfallenden mittleren Tageslohn, die brachliegende Arbeitskraft,
auf durchschnittlich 2 M. veranschlage, pro Person und Jahr (das Jahr
zu 300 Arbeitstagen gerechnet) ein Entgang an Arbeitsverdienst von
600 M. ein, der für die alljährlich im erwerbsfähigen Alter gestorbenen
71895 Personen pro Jahr mithin 43137000 M. beträgt. Fügen wir
noch die Ausgaben für Arzt und Arznei, Ernährung und Pflege, Sterbegeld, ferner die Aufwendungen für die anderen Altersklassen hinzu, so
können wir mit Rücksicht darauf, daß die Krankenkassen 2,19 M. pro
Tag zahlen, zum mindesten das doppelte, also 86 Millionen annehmen,
welche die Tuberkulose dem preußischen Staat jährlich kostet. Die
Schwindsucht erhebt somit jährlich im preußischen Staate eine Extra-
steuer von 3,09 M. pro Kopf der Bevölkerung, von 15 M. pro Familie
von 5 Köpfen."

Besonders leiden die Mittel der Versicherungskörperschaften unter
den riesigen Summen, die sie an Krankengeldern, Krankenhauskosten
und Renten für die Tuberkulösen ausgeben müssen. Die Statistik der
Krankenkassen ermöglicht uns eine Vorstellung über den Umfang der
Arbeitsunfähigkeit der tuberkulösen Kassenmitglieder. Nach der Leipziger
Krankheitsstatistik kamen unter 100000 ein Jahr lang beobachteten
männlichen Krankenkassenmitgliedern 771 Fälle von Tuberkulose aller
Art vor, von denen 233 tödlich endeten und die zusammen 62047 mit
Arbeitsunfähigkeit einhergehende Krankheitstage beanspruchten. Bei
den weiblichen Kassenmitgliedern wurden 631 Fälle mit 211 Todesfällen und 50806 Krankheitstagen gezählt[1]). Außerdem kamen unter
100000 ein Jahr lang beobachteten männlichen Versicherungspflichtigen
187 Fälle von Lungenblutungen vor, von denen 5 tödlich endeten
und die zusammen 6391 mit Arbeitsunfähigkeit einhergehende Krankheitstage beanspruchten. Bei den weiblichen Versicherungspflichtigen
wurden 149 Fälle mit 3 Todesfällen und 6076 Krankheitstagen ge-

---

1) Ueber die Leipziger Krankheitsstatistik vgl. die Anmerkung auf Seite 25.
In diesem Material kamen außerdem unter 100 000 ein Jahr lang beobachteten
männlichen Versicherungspflichtigen noch 1173 Fälle von Lungenleiden ohne nähere
Angabe, ob tuberkulös oder nicht, vor, von denen 18 tödlich endeten, und die zusammen 41252 nicht mit Arbeitsunfähigkeit einhergehende Krankheitstage beanspruchten. Bei den weiblichen Versicherungspflichtigen wurden 1125 Fälle mit
10 Todesfällen und 46987 Krankheitstagen gezählt.

zählt. Hier handelt es sich um Kassenmitglieder, die nach längerem Kranksein ausgesteuert werden, und doch geben die Zahlen schon eine Anschauung von dem Umfange, in dem die Tuberkulose die arbeitende Bevölkerung mattsetzt.

Eine sehr große Zahl von Arbeitern fällt alljährlich infolge der Lungentuberkulose der Invalidität anheim. Eine im Jahre 1898 veröffentlichte Statistik des Reichsversicherungsamtes weist nach, daß von 151083 berücksichtigten Rentenempfängern nicht weniger als 44819 durch Lungenkrankheiten invalide geworden waren, also 264 auf je 1000 Rentenempfänger. Es ergab sich folgende Tabelle:

Auf je 1000 Rentenempfänger wurden invalide:

Alter in Jahren	Tuberkulose der Lungen						Andere Krankheiten der Lungen					
	männlich			weiblich			männlich			weiblich		
	Landwirtschaft	Industrie	Handel u. Verkehr	Landwirtschaft	Industrie	Hausgesinde	Landwirtschaft	Industrie	Handel u. Verkehr	Landwirtschaft	Industrie	Hausgesinde
20—24	354	548	424	218	546	268	52	62	88	37	39	54
25—29	386	521	414	163	483	219	69	77	40	32	56	64
30—34	250	459	344	149	381	193	92	96	39	67	65	63
35—39	204	407	239	145	247	141	113	121	112	75	101	62
40—44	169	322	278	90	232	96	123	162	91	80	97	54
45—49	129	232	182	76	142	64	149	209	141	113	116	76
50—54	87	149	107	43	95	37	185	246	173	119	132	92
55—59	56	86	66	30	65	25	218	277	195	155	129	124
60—64	30	48	37	18	33	17	221	272	194	173	168	111
65—69	17	27	25	10	18	11	215	233	186	165	146	117

Darnach leiden also von allen männlichen Arbeitern der Industrie, die bis zum Alter von 30 Jahren invalide werden, mehr als die Hälfte an Lungentuberkulose.

Nach einer etwa 1500 Fälle umfassenden Erhebung der Landesversicherungsanstalt Berlin über die Rentenbezugsdauer der in den Jahren 1906, 1907, 1908 in Berlin gestorbenen lungenschwindsüchtigen invaliden Rentner dauert der Rentenbezug bei den männlichen Kranken durchschnittlich 687 Tage, bei den Frauen 613 Tage, bis sie der Tuberkulose völlig erliegen[1]). Der Zeitpunkt der Invalidisierung dürfte etwa auf den Uebergang des zweiten zum dritten Stadium der Erkrankung nach dem üblichen Einteilungsschema fallen. Anschaulich hat Koelsch (a. a. O. S. 39) die durch Invalidisierung infolge Tuberkulose entstehende wirtschaftliche Einbuße folgendermaßen berechnet: „In Deutschland wurden in den 9 Jahren 1891—1899 161409 Männer vor ihrem 60. Lebensjahre durch Invalidenrenten unterstützt. Mit

---

1) Kayserling, a. a. O. S. 110.

Hilfe der Daten der allgemeinen deutschen Sterbetafel läßt sich berechnen, daß durch diese frühzeitige Invalidität 1842413 Arbeitsjahre verloren gegangen sind, durchschnittlich pro Rentner also 11,4 Arbeitsjahre.

```
  38 Rentner waren erst 20 Jahre alt — Verlust also   1 280 Arbeitsjahre
1097    „      „     „  ·21  „     „   —    „      „   36 062     „
1910    „      „     „   30  „     „   —    „      „   48 602     „
                               bis zum Schlusse des 60. Lebensjahres usf.
```

Nun war aber die Tuberkulose Invaliditätsursache 1897—1900 in 13,3 % aller Fälle; demnach wären in obigen 9 Jahren rund 239210 Arbeitsjahre infolge Invalidität wegen Tuberkulose verloren gegangen."

Nach A. Fischer[1]) war bei der Landesversicherungsanstalt Baden die Invaliditätsursache in 100 Fällen:

	1891/95	1896/99	1900/04	1905/09	1910/11
Tuberkulose der Lungen . .	22,4	22,0	20,3	19,2	17,5
„ anderer Organe .	2,8	2,7	2,0	2,5	2,6

Leider erschöpfen die bisherigen Ausführungen noch nicht das Maß der Schädigungen, die die Lungentuberkulose dem gesellschaftlichen Organismus zufügt. Es gibt vielmehr eine Art von unheilvoller Wirksamkeit, die die oben behandelten Schädigungen noch an Bedeutung übertrifft, wenn sie bisher auch nur wenig Gegenstand medizinischer oder soziologischer Forschung geworden ist. Das ist der Einfluß, den die Lungentuberkulose auf die Fortpflanzung der Menschen ausübt und die Beziehung, in der sie zur Frage der körperlichen Entartung steht. Das Sonderbare, das derartige Betrachtungen so ungemein erschwert, liegt darin, daß die Tuberkulose die Fortpflanzung sowohl günstig wie auch ungünstig beeinflussen kann. Es ist daher erforderlich, beide Seiten zu betrachten und dann abzuwägen, welcher Einfluß der größere ist und welches Endergebnis aus dem Gewährenlassen der Tuberkulose im Hinblick auf die Entartung zu erwarten steht.

Ungünstig wirkt die Tuberkulose vom Standpunkt der Eugenik gesehen unzweifelhaft dadurch, daß eine große Zahl von Früchten entweder von tuberkulösen Vätern erzeugt oder von tuberkulösen Müttern ausgetragen wird. Die ungeheure Verbreitung der Krankheit und die außergewöhnliche Langsamkeit, mit der die Krankheit fortschreitet, sprechen unzweifelhaft dafür, daß ein erheblicher Bruchteil der heranwachsenden Jugend eines Volkes aus Ehen hervorgeht, in denen ein oder gar beide Teile tuberkulös sind.

---

1) A. Fischer, Invaliditätsbedingungen und Invaliditätsursachen. Veröffentlichungen aus dem Gebiete der Medizinalverwaltung. 1914. Bd. 3. H. 10. S. 44.

Selbst das letzte Stadium der Tuberkulose scheint weder die Mutter am Gebären, noch die Väter am Erzeugen von Kindern zu verhindern. Nach Weinberg[1]) starben in Stuttgart von 369 verheirateten tuberkulösen Frauen, die innerhalb ihres letzten Lebensjahres eine Geburt durchgemacht hatten, an Tuberkulose

in der	1.— 4.	Woche	nach	der	Entbindung		63
„ „	5.— 8.	„	„	„	„		46
„ „	9.—12.	„	„	„	„		34
„ „	13.—16.	„	„	„	„		28
„ „	17.—20.	„	„	„	„		18
„ „	21.—24.	„	„	„	„		20
„ „	25.—28.	„	„	„	„		30
„ „	29.—32.	„	„	„	„		19
„ „	33.—36.	„	„	„	„		17
„ „	37.—40.	„	„	„	„		14
„ „	41.—44.	„	„	„	„		26
„ „	45.—48.	„	„	„	„		21
„ „	49.—52.	„	„	„	„		33

Von verheirateten Männern starben nach derselben Quelle an Tuberkulose:

im	7.—9.	Monat	vor	der	Geburt	ihres	letzten	Kindes	7
„	4.—6.	„	„	„	„	„	„	„	38
„	1.—3.	„	„	„	„	„	„	„	63
„	1.—3.	„	nach	„	„	„	„	„	71
„	4.—6.	„	„	„	„	„	„	„	90
„	7.—9.	„	„	„	„	„	„	„	100
„	19.—12.	„	„	„	„	„	„	„	85

In einer späteren Arbeit, die besonders durch ihre Methodik bemerkenswert ist und sich auf die Zahl und Sterblichkeit der ehelichen Kinder der von 1873—1902 in Stuttgart an Tuberkulose Gestorbenen erstreckte, stellte W. Weinberg[2]) fest, daß die Kinderzahl der Ehen Tuberkulöser durchschnittlich 3,43 betrug, also keineswegs überdurchschnittlich, aber doch recht erheblich ist. Zum eigenen Ersatz reichte diese Zahl nicht aus, denn die Zahl der Nachkommen, die das zwanzigste Jahr vollendeten, erwies sich kleiner als die der Eltern. Auch hier erwies sich die soziale Schichtung von deutlichem Einfluß auf die Sterblichkeit der Nachkommen Tuberkulöser. Denn es starben vor dem zwanzigsten Lebensjahre auf das Hundert:

	bei Tuberkulose	
	des Vaters	der Mutter
in der Oberschicht	37,0	38,8
„ „ Unterschicht	48,1	50,2

---

1) W. Weinberg, Die Fruchtbarkeit der Phthisiker beiderlei Geschlechts. Vortrag, gehalten am 21. Mai 1908 in der Gesellschaft für soziale Medizin in Berlin. Zit. nach den Berichten aus der Gesellschaft in der Zeitschrift für soziale Medizin. 1909. Bd. 4. S. 405. Leipzig. Vogel.

2) W. Weinberg, Die Kinder der Tuberkulösen. Leipzig 1913.

Wenn es auch einwandsfrei festgestellt ist, daß die Tuberkulose als solche nicht erblich ist, so dürfte doch kaum einem Zweifel unterliegen, daß Personen, die mit einer so konsumierenden Krankheit behaftet sind, nicht zu den fortpflanzungstüchtigen Elementen der Bevölkerung gehören. Wenn man nun gar noch hinzunimmt, daß die Tuberkulösen häufig auch durch Mißverhältnisse innerer Organe, mangelhaften Brustkasten u. dgl. m. sich von anderen unvorteilhaft unterscheiden, so wird man sie als zum Fortpflanzungsgeschäft ungeeignet bezeichnen müssen, da diese Regelwidrigkeiten auf dem Wege des Erbganges an die Nachkommen übertragen zu werden pflegen. Genaue Untersuchungen hierüber liegen leider noch nicht vor. Es wäre dringend wünschenswert, daß die von vorgeschrittenen Tuberkulösen erzeugten oder geborenen Kinder daraufhin beobachtet würden, in welchem Maße sie nach Sterblichkeit, Krankheiten und vor allen Dingen nach allgemeiner Körperkonstitution hinter dem Durchschnitt der Bevölkerung zurückbleiben.

Günstig wirkt die Tuberkulose dagegen auf die Fortpflanzung insofern, als sie die typische Krankheit der körperlichen Minderwertigkeit schlechthin ist, der Dekrepidität, der allgemeinen Hinfälligkeit, mag diese nun angeboren oder durch ungünstige Umwelt, Alkoholismus, Pellagrismus, Malaria, Diabetes, der Pflege entbehrendes Alter u. a. m. erworben sein. Es ist auffallend, wie wenig Schwindsüchtige an interkurrenten Krankheiten zugrunde gehen und wie viele Sieche umgekehrt an interkurrenter Tuberkulose sterben. Dieser ausmerzende Einfluß wird natürlich dann am wirksamsten sein, wenn die Tuberkulose schnell verläuft und die soziale Umwelt eine derartig ungünstige ist, daß möglichst wenig ärztliche Fürsorge und Pflege die Krankheit aufhält. Bei der Beantwortung der Frage, ob die Tuberkulose in höherem Grade die Fortpflanzung günstig beeinflußt oder ob sie als ausjätende Krankheit dieselbe mehr im Sinne einer Verhütung ihrer Verschlechterung beeinflußt, hängt ganz davon ab, ob die große Masse der Bevölkerung in guten oder in schlechten sozialen Verhältnissen lebt. Nur im letzteren Falle wird die ausmerzende Wirkung zur Geltung kommen, während mit der Hebung der sozialen Verhältnisse, wie wir oben gesehen haben, die einzelnen Fälle überaus langsam verlaufen und ein großer Teil von Lungenkranken, die sonst schnell dahingerafft worden wären, das fortpflanzungsfähige Alter erreichen und eine nicht unbeträchtliche Zahl minderwertiger Kinder der Bevölkerung zuführen. Aus dieser Ueberlegung ergibt sich ein höchst beachtenswerter Widerspruch zwischen der aus aus ärztlichen und humanen Rücksichten gebotenen Bekämpfung der

Tuberkulose und der damit einhergehenden Vorschubleistung des der Tuberkulose innewohnenden entartenden Momentes. Gesetzt den Fall, es gelänge uns, die soziale Umwelt der unteren Volksschichten derartig zu heben, daß sich die Zahl der Neuerkrankungen um die Hälfte oder mehr verringerte, und es gelänge uns weiterhin, die wirklich Erkrankten durch sorgfältige Pflege und ärztliche Behandlung, wie es auch nach dem Stande der jetzigen Tuberkuloseforschung bereits möglich ist, mehrere Jahrzehnte lang am Leben zu erhalten, so würden wir mit dieser an und für sich so erfreulichen Leistung doch dazu beitragen, daß zahlreiche körperlich Minderwertige der menschlichen Gesellschaft erhalten bleiben, ihre Minderwertigkeit vererben und zur allgemeinen Entartung beitragen.

Mit steigender Kultur und durchgreifender Hebung des Volkswohlstandes wird also die ausmerzende Wirkung sinken und der entartende Einfluß der Tuberkulose steigen, weil sowohl mehr Schwächlinge zur Fortpflanzung kommen, die in früheren Zeiten vorher von der Tuberkulose dahingerafft wären, als auch mehr Tuberkulöse in einem so hohen Grade gebessert werden, daß sie in ebenso ausgedehntem Maße wie die Rüstigen sich an der Fortpflanzung beteiligen können. Daraus darf natürlich nicht ein Verdammungsurteil der Kultur und des sozialen Fortschritts oder eine Rechtfertigung der Unkultur und des wirtschaftlichen Tiefstandes der großen Masse gefolgert werden. Sondern es soll durch diese Ueberlegung nur auf die dringende Notwendigkeit von Maßnahmen aufmerksam gemacht werden, durch die eine Weitervererbung von körperlicher Minderwertigkeit auch dann verhindert wird, wenn die rohen Hemmungen dieser Weitervererbung, die in Unkultur und sozialem Tiefstand bestehen, allmählich in Fortfall kommen. Diese Maßnahmen können natürlich nur dahin zielen, den Geschlechtsverkehr tuberkulöser Elemente am Hervorbringen von Nachkommen zu verhindern. Sie bestehen in der Anwendung von Präventivmitteln oder in der Einleitung der künstlichen Fehlgeburt, wenn bereits Befruchtung eingetreten ist. Letztere Maßnahme wird auch von klinischer Seite zurzeit lebhaft befürwortet, weil das Austragen der Frucht, Geburt und Wochenbett in der Regel den Zustand einer tuberkulösen Frau sehr ungünstig beeinflußt. Die Frage der künstlichen Fehlgeburt bei vorgeschrittener Tuberkulose ist zurzeit vielumstritten und bedarf noch der völligen Klärung. Jedenfalls ist daran festzuhalten, daß derartige Frauen schon aus Rücksicht auf die Hygiene der Fortpflanzung von der Produktion von Kindern abgehalten werden müssen. Dafür kann den Gegnern der künstlichen Fehlgeburt zugestanden werden, daß es nicht angängig ist, jedem Arzte das Recht

einzuräumen, bei einem geringfügigen oder gar nur vermuteten Spitzen-
katarrh schon die Fehlgeburt einzuleiten. Die künstliche Unterbrechung der Schwangerschaft tuberkulöser Frauen muß, wenn die
Maßnahme nicht zu grobem Unfug ausarten soll, an bestimmte, gesetzliche Vorschriften gebunden werden und am besten auf die Vornahme
in einem öffentlichen Krankenhause, in dem allein die Vorbedingungen
einer sicheren Diagnose, unschädlichen Ausführung und sauberen Umgebung gewährleistet werden können, beschränkt bleiben.

V. Das Bestreben, eine spezifische Behandlung der Lungentuberkulose zu finden, ist bis jetzt trotz der großen, darauf gerichteten
Mühen noch nicht von Erfolg gekrönt worden. Wenn uns auch die
unmittelbare ärztliche Behandlung bei der Bekämpfung der Tuberkulose
bis jetzt im Stich läßt, so ist die mittelbare der Beeinflussung der
Tuberkulösen durch die natürlichen Heilfaktoren der frischen Luft,
der guten Ernährung und der Versetzung in eine allen hygienischen
Anforderungen entsprechende Umgebung, wie sie die Sonderheilanstalten
für Lungenkranke bieten, von deutlich wahrnehmbarer Wirkung. Bei
den im Frühstadium befindlichen Kranken können die Krankheitsvorgänge sogar vollständig ausheilen, doch sind diese Fälle seltener,
als der Optimismus der Aerzte und des Publikums zurzeit anzunehmen
geneigt ist. Zahlenmäßig fällt die Zahl der echten Heilungen gegenüber der Verbreitung der Tuberkulose keinesfalls ins Gewicht; dagegen
gelingt es der ärztlichen Kunst und der sorgfältigen Pflege, bei einer
großen Anzahl von Kranken den Krankheitsverlauf Jahre bis Jahrzehnte aufzuhalten.

Insbesondere haben Brehmer und seine Schüler uns gelehrt,
durch eine vorwiegend diätetische Behandlung in Sonderanstalten
die Lungentuberkulose günstig zu beeinflussen und in einzelnen Fällen
sogar zur Heilung zu bringen. Da die Tuberkulose bis dahin für eine
unheilbare Krankheit gehalten worden war, erregten diese Heilungen
unter Aerzten und Laien ein ungeheures Aufsehen, das schließlich zu
einem schrankenlosen Optimismus geführt hat. Ein derartiger Optimismus ist unschädlich, solange er dazu dient, die Gleichgiltigkeit,
die sich leicht bei Behandlung und Bekämpfung vermeintlich unheil-
barer Krankheiten einstellt, zu beseitigen und durch eine rege Betätigung zu ersetzen; er kann aber bedenklich werden, wenn er die Unter-
lage für unverhältnismäßig weit ausgreifende Maßnahmen abgibt und
dann zu einer Kräftevergeudung führt, die durch den Erfolg nicht
gerechtfertigt wird. So wurde der Glaube an die Heilbarkeit der
Lungentuberkulose im Anfangsstadium zum Ausgangspunkt der Lungenheilstättenbewegung, die in Deutschland um die Wende des Jahr-

hunderts und den kurz darauf folgenden Jahren ihre Blüte erlebte.
Diese Bewegung hat dazu geführt, daß gegenwärtig in Deutschland
sowohl in Privatanstalten für die bemittelten Patienten, als auch in
öffentlichen Heilanstalten, die in ihrer Mehrzahl den Landesversicherungsanstalten gehören, zahlreiche Plätze für Kranke im Anfangsstadium zur Verfügung stehen. Viele Landesversicherungsanstalten
haben für ihre Bedürfnisse eigene Lungenheilanstalten von großem
Umfange erbaut, besonders in jener Zeit, als man noch hoffte, daß
die Zahl der Heilungen, die in den Heilstätten erzielt werden, so bedeutend sein würde, daß sie den Gang der Tuberkulose als Volkskrankheit zu beeinflussen imstande wären. Wenn diese Hoffnung sich
auch als trügerisch erwiesen hat, tun die Versicherungsanstalten dennoch
recht daran, den Versicherten die Wohltat einer Anstaltsbehandlung
im Frühstadium angedeihen zu lassen. Doch muß man sich abge-
wöhnen, in diesen Verschickungen etwas anderes als eine zweckmäßige
Maßnahme der Behandlung oder gar, wie man zeitweise geneigt war,
ein Mittel zu sehen, die Tuberkulose als Volkskrankheit zu bekämpfen.
Diese Verschickungen gehören also eigentlich zu den Aufgaben der
Krankenkassen, nicht der Anstalten der Invalidenversicherung.

Der Bruchteil regelrechter Heilungen der Lungentuberkulose
dürfte 4—5% kaum überschreiten. Die Angaben über dauernde
Besserungen durch längeren Anstaltsaufenthalt schwanken zwischen
30 und 70% je nach dem Maßstabe, den die Berichterstatter anlegen.
Eigentlich schwebt ja jede Besserungsstatistik in der Luft, da der
Zustand der Besserung durchaus dem subjektiven Urteil unterliegt.
Eine positivere Ermittlung liegt schon eher in der Ermittlung des
Bruchteiles jener von den Landesversicherungsanstalten in die Lungenheilstätten geschickten Kranken, die noch fünf Jahre nach der Kur
arbeitsfähig und nicht invalidisiert waren. Diese Zahl beträgt etwa
30—40 v. H., wobei allerdings zu bemerken ist, daß die in die Heilstätten verschickten Kranken in einem so frühen Stadium ihrer Krankheit sich befinden, daß die meisten von ihnen auch ohne die Ver-
schickung nach fünf Jahren bei Voraussetzung leidlich günstiger Ar-
beits- und Lebensbedingungen noch arbeitsfähig gewesen sein würden.
Da die Lungentuberkulose so überaus häufig ist, wird die wünschenswerte Verallgemeinerung der Anstalten für Lungenkranke natürlich
große Kosten verursachen. Um so wichtiger ist es, hier zu verlangen,
daß die Erreichung des Zweckes unter Aufwendung der geringsten
Mittel geschehe. Auf keinen Fall darf das Grundgesetz jeder sozialhygienischen Maßnahme vernachlässigt werden: man suche den
billigsten, aber gerade noch den vorgesetzten Zweck er-

zielenden Typus und verallgemeinere ihn, ohne seine Verallgemeinerungsmöglichkeit durch Verfeinerung der einzelnen Einrichtungen zu beeinträchtigen. Leider ist dieses wichtige Gesetz von der Ausbildung und dem Festhalten des billigsten Typus und von der Bevorzugung der Verallgemeinerungsmöglichkeit vor der Verfeinerung in der Lungenheilstättenbewegung unserer Tage gröblich vernachlässigt worden. Es ist gewiß kein Zufall, daß die Bewegung zur Errichtung von Lungenheilstätten gerade zu einer Zeit abflaute, in der einige Landesversicherungsanstalten so üppige und in Bau und Betrieb so teure Anstalten gründeten, daß mit bescheideneren Mitteln arbeitende Vereine und Behörden kleinmütig gemacht und vom Bau einfacher Anstalten abgeschreckt worden sind. Höchste technische Vollkommenheit, die den Kranken gewiß jeder gönnt, die aber doch nicht unbedingt zur Erreichung des Zweckes erforderlich ist, kann infolge der damit verbundenen Verteuerung geradezu zum Hindernisgrund der Verallgemeinerung der Anstalten für Lungenkranke werden [1]).

Zurzeit dürften in Deutschland annähernd 150 Lungenheilstätten mit 15000 Betten zur Verfügung stehen, außerdem etwa 1500 Fürsorgestellen.

Die Aufwendungen der Landesversicherungsanstalten betrugen im Jahre 1912 für Lungenkranke 19 Millionen Mark; im ganzen dürften seit dem Jahre 1897 etwa 220 Millionen Mark von dieser Seite ausgegeben sein. Es muß bezweifelt werden, daß diese Summe mit den erzielten Erfolgen in einem erträglichen Verhältnis steht [2]).

Zu den Palliativmitteln gehören auch die gegenwärtig in zahlreichen Orten eingerichteten „Fürsorgestellen" für Tuberkulöse, in denen diese sich Rat, Belehrung und auch bescheidene Zuwendungen von Milch, Betten u. ähnl. holen können. Eine nennenswerte sozialhygienische Bedeutung haben sie nicht. Es ist ausgeschlossen, daß sie je den Gang der Tuberkulose als Volkskrankheit beeinflussen werden. Es ist gewiß anzuerkennen, daß durch diese Fürsorgestellen manches Leiden gelindert und manches Almosen in zweckmäßiger

---

1) Vgl. über die finanzielle Seite der Lungenheilstätten des Näheren des Verfassers Buch über „Krankenhauswesen und Heilstättenbewegung im Lichte der sozialen Hygiene". Leipzig 1908.

2) Bedenklich ist namentlich nach dieser Richtung hin das Verhalten der Berliner Anstalt unter ihrem Direktor Freund. Im Verwaltungsjahr 1913 vereinnahmte die Landesversicherungsanstalt Berlin 20500000 M., nämlich 15000000 M. aus Beiträgen und 3000000 M. aus Zinsen. An Rentenleistungen erstattete sie noch nicht einmal die Hälfte der Beträge, nämlich insgesamt nur 7000000 M. Alles übrige wurde zur Vermögensanhäufung oder für Heilverfahren aufgewandt. Die Heilstätten in Beelitz allein verschlangen 3000000 M., die Tuberkulinstation in Lichtenberg 182000 M. und die häusliche Tuberkulosebekämpfung 110000 M.

Form gewährt wird. Aber es liegt eigentlich kein Grund vor, aus der Zahl der hilfsbedürftigen Kranken nur die Tuberkulösen herauszunehmen. Auch muß es zweifelhaft erscheinen, ob es zweckmäßig ist, eine besondere Fürsorgeorganisation zwischen Armenpflege und Versicherungswesen einzuschalten. Die „Dispensaires" sind mechanisch aus Frankreich und Belgien übernommen worden, als es offenbar wurde, daß die Heilstätten im Kampf gegen die Tuberkulose versagten. Aber es ist doch nicht zu vergessen, daß in jenen Ländern bei dem Fehlen einer sozialen Versicherung und einer gesetzlich geregelten Armenpflege derartige Fürsorgestellen eine ganz andere Bedeutung haben. In Deutschland sind die berufenen Fürsorgestellen die Krankenkassen, und wenn sie diese Aufgaben noch nicht erfüllen, so sind sie eben nach dieser Richtung hin umzugestalten, was am besten durch Einbeziehung der Familienversicherung, die doch nur eine Frage der Zeit ist, geschieht. Für nicht der Versicherung unterstehende Personen muß eine erweiterte und der Erniedrigung entkleidete Armenpflege eintreten. Zwischen Versicherungs- und Armenwesen noch eine besondere Fürsorgeorganisation einzuschieben, ist deshalb bedenklich, weil dadurch nur die Entwicklung eines genauen Ineinandergreifens von sozialer Versicherung und Armenpflege hinausgezogen wird. Endlich ist noch gegen die Fürsorgestellen einzuwenden, daß ihre Einrichtung an vielen Stellen unmittelbar eine den Kampf gegen die Tuberkulose einschläfernde Wirkung ausgeübt hat, weil sie in der Bevölkerung den Glauben erwecken, man könne unter Aufwendung geringer Mittel hier viel leisten, während doch nur einzelne Erscheinungen vorübergehend beseitigt werden.

VI. Es darf nicht wundernehmen, daß eine Krankheit, die in einer solch engen Beziehung zur Gunst oder Ungunst der sozialen Verhältnisse steht, in Verbreitung und Verlauf in hervorragendem Maße durch Hebung der sozialen Umwelt einer Bevölkerung beeinflußt zu werden vermag. In welchem Maße das bereits in den im aufsteigenden Wohlstande sich befindenden Industrieländern geschehen ist, wurde bereits erwähnt. Außer der Hebung der gesamten Lebenshaltung dürften insbesondere alle auf Wohnungsreform und Assanierung der Werkstätten gerichteten Bestrebungen die Ausbreitung der Tuberkulose eindämmen helfen. Auch eine bessere Einsicht in das Wesen der Krankheit und eine weite Verbreitung der Regeln, die der Erkrankte beobachten muß, um eine Ansteckung seiner Mitmenschen tunlichst zu verhüten, dürfte von den sozialen Bedingungen, in denen sich die zu beeinflussende Bevölkerung bewegt, nicht unabhängig sein.

Da der Krankheitserreger nur im menschlichen oder tierischen Körper die Bedingungen für sein Dasein und Vermehrung findet und außerhalb des Körpers bald zugrunde geht, so lassen sich allerdings manche treffliche hygienische Regeln für das persönliche Verhalten der Schwindsüchtigen geben, bei deren Befolgung die Uebertragung durch trockenes und verstaubtes oder beim Auswurf in kleine Bläschen eingehülltes Ansteckungsmaterial in zahlreichen Fällen zu vermeiden wäre. Es unterliegt keinem Zweifel, daß der Tuberkulöse, der über Natur und Wirksamkeit des Erregers sowie über die daraus abzuleitenden Vorsichtsmaßregeln genau unterrichtet ist, der die Willensstärke und Achtsamkeit hat, diese Maßregeln aufs peinlichste zu beobachten, der keine Arbeit zu verrichten hat, die ihm diese ihrer Natur oder ihrer Dauer nach unmöglich macht, der imstande ist, so zu wohnen, daß seine Familie sich nicht in unmittelbarer Nähe seiner Person aufzuhalten braucht, der endlich sich und den Seinen eine in jeder Beziehung geeignete Ernährung verschaffen kann, wohl fähig ist, die Ansteckungsgefahr für seine Mitmenschen auf ein Geringes zu beschränken. Aber diese Aufzählung schon beweist, daß sich solche Bedingungen nur bei einer verschwindend geringen Anzahl von wirtschaftlich ungewöhnlich günstig gestellten Personen finden können.

Und doch gibt es ein Mittel, durch das mit einem Schlage auch dem ärmsten Tuberkulösen diese für ihn und seine Mitmenschen dringend notwendigen Lebensbedingungen geschaffen werden können. Dieses Mittel ist eine Ueberführung in eine Heil- oder Pflegeanstalt. Das Anstaltswesen für Lungenkranke im vorgeschrittenen Stadium verdient daher auch an dieser Stelle eine besondere Berücksichtigung. Denn es bedeutet in der Tat eine große Gefahr für den gesunden Teil der Bevölkerung, daß in ihr ein so großer Bruchteil von Ansteckungskeime aushustenden und ausspuckenden Kranken verstreut ist. Dieser Gefahr stehen wir immer noch viel zu teilnahmslos gegenüber. Das gilt nicht nur von der Tuberkulose, sondern von fast allen chronischen Infektionskrankheiten und steht im auffallenden Gegensatz zu der Bazillenangst, mit der uns die akuten Infektionskrankheiten wie Cholera, Genickstarre und andere Seltenheiten erfüllen. Die Erkenntnis, daß Tuberkulöse im vorgeschrittenen Stadium, in dem sie aber noch imstande sind, sich herumzubewegen, zu reisen, zu arbeiten, zu heiraten usw., eine große Gefahr für ihre Umgebung bedeuten, ist uns eben erst seit wenigen Jahrzehnten durch die bakteriologische und klinische Forschung zur Gewißheit geworden und hat noch nicht Zeit genug gehabt, in die Massenpsyche als unverlierbarer Besitzstand einzugehen.

Es ist schon oben ausgeführt worden, daß die Heilstätten für Fälle im Frühstadium vom Standpunkte der ärztlichen Behandlung aus sich als nützlich erwiesen haben, da eine erhebliche Anzahl der Kranken dort wesentlich gebessert und einige sogar geheilt werden können. Damit ist aber über ihren sozialhygienischen Wert noch nichts bewiesen. Zur Bekämpfung der Lungentuberkulose als Volkskrankheit haben die Heilstätten, an die man gerade in dieser Beziehung im blinden Vertrauen auf die Heilbarkeit der Tuberkulose so große Hoffnungen gesetzt hat, in der Tat wenig beigetragen. Doch sollte diese Enttäuschung nicht dazu führen, überhaupt darauf zu verzichten, die Schwindsucht auf dem Anstaltswege zu bekämpfen. Vielmehr muß sie uns veranlassen, von jetzt ab die Asylisierung der vorgeschrittenen Fälle, die allein die bösartigsten Ansteckungsquellen aus Familie, Werkstatt und Schule fortschaffen kann, ebenso nachdrücklich zu betreiben, wie bisher die Hospitalisierung der leicht Erkrankten. Schon zur Zeit, in der die Lungenheilstättenbewegung hohe Wellen schlug, haben sachkundige Forscher nach dieser Richtung hingewiesen, ohne daß man ihnen Beachtung geschenkt hätte. So sagte kein Geringerer als Robert Koch[1]) in einer Rede, die er bei der Empfangnahme des Nobelpreises hielt: „Was soll nun mit den als gefährlich anzusehenden Kranken geschehen, sobald sie zur Kenntnis gekommen sind? Wenn es möglich wäre, sie sämtlich in Krankenhäusern unterzubringen und dadurch verhältnismäßig unschädlich zu machen, dann würde die Tuberkulose sehr rasch abnehmen. Aber daran ist wenigstens zur Zeit gar nicht zu denken. Die Zahl der Tuberkulösen, für welche Krankenhausbehandlung erforderlich sein würde, ist beispielsweise für Deutschland auf mehr als 200 000 berechnet. Es würde unerschwinglicher Mittel bedürfen, um eine derartige Zahl von Kranken in Anstalten unterzubringen. Nun ist es aber auch gar nicht notwendig, daß sofort alle Tuberkulösen in Krankenhäuser gebracht werden. Wir dürfen auf eine Abnahme der Tuberkulose, wenn auch eine langsamere, rechnen, wenn ein erheblicher Bruchteil dieser Kranken Aufnahme in geeigneten Anstalten findet. Ich erinnere in dieser Beziehung an das so außerordentlich lehrreiche Beispiel der Leprabekämpfung in Norwegen. In diesem Lande hat man auch nicht alle Leprösen isoliert, sondern nur einen Bruchteil derselben, darunter aber gerade die besonders gefährlichen, und man hat damit erreicht, daß die Zahl der Leprösen, welche im Jahre 1856 noch fast 3000 betrug, zur Zeit auf etwa 500 herabgesunken ist. Nach diesem Vor-

---

1) Deutsche med. Wochenschr. 1906. S. 89.

bilde sollte man auch in der Tuberkulosebekämpfung verfahren." Und an anderer Stelle des nämlichen Vortrages führt der große Tuberkuloseforscher aus: „Die Heilstätten werden gegründet in der Erwartung, daß in ihnen ein großer, vielleicht der größte Teil der Schwindsüchtigen geheilt werden könne. Wenn diese Voraussetzung richtig wäre, dann würden die Heilstätten entschieden eine der besten Waffen im Kampfe gegen die Tuberkulose sein. Aber über die Erfolge der Heilstätten ist viel hin und her gestritten. Von der einen Seite wurde behauptet, daß sie bis zu 70 % Heilerfolge hätten, von der anderen Seite wurde ihnen jeder Erfolg abgestritten. Nun muß zugegeben werden, daß die 70 % Erfolge sich nicht auf eigentliche Heilungen, sondern nur auf die Wiedergewinnung der Erwerbsfähigkeit beziehen. Vom Standpunkte der Prophylaxis ist das aber kein Gewinn, da ein Kranker, welcher nicht vollkommen geheilt, sondern nur soweit gebessert ist, daß er für einige Zeit wieder erwerbsfähig wird, später in den Zustand der offenen Tuberkulose gerät und allen Folgen derselben, wie sie früher geschildert wurden, anheimfällt."

Schon früher als der Entdecker der Tuberkelbazillen haben erfahrene Kliniker sich im ähnlichen Sinne ausgesprochen. So kam B. v. Fetzer[1]) bereits im Jahre 1900 zu dem Schlußurteil, daß „die Heilstätten für Lungenkranke, auch wenn sie in großem Maßstabe eingeführt werden, zur Verminderung der Infektionsgefahr der Tuberkulose für die Gesamtheit des Volkes nichts oder nur in sehr geringem Maße beizutragen vermögen, ferner, daß selbst bei günstigen Erfolgen der Heilstättenbehandlung ein erheblicher nationalökonomischer Gewinn nicht zu erwarten steht, während durch die Schaffung von Volksheilstätten in einigermaßen zureichender Menge dem Volksvermögen sehr beträchtliche Opfer zugemutet werden, und endlich, daß der — a priori nicht zu leugnende — erzieherische Wert der Heilstättenbehandlung voraussichtlich kein großer sein wird, demnach die Heilstättenbehandlung, so hoch die humanitäre Bedeutung für die Erkrankten selbst anzuschlagen ist, für das soziale Erwerbsleben und das hygienische Wohl des Volkes doch nur von beschränkter Bedeutung bleiben wird."

Einige Jahre später schloß sich L. Brauer[2]) dieser Kritik[3]) an und fügte einen Vorschlag bei, der leider auch gegenwärtig noch nicht

---

1) B. v. Fetzer, Lungentuberkulose und Heilstättenbewegung. Stuttgart 1900.

2) L. Brauer, Der Einfluß der Krankenversorgung auf die Bekämpfung der Tuberkulose als Volkskrankheit. Beiträge z. Klinik d. Tuberkulose. 1905. S. 97.

3) Wohl am entschiedensten hat Cornet (Die Tuberkulose. Wien 1907. Bd. 2. S. 878) den Wert der Heilstätten bestritten: „So viel aber ist sicher, die Heilstättenbewegung war nach mehrfacher Richtung verfehlt. Die Heilungen sind verschwindend selten im Verhältnis zu den Verpflegten, selbst die Erwerbsfähigkeit

die ihm zukommende Beachtung gefunden hat. „Die Heilstätte ist
und bleibt eine humane Einrichtung; sie schafft einem Teile ihrer
Pfleglinge Nutzen, sie verzögert damit für die Versicherungen die An-
zahlung einiger Renten und erhält dem Staate Arbeitskräfte. Die Heilstätte ist auch, ebenso wie viele andere Anstalten, befähigt, im Neben-
amte sozialen Anforderungen allgemeiner Art, z. B. der Belehrung, zu
dienen. Den wichtigsten Aufgaben der Antituberkulosebewegung aber
dient die Heilanstalt nicht. Für die Bekämpfung der Tuberkulose als
Volkskrankheit — für die Verhütung stets wiederkehrender neuer Erkrankungen — kommt dieselbe kaum in Betracht. Es wäre sehr
förderlich, wenn man diejenigen Kranken, welche aus dem Hause oder
geschlossenen Fabrikräumen entfernt werden sollen, mit ihrem Ein-
verständnisse schon vor Eintritt der Erwerbsunfähigkeit invalidisieren
dürfte, und wenn alsdann die Versicherungsanstalt als Aequivalent für
diese vorzeitige Zuwendung von den Kranken die Uebersiedelung in
eine Heimstätte, bzw. den Uebergang in einen Beruf verlangen würde,
in welchem sie die Gesunden nicht gefährden. Aus einem so gestalteten Vorgehen würde weiten Schichten der handarbeitenden ärmeren

---

beim Austritt ist zum großen Teil nur ein Scheinerfolg, denn viele waren schon
vor der Behandlung erwerbsfähig, bei anderen (Prophylaktikern usw.) ist die Diagnose fraglich, namentlich fraglich, ob sie wirklich (aktiv) tuberkulös waren, und
endlich von den Tuberkulösen wären viele nach alter Erfahrung auch ohne die
Heilstätten noch jahrelang arbeitsfähig geblieben. Die Heilstätten haben statistisch
keine nachweisbare Abnahme der Tuberkulose erzielt, sind also in der jetzigen
Form ein untaugliches Mittel zur wirksamen Bekämpfung der Volkstuberkulose. Ihr
Nutzen steht in einem krassen Mißverhältnis zu ihren enormen Kosten, um so mehr
als ihre Anlagen z. B. über den Zweck hinaus viel zu luxuriös sind. Die Volksheilstätten sind volkswirtschaftlich unrentabel, die Ziele, die sie erstreben, lassen
sich auf anderen Wegen besser, billiger, schneller und vollständiger erreichen, daher ist die Verwendung öffentlicher Mittel, z. B. von Seite der Versicherungsanstalten, bei der jetzigen Form der Heilstätten ungerechtfertigt, da weit frucht-
barere Aufgaben ihrer Lösung harren. Die Heilstättenbewegung ist auch deshalb
eine unglückliche zu nennen, weil sie die trügerische Hoffnung erweckt, auf dem
Wege der Heilung die Tuberkulose zu vermindern, und dadurch von dem geraden
Wege der rationellen Prophylaxe abgelenkt hat. Noch heute wird die Sputum-
prophylaxis, das wichtigste, recht stiefmütterlich behandelt. Es scheint leichter
und lohnender zu sein, Millionen für Heilstätten auszugeben, trotz ihrer problematischen Erfolge, als sich energisch der unerläßlichen prophylaktischen Forderungen anzunehmen.. Freilich tausend Spucknäpfe in Proletarierwohnungen, Fabriken
und dunklen kleinen Werkstätten aufgestellt, um den Arbeitern die notwendigste
Gelegenheit zur unschädlichen Beseitigung ihrer infektiösen Sekrete zu bieten,
tausend eigene Betten für die Kranken, da, wo es nottut, verteilt, wirken nicht so
effektvoll, sie können nicht der Anlaß feierlicher Einweihung und ihrer herkömmlichen Konsequenzen werden, sie geben nicht die Gelegenheit, die Verdienste so
bemerkbar zu machen und haben daher für den strebsamen Ehrgeiz weit weniger
Verlockendes. Hat doch das dekorative und subjektive Moment bei der ganzen
Heilstättenbewegung sich in unliebsamer oder oft widerwärtiger Weise vorgedrängt
und viele von der tätigen Mithilfe zurückgehalten. Selbst in manchen Heilstätten
kommt diese zum Ausdruck, die eher ein Repräsentationsgebäude verraten und
deren Speisesäle zu Prunkgelagen bestimmt scheinen."

Bevölkerung ein tatsächlicher und beträchtlicher Tuberkuloseschutz erwachsen."

Die Hospitalisierung der Leichterkrankten mag einer zweckmäßigen Behandlung dienen; aber die Tuberkulose als solche bleibt durch die Heilstättenbehandlung der im Frühstadium befindlichen Kranken unberührt, da diese in diesem Zustand ohnehin für ihre Umgebung nicht besonders gefährlich sind. Viel wichtiger ist es, die hustenden und spuckenden Patienten in den vorgeschrittenen Stadien aus ihrer Umgebung, die sie so stark gefährden, herauszunehmen. Das geschieht schon jetzt in großem Umfange durch die Verbringung der Tuberkulösen in die allgemeinen Krankenhäuser. Zwar empfinden diese die Schwindsüchtigen leicht als eine Last, aber gerade deswegen muß immer wieder betont werden, daß der Tuberkulöse nicht nur seinetwegen am besten im Krankenhaus aufgehoben ist, sondern daß die Krankenhäuser dadurch, daß sie einen immer mehr steigenden Bruchteil der Tuberkulösen aufnehmen und vor allen Dingen in ihren Mauern sterben lassen, eine wirkungsvolle sozialhygienische Aufgabe erfüllen. Aber diese Hospitalisierung der im vorgeschrittenen oder terminalen Stadium befindlichen Kranken, die gegenwärtig in den Städten schon auf die Verminderung der Tuberkulose merkbar Einfluß ausgeübt hat, genügt nicht zu der wünschenswerten Aussonderung der ansteckenden Schwindsüchtigen aus ihrer Umgebung. Sie muß ergänzt werden durch eine Asylisierung, d. h. eine dauernde Festhaltung von Tuberkulösen in eigens dazu bestimmten Anstalten.

Die Landesversicherungsanstalten haben mit den wenigen Invalidenheimen für Tuberkulöse, die sie errichtet und in eigener Verwaltung geführt haben, so wenig Erfolg gehabt, daß sie sie meistens wieder auflösen oder in anders geartete Anstalten umwandeln mußten. Das lag am fehlerhaften Bau und Organisation der Heime selbst, die, um nicht den Charakter von Sterbehäusern anzunehmen, entweder nur als kleine familienhaft organisierte Anstalten oder als Nebenstationen von kleinen Krankenhäusern gedeihen können. Die hanseatische Landesversicherungsanstalt hat mit zwei Invalidenpensionen in einfachen Räumen mehr Glück gehabt als mit der großartigen Anstalt Groß-Hansdorf, die sie als Invalidenhaus auflösen mußte. Die Landesversicherungsanstalt der Rheinprovinz hat das Verfahren ausgebildet, mit kleineren Krankenhäusern Verträge abzuschließen, die sie berechtigen, in ihnen eine Anzahl tuberkulöser Invaliden dauernd verpflegen zu lassen. Dieses Verfahren hat sich bewährt und verdient an anderen Orten Nachahmung. Denn es ist natürlich gleichgiltig,

ob die Asylisierung der Tuberkulösen im vorgeschrittenen Stadium
im Anschluß an Krankenhäuser oder in Sonderanstalten vor sich geht.
Die Hauptsache ist, daß es sich nicht um einen zeitweiligen, sondern
um einen dauernden Anstaltsaufenthalt handelt. Gegenwärtig tragen
allerdings noch zahlreiche Kranke Bedenken, sich auf diese Weise
dauernd von Familie und gewohnter Umgebung absondern zu lassen.
Das ist so lange kein Wunder, als man im Tuberkulösen die Vorstellung
von der Heilbarkeit seiner Krankheit bis zum Größenwahn genährt
hat. Wenn das Bewußtsein von den verhältnismäßig geringen Erfolgen
der Heilstätten, die mit einem so riesigen Aufwand von Geld und
Begeisterung errichtet sind, erst nicht bloß mehr die leitenden Köpfe,
sondern auch die große Masse der Bevölkerung ergriffen haben wird,
dann wird auch der einzelne Tuberkulöse wieder bescheidener werden
und gern sich der Invalidenheime bedienen.

Die Landesversicherungsanstalt Rheinprovinz hat in dieser Art
der Tuberkulösenversorgung und der Tuberkulosebekämpfung am
meisten experimentiert und ist mit den gewonnenen Ergebnissen
durchaus zufrieden. Ihr Leiter, Landesrat Schmidtmann, schreibt[1]):
„Im Jahre 1910 sind über 400 tuberkulöse Invalide — also alles
Lungenkranke vorgeschrittenen Stadiums — gegen Abtretung ihrer
Rente verpflegt worden. Die Zahl der lungenkranken Invaliden, die
Aufnahme wünschen, ist erfreulicherweise in einem langsamen, aber
ständigen Steigen begriffen. Auch ist festzustellen, daß der Aufenthalt der Lungenkranken von einer ständig wachsenden Dauer ist.
Zurzeit sind über 50 Sterbefälle jährlich zu verzeichnen. Es kann
nicht bestritten werden, daß die Schwierigkeiten der Durchführung
einer dauernden Anstaltspflege bei diesen Invaliden besonders groß
sind. Meist ist der Lungenkranke nur sehr schwer zu bewegen, sich
für immer oder längere Zeit aus dem Kreise seiner Familie zu entfernen und seine Lebensgewohnheiten von Grund auf zu ändern. Besonders häufig machen ihm Nahrungssorgen um seine Familie diesen
Entschluß schwer. So lange daher dem Schwertuberkulösen
von Gesetzes wegen bei seinem Eintritt in eine Anstalt
keine Angehörigenunterstützung gewährt wird, wie dem
Leichterkrankten bei seinem Eintritt in die Heilstätte, wird
die Sorge um die Familie ein schwerwiegender Grund sein,
der den Lungenkranken von einem Eintritt in ein Invaliden-
heim abhält. Leider ist die wiederholt gegebene Anregung, eine
Angehörigenunterstützung nicht nur den heilbaren Kranken sondern

---

1) Schmidtmann, Die Unterbringung vorgeschrittener Lungenkranker. Con-
cordia. 1911.

auch den nicht mehr heilbaren invaliden Tuberkulösen, die gegen Abtretung der Rente zur Aufnahme in eine Pflegeanstalt bereit sind, zuzubilligen, bisher auf keinen empfänglichen Boden gefallen. Die Art der Unterbringung bei der Landesversicherungsanstalt Rheinprovinz ist eine dreifache: a) Pflegeheime ausschließlich für vorgeschrittene Lungenkranke, b) Benutzung kleinerer ländlicher Krankenhäuser, c) Spezialkrankenhäuser für Lungenkranke aller Stadien.“ Und er schließt seine Ausführungen mit den Worten: „Anstalten, die sich bereit erklären, zu geringen Pflegesätzen die Pflege der vorgeschrittenen Lungenkranken zu übernehmen, müssen weitgehendste behördliche Unterstützung finden. Es ist heute allgemein anerkannt, daß die Heilstätten allein, die nur die ersten Stadien aufnehmen, trotz der Aufwendungen von mehr als 12 Millionen Mark jährlich zur wirksamen Bekämpfung der Tuberkulose auf die Dauer nicht ausreichen; es muß vielmehr eine planmäßige Fürsorge für die Schwerkranken damit Hand in Hand gehen. Durch die Unterbringung lungenkranker Invaliden seitens der Landesversicherungsanstalt Rheinprovinz dürfte, so sehr diese Arbeit noch in den Anfängen steht und verbesserungsbedürftig sein mag, doch der Beweis erbracht sein, daß die Durchführung nicht von vornherein als undurchführbar zurückgewiesen werden darf. Ferner ist durch die billige Verpflegung der Beweis erbracht, daß auch auf billige und einfache Art den Schwerlungenkranken eine sachentsprechende und befriedigende Pflege und Behandlung gewährt werden kann. Die Erfahrungen bei der Landesversicherungsanstalt Rheinprovinz haben ferner gezeigt, daß es möglich ist, auch vorgeschrittene Stadien zum Eintritt in ein Krankenhaus zu bewegen und für längere Zeit dort zu behalten.“

Schmidtmann kommt also hier als Mann der Praxis zu derselben Ansicht, die der Verfasser bereits vor Jahren in dem bekannten Streit in der Gesellschaft für soziale Medizin zu Berlin über die Krisis in der Lungenheilstättenbewegung aus rein theoretischen Gründen unter dem lebhaften Widerspruch aller auf diesem Gebiete angeblich „Sachverständigen“ geäußert hat[1]).

Daß das Fehlschlagen der Asylisierung bei den Landesversicherungsanstalten, die zu ihrer Durchführung im größeren Maßstabe eigentlich die berufensten Organe wären, bei diesen selbst, nicht in der Maßnahme an sich zu suchen ist, geht schon daraus hervor, daß

---

1) A. Grotjahn, Die Lungenheilstättenbewegung im Lichte der sozialen Hygiene. Zeitschr. f. soz. Med. 1907. Bd. 2. S. 196. — Derselbe, Die Krisis in der Lungenheilstättenbewegung. Med. Reform. 1907. Bd. 15. S. 219. — Derselbe, Erwiderung auf den Aufsatz des Herrn Stadtrat Samter „Asyle, Heilstätten und Fürsorgestellen für Tuberkulöse“. Med. Reform. 1907. Bd. 15. S. 411.

von privaten und unter geistlicher Leitung stehenden Wohlfahrts-
vereinen und neuerdings auch von Kommunalverwaltungen recht befriedigende Erfahrungen mit Pflegeheimen für Tuberkulöse gemacht
worden sind. Es sind gegenwärtig schon mehr als 50 derartige Anstalten in Betrieb. Wenn diese Zahl auch in Anbetracht des ganzen
Reiches sehr gering ist, so zeigt sie doch ein bemerkenswertes Einlenken in die einzig zweckmäßige Art, die Tuberkulose als Volkskrankheit mit Hilfe des Anstaltswesens zu bekämpfen.

Die beste Lösung für die Frage der Organisation von Invalidenheimen scheint aber doch in Norwegen gefunden zu sein, einem Lande,
in dem die glückliche Bekämpfung des Aussatzes auf dem Wege der
Asylisierung dazu ermutigte, den nämlichen Weg auch zur Bekämpfung
der Tuberkulose einzuschlagen. Die norwegischen Pflegeheime verdienen in der Tat auch für andere Länder vorbildlich zu werden.
Sie fassen höchstens 20 Betten und werden von den staatlichen
oder kommunalen Behörden unterhalten. Das Programm dieser Pflegestätten wird von Hansen[1]) wie folgt geschildert: „Die Krankenheime sind wesentlich darauf berechnet, die Kranken in der Periode
aufzunehmen, wo die Gefahr der Ansteckung am größten und die
Fähigkeit der Kranken, dieselbe zu begrenzen, am geringsten ist.
Doch darf der Zutritt zu diesen Krankenheimen nicht allzu eng be-
grenzt werden. Die Krankenheime, für die vorgeschrittenen Fälle
berechnet, müssen so viel als möglich dem Daheim der Patienten
naheliegen. Man darf voraussetzen, daß die Kranken weder imstande
sind noch wünschen werden, eine weitere Reise zu machen; anzunehmen ist auch, daß sie, je näher den Ihrigen, desto weniger Unlust
haben werden, in einem Krankenhause verpflegt zu werden. Man
muß es deshalb darauf anlegen, diese Krankenheime so viel als möglich zu verteilen; man muß deren mehrere und kleinere errichten.
Bei diesen Anstalten läßt sich dies innerhalb gewisser Grenzen tun,
ohne den ökonomischen Rücksichten zu nahe zu treten." Auf der
Konferenz im Haag[2]) vervollständigte Hansen diese Angaben in
folgender Weise: „Einige zwanzig dieser Pflegestätten sind jetzt in
Betrieb oder ihrer Vollendung nahe. Sie liegen alle auf dem Lande
und jede ist nur für den Gebrauch der nächsten Umgebung bestimmt.
Daher ist die Zahl der Betten niedrig, von 8—15, einige wenige haben
jedoch bis 20 Betten. Diese geringe Bettenanzahl macht eine einfache Administration und Ausstattung möglich. Die Pflegerin ist
Administrator, so daß die Anstalt wie ein gewöhnlicher Haushalt be-

1) Tuberkulosis. 1904. Nr. 8.
2) Tuberkulosis. 1906. Nr. 6.

trieben werden kann. Infolgedessen sind auch die Gebäude einfach und billig. Oft sind ältere Wohnhäuser zu diesem Gebrauch angekauft. Wo die Pflegestätten neu aufgebaut sind, belaufen sich die Baukosten inklusive Inventar auf 800—1200 Kr. pro Bett." Die Verpflegungskosten betragen durchschnittlich 1,50 Kr. pro Verpflegungstag. Die norwegischen Pflegeheime sind wegen ihrer Billigkeit, Zweckmäßigkeit und Beliebtheit durchaus geeignet, als Vorbilder für eine weitgehende Asylisierung der Tuberkulösen zu dienen. Von der Vortrefflichkeit der skandinavischen Einrichtungen hat sich später J. Kaup durch den Augenschein überzeugt und darüber berichtet[1]).

Dem Vorschlage einer so weitgehenden Asylisierung der Tuberkulösen, daß dadurch ein merklicher Einfluß auf den Gang der Volkskrankheit ausgeübt wird, hat man entgegengehalten, daß sich schwerlich genug Kranke freiwillig bereit finden würden, für den Rest ihres Lebens in Asyle zu gehen. Demgegenüber muß betont werden, daß es eben ganz auf die Asyle ankommt und daß weiterhin die Bevölkerung mit der Zeit von den falschen Vorstellungen über die persönliche Freiheit eines jeden, seine Familien- und Werkstattsgenossen mit einer langwierigen Krankheit anzustecken, geheilt werden wird. Es wird dann die Zeit kommen, in der man auf alle Tuberkulösen, die durch ihren Zustand ihre Umgebung gefährden, auch wohl einen gesetzlich festgelegten und natürlich mit den erforderlichen Kautelen versehenen Zwang ausüben können wird.

Sachlich ist die Forderung einer obligatorischen Verpflichtung der Lungenkranken zum Anstaltsaufenthalt von einem gewissen Stadium ihrer Erkrankung an durchaus gerechtfertigt, wenn auch die Verwirklichung dieser unseren Ohren etwas radikal klingenden Forderung von der Gegenwart noch nicht erwartet werden kann. Schon die große Zahl der Kranken und die Unmöglichkeit, schnell die erforderlichen Anstalten herzustellen, verbieten eine baldige gesetzliche Einführung des Anstaltszwanges, der übrigens in dem sonst so frei regierten Norwegen für manche Fälle von Tuberkulose bereits festgelegt ist, ohne daß diese Bestimmungen in der Bevölkerung böses Blut gemacht hätten. Bis die Anstalten für Lungenkranke vermehrt worden sind und die Bevölkerung sich mehr mit der ihr zurzeit noch ungewohnten Vorstellung eines jahrelangen Anstaltsaufenthaltes vertraut gemacht hat, muß es genügen, einen allmählich wachsenden Teil von

---

1) J. Kaup, Betrachtungen über die Bekämpfung der Tuberkulose in einigen Ländern, namentlich in England, Frankreich, den Vereinigten Staaten, Norwegen, Schweden und Dänemark, und ihre Nutzanwendung für Deutschland. Berlin 1906.

Tuberkulösen zu veranlassen, freiwillig solche Anstalten aufzusuchen.
Das kann am besten dadurch geschehen, daß man die Anstalten so
einrichtet und in ihnen den Aufenthalt so angenehm macht, daß die
Kranken sie gern aufsuchen. Außerdem kann man dadurch einen
mittelbaren Druck ausüben, daß man die zahlreichen hilfsbedürftigen
Lungenkranken, die heute mit Hilfe unzureichender Renten der staatlichen Invalidenversicherung oder von den Almosen der Armenverwaltung ein kärgliches Dasein fristen, auf den Weg der Asylisierung
in geeignete Anstalten hindrängt. Auf keinen Fall darf man aber
vergessen, daß der Lungenkranke, der häufig über einen hohen Grad
von geistiger Frische verfügt, den Aufenthalt in einer Anstalt ebenso
schwer als eine Beeinträchtigung seiner persönlichen Freiheit empfindet
wie irgend ein anderes gesundes und rüstiges Individuum. Mutet man
ihm das freiwillige Opfer einer langen oder gar ständigen Aufgabe
seiner Bewegungsfreiheit zu, so ist es unbedingt erforderlich, daß man
ihm innerhalb der Anstalt jeden Zwang erläßt, der nicht unter allen
Umständen durch die Rücksicht der Anstaltsordnung geboten ist. In
dieser Richtung haben wir noch außerordentlich viel an den jetzt
üblichen Anstaltsordnungen zu verbessern. Ausgehzeit, Empfangszeit
für Besucher, Möglichkeit des einzelnen Kranken, für sich allein zu
sein usw. — das sind Dinge, die in viel entgegenkommenderer Weise
geordnet sein müssen, als das bisher der Fall war. Da die Anhäufung
zahlreicher Menschen auf einen Punkt erfahrungsgemäß Ordnungsmaß-
regeln erfordert, die den einzelnen auf die Dauer sehr lästig zu sein
pflegen, so muß auch schon aus diesem Grunde von großen Anstalten
abgesehen werden. Die Zahl der Anstaltsinsassen sollte nicht größer
sein, als daß gerade noch dem Ganzen ein familienähnlicher Anstrich
bewahrt bleibt. Die Kranken empfinden sich dann nicht als Objekte
einer ihnen fremden Beamtenherrschaft, sondern könnten sich in ihrer
Anstalt zu einer mehr korporativen, sich selbst verwaltenden Genossenschaft zusammenschließen, deren Oberleitung natürlich einem nichttuberkulösen, im Pflegedienst ausgebildeten Hausvater zufiele.

Von der Regelung dieser Dinge hängt die Durchführbarkeit einer
Verallgemeinerung der Heimstätten für Tuberkulöse mehr ab als von
ihrer technischen Ausstattung. Es mag ungemein schwer sein, eine
Anzahl Personen ohne blutsverwandtschaftlichen Zusammenhang zu
einem familienartigen Zusammenleben zu veranlassen. Dennoch muß
versucht werden, die Frage auch ohne die Mittel zu lösen, die den
kirchlichen Gemeinschaften zur Verfügung stehen, um einen genossenschaftlichen Geist unter einer beschränkten Anzahl von Personen, die
ein gemeinsames Unglück zu tragen haben, zu erzeugen und festzu-

halten. Man muß sich nur mehr als bisher klar machen, daß es nicht genügt, Fassaden, Parkanlagen, erstklassiges hygienisches Inventar und andere Errungenschaften der glänzend entwickelten Technik unserer Zeit in einer Anstalt zu konzentrieren, sondern es richtiger ist, durch eine sorgfältige Abmessung von Zwang und Freiheit die Insassen, ihre Leitung und ihre Bedienung zu einem gleichgestimmten Ganzen zu verbinden.

Es mag unendlich schwer sein, den richtigen Typus zu finden für eine Heimstätte, in der Lungenkranke der unteren Volksschichten dauernd verweilen, den ihnen gebliebenen Rest von Arbeitskraft nützlich anwenden und ein bescheidenes Maß von Lebensgenuß eingeräumt erhalten können; aber dieser Typus muß gefunden werden, wenn anders nicht vollkommen darauf verzichtet werden soll, auf dem Anstaltswege die Tuberkulose als Volkskrankheit zu bekämpfen.

Es ist noch mit einigen Worten über die Arbeitsfähigkeit der Tuberkulösen zu sprechen. Da in der Regel die Krankheit ein Jahrfünft bis Jahrzehnt braucht, um den Körper vollkommen zur Auflösung zu bringen, pflegen die Kranken, so gut es gehen will, einen Beruf auszuüben, der durch vorübergehende Verschlimmerungen oder Blutungsperioden unterbrochen wird. Eine dauernde völlige Arbeitsunfähigkeit besteht nur in Ausnahmefällen. Der Bruchteil von Arbeitskraft schwankt nach der Eigenart des Erkrankten, den jeweiligen klimatischen Einflüssen und dem Stadium der Krankheit, entzieht sich aber trotz dieser Schwankungen durchaus nicht der Beurteilung des kundigen Arztes. Es wäre an und für sich also wohl denkbar, diese Arbeitskraft durch Zuweisung leichter Arbeitsleistungen ohne Gefahr für den Kranken auszunützen. Doch würde dieses nur im Rahmen einer Anstalt möglich sein, da im freien gewerblichen Leben von jedem beruflich Tätigen die gleiche Arbeitskraft verlangt wird. Erreicht der Arbeiter nicht die durchschnittliche Leistung, so wird er über kurz oder lang aus dem Berufe sanft oder unsanft ausgeschaltet. Denn der Stunden- und noch mehr der Akkordlohn setzt für alle gleiche Arbeitszeiten voraus. Das Arbeitstempo ist unerbittlich und häufig an die Funktion der im Betriebe benutzten Maschinen geknüpft. Infolgedessen sind Lungenkranke gegenwärtig genötigt, ruckweise eine Zeitlang wie Gesunde zu arbeiten, um dann wieder zu vollem Nichtstun aufs Krankenlager geworfen zu werden. Es wäre aber wohl denkbar, daß die oben erwähnten Anstalten für Lungenkranke sich dadurch verbilligen und demnach auch im großen Umfange verallgemeinern lassen würden, wenn in ihnen eine den Kräften der Insassen angepaßte Produktion von landwirtschaftlichen Erzeugnissen oder leicht herstellbaren Fabrikaten der Hausindustrie vor sich ginge. Die Tuberkulösen könnten dann ohne allzu große Kosten der Allgemeinheit hier unter verhältnismäßig günstigen Bedingungen jahrzehntelang rationell verpflegt und behandelt werden und dabei doch noch den ihnen gebliebenen Rest von Arbeitsfähigkeit unter ärztlicher Aufsicht ausnutzen.

Von welchem Ausgangspunkt man auch kommt, von dem der Hygiene oder dem der besten Versorgung der Kranken selbst oder dem der Wohlfeilheit für die Gesamtheit, immer ergibt sich, daß die zweckmäßigste und humanste Art der Tuberkulosebekämpfung die Verallgemeinerung der Absonderung von Tuberkulösen in Heimstätten ist, Anstalten, in denen sich vielleicht einmal die Idee des Invalidenheims mit der einer Arbeiterkolonie verschmolzen haben wird. Diese Ergänzung des gegenwärtig herrschenden Heilstättenwesens durch ein Heimstättenwesen ermöglicht allein, durch die nämliche Maßnahme zugleich die Empfänglichkeit wie die Ansteckung zu bekämpfen. Denn für diese Maßnahme ist der Streit gleichgiltig, ob die Ansteckung oder die Veranlagung der wichtigste Faktor bei der Entstehung der Lungentuberkulose ist. Mit einer möglichst ausgebreiteten Absonderung der Tuberkulösen in Heimstätten können sowohl die reinen Kontagionisten als auch die Dispositionisten zufrieden sein, da durch das Herausziehen der Kranken aus der übrigen Bevölkerung sowohl die Ansteckungsquellen bedeutend vermindert als auch infolge der Ehelosigkeit der Insassen der Heimstätten die Weitergabe der Minderwertigkeit und der Anlage im Wege des Erbganges verhindert wird.

Die Maßnahmen einer zweckentsprechenden Bekämpfung der Lungentuberkulose kann man etwa unter folgendes Schema ordnen: 1. Eine stetige Erhöhung der Lebenshaltung eines Volkes wird ohne weiteres ein erhebliches Sinken der Sterblichkeit der Bevölkerung im Gefolge haben. 2. Weitgehende sozialpolitische Maßnahmen, die sich auf die Sanierung der Arbeitsräume und die Besserung der Arbeitsverhältnisse überhaupt erstrecken und die vor allen Dingen der Arbeiterbevölkerung hygienisch einwandsfreie Wohnungen gewähren, werden diese Sterblichkeitsverminderung noch erheblich zu steigern vermögen. 3. Von einer auf die Kenntnis der Lebensbedingungen des Krankheitserregers aufgebauten besonderen Heilbehandlung (Anstaltsbehandlung der leicht Erkrankten und Tuberkulinbehandlung) ist bis jetzt kein Einfluß auf die Tuberkulose als Volkskrankheit nachzuweisen und für absehbare Zeit auch kaum zu erwarten. Doch stützen sich auf die Kenntnis der Lebensbedingungen des Erregers wichtige Regeln über das persönliche Verhalten der Kranken zu ihrer Umgebung, deren Beobachtung für die Bekämpfung von Wert ist. 4. Die zweckentsprechendste Art der Tuberkulosebekämpfung ist die Asylisierung der im vorgeschrittenen Stadium befindlichen Tuberkulösen, durch die allein die Ansteckungsquellen ausgeschaltet werden können.

Aber wenn wir alle diese Maßnahmen intensiv und extensiv in vollkommenster Weise durchführen würden, so würden wir damit die Lungentuberkulose keineswegs etwa in dem Maße aus der Welt schaffen, wie uns das mit dem Aussatz oder den Pocken gelungen ist. Ein erheblicher Bruchteil der jetzigen Tuberkulosesterblichkeit und -Erkrankungshäufigkeit würde bestehen bleiben, da ja zahlreiche Personen trotz günstigen wirtschaftlichen Umständen erkranken und trotz bester Pflege und sorgfältigster ärztlicher Behandlung dahinsiechen. Diesen Teil der Tuberkulosesterblichkeit können wir nur auf dem Wege der Eugenik, d. h. der Hygiene der ·Fortpflanzung, bekämpfen, indem wir dafür sorgen, daß die körperliche Minderwertigkeit, die als Anlage zur Tuberkulose neben dem Erreger und den anderen oben besprochenen Krankheitsursachen eine so wichtige Rolle spielt, überhaupt nicht mehr geboren wird, oder wenigstens, wenn sie geboren wird, keine Gelegenheit findet, sich fortzupflanzen. Der gegenwärtig sowohl in ärztlichen Kreisen wie im Laienpublikum herrschenden Anschauungsweise ist diese Vorstellung allerdings noch ungewohnt. Um so wichtiger ist es, sie auch hier mit Nachdruck zu betonen. Es muß allerdings zugestanden werden, daß vorher erst noch das Wesen der Anlage genauer erforscht werden muß, ehe wir zu ihrer Ausschaltung auf dem Wege der Eugenik oder Fortpflanzungshygiene zu gelangen hoffen dürfen. Schon heute weist aber die zunehmende Tendenz, die Lungenkranken in Anstaltsbehandlung zu nehmen, auf einen Weg hin, der allen Anzeigen der Tuberkulosebekämpfung Genüge leisten würde. Wenn es gelänge, die Tuberkulösen in stetig wachsender Zahl in Krankenhäusern und Asylen von der übrigen Bevölkerung rechtzeitig, d. h. vor ihrer Familiengründung, abzusondern und hier dauernd festzuhalten, so würde damit die Weitergabe ihrer körperlichen Minderwertigkeit auf dem Wege der Vererbung durch die mit der Asylisierung verbundene Ehelosigkeit verhindert werden.

Außer dem Zölibat der schon erkrankten, aber noch nicht verheirateten Personen ist von den verheirateten Tuberkulösen die Vermeidung von Nachkommenschaft durch Anwendung der Präventivmaßnahmen oder Vornahme der künstlichen Fehlgeburt zu fordern.

Eine mehr als symptomatische, ernsthafte, dem schrecklichen Uebel wirklich an die Wurzel gehende Bekämpfung der Tuberkulose ist nicht aussichtslos, aber sie ist wohl die schwierigste Aufgabe, die die soziale Hygiene überhaupt zu leisten hat.

2. Malaria.

I. Die Malaria gehört zu den Infektionskrankheiten, die in den Kulturländern der gemäßigten Zone im Verschwinden begriffen sind. In Deutschland findet sie sich nur noch in Gestalt vereinzelter vom Auslande eingeschleppter Fälle und in einigen sumpfigen Niederungen der nördlichen Tiefebene. In Oesterreich findet sie sich in den Flußniederungen schon häufiger, um dann in Italien noch immer den Charakter einer verheerenden Volksseuche zu zeigen. In den Jahren 1891—1900 kamen auf ganz Italien bezogen auf 100 000 Einwohner 46 Malariatodesfälle, die sich allerdings sehr ungleichmäßig über das Land verteilen, indem die niedrigste Zahl in Piemont 7, die höchste in Sardinien 255 betrug.

II. In den Ländern, in denen die Malaria selten ist wie in Deutschland, Frankreich und England, zeigen auch die einzelnen Fälle die Neigung zu leichtem Verlauf. Aber auch in den Ländern, in denen sie wie in Italien zu den zahlenmäßig ins Gewicht fallenden Todesursachen gehört, kommen auf einen schweren Fall von Malaria eine große Anzahl leichterer Natur, die aber nichtsdestoweniger eine soziale Bedeutung haben, weil sie einen erheblichen Bruchteil der Bevölkerung für einen Teil des Jahres arbeitsunfähig machen. So schätzt der italienische Malariaforscher Celli die Zahl der jährlichen Erkrankungen in Italien auf zwei Millionen und ebenso hoch, nämlich auf zwei Millionen Hektar, den Grund und Boden, der lediglich infolge Malaria unbebaut bleibt.

III. Die Uebertragung des Krankheitserregers der Malaria ist anscheinend so sehr an die sumpfige Beschaffenheit des betreffenden Landstriches gebunden, daß soziale Ursachen neben den örtlichen nur mittelbare Beachtung verdienen. Auch scheint die Krankheitsveranlagung mit der sozialen Stellung des betreffenden Individuums nicht unmittelbar verknüpft zu sein. Dagegen dürfte es für den Verlauf der Krankheit von ausschlaggebender Bedeutung sein, in welchen wirtschaftlichen Verhältnissen und welcher sozialen Umwelt der Patient lebt, da es hiervon abhängt, ob der Kranke frühzeitig und ausgiebig der bei dieser Krankheit so überaus erfolgreichen arzneilichen Behandlung unterzogen werden kann.

IV. In Ländern, in denen die Malaria so häufig ist wie in den Küstengebieten von Oesterreich-Ungarn und besonders in Mittel- und Süditalien, beeinflußt sie die soziale Struktur nicht nur dadurch, daß sie eine bemerkenswerte Todesursache ist, sondern im höherem Maße noch dadurch, daß sie einen großen Teil der arbeitsfähigen Bevölkerung monatelang zur vollständigen oder teilweisen Arbeitsunfähigkeit verdammt. Das ist besonders störend bei der modernen Art der Arbeitsorganisation, die infolge der Arbeitsteilung ein zuverlässiges Ineinandergreifen der Arbeitskräfte verlangt. So ist es z. B. in Italien eine stete Sorge der Eisenbahnverwaltung, ihre Angestellten vor der Malaria nach Kräften zu behüten.. Auch die militärische Dienstfähigkeit[1]) wird erheblich beeinträchtigt, wenn in manchen Garnisonen der fünfte Teil der Truppen für gewisse Monate des Jahres an Malaria krank und dienstunfähig ist.

Daß die Malaria in den tropischen Gegenden für Handel und Wandel vielfach geradezu ausschlaggebend ist, ist ja allgemein bekannt. Doch ist die Schilderung dieser Beziehungen Aufgabe der Tropenmedizin und Tropenhygiene und kann daher an dieser Stelle füglich unterbleiben.

Anscheinend wirkt die Malaria auch artverschlechternd. Diese Tatsache ist schon in unseren Breiten beobachtet, z. B. in den Malariagegenden Italiens und Ungarns, die gerade aus diesem Grunde auffallend schlechte Rekrutierungsergebnisse liefern. Am deutlichsten gibt sich der entartende Einfluß der Malaria in den Tropen kund und hier natürlich am meisten bei den weißen Einwanderern, denen die relative Immunität der eingeborenen Bevölkerung fehlt.

Ein anschauliches Bild der Entartung Weißer in den tropischen Malariagegenden hat uns Orgéas in seiner Beschreibung der demographischen Verhältnisse der französischen Verbrecheransiedelung am Maroniflusse entworfen. Die landwirtschaftliche Station am Maroniflusse wurde im Jahre 1858 gegründet. Im Jahre darauf hatte sie die enorme Sterblichkeit von 252 auf das Tausend. Später hielt sich die Sterblichkeit in der Regel auf 20, stieg aber dazwischen im Jahre 1867 auf 70, 1874 auf 122, 1876 auf 116 auf das Tausend. Die erschreckende Höhe dieser Sterblichkeitszahlen wird erst deutlich, wenn man sich vergegenwärtigt, daß der Altersaufbau der Bevölkerung der denkbar günstigste war. Im Jahre 1859 wurden die ersten 36 Frauen aus Frankreich eingeführt. Im Oktober dieses Jahres wurde die erste Ehe geschlossen. Die erste Fehlgeburt erfolgte im Jahre 1860, die erste Geburt im Jahre 1861 im April. Im ganzen wurden

---

1) Nach den österreichischen Sanitätsberichten erkrankten in den Jahren 1884 bis 1899 von der Garnison in Peterwardein 15 %, in Pola gar 20 % an Malaria.

in den nun folgenden 23 Jahren 418 Ehen geschlossen, aus denen 403 Kinder einschließlich der 24 Totgeburten hervorgingen. Fehlgeburten waren außerordentlich häufig, mindestens ebenso zahlreich wie die Geburten, so daß von den 418 Ehen 215 überhaupt ohne lebende Kinder waren. Von den 370 lebendgeborenen Kindern verließen 40 die Kolonie. 238 starben, meist schon in den ersten Lebensjahren. An den 101 am 1. Januar 1882 noch lebenden Kindern konnte Orgéas ausnahmslos eine überaus minderwertige Körperbeschaffenheit feststellen, als deren auffallendste Merkmale er hervorhebt: 1. die Zwerghaftigkeit, 2. die schlaffe, blutleere, erdfahle, oft ödematöse Haut, 3. die Verkümmerung der Geschlechtsteile, 4. die Kleinheit der Schädel und 5. das Vorhandensein irgend einer Mißbildung oder eines körperlichen Fehlers. Die Töchter der Ansiedler wiesen eine etwas bessere Konstitution auf als die Söhne. Von den 10 über 15 Jahre alten Töchtern haben sich 5 verheiratet. Doch nur eine hatte 2 Fehlgeburten und 2 Kinder, von denen am 1. Januar 1882 noch eins am Leben war[1]).

V. Die ärztliche Kunst ist der Malaria gegenüber in der so seltenen glücklichen Lage, ein mit großem Erfolg spezifisch wirkendes Mittel, das Chinin, zur Anwendung bringen zu können. Mit Recht ist man daher in Italien bemüht, das Chinin mit Hilfe eines „Staats-Chiningesetzes" auch den sozial tiefstehenden Schichten der Bevölkerung, die es sonst entbehren müßten, zugänglich zu machen. Dank dieser Maßregel ist im Verein mit anderen, die Uebertragung der Krankheitserreger verhindernden Maßnahmen die Zahl der Malariatodesfälle beträchtlich zurückgegangen. In der Campagna Romana sind die Beamten des Roten Kreuzes verpflichtet, den Landarbeitern die Chininpastillen aufzunötigen. Während im Jahre 1901 die tägliche prophylaktische Behandlung sich auf 1176 Bewohner der Campagna erstreckte, umfaßte sie im Jahre 1904 bereits 29693. Die Zahl der neuen Fieberanfälle sank in dem nämlichen Zeitraum von 16 auf 1,3 %. Seit Einführung der Bestimmungen im Jahre 1901, wo noch 13358 Malariatodesfälle amtlich bekannt gegeben wurden und der Staat kein Chinin verkaufte und aus diesem Artikel keine Einnahme hatte, haben sich die Zahlen folgendermaßen geändert: 1904 noch 8501 Todesfälle, Chininverkauf 14171 kg, Einnahme 183382 Lire, 1908 nur 3463 Todesfälle, Chininverkauf 23635 kg, Einnahme 769809 Lire. Sehr be-

---

1) F. Wulffert, Die Akklimatisation der europäischen und insbesondere der germanischen Rasse in den Tropen und ihre hauptsächlichen Hindernisse. Volkmanns Samml. klin. Vorträge. 1900. Nr. 279.

merkenswert ist der Rückgang namentlich in der Marine, wo statt früher 20 %, jetzt nur etwa 4 %, und im Landheer, wo statt wie früher 5 % jetzt nur 1 % von der tückischen Krankheit befallen werden.

In Deutschland kommen Malariaepidemien wohl nur noch vor, wenn Erdarbeiten in großem Umfange vorgenommen und dazu Arbeiter aus dem Auslande herangezogen werden. Ein derartiges Aufflackern und die dagegen ergriffenen Maßnahmen schildert Martini[1] anschaulich: „Zu Wilhelmshaven brach jedesmal die Malaria aus, sobald größere Tiefbauten im Hafengebiet ausgeführt wurden, vermutlich weil unter der großen Zahl der zusammengeströmten Arbeiter Malariakranke sich befanden und weil infolge von Vermehrung der Anophelesbrutplätze auf dem frisch umgewühlten Terrain die Malariaüberträger sich außerordentlich vermehren konnten. Diesmal wurden mit Beginn der Arbeiten im Jahre 1901 die Bewohner Wilhelmshavens und seiner oldenburgischen Umgebung durch Nachrichten in Zeitungen und volkstümliche Belehrungen vom wahren Wesen der Malaria bei jeder sich bietenden Gelegenheit unterrichtet, so daß schon im ersten Jahr wohl ein sehr großer Teil der Malariafälle Wilhelmshavens sowie seiner Umgebung zu unserer Kenntnis und damit in die Chininbehandlung der Aerzte gelangte. Dadurch nahm die Malaria, die besonders zahlreich in der nächsten Umgebung Wilhelmshavens herrschte, stetig ab. Einschleppungen neuer Fälle wurden nach Feststellung durch ständige Blutuntersuchungen von sämtlichen Zuzügen, z. B. von italienischen Arbeitern oder von Marinemannschaften aus Malariagegenden, in der Weise unschädlich gemacht, daß sie sofort ins Werftkrankenhaus bzw. Stationslazarett zu energischer Chininbehandlung übergeführt wurden. Unter diesen Maßregeln, welche die Marineärzte der mir unterstellten Untersuchungsstation für Malaria und ich zu überwachen hatten, gelang es, dem von Nordwesten her kommenden, gerade auf Wilhelmshaven vorrückenden Zuge der Malaria Halt zu gebieten.“

VI. Außer der staatlich zu organisierenden Abgabe von Chinin wird die Verhütung der Malaria durch Austrocknung der Sümpfe, Kanalisation und Assanierung der menschlichen Wohnplätze und durch Sicherung der Wohnungen und Schlafräume vor dem Eindringen der die Krankheitserreger übermittelnden Mücken gefördert. Auch die Malaria gehört zu jenen allgemeinen akuten Infektionskrankheiten, die in den kultivierten Ländern Europas im raschen Verschwinden begriffen sind und hier hoffentlich bald völlig der Vergangenheit angehören.

---

1) E. Martini, Malaria, aus „Volksseuchen, 14 Vorträge, herausg. vom Zentralkomitee für das ärztliche Fortbildungswesen“. Jena 1909.

3. Kretinismus.

I. Der Kretinismus gehört in klinischer Hinsicht zwar zu den Krankheitsbildern, die in der Nerven- und Irrenheilkunde abgehandelt zu werden pflegen. Sein offenbar endemisches Auftreten jedoch und sein der Malaria stark verwandter Charakter lassen es wohl gerechtfertigt erscheinen, ihn unter den chronischen Infektionskrankheiten zu zählen, trotzdem der Krankheitserreger selbst unbekannt ist.

Die Krankheit kommt nur in einzelnen Tälern der Hochalpen vor und scheint hier, ähnlich wie die Malaria in den Niederungen, an stehendes Grundwasser, Sümpfe und schlechtes Trinkwasser gebunden zu sein. In diesen Gegenden finden sich nicht nur die Fälle der typischen Kretinen vor, sondern es wird auch bei der übrigen Bevölkerung eine mehr oder weniger deutliche Neigung beobachtet, geistig und körperlich Minderwertige hervorzubringen.

II. Der eigentliche Angriffspunkt der Erkrankung ist die Schilddrüse, durch deren Beeinträchtigung sich ähnlich wie bei dem myxödematösen Krankheitszustand Verblödung, starke Wachstumshemmung und allgemeine Verkümmerung fast sämtlicher Organe des Körpers herausbildet.

III. Für den ansteckenden Charakter spricht neben dem endemischen Auftreten auch die Beobachtung, daß der Kretinismus zurückgeht, wenn in den behafteten Gegenden die Sümpfe ausgetrocknet werden und für hygienisch einwandsfreies Trinkwasser gesorgt wird. Nach dieser Richtung hin liegen denn auch die Maßnahmen, durch die man den Kretinismus bekämpfen und schließlich wohl auch gänzlich zum Verschwinden bringen kann. Leider liegt die Statistik des endemischen Kretinismus sehr im Argen, da diese Kranken überall mit den Blöd- und Schwachsinnigen in der nämlichen Rubrik gezählt werden.

Die zuverlässigste Statistik der Kretinen liefert noch Oesterreich, da hier die eigentlichen Idioten nach Möglichkeit ausgeschlossen werden. Im Jahre 1900 wurden auf 100 000 Einwohner an Kretinen gezählt:

Niederösterreich	50	Tirol	138
Oberösterreich	146	Vorarlberg	92
Salzburg	198	Böhmen	32
Steiermark	149	Mähren	84
Kärnten	242	Schlesien	86
Krain	74	Galizien	54
Görz und Gradiska	84	Bukowina	38
Istrien	38	Dalmatien	13

Ganz Oesterreich 67.

Die Verteilung ist also sehr ungleichmäßig, was durchaus für den endemischen Ursprung spricht. Sie wird noch ungleichmäßiger, wenn man einzelne Orte beobachtet. Es gibt in Oesterreich solche mit erschreckender Häufigkeit der Kretinen. So wurden nach der nämlichen Quelle[1]) in Voitsberg in Steiermark 314, in Ampezzo in Tirol 321, in Tione 322, in St. Johann in Kärnten 319, in Zell am See 327, in St. Veit 401, in Liezen in Steiermark 401, in Judenburg 464, in Grybow in Galizien 509 und in Meeran in Steiermark gar 590 auf 100000 Einwohner gezählt.

V. Sozial bemerkenswert sind besonders die Beziehungen des Kretinismus zur Fortpflanzung. Der ausgesprochene Kretin ist zwar in der Regel unfruchtbar, aber neben ihm gibt es in den befallenen Tälern noch zahlreiche Fälle, in denen die Krankheit nur angedeutet ist, und diese Abortivfälle sind es, die selbst oder durch ihre Nachkommen einer Kretingegend den Charakter einer allgemeinen Verkümmerung aufdrücken.

4. Gelenkrheumatismus.

I. Der akute Gelenkrheumatismus, der ebenfalls auf einem von außen eindringenden, uns allerdings noch unbekannten Krankheitserreger beruhen dürfte, ist bedeutend häufiger, als die Todesursachenstatistik erkennen läßt, da an dieser Krankheit unmittelbar nur wenig Menschen zugrunde gehen, dagegen eine große Anzahl jährlich erkrankt.

Nach der Leipziger Krankheitsstatistik kamen unter 100000 ein Jahr lang beobachteten männlichen Versicherungspflichtigen 392 Fälle von akutem Gelenkrheumatismus vor, von denen 3 tödlich endeten und die zusammen 11858 mit Arbeitsunfähigkeit einhergehende Krankheitstage beanspruchten. Bei den weiblichen Versicherungspflichtigen wurden 509 Fälle mit 4 Todesfällen und 17 942 Krankheitstagen gezählt.

II. Die Form, in der der Gelenkrheumatismus die größte soziale Bedeutung gewinnt, ist die einer im Laufe von Jahrzehnten mehrmals in unregelmäßigen Absätzen wiederkehrenden Erkrankung, die an den Gelenken zur vollständigen Heilung führt, in der Regel aber einen Herzfehler zurückläßt, der die Kranken für zahlreiche Berufe untauglich macht, ihre Widerstandsfähigkeit gegenüber anderen Krankheiten herabsetzt und ihre Lebensdauer abkürzt.

III. Wie die übrigen akuten Infektionskrankheiten ist auch der Gelenkrheumatismus in seiner Entstehung ziemlich unabhängig von den sozialen Verhältnissen, da er sich gleichmäßig in allen Bevölkerungsschichten vorfindet. Aber die wirtschaftliche Lage der Kranken

---

1) Oesterr. Statistik. Bd. 68. Wien 1903. Zit. nach Prinzing, Handbuch d. med. Statistik. S. 171.

ist natürlich nicht bedeutungslos für den Verlauf, zumal in der Regel nur die Wohlhabenden in der Lage sind, nach Ueberstehen der Krankheit sich die für die Vermeidung des Herzfehlers notwendige lange Schonzeit zu gönnen.

IV. Der fieberhafte Gelenkrheumatismus gewinnt seine soziale Bedeutung dadurch, daß er zahlreiche Personen im blühenden Alter erwerbsunfähig macht und einen großen Bruchteil der Genesenden durch den zurückbleibenden Herzfehler nötigt, den Beruf zu wechseln oder später vorzeitig invalide zu werden.

V. Die Aerzte sind in der glücklichen Lage, im Salizyl ein Arzneimittel zu besitzen, das den Krankheitsverlauf spezifisch beeinflußt. Es kommt also darauf an, daß möglichst alle Erkrankten frühzeitig einer nachdrücklichen Behandlung unterworfen werden. In einem Lande, in dem wie bei uns der größte Teil auch der unteren Bevölkerungsschichten der Krankenversicherung unterworfen ist, werden sicherlich die meisten Fälle von Gelenkrheumatismus zur rechtzeitigen ärztlichen Behandlung gelangen und infolgedessen die Schädigungen, die der Gelenkrheumatismus mit sich bringt, wesentlich geringer sein als in den Ländern, in denen das Krankenkassenwesen keine derartige Verallgemeinerung erfahren hat.

An die Salizylbehandlung knüpft sich ein massenpsychologisch beachtenswertes Vorurteil. Da bei der Behandlung allgemein von den Aerzten Salizyl angewandt wird und ebenso allgemein, weil in der Natur der Krankheit begründet, Herzfehler zurückbleiben, hat sich in der Bevölkerung der schwer ausrottbare Aberglauben gebildet, daß die Herzfehler durch den Salizylgebrauch entständen. Dieses Vorurteil hindert gegenwärtig noch häufig eine ausgiebige Behandlung seitens des Arztes. Es muß der zunehmenden Aufklärung überlassen bleiben, dieses Vorurteil zu beseitigen und der hier so segensreich wirkenden ärztlichen Betätigung ein freies Feld zu schaffen.

5. Allgemeine Bemerkungen zur sozialen Pathologie der chronischen Infektionskrankheiten.

Die chronischen Infektionskrankheiten, zu denen außer den vorher besprochenen noch einige gehören, die, wie z. B. die Syphilis, aus bestimmten Gründen an anderer Stelle besprochen worden sind, zeichnen sich dadurch aus, daß sie neben den Nervenkrankheiten die wichtigsten Beziehungen zu den sozialen Verhältnissen gewinnen, die wir überhaupt in der Pathologie zu beobachten Gelegenheit haben. Und zwar liegen diese Beziehungen nicht etwa allein auf ursächlichem Gebiete, sondern begreifen in sich auch den Einfluß, den diese Krank-

heiten auf das soziale Leben ihrerseits wieder ausüben, indem sie die
Gesellschaft mit einer großen Anzahl arbeitsunfähiger, schwer leidender
und für ihre Umgebung gefährlicher Personen belasten. Endlich gewinnen die chronischen Infektionskrankheiten dadurch eine bisher noch
nicht genügend betonte Beachtung, daß sie die menschliche Fortpflanzung ausschlaggebend beeinflussen. Sie ähneln auch darin den
Erkrankungen des Nervensystems, wie wir an anderer Stelle sehen
werden.

Die chronischen Infektionskrankheiten werden ebenso wie die
akuten durch Spaltpilze oder ähnliche niedere Lebewesen erregt. Es
lag daher nahe, ihre Bekämpfung auch bei der Vernichtung dieser
Erreger einsetzen zu lassen. Unsere sozialpathologische Betrachtung
läßt uns aber von vornherein annehmen, daß die unmittelbare Bekämpfung des Krankheitserregers, wenn auch selbstverständlich nicht
überflüssig, doch nicht von solchem Erfolg begleitet sein wird wie bei
den akuten Infektionskrankheiten. Es muß eben bei der Bekämpfung
und Verhütung dieser Krankheiten den sozialen Verhältnissen in
größerem Umfange Rechnung getragen werden als bisher.

Als man vor wenigen Jahrzehnten die Entdeckung machte, daß
die meisten Seuchen von dem gleichzeitigen Auftreten kleinster Lebewesen in dem erkrankten Körper begleitet zu werden pflegen, war man
sofort bereit, diese Keime als die ausschließliche Krankheitsursache
anzusehen und nach Mitteln zu suchen, sie vom Körper fernzuhalten
oder, falls sie schon eingedrungen waren, im Körper selbst zu ver-
nichten. Diese Bemühungen, die ansteckenden Krankheiten auf mittel-
barem Wege zu bekämpfen, waren nur teilweise von Erfolg gekrönt
und versprechen auch für die Zukunft nicht alles zu leisten, da die
Spaltpilze bei der Entstehung der Infektionskrankheiten wohl einen
wichtigen, keineswegs aber einen ausschließlichen, nicht einmal ausschlaggebenden Faktor bilden. Denn der menschliche Organismus
widersteht, so lange er im Besitze seiner normalen Konstitutionskraft
ist, auch allen Krankheitserregern, für die er Anziehungskraft besitzt.
Schwächende Einflüsse für die Körperkonstitution liegen auf heredi-
tärem und sozialem Gebiete. Diese schwächenden Einflüsse ermöglichen den Spaltpilzen erst die Erregung von Krankheiten. Auf Grundlage dieser Anschauungen ist auch bei der Seuchenbekämpfung der
Nachdruck zu legen auf Beseitigung der schwächenden Einflüsse, besonders der auf Lebenshaltung, Beschäftigungsweise, Wohnungsverhältnisse beruhenden und unserer Einwirkung zugänglichen.

Die überraschenden Ergebnisse der bakteriologischen Forschung
erweckten zeitweise die Hoffnung, die Bekämpfung der Infektions-

krankheiten hauptsächlich auf die Unschädlichmachung und Fernhaltung der krankheitserregenden Keime zu gründen. Namentlich hat man nicht aufgehört, unzählige Methoden der Desinfektion zu ersinnen und auszuproben. Diese Maßnahmen haben gewiß ihren Wert, der auch von denen nicht bestritten wird, die in diesem Angriffspunkt nur einen von vielen anderen sehen. Aber mehr noch der in der Praxis stehende Arzt als der Medizinalbeamte betrachtet zurzeit die Wirksamkeit der einmäligen, katastrophal über ein Haus und eine Familie hereinbrechenden Schlußdesinfektion, wie sie gegenwärtig geübt wird, mit stets zunehmendem Zweifel. Sie hat wohl auch nur da Sinn, wo der betreffende infektiöse Kranke sofort in ein Krankenhaus verbracht wird, und nun die bisherige Wohn- und Arbeitsstätte nach der Desinfektion sofort dem allgemeinen Gebrauch wieder zugänglich gemacht werden muß. Bleibt der Kranke aber während der gesamten Dauer seiner Krankheit in seiner Wohnung und Familie, so ist in der überwiegenden Mehrzahl der Fälle so häufig Gelegenheit, Ansteckungsstoff der Umgebung mitzuteilen, daß eine abschließende große Desinfektion daran nichts mehr ändern kann und sich die dadurch entstehende schwere Belästigung sowie die nicht unbeträchtlichen Kosten kaum rechtfertigen lassen dürften. Für diese Fälle ist die fortlaufende Desinfektion am Krankenbette viel wichtiger, auf die neuerdings mehr Wert als früher gelegt wird und die, wenn sie mit einfachen Mitteln arbeitet, leicht zum Gemeingut einer kulturell nicht allzu tief stehenden Bevölkerung gemacht werden kann. Die Mittel, die zu diesem Zweck vom Kaiserl. Gesundheitsamt empfohlen werden, verdienen daher auch die lebhafte Verbreitung durch alle in der Praxis stehenden Aerzte. Es empfiehlt sich, stets dieser Mittel, die billig in großer Menge herzustellen sind, sich zu bedienen und nicht, wie das leider noch so häufig geschieht, auf die ungleich teureren und komplizierten Desinfektionsmittel und Desinfektionsmethoden zurückzugreifen, die die unermüdliche chemische Großindustrie in schnell wechselnder Folge auf den Markt wirft. Alle Medizinalbeamten, Aerzte, Apotheker, Krankenkassenbeamten, Pflegepersonen usw. sollten jene einfachen Mittel empfehlen, reichlich anwenden und volkstümlich zu machen suchen[1]).

---

1) Als solche Desinfektionsmittel werden amtlicherseits in den ausgegebenen Merkblättern empfohlen: 1. Verdünntes Kresolwasser. Zur Herstellung dient die in jeder Apotheke erhältliche Kresolseifenlösung (Liquor Cresoli saponatus des Deutschen Arzneibuches). Verdünntes Kresolwasser wird durch Mischen von 1 Gewichtsteil Kresolseifenlösung mit 19 Gewichtsteilen Wasser unter Umschütteln hergestellt (d. h. etwa 4 Eßlöffel Kresolseifenlösung auf einen Liter Wasser). Ausleerungen, Erbrochenes, Harn u. dgl. werden zwecks Desinfektion mit verdünntem Kresolwasser zu gleichen Teilen gründlich gemischt. Diese Mischung muß

Aber nur bei einem kleinen Teil der Bevölkerung wird sich eine einigermaßen die Verbreitung der Infektionsstoffe ausschließende Absonderung und fortlaufende Desinfektion in der Privatwohnung durchführen lassen. Deshalb ist eine Verallgemeinerung der Krankenhäuser bis zur vollständigen Deckung der Nachfrage auch ein dringendes Gebot der Bekämpfung der Infektionskrankheiten. Diese Verallgemeinerung liegt ebenso sehr im Interesse der Kranken selbst als in dem der gesunden Bevölkerung. Während man in den Krankenhäusern selbst die Uebertragung der Infektionskrankheiten nahezu vollständig zu verhindern gelernt hat, ist dies bei den in der Häuslichkeit bleibenden Patienten nicht der Fall, und zwar um so weniger, desto dürftiger die wirtschaftlichen Verhältnisse der betreffenden Familie sind und desto mangelhafter sich die erforderlichen Maßregeln der Absperrung und der Reinlichkeit durchführen lassen. Von diesem Gesichtspunkte aus lassen sich auch alle die Kosten rechtfertigen, die für Bau und Betrieb der Krankenhäuser bereits gebracht werden und in Zukunft in erhöhtem Maße gebracht werden müssen. Wenn schon in früheren Jahrhunderten die großen, wie ein Unwetter hereinbrechenden Epidemien (Pest, Pocken usw.) durch Aussonderung der Erkrankten in Hospitäler mit Erfolg bekämpft worden sind, so ist es nun die Aufgabe unserer Zeit, die von diesen furchtbaren Seuchen nichts mehr zu fürchten hat, den im Volke umherschleichenden Endemien, wie Typhus, Tuberkulose usw., durch eine weitgehende Hospitalisierung und Asylisierung entgegenzutreten.

---

mindestens eine Stunde stehen, bevor sie fortgegossen werden darf. 2. Kalkmilch. Zur Herstellung derselben wird ein Raumteil zerkleinerter, frisch gebrannter Kalk (Calcaria usta, Aetzkalk) mit vier Raumteilen Wasser gemischt, und zwar in folgender Weise: Der Kalk wird in ein geeignetes Gefäß gelegt und zunächst durch Besprengen mit $^3/_4$ Raumteilen Wasser unter stetem Umrühren gelöscht. Nachdem der Kalk das Wasser aufgesogen hat und dabei zu Pulver zerfallen ist, wird er mit dem übrigen Wasser zu Kalkmilch verrührt. Die Kalkmilch ist, wenn sie nicht bald Verwendung findet, in einem gutgeschlossenen Gefäß aufzubewahren und vor dem Gebrauche umzuschütteln. Ausleerungen, Erbrochenes, Harn usw. werden zwecks Desinfektion mit gleichen Teilen Kalkmilch gründlich gemischt; diese Mischung muß mindestens eine Stunde stehen, bevor sie fortgegossen werden darf. 3. Chlorkalk. Der Chlorkalk hat nur dann eine ausreichende desinfizierende Wirkung, wenn er frisch bereitet und in wohlverschlossenen Gefäßen aufbewahrt ist. Die gute Beschaffenheit des Chlorkalks ist an dem starken, chlorähnlichen Geruch zu erkennen. Von dem Chlorkalke werden zur Desinfektion flüssiger Abgänge je zwei gehäufte Eßlöffel voll in Pulverform zu $^1/_2$ Liter Abgänge zugesetzt und unter Umrühren mit einem Holzstäbchen gut damit vermischt. Die so behandelte Flüssigkeit darf nach 20 Minuten beseitigt werden. Zur Desinfektion eines Vollbades sind vier gehäufte Eßlöffel Chlorkalk in Pulverform dem Wasser unter Umrühren mit einem Holzstabe zuzusetzen. Das so behandelte Badewasser darf erst nach $^1/_2$ Stunde fortgegossen werden.

Geschlechtskrankheiten.

1. Syphilis.

I. Trotz ihrer großen Häufigkeit erscheint die Syphilis in der
Todesursachenstatistik fast gar nicht. Um sich ein Bild von ihrer
Verbreitung zu machen, ist man daher gänzlich auf die Krankheitsstatistik angewiesen. Nach der Leipziger Krankheitsstatistik kamen
unter 100000 ein Jahr lang beobachteten männlichen Versicherungspflichtigen 118 Fälle von Syphilis vor, von denen 1 tödlich endete
und die zusammen 3558 mit Arbeitsunfähigkeit einhergehende Krankheitstage beanspruchten. Bei den weiblichen Versicherungspflichtigen
wurden 239 Fälle mit 2 Todesfällen und 9682 Krankheitstagen gezählt. Diese Zahlen der im übrigen mit Sorgfalt angestellten und
verarbeiteten Erhebung tragen den Stempel der Unwahrscheinlichkeit.
Denn einmal sind sie viel zu niedrig, als man nach anderen Erfahrungen erwarten müßte, und sodann ist es durchaus unwahrscheinlich, daß in Leipzig die Männer eine geringere Erkrankungshäufigkeit
an Lues haben sollten als die Frauen, während die an allen anderen
Orten gewonnenen Zahlen ergeben, daß die Männer drei- oder viermal
so häufig an Geschlechtskrankheiten erkranken als weibliche Personen.
Der Widerspruch löst sich, wenn man bedenkt, daß nur die Krankheitsfälle gezählt worden sind, die zur völligen Arbeitsunfähigkeit geführt haben. Diese bilden natürlich nur einen kleinen Bruchteil aller
Fälle, aber einen etwas größeren bei den weiblichen Mitgliedern, die
sich ja erfahrungsgemäß leichter arbeitsunfähig schreiben lassen. Die
Statistik der Geschlechtskrankheiten ist überhaupt sehr unsicher, da
die Diagnosen gewechselt haben und die Kranken darauf bedacht sind,
ihre Leiden geheim zu halten. Als die zuverlässigsten Angaben gelten
noch die aus Dänemark stammenden Zahlen. Nach Blaschko[1] er-

---

1) A. Blaschko, Verbreitung der Geschlechtskrankheiten. Vortrag, gehalten
am 20. Januar 1910 in der Gesellschaft für soziale Medizin in Berlin. Zit. nach
den Berichten aus dieser Gesellschaft. Med. Reform, 1910. Nr. 4 u. 5.

krankten im Durchschnitt der Jahre 1875—1885 in Kopenhagen 416 Personen an Lues (in den Provinzstädten 80, auf dem platten Lande 14) und in den Jahren 1886—1895 in Kopenhagen 375 (in den Provinzstädten 49, auf dem platten Lande 8) auf 100000 Einwohner an Syphilis. Die bei weitem größere Erkrankungszahl in den großen Städten gegenüber den Kleinstädten oder gar dem platten Lande findet sich durchweg auch in allen übrigen Ländern.

In den öffentlichen Heilanstalten Preußens sind im Jahre 1908 im ganzen 16700 an Syphilis Erkrankte aufgenommen, d. s. 16 $^{0}/_{00}$ aller Zugänge.

Nach den Angaben der Statistischen Jahrbücher der Stadt Berlin hat W. Claassen[1] die neu eintretenden Behandlungsfälle auf das Tausend der Mitglieder des Berliner Gewerkskrankenvereins im Jahresdurchschnitt in folgender Tabelle zusammengestellt. Von ihnen erkrankten wegen:

	Tripper	weichem Schanker	Syphilis
1901—1905	49,5	14,8	18,6
1906	51,1	16,7	21,1
1907	51,1	14,0	20,3
1908	53,9	15,1	22,0
1909	53,0	14,4	23,3
1910	54,5	11,6	23,6

Alles in allem kann man sagen, daß uns die Statistik wohl nirgends so im Stich läßt wie bei der Beurteilung der Bedeutung der Geschlechtskrankheiten. Die tägliche Erfahrung des Arztes lehrt sie jedenfalls in einem wesentlich höheren Maße als die hier aus begreiflichen Gründen überaus mangelhaften statistischen Erhebungen. Denn um eine richtige Vorstellung von der Häufigkeit der Syphilis zu bekommen, darf man nicht die gesamte Bevölkerung in Betracht ziehen, sondern nur die im Ansteckungsalter befindlichen Jahresklassen. Dann kommen nach Blaschko etwa 25 auf das Tausend dieser Altersklassen in den Großstädten, und nimmt man aus diesem Alter nun wieder die Männer heraus und zwar die der höheren Kreise, also Kaufleute, Studierte, Militärs, Beamte und andere Berufe mit langer Junggesellenzeit, so ist nach dem nämlichen Gewährsmann diese Zahl mit 10 zu vervielfältigen, so daß dann von dieser Bevölkerungsschicht jeder vierte oder fünfte einmal Syphilis und annähernd jeder einmal Gonorrhoe durchgemacht hat, was ja denn auch der ärztlichen Erfahrung entsprechen dürfte.

1) W. Claassen, Die Ausbreitung der Geschlechtskrankheiten in Berlin 1892 bis 1910. Arch. f. Rassen- u. Gesellschaftsbiologie. 10. Jahrg. 1913. H. 4. S. 480.

II. Als um die Wende des 15. zum 16. Jahrhundert die Syphilis[1]) zuerst in Europa erschien, trug sie einen akut-epidemischen Charakter, der sich im Laufe der Jahrhunderte, in denen sie sich über die gesamte alte Welt ausdehnte, zu der schleichenden Endemie abschwächte, in der sie uns jetzt entgegentritt. Bezeichnend für die Erkrankung in ihrer typischen und sozial bedeutsamsten Form ist, daß sie an fast allen Teilen des Körpers krankhafte Veränderungen zu setzen vermag, die bei entsprechender ärztlicher Behandlung oberflächlich heilen, leicht wiederkehren und alles in allem die gesamte Konstitution des Körpers so schwächen, daß jahrzehntelang nach der Ansteckung noch verhängnisvolle Erkrankungen eintreten können, die zwar nicht mehr rein syphilitischer Natur sind, aber mit der überstandenen Syphilis ursächlich zusammenhängen. Hierher gehören besonders die Erscheinungen vom Zentralnervensystem aus: die Rückenmarksdarre, die Gehirnerweichung und der vorzeitige Schlaganfall. Hierher gehört aber auch die Neigung zur Schrumpfniere, Aderverkalkung und frühzeitigem Altern überhaupt, wenn diese letzteren Erscheinungen selbstverständlich auch ohne vorherige Begünstigung durch überstandene Syphilis vorkommen können.

. III. Die Quelle der Syphilis ist bei uns fast ausschließlich der Beischlaf mit einer syphilitischen Person. Denn die Fälle der Lues insontium, d. h. die Ansteckung, die durch Küsse, Benutzung mit dem Luesgift behafteter Gegenstände oder etwa der beruflichen Berührung von luetischen Geschwüren usw. entstehen, sind zwar durch Beobachtungen sichergestellt, fallen aber doch zahlenmäßig gegenüber der durch unreinen Geschlechtsverkehr entstandenen kaum ins Gewicht.

In einigen Landstrichen, in denen die Bevölkerung in engen Hütten und Blockhäusern zusammengedrängt wohnt, wie in Rußland und in den nördlichsten Teilen der skandinavischen Länder, wird auch heute noch eine Ansteckung von Person zu Person ohne geschlechtliche Berührung in größerem Umfange beobachtet.

Die Anlage zur Syphilis ist so allgemein verbreitet, daß man eine besondere sozial bedingte Veranlagung wohl schwerlich nachweisen kann. Da aber zur Ansteckung ein wirklicher Uebertritt des Blutes der kranken Person in das der gesunden erforderlich zu sein scheint, so kann eine Steigerung der Anlage zur Infektion allerdings dadurch eintreten, daß der männliche Partner im angetrunkenen Zustande, in der häufig der Geschlechtsverkehr vollzogen wird, den

---

1) J. Bloch, Der Ursprung der Syphilis. Eine medizinische und kulturgeschichtliche Untersuchung. Jena 1901.

Vorgang in so gewaltsamer, langwährender und unachtsamer Weise ausführt, daß ungleich leichter kleine Verletzungen und damit viel häufiger Gelegenheit zur Ansteckung entstehen, als das vielleicht ohne Trunkenheit der Fall gewesen sein würde. In der Tat liegen hier Beziehungen zwischen Trinkunsitten und erleichterter Syphilisansteckung vor, die zu häufig beobachtet wurden, als daß eine Betrachtung der in gesellschaftlichen Verhältnissen liegenden Ursachen der Syphilis daran vorbeigehen könnte.

Auch auf die Krankheitsbedingungen der Syphilis haben die sozialen Verhältnisse keinen nennenswerten Einfluß, da hoch und niedrig, reich und arm in gleicher Weise von ihr bedroht wird.

Eine große Rolle spielen die sozialen Zustände dagegen bei der Vermittlung der Krankheitserregung; denn diese Vermittlung hängt ab von der Häufigkeit des außerehelichen Geschlechtsverkehrs, und diese Häufigkeit ist wieder auf das engste verknüpft mit gesellschaftlichen Zuständen, die eine Anhäufung von geschlechtsreifen Personen, die durch Beruf, Stand, Einkommen usw. am Eingehen einer Ehe gehindert werden, begünstigen. Es ist klar, daß die Anhäufung von Soldaten in den großen Standplätzen, von Seeleuten in den Hafenstädten, von Studenten, jungen Kaufleuten und jungen Arbeitern in den die Bevölkerung so unwiderstehlich anziehenden Großstädten im hohen Grade den außerehelichen Geschlechtsverkehr und damit die Gelegenheit zur Ansteckung begünstigt. In der städtischen Bevölkerung, in den Küstengegenden und in den Dörfern, in denen zahlreiche zugewanderte ledige Wanderarbeiter beschäftigt werden, hat die Syphilis daher eine große Ausdehnung gewonnen.

Eine stete Quelle der Neuerkrankungen liefert die Prostitution, sowohl die polizeilich beaufsichtigte als auch die um das vielfache größere geheime, die sich der behördlichen Ueberwachung zu entziehen weiß.

Der Krankheitsverlauf wird insofern von der sozialen Umwelt, in dem die Kranken leben, mächtig beeinflußt, als von ihm ja größtenteils abhängt, ob die Erkrankten auch rechtzeitig in die gerade bei dieser Krankheit so wirksame ärztliche Behandlung gelangen und bei jedem Rezidiv eine solche wieder vornehmen lassen können. Die Ausdehnung der Krankenversicherung auf den größten Teil der männlichen Bevölkerung ist in dieser Richtung von bedeutendem Nutzen gewesen, so daß bei uns in Deutschland die schweren, vernachlässigten Fälle selten geworden sind.

Alles in allem kann man sagen, die Verbreitung der Syphilis steigt mit der Anhäufung geschlechtsreifer, unverheirateter junger

Männer in den Großstädten und mit der Ausdehnung der Prostitution, die von dieser Anhäufung abhängig ist. Dabei ist sie aber keineswegs proportional dem außerehelichen Geschlechtsverkehr an und für sich. Denn wo sich dieser, wie auf dem Lande und überhaupt bei der arbeitenden Bevölkerung, in der Häufigkeit unehelicher Kinder, die der Ausdruck außerehelichen, aber doch monogamoiden Geschlechtsverkehrs ist, zutage tritt, ist die Syphilis wie die übrigen Geschlechtskrankheiten nicht häufig. So erklärt sich, daß in Süddeutschland mit Ausnahme einiger weniger Großstädte die Syphilis seltener ist als in Norddeutschland und daß sie auch in der rheinisch-westfälischen Arbeitergegend seltener ist als in Berlin und überhaupt im Osten.

IV. Die Zeiten, in denen die Syphilis wie im 16. Jahrhundert die Bevölkerungsbewegung dadurch beeinflußte, daß sie unmittelbar zu einer wichtigen Todesursache wurde, sind wohl endgültig vorüber. Dagegen ist sie mittelbar an der Sterblichkeit insofern stark beteiligt, als sie den Boden für zahlreiche Erkrankungen, die unmittelbar mit Syphilis nichts zu tun haben, abgibt und in einem Maße, wie höchstens noch der Alkoholismus, lebensverkürzend wirkt. Nach einer von der Gothaer Lebensversicherungsbank[1]) erhobenen Statistik, die sich von Anfang der 60er Jahre bis zum Jahre 1905 erstreckt, betrug die Mortalität der Syphilitiker, wenn die Sterblichkeit aller Versicherten auf 100 gesetzt wird, 168, also bestand eine Uebersterblichkeit derer, die früher einmal Lues gehabt hatten, von 68 %. Bezogen auf die hauptsächlichsten Todesursachen hatten die Syphilitiker eine Uebermortalität an anderen Infektionskrankheiten von 10 %, an bösartigen Neubildungen von 60 %, an Nierenkrankheiten von 64 %, an Krankheiten des Magens und Darms von 84 %, an Krankheiten des Kreislaufapparates von 116 %, an Selbstmord von 122 %, an Apoplexie von 128 %, an Geisteskrankheiten (außer Paralyse) von 145 %, während Paralyse und Tabes mit ziemlicher Sicherheit ausschließlich auf frühere Syphilis zurückgeführt werden müssen. Diese Zahlen geben ein anschauliches Bild von der ungeheuren mittelbaren Wirkung der Syphilis.

Diese verhängnisvolle mittelbare Schädigung erstreckt sich aber auch noch auf die Nachkommenschaft der Luetiker. Unter den 17 000 Säuglingen seiner mit einer städtischen Säuglingsfürsorgestelle verbundenen Poliklinik fand Cassel[2]) 1,18 % hereditäre Lues. Außer-

---

1) R. Gollmer, Die Todesursachen bei den Versicherten der Gothaer Lebensversicherungsbank. 1906.
2) J. Cassel, Statistische Beiträge zur hereditären Syphilis. Arch. f. Kinderheilkunde. 1909.

dem übt die Syphilis auf die menschliche Fortpflanzung einen leider noch nicht hinreichend studierten Einfluß, und zwar sowohl quantitativ, weil sie so überaus häufig zur Unfruchtbarkeit führt, als auch qualitativ, weil es nicht von der Hand zu weisen ist, daß die von syphilitischen Eltern erzeugten oder geborenen Kinder kaum auf der Höhe körperlicher Rüstigkeit stehen dürften, die bei voller Gesundheit der Eltern zu erwarten wäre.

Die Kinderlosigkeit eines Ehepaares, von denen das eine oder beide syphilitisch erkrankt gewesen sind, ist eine ebenso häufig beobachtete wie pathologisch im einzelnen noch nicht ausreichend erklärte Tatsache. Die betreffenden Ehefrauen konzipieren entweder überhaupt nicht oder abortieren häufig oder bringen Früchte zur Welt, die lebensuntüchtig sind.

Außer den Ehepaaren, die infolge ihrer Unfruchtbarkeit für die Fortpflanzung überhaupt nicht in Betracht kommen, gibt es aber auch solche, die nach mehreren Fehlgeburten oder auch ohne solche anscheinend ganz normale Kinder zur Welt bringen, die sich auch regelrecht entwickeln. Es ist aber die Frage, ob diese Nachkommenschaft nicht doch weniger kräftig ist, als sie sein würde, wenn keines von den Eltern einmal Syphilis durchgemacht hätte. Leider geben die Untersuchungen über diese Frage, die von der größten Tragweite ist, noch kein eindeutiges Ergebnis.

Die Möglichkeit, die Syphilis selbst oder wenigstens eine körperliche Minderwertigkeit auf die Nachkommen zu vererben, darf uns nicht veranlassen, jeden Syphilitiker von der Fortpflanzung auszuschließen. Nach dem gegenwärtigen Stande unserer Kenntnis dürfte sowohl die Ansteckungs- wie die Vererbungsfähigkeit bei einem ärztlich regelrecht behandelten Kranken spätestens im Laufe des vierten Jahres nach der Ansteckung schwinden, so daß ihm nach dieser Zeit, vorausgesetzt, daß mindestens ein Jahr lang keine Erscheinungen mehr beobachtet worden sind, die Ehe gestattet werden kann.

V. Trotzdem der eigentliche Krankheitserreger erst seit kurzem bekannt ist, verfügen die Aerzte schon seit Jahrhunderten im Quecksilber über ein zuverlässiges spezifisches Mittel, dem sich in neuerer Zeit das Jodkalium und dann das Ehrlichsche Arsenpräparat Salvarsan zugesellt hat. Wie an andere spezifische Mittel, z. B. das Salizyl, knüpft sich auch an das Quecksilber das Massenvorurteil der Schädlichkeit und der Volksglaube, daß manche Spätformen der Syphilis nicht durch die Krankheit selbst, sondern durch die Verabreichung des Mittels hervorgerufen wurde. Glücklicherweise ist dieses Vorurteil immer mehr im Schwinden begriffen, und handelt es sich gegenwärtig nur darum, möglichst frühzeitig und ausgiebig die Angesteckten der ärztlichen Behandlung zuzuführen. Die Maßnahmen, die diesem Zwecke dienen, sind die nämlichen wie bei den übrigen Geschlechtskrankheiten und daher am Schlusse dieses Abschnittes im Zusammenhange zu besprechen.

In den letzten Jahren hat die bessere Erkenntnis gerade der Syphilis und die darauf sich gründende Behandlung der Krankheit einen großen Aufschwung genommen. Aber gerade deshalb muß hervorgehoben werden, daß durch eine noch so erfolgreiche Behandlung der bereits Erkrankten allein niemals die Bekämpfung der Syphilis als Volkskrankheit mit Erfolg durchgeführt werden kann. Weder die Entdeckung des Erregers durch Schaudinn, noch die Verfeinerung der Diagnose durch Wassermann, noch auch die Erfindung des Salvarsans durch Ehrlich können die Syphilis erheblich zurückdämmen, wenn es nicht gelingt, den frischen Zuzug durch Vermeidung der neuen Ansteckungen abzuschneiden. Es ist wichtig, das zu betonen. Denn gerade das Ehrlichsche Mittel hat nach dieser Richtung hin übertriebene Hoffnungen erweckt. Inzwischen ist reichlich Wasser in diesen Wein geflossen, und es muß nachdrücklich darauf aufmerksam gemacht werden, daß in der Bekämpfung der Syphilis gerade wie bei der Tuberkulose, der Diphtherie und allen anderen Volkskrankheiten in erster Linie die Verhütung der Neuansteckungen angestrebt werden muß.

VI. Von einer Krankheit, die wie die Syphilis so mancherlei ursächliche Beziehungen zu den sozialen Verhältnissen unterhält, sollte man annehmen, daß sie auch durch Maßnahmen sozialer Natur unmittelbar beeinflußbar wäre. Das ist jedoch nicht der Fall; vielmehr müssen wir uns mit der Tatsache abfinden, daß mit der Hebung der wirtschaftlichen Wohlfahrt unter sonst gleichen Umständen zunächst eine Ausbreitung der Syphilis stattfindet; denn diese Hebung ist stets verbunden mit einer Ausdehnung des Verkehrs, Anhäufung zahlreicher Personen in Städten und ähnlichen Umständen, die die Geschlechtskrankheiten nach eindeutiger Erfahrung vermehren.

Den Kranken rechtzeitig der ärztlichen Behandlung zuzuführen, ist gewiß ein wichtiges Mittel in der Bekämpfung der Syphilis und kann durch mancherlei Maßnahmen sozialer Natur erleichtert werden. Ungleich wichtiger ist aber für die Bekämpfung der Krankheit natürlich die Verhütung der Neuansteckung. Die moderne Technik verfügt in der Tat bereits über Mittel, durch deren Anwendung die Ansteckung auf ein Mindestmaß beschränkt werden kann. Zwar sind dies nicht die unzuverlässigen Waschungen und das noch unzuver-

lässigere und häufig nicht ganz ungefährliche Einträufeln desinfizierender
Lösungen, sondern es ist die Gewöhnung an die ausnahmslose Anwendung der aus Gummistoff oder noch besser aus Goldschläger-
häutchen angefertigten Umhüllungen des männlichen Gliedes. Die
Technik ist auf diesem Gebiete bereits derartig entwickelt, daß kaum
noch etwas an Zweckmäßigkeit, Sicherheit und Vermeidung jeglicher
Störung der Empfindung zu wünschen bleibt. Es kann sich also nur
darum handeln, diese Maßnahme zu einer größeren Verbreitung zu
bringen und die zahlreichen Vorurteile zu zerstreuen, die der Anwendung dieses Mittels noch entgegengebracht werden.

2. Gonorrhoe.

I. Die überaus große Verbreitung und die damit gegebene Bedeutung des Trippers lehrt hinreichend die tägliche Erfahrung, so daß
es kaum des in jeder Beziehung mit unsicheren Zahlen operierenden
statistischen Nachweises bedarf. Wünscht man einen solchen, so kann
man ihn, gerade so wie bei der Syphilis, nur in der Krankheitsstatistik
suchen.

Nach der Leipziger Krankheitsstatistik kamen unter 100 000 ein
Jahr lang beobachteten männlichen Versicherungspflichtigen 187 Fälle
von Gonorrhoe vor, die zusammen 4301 mit Arbeitsunfähigkeit einhergehende Krankheitstage beanspruchten. Bei den weiblichen Versicherungspflichtigen wurden 81 Fälle und 3019 Krankheitstage gezählt.
Auch bei diesen Zahlen ist wie bei der Syphilis zu beachten, daß es
sich nur um den geringen Bruchteil von Fällen handelt, die mit
Arbeitsunfähigkeit einhergehen. In Dänemark erkrankten im Durchschnitt der Jahre 1875—1885 in Kopenhagen 1986 Personen an
Gonorrhoe und in den Jahren 1886—1895 1380 (in den Provinzstädten 221, auf dem platten Lande 27) auf 100 000 Einwohner.

Bei der Zählung der Geschlechtskranken in Preußen vom Jahre
1900 wurden auf 100 000 Erwachsene gezählt Gonorrhoefälle im Durchschnitt von ganz Preußen 99, in Westfalen 33, in Posen 37, in Westpreußen 58, in Hannover 62, in Pommern 64, in Schlesien 65, in
Ostpreußen 66, in Sachsen 71, in Brandenburg 71, in Schleswig-
Holstein 86, in Rheinland 110, in Hessen-Nassau 119, in Berlin 532.
Die Zahlen sind durchaus proportional denen der Syphilis in den
nämlichen Bezirken.

Von der Tripperstatistik gilt das nämliche wie von der Syphilis-
statistik, nämlich, daß sie höchst mangelhaft ist und nur einen Bruchteil der tatsächlich vorhandenen Kranken erfaßt.

II. Der wesentliche Unterschied gegenüber der Syphilis liegt bei
der Gonorrhoe in ihrem rein örtlichen Charakter, da sie zunächst auf
die Geschlechtsteile beschränkt bleibt. Weil zahlreiche Erkrankungen
bei guter Behandlung vollständig heilen, nimmt man diese Krankheit
leider nicht so ernst wie die Syphilis, obgleich ihre Gefährlichkeit
der jener keineswegs nachsteht. Denn wenn auch das Verhältnis der
vollständigen Heilungen zur Zahl der Ansteckungen ein ungleich besseres
ist wie bei der Syphilis, so darf man nicht vergessen, daß die Zahl
der Ansteckungen etwa viermal größer und daher auch die Zahl der
mit Komplikationen verlaufenden Fälle beträchtlich ist. Den größten
Schaden aber richtet die Gonorrhoe auf einem Wege an, den gegenwärtig leider nur das Auge des Arztes verfolgen kann und der sich
dem Laien noch immer verborgen hält. Das sind die schleichenden
Entzündungsvorgänge, die sich in den Unterleibsorganen der Frauen
abspielen, häufig jeder Behandlung trotzen und zu quälenden, jahrzehntelang währenden Unterleibsleiden führen.

Die klinischen Formen des Trippers sind außerordentlich mannigfaltig; mit ihrer Beschreibung vermag man Bände zu füllen. Für
unsere Betrachtung ist es daher erforderlich, die Formen auszu-
scheiden, welche im sozialen Leben eine größere Bedeutung erlangen. Das ist: 1. der gewöhnliche Harnröhrentripper des
Mannes, der bei Vernachlässigung leicht in ein chronisches Stadium
tritt. Als Komplikationen des männlichen Trippers kommen vor:
Entzündungen der Leistendrüsen, der Blasenschleimhaut, der Vorsteher-
drüse, des Samenstranges und des Nebenhodens, der Gelenke und der
Herzbinnenhaut. So peinlich, ja verhängnisvoll diese Krankheiten für
den Einzelnen sind, so sind sie doch zu selten, als daß sie einer
sozialen Betrachtung würdig wären. 2. Die gewöhnliche Gonorrhoe der Frau, bei der im akuten Stadium hauptsächlich die
Schleimhaut des Scheideneinganges, der Scheide und der Harnröhre
erkrankt ist. 3. Die chronischen Entzündungen der inneren
weiblichen Geschlechtsteile, welche auf gonorrhöische Ansteckung zurückzuführen sind. Diese Krankheiten sind nicht nur sehr langwierig, ja häufig unheilbar, sondern sie sind auch die wichtigste
Ursache für die Unfruchtbarkeit der Frauen. 4. Die gonorrhöische
Augenentzündung des Neugeborenen, die die tripperkranke Frau
nicht selten während der Geburt der Frucht übermittelt. Es entsteht
so eine eitrige Entzündung der Augenbindehaut der Neugeborenen, die
bei Mangel ärztlicher Behandlung leicht zur vollständigen Erblindung
führt. Noch heute ist mehr als ein Drittel aller Insassen der Blinden-

anstalten Deutschlands und Oesterreichs infolge gonorrhöischer Augenbindehautentzündung der Neugeborenen erblindet.

III. Die Gonorrhoe entsteht fast ausschließlich durch geschlechtlichen Verkehr mit einer bereits erkrankten Person. Eine Ausnahme macht nur die Gonorrhoe bei kleinen Mädchen, die durch unreine Wäschestücke entstehen kann, falls bei einem der Eltern oder bei beiden die Krankheit besteht. Ueber die ursächlichen Beziehungen, die mit den sozialen Verhältnissen in einer Verbindung stehen, gilt bei der Gonorrhoe fast genau dasselbe wie bei der Syphilis. Auch bei ihr ist die Anlage zur Erkrankung so allgemein, daß eine soziale Bedingtheit auszuschließen ist, wenn man nicht genau wie bei der Syphilis die dort schon berührte Beziehung zwischen Trinksitten und Ansteckung, die natürlich auch für die Gonorrhoe zutrifft, hierher rechnet.

Die Krankheitserregung geschieht durch die Tripperkeime, die sich in den Absonderungen vorfinden und leicht auf der gesunden Schleimhaut der männlichen und weiblichen Geschlechtsteile sich ansiedeln. Auch unter sonst für sie günstigen Bedingungen kann die Ansteckung durch Maßregeln hintenangehalten werden, wie peinliche, durch häufige Scheidenausspülungen erzielbare Reinlichkeit seitens der Frau, sorgfältige Reinigung der Geschlechtsteile nach dem Verkehr und besonders Umhüllung des männlichen Gliedes mit einem Kondom aus Gummistoff oder Goldschlägerhaut (Blase) beim Manne. Derartige Vorkehrungen schützen zwar nicht zuverlässig; aber in einer Bevölkerung, in der solche Maßnahmen gewohnheitsmäßig getroffen werden, wird die Zahl der Infektionen erheblich geringer sein als dort, wo sie unterlassen werden. Da aber die allgemeine Anwendung derartiger Maßnahmen immer an eine gewisse Verbreitung hygienischer Kenntnisse und Aufwendung einiger Mittel geknüpft ist, gewinnen wir hier eine Beziehung zwischen Verhütung der Krankheitserregung und allgemeiner Kulturhöhe, die von Bedeutung ist und in Zukunft von noch größerer werden wird.

Ausschlaggebend wird diese Beziehung bei der Verhütung der gonorrhöischen Augenbindehautentzündung der Neugeborenen, die die Einträufelung einer schwachen Höllensteinlösung nach Credé mit ziemlicher Sicherheit verhindert. Die ausgiebige Anwendung dieser Maßregel seitens gut vorgebildeter Hebammen im Verein mit der sofortigen Ueberweisung der an Augenentzündung leidenden Neugeborenen an die in diesen Fällen so überaus dankbare ärztliche Behandlung wird die Blindenzahl in den Kulturländern stetig weiter sinken lassen, wie sie ja auch schon jetzt gegenüber früheren Zeiten gesunken ist.

Auch die Krankheitsbedingungen werden wohl nur insofern von den sozialen Verhältnissen beeinflußt, als die Angehörigen der unteren Volksschichten häufig nicht in der Lage sind, sich eingehend ärztlich behandeln zu lassen. Glücklicherweise hat hier ja die soziale Krankenversicherung Wandel geschafft, indem sie die früher bestehenden Ausnahmebestimmungen für Geschlechtskranke fallen ließ und ihnen die nämlichen Versicherungsleistungen wie den übrigen Patienten gewährte.

Es muß noch hinzugefügt werden, daß die ärztliche Hilfe bei den mannigfachen Formen, in denen die Gonorrhoe in Erscheinung tritt, zwar außerordentlich segensreich ist, aber doch nicht mit jener Zuverlässigkeit arbeitet wie bei der Syphilis.

IV. Als Todesursache kommt die Gonorrhoe wohl nur ausnahmsweise vor; dagegen beeinflußt sie das wirtschaftliche Getriebe dadurch, daß sie eine Anzahl junger Leute über kürzere oder längere Zeit arbeitsunfähig macht. Ist sie doch noch zehnmal häufiger als die Syphilis und vermag sie doch wie diese die Leistungsfähigkeit ganzer Truppenkörper und Schiffsmannschaften zu beeinträchtigen.

Auch die Gonorrhoe ist nicht ohne Einfluß auf die menschliche Fortpflanzung; doch äußert sich diese Wirkung in erheblich anderer Weise als wie bei der Syphilis. Die Gonorrhoe führt insofern zu einer Beeinträchtigung der Fortpflanzung, als sie zahlreiche Ehen entweder ganz unfruchtbar macht oder bei einer geringen Kinderzahl stehen bleiben läßt. Diese Wirkung beruht weniger häufig darauf, daß die in manchen Fällen eintretenden Hodenentzündungen den Mann unfähig machen, als vielmehr darauf, daß sich in den Unterleibsorganen der vom Ehemann angesteckten Ehefrau schleichende Entzündungen entwickeln, die eine weitere Empfängnis verhindern. Der Typus einer derartigen Ehe gibt sich nicht selten so zu erkennen, daß ein Kind geboren wird und dann die Ehe kinderlos bleibt. In diesem Falle waren die Entzündungen noch nicht so weit vorgeschritten, daß eine Empfängnis unterbleiben mußte, wie es dann für die spätere Zeit der Fall ist. Bei der ungeheuren Verbreitung der Gonorrhoe ist die Verminderung der Geburten, die auf diese Weise hervorgerufen wird, nicht zu unterschätzen.

Die Heiratserlaubnis ist dem Gonorrhoiker ärztlicherseits nicht früher zu erteilen, als bis das Fehlen der Erreger, der Gonokokken, mit Sicherheit angenommen werden kann oder am besten durch voraufgegangene mikroskopische Untersuchung nachgewiesen worden ist.

V. Während die bezeichnenden und auffallenden Symptome der Syphilis den Aerzten schon seit Jahrhunderten bekannt sind, sind die zahlreichen Komplikationen der Gonorrhoe, die so vielgestaltige Krank-

heitsbilder liefern können, erst in den letzten Jahrzehnten genauer erforscht worden. Früher hielt man den Ausfluß aus der Harnröhre des
Mannes für die hauptsächlichste Krankheitserscheinung und mit dessen
Verschwinden, das auch häufig ohne ärztliche Behandlung vor sich
geht, die Krankheit für erledigt. Diese Auffassung, die von den
Aerzten längst überwunden ist, herrscht leider in der Anschauung der
Männerwelt noch immer und läßt hier die Gonorrhoe als eine harm-
lose „Kinderkrankheit" erscheinen. Es ist deshalb darnach zu streben,
daß der für die Aerzte jetzt feststehende Zusammenhang der Gonorrhoe
mit Herzkrankheiten, chronischem Gelenkrheumatismus, Hodenerkran-
kungen und besonders den langwierigen Entzündungen sämtlicher
weiblicher Unterleibsorgane mehr als bisher zur Kenntnis der Oeffentlichkeit gebracht wird. Erst dann wird die Gonorrhoe in der öffentlichen Meinung für ebenso gefährlich als die Syphilis gelten, und erst
dann wird die Bekämpfung sich auf die Gewissenhaftigkeit des Einzelnen mehr als bisher stützen können.

VI. Für eine Bekämpfung der Gonorrhoe vom sozialen Standpunkte aus gilt das nämliche wie von der Syphilis. Auch hier dürfte
die gänzliche Enthaltsamkeit vom außerehelichen Geschlechtsverkehr
wenig und die Belehrung möglichst zahlreicher Personen über den
Schutz, den der Coitus condomatus bietet, alles bedeuten.

3. Ulcus molle.

Von den übrigen Geschlechtskrankheiten, Ulcus molle, Pa-
pillome, Balanitis usw. hat nur das an erster Stelle genannte
Leiden insofern eine gewisse Bedeutung, als es zahlreiche junge Leute
besonders wegen der häufig damit verbundenen Leistendrüsenabszesse
arbeitsunfähig macht.

Nach der Leipziger Krankheitsstatistik kamen unter 100 000 ein
Jahr lang beobachteten männlichen Versicherungspflichtigen 105 mit
Arbeitsunfähigkeit verbundene Fälle von weichem Schanker vor, die
zusammen 2684 mit Arbeitsunfähigkeit einhergehende Krankheitstage
beanspruchten. Bei den weiblichen Versicherungspflichtigen wurden
39 Fälle mit 1375 Krankheitstagen gezählt. In Dänemark erkrankten
im Durchschnitt der Jahre 1875—1885 in Kopenhagen 500 Personen
an weichem Schanker und in den Jahren 1886—1895 in Kopenhagen 251 (in den Provinzstädten 32, auf dem platten Lande 3) auf
100 000 Einwohner. Die bedeutende Abnahme, die auch in anderen
Ländern beobachtet wird, ist wohl dem zunehmenden Reinlichkeits-
sinn und der schnellen Heilung durch die bei dieser Erkrankung besonders wirksame ärztliche Behandlung zuzuschreiben. Bei der

Zählung der Geschlechtskranken in Preußen vom Jahre 1900 wurden auf 100000 Einwohner im Durchschnitt des ganzen Landes 11 Fälle von weichem Schanker, in Berlin 58 gezählt.

4. Allgemeine Bemerkungen zur sozialen Pathologie der Geschlechtskrankheiten.

Ueber die große sozialpathologische Bedeutung der Geschlechtskrankheiten dürfte kein Wort zu verlieren sein. Sie machen einen erheblichen Bruchteil des Volkes unfähig zur Arbeit und zur Lebensfreude und schädigen — die Syphilis vorwiegend durch Beeinträchtigung der Qualität und Quantität, die Gonorrhoe durch Beeinträchtigung der Quantität der Nachkommen — die menschliche Fortpflanzung.

Die Verbreitung unter den einzelnen Gesellschaftsschichten ist sehr verschieden. Die Statistik ist natürlich unsicher und schwierig. Die zuverlässigsten Angaben hat A. Blaschko (meist nach eigenen Ermittlungen) in folgender Tabelle zusammengestellt:

Soldaten . . . 4—5 % (Zahlen der Berliner Garnison).
Arbeiter . . . 8 % (Filiale der Zentralkrankenkasse der Tischler).
Kellnerinnen . a) 13,5 % (aus den Büchern der Ortskrankenkasse der Gastwirte).
    „ b) 30 % (Angaben der Berliner Polizei über aufgegriffene, der Prostitution verdächtige Kellnerinnen).
Kaufleute. . . 16,5 % (Berliner Zahlstelle des Verbandes deutscher Handlungsgehilfen).
Studenten . . 25 % (Studentische Krankenkasse).

Die Verbreitung steigt begreiflicher Weise mit der Größe der Städte. Nach der am 30. April 1900 in Preußen veranstalteten Zählung der in ärztlicher Behandlung befindlichen geschlechtskranken Männer kamen

in ganz Preußen auf . . . . 10 000 Einwohner 28
„ Berlin auf. . . . . 10 000 „ 142
„ Städten über 100 000 Einwohner auf 10 000 „ . 100
„ „ „ 30 000 „ „ 10 000 „ 58
„ „ unter 30 000 „ „ 10 000 „ 45
„ der Armee auf . . . . 10 000 „ 15

Wenn auch diese Zahlen wegen der Mängel der Erhebung an und für sich viel zu gering sind, so dürfte doch die Proportionalität ungefähr richtig sein.

Da die Verbreitung der venerischen Krankheiten von zahlreichen sozialen Momenten abhängt, könnte man versucht sein, in der Beseitigung dieser die wichtigste Maßnahme der Bekämpfung der Geschlechtskrankheit zu sehen. Aber wir können unmöglich die unserem Kulturzustande anhaftenden, teils unserer Einwirkung sich entziehenden, teils durchaus notwendigen Begleiterscheinungen wie besonders die Lebhaftigkeit des Verkehrs, das Wachstum der Großstadtbevölkerung u.a.m.

nur deshalb bekämpfen, weil sie ohne Zweifel die Geschlechtskrankheiten stark verbreitet haben. Vielmehr liegen die Abwehrmaßregeln auf anderem Gebiete, sind aber so unmittelbarer Art und so wirksam, daß wir kaum der indirekten mehr bedürfen.

Die wichtigste Forderung richtet sich an den Einzelnen und verlangt die ausnahmslose Anwendung von Schutzmitteln bei der Ausübung jeder Beiwohnung, der nicht zur Erzeugung von Nachkommen dienen soll. Es liegt ja der Einwurf hier nahe, daß zur Bekämpfung der Geschlechtskrankheiten einfach die Forderung der Unterlassung jeglicher außerehelicher Beiwohnung genügen würde. In der Tat fehlt es ja nicht an Stimmen, die damit die ganze Frage für erledigt halten und an das Individuum die kategorische Forderung richten, den außerehelichen Geschlechtsverkehr zu vermeiden, und von den Behörden verlangen, daß sie jede Gelegenheit dazu unterdrücken. Man kann vielleicht persönlich und auf Grund einer bestimmten Weltanschauung sich dieser Forderung anschließen: als Hygieniker und speziell als Sozialhygieniker kann und darf man sich die Frage nicht in dieser Weise bequem machen; denn wenn auch nicht zu bezweifeln ist, daß eine Anzahl Personen imstande sein werden, ihre Triebe in asketischer Zucht zu halten, so muß dieses doch für die große Masse der Bevölkerung — und nur diese, nicht einzelne ausgezeichnete Personen sind der Gegenstand der sozialen Hygiene — nach den bisherigen Erfahrungen verneint werden. Der Geschlechtstrieb ist so außerordentlich stark und die Möglichkeit der Verheiratung ist für zahlreiche Personen gegenwärtig so weit hinausgerückt, daß die Forderung unbedingter Enthaltsamkeit besonders von dem sexuell aktiveren männlichen Geschlecht kaum in erheblichem Umfange verwirklicht werden wird. Sind doch allein in Deutschland zurzeit 12 Millionen Männer im Alter von 18—50 Jahren unverehelicht. An dieser wie an ähnlichen Beobachtungen der Massenpsychologie darf der Arzt nicht vorübergehen, sondern er muß seine Vorschläge auf die durchschnittliche psychische Widerstandsfähigkeit des normalen Individuums gegenüber dem Geschlechtstriebe einstellen. Die Forderung des Gebrauches von Schutzmitteln ist aber ein solcher Vorschlag.

Die Frage der sittlichen Zulässigkeit oder Unzulässigkeit des außerehelichen Geschlechtsverkehrs gehört natürlich nicht vor das Forum des Arztes. Aber die Beurteilung einer Handlung vom Standpunkte der Moral hat mit ihrer Gesundheitsschädlichkeit oder Ungefährlichkeit auch nichts zu tun. Das Stehlen ist nicht gesundheitsgefährlich und wird trotzdem aus sittlichen Gründen zu unterlassen sein. Auch wird jemand, der aus moralischen Gründen den außerehelichen Geschlechtsverkehr verwirft, ihn auch dann nicht ausüben, wenn er ihn ohne leibliche Gefahren ausüben könnte. Wenigstens wäre das eine merkwürdige Art von Moral, die sich dadurch beeinflussen ließe. Auch ist jemand, der grundsätzlich den außerehelichen Geschlechtsverkehr verwirft, aber in schwacher Stunde eine Entgleisung erlebt, zu hart bestraft, wenn er diese mit so schweren Erkrankungen wie Syphilis und Gonorrhoe und ihre Nachkrankheiten büßen muß. Die Kenntnis und Möglichkeit des Kondomgebrauches als des einzigen einigermaßen zuverlässigen Schutzmittels sind auch ihm zu gönnen. Gerade diese Fälle sind in der ärztlichen Praxis nicht selten und führen häufiger zum Selbstmord von sittlich den Durchschnitt überragenden Personen, als die Fernstehenden ahnen. Wer aber umgekehrt den außerehelichen Geschlechtsverkehr für zulässig hält, der hat ganz besonders die Verpflichtung, wenigstens dafür zu sorgen, daß er nicht zum Empfänger und Weiterverbreiter der Geschlechtskrankheiten wird. Gerade weil ihm im Zökalkondom ein Mittel hierzu geboten ist, wird er sich und anderen gemeingefährlich erscheinen müssen, wenn er seine Anwendung unterläßt. Die Kenntnis und Zugänglichkeit dieses Schutzmittels enthebt ihn jeder Entschuldigung und erhöht die Verantwortlichkeit, während andererseits die Gefährlichkeit des außerehelichen Geschlechtsverkehrs an und für sich seine Verbreitung niemals verhindert oder auch nur hintenangehalten hat.

Die medizinische Wissenschaft und die empirische Praxis der Laien kennt eine ganze Reihe von Schutzmitteln. Es kommt gegenwärtig zur Erzielung einer weitgreifenden Wirkung nur darauf an, daß aus der Fülle dieser im Werte sehr ungleichen Methoden eine oder einige wenige herausgehoben und dermaßen Verbreitung finden, daß ihre Anwendung nicht mehr ein Akt ausnahmsweise geübter Besonnenheit, sondern eine selbstverständliche Sitte bedeutet. Diesem in der Entwicklung liegenden Ziele steht außer geschichtlich überkommenen Vorurteilen gegenwärtig noch der Wirrwarr in den Empfehlungen der verschiedenen Schutzmittel, für die meistens geschäftliche Interessen ausschlaggebend sind, entgegen. Deshalb muß an dieser Stelle betont werden, daß das einzige Mittel, das aus den übrigen herausgehoben und in die allgemeine Volkssitte einzugehen verdient, die Umhüllung der Gliedes vor dem Verkehr ist, und zwar nicht mit der aus Gummi, sondern dem aus dem Blinddarm des Schafes gefertigten Zökalkondom, auch „Blase" oder „Fischblase" oder „Goldschlägerhäutchenkondom" genannt.

Wenn jeder Geschlechtsverkehr, der nicht der Erzeugung von Nachkommen dienen soll, unter Benutzung von

Zökalkondomen vorgenommen wird, werden die Geschlechtskrankheiten binnen kurzem völlig verschwinden[1]).

Alle übrigen Mittel, wie Waschungen, Spülungen, Einträufelungen, Salben usw., die als Vorbeugungsmittel gegen Ansteckung empfohlen worden sind, verdienen keine Verbreitung, da sie teils unsicher, teils schädlich, teils teuer und kompliziert sind.

Es darf an dieser Stelle allerdings nicht verschwiegen werden, daß die Einbürgerung des Zökalkondoms eine große Gefahr mit sich führt. Nämlich die Gefahr, daß das nämliche Mittel, in dem wir den einzig wirksamen Schutz gegen die Erwerbung der Geschlechtskrankheiten sehen müssen, im großen Umfange zur Geburtenvorbeugung auch in der Ehe und damit zu der sozial und national so verhängnisvollen Kinderarmut und Entvölkerung führen kann. Die hier drohende Gefahr ist keineswegs zu unterschätzen, und wenn es möglich wäre, durch Unterlassung der Kondomempfehlung den Geburtenrückgang zu verhindern oder auch nur aufzuhalten, so würde diese Unterlassung zu empfehlen und lieber die Ansteckungen in den Kauf zu nehmen sein. Tatsächlich ist es aber völlig gleichgiltig, ob die Aerzte den Kondom zur Verhütung der Geschlechtskrankheiten empfehlen oder nicht, da er zur Empfängnisverhütung ohnedies sehr häufig benutzt wird, ganz unabhängig davon, ob ihn die Aerzte empfehlen oder nicht. Es ist völlig aussichtslos, die Kenntnis der empfängnisverhütenden Mittel und diese selbst durch polizeiliche Maßnahmen fernzuhalten, namentlich nicht in einem Lande mit so allgemein entwickelter Volksbildung wie in Deutschland. Auch sind die verbreitetsten dieser Präventivmittel garnicht einmal der Kondom, sondern Mittel, die wie Interruptio und Spülungen polizeilich völlig unfaßbar sind. Die Mittel zur Bekämpfung des Geburtenrückganges liegen, wie unten in einem besonderen Kapitel angeführt wird, auf moralischem, sozialem und öffentlich-rechtlichem Gebiete, nicht auf medizinisch-hygienischem. Denn die Empfängnisverhütung als soziale Erscheinung ist unabhängig

---

1) Der Zökalkondom ist von bester, ungeflickter und dünner Qualität zu nehmen und vor dem Gebrauch in Wasser zu tauchen. Nach dem Gebrauch kann er mit kaltem Wasser gespült, mit einem Tuch ausgestopft und getrocknet werden. Der Gefahr des Zerreißens begegnet man am besten dadurch, daß man zwei Exemplare übereinander zieht, beide befeuchtet und leicht einfettet. Man kann dann die einzelnen Zökalkondome solange benutzen, bis einer reißt und durch einen neuen ersetzt werden muß. Da beide Exemplare niemals zu gleicher Zeit oder an der nämlichen Stelle einen Riß bekommen, ist diese Art der Benutzung vollkommen sicher. Die dadurch ermöglichte häufige Benutzung ein und desselben Zökalkondoms verbilligt das Verfahren so sehr, daß auch der Unbemittelte sich der guten und feinen Ware bedienen kann. Man beziehe die Zökalkondoms nicht auf dem Umwege des heimlichen Handels der Kellner, Barbiere usw., sondern aus großen, reellen Geschäften, die Sanitätsartikel als Spezialität führen.

von der Mitwirkung der Aerzte und würde den nämlichen Gang nehmen, wenn wir Aerzte völlig von der Empfehlung von Kondomen oder anderen empfängnisverhütenden Mitteln absehen würden. Deshalb können die Aerzte mit ruhigem Gewissen — ja sind mangels jedes anderen zuverlässigen Mittels dazu verpflichtet — ohne Rücksicht auf Erscheinungen, die wie der Geburtenrückgang nicht ihre Schuld sind, in Theorie und Praxis zum Ausdruck bringen, daß die Möglichkeit der Verhütung der Geschlechtskrankheiten mit der Verallgemeinerung der Kondombenutzung steht und fällt. Diese ist daher nicht hintenanzuhalten, sondern soweit zu fördern, daß jeder vor dem ersten Geschlechtsverkehr diese Kenntnis erwirbt und als selbstverständliches geistiges Eigentum bewahrt. Es wird sicher noch viel Aufklärungsarbeit kosten, bis die zahlreichen, aus einer falsch verstandenen Sittlichkeit entstandenen Vorurteile, die diesem Ziele noch entgegenstehen, fortgeräumt worden sind. So mündet an dieser Stelle die Verhütung der Geschlechtskrankheiten in die Frage der rückhaltslosen geschlechtlichen Belehrung der Jugend beiderlei Geschlechtes beim Eintritt in das geschlechtsreife Alter oder am besten noch früher. Man mag gegen diese geschlechtliche Belehrung Gründe anführen, welche man nur will, der Hygieniker muß sie verlangen und kann die Verantwortung dafür tragen, da er allein übersieht, welche großen Opfer die Unkenntnis fordert und wie teuer wir es bezahlen müssen, daß selbst der Teil der Jugend, der gewillt und fähig ist, mit einer gewissen Besonnenheit sein Leben zu führen, nicht rechtzeitig die richtige Beratung findet.

Die Belehrung über das Geschlechtsleben in allen seinen Formen hat in Deutschland in den letzten Jahrzehnten gewiß Fortschritte gemacht. Aber trotz allem, was bisher geleistet ist, stehen wir noch in den Anfängen. Die rückhaltlose Empfehlung des oben erwähnten Schutzmittels bis zur vollständigen Kenntnisnahme durch die gesamte Bevölkerung vom Beginn der Geschlechtsreife an ist eines von den Zielen, die sich die geschlechtliche Aufklärung stecken muß, wenn sie nicht Schönrednerei bleiben will.

Dieser Schutzmaßnahme, mit deren Forderung sich der Hygieniker an das Individuum, und zwar an das gesunde, wendet, muß sich zwecks Ausrottung der Geschlechtskrankheiten eine zweite zugesellen, die sich auf den bereits angesteckten und erkrankten Menschen erstreckt und deren Verallgemeinerung mehr von sozialen Faktoren und dem guten Wollen der gesellschaftlichen Organe, der staatlichen und kommunalen Behörden, abhängt. Sie erfüllt in gleicher Weise sowohl die Forderung einer gründlichen ärztlichen Behandlung, die ja

gerade bei den Geschlechtskrankheiten so überaus wirksam ist, als
auch der Verhütung der Uebertragung, und besteht in der Kranken-
hausbehandlung aller oder doch möglichst zahlreicher venerisch
Erkrankter während des ansteckenden Stadiums. Die Zeit der größten
Ansteckungsgefahr läßt sich ja für die schwerste Geschlechtskrankheit, die Syphilis, mit einiger Sicherheit feststellen, während bei
der Gonorrhoe die Ansichten der Fachärzte noch auseinandergehen.
Mit Recht sagt über die Notwendigkeit einer Verallgemeinerung der
Krankenhausbehandlung ein Sachverständiger wie A. Blaschko[1]:
„Bei den venerischen Krankheiten erschöpft sich eigentlich die gesamte
Prophylaxe mit der Krankenhausbehandlung. Der Geschlechtskranke
ist außerstande, seine Krankheit weiter zu verbreiten. Es bedarf
keiner Desinfektion seiner Wohnräume, seiner Betten, seiner Bekleidungs-
stücke; es bedarf nicht irgendwelcher weiteren Eingriffe der Sanitäts-
polizei in seine eigentlichen oder seiner Angehörigen Privatangelegen-
heiten; es genügt, ihn während der Dauer seiner Kontagiosität in
einem Krankenhaus zu haben, um zu wissen, daß alles geschehen ist,
was überhaupt möglich ist, die Weiterverbreitung dieser Krankheit
von diesem Kranken aus zu verhüten. Es müßte daher die Aufgabe
der öffentlichen Gesundheitspflege sein, die Krankenhausbehandlung
als das zu erstrebende Ziel für jeden einzelnen Fall von Geschlechtskrankheit zu betrachten und alle Gesetze und Einrichtungen so zu
treffen, daß von den Venerischen möglichst viele das Krankenhaus
aufsuchen.“

Die Durchführbarkeit einer großzügigen Hospitalisierung der
venerisch Erkrankten ist natürlich auch eine Frage von großer finanzieller Tragweite. Es muß deshalb immer im Auge behalten werden,
daß die Geschlechtskrankheiten in der Regel das Allgemeinbefinden
der Kranken wenig beeinträchtigen und es daher durchaus möglich
ist, die Kranken in der Anstalt arbeiten zu lassen und dadurch den
Anstaltsbetrieb zu verbilligen. E. Saalfeld[2] hat einen bemerkenswerten, bis ins einzelne ausgearbeiteten Entwurf zur Errichtung von
Arbeitssanatorien veröffentlicht, der in der Tat verwirklicht zu
werden verdient. Uebrigens ist der Gedanke, die Syphilis durch
Hospitalisierung der Kranken zu bekämpfen, bereits so alt als die
Seuche selbst. Als sich ausgangs des 15. Jahrhunderts infolge des
Erlöschens der Lepra die Aussatzhäuser leerten, suchte man sie,

---

1) A. Blaschko, Sonderkrankenanstalten und Fürsorge für Syphilitische und
Lepröse. Handbuch der Krankenversorgung. Berlin 1898.
2) E. Saalfeld, Ueber Arbeitssanatorien für Geschlechtskranke. Berl. klin.
Wochenschr. 1903. Nr. 39.

da sich gleichzeitig die Syphilis mächtig ausbreitete, in den Dienst der Bekämpfung der neuen Seuche zu stellen. Wie Blaschko meint, verließ man lediglich infolge der Heimlichtuerei, die sich erst einbürgerte, als man den außerehelichen Verkehr als Ursache der Krankheit erkannte, dieses System, das sich bei der Bekämpfung des Aussatzes so glänzend bewährt hatte. Dieses Vertuschungsbestreben hat dann leider Jahrhunderte lang eine vorurteilsfreie Beschäftigung mit den Geschlechtskrankheiten hintenangehalten und beginnt erst in unseren Tagen langsam zu weichen.

Bedauerlich ist, daß öffentliche Meinung sowohl wie die Anschauung der gesetzgeberischen Stellen sich noch immer nicht recht damit befreunden können, die bösen Folgen, die der Geschlechtsverkehr venerisch Erkrankter mit Gesunden so überaus häufig zeitigt, strafrechtlich und zivilrechtlich zu ahnden. Selbst wenn bei Wahrung des ärztlichen Berufsgeheimnisses auch nur wenige Fälle zur Anzeige und zur gerichtlichen Ahndung kämen, würden doch klare Straf- und Haftpflichtsbestimmungen für die gesamte Bevölkerung weithin sichtbare Warnungssignale abgeben und als solche sicher ihre Wirkung nicht verfehlen. Derartige Bestimmungen sind um so mehr gerechtfertigt, als die Schutzmaßnahmen dem Publikum immer mehr bekannt und zugänglich werden.

5. Die Prostitution.

Die beiden hier betonten Maßnahmen, die Einbürgerung des Kondomgebrauchs und die weitgehende Hospitalisierung der Erkrankten, haben vor allen Dingen den großen Vorzug, daß sie den Kampf gegen die Geschlechtskrankheiten von einem Felde fortlegen, auf dem die Versuche einer planmäßigen Bekämpfung ebenso häufig wie vergeblich angestellt worden sind, nämlich dem der Prostitution. Daß die gewerbliche Unzucht mit ihrem fortwährenden Wechsel der geschlechtlich Verkehrenden eine sehr große Quelle der Ansteckung ist, liegt vor Augen, und es ist deshalb wohl verständlich, daß man seit Jahrhunderten mit einer gesundheitlichen Ueberwachung der Prostituierten den Hebel zur Bekämpfung des Uebels einsetzen zu müssen geglaubt hat. Leider sind diese Versuche ohne jeden nennenswerten Erfolg geblieben, da die Ueberwachung nur einen kleinen Kreis der gewerbsmäßig Unzucht treibenden Personen erfassen und auch diesen nur für eine kurze Zeit zwecks Beseitigung der auffallendsten Krankheitserscheinungen durch zwangsweise Einweisung in ein Krankenhaus aus dem Verkehr ziehen kann. Ja, es ist von vielen Seiten die Meinung ausgesprochen und mit guten

Gründen belegt worden, daß eine sorgfältige polizeiliche Aufsicht nicht selten das Uebel verschlimmert und Personen in der Prostitution festhält, die ohne diese Aufsicht ihr vielleicht nach kurzer Zeit wieder den Rücken gewandt hätten. Insbesondere geht jene Form der Prostitution, die der polizeilichen Reglementierung und gesundheitlichen Ueberwachung am zugänglichsten ist, das Bordellwesen, mit so fürchterlichen Begleiterscheinungen für die Bewohnerinnen einher und ist so eng mit dem Mädchenhandel verbunden, daß es schon aus Gründen der Menschlichkeit wohl gegenwärtig von allen sachverständigen Beurteilern verworfen wird. Selbst frühere Anhänger der Reglementierung kommen mehr und mehr von ihrem Standpunkt ab.

Von allen Versuchen, die Prostituierten zu reglementieren und zu kasernieren, ist vom sozialhygienischen Standpunkte aus allein das „Bremer System" der Beachtung zu empfehlen, weil es die Insassen lediglich als selbständige Mieterinnen zuläßt und damit die Ausbeutungsmöglichkeit durch Wirtsleute, Zuhälter usw. ausschließt. Die Prostitution vollständig zu unterdrücken, ist niemals gelungen und wird sich auch kaum in absehbarer Zeit ermöglichen lassen. Es kann sich deshalb nur darum handeln, ihr die zahlreichen Giftzähne auszubrechen. Wie die Erfahrung lehrt, ist das eher möglich, wenn man polizeiliche Schikane, Ausnahmegesetzgebung und Reglementierung vermeidet und sich darauf beschränkt, die Erregung öffentlichen Aergernisses und die Anlockung jugendlicher Personen zu verhindern. Ferner ist für die Prostituierten freier Krankenhausaufenthalt vorzusehen, von dem sie bei ihren zahlreichen Erkrankungen gerne Gebrauch machen werden, wenn die vielfach entwürdigenden Nebenumstände in Fortfall kommen, mit denen gegenwärtig ihre Behandlung in den Krankenhäusern noch verbunden ist. Das Bordellwesen ist unter allen Umständen zu unterdrücken, während man die Absteigequartiere nicht mit den Bordellen in einen Topf werfen, sondern geradezu begünstigen soll. Mit Recht sagt A. Blaschko[1]) hierüber: „Das rigorose Vorgehen gegen die sog. Absteigequartiere — das ja durch den Wortlaut der heutigen Gesetzgebung seine Berechtigung erhält — ist sehr unzweckmäßig. Es müßte im Gegenteil der Prostituierten und dem sie aufsuchenden Manne ermöglicht werden, sich unauffällig in geschlossenen Räumen zu treffen, die ja noch dazu sehr leicht mit allen hygienischen Einrichtungen versehen werden könnten. Das heutige System, welches alle derartigen Institute verfolgt und unterdrückt, verlegt nicht nur gewaltsam den Prostitutionsmarkt auf die Straße, sondern

---

1) A. Blaschko, Art. „Prostitution" im Handwörterbuch der Staatswissenschaften. Jena 1910.

leistet auch der Verbreitung der venerischen Krankheiten in jeder erdenklichen Weise Vorschub".

Mit ihrem Gegenpol, der weiblichen Keuschheit, hat die gewerbsmäßige Unzucht die Kinderlosigkeit gemein. Die schnelle Erkrankung an unfruchtbar machenden Geschlechtskrankheiten, die Unbedenklichkeit, mit der im Falle einer eingetretenen Schwangerschaft zur Abtreibung geschritten wird, und der Gebrauch von Präventivmitteln bringen es mit sich, daß die Prostituierten nur sehr wenig Kinder gebären, die bei den ungünstigen Aufzuchtsverhältnissen in der Regel auch rasch zugrunde gehen. Infolgedessen fallen die Frauen, die sich der Prostitution ergeben, für die Fortpflanzung vollkommen aus. Es erhebt sich nun die Frage, ob dieser Ausfall den menschlichen Artprozeß günstig oder ungünstig beeinflußt. Nach dem gegenwärtigen mangelhaften Stande unserer Kenntnis der körperlichen Beschaffenheit der Prostituierten und ihrer wirklichen Zahl läßt sich diese Frage noch nicht mit Sicherheit beantworten. Festzuhalten ist zunächst, daß rein körperlich genommen die Prostituierten ein gutes Menschenmaterial darstellen, es infolgedessen vielleicht bedauerlich ist, daß sie ihre körperlichen Vorzüge nicht fortpflanzen. Anderseits ist kein Zweifel, daß sich unter ihnen viele geistig minderwertige und geradezu schwachsinnige Individuen befinden. Wie hoch deren Bruchteil ist, darüber fehlt jeder Anhaltspunkt. Wäre der Prozentsatz an Psychopathen unter ihnen wirklich so groß, wie von mancher Seite behauptet wird, so wäre die Kinderlosigkeit der Prostituierten natürlich ein Vorzug, und die Prostitution eines jener rohen Mittel, durch die sich der gesellschaftliche Organismus seiner unbrauchbaren Glieder entledigt.

Hautkrankheiten.

1. Ekzem.

Das vielgestaltige Heer der Hautkrankheiten entbehrt auch in jenen Formen, die die lebenswichtigen Funktionen des Körpers nicht bedrohen, insofern nicht einer sozialen Bedeutung, als ihr Vorkommen ein Gradmesser für den kulturellen Tiefstand und der damit verbundenen Unreinlichkeit der betreffenden Bevölkerung abgeben kann. Hierher gehören alle jene Ekzeme, die durch Ungeziefer entstehen und die bei uns glücklicherweise in größerer Häufung nur noch in den östlichen Grenzgebieten beobachtet werden. Das Nämliche gilt von den nässenden Hautausschlägen, die auch in kultivierter Bevölkerung wohl entstehen können, aber doch bei geeigneter Behandlung schnell verschwinden, während sie bei der Vernachlässigung, wie sie bei einer stumpfsinnigen, tiefstehenden Bevölkerung üblich ist, zu verhängnisvollen Folgen führen können. Mehr oder weniger gilt das für alle Hautkrankheiten, so daß es nur bei einigen von ihnen einer gesonderten Besprechung ihrer Stellung in einer Pathologie vom sozialen Standpunkte aus bedarf.

Daß selbst bei verhältnismäßig hohem Stande der Kultur trotzdem die Ekzeme nicht ganz selten sind, geht aus den Zahlen der Leipziger Krankheitsstatistik hervor, bei denen man immer im Auge behalten muß, daß nur die Fälle gezählt worden sind, die zu vollständiger Arbeitsunfähigkeit geführt haben. Nach der Leipziger Statistik kamen unter 100000 ein Jahr lang beobachteten männlichen Versicherungspflichtigen noch 176 Fälle von Ekzem vor, die zusammen 3331 mit Arbeitsunfähigkeit einhergehende Krankheitstage beanspruchten. Bei den weiblichen Versicherungspflichtigen wurden 268 Fälle mit 5099 Krankheitstagen gezählt.

Der Gipfelpunkt der zu Hautkrankheiten führenden Unreinlichkeit ist die unter dem Namen „Weichselzopf" bekannte Verfilzung des gesamten Haupthaares, die mit der nässenden Flechte des Kopfes einhergeht und mit wachsendem Haupthaar einen erstaunlichen Umfang annehmen kann. Er ist leider in den von polnischer Bevölkerung bewohnten Provinzen Preußens noch immer nicht ausgestorben, zumal seine Träger ihn häufig infolge des Aberglaubens, er schütze sie vor anderen Krankheiten, auf das ängstlichste zu erhalten trachten.

Hautkrankheiten mit den verschiedenartigsten Krankheitsbildern entstehen auch auf der Grundlage von beruflichen Schädigungen. Diese „Gewerbeekzeme" sind überaus hartnäckig und trotzen häufig jeder ärztlichen Behandlung, solange der Kranke nicht den Beruf wechselt. Nach A. Blaschko[1]) sind für die gewerblichen Ekzeme bezeichnend 1. das vorwiegende Befallensein der unbedeckten Hautpartien, insbesondere der Hände; 2. das relativ häufige Auftreten von Mischinfektionen (Pustelbildung, Impetiginisation); 3. bei den an den Händen lokalisierten Gewerbeekzemen oft eine charakteristische Veränderung der Haut durch Einlagerung von Farbstoffen, Chemikalien, Schmutz und anderen differenten oder indifferenten Substanzen.

Nach einer Zusammenstellung von R. Herxheimer[2]) entstehen Gewerbeekzeme:

bei Zementarbeitern durch Kalkätzung und beständige Durchfeuchtung der Haut,
bei den Bäckern durch feuchten Teig, starke Zuckerlösungen, Fruchtsäuren und
    Hitzeausstrahlung des Backofens,
bei den Waschfrauen durch Wasser, Chlorkalk, Soda, Seife,
bei den Baumwollenspinnern durch Schmieröle,
bei den Galvaniseuren durch Benzin, Seifen und Zyankaliumbäder,
bei den Gürtlern, Spenglern, Formern durch Säuren und Terpentin,
bei den Druckern durch Kienöl,
bei den Hutfabrikarbeitern durch mit Schwefelsäure angesäuertes Wasser,
bei den Tabakarbeitern durch ätzende Flüssigkeiten beim Entrippen der Tabak-
    blätter,
bei den Färbern, Beizern, Kalikoarbeitern durch Beiz- und Bleichmittel,
    durch Mischen der Walkseife, Händereinigen mit Zuckersäure, durch Oxal-
    säure, Mineralöle, Olein,
bei den Tischlern und Möbelpolierern (Poliererkrätze) durch Schellack,
    Pyridin, Mineralöl, Paraffin,
bei den Gärtnern durch Primeln, Thuja occidentalis, Rhus toxicodendron, Ostrya
    virginica, Solanumarten, Arnica montana, Ipomoea imperialis usw.,
bei den Photographen durch Reduktionsmittel (Metol, Rodinal, Pyrogallol),
bei den Aerzten und Pflegerinnen durch Formalin, Karbol, Sublimat usw.,
bei den Arbeitern in Brikettfabriken durch Steinkohlenteer, Sonnenhitze,
in Teerschwelereien durch Teer, Paraffin,
in Kalksandsteinfabriken durch Kalk,
in Kalkwerken durch Kolophonium, Terpentin als Bindemittel zwischen Glimmer-
    platten zur Herstellung des Isoliermittels Mikanit,
bei Bronzearbeitern durch Beizen mit verdünnter Schwefelsäure,
bei den Arbeitern in Drahtfabriken durch Säuren,
in Gußstahlkugelfabriken durch Schleiföle,
in Maschinenfabriken durch denaturierten Spiritus,
in Nähmaschinenfabriken durch Nickelbäder,

---

    1) A. Blaschko, Gewerbliche Hautkrankheiten. In Th. Weyls Handbuch der Arbeiterkrankheiten. Jena 1908.
    2) Deutsche med. Wochenschr. 1912. Nr. 1.

in Fahrradfabriken beim Reinigen der zu vernickelnden Gegenstände mit Kalk,
    durch Nickelbäder, durch Sägemehlstaub und Schmieröl,
in chemischen Fabriken durch Schwefelsalz, Salpetersäure, Sodastaub, feuchtes
    Nickelsulfat, Chlorbenzol, Chininstaub („Chininkrätze") und Opiumpräparate,
in Farbenfabriken durch Anilin, durch Chlorkalkwasser und Azofarbstoffe, durch
    Binitrobenzol, durch Anthracen usw.,
in Lackfabriken durch Terpentinöl,
in Zündhütchen- und Patronenfabriken bei elektrolytischer Gewinnung von
    chlorsaurem Kali,
in Kalifabriken durch Rohsalze („Salzflechte"),
in Hasenfellzurichtereien durch chemische Entfernung der Haare,
in Linoleumfabriken durch Rohnaphtha,
in Eisenbahnschwellenimprägnieranstalten durch die Imprägniermittel,
in Perlmutterknopffabriken durch Staub beim Bohren,
in Zuckerfabriken („Zuckerkrätze") durch Zuckersaft, ähnlich durch Zucker
    und Sirup,
in Konservenfabriken durch Spargelschälen,
in Bautischlereien beim Abreiben des in Kalilösung getränkten Holzes,
in Schuhcremefabriken durch Fett, Harz, Vaselin, Erdwachs, Nigrosin,
in Bijouteriefabriken durch Silberbäder,
in Sprengstoffabriken durch Wachsen, Patronieren, Verpacken,
in Kupferdrahtziehereien durch Oel, Säuren, Metallsalze,
in Chromgerbereien durch ätzende Chromverbindungen,
bei Heringsverkäufern durch Heringslake.

2. Krätze.

In früheren Jahrhunderten war die Krätze eine gefürchtete und
verbreitete Krankheit, die in zahlreichen Fällen jeder Behandlung trotzte
und von den Befallenen zeitlebens mitgeschleppt werden mußte. Die
neuere Heilkunde hat dieser Krankheit gegenüber einen großen Erfolg
erzielt, indem sie als Krankheitsursache eine Milbenart erkannte und
im Perubalsam ein wirksames Mittel erfand. Die Krätze ist infolgedessen selten geworden, da sie in der Regel schon beim ersten
Auftreten geheilt wird. Die in früheren Zeiten so geläufigen Krankheitsbilder der ekzematösen Ausbreitung des Krätzeschorfes über einen großen
Teil des Körpers findet sich gegenwärtig nur noch gelegentlich bei
Landstreichern und Verwahrlosten, die dann am besten sofort einem
Krankenhause zur Einleitung einer Krätzkur überwiesen werden.

Nach der Leipziger Krankheitsstatistik kamen unter 100 000 ein
Jahr lang beobachteten männlichen Versicherungspflichtigen noch
99 Fälle von Krätze vor, die zusammen 794 mit Arbeitsunfähigkeit
einhergehende Krankheitstage beanspruchten. Bei den weiblichen Versicherungspflichtigen wurden 52 Fälle mit 725 Krankheitstagen gezählt. Zwar hat die Krätze ihre Schrecken verloren, aber sie ist trotz
der sicher wirkenden Behandlung noch nicht zum Verschwinden gebracht
worden. Sie ist in den letzten Jahrzehnten nicht erheblich seltener geworden. An einigen Orten hat sie sogar zugenommen. In einer Betrachtung, die die Krätze zum Ausgangspunkt nimmt, um die Frage nach der
Beeinflussung einer Volksseuche durch die ärztliche Behandlung überhaupt

zu erörtern, hat A. Gottstein[1]) auf Grund der „Mitteilungen des Kaiserl. Gesundheitsamtes" die Verbreitung der Krätze im Deutschen Reich und in den einzelnen Bundesstaaten tabellarisch dargestellt:

Es wurden Erkrankungsfälle an Krätze in den öffentlichen Krankenhäusern behandelt:

	überhaupt in den Jahren					pro Tausend der Erkrankungsfälle				
	1886 bis 1888	1889 bis 1891	1892 bis 1894	1895 bis 1897	1898 bis 1901	1886 bis 1888	1889 bis 1891	1892 bis 1894	1895 bis 1897	1898 bis 1901
preußen	1 293	1 269	1 266	1 153	1 180	35,0	29,0	23,5	17,9	10.4
stpreußen	1 631	1 519	1 693	1 409	1 515	37,2	31,0	32,2	24,8	16,9
lin	1 741	1 794	4 806	3 675	3 239	11,3	9,3	21,7	15,5	9,0
ndenburg	1 273	1 399	3 779	2 537	2 336	25,40	23,5	51.0	31,3	16,0
amern	1 625	1 828	2 833	2 454	2 565	38,6	39,1	51,9	40,9	26,2
en	998	665	754	663	720	31,7	20,0	20,1	15,7	10,5
lesien	6 428	4 337	7 650	6 657	7 127	31,5	21,7	35,0	27,5	18,7
hsen	2 770	3 288	6 613	5 742	5 469	43,9	40,0	64,3	52,8	30,3
leswig-Holstein	4 331	5 515	9 831	7 540	6 194	99,6	103,6	151,5	121,1	66,9
nover	4 806	6 592	13 327	12 275	10 413	74,8	83,3	134,4	114.6	60,2
stfalen	6 707	9 956	23 598	25 648	26 201	78,4	90,6	153,8	142,9	88,6
sen-Nassau	2 767	3 257	6 892	6 888	6 407	49,9	44,6	72,9	72,0	40,7
inprovinz	10 627	16 974	35 599	35 185	39 926	61,0	75,1	125,7	114,1	75,1
enzollern	13	23	57	97	59	14,1	17,2	35,6	55,4	23,8
ußen	47 010	58 416	118 698	111 923	113 351	44,7	46,8	78,5	68,0	42,1
ern	8 469	10 252	18 386	17 424	14 414	28,2	30,3	51,2	45,1	25,5
hsen	5 210	4 588	7 674	7 001	7 093	55,7	41,9	58,5	47,0	28,7
rttemberg	2 639	2 500	6 282	5 120	2 900	30,1	21,7	46,4	37,6	15,3
en	2 958	4 287	8 405	6 286	4 030	37,1	40,0	66,7	46,4	18,6
sen-Darmstadt	1 537	2 368	4 123	3 165	3 140	44,9	53,6	69,2	49,1	29,0
klenburg-Schwerin	2 274	2 403	4 387	4 393	3 397	119,1	108.4	159,5	164,3	88,6
hsen-Weimar	439	497	1 037	822	678	77,0	63,2	113,8	83,6	42,7
klenburg-Strelitz	439	331	571	595	434	95,4	71,5	108,6	103,5	57,1
enburg	734	891	2 012	1 799	1 486	59,2	56,9	94,4	77.2	46,3
unschweig	1 209	1 568	2 227	1 697	1 615	86,2	85,2	102,6	73.1	40,4
hsen-Meiningen	153	144	381	403	319	43,5	36,4	92,0	82,7	38,8
hsen-Altenburg	1 487	1 275	1 291	1 343	1 570	511,0	297.9	261.0	271,3	240,8
hsen-Koburg-Gotha	245	215	603	475	372	68,1	54,8	116,9	85.4	45,1
alt	483	620	985	671	690	64,7	67,3	97,9	66,1	46,7
warzburg-Sondersh.	44	83	178	148	186	39,6	68,6	93,2	68,5	64,6
warzburg-Rudolstadt	113	40	114	86	47	47,9	17,6	42,9	28,9	12,6
deck	38	48	118	101	93	65,5	41,4	73,3	46.5	25,1
ß ältere Linie	87	129	149	103	66	86,1	103.2	108,0	81,1	44,0
ß jüngere Linie	174	207	358	287	206	66,2	67,8	111,5	84,4	44,6
aumburg-Lippe	19	28	42	51	101	35,9	53,8	74,9	63,0	59,8
pe-Detmold	79	98	336	281	196	66,4	71,5	128,7	104,5	55,4
eck	344	351	709	653	383	80,3	67,9	110,4	107,6	38,7
men	1 234	1 873	2 971	2 062	1 499	78,2	87,3	115,2	75,8	32,1
burg	3 418	4 096	5 687	4 281	3 455	43,4	42,2	50,1	35,9	18,7
ß-Lothringen	528	788	2 093	2 728	1 775	11,0	14,2	31.9	37,6	15,5
tsches Reich	81 364	98 096	189 817	173 898	163 396	43,3	43,7	71,4	60,5	35,8

1) A. Gottstein, Die Beeinflussung von Volksseuchen durch die Therapie, zugleich ein Beitrag zur Epidemiologie der Krätze. Vortrag, geh. am 12. Jan. 1911 in d. Gesellschaft f. soziale Med. in Berlin. Med. Reform. 19. Jahrg. 1911. Nr. 3.

An derselben Stelle berechnet Gottstein nach den Sanitätsberichten der preußischen, sächsischen und württembergischen Armee-
korps die Verbreitung der Krätze in der Königl. Preußischen,
Königl. Sächsischen und Königl. Württembergischen Armee
1882—1908:

Es wurden gezählt			Darunter an Krätze pro Tausend	
im Jahr	Erkrankungs-fälle	über-haupt	der Erkran-kungen	des durch-schnittlichen Istbestandes
1882—1883	324 703	4255	13,1	11,1
1883—1884	317 951	3664	11,5	9,6
1884—1885	326 286	3905	12,0	10,2
1885—1886	325 463	3230	9,9	8,4
1886—1887	312 418	2577	8,2	6,7
1887—1888	335 405	2853	8,5	6,8
1888—1889	318 978	2749	8,6	6,5
1889—1890	375 849	2605	6,9	6,2
1890—1891	348 916	2716	7,8	6,2
1891—1892	363 537	3996	11,0	7,1
1892—1893	348 693	2658	7,6	6,1
1893—1894	405 239	2895	7,1	6,1
1894—1895	414 245	2989	7,2	5,9
1895—1896	385 334	2741	7,1	5,3
1896—1897	374 143	2511	6,7	4,9
1897—1898	351 179	2017	5,7	3,9
1898—1899	355 446	1705	4,8	3,3
1899—1900	358 869	1374	3,8	2,6
1900—1901	343 173	1119	3,3	2,1
1901—1902	326 417	1190	3,6	2,2
1902—1903	326 399	1398	4,3	2,7
1903—1904	320 237	1360	4,2	2,6
1904—1905	331 599	1374	4,1	2,6
1905—1906	314 807	1793	5,7	3,4
1906—1907	322 300	1710	5,3	3,2
1907—1908	318 217	2298	7,2	4,2

Mit Staunen sieht man aus diesen Zahlen, daß hier eine vermeidbare und heilbare Krankheit, mit der sich weder öffentliche Meinung
noch allgemeine Gesundheitspflege sonderlich beschäftigt, gegenwärtig
keineswegs im völligen Verschwinden begriffen ist. A. Gottstein
schließt seine Untersuchung mit den Sätzen: „Wir sind also über den
großen Umweg der wissenschaftlichen, mit Statistiken belegten Erörterungen zu einem Schluß gekommen, den der gesunde Menschenverstand
von selbst zieht, daß nämlich die glänzendsten Entdeckungen der Heilkunde wirkungslos sind, wenn die von der betreffenden Volksseuche
befallenen Schichten zu unwissend, zu unkultiviert, zu arm sind, um
dieser Behandlung sich zu unterziehen. Neu aber und wichtig ist die
weitere Tatsache, daß für die Krätze diese Faktoren der Unkultur
mächtig genug gewesen sind, um alle Fortschritte der Wissenschaft

vollkommen wirkungslos zu machen. Das beweist zwingend die Bedeutung des sozialen Faktors auch für den Erfolg aller therapeutisch-hygienischen Maßnahmen. Alle die schönen Errungenschaften der biologischen Hygiene und der experimentellen Therapie bleiben Theorie, wenn sie nicht die sozialen Faktoren mit ins Bereich ihrer praktischen Maßnahmen ziehen.“ Auch für andere gefährlichere Volkskrankheiten gelten diese beherzigenswerten Sätze.

3. Lupus.

Die als Lupus bezeichnete, sehr entstellende und hartnäckige Flechte ist glücklicherweise nicht annähernd so verbreitet, wie die ihr verwandte Tuberkulose der übrigen Organe, aber sie ist doch um so verhängnisvoller für die Patienten, als sie die Erkrankten durch die Entstellungen im Gesicht für den Verkehr mit ihren Mitmenschen im höchsten Grade abstoßend macht und sie in ihren beruflichen und auch anderen gesellschaftlichen Beziehungen schwer schädigt. Bis in die neueste Zeit stand man der Erkrankung fast machtlos gegenüber. Erst vor wenigen Jahrzehnten ist es der von Finsen in die Wege geleiteten Lichtbehandlung gelungen, dauernde Heilungen und Verschorfungen zu erzielen. Die Behandlung ist allerdings sehr zeitraubend und an kostspielige Vorkehrungen gebunden. Wenn die neuere Lupusbehandlung zu dem erstrebenswerten Ergebnis führen soll, die Krankheit ganz verschwinden zu machen, so ist die Mitarbeit der Aerzte, Behörden und Vereine dringend erforderlich, um die in einsamen Dörfern und Inseln verstreuten Lupuskranken schon zu Beginn des Leidens herauszufinden und ihnen Reise und Aufenthalt nach den Lichtheilanstalten zu ermöglichen. Auch der Lupus wird dann im Laufe der Zeit der Vergangenheit angehören. Die Zahl der Lupuskranken dürfte sich in Deutschland auf etwa 30 000 belaufen, von denen nur ein Drittel sich in ärztlicher Behandlung befindet.

4. Lepra.

Von den übrigen Hautkrankheiten bedarf wohl nur noch die Lepra einer besonderen Besprechung, nicht weil sie gegenwärtig noch eine Bedeutung hat, sondern weil die Geschichte ihrer vollständigen Beseitigung durch Asylisierung sämtlicher Erkrankten uns auch für die Bekämpfung anderer hartnäckiger Volkskrankheiten noch vorbildlich sein kann. Ob die zahlreichen Aussätzigen, von denen die Chroniken des Mittelalters berichten, nur an echter Lepra Erkrankte waren, oder ob sich unter ihnen, wie wahrscheinlich ist, auch zahlreiche an anderen entstellenden Hautkrankheiten Leidende befanden, mag dahingestellt bleiben. Jedenfalls war der Aussatz im Mittelalter und wahrscheinlich auch im Altertum eine in ganz Mitteleuropa sehr verbreitete Endemie. Seit Beginn der Neuzeit hat sich die schreckliche Seuche bis zum völligen Verschwinden aus Mitteleuropa zurückgezogen. In Deutschland kommt sie nur in vereinzelten eingeschleppten Fällen und endemisch nur im Kreise Memel vor. In Memel hat man im Jahre 1899 ein Lepraheim errichtet, in dem man alle Erkrankten bis zu ihrem Lebensende asylisiert, so daß man hoffen darf, den Aussatz in absehbarer Zeit auch aus seinem letzten Schlupfwinkel zu vertreiben. Zurzeit sind im ganzen preußischen Staatsgebiete etwa 20 Leprakranke bekannt, von denen der größte Teil im Memeler Lepraheim untergebracht ist und die übrigen in privater, aber durch die Behörden überwachter Absonderung leben. Der Aussatz hat also für unsere Zeit seine Schrecken verloren. Sein vollständiges Erlöschen ist nur eine Frage der Zeit. Trotzdem hat er auch jetzt noch ein großes historisches Interesse, da er ein beachtenswertes Beispiel dafür abgibt, wie eine furchtbare und hartnäckige Endemie durch eine mit Konsequenz verfolgte Asylisierung der Befallenen vollständig zum Erlöschen gebracht werden kann, obgleich die Kenntnis der Ursache der Krankheit und ihrer Bedingungen recht mangelhaft war.

Es gibt durchaus ein falsches Bild, wenn man sich Einrichtungen und Betrieb der mittelalterlichen Leprosarien grauenhaft vorstellt. Natürlich hafteten ihnen die hygienischen Mißstände an, die wir in den engen, schmutzigen Städten jener Zeit überhaupt vorfinden. Das Leben vollzog sich eben in den Leprosarien genau wie in der freien Bevölkerung in Lebensformen, die uns heute roh vorkommen. Wie es bei den wirtschaftlichen Zuständen jener Zeit nicht anders sein konnte, herrschte in den Leprosarien ein naturalwirtschaftlicher Betrieb. Die Aussätzigen bearbeiteten, so gut ihre Krankheit es gestatten wollte, die häufig sehr ausgedehnten Aecker und Wiesen, die von der Stadtverwaltung bei der Gründung der Anstalt zur Verfügung gestellt oder von wohlhabenden Privatleuten, meistens bei Gelegenheit der Einweisung eines Aussätzigen aus guter Familie, gestiftet worden waren. In der Anstalt selbst genossen die Patienten eine weitgehende Selbstverwaltung. Sie hielten allwöchentlich eine Ratsversammlung, das „Kapitel", ab, in dem die Entscheidungen über den inneren Betrieb durch Mehrheitsbeschluß getroffen wurden. Sie wählten selbst aus ihrer Mitte den Siechenmeister oder die Siechenmeisterin, die im Kapitel den Vorsitz führten, die Verwaltung des Hauses besorgten, und dem Rate der Stadt für die genaue Innehaltung der Hausordnung und der bekannten peinlichen Formen im Verkehr der Insassen mit der Außenwelt hafteten. Die Geschlechter waren in der Anstalt durchaus getrennt, falls nicht eigene Anstalten für jedes Geschlecht bestanden. Der geschlechtliche Verkehr der Insassen untereinander, ganz besonders aber der mit Personen der Außenwelt, war unter Verwirkung der im Mittelalter üblichen barbarischen Strafen verboten. Religiöse Zeremonien beim Eintritt und überhaupt bei allen Vorkommnissen und das nach klösterlicher Art geregelte Leben gaben dem sonderbaren, halb anstaltsmäßigen, halb korporativen Gebilde des Leprosariums einen gleichmäßig wirkenden, ideellen Halt. Alles in allem müssen wir der Aussatzbekämpfung des Mittelalters das Lob zuerkennen, daß jene Zeit bei dem geringen Stande der medizinischen Kenntnisse in der Bekämpfung einer chronischen Infektionskrankheit einen Sieg errungen hat, der der Gegenwart trotz der hochentwickelten medizinischen Wissenschaft bisher versagt geblieben ist.

Die Lepra hat ähnlich der Syphilis und der Malaria die Tendenz, die Erkrankten unfruchtbar zu machen. Sind beide Eltern erkrankt, sollen nach Erfahrungen in Tonkin etwa die Hälfte aller Ehen völlig unfruchtbar sein. Auch die fruchtbaren Ehen sollen minderwertige und lebensschwache Nachkommen ergeben [1]).

5. Das Volksbadewesen.

Die Vermeidung der Hautkrankheiten, soweit sie nicht syphilitischen Ursprungs sind, steht und fällt mit der Reinlichkeit und Hautpflege, die ja ihrerseits eng mit dem Kulturstand eines Volkes verknüpft ist. In Deutschland hat die große Masse der Bevölkerung eigentlich erst in den letzten Jahrzehnten begonnen, die nämliche Reinlichkeit, die man der Landessitte gemäß der äußeren Kleidung und den Gebrauchsgegenständen widmet, auch auf die Haut und überhaupt auf den Körper auszudehnen. Einen Ausdruck für diese Wandlung haben wir auch in der Vermehrung der Volksbadeanstalten zu sehen, die uns die letzten Jahre gebracht haben. Trotzdem ist hier noch ungemein viel nachzuholen. Es ist erstaunlich, wie wenig zahlreich in vielen Gegenden noch die Gelegenheiten sind, ein warmes Reinigungsbad zu nehmen. Nach Silbergleit (H. 4 der Veröff. d. V. f. Volksbäder) waren im Jahre 1905 im Deutschen Reiche bei 60641278 Einwohnern 2847 öffentliche Warmbadeanstalten mit 232 Schwimmbassins, 18996 Wannen und 11111 Brausen vorhanden. Für den Reichsdurchschnitt ergibt sich hiernach, daß eine öffentliche Warmbadeanstalt auf rund 21000 Personen entfällt. Unter den größeren deutschen Staaten

---

1) Barbézeux, G., De la Fécondité chez les Lépreux. La Presse Medicale. 1913. No. 51.

begegnet man Warmbadeanstalten am häufigsten im Königreich Sachsen, wo die auf eine derselben durchschnittlich entfallende Bevölkerungsmenge nur 11000 beträgt, ferner in Württemberg und Baden, wo die Zahl 12000 beträgt; sie steigt auf 24000 in Bayern und Hessen, auf 27000 in Preußen und Elsaß-Lothringen. Die auf eine Badewanne im Reichsdurchschnitt entfallende Bevölkerungsmenge beträgt 3200. Nach Ländern geordnet ist im Vergleich der Zahl der Wannen mit der Bevölkerungsziffer die öffentliche Warmbadegelegenheit am häufigsten in Bremen, wo eine Badewanne schon auf 1100 Personen entfällt, die gleiche Ziffer, die auch die Stadt aufweist. Es zeigen ferner günstigere Verhältnisse als den Reichsdurchschnitt Königreich-Sachsen und Württemberg mit 1700, Baden mit 1900, Hamburg mit 2100 und Elsaß-Lothringen mit 2500; dann folgt die Provinz Brandenburg mit 3200 (= Reichsdurchschnitt). Weniger Badegelegenheit als im Reichsdurchschnitt ergab sich für folgende Länder und Provinzen: in der Provinz Sachsen kamen auf eine Wanne 3300 Einwohner, in Hannover 3600, in Hohenzollern 3800, im Großherzogtum Hessen 3900, in Bayern 4000, in Schleswig-Holstein 4200, in Mecklenburg-Schwerin 4200, in Hessen-Nassau 4500, in Pommern 4700, in Schlesien 5000, im Rheinland 5200, in Westfalen 5500, in Westpreußen 6100, in Ostpreußen 7100 und in Posen 8500.

Die Reinigung des Körpers durch fleißiges Baden ist eine Maßnahme, die eine vollständige Verallgemeinerung unter der gesamten Bevölkerung verdient. Diese Verallgemeinerung kann wie überall so auch hier nur erreicht werden, wenn zur Erreichung des Zweckes die geringsten Mittel, die diesen Zweck noch gerade erfüllen, aufgewendet werden.

Im Badewesen ist dieser Typus das Brausebad, das den Zweck der körperlichen Reinigung vollständig erfüllt und dessen Verabreichung am wenigsten Kosten verursacht. Leider hat sich auch im Badewesen häufig die Neigung gezeigt, diesen zweckmäßigen Typus zugunsten üppiger großer Volksbäder, die mit allen Feinheiten des Hallenbades ausgerüstet sind, hintenan zu stellen. Man sollte in keiner Stadt aus öffentlichen Mitteln früher Hallenbäder bauen, ehe nicht durch Einführung der Brausebäder, die sich auch in jeder Schule oder Fabrik einbauen lassen, den elementaren Bedürfnissen Genüge geschehen ist. Denn es ist besser, die gesamte Bevölkerung gewöhnt sich daran, regelmäßig mindestens wöchentlich einmal sich durch ein Brausebad gründlich zu reinigen, als daß einige wenige Wasserfreunde täglich im Hallenbad herumplätschern.

Das erstrebenswerte Ideal ist die Verallgemeinerung des Badezimmers in den Privatwohnungen selbst. Leider wird man auf die Erfüllung dieser Forderung in absehbarer Zeit nicht rechnen können. Denn selbst wenn auch von jetzt ab der größte Teil der städtischen Wohnungen mit einer Badeeinrichtung versehen würde, was sich tatsächlich nicht durchführen läßt, so würden sich dann auch noch mindestens drei Viertel der gesamten Bevölkerung ohne Badeeinrichtung behelfen müssen, da die alten ohne diese Einrichtungen gebaut worden sind und in manchen Orten, besonders des platten Landes, die Einbürgerung des Badezimmers auch für die unteren Schichten der Bevölkerung undurchführbar ist. Deshalb war es eine überaus verdienstliche Tat, daß der dänische Sportsmann J. P. Müller[1]) alle Welt in eindrucksvoller Weise darauf aufmerksam machte, daß man auch ohne Vollbad mit einer verhältnismäßig geringen Menge Wasser und ohne jede Umständlichkeit den gesamten Körper tadellos rein erhalten kann. Müllers Gymnastik besteht aus einer Reihe von zweckmäßig ersonnenen Uebungen, die sich um ein kurzes, allmorgendliches Bad oder eine Abwaschung gruppieren. Gerade die hiermit verbundene Erziehung zur körperlichen Reinlichkeit ist der sozial wertvolle Teil der Müllerei. Seine Vorschriften richten sich zwar ausschließlich an den Einzelnen, aber die Tatsache, daß Hunderttausende in Deutschland sich erfreulicherweise von ihm haben beeinflussen lassen, erhebt das Wirken Müllers im Laufe der Jahre zu einem sozialhygienischen Faktor.

---

1) J. P. Müller, Mein System. Zweihundertstes Tausend. Mit 42 Illustrationen. Leipzig.

Krankheiten des Herzens und der Blutgefässe.

I. Von allen Körperteilen wird das Herz insofern am meisten in Anspruch genommen, als es ohne Ruhepause vom ersten bis zum letzten Augenblicke eine große Arbeit leistet, die bei zahlreichen Gelegenheiten außerdem noch bis zum Höchstmaß der Leistungsfähigkeit gesteigert werden muß. Es folgt daraus, daß schon geringfügige Störungen der Herztätigkeit von großem Einfluß auf das Schicksal des Gesamtorganismus sein müssen und infolgedessen auch alle Herzschädigungen solche des ganzen Körpers sein werden.

II. Die krankhaften Zustände des Herzens beginnen in der großen Mehrzahl der Fälle so allmählich und sind in ihren Anfängen so schwer festzustellen, daß eine auch nur einigermaßen anschauliche, die Tatsachen richtig widerspiegelnde Statistik vollkommen ausgeschlossen ist. Die akut einsetzenden reinen Entzündungskrankheiten sind geradezu selten und lassen keinen Schluß auf die große Bedeutung der Erkrankungen des Herzens zu. Nach der Leipziger Krankheitsstatistik kamen unter 100000 ein Jahr lang beobachteten männlichen Versicherungspflichtigen nur 11 Fälle von Herzklappenentzündung mit zusammen 349 mit Arbeitsunfähigkeit einhergehenden Krankheitstagen vor. Außerdem wurden 16 Fälle von Herzmuskelentartung beobachtet, von denen 2 tödlich endeten und die zusammen 742 mit Arbeitsunfähigkeit einhergehende Krankheitstage beanspruchten; bei den weiblichen Versicherungspflichtigen wurden 8 Fälle und 406 Krankheitstage gezählt. Die Herzbeutelentzündung war mit 10 Fällen, darunter 1 Todesfall, und 485 Krankheitstagen vertreten. Die Herzerweiterung war mit 20 Fällen, von denen 1 tödlich endete, und die zusammen 658 mit Arbeitsunfähigkeit einhergehende Krankheitstage beanspruchten, die Herzneurosen mit 80 Fällen und 1891 mit Arbeitsunfähigkeit einhergehenden Krankheitstagen (bei den weiblichen Versicherungspflichtigen 87 Fälle mit 2707 Krankheitstagen) beteiligt.

Wesentlich höhere Zahlen weisen die Herzklappenfehler auf, die in ihrer Mehrzahl sekundär nach anderen Krankheiten, namentlich nach Gelenkrheumatismus, Scharlach und Influenza auftreten. Nach der Leipziger Krankheitsstatistik kamen unter 100000 ein Jahr lang beobachteten männlichen Versicherungspflichtigen 325 Fälle von Herzklappenfehler vor, von denen 27 tödlich endeten und die zusammen 12709 mit Arbeitsunfähigkeit einhergehende Krankheitstage beanspruchten. Bei den weiblichen Versicherungspflichtigen wurden 435 Fälle mit 23 Todesfällen und 17312 Krankheitstagen gezählt.

Noch weniger zahlenmäßig erfaßbar als die Bedeutung der Herzkrankheiten ist die der krankhaften Zustände des Gefäßsystems. Namentlich entzieht sich die so ungemein verbreitete Verkalkung jeder statistischen Erfassung. Nach der Leipziger Krankheitsstatistik kamen unter 100000 ein Jahr lang beobachteten männlichen Versicherungspflichtigen 207 Fälle von Krankheiten der Blutgefäße vor, von denen 3 tödlich endeten und die zusammen 5030 mit Arbeitsunfähigkeit einhergehende Krankheitstage beanspruchten. Bei den weiblichen Versicherungspflichtigen wurden 161 Fälle mit 20 Todesfällen und 1592 Krankheitstagen gezählt. Diese Angaben geben natürlich nicht die geringste Vorstellung von ihrer wirklichen Bedeutung. Denn der weitaus überwiegende Teil der Gefäßerkrankungen macht an anderen Organen so auffallende Krankheitserscheinungen, daß die Namen der Erkrankungen sich dann an diese Organerkrankungen anschließen und dort gezählt werden.

Nur eine Gefäßerkrankung, die Bildung der Krampfadern, tritt aus dem geheimnisvollen Dunkel hervor, in dem die krankhaften Veränderungen der Gefäße sich abzuspielen pflegen. Bei ihrer Entstehung ist auch das Ineinandergreifen von Anlage und durch die Umwelt gegebenen äußeren Bedingungen, das wir bei zahlreichen verbreiteten Krankheiten beobachten, recht deutlich. Krampfadern werden sich nur bei solchen Personen ausbilden, bei denen eine diesbezügliche ererbte Minderwertigkeit des Klappensystems der Venenwandungen besteht, aber auch bei dieser in großer Zahl und einer Ausdehnung, die Arbeitsfähigkeit und Bewegungsfreiheit beeinträchtigen, nur bei jenen Veranlagten, die durch Lebensweise und namentlich durch ihren Beruf viel stehen und gehen müssen, ohne die gehörigen Ruhe- und Liegepausen einhalten zu können.

III. Unter den beruflichen Erkrankungen des Herzens und der Gefäße haben besonders Arbeiter zu leiden, die dauernd schwere körperliche Arbeitsleistungen zu verrichten haben, wie Kesselschmiede, Erdarbeiter, Träger usw. Wenn diese Beeinträchtigung der

Leistungsfähigkeit des Blutgefäßsystems auch nicht häufig zu auffallenden Krankheitserscheinungen führt, so gibt sie doch nicht selten zu einer vorzeitigen Invalidität als Haupt- oder Nebenursache Anlaß.

Durch Krankheiten des Herzens und der Gefäße waren bei den Männern 71, bei den Frauen 103 von 1000 Invalidisierungen nach den Ermittlungen des Reichsversicherungsamtes im Durchschnitt der Jahre 1896—1899 verursacht. Trotz dieser Belastung der unteren Volksschichten sind unter den Todesursachen doch die Krankheiten des Herzens und der Gefäße bei den wohlhabenderen Bevölkerungsschichten stärker vertreten als bei den unbemittelten. Das lehrt die Erfahrung der ärztlichen Praxis, die auch von der Statistik bestätigt wird.

Bei der Landesversicherungsanstalt Baden wurden nach einer Zusammenstellung von Alfons Fischer[1]) wegen Erkrankungen des Herzens und des Gefäßsystems von 100 Rentenempfängern invalidisiert:

1891—1895 . . . 9	1905—1909 . . . 14
1896—1899 . . . 8	1910—1911 . . . 16
1900—1904 . . . 11	

Für Dänemark berechnete Sörensen[2]) auf 100000 Personen jeder Altersklasse Todesfälle infolge Erkrankungen der Blutzirkulationsorgane:

Alter in Jahren	Kopenhagen				Provinzialstädte			
	Männer		Frauen		Männer		Frauen	
	Untere Gruppe	Die oberen beiden Gruppen	Untere Gruppe	Die oberen beiden Gruppen	Untere Gruppe	Die oberen beiden Gruppen	Untere Gruppe	Die oberen beiden Gruppen
20—35	20	30	20	30	20	30	30	40
35—45	80	50	80	70	50	50	60	50
45—55	190	120	140	90	90	100	90	80
55—65	280	350	310	160	160	220	220	180
65—75	470	550	700	450	310	680	390	470

Auch S. Rosenfeld[3]) fand, daß von je 1000 der Gesamtbevölkerung in Wien an Erkrankungen der Zirkulationsorgane starben:

In den reichen Bezirken I und IV 1,55 und 1,64
„   „   armen   „   V „ · X 1,31 „ 1,16

Diese auf den ersten Blick überraschende Häufigkeit der Herz- und Blutgefäßerkrankungen bei den Wohlhabenden ist nicht dadurch zu erklären, daß in der Wohlhabenheit an und für sich eine Ursache

---

1) A. Fischer, Invaliditätsbedingungen und Invaliditätsursachen. Veröff. a. d. Geb. d. Medizinalverwaltung. Berlin 1914.

2) Ueber Methode und Aufbau der Statistik Sörensens vgl. Anm. S. 39.

3) S. Rosenfeld, Der Einfluß des Wohlhabenheitsgrades auf die Sterblichkeit in Wien, insbesondere an nichtinfektiösen Todesursachen. Zeitschr. f. Hygiene u. Infektionskrankheiten. 1906. Bd. 53.

der Erkrankungen zu suchen ist, als vielmehr dadurch, daß von den Wohlhabenden überhaupt bedeutend mehr Personen ein höheres Alter erreichen und deshalb auch in größerer Zahl an den Alterskrankheiten, zu denen die Herz- und Gefäßkrankheiten gehören, ihren Ausgang finden müssen, während in den unbemittelten Schichten zahlreiche Individuen mit Herzfehlern und Minderwertigkeit der Zirkulationsorgane an Tuberkulose, Lungenentzündung und anderen interkurrenten Erkrankungen zugrunde gehen, ohne daß die Grundleiden als Todesursache in der Statistik erscheinen.

Eine weitere Brücke, über die der Weg von besonderen sozialen Zuständen zu den Herzkrankheiten führt, bildet der mißbräuchliche Genuß alkoholhaltiger Getränke. Bilden doch die Herz- und Gefäßerkrankungen einen großen Teil jener Erscheinungen, die wir unter dem Namen des chronischen Alkoholismus zusammenzufassen uns gewöhnt haben. Besonders ist dies bei den Biertrinkern der Fall, bei denen zu den Schädigungen des Herzens durch den Alkohol noch jene hinzukommt, welche dem Herzen durch den Zwang erwächst, eine so erhebliche Flüssigkeitsmenge zu bewältigen. Da durch den Alkohol die Muskeltätigkeit fortwährend zu einer besonders lebhaften Tätigkeit angestachelt wird, vergrößert sich mit der Arbeitsleistung allmählich auch der Herzmuskel, wie jeder Muskel, an dessen Leistungsfähigkeit besondere Anforderungen gestellt werden. Die Anforderungen an die Herzleistungen nehmen noch zu, wenn sich in den blutreichen Organen (Leber, Niere, Lunge) im Anschluß an dort bestehende krankhafte Gewebsveränderungen Widerstände für den Blutkreislauf herausbilden, die durch erhöhte Herztätigkeit überwunden werden müssen. Die Anpassungsfähigkeit, die der Muskel durch seine Vergrößerung bei besonderen Leistungen an den Tag legt, hat aber ihre Grenze. Wird diese Grenze überschritten, so tritt eine Erlahmung der Herztätigkeit ein, die zur Herzerweiterung mit ihren bedenklichen Erscheinungen führen kann. In fortgeschrittenen Fällen atrophieren die Muskelbündel und die Herztätigkeit wird immer mangelhafter, bis sich schließlich Stauungserscheinungen in den naheliegenden Organen als Ausdruck eines gehemmten Blutkreislaufes ausbilden.

Ganz gewöhnlich findet man bei Personen, die häufig auch nur mäßige Gaben alkoholhaltiger Getränke zu sich nehmen, eine Fettablagerung am Herzen. Das Fettherz geht meist mit allgemeiner Fettsucht einher, kommt aber auch bei mageren Personen vor und gerade in diesen Fällen ist der Alkoholmißbrauch besonders häufig die Ursache. Beim Fettherz hat sich das spärliche Fett, das im normalen Zustande dem Muskel aufsitzt, zu einer bisweilen bedeutenden

Fettschicht entwickelt, die die Tätigkeit des Herzmuskels außerordentlich erschwert.

Ueber den besonders durch Verursachung von Herzkrankheiten lebensverkürzenden Bieralkoholismus gibt eine Arbeit von Sendtner[1]) Aufschluß, der die Münchener Sterberegister von 1860—1890 zugrunde liegen. Die durchschnittliche Lebensdauer der über 20 Jahre alten Einwohner Münchens, berechnet nach dem Alter der von 1880 bis 1890 dort verstorbenen, betrug 53,5 Jahre. Die bei dem im Braugewerbe und im Schankbetriebe beschäftigten Personen blieben erheblich hinter dieser Zahl zurück. Als durchschnittliches Sterbealter wurde nämlich ermittelt:

	von Jahren	bei einer absoluten Zahl von Todesfällen innerhalb 30 Jahren von
bei den Bierwirten	51,35	903
„ „ Bierwirtinnen . . .	51,95	678
„ „ Brauarbeitern . . .	42,33	606
„ „ Kellnern	35,8	177
„ „ Kellnerinnen	26,8	130
„ „ Weinwirten	49,4	109
„ „ Branntweinbrennern .	50,0	53
„ „ Kaffeewirten	56,1	56
„ „ Kaffeewirtinnen . . .	56,1	42

Der Höhepunkt der Sterblichkeit liegt bei den in der Bierbereitung und dem Bierausschank beschäftigten Personen in einer niedrigeren Altersklasse als bei den übrigen. Die Sterblichkeit der erwachsenen Männer erreicht nämlich ihren Höhepunkt in der Altersklasse von 60 bis 70 Jahren, beim weiblichen Geschlecht in der von 70—80 Jahren. Die Wirte erreichen ihren Sterblichkeitshöhepunkt dagegen schon zwischen 40—50 Jahren, die Brauer sogar schon zwischen 30—40 Jahren. Mehr als die Hälfte der Wirte sterben vor ihrem 50. Lebensjahre, mehr als die Hälfte der Bierbrauer vor dem 40. Lebensjahre. Die Lebensverkürzung ist also selbst gegenüber der sich durch Mäßigkeit nicht auszeichnenden Bevölkerung Münchens recht erheblich.

Wie zu erwarten war, nehmen unter den Todesursachen die Herzkrankheiten eine hervorragende Stellung ein. Es starben in München von 1889 an Herzkrankheiten von den Wirten 21%, von den Wirtinnen 19 %, von den Brauern 16 %. Diese Zahlen erscheinen groß, wenn man sich vergegenwärtigt, daß an den Todesursachen der erwachsenen Männer im allgemeinen die Herzkrankheiten mit 11 %[2]) teilnehmen

---

1) Sendtner, Ueber Lebensdauer und Todesursachen bei den Biergewerben. Ein Beitrag zur Aetiologie der Herzerkrankungen. 1891.

2) Dieser Prozentsatz ist nach den Sektionsberichten im pathologisch-anatomischen Institute berechnet, gilt also nur für die Erwachsenen Münchens, während der weiter unten bei den übrigen Städten angegebene, 5,6 %, für die gesamte Einwohnerschaft, Kinder eingeschlossen, gilt.

und schon diese Zahl als Folge des Münchener Bieralkoholismus im Gegensatz zu der bei anderen Städten gefundenen sehr hoch ist. Es betrug nämlich die Sterblichkeit an Herzkrankheiten in Prozenten der Gesamtsterblichkeit im gleichen Jahrzehnt in Hannover 1,4 %, Chemnitz 2,5 %, Danzig 2,8 %, Altona 3,4 %, Köln 4,2 %, Hamburg 4,0 %, Berlin 4 %, Breslau 4,5 %, Leipzig 4,5 %, Straßburg 5,2 %, Dresden 5,2 %, München 5,6 %, Frankfurt a. M. 6,2 %. Die Zahlen ergeben, daß die höchsten Zahlen auf die Stätten des größten Bierverbrauchs fallen, nämlich auf die Großstädte Süddeutschlands. Daß München hier nicht, wie zu erwarten, an letzter Stelle steht, hat folgenden Grund: Die Todesfälle infolge von Herzkrankheiten nehmen, da Krankheiten im Kindesalter selten sind, natürlich in den Städten, die eine niedrige Sterblichkeitsziffer haben, in denen also verhältnismäßig viele ein höheres Alter erreichen, einen höheren Prozentsatz der Gesamtsterblichkeit ein als in den Städten mit hoher Sterblichkeit. Frankfurt a. M. hat nun eine sehr geringe Sterblichkeit (19 %₀₀), während München mit 30,7 %₀₀ eine sehr hohe besitzt. Daß München also trotz der hohen allgemeinen Sterblichkeit, die anzeigt, daß sich verhältnismäßig wenig erwachsene Personen in der Stadt befinden, doch hinsichtlich der Todesfälle an Herzkrankheiten nur von Frankfurt übertroffen wird, ist ganz besonders bezeichnend für die Häufigkeit der Herzerkrankungen der Stadt mit dem größten Bierverbrauch Deutschlands, der übrigens seither erheblich gesunken ist.

Die krankhaften Veränderungen, denen die Blutgefäße durch die Spirituosenzufuhr ausgesetzt sind, erstrecken sich in der Regel nur auf die kleineren Blutgefäße, sind aber von außerordentlicher Bedeutung, weil sie bei der allgemeinen Verbreitung jener in fast allen Organen des menschlichen Körpers vorkommen können. Die durch den Alkoholgenuß bewirkte Beschleunigung der Herztätigkeit und die die Gefäßnerven lähmende Wirkung macht sich in der nämlichen Richtung geltend, nämlich in einer unnatürlich großen Ausdehnung der kleinen Gefäße. Es entsteht so in den Teilen des Körpers, die von besonders zahlreichen kleinen Gefäßen durchzogen werden, also vornehmlich den Schleimhäuten, eine Blutfülle und Blutstauung, die für entzündliche Vorgänge aller Art den günstigsten Boden abgibt.

Bedenklicher noch als die einfache Blutüberfüllung und Blutstauungen in den Schleimhäuten sind die Entzündungen, die sich bei gewohnheitsmäßigem Alkoholgenuß in den Gefäßwandungen selbst abspielen. Durch den steten Reiz des im Blute kreisenden Alkohols entzündet sich das zarte Häutchen, das die innere Fläche der Gefäße auskleidet; es entstehen hier Verdickungen und Verhärtungen, auf

deren Grundlage sich breiige Erweichungsherde und Geschwüre bilden
können. Zugleich bildet sich straffes Bindegewebe mit kalkigen Ab-
lagerungen an diesen Stellen und so können schließlich für beträchtliche Teile des Gefäßsystems die elastischen, biegsamen, den verschiedenen Füllungen sich anpassenden Gefäßröhrchen in starre Gebilde übergehen, die dann der durchströmenden Blutwelle einen bedeutenden Widerstand leisten. Ein durch derartige Vorgänge ver-
ändertes Gefäß kann infolge der brüchigen Beschaffenheit seiner Wände
sehr leicht platzen und so zu Blutungen führen, die besonders als
Gehirnblutungen gefährlich werden.

IV. Erkrankung oder auch nur Minderwertigkeit der Blutkreis-
lauforgane schädigen zahlreiche Personen wirtschaftlich, indem sie
diese für gewisse Berufe untauglich machen und zur Aufgabe eines
solchen Berufes zwingen. Auch die Wehrfähigkeit der Bevölkerung
wird durch Herzerkrankungen beeinträchtigt, da alljährlich zahlreiche
junge Leute lediglich ihretwegen vom Militärdienst befreit werden
müssen.

V. Die ärztliche Betätigung hat gegenüber den Erkrankungen
des Herzens und der Gefäße nur ein bescheidenes Wirkungsfeld und
beschränkt sich im wesentlichen auf Regelung der Lebensweise, die
bei den unbemittelten Volksschichten leider wenig durch ärztliche
Ratschläge beeinflußbar ist.

VI. Eine erfolgreiche Bekämpfung des Mißbrauches alkoholhaltiger
Getränke wird einen erheblichen Teil der Erkrankungen der Blutkreis-
lauforgane beseitigen. Eine weitere Einschränkung ist von einer Eindämmung ansteckender Krankheiten zu erwarten, bei denen namentlich leicht bei Scharlach und Gelenkrheumatismus erfahrungsgemäß
derartige Krankheiten als Komplikationen entstehen und nachbleiben.
Endlich wird die Fernhaltung schwächlicher Personen von Berufen,
die zur körperlichen Ueberanstrengung zwingen, viele derartige Erkrankungen verhüten. Trotzdem dürfen wir uns nicht verhehlen, daß
auch dann noch jener nicht geringe Bruchteil zurückbleibt, der auf
angeborene Minderwertigkeit des Blutkreislaufes zurückgeführt werden
muß. Diesen werden wir wie alle hereditären Uebel nur dadurch beseitigen können, daß wir mehr als bisher das gegenwärtig noch myste-
riöse Wirken generativer Faktoren zu erforschen suchen und so schließlich in den Stand gesetzt werden, die Lehren einer Eugenik anzuwenden, die uns die Geburt Minderwertiger überhaupt vermeiden läßt.

Krankheiten der Atmungsorgane.

I. und. II. Die Erkrankungen der Atmungsorgane vom Schnupfen bis hinauf zur Lungenentzündung stehen, wenn wir von der Lungentuberkulose absehen, in enger Abhängigkeit von den klimatischen Einflüssen. Auf die vorübergehenden Erkältungskrankheiten, die ja nur insofern wichtig sind, als sie einen großen Teil der Bevölkerung alljährlich für einige Zeit ganz oder teilweise arbeitsunfähig machen, braucht an dieser Stelle nicht weiter eingegangen zu werden. Auch bei den übrigen Erkrankungen der Luftwege wird es genügen, wenn einige Punkte, die sozialpathologisch von Wichtigkeit sind, hier hervorgehoben werden.

Die Bronchitis kam nach der Leipziger Krankheitsstatistik unter 100000 ein Jahr lang beobachteten männlichen Versicherungspflichtigen in 2488 Fällen vor, von denen 24 tödlich endeten, und die zusammen 49261 mit Arbeitsunfähigkeit einhergehende Krankheitstage beanspruchten. Bei den weiblichen Versicherungspflichtigen wurden 2293 Fälle mit 20 Todesfällen und 52590 Krankheitstagen gezählt. Lungenemphysem wurde nach der nämlichen Quelle in 379 Fällen beobachtet, von denen 31 tödlich endeten, und die zusammen 15926 mit Arbeitsunfähigkeit einhergehende Krankheitstage beanspruchten. Bei den weiblichen Versicherungspflichtigen wurden 158 Fälle mit 5 Todesfällen und 5200 Krankheitstagen gezählt. Auch hier ist nicht zu übersehen, daß nur solche Fälle gezählt wurden, die mit vollständiger Arbeitsunfähigkeit einhergingen.

Die gefürchtetste Erkrankung der Luftwege ist die Lungenentzündung. Nach der Leipziger Statistik kamen unter 100000 ein Jahr lang beobachteten männlichen Versicherungspflichtigen 433 Fälle von Lungenentzündung jeder Art vor, von denen 59 tödlich endeten und die zusammen 14092 mit Arbeitsunfähigkeit einhergehende Krankheitstage beanspruchten. Bei den weiblichen Versicherungspflichtigen wurden 205 Fälle mit 24 Todesfällen und 5679 Krankheitstagen gezählt. Diese Zahlen erscheinen auffallend hoch und unwahrscheinlich.

Vermutlich sind viele tuberkulöse Erkrankungen mitgezählt, die wegen ihrer ganz anders gearteten Entstehung kaum hierher gehören. Die eigentliche fibrinöse Lungenentzündung, die dem Arzte meist vorschwebt, wenn er die Krankheitsbezeichnung anwendet, beträgt nur einen Bruchteil der obigen Zahlen; denn die Leipziger Statistik gibt selbst an, daß unter 100000 ein Jahr lang beobachteten versicherungspflichtigen männlichen Kassenmitgliedern 46 Fälle von fibrinöser Lungenentzündung vorkamen, von denen 5 tödlich endeten und die zusammen 1772 mit Arbeitsunfähigkeit einhergehende Krankheitstage beanspruchten. Bei den weiblichen Versicherungspflichtigen wurden nur 22 Fälle gezählt.

In Preußen starben an Lungenentzündung im Jahre 1909[1]) auf 100000 Lebende der betreffenden Altersklasse:

im Alter von 0—1 Jahr	1369 männliche,	1115 weibliche Individuen
„ „ „ 1—2 „	744 „	723 „ „
„ „ „ 2—3 „	228 „	238 „ „
„ „ „ 3—5 „	89 „	91 „ „
„ „ „ 5—10 „	33 „	35 „ „
„ „ „ 10—15 „	13 „	16 „ „
„ „ „ 15—20 „	27 „	18 „ „
„ „ „ 20—25 „	38 „	·23 „ „
„ „ „ 25—30 „	34 „	29 „ „
„ „ „ 30—40 „	69 „	47 „ „
„ „ „ 40—50 „	127 „	65 „ „
„ „ „ 50—60 „	243 „	141 „ „
„ „ „ 60—70 „	468 „	358 „ „
„ „ „ 70—80 „	733 „	612 „ „
„ „ über 80 „	767 „	612 „ „

Nicht durch ihre fibrinöse Form wird die Lungenentzündung zu einer häufigen Krankheit, sondern durch die bronchopneumonische der Greise und der Kinder. Eine sozial bemerkenswerte Stellung nimmt die Bronchopneumonie der in den ersten Lebensjahren stehenden Kinder ein. Sie ist sehr häufig und befällt vorwiegend rachitische Kinder. Es gelten daher für sie auch die sozialpathologischen Gesichtspunkte, die bei der Besprechung der Rachitis aufgeführt werden müssen.

Die Rippenfellentzündung ist häufiger, als in der Regel angenommen wird. Kamen doch nach der Leipziger Krankheitsstatistik unter 100000 ein Jahr lang beobachteten männlichen Versicherungspflichtigen 636 Fälle vor, von denen 13 tödlich endeten und die zusammen 17547 mit Arbeitsunfähigkeit einhergehende Krankheitstage beanspruchten. Bei den weiblichen Versicherungspflichtigen wurden

---

1) L. Ascher, Artikel „Statistik, Bekämpfung und Verhütung nichttuberkulöser Erkrankungen der Atmungsorgane" im Handwörterbuch der sozialen Hygiene. Herausgegeben von A. Grotjahn und J. Kaup. Leipzig 1912.

473 Fälle mit 9 Todesfällen und 14517 Krankheitstagen gezählt. Doch sind auch hier sehr wahrscheinlich die infolge Lungentuberkulose entstandenen Rippenfellentzündungen mitgezählt, wie denn überhaupt in der gesamten Statistik der Erkrankungen der Atmungsorgane die für die Betrachtung vom sozialpathologischen Standpunkte so wichtige Trennung der tuberkulösen von den nichttuberkulösen Erkrankungen nur unvollkommen durchgeführt wird.

III. Einen deutlichen Einfluß der wirtschaftlichen Lage konnte S. Rosenfeld[1]) für Wien feststellen, denn von je 1000 der Gesamtbevölkerung starben dort an Entzündungen der Atmungsorgane:

in den reichen Bezirken I und IV . . 1,44 und 1,77
„ „ armen „ V „ X . . 3,73 „ 6,07

Außer dieser allgemeinen größeren Gefährdung leiden die Arbeiter häufig unter beruflichen Erkrankungen der Atmungsorgane. Diese finden sich außer den an anderer Stelle angeführten Erkrankungen durch Einatmung giftiger Bestandteile wie Chlor, Salzsäure, Schwefelsäure usw. namentlich als Folge der mit der Ausübung der Gewerbe verbundenen Staubentwicklung bei Müllern, Bäckern, Straßenarbeitern, Fuhrleuten usw.

Eine häufige Berufskrankheit der Kohlenbergarbeiter, die Anthrakose oder Kohlenlunge, entsteht durch Einlagerung von Kohlenpartikelchen im Lungengewebe. Bei den unbestimmten Beschwerden, der langen, häufig durch interkurrente Krankheiten unterbrochenen Dauer sind statistische Angaben über die Häufigkeit der Kohlenlunge nicht zu erhalten. Doch scheint sie in England und Belgien häufiger zu sein und schwerer zu verlaufen als im rheinisch-westfälischen Kohlenbezirk. Bekämpfen läßt sich die Krankheit nur durch eine Assanierung der Kohlengruben und Hintenanhaltung der Staubentwicklung mittelst ausgiebiger Berieselung.

Auch die Einlagerung von Eisenpartikelchen ist als Eisenlunge (Siderosis), wenn auch als recht seltener Befund, beschrieben worden.

Die wichtigste Ursache, die Erkältung, trifft natürlich am meisten Berufsangehörige, die im Freien zu arbeiten genötigt sind. Aus diesem Grunde ist in der Sörensenschen Tabelle auch die Zahl der Todesfälle auf dem Lande bei den niederen und höheren Bevölkerungsschichten ungefähr gleich groß, während bei der hauptstädtischen Bevölkerung ein bedeutender Unterschied zu ungunsten der ersteren besteht. Das erklärt sich eben daraus, daß in der Großstadt nur

---

1) S. Rosenfeld, Der Einfluß des Wohlhabenheitsgrades auf die Sterblichkeit in Wien, insbesondere an nichtinfektiösen Todesursachen. Zeitschr. f. Hygiene und Infektionskrankheiten. 1906. Bd. 53.

untere Berufsstände von den Unbilden der Witterung zu leiden haben, während auf dem Lande fast die gesamte Bevölkerung unter dem Einfluß der klimatischen Faktoren steht.

Für Dänemark berechnete Sörensen[1]) auf 100000 Personen jeder Altersklasse Todesfälle an Krankheiten der Luftwege (ausgeschlossen Tuberkulose):

Alter in Jahren	Kopenhagen				Provinzialstädte			
	Männer		Frauen		Männer		Frauen	
	Untere Gruppe	Die oberen beiden Gruppen	Untere Gruppe	Die oberen beiden Gruppen	Untere Gruppe	Die oberen beiden Gruppen	Untere Gruppe	Die oberen beiden Gruppen
20—35	70	50	40	30	50	50	30	30
35—45	28	10	12	50	170	90	70	50
45—55	580	190	260	100	350	180	170	120
55—65	1210	540	650	270	590	410	360	280
65—75	2150	1080	1670	800	1290	1030	1080	870

Ob die Zunahme der Erkrankungen der Atmungsorgane lediglich durch abnorme Rauchentwicklung zu erklären ist, wie Ascher will, oder ob sie auf dem Zusammenwirken verschiedener, uns noch unbekannter Eigentümlichkeiten der Industriegegenden beruht, was wahrscheinlicher ist, kann gegenwärtig noch nicht mit Sicherheit entschieden werden. In einer minderen sozialen Lage liegt an und für sich noch keine erhöhte Veranlagung zur Erkrankung der Atmungsorgane. Diese sind davon sogar verhältnismäßig unabhängig. Schon daraus kann man schließen, daß dann der andere Hauptfaktor, die allgemeine Körperkonstitution, besonders stark beteiligt ist. Und das ist denn auch im hohen Grade der Fall, wenn auch die gegenwärtige Richtung in der Medizin geflissentlich gerade bei den Erkrankungen der Luftwege darüber fortzusehen sich gewöhnt hat. Denn wenn wir bei einer Unzahl von Erkrankungen der Atmungsorgane „Erkältung" als unmittelbare Ursache annehmen müssen, so heißt das doch nur, daß die mittelbare, ursächlich aber viel wichtigere, wenn auch ihrem Wesen nach völlig ungeklärte Grundlage, auf der die Erkältung in einer Bevölkerung beruht, die doch seit Jahrtausenden an die Wirkung des nämlichen Klimas gewöhnt ist, erst noch zu suchen ist. Das kann nur eine erworbene oder angeborene Minderwertigkeit der Atmungsorgane sein; denn ohne eine solche würden die klimatischen Einflüsse wirkungslos vom Organismus abprallen.

Die Wichtigkeit des konstitutionellen Faktors bei der Verur-

---

1) Ueber Methode und Aufbau der Statistik Sörensens vgl. Anmerkung S. 39.

sachung der nichttuberkulösen Erkrankungen der Atmungsorgane geht auch daraus hervor, daß ihre Häufigkeit mit der Ascherschen Kurve[1]) der natürlichen Widerstandskraft steigt und fällt. Diese Kurve sinkt vom Säuglingsalter nach dem schulpflichtigen Alter zu ab und steigt von diesem zum Greisenalter wieder an. Den nämlichen Weg nimmt die Sterblichkeit an Krankheiten der Atmungsorgane; man vergleiche die bei der Besprechung der Lungenentzündung wiedergegebene Tabelle.

Außer dieser wohl erblich überkommenen konstitutionellen Widerstandsunfähigkeit gegenüber den Erkrankungen der Atmungsorgane scheint es aber noch eine durch wirtschaftliche Ursachen hervorgerufene zu geben, die sorgfältigere Beachtung als bisher verdient. L. Ascher, der sich eingehend mit dieser Frage beschäftigt hat[2]), hat darauf aufmerksam gemacht, daß das Steigen der Sterblichkeit an nichttuberkulösen Krankheiten der Atmungsorgane in den letzten Jahrzehnten in Preußen in einem auffallenden Gegensatz zu dem Sinken der Sterblichkeit an ansteckenden Krankheiten steht. Ascher macht hierfür die Verunreinigung der Luft durch Kohlenrauch verantwortlich, die durch die Industrialisierung einiger Provinzen Preußens und fast aller Städte entstanden ist. Das ist um so auffallender, als auch die Tuberkulosesterblichkeit in den Rauchgegenden niedriger ist als die Mortalität an nichttuberkulösen Erkrankungen der Atmungsorgane. In dieser Beziehung besteht allerdings ein merkwürdiger Gegensatz zwischen rauchfreien Textilgegenden und den Industriebezirken mit starker Rauchentwicklung. Während in allen Orten Deutschlands mit mehr als 15000 Einwohnern an akuten Erkrankungen der Atmungsorgane im Jahrzehnt 1895—1904 auf 100000 252 Todesfälle kamen, hatten die Orte des rheinisch-westfälischen und oberschlesischen Industriegebietes folgende Zahlen:

Aachen	316	Gelsenkirchen	428
Mülheim a. Rh.	551	Bocholt	440
Bochum	396	Herne	441
Bottrop	402	Alten-Essen	446
Duisburg	413	Hamborn	446
Essen	414	Wattenscheid	453
Dortmund	414	Oberhausen	462

---

1) L. Ascher, Das Altersgesetz der natürlichen Widerstandkraft. Virchows Archiv. 1907. Bd. 187.

2) L. Ascher, Der Einfluß des Rauches auf die Atmungsorgane. Eine sozialhygienische Untersuchung für Mediziner, Nationalökonomen, Gewerbe- und Verwaltungsbeamte, sowie für Feuerungstechniker. Mit 4 Abbildg. u. zahlr. Tab. Stuttgart 1905. 66 S. F. Enke. — Derselbe, Entwicklungstendenzen in der Hygiene Preußens. Zeitschr. f. soz. Med. Leipzig 1908. Bd. 3. F. C. W. Vogel. — Derselbe, Die Luftuntersuchungen in Manchester. Deutsche Vierteljahrsschr. f. öffentl. Gesundheitspflege. 1907. — Derselbe, Die Rauchplage. Ebenda. 1909. — Derselbe, Die Lungenkrankheiten Königsbergs. Schriften d. physik.-ökonom. Gesellschaft. Königsberg i. Pr. 1904.

Borbeck	507	Königshütte	414
Beuthen	317	Zabrze	623
Gleiwitz	317	Lipine	788

IV. Die Erkrankungen der Atmungsorgane machen selbst bei Ausschluß der Tuberkulose einen großen Teil der Bevölkerung alljährlich arbeitsunfähig. Nach der Leipziger Krankheitsstatistik kamen unter 100 000 ein Jahr lang beobachteten männlichen Versicherungspflichtigen 4266 Fälle von nichttuberkulösen Erkrankungen der Atmungsorgane vor, von denen 128 tödlich endeten und die zusammen 101 253 mit Arbeitsunfähigkeit einhergehende Krankheitstage beanspruchten. Bei den weiblichen Versicherungspflichtigen wurden 3538 Fälle mit 62 Todesfällen und 86 377 Krankheitstagen gezählt. Auch unter den Invaliditätsursachen spielen sie eine hervorragende Rolle.

Durch Krankheiten der Atmungswege und des Brustfelles ausschließlich der Tuberkulose waren bei den Männern 209, bei den Frauen 114 von 1000 Invalidisierungen nach den Ermittlungen des Reichsversicherungsamtes im Durchschnitt der Jahre 1896 — 1899 verursacht.

Von der Landesversicherungsanstalt Baden wurden nach der mehrfach erwähnten Arbeit von Alfons Fischer von Rentenempfängern invalidisiert wegen nichttuberkulöser Erkrankungen der Luftwege:

1891—1895 . . .	16	1905—1909 . . .	14
1896—1899 . . .	17	1910—1911 . . .	13
1900—1904 . . .	17		

V. und VI. Die ärztliche Behandlung der Krankheiten der Luftwege hat nur geringe Erfolge zu verzeichnen. Denn wenn glücklicherweise die übergroße Mehrzahl der Erkrankungen spurlos ausheilt, so sind das eben Naturheilungen, an denen die ärztliche Kunst nicht viel Anteil hat. Der Heilmittelschatz besteht hier wohl ausschließlich aus Mitteln zur Bekämpfung und Linderung der Krankheitserscheinungen.

Die Verhütung der Erkrankungen der Luftwege darf von einer allgemeinen Hebung der sozialen Umwelt oder von besonderen sozialpolitischen und sozialhygienischen Maßnahmen wohl einiges, aber nicht viel erwarten. Die Bekämpfung der Rachitis wird zahlreiche Lungenentzündungen der kleinen Kinder, die des Alkoholismus solche der Männer im mittleren Lebensalter in Fortfall bringen. Aber die Mehrzahl der Erkrankungen der Atmungsorgane kann nur durch eine Festigung der allgemeinen Körperkonstitution und eine Verhütung der konstitutionellen Minderwertigkeit, der erworbenen durch Abhärtung, der angeborenen durch Eugenik, wirkungsvoll bekämpft werden.

Verdauungs- und Stoffwechselkrankheiten.

1. Die Magen- und Darmerkrankungen.

I. und II. Weniger der akute Magenkatarrh als die chronischen Entzündungen der Magenschleimhaut machen alljährlich einen großen Teil der Bevölkerung für einige Zeit arbeitsunfähig. Wenn diese krankhaften Zustände auch an und für sich nicht gefährlich sind, so werden sie doch leicht dadurch verhängnisvoll, daß sie den Körper widerstandsunfähig und zur Aufnahme anderer gefährlicherer Krankheiten geneigt machen. Aber auch als Todesursache kommen sie viel häufiger in Betracht, als in der Regel angenommen wird. Nach Perutz[1]) starben in Bayern nach der Mortalitätsstatistik der Jahre 1893/1902 von 100000 männlichen Personen 72, von ebensoviel weiblichen 61 an Krankheiten des Magens, der Leber und des Bauchfelles. Nach der Leipziger Krankheitssstatistik kamen unter 100000 ein Jahr lang beobachteten männlichen Versicherungspflichtigen 1394 Fälle von Magenkatarrh vor, die zusammen 25446 mit Arbeitsunfähigkeit einhergehende Krankheitstage beanspruchten. Bei den weiblichen Versicherungspflichtigen wurden 2059 Fälle mit 38933 Krankheitstagen gezählt. Von der ungeheuren Verbreitung der Magenleiden geben diese Zahlen eine ungefähre Vorstellung, wenn man bedenkt, daß hier nur die Fälle, die zur vollständigen Arbeitsunfähigkeit führen, gezählt worden sind.

Die Magengeschwüre sind in den unteren Bevölkerungsklassen viel- häufiger; besonders unter den gewerblich tätigen jungen Mädchen, die in ihrer Mehrzahl blutarm und bleichsüchtig sind, erreichen sie eine erschreckende Ausdehnung. Nach der Leipziger Statistik kamen unter 100000 ein Jahr lang beobachteten männlichen Versicherungspflichtigen 106 Fälle von Magengeschwür vor, von denen 5 tödlich endeten und die zusammen 3768 mit Arbeitsunfähigkeit einhergehende

---

1) Perutz, Art. „Verdauungskrankheiten" im Grotjahn-Kaupschen Handwörterbuch der sozialen Hygiene. Leipzig 1912.

Krankheitstage beanspruchten. Bei den weiblichen Versicherungspflichtigen wurden 562 Fälle mit 4 Todesfällen und 19383 Krankheitstagen gezählt. Eine andere Schicht von Personen, bei denen sich häufig Magengeschwüre einstellen, sind die Alkoholiker im vorgeschrittenen Stadium, so daß sich hier dieselben sozialpathologischen Beziehungen ergeben wie beim Alkoholismus überhaupt.

Ein Leiden, das vorwiegend dieselben Personen wie das Magengeschwür befällt, nämlich Mädchen und Frauen der unteren handarbeitenden Bevölkerungsschichten im jugendlichen Alter, ist die Senkung der gesamten Bauchorgane, die Enteroptose. Sie gibt zu zahlreichen Störungen der Verdauung Anlaß und wird in der Regel von weiblichen Personen erworben, die vorzeitig mit schwerer körperlicher Arbeit, besonders in der Landwirtschaft, belastet werden.

Auch die Entzündungen des Darmes sind nicht ganz so harmlos, wie man gewöhnlich annimmt; denn eine ungeheure Zahl von Krankheitstagen werden durch diese Erkrankungen jährlich verursacht. Nach der Leipziger Statistik kamen unter 100000 ein Jahr lang beobachteten männlichen Versicherungspflichtigen 1945 Fälle von Darmkatarrh vor, von denen 14 tödlich endeten und die zusammen 26902 mit Arbeitsunfähigkeit einhergehende Krankheitstage beanspruchten. Bei den weiblichen Versicherungspflichtigen wurden 1998 Fälle mit 12 Todesfällen und 35312 Krankheitstagen gezählt.

Ein besonderes Interesse beansprucht unter den Darmerkrankungen die Blinddarmentzündung, da sie katastrophenartig verläuft. Nach der Leipziger Morbiditätsstatistik kamen unter 100000 ein Jahr lang beobachteten männlichen Versicherungspflichtigen 165 Fälle von Blinddarmentzündung vor, von denen 5 tödlich endeten und die zusammen 5100 mit Arbeitsunfähigkeit einhergehende Krankheitstage beanspruchten. Bei den weiblichen Versicherungspflichtigen wurden 169 Fälle mit 3 Todesfällen und 5855 Krankheitstagen gezählt. In Deutschland sterben jährlich etwa 3000 Personen an Blinddarmentzündung. Vergleicht man diese Angaben mit den vorausgeschickten, so zeigt es sich, daß einfache Darmkatarrhe in der Tat mehr Menschen dahinraffen und vor allen Dingen einen ungleich größeren Aufwand von verlorener Zeit beanspruchen, als die so gefürchtete, von der Anteilnahme der Aerztewelt und des großen Publikums gegenwärtig gleich stark beanspruchte Blinddarmentzündung. Es zeigt sich an diesem Beispiel wie an so vielen, daß allein eine auf das soziale Moment gerichtete und auf statistischer Beobachtung fußende Betrachtung dazu führen kann, endlich einmal sich den alltäglichen, geringfügigen Krankheiten zuzuwenden, anstatt das Augenmerk ausschließlich auf die seltenen, aber dramatisch verlaufenden Erkrankungen zu richten. Insgesamt starben in Preußen an Blinddarmentzündung im Jahre 1911 2547 Personen (gegen 2220 im Vorjahre).

Bei den Personen, die an Blinddarmentzündung erkranken, kann man zwei Gruppen unterscheiden, von denen die eine für unsere Betrachtung in Betracht kommt. Individuen, die mehrfach an Blinddarmentzündung erkranken, verdanken diese Anlage wohl einer uns noch nicht bekannten Eigentümlichkeit des Blinddarms, die ihnen angeboren sein dürfte. Es finden sich solche Personen in allen Bevölkerungsschichten. Die Zugehörigkeit zu einer sozialen Stufe scheint ohne Einfluß zu sein. Anders steht es mit jenen, die einmal erkranken und im weiteren Verlaufe ihres Lebens keine besondere Anlage zu Rückfällen dartun. Hier ist die Ursache weniger in einer besonderen Beschaffenheit des Blinddarms als in einer Ueberlastung des Darmes mit schwer verdaulichen Speisen zu suchen. Derartige Fälle kommen in der Tat dort gehäuft vor, wo, wie z. B. im Heer, ein grobes und hartes Brot die vorwiegende Speise bildet. Zahlreiche Blinddarmerkrankungen in den unteren Volksschichten dürften wohl auf dieser Ursache sowie auf dem hastigen Hinunterschlingen der Zwischenmahlzeiten beruhen.

Die Krankheiten der Leber sind verhältnismäßig nicht häufig und entbehren mit Ausnahme der auf Alkoholmißbrauch zurückzuführenden Leberzirrhose, die ebenfalls selten ist, durchaus des sozialpathologischen Interesses. Nach der Leipziger Krankheitsstatistik kamen unter 100000 ein Jahr lang beobachteten männlichen Versicherungspflichtigen 115 Fälle von Krankheiten der Leber vor, von denen 8 tödlich endeten und die zusammen 3537 mit Arbeitsunfähigkeit einhergehende Krankheitstage beanspruchten. Außerdem wurden noch 26 Fälle mit 645 Krankheitstagen wegen Gallensteine gezählt.

III. Die soziale Lage der Bevölkerung ist auf die Häufigkeit der Erkrankungen der Verdauungsorgane wohl ohne unmittelbaren Einfluß. Dagegen ziehen Fäden von den Volkssitten und dem Genußleben der großen Masse der Bevölkerung, das ja zu seinem größten Teile gerade in den unteren Schichten vorwiegend die Tätigkeit der der Nahrungsaufnahme und der Verdauung gewidmeten Organe in Anspruch nimmt, zu den sozialen Bedingungen hin, unter denen die unteren und mittleren Bevölkerungsschichten leben. Neben der Völlerei im Essen sind hier namentlich die Trinkunsitten und überhaupt der mißbräuchliche Genuß alkoholischer Getränke anzuführen, da der Alkohol auf den Schleimhäuten des Verdauungskanals gefährliche Entzündungserscheinungen hervorzurufen pflegt.

Die Schleimhäute des Verdauungsorganes weisen dann schon früh Entzündungserscheinungen auf. Schon Gaumen, Mandeln und Zäpfchen zeigen vielfach den Zustand dauernder katarrhalischer Reizung. Diese zwingt fortwährend zu Räuspern und Hüsteln und ist die Ursache einer rauhen, verschleierten Stimme. Besonders deutlich und schnell gibt sich die Entzündung an der Schleimhaut des Magens zu erkennen. Bei übermäßigem Biertrinken trifft den Magen noch eine Schädlichkeit, die nicht direkt im Alkohol, sondern in der Ueberfüllung des Magens mit Flüssigkeit schlechthin ihre Ursache hat. Die übermäßige Ausdehnung bringt die Magenwände zur Erschlaffung und verursacht eine Magenerweiterung mit allen ihren unangenehmen Folgen. Die blutreichen, drüsigen Organe des Bauches (Milz, Bauchspeicheldrüse und Leber) sind der Gefährdung durch den im Blut kreisenden Alkohol ebenfalls im hohen Grade ausgesetzt. Regelmäßig findet sich die Fettleber. Denn da die Leber überhaupt ein Organ ist, in dem sich leicht Fett ablagert, so muß dieses in besonders hohem Grade beim Trinker der Fall sein. Zuweilen vergrößert sich dadurch die ganze Leber zum zwei- oder gar dreifachen ihres gewöhnlichen Umfanges. Die Fettleber macht zwar keine großen Beschwerden, beeinträchtigt aber die für unsere Verdauung wichtige Gallenabsonderung. Die bösartigste Krankheit, die allerdings erst bei weitgehendstem Spirituosenmißbrauch in der Leber hervorgerufen wird, ist die Leberzirrhose, allgemein und von altersher unter der Bezeichnung „Saufleber" bekannt. Der Ausgang ist in der Regel der Tod, da meist gleichzeitig in den anderen Organen durch den Spirituosengenuß schwere Schädigungen entstanden sind.

IV. In unseren Ländern und Zeiten, in denen die Hungersnöte unbekannt sind, wirken die Krankheiten der Verdauungsorgane nirgends mehr in einer nennenswerten Weise auf das Volksganze oder die sozialen Zustände ein. Auch als Todesursache haben sie, abgesehen vom Säuglingsalter, dessen in dieser Beziehung besondere Stellung an anderer Stelle besprochen werden wird, keinen Einfluß auf die Bevölkerungsbewegung. Die Magen- und Darmkatarrhe der Erwachsenen beschränken ihren wirtschaftlichen Einfluß darauf, daß sie jahraus jahrein zahllose Menschen für vorübergehende Zeit arbeitsunfähig machen. Das bestätigen die Ergebnisse der Leipziger Statistik, nach der unter 100000 ein Jahr lang beobachteten männlichen Versicherungspflichtigen 6022 Fälle von Erkrankungen der Verdauungsorgane vorkamen, von denen 59 tödlich endeten und die zusammen 91715 mit Arbeitsunfähigkeit einhergehende Krankheitstage beanspruchten. Bei den weiblichen Versicherungspflichtigen wurden 8764 Fälle mit 45 Todesfällen und 157529 Krankheitstagen gezählt.

Diese Belastung der sozialen Versicherungsträger durch Magen- und Darmkrankheiten hat F. Perutz[1] eingehend untersucht. Er ist dabei zu dem Ergebnis gekommen, daß 4—6 % aller Krankenkassenmitglieder eine mit Arbeitsunfähigkeit verbundene Verdauungskrankheit erleiden und ihre Zahl etwa 10—15 % aller erwerbsunfähigen Kranken beträgt.

Nach Perutz stehen die Krankheiten des Magens unter den Invalidisierungsursachen an 9., die Krankheiten von Darm, Leber, Milz an 21., die sonstigen Verdauungskrankheiten an 28. Stelle, d. h. von 100 Rentenempfängern waren 3 wegen Magenleiden, 1 wegen Darm-Leberleiden, 0,1 wegen sonstiger Verdauungskrankheiten invalide. Von 315089 Invalidisierungen der Landesversicherungsanstalten in den Jahren 1896—1899 erfolgten wegen:

	bei den Männern	bei den Frauen
Krankheiten des Magens	5964	2858
Krankheiten von Darm, Leber, Milz .	1996	917
Sonstiger Verdauungskrankheiten . .	232	71

V. Die ärztliche Betätigung ist auf dem Gebiete der Magen- und Darmerkrankungen sehr wirksam, besonders in den akuten Fällen. Bei den chronisch verlaufenden Fällen, die allerdings in der Minderzahl sind, finden die zweckmäßigen diätetischen Maßnahmen der Heilkunde leider eine Schranke in der ungünstigen wirtschaftlichen Lage der unteren Volksschichten, denen die Innehaltung dieser diätetischen Maßnahmen aus wirtschaftlichen Gründen unmöglich ist. In derartigen Fällen muß der Kranke aus seiner Umgebung herausgenommen werden, indem man ihn in einem Krankenhaus oder Genesungsheim einer diätetischen Kur unterzieht. Auch Sonderanstalten für Magen- und Darmkranke sind für diese Kranken mit guten Gründen gefordert worden[2], während andere die Genesungsheime für ausreichend halten.

VI. Die Bekämpfung der Magen-Darmkatarrhe gewinnt soziale Beziehungen im Problem des Genußlebens der großen Masse. Je mehr sich dieses aus der urwüchsigen und groben Art der Völlerei und des übermäßigen Trinkens alkoholischer Getränke zu einem kultivierteren Genießen entwickelt, desto seltener werden auch die Krank-

---

1) F. Perutz, Die Belastung der Krankenkassen, Versicherungsanstalten und Berufsgenossenschaften durch die Verdauungs- und Stoffwechselkrankheiten nebst Vorschlägen zu ihrer Bekämpfung. Zeitschr. f. soziale Med. 1909. Bd. 4. H. 1.

2) E. Agéron, Ueber chronische Magenleiden als Berufskrankheiten und die Errichtung von Magenheilstätten. Medizinische Reform. 1906. Bd. 14. Nr. 20. — Albu, Die sozialhygienische Bedeutung der Errichtung von Magenheilstätten. Ebendaselbst Nr. 26.

heiten des Magen-Darmkanals werden. Eine andere Stelle, an der der Hebel eingesetzt werden kann, ist die Gestaltung der Eßpausen während der Arbeit und die Arbeitsdauer selbst. Bei über den ganzen Tag fortgehender Arbeit ist die Unterbrechung durch eine mehrstündige Ruhepause, in der die Hauptmahlzeit liegt, zu empfehlen, während die „englische Tischzeit", d. h. die Einnahme der Hauptmahlzeit nach vollendetem Tagewerk nur dann vom hygienischen Standpunkte gebilligt werden kann, wenn die Arbeitsdauer überhaupt kurz und der Arbeitsschluß nicht gegen Abend, sondern schon im Laufe des Nachmittages erfolgt. Die „englische Tischzeit" in Verbindung mit deutscher Ausdehnung der Arbeitszeit ist ein Uebel, an der in der gegenwärtigen Uebergangszeit die großstädtische Arbeiterbevölkerung sehr leidet und das wahrscheinlich an mehr Krankheiten des Stoffwechsels und der Verdauung die Schuld trägt, als wir ahnen.

2. Vergiftungen durch Nahrungsmittel.

Ueber die Gefahren, die uns durch verdorbene Nahrungsmittel drohen, macht sich die Bevölkerung ganz allgemein übertriebene Vorstellungen. Nach der Leipziger Statistik kamen unter den 960 000 ein Jahr lang beobachteten männlichen Versicherungspflichtigen nur 5 Fälle von Fleischvergiftung vor, von denen keiner tödlich endete. Im Jahre 1908 starben in ganz Preußen nur 45 Personen durch Fleisch-, Wurst- und Fischvergiftung, 69 durch Pilzvergiftung. Gewiß sollen die hier lauernden Gefahren, deren Begegnung wir einer sorgfältigen Nahrungsmittelgesetzgebung und gewissenhaften polizeilichen Ueberwachung des Verkehrs mit Nahrungsmitteln verdanken, nicht unterschätzt werden. Immerhin darf man fragen, ob der große Apparat, der hierfür in Tätigkeit ist, im richtigen Verhältnis steht nicht nur zu den drohenden Gefahren, sondern auch zu jenen geringfügigen Maßnahmen, die zur Abwehr der meisten anderen ungleich gefährlicheren hygienischen Schäden aufgeboten werden. Man kann sogar noch einen Schritt weiter gehen und darauf aufmerksam machen, daß allzu umständliche Vorschriften über die Untersuchungen besonders der aus dem Auslande eingeführten Nahrungsmittel den Handel schädigen und durch Niederhaltung des Angebots die Volksernährung quantitativ schwächen können. Namentlich in Ländern, deren Regierung durch landwirtschaftlich interessierte Berufsstände stark beeinflußt wird, liegt die Gefahr nahe, daß die Beaufsichtigung der Nahrungsmitteleinfuhr nicht lediglich nach hygienischen Gesichtspunkten, sondern aus Gründen der Abhaltung ausländischer Waren vom Nahrungsmittelmarkte in gemeinschädlicher Weise gehandhabt wird.

3. Skorbut.

In den mitteleuropäischen Kulturländern ist der Skorbut nahezu verschwunden und zwar in dem nämlichen Maße, in dem die Ausbildung des Welthandels und des Weltverkehrs die Entstehung der in früheren Jahrhunderten nie ganz zu vermeidenden Hungersnöte unmöglich gemacht hat. Noch heute ist der Skorbut die Form, in der die Hungersnöte im Innern Rußlands ihre Opfer fordern. Nicht nur Nahrungsmangel und das Einverleiben der Ersatzmittel, zu denen eine von Hungersnot heimgesuchte Bevölkerung greift, sondern besonders die Einförmigkeit der Kost verursachen den Skorbut. So war er noch bis in die Mitte des vorigen Jahrhunderts eine von den Schiffsbesatzungen gefürchtete Krankheit. Seitdem man bei der Verproviantierung der Schiffe auf Abwechselung Wert legt und die Bevorzugung der Dampfkraft die Schiffsfahrten außerordentlich abgekürzt hat, ist auch der Skorbut mehr und mehr verschwunden. Im Skorbut haben wir das lehrreiche Beispiel einer stellenweise verheerenden Volkskrankheit, die durch den allgemeinen Fortschritt der Kultur und der Nahrungsmittelversorgung fast vollständig zum Verschwinden gebracht worden ist, ohne daß man sich ärztlicherseits über das Wesen der Erkrankung je klar geworden ist. Es sind die mannigfachsten und sich widersprechendsten Theorien aufgestellt worden, aber bewiesen ist nur, daß bei gemischter und zugleich im wesentlichen aus frischen Nahrungsmitteln bestehender Kost niemals Skorbut entsteht, während er bei längerem Genuß von eingepökeltem Fleisch oder einseitiger Reisnahrung oder der mit schlechten Ersatzmitteln durchsetzten Hungersnotkost regelmäßig beobachtet wird.

In Deutschland tritt die Krankheit nur noch vereinzelt auf. Nach der Leipziger Morbiditätsstatistik kamen unter den 960000 ein Jahr lang beobachteten männlichen Versicherungspflichtigen nur 32 Fälle von Skorbut vor, von denen 1 tödlich endete und die zusammen 995 mit Arbeitsunfähigkeit einhergehende Krankheitstage beanspruchten.

4. Pellagra.

Die Pellagra ist ebenfalls eine Krankheit, die auf die einförmige Ernährung sehr ungünstig gestellter Schichten zurückzuführen ist. Es ist die typische Krankheit des sozial tief stehenden italienischen Landarbeiters. Auch auf das von Italienern und Südslawen bewohnte Gebiet Oesterreich-Ungarns greift die Pellagra über. Einen besonderen Herd bildet im österreichischen Küstenlande der Gerichtsbezirk Cervignano, in dem 1903 auf 1000 Einwohner 29 Pellagrakranke gezählt wurden[1]). Hier sind die Frauen und Kinder noch mehr gefährdet als die Männer, da sie sich ausschließlich von häufig verdorbenem Mais nähren. Am verbreitetsten ist sie in Italien, wo um die Jahrhundertwende etwa 75 000 pellagröse Personen gezählt wurden.

Die Krankheitserscheinungen äußern sich im Verdauungssystem, auf der Haut und zuletzt besonders auf psychischem und nervösem Gebiete, wenigstens in den vorgerückten Stadien der Erkrankung. Einer anfänglich erhöhten Reizbarkeit folgen Depressionszustände mit Wahnbildung, starke Selbstmordneigung und schließlich Verblödung.

Der Italiener bezeichnet die Pellagra geradezu als male della miseria, als „Armutskrankheit" schlechthin. Sie ist die Folge des ausschließlichen Genusses der Polenta und des Maisbrotes, und war auch in Italien vor der Mitte des achtzehnten Jahrhunderts unbekannt, weil hier erst nach dieser Zeit Mais gebaut wurde. Die Krankheit ist heilbar, wenn die Kranken noch im Anfangsstadium ihrer gefährlichen Ernährungsweise entrissen werden können. Die Pellagra würde bald völlig verschwinden, wenn in den betreffenden Ländern die Lebenshaltung und Kultur der Landarbeiter sich soweit heben ließe, daß sie zu einer leidlich zureichenden gemischten Nahrung übergehen könnten. Das Vorkommen der Pellagra ist jedenfalls schon an und für sich ein schwerer Vorwurf gegenüber der Regierung und allen für die soziale Lage der betreffenden Landstriche verantwortlichen Stellen.

5. Ankylostomiasis.

I. Im Gegensatz zu den tropischen Ländern spielen die Wurmkrankheiten in den Ländern unserer Zone nirgends die Rolle von ernsten Volkskrankheiten. Sie sind unschuldiger Natur, finden sich in allen Volkskreisen und entbehren eines größeren sozialpathologischen Interesses. Eine Ausnahme macht nur die Ankylostomiasis, die in neuerer Zeit auch bei uns stellenweise zu einer gefürchteten Berufskrankheit der Bergarbeiter geworden ist. Die Ursache ist ein kleiner, im Dünndarm lebender Eingeweidewurm, der aus den tropischen Ländern über Aegypten und Italien nach den nördlichen Ländern verschleppt worden ist.

II. Die kleinen Würmer saugen sich im Darm fest und verursachen hier Blutaustritte, die an und für sich klein, doch im Laufe der Zeit und bei der großen Vermehrungsfähigkeit den Körper außerordentlich schwach und blutleer machen. Die Würmer entstehen aus Eiern, die durch Mund und Magen ihren Weg in den menschlichen

---

1) **Bohata** und **Tamaro**, Sanitätsberichte des österreichischen Küstenstriches für die Jahre 1901—1903. Triest 1905.

Körper finden. Ob allein die bewirkte Blutentziehung, oder außerdem noch ein im Körper zurückbleibendes Gift die Anämie hervorruft, ist noch nicht aufgeklärt.

III. und IV. Vom Ankylostomum werden nur Angehörige der arbeitenden Klassen ergriffen — Erdarbeiter, Ziegeleiarbeiter und namentlich Bergleute. Letztere zu Zeiten in einer Anzahl, daß dadurch der gesamte Grubenbetrieb leidet. Im Jahre 1904 war die **Wurmkrankheit** bei 13861 Personen festgestellt worden; auf 1000 im Ruhrbergbau Beschäftigte entfielen 49 Erkrankungsfälle. Im Jahre 1905 verminderte sich die Zahl der Erkrankten auf 5024 (18 auf 1000), im Jahre 1906 auf 3123 (11 auf 1000), im Jahre 1907 auf 1951 (6 auf 1000), und im Jahre 1908 ist die Zahl der Erkrankten auf 1171 (3 auf 1000) gesunken.

V. Die Heilung erfolgt durch Wurmmittel, die allerdings in recht hohen Gaben und mehrmals gegeben werden müssen. Am sichersten werden die Kuren, die in einzelnen Fällen schädliche Nachwirkungen haben können, in den Krankenhäusern unter Aufsicht der Aerzte und eines geschulten Pflegepersonals vorgenommen.

VI. Zur Verhütung der Ankylostomiasis ist die Untersuchung ausländischer Arbeiter vor ihrer Einstellung erforderlich. Sodann sind die gesundheitlichen Verhältnisse der Arbeitsorte, der Ziegeleien und namentlich der Gruben bei Verdacht auf Ankylostomum einer sorgfältigeren Beachtung zu unterziehen, als das im allgemeinen zu geschehen pflegt. Vor allen Dingen muß das Abortwesen in den Gruben so geregelt werden, daß die Exkremente nicht verstreut, sondern am besten mit Hilfe des Kübelsystems sorgfältig beseitigt werden. Die verdächtigen Arbeiter müssen untersucht und bei positivem Ausfall der mikroskopischen Untersuchung ins Krankenhaus eingewiesen werden. Von der so viel empfohlenen allgemeinen Desinfektion der Gruben soll man sich nicht zuviel versprechen, da sie nur selten in zuverlässiger Weise ausgeführt und öfters wiederholt werden kann.

6. Die übrigen Wurmkrankheiten.

Im Gegensatz zu der Ankylostomiasis, die ausschließlich Berufskrankheit ist, sind die übrigen Wurmkrankheiten in unseren Breiten nicht an bestimmte Schichten der Bevölkerung gebunden und ermangeln wohl schon ihrer relativen Harmlosigkeit wegen eines ernsteren sozialpathologischen Interesses. Immerhin beschäftigen sie wegen ihrer geheimnisvollen Wirksamkeit die Einbildungskraft der Bevölkerung auf das lebhafteste und geben nicht selten zu abergläubischen Vorstellungen und falschen Krankheitsbeziehungen Anlaß.

Die häufig ausgesprochene Empfehlung, Fleischwaren nur in durch-
gekochtem oder lange gepökeltem Zustande zu genießen, ist zwar gut
gemeint, da bei ihrer peinlichen Befolgung in der Tat keine Erkrankungen vorkommen können. Es ist aber etwas viel verlangt, lediglich
aus diesem Grunde auch nahrhafte, der Bevölkerung liebgewordene
Fleischgerichte, bei denen das Fleisch roh oder nur schwach geräuchert
wird, zu verbieten. Es ist deshalb gut, daß gegenüber Trichinen,
die noch am ehesten zu bedenklichen Epidemien führen können, ein
behördlicher Schutz in einer sorgfältigen Trichinenschau vorgesehen ist.
Die Trichinosis ist dadurch in der Tat bei uns zu einer sehr seltenen
Erkrankung geworden.

7. Zuckerkrankheit.

Mit Recht gilt Zuckerharnruhr als die Krankheit der wohlhabenden
Kreise, und zwar dürfte ihre Ursache nicht nur in der guten und
reichlichen Ernährung als auch in der größeren Inanspruchnahme des
Nervensystems bei den gesellschaftlich höher stehenden Schichten bestehen. Wenn die Zuckerkrankheit bei der handarbeitenden Bevölkerung auch selten ist, so verlaufen die wenigen Fälle, die hier beobachtet
werden, dann um so schneller und trauriger. Die Ursache hierfür liegt
in der Unmöglichkeit, die vorwiegend stärkehaltige Kost der unteren
Bevölkerungskreise durch die zweckmäßige Zuckerdiät, die einen so
großen Aufwand von Fleisch und Fett erfordert, zu ersetzen. Nach
der Leipziger Krankheitsstatistik kamen unter 100000 ein Jahr lang
beobachteten männlichen Versicherungspflichtigen 17 Fälle von Zuckerkrankheit vor, von denen 3 tödlich endeten und die zusammen 846
mit Arbeitsunfähigkeit einhergehende Krankheitstage beanspruchten.
Bei den weiblichen Versicherungspflichtigen wurden 6 Fälle mit 1 Todesfall und 454 Krankheitstagen gezählt.

In der städtischen Bevölkerung ist die Krankheit bedeutend häufiger
als auf dem Lande. In Berlin starben im Jahre 1908 auf 100000 Erwachsene 14 an Zuckerkrankheit. Das ist eine verhältnismäßig hohe
Zahl, wenn man bedenkt, daß zahlreiche Zuckerkranke an interkurrenten
Krankheiten sterben, bei denen das Grundleiden als Nebenursache anzusehen ist, ohne daß es in der Statistik erscheint.

Bekannt pflegt die hohe Erkrankungszahl der Juden zu sein, die
etwa um das sechsfache größer ist als die der übrigen Bevölkerung.
Die Ursache liegt wohl weniger in einer Rasseneigentümlichkeit, als
darin, daß die Juden bei uns überhaupt mit den Vorzügen (niedere
Schwindsuchtssterblichkeit usw.) auch die pathologischen Mißstände

einer gut lebenden, vorwiegend geistig arbeitenden Stadtbevölkerung (erhöhte Nervosität, Fettsucht usw.) besonders deutlich aufweisen.

8. Gicht.

Die echte Arthritis urica ist mehr unter den wohlhabenden Bevölkerungsschichten verbreitet als in den unteren. Wo sie sich bei den letzteren findet, handelt es sich meist um Personen, die beruflich in den Alkoholgewerben zu tun haben, wie denn überhaupt der Alkoholismus in engerer ursächlicher Beziehung zu der Gicht steht als die vorwiegende Fleischnahrung, die man so häufig dafür verantwortlich macht.

Nach der Leipziger Statistik kamen unter 100 000 ein Jahr lang beobachteten männlichen Versicherungspflichtigen 109 Fälle von Gicht, Arthritis urica vor, die zusammen 2942 mit Arbeitsunfähigkeit einhergehende Krankheitstage beanspruchten. Bei den weiblichen Versicherungspflichtigen wurden 11 Fälle und 544 Krankheitstage gezählt. Das sind nicht zahlreiche Fälle, wenn man bedenkt, daß die Anfälle bei dem Patienten sich zu wiederholen pflegen und ihn auch jedesmal arbeitsunfähig machen. Die Bevorzugung des männlichen Geschlechts erklärt sich wohl auch am ungezwungensten durch die ursächlichen Beziehungen zum Alkoholismus.

9. Fettsucht.

Der übertriebene Ansatz von Fett ist für die nichthandarbeitende Bevölkerung bezeichnend. Lehrreich ist zu beobachten, daß gerade die Mittelschichten der Bevölkerung und besonders ihr weiblicher Teil zur Fettleibigkeit neigt, die ja mehr Schäden für den Körper und für die Lebensdauer mit sich bringt, als die Mehrzahl der Bevölkerung annimmt. Den unteren, handarbeitenden Bevölkerungsschichten verbietet schon der durch die Arbeit stark in Anspruch genommene Stoffwechsel den Fettansatz. Die aristokratischen Schichten andererseits vermeiden durch eine zweckmäßige Ernährung und durch die Pflege der Leibesübungen absichtlich einen zu starken Fettansatz, während in den mittleren Schichten sich häufig eine fett- und kohlenhydratreiche Nahrung mit Bequemlichkeit und Unlust zur Körperbewegung verbindet.

Der erwachsene Mensch soll unbekleidet etwa so viel Kilogramm wiegen, als er Zentimeter über einen Meter groß ist. Wer diese Norm mit mehr als 10 % überschreitet, gehört sicher zu den Personen, die ein regelwidrig großes Fettpolster haben. Andererseits dürften Personen, die unter den so gewonnenen Werten bleiben, sicher als unterernährt zu bezeichnen sein.

Die Fettsucht mittleren Grades ist bei uns überaus verbreitet. Man kann fast sagen, sie ist eine Nationalkrankheit, deren Folgen von der Bevölkerung ganz allgemein unterschätzt werden. Zahlreiche krankhafte Zustände des Herzmuskels, der Blutgefäße (besonders an den unteren Extremitäten), Krankheiten der Haut und rheumatische Beschwerden entstehen oder verlaufen besonders lästig und langwierig bei korpulenten Personen.

Im Gegensatz zu den Angehörigen des Mittelstandes haben Arbeiter, besonders bei schwerer körperlicher Arbeit in geschlossenen Räumen, in Gruben und Hüttenwerken, oder bei Nachtarbeit ein zu geringes Fettpolster, das sich schon äußerlich im Fehlen des Wangenfettes und dem dadurch bedingten charakteristischen Gesichtsausdruck zu erkennen gibt.

10. Bleichsucht.

I. und II. Die echte Bleichsucht, d. h. die Verminderung der roten Blutkörperchen und besonders ihres Hämoglobingehaltes findet sich in der Regel nur bei Personen, die dazu veranlagt sind, als eine Krankheit des Entwicklungsalters und vorwiegend des weiblichen Geschlechts. Diese Art Bleichsucht findet sich in allen Gesellschaftskreisen und hat mit ungünstiger sozialer Umwelt weniger zu tun, als man gemeinhin annimmt. Ganz anders steht es aber mit jener Bleichsucht, die wir bei so vielen Mädchen und Frauen der unteren Volksschichten in der Großstadt und in den Fabrikgegenden finden und die eine der häufigsten Krankheitsbezeichnungen auf den Krankenscheinen der weiblichen Kassenmitglieder bilden. Diese Art Bleichsucht ist weniger eine besondere Krankheit des Blutes, als vielmehr eine allgemeine Herabminderung der körperlichen Energie, verbunden mit mannigfachen Störungen an allen möglichen Organen. Es ist eben das Gegenteil jener jugendlichen Blüte, die wir bei Personen des nämlichen Alters und Geschlechtes, aber unter besseren Ernährungsbedingungen und bei reichlichem Genuß von Landluft vorfinden. Einförmige Arbeit in geschlossenen Räumen, fast vollständiger Abschluß von den belebenden Reizen der frischen Luft usw. tragen ebenso sehr wie unzureichende und unzweckmäßige Ernährung zu dieser Art Bleichsucht bei. Eine besondere Bedeutung erhält diese Verkümmerungs-Bleichsucht dadurch, daß sie häufig den Boden abgibt, auf dem sich andere Krankheiten, wie namentlich die Tuberkulose, ansiedeln.

Diese Art Blutarmut ist auch eine typische Schulkrankheit und so verbreitet, daß großstädtische Lehrer überhaupt nicht mehr wissen, wie blühende Kinder aussehen. E. Quirsfeld[1]) fand sogar unter den hygienisch verhältnismäßig günstigen kleinstädtischen Verhältnissen bei der Untersuchung von mehreren Tausend Schulkindern von 100 blutarm:

im Alter von 7—8 Jahren bei den Knaben 8,6, bei den Mädchen 12,7
„ „ „ 9—10 „ „ „ „ „ 10,4, „ „ „ 12,4
„ „ „ 11—12 „ „ „ „ „ 11,5, „ „ „ 15,9
„ „ „ 13—14 „ „ „ „ „ 9,0, „ „ „ 16,6

Nach der Leipziger Statistik kamen unter 100000 ein Jahr lang beobachteten männlichen Versicherungspflichtigen 282 Fälle von Blutarmut, Chlorose und Anämie vor, die zusammen 7189 mit Arbeitsunfähigkeit einhergehende Krankheitstage beanspruchten. Bei den weiblichen Versicherungspflichtigen wurden dagegen 6762 Fälle mit 8 Todesfällen und 176330 Krankheitstagen gezählt. Diese Zahlen geben eine ungefähre Vorstellung von der ungeheuren Verbreitung der Blutarmut unter der großstädtischen weiblichen Bevölkerung, wenn man bedenkt, daß auf jeden mit Arbeitsunfähigkeit einhergehenden Fall doch mindestens 5 andere kommen, die bei ihrer Bleichsucht arbeiten.

Auch die männliche arbeitende Bevölkerung der Fabrik- und Grubenbezirke sowie namentlich der Großstädte leidet, soweit sie ihre Arbeit im geschlossenen Raume verrichten muß, wie das die Regel ist, an einem mehr oder minder ausgeprägten Grade von Blutarmut. Ohne Uebertreibung kann man diese Krankheit oder besser diesen Verkümmerungszustand als das am meisten bezeichnende äußere Kennzeichen des städtischen Arbeiters bezeichnen. In den Mittel- und Großstädten reicht sie weit in den Mittelstand hinein.

III. Die Ursache der Blutarmut, soweit es sich nicht um anämische Zustände handelt, die aus einem angeborenen Mißverhältnis der blutbildenden Organe zu den Anforderungen des Körpers herrühren und natürlich als vorwiegend durch Erbanlage bedingt von der sozialen Umwelt unabhängig sind, ist eine unmittelbare Wirkung einerseits des Mangels an frischer Luft, anderseits einer Ernährung, die zur geleisteten Arbeit in keinem richtigen Verhältnis steht. Beide Einflüsse werden beim Uebergang eines Agrarstaates zum Industriestaate in einem solchen Maße wirksam, daß die Blutarmut neben anderen krankhaften Zuständen, wie namentlich der Rhachitis und den Kinderfehlern, zur Massenerscheinung wird. Das ist namentlich in der Uebergangs-

---

1) E. Quirsfeld, Ergebnisse einer Schulkinderuntersuchung. Prager med. Wochenschr. 1902. S. 590.

zeit der Fall, in der weder die Individuen noch die Organe der Gesellschaft die Schäden der von Grund aus veränderten Lebensweise auszugleichen gelernt haben.

IV. Daß die Blutarmut zahlreiche Arbeitskräfte brach legt, haben wir oben gesehen. Ihre verhängnisvollste Wirkung übt sie wohl aber dadurch aus, daß sie den Boden für andere chronische Erkrankungen bereitet, von denen wohl die Lungentuberkulose an erster Stelle steht.

Sehr wichtig würde die Entscheidung einer Frage sein, die gegenwärtig noch offen ist, ob die Blutarmut imstande ist, bei den Nachkommen hochgradig blutarmer Personen eine dauernde angeborene Minderwertigkeit zu setzen, also Verkümmerungszustände (Depravation) in Entartungszustände (Degeneration) überzuführen. Es ist nicht ausgeschlossen, daß dieses der Fall ist, nicht in dem Sinne natürlich, daß sich die erworbene Blutarmut vererbt, sondern daß Blutarmut dauernd die Keimsubstanz derartig schädigt, daß die Früchte die erwartungsgemäße durchschnittliche Rüstigkeit nicht erreichen.

V. Bei einem krankhaften Zustande von so überaus sozialer Bedingtheit ist es von vornherein unwahrscheinlich, daß ärztliche Maßnahmen irgendwelchen nennenswerten Nutzen bringen. In der Tat ist auch die ganze Eisenbehandlung, die den Krankenkassen alljährlich Millionen kostet, vollständig wertlos, so lange nicht die natürlichen Faktoren, Luft, Sonne und Ernährung, dauernd den blutarmen Körper umstimmen können. Auch das riesige Geschäft mit den angeblich „blutbildenden" Nährstoffen, mit denen die chemische Industrie das Gesundheitsbedürfnis der Massen geschickt auszubeuten weiß, stiftet nicht den geringsten objektiven Nutzen, sondern verleitet nur unbemittelte Leute und namentlich über die mangelnde Frische ihrer Kinder betrübte Eltern, ihre wenigen Groschen an falscher Stelle auszugeben.

VI. Die Industrialisierung und das Zusammendrängen der Bevölkerung in Großstädten müssen wir vorläufig mit in den Kauf nehmen. Deshalb müssen wir uns um so mehr bestreben, dieser nun einmal geschichtlich notwendigen Entwicklung die damit verbundenen Schädigungen des körperlichen Befindens zu nehmen. Alle Maßnahmen, die hierher gehören, von den kleinen Mitteln wie Sport und der Verkürzung der Arbeits- und Schulzeit an bis zu den großen einer Wohnungsreform im Sinne einer Abkehr vom Kasernenhausbau und einer Verländlichung der städtischen Wohnweise durch Einführung der weiträumigen Bauweise werden auch die Blutarmut vermindern helfen. Während diese Maßnahmen vor allem auf der Zufuhr von frischer Luft und Licht beruhen, müssen andere wieder eine reichliche und zweckmäßige Ernährung anstreben, um des Uebels Herr zu werden.

Diese Maßnahmen fallen zusammen mit der Bekämpfung der Unterernährung als Massenerscheinung, deren Wesen im Anschluß an die Sozialpathologie der Verdauungs- und Stoffwechselkrankheiten hier berührt werden muß.

11. Allgemeine Bemerkungen zur sozialen Pathologie der Verdauungs- und Stoffwechselerkrankungen und die Frage der Unterernährung.

Die akuten Krankheiten des Stoffwechsels und der Verdauungsorgane sind so sehr Gelegenheitskrankheiten und so häufig durch individuelle Zufälligkeiten bedingt, daß sie eines weitgehenden sozialpathologischen Interesses entbehren. Um so deutlicher spiegelt sich der Einfluß der sozialen Lage bei den chronischen Erkrankungen wieder, sei es nun, daß sie, wie Fettsucht, Zuckerkrankheit und Arthritis urica, zum allzu reichlichen Genuß von Nahrung ursächliche Beziehungen aufweisen, sei es, daß sie, wie die Blutarmut, chronische Erschöpfungszustände, Skorbut, Pellagra u. a., als Folgeerscheinungen einer mangelhaften oder unzweckmäßigen Ernährung aufgefaßt werden müssen, oder daß gar, wie bei den durch Alkoholismus entstehenden Krankheiten, Beziehungen sowohl zur Ueberernährung wie zur Unterernährung bestehen. Namentlich die Unterernährung ist für das Volksganze so wichtig, daß sie eine gesonderte Besprechung verlangt, da jedes Volk, auch das mit höchstentwickelter Kultur, einen mehr oder weniger großen Bruchteil seiner Angehörigen als im Zustande einer chronischen Unterernährung befindlich aufzuweisen hat.

Zwei Faktoren — ein biologischer und ein sozialer — bestimmen ausschlaggebend beim Menschen die Auswahl der Nahrungsmittel, einmal der dem Menschen innewohnende Trieb, sodann die Bedingtheit durch die Außenwelt, die diesen Trieb nur nach ganz bestimmten Richtungen hin Befriedigung finden läßt. Der Trieb zur Nahrungsaufnahme wird zunächst durch organische Vorgänge ausgelöst, die die Gemeingefühle des Hungers, des Durstes und der Ermüdung hervorrufen, weiterhin aber ergänzt durch das Bestreben, bei der Nahrungsaufnahme unter Vermittlung des Geschmacksinnes Lustempfindungen zu genießen. Im Nahrungstriebe vereinigt sich also das Streben nach objektiv zureichender Nahrung mit dem nach subjektiv schmackhafter Kost. Für den normalen Menschen ist dieser Trieb ein durchaus genügender Wegweiser; denn überläßt man dem Gesunden die freie Wahl seiner Nahrungsmittel, so nimmt er unwillkürlich mindestens so viel Nahrung zu sich, daß Menge und Be-

schaffenheit der Ausgabe an Wärme, Arbeit und Körpersubstanz entspricht, und zwar in einer Form, die ihm dauernd gut schmeckt. Es
ist nun zum Verständnis der Ernährungsfrage unerläßlich, zu untersuchen, wie die Verschiedenheit der sozialen Lage, die doch nur bei
einer Minderheit der Bevölkerung eine vollständige objektive und subjektive Befriedigung zuläßt, die Ernährung in der Wirklichkeit gestaltet. Der Verfasser hat diese Untersuchung vor einer Reihe von
Jahren an der Hand der bis zu jener Zeit in der Nationalökonomie
überlieferten Arbeiterhaushaltrechnungen unternommen. Die Ergebnisse
dieser Untersuchung, die seither durch den Lauf der Entwicklung keine
Widerlegung gefunden haben, mögen im folgenden kurz wiedergegeben
werden, da ihre Kenntnis für das Verständnis der Unterernährung und
der unzähligen, auf ihrer Grundlage sich entwickelnden krankhaften
Erscheinungen, Schwächezuständen und konstitutionellen Verkümme-
rungen von Wichtigkeit ist. Bezüglich des Beweismaterials muß auf
die Arbeit[1]) selbst verwiesen werden.

Den physiologischen Anforderungen genügen die Kostsätze ·der
Wohlhabenden natürlich vollkommen. Keineswegs äußert sich· aber
ihre Wohlhabenheit, wie man annehmen könnte, darin, daß das zum
Leben physiologisch Notwendige erheblich überschritten wird. Denn
die Menge hat ihre physiologisch scharf abgesteckte Grenze, während
hinsichtlich der Beschaffenheit eine unbegrenzte Möglichkeit der Differenzierung und Verfeinerung besteht, die in der bei den wohlhabenden
Bevölkerungsschichten in Blüte stehenden Kochkunst ihren Ausdruck
findet. Entwicklungstendenz und Entwicklungsunterschiede in der
Kost der Wohlhabenden richten sich nicht mehr auf die Menge der
Speisen, deren Verringerung im Gegenteil angestrebt wird, sondern
auf ihre Beschaffenheit. Denn die Kochkunst erstrebt nur eine subjektiv zusagende, schmackhafte Ernährung, indem sie dabei das allgemein menschliche Bedürfnis nach objektiv ausreichender Nahrung
absichtslos mitbefriedigt. Sieht man sich daher die überlieferten
Haushaltrechnungen wohlhabender Personen auf ihre gemeinsamen
Züge an, so ergeben sich als jährlicher Verbrauch einer erwachsenen
männlichen Person etwa 175 kg Zerealien, 175 kg Kartoffeln, 25 kg
Zucker, 25 kg Fett und 100 kg Fleisch. Dieses ist ·also ein Kostmaß,
das sich etwa der Mensch unserer geographischen Breite wählt, wenn
er in der wirtschaftlichen Lage ist, unbeengt von den Schranken einer
niederen sozialen Stellung seine Nahrung frei zu wählen. Es würde
dieses für die unteren Volksschichten als ein sozusagen ideales Kost-

---

    1) A. Grotjahn, Ueber Wandlungen in der Volksernährung. Bd. 20, H. 2
von Schmoller's staats- und sozialwissenschaftlichen Forschungen. Leipzig 1902.

maß anzusehen sein. Aber auch bei diesen Werten ist nicht zu vergessen, daß es aus der Kost von Personen errechnet ist, die keine starke körperliche Arbeit im Freien verrichten.

Aus den Angaben über die Nahrung von Personen, denen die Mittel nicht fehlen, ihre Nahrungsmittel leidlich nach Belieben zu wählen, ist zu ersehen, daß die beliebtesten Nahrungsmittel sich in drei große Gruppen einteilen lassen, die beständig wiederkehren: Zerealien und Kartoffeln, Molkereiprodukte und Fleisch. Das individuelle Belieben bei der Auswahl der Nahrungsmittel scheint sich bei den Völkern des europäischen Kulturkreises ganz allgemein innerhalb dieser Gruppen zu halten. Den physiologischen Kostmassen entsprechen diese Nahrungsmittel auch insofern, als Zerealien und Kartoffeln Stärkemehl, die Molkereiprodukte vorwiegend Fett und daneben Eiweiß, das Fleisch vorwiegend Eiweiß und daneben Fett enthält. Sehr beachtenswert ist, daß beim Haushalt der Wohlhabenden die Proportion unter diesen drei Gruppen ungefähr die gleiche bleibt, wie verschieden auch die Beobachtungen nach Ort und Zeit sind. Ihm zur Seite steht ganz allgemein ein nicht unerheblicher Gebrauch von Kartoffeln. Diese Tatsache widerspricht der landläufigen Annahme, daß die Kartoffeln als Hauptnahrungsmittel nur dort auftreten, wo die Mittel zur Zerealiennahrung fehlen. Die Wohlhabenden würde nichts hindern, den Kartoffelverbrauch auf ein Mindestmaß einzuschränken und die Zerealien vorwiegen zu lassen. In Wahrheit schätzen sie die Kartoffeln jedoch sehr. Dem Brot und der Kartoffel reiht sich der Zucker an. Er ist bei den wohlhabenden Bevölkerungsschichten eine wichtige Ergänzung der übrigen Stärkemehlnahrung. Die reinen Fette genießt der Bemittelte in der Regel in Gestalt der Butter. Der hohe Fleischverbrauch der besser gestellten Kreise ist bekannt.

Der Kost der wohlhabenden Bevölkerungsschichten nähert sich als zweiter wohlcharakterisierter Typus die der kleinbürgerlichen Kreise in den Städten, der niederen Beamtenschaft und der bessergestellten Arbeiter, soweit diesen ihr Lohn erlaubt, erhebliche Aufwendungen für die Nahrung zu machen. Zwar ist in diesen Kreisen der Aufwand für Nahrung im Verhältnis zum Gesamtaufwand bedeutend größer als bei den Angehörigen der bemittelten Klassen, auch Zubereitung und Beschaffenheit der Speisen weniger gut, aber in der für eine zweckmäßige Ernährung so überaus wichtigen Proportion von Zerealien, Kartoffeln, Molkereiprodukten und Fleisch herrscht eine auffallende Anlehnung an den oben geschilderten Ernährungstypus. Die Angaben der hierher gehörenden Haushaltrechnungen zeigen große Aehnlichkeit mit jenen aus den Haushaltungen der Wohlhabenden.

Das Verhältnis der Zerealien zu den Kartoffeln, die Gesamtmenge beider zu den Fetten und dem Fleisch ist hier dem vorigen ähnlich, wenn auch der Fleischkonsum nur ausnahmsweise die Höhe des Verbrauches bei den gutgestellten Familien erreicht. Der Hauptunterschied in der Kost dürfte in der aus den Haushaltrechnungen nicht ersichtlichen Zubereitungsweise liegen.

Weiter hat drittens die Kost der bäuerischen Bevölkerung, des Gesindes, der ländlichen Handwerker, der Fischer, Hirten und jener Arbeiter, die für den Hausbedarf ein wenig Landwirtschaft und Viehmast treiben können, etwas Gemeinsames, was um so auffallender ist, als diese Bevölkerungskreise in den meisten anderen Punkten die denkbar größte Verschiedenheit zeigen. Bei ihnen hat sich nämlich der lokale Charakter der Kost erhalten, da diese in ihren wesentlichen Bestandteilen an Ort und Stelle hergestellt und, ohne den Markt oder den Zwischenhandel zu passieren, verzehrt wird. Mögen die Haushaltungsvorstände Bauern sein oder Arbeiter mit landwirtschaftlichem Nebenbetriebe, mögen sie ganz oder nur teilweise selbst bauen, was sie essen, stets ist die Verbindung mit dem Grund und Boden der Heimat, deren Gebräuchen und wirtschaftlicher Struktur noch so eng, daß die freie Wahl der Nahrungsmittel außerordentlich beschränkt und der Ernährung ein bestimmtes lokales Gepräge aufgedrückt wird. Die Zerealiennahrung steht durchaus im Vordergrund. Hinter ihr tritt die Kartoffel selbst dort zurück, wo sie stark angebaut wird, weil sie dann mehr zur Schweinemast als zur unmittelbaren Ernährung verwandt wird. Fett und Fleisch ist infolge der Schweinemast zureichend vorhanden. Wo die natürlichen Bedingungen diese hindern, ermöglicht die Kuhhaltung stärkere Heranziehung der Molkereiprodukte zur Fettversorgung. ʹLeguminosen, Gemüse und Früchte werden reichlich genossen, Zucker dagegen nur ausnahmsweise. Die Kostmaße bewegen sich für einen erwachsenen Arbeiter hier etwa in den Werten von 250—275 kg Zerealien, 150—200 kg Kartoffeln, 30—40 kg Leguminosen, 180—350 kg Milch, 15—30 kg Fett und 50—60 kg Fleisch. Selbstverständlich liegt in der Erhaltung des lokalen Kosttypus noch nicht an und für sich eine Gewähr für reichliche Ernährung. Die rationelle Proportion von Zerealien, Molkereiprodukten und Fleisch wird nicht selten durch lokale Widrigkeiten gestört. Besonders verhängnisvoll wird die Ernährung der Kleinbauern, Landarbeiter und ländlichen Handwerker durch die auf örtlichen (z. B. im Gebirge) oder auf wirtschaftlichen (Mangel an Kartoffelacker) Verhältnissen beruhende Unmöglichkeit, Schweine zu mästen und für den Hausbedarf zu schlachten. Hier

findet sich dann bei Mangel an Fleisch und Fett eine überreichliche
Zufuhr von Zerealien oder Kartoffeln, durch die der Mangel an leicht
verdaulicher Nahrung auszugleichen versucht wird.

Einen ganz besonderen Charakter weist viertens die
Kost der von jeder Naturalwirtschaft losgelösten, nur auf
Geldlohn angewiesenen industriellen Arbeiter auf. Zu dieser
Schicht gehören eigentlich auch die hochbezahlten großstädtischen
Industriearbeiter, deren Ernährung oben schon im Anschluß an die
der wohlhabenden Bevölkerungskreise hervorgehoben worden ist. Wir
werden jedoch sehen, daß es sich rechtfertigt, die Nahrung der Elite
der Arbeiterschaft von jener zu trennen, die das Gros aufweist. In
der Kost der wohlhabenden sowohl wie in der der kleinbürgerlichen
Kreise in den Städten, der niederen Beamten und der gut gelohnten
Arbeiter zeigt sich die Neigung, von den voluminösen und wenig
geschmackvollen Hauptnahrungsmitteln der ländlichen Bevölkerung
(Roggenbrot, Leguminosen, Mehlspeisen, Pflanzenfetten) abzugehen und
den Nahrungsbedarf mehr durch konzentrierte, leicht verdau-
liche und schmackhafte Produkte (Fleisch, helles Brot, Zucker)
zu decken. Dieses vom hygienischen Standpunkte aus durchaus ver-
ständige Bestreben findet seine Grenze in der Unzulänglichkeit der
zur Verfügung stehenden Geldmittel. Nur die bestbezahlten Arbeiter
können den Uebergang zu einer rationellen Fleisch-Weizenbrot-Zucker-
Kost vollziehen. Weite Schichten der industriellen Arbeiterschaft
bleiben in diesem Uebergange stecken; sie essen nicht mehr
genug grobes Brot, Kartoffeln, Leguminosen, Mehlspeisen
und Fett und noch nicht genug Fleisch, helles Brot, Butter
und Zucker, so daß ein Zustand der chronischen Unterernährung
entsteht, selbst wenn das Nahrungsbudget sich qualitativ vorteilhaft
von den vorhin besprochenen lokalen Konsumtypen unterscheidet. Die
große Verbesserung, die die Ernährung der handarbeitenden Bevölkerung nach weitverbreiteter Anschauung im Verlaufe des 19. Jahrhunderts erfahren haben soll, ist häufig weiter nichts als eine Umwandlung zureichender, derber, Lokalcharakter tragender Landkost in
eine Ernährung, die qualitativ die der wohlhabenden Klassen nach-
ahmt, aber sie quantitativ doch nicht erreicht.

Bei der noch in Naturalwirtschaft lebenden Bevölkerung
spielt die Größe der Familie für die Ernährung keine erhebliche
Rolle: Ausdehnung der Wirtschaft, örtliche und klimatische Faktoren
geben den Ausschlag, ob die Ernährung ausreichend und gut ist. Bei
den auf reinen Geldlohn angewiesenen Arbeitern ist aber die Zahl
der Familienmitglieder für die qualitative und quantitative Gestaltung

der Nahrung von ausschlaggebendem Wert. Familien, welche zahlreiche Kinder in jüngerem Lebensalter zählen, werden sich verhältnismäßig schlechter ernähren als kinderarme.

Der ursprüngliche dieser vier Typen ist der dritte; aus ihm haben sich im Laufe der Zeit die übrigen entwickelt. Das Beruhen der Volksernährung auf dem Verbrauch der an Ort und Stelle in eigener Wirtschaft erzeugten Nahrungsmittel hat seine Vorzüge und seine Nachteile. Letztere treten merkwürdigerweise gerade dann in Erscheinung, wenn der lokale Konsumtypus ausschließlich herrscht. In ganz akuter Weise wird hier nicht selten die in gewöhnlichen Zeiten reichliche Nahrung durch lokale Störungen der Nahrungsmittelherstellung, wie Mißernten und darauf folgende Teuerung und Hungersnot, plötzlich beeinträchtigt.

Die Erleichterung des Güterverkehrs und die Entwicklung der Volks- und Weltwirtschaft, die eine bessere Verteilung der Nahrungsmittel ermöglicht, hat Teuerung und Hungersnöte aus den zivilisierten Ländern verschwinden lassen und ist deshalb auch ausnahmslos als segensreich für die Massenernährung gepriesen worden. Den höchsten Stand der Volksernährung weisen jene Länder auf, die sich bei vorwiegend bäuerlicher Bevölkerung noch eine Kost von ausgeprägt lokalem Charakter erhalten haben und dabei auch die Vorteile der modernen Verkehrsmittel genießen. Es sind hier besonders die skandinavischen Länder und die südslavischen Staaten zu nennen. Bezüglich der Massenernährung genießen sie die Vorzüge der Naturalwirtschaft ohne deren Nachteile.

Die auf reinen Geldlohn gestellten Industriearbeiter, die in den germanischen Industrieländern einen wachsenden Bruchteil der Gesamtbevölkerung bilden, sind in ihrer Ernährung nicht mehr gebunden an die lokalen Konsumtypen, die durch die Art der eigenen Ackerwirtschaft und einer bescheidenen Viehzucht ihr Gepräge erhalten und dem persönlichen Geschmacke bestimmte, häufig sehr enge Grenzen stecken. Vielmehr können sie für ihren Lohn sämtliche Nahrungsmittel kaufen, die ihnen der durch die moderne Verkehrs- und Handelsentwicklung auf das mannigfachste ausgerüstete Markt darbietet. Ihre Kost ist also bis zu einem gewissen Grade frei gewählt. Es ist nun lehrreich zu sehen, wie diese Wahl nach einer ganz bestimmten Richtung sich gleichmäßig bewegt, die jener gleicht, die die wohlhabenden Bevölkerungsschichten eingeschlagen haben, die also wohl einem allgemein menschlichen Entwicklungsbedürfnisse entspricht: die einförmige Nahrung wird durch verschiedenartige, die schwerverdauliche durch leichtverdauliche, die geschmacklose durch würzige Kost zu ersetzen versucht.

Aus einer Vergleichung der Haushaltrechnungen kann man etwa folgende Verschiebung der Nahrungsmittel erkennen, die auch eines gewissen massenpsychologischen Interesses nicht entbehren:

a) Das Fleisch erfreut sich allgemeiner Beliebtheit, und zwar das magere mehr als das fettreiche.

b) Die Pflanzenfette (Oliven-, Hanf-, Lein- und Rüböl) haben an Bedeutung verloren und werden, wenn irgend angängig, durch tierische Fette ersetzt. Speck und Schmalz sind beliebt, müssen aber, wo es die Geldmittel nur irgend erlauben, der Butter weichen. Diese erfreut sich ausnahmslos der höchsten Wertschätzung.

c) Hafer, Gerste, getrocknete Linsen, Bohnen und Erbsen drohen ganz aus der Volksnahrung zu verschwinden. Das helle Brot wird im steigenden Maße dem reinen Roggenbrot vorgezogen. Der Genuß von feinem, frisch geröstetem Weizengebäck als Morgenspeise wird fast allgemein Bedürfnis. Der Zucker wird aus einem Genußmittel zu einem Nahrungsmittel.

Entspricht nun diese Entwicklung des Geschmackes, die sich überall zeigt, wo die Verhältnisse dem Einzelnen eine leidliche Freiheit in der Wahl der Nahrungsmittel gestatten, nur einem Zuge der Naschhaftigkeit und Genußsucht? Oder gelangt darin ein richtiger, einem allgemeinen Fortschritt in der menschlichen Ernährung zugerichteter Trieb zum Ausdruck? Letzteres dürfte der Fall sein. Denn die Bevorzugung der leichtverdaulichen vor der schwerverdaulichen, der konzentrierten vor der voluminösen Nahrung ist vom hygienischen Standpunkte als durchaus rationell zu bezeichnen. Auch bei der Wahl seiner Nahrungsmittel scheint sich der durch äußere Verhältnisse nicht allzusehr eingeengte Mensch in seinem dunklen Drange des rechten Weges wohl bewußt zu sein. Den Arbeitern der Großstädte und der Industriegegenden kann man es um so weniger verdenken, zu dieser Kost überzugehen, als sie infolge ihrer Tätigkeit im geschlossenen Raume und bei sitzender Körperhaltung unter der Geschmacklosigkeit und Unverdaulichkeit vieler Nahrungsmittel des Massenverbrauches mehr zu leiden haben als die im Freien tätigen Landarbeiter. Leider können nur die bestbezahlten Arbeiterschichten oder Arbeiterfamilien, die entweder kinderarm sind oder mehrere jugendliche, mitverdienende Glieder haben, den Uebergang zu einem Kosttypus vollziehen, wie ihn die höheren Kreise längst besitzen.

Die Hoffnung, daß eine stetige Erhöhung des Lohnes diese Neigung zur Unterernährung eindämmen und schließlich vollständig zum Verschwinden bringen wird, ist gering, denn die Lohnerhöhung folgt meistens erst sekundär einer mit der Industrialisierung verbundenen

Verteuerung der wichtigsten Nahrungs- und Genußmittel, kann auch immer nur von dem bestgestellten Teile der Arbeiterschaft erzielt werden und hat in jedem Falle eng gezogene Grenzen. Von Grund aus helfen kann hier nur das Bestreben, auch den Industriearbeiter wieder etwas mit der Naturalwirtschaft in Verbindung zu bringen. Dieser Weg ist selbst in hochentwickelten Industrieländern durchaus gangbar. Einen Fingerzeig bilden die Hunderttausende von Laubenkolonien, die die Arbeiter der norddeutschen Großstädte in der unmittelbaren Nähe der Großstadt unterhalten, und das Bestreben der Fabrikarbeiter in manchen Industriegegenden, etwas Feldwirtschaft und Geflügelzucht nebenbei zu treiben. Es ist nur erforderlich, diese Ansätze öffentlich-rechtlich auszubauen und den Arbeiterfamilien überall ein Stück Pachtland zur Verfügung zu stellen, auf denen sie nicht ganz und gar wie gegenwärtig von der Laune des Grundbesitzers abhängig sind. Auch die dem Lohnarbeiter unbedingt notwendige Bewegungsfreiheit läßt sich damit durchaus vereinen, wenn die Form der Pachtung unter behördlicher Pachtfestsetzung gewählt wird. Die Verlegung zahlreicher Fabriken aus den Großstädten auf das Land und die steigende Verwendung der über weite Strecken leitbaren Elektrizität als motorischer Kraft werden das Bestreben mächtig unterstützen, den Industriearbeiter wieder der Natur und der Naturalwirtschaft näher zu bringen. Vom Gelingen dieser Versuche hängt nicht nur eine bessere Volksernährung, sondern auch weitere große hygienische Vorteile namentlich für das heranwachsende Geschlecht der Arbeiterbevölkerung ab.

Die hier angedeuteten Wandlungen der Volksernährung bei dem Uebergang eines Agrarstaates zu einem Industrielande werden besonders scharf und verhängnisvoll in Erscheinung treten, wenn dieser Uebergang mit dem vollen Niedergange des Bauerntums und der Nahrungsmittel erzeugenden Landwirtschaft verbunden ist. Auch wer die Begünstigung der Großgrundbesitzer durch die Gesetzgebung und Verwaltung in Deutschland für zu weitgehend hält, muß doch zugeben, daß es in hygienischer Hinsicht ein großes Glück für Deutschland ist, daß uns neben der sich aus eigenen Kräften stark entwickelnden Industrie doch noch eine leistungsfähige Landwirtschaft erhalten geblieben ist. Für das physische Substrat unserer Kultur würde es geradezu verhängnisvoll sein, wenn wir uns zu einem reinen Industriestaate wie England entwickeln würden. Die Schädigungen würden noch viel größer sein, als sie dort schon sind, da wir der hygienisch so günstigen Wohnweise, der Küstenentwicklung und der Lebensmittel produzierenden Kolonien Englands entbehren. Es liegt deshalb durchaus im Sinne der Verhütung einer Unterernährung, daß die landwirtschaftliche Bevölkerung und namentlich die bäuerische in ihrem Bestande erhalten und dort, wo sie spärlich vorhanden ist, durch innere Kolonisation vermehrt wird.

Zurzeit ist die Eigenproduktion der wichtigsten Nahrungsmittel in Deutschland trotz der Industrialisierung auf einer besonders im Gegensatz zu England erfreulichen Höhe.

Im Jahre 1909 wurden geerntet[1]):

	Kilogramm auf den Kopf der Bevölkerung	
	in Großbritannien	in Deutschland
Weizen	39	59
Roggen	—	177
Gerste	32	55
Hafer	51	143
Kartoffeln	87	729
im ganzen	209	1163

Die Viehhaltung betrug im nämlichen Jahre:

	auf 100 Einwohner entfallen	
	in Großbritannien	in Deutschland
Pferde	4	6
Rindvieh	16	33
davon Kühe	6	17
Schweine	5	35
Schafe	66	12

Es mag auffällig erscheinen, daß die Ernährungsphysiologie zur Erklärung der beobachteten Tatsachen der Volksernährung hier so wenig herangezogen ist. Das hat darin seinen Grund, daß bei aller staunenswerten Entwicklung der Kenntnis des tierischen Stoff- oder, besser gesagt, Energiewechsels die exakte Physiologie so viele Lücken und so manche Widersprüche enthält, daß sie die verwickelten Erscheinungen der Volksernährung noch nicht erklären kann. Ist sie doch zurzeit noch völlig außerstande, auf die für die Volksernährung so wichtige Frage eine einigermaßen befriedigende Antwort geben zu können, ob die Eiweißstoffe und damit eine reichliche Fleischnahrung von ausschlaggebendem Wert für den Menschen ist. Die ältere Ernährungsphysiologie war unter Führung von Voit dieser Ansicht, während nach den Untersuchungen Hirschfelds in Deutschland und neuerdings Chittendens in Nordamerika, die durch die praktischen Versuche des dänischen Arztes Hindhede bestätigt werden, diese Frage ebenso nachdrücklich verneint wird[2]).

<hr>

1) A. Steinmann-Bucher im „Tag" vom 16. November 1910.
2) F. Hirschfeld, Untersuchungen über den Eiweißbedarf des Menschen. Pflügers Archiv. 1887. Bd. 41. — Derselbe, Betrachtungen über die Voitsche Lehre vom Eiweißbedarf des Menschen. Ebenda. 1889. Bd. 44. — Chittenden, Physiological Economy in Nutrition. 1905. — Hindhede, Eine Reform unserer Ernährung. Leipzig 1908.

Eine kulturhistorische und soziale Betrachtung deutet allerdings nach wie vor auf einen hohen Wert der Fleischnahrung hin, so daß die Ansichten derer, die diesen bestreiten, erst noch dringend der Bestätigung bedürfen, ehe die Wissenschaft das Recht hat, das Fleischbedürfnis der Menschen, das in allen Zonen und allen sozialen Schichten sehr lebhaft ist, als einen überflüssigen, für die Ernährung bedeutungslosen Gaumenkitzel anzusprechen. Es ist doch sehr auffällig, daß alle aufsteigenden Völker, innerhalb der Völker wieder alle aufsteigenden Schichten und innerhalb der einzelnen Bevölkerungsklassen wieder alle, die sich eine irgendwelche bevorzugte Stellung erringen, sofort einem erhöhten Fleischgenuß zuwenden. Es wäre möglich, daß lediglich die im Fleisch vorhandenen Extraktivstoffe eine so belebende und euphorische Wirkung ausüben, daß sich allein dadurch die allgemeine Vorliebe erklärt. Aber bewiesen ist dieses nicht, und ebenso nahe liegt die Annahme, daß der Genuß von Fleisch neben den ja doch immer vorwiegenden Vegetabilien von großem Nutzen für Leistungsfähigkeit und Gesundheit des menschlichen Körpers ist. Dafür spricht auch das gesunde Aussehen, dessen sich alle Personen erfreuen, die jahrelang in Fleischereien beschäftigt sind, obgleich in diesem Gewerbe sehr anstrengende Arbeit unter ungünstigen Arbeitsbedingungen gefordert wird. Dieses vollblütige Aussehen haben sowohl die weiblichen wie die männlichen Angestellten, solange sie in den Geschäften selbst verköstigt werden, wobei natürlich sehr viel Fleisch gereicht wird. Sie verlieren es aber, sobald sie in Stellungen kommen, wo sie, wie in Großbetrieben, Warenhäusern usw., keine Kost erhalten, sondern sich außerhalb des Geschäftes wie andere Arbeiter und Angestellte ernähren müssen.

Andererseits geben die ausschließlich von Pflanzenkost lebenden Völker einiger asiatischer Landstriche in Indien und China das Bild einer körperlich durchaus als minderwertig zu bezeichnenden Bevölkerung. Man wird also so lange an der Forderung einer möglichst reichlichen Fleischbeigabe zur vegetabilen Ernährung, die ja mit Ausnahme einiger zahlenmäßig nicht ins Gewicht fallender Nomadenvölker überall das Rückgrat der Volksernährung bildet, festhalten müssen, bis die Ernährungsphysiologie zu eindeutigen und sicheren Ergebnissen im gegenteiligen Sinne gekommen ist, als das heute der Fall ist.

Der Fleischverbrauch steht und fällt in den rein industriellen Ländern mit der Höhe des Lohnes, in den mehr Ackerbau treibenden aber mit der Möglichkeit, Haustiere und namentlich Schweine in eigener Wirtschaft mästen und für den Hausbedarf schlachten zu können. Es ist deshalb erfreulich, daß im Gegensatz zu England bei uns die Schweinezucht im großen und das Hausschwein des kleinen Mannes mit der Industrialisierung nicht im Ab-, sondern im Zunehmen begriffen ist.

Trotzdem Deutschlands Bevölkerung jetzt schon zum überwiegenden Teile industriell beschäftigt ist, hat es doch die verbreitete Schweinezucht ermöglicht, daß dem durch die Bevölkerungszunahme bedingten größeren Fleischverbrauch vorwiegend durch inländische Produktion genügt wird. Das ist vom Standpunkte der Volksernährung eine erfreuliche Tatsache. Denn das Schwein ist deshalb so wichtig für die Volksernährung, weil es nicht nur Fleisch, sondern das in noch höherem Grade wichtige Fett liefert. Das Fett ist wiederum die beste Beigabe zur Kartoffelnahrung, die gerade dadurch sehr nahrhaft und vor allen Dingen wohlschmeckend wird. Da die Schweinemast nun auch vorwiegend durch Kartoffeln bewirkt wird, stehen Kartoffelacker und Schweinemast in einem erfreulichen harmonischen Verhältnis, das sie gerade für den landwirtschaftlichen Nebenbetrieb in der Hauswirtschaft geeignet macht. Die Behörden und Gemeindeverwaltungen können durch nichts die Volksernährung dauernd so sehr auf hoher Stufe erhalten, als daß sie darauf achten, daß überall den Familien der unteren Bevölkerungsschichten, mögen sie sich industriell oder landwirtschaftlich betätigen, genügendes Land zu angemessener Pacht und eine Behausung zur Verfügung stehen, mit der sich die Haltung eines Hausschweines verträgt.

Leider droht die moderne Entwicklung der Volks- und Weltwirtschaft auch die Erährung der ländlichen Bevölkerung in einer Weise zu verschlechtern, die die ernsteste Beachtung der sozialen Hygiene verdient. Die Ausbreitung der Industrie, das Wachstum der Städte, die Entwicklung der Geldwirtschaft und die Vervollkommnung der Verkehrsmittel haben auch jenen ländlichen Erzeugnissen, die früher zu nichts anderem als zum eigenen Verbrauch verwandt werden konnten, einen Marktwert verliehen. Ihr Verbrauch. wird deshalb im eigenen Hause auf das Notwendigste beschränkt, weil sie an den Zwischenhändler verkauft werden können. In Ermangelung eines besseren Ausdruckes habe ich diesen Vorgang als eine „Merkantilisierung" der Nahrungsmittel bezeichnet. Wie verhängnisvoll diese Merkantilisierung auf die Volksernährung mancher Gegenden gewirkt hat, hat zuerst und besonders anschaulich der eidgenössische Gewerbeinspektor und Arzt Schuler[1]) an dem Beispiele der Schweiz geschildert.

---

1) Schuler, Ueber die Ernährungsverhältnisse der arbeitenden Klassen der Schweiz. 1884.

Früher wurden in der Schweiz, wo die Molkereiprodukte im Vordergrund der landwirtschaftlichen Produktion stehen, große Mengen von Käse, Milch und Butter verzehrt. Die Bevölkerung aß also zwar eine einförmige, aber im Verein mit dem groben Schwarzbrot überreichliche und in Bezug auf das Verhältnis von Eiweiß, Fett und Stärkemehl durchaus zweckmäßig zusammengesetzte Kost. Jetzt wird die Milch ganz allgemein von den Bauern in die mit aller technischen Vollkommenheit des Großbetriebes eingerichteten Molkereien eingeliefert. Die Erzeugnisse der Molkereien gehen größtenteils als Schweizerkäse oder als Schweizerbutter in die Städte und in das Ausland. Für die einheimische Bevölkerung bleiben in erheblicher Menge nur die minderwertigen Produkte, Magermilch und Magerkäse, zurück. Zwar besitzen diese einen nicht unerheblichen Nährwert, sind aber wenig schmackhaft und fettarm und werden erfahrungsgemäß nicht in Mengen genossen, ohne Widerwillen zu erregen. Die Ernährung der schweizerischen Landbevölkerung würde noch schlechter sein, wenn nicht in vielen Kantonen die Molkereien verpflichtet wären, Milch an die Ortsbewohner zu behördlich festgesetzten Preisen abzugeben. Aber die Milch muß doch immerhin erst gekauft werden, und es fällt ins Gewicht, ob ein Familienmitglied täglich ein oder zwei Liter trinkt, was in früheren Jahren von geringer Bedeutung war, als Milch und Molkereiprodukte noch keinen hohen Marktwert hatten.

Was hier von der Schweiz berichtet wird, finden wir in manchen Gegenden Deutschlands ebenfalls, und zwar im steigenden Maße, je mehr das Molkereigenossenschaftswesen zunimmt. Es ist das Verdienst von J. Kaup, in einer umfangreichen Veröffentlichung das Material für diese Entwicklung gesammelt zu haben[1]). Er macht eine Reihe von Maßnahmen namhaft, von denen die wichtigsten sind: Beseitigung aller Klauseln in den Milchlieferungsverträgen der Molkereien und Milchverkaufsgenossenschaften, die für die Milchlieferanten ein Verkaufsgebot für Milch an die Ortsbewohner aussprechen, sodann Einwirkung auf die Milchproduzenten zur Abgabe einer genügenden Menge von Vollmilch, je nach der Kinderzahl, an das verheiratete Gesinde und an die verheirateten Tagelöhner als kostenlose Deputatmilch oder zum Genossenschaftspreise und endlich die Erleichterung der Einfuhr von Butter und Käse aus dem Auslande, soweit die deutsche Landwirtschaft den Bedarf nicht decken kann.

---

1) J. Kaup, Ernährung und Lebenskraft der ländlichen Bevölkerung. Tatsachen und Vorschläge. Schriften der Zentralstelle für Volkswohlfahrt. N. F. Berlin 1910. H. 6.

Durch die Entstehung ausgedehnter Gewerbe innerhalb der ländlichen Bevölkerung und das starke Wachstum der Städte wurde eben die Merkantilisierung auch der minderwertigen Erzeugnisse angebahnt. Aber auch dadurch werden die ländlichen Konsumtypen untergraben, daß auf ausgedehnten Flächen des besten Ackers Früchte gezogen werden, die hauptsächlich für die Ausfuhr bestimmt sind. Man denke z. B. an den Zuckerrübenbau, den wir für England treiben, während der Zuckerverbrauch im eigenen Lande hintenan steht.

Am bedenklichsten wird jedoch die moderne Entwicklung mit ihrer ausschließlichen Produktion für den Markt, wenn sie zu gewerblichen Zwecken Nahrungsmittel verwüstet. So benutzt man Kartoffeln in der Form des Spiritus zur Beleuchtung und Lokomobilenheizung, statt sie auf dem Umwege der Schweinemast in das so wertvolle Fleisch und Fett zu verwandeln, und verkauft die Kaseinrückstände als Rohmaterial für Drechslerwaren.

Gemeinhin gilt die Anschauung, daß im Laufe des neunzehnten Jahrhunderts sich die Volksernährung wesentlich gehoben habe. Diese Ansicht stützt sich 1. auf die Vermeidung der furchtbaren Hungersnöte der rein naturalwirtschaftlichen Wirtschaftsepochen, 2. auf die Verallgemeinerung des Verbrauches von Nahrungs- und Genußmitteln, die früher nur den wohlhabenden Klassen zugänglich waren, 3. auf den steigenden Fleischverbrauch. Diese gewiß anerkennenswerten Fortschritte widerlegen aber nicht ohne weiteres die Anschauung, daß in einem erheblichen Bruchteile der Bevölkerung der europäischen Industrieländer eine gewisse Unterernährung bestehen könnte. Auch könnte der Verbrauch der Genuß- und Reizmittel auf Kosten der Nahrungsmittel gestiegen sein. Endlich ist auch der dritte Beweisgrund, die Steigerung des Fleischverbrauches, nicht einwandsfrei; denn einmal ist diese Steigerung nicht sehr bedeutend, sodann beschränkt sie sich fast nur auf die städtische Bevölkerung und wird hier wahrscheinlich hauptsächlich von den in den Städten numerisch stark vertretenen höheren und mittleren Bevölkerungsschichten absorbiert. Als bewiesen kann daher eine wesentliche Verbesserung der Nahrung der unteren Bevölkerungsschichten nicht gelten. Dagegen verdienen die bedenklichen Wandlungen, die oben angedeutet wurden, gerade im Zusammenhang mit der Erscheinung allgemeiner Verkümmerung erwähnt zu werden. Schichten, die im dauernden Zustande einer chronischen Unterernährung ihr Dasein fristen, gibt es innerhalb eines jeden Volkes und hat es immer gegeben. Solange diese Schichten der Zahl nach schwach sind, ist das von keiner großen Bedeutung für das Volksganze. Besteht aber eine dauernde chronische Unterernährung bei einem erheblichen Bruchteil der Bevölkerung, so liegt allerdings eine ernste Gefahr vor. Jedenfalls rechtfertigt eine Vergleichung der Angaben über die Ernährung, wie sie die Budgetliteratur überliefert, den Verdacht, daß bei den modernen großstädtischen und industriellen, von Scholle und Ueberlieferung losgelösten, rein auf Geldnot angewiesenen Arbeitern auch dort eine gewisse Unterernährung besteht, wo von eigentlichem Pauperismus nicht gesprochen werden kann, und dadurch wie auch durch andere Faktoren die körperliche Minderwertigkeit vielerorts bedingt ist, die bei dem Nachwuchs der industriell tätigen Arbeiterschaft ohne Zweifel sich allmählich herausbildet. Es wäre erfreulich, wenn ausgedehntere und sorgfältigere Untersuchungen über die Volksnahrung, als sie heute vorliegen, diese Auffassung als unnötig pessimistisch widerlegen würden, was bisher nicht geschehen ist. Jedenfalls verdienen diese Vorgänge nach wie vor in hohem Grade die Aufmerksamkeit sowohl der Aerzte und Hygieniker als auch der Politiker und Volkswirte.

Gewerbliche Vergiftungen.

Es ist hier nicht die Aufgabe, die gewerblichen Vergiftungen ausführlich abzuhandeln. Ist doch die Lehre von den Gewerbekrankheiten der einzige Teil einer sozialen Pathologie, der bis jetzt mit einiger Zuverlässigkeit und Aufmerksamkeit angebaut worden ist. Umfangreiche Lehr- und Handbücher legen davon Zeugnis ab. Da es vielmehr die Aufgabe dieser Betrachtungen ist, nachzuweisen, daß die sozialen Einflüsse auch auf die allgemeinen Krankheiten, die ja viel häufiger und viel bedeutender für das gesellschaftliche Leben sind, stark einwirken, so konnte von der besonderen Betrachtung der Berufskrankheiten, die mit Ausnahme der Bleivergiftung der Zahl der Fälle nach nicht sehr häufig sind, abgesehen werden. Es seien in summarischem Verfahren hier im folgenden nur die wichtigsten dieser Erkrankungen durchgesprochen, soweit sie von allgemeiner Bedeutung sind und im Rahmen einer Pathologie vom sozialen Gesichtspunkte nicht ganz fehlen dürfen. Ihre Häufigkeit erhellt aus der Leipziger Krankheitsstatistik, die auf 100 000 versicherungspflichtige Mitglieder Fälle von gewerblicher Vergiftung ergab:

Bleigießer	75	Buntpapierfabrikarbeiter . .	16
Maler und Anstreicher . . .	60	Maßstabfabriken	13
Schriftsetzer	43	Buchdrucker	11
Schriftgießer	39	Feilenhauer	10
Porzellanmaler	35	Wachs- und Ledertucharbeiter	7
Zinkgießer	24	Spengler	5

1. Bleikrankheit.

I. Die chronische Bleivergiftung kann in allen gewerblichen Betrieben entstehen, in denen dauernd Blei oder bleihaltiges Material verarbeitet oder gehandhabt wird. Sie ist infolgedessen die wichtigste aller Gewerbekrankheiten und erfordert die ständige Aufmerksamkeit der Gewerbeaufsicht und aller Aerzte, die mit Arbeitern dieser Gewerbe als Fabrik- oder Kassenärzte zu tun haben.

Selbst auf die Masse aller übrigen Arbeiter bezogen, ist sie noch immer als eine häufig vorkommende Krankheit anzusehen. Denn nach der Leipziger Krankheitsstatistik kamen unter 100000 ein Jahr lang beobachteten männlichen Versicherungspflichtigen 351 Fälle von Bleivergiftung vor, von denen 3 tödlich endeten und die zusammen 12242 mit Arbeitsunfähigkeit einhergehende Krankheitstage beanspruchten. Bei den weiblichen Versicherungspflichtigen wurden 100 Fälle mit 1 Todesfall und 3055 Krankheitstagen gezählt. Hält man sich nur an die Berufe, die mit Blei in Berührung kommen, so erhält man natürlich weit anschaulichere Zahlen. Teleky[1]) hat die Häufigkeit der Bleierkrankungen bei besonders gefährdeten Gewerben nach den Ausweisen der Krankenkassenstatistik in folgender Tabelle dargestellt:

| Beruf, bzw. Kassenmitgliedschaft | Jahresdurchschnittszahl der | | Es entfällt | |
| | | | eine Erkrankung auf Mitglieder | auf ein Mitglied Krankentage |
	Erkrankungen	Krankentage		
Bleihüttenarbeiter Oesterreichs 1901 bis 1903	43,0	738,6	15,1	1,1
Arbeiter der österreichischen Bleiweiß- Minium- und Bleiglättefabriken 1901 bis 1903	71,6	921,6	2,9	4,3
Nach d. Ausweisen d. Wien. Krankenk. 1904—1906 Anstreicher 1903—1905. .	169,3	3512,6	12,1	1,7
Lackierer 1903—1905 . .	6,0	125,0	45,3	0,4
Setzer	82.0	2374,6	41,24	0,70
Drucker u. Maschinenmeister	22,6	611,0	39,34	0,69
Schriftgießer u. Stereotypeure	16,0	663,0	15,46	2,68
Männl. Druckerei-Hilfsarb. .	16,6	420,3	71,77	0,37
Weibl. „ „ .	4,3	62,6	359,20	0,04
Weibl. Gießerei-Hilfsarb.. .	8,6	283,3	10,48	3,85

II. Die Bleikrankheit zeigt einen überaus schleichenden Charakter und kann an den verschiedensten Körperteilen in Erscheinung treten. Das Gift hält seinen Einzug in den menschlichen Körper durch den Verdauungskanal, wohl weniger durch die Luftwege. Die Krankheitserscheinungen ergreifen den Darm als Darmkolik, besonders aber die Organe des Nervensystems als Bleilähmung und in Gestalt einer allgemeinen Beeinträchtigung der Funktionen der Geistes- und Nerventätigkeit, so daß das gesamte Allgemeinbefinden dauernd und schwer geschädigt wird. Außerdem können noch zahlreiche andere Organe geschädigt werden, von denen nur noch die Augen und die Nieren erwähnt werden mögen. Eine weitere Gefahr der Bleivergiftung liegt

---

1) Teleky, Die gewerbliche Bleivergiftung in Oesterreich. Zeitschr. f. soziale Medizin. 1908. Bd. 3. S. 291.

darin, daß sie die Kranken auch gegenüber anderen Krankheiten, so namentlich gegenüber der Lungentuberkulose, widerstandsunfähiger macht.

III. Besonders die hüttenmäßige Gewinnung macht die bei ihr beschäftigten Arbeiter bleikrank; so wurden in der Friedrichshütte zu Tarnowitz in Oberschlesien im Jahre 1905 unter insgesamt 766 Hüttenarbeitern 50 Fälle von Bleikrankheit mit 850 Krankheitstagen gezählt[1]). Die Art und Weise des hüttenmäßigen Verfahrens ist nicht gleichgültig für die Entstehung der Bleikrankheit. Auch sind nicht alle Hüttenarbeiter gleichmäßig gefährdet, sondern am meisten die Röst- und Schmelzarbeiter.

Weiterhin entstehen Bleivergiftungen bei der fabrikmäßigen Verwendung des Bleies zur Herstellung von Bleifarben, Akkumulatoren, Schrotpatronen usw. Ueberall, wo Blei Verwendung findet, kann auch Bleikrankheit entstehen, so in der Glas- und Tonwarenindustrie, Buchdruckerei und besonders im Malergewerbe. In neuester Zeit hat die elektrische Industrie, besonders die Fabrikation von Akkumulatoren, neue Möglichkeiten, die Bleikrankheit zu erwerben, geschaffen.

Den Stand der Bleivergiftungen in den gewerblichen Betrieben Preußens hat J. Kaup[2]) nach Maßgabe der in den öffentlichen Krankenanstalten behandelten Bleikranken zum Gegenstand einer Arbeit gemacht. Nach seinen Ermittelungen wurden in „den Jahren 1899—1900 in den preußischen Krankenanstalten 1601 bzw. 1510 schwere Fälle von gewerblichen Bleivergiftungen behandelt, und in den letzten zwei Jahren 1907 und 1908 waren es 920 bzw. 900. Um die Wende des Jahrhunderts ist der stärkste Rückgang bei den Arbeitern der Blei- und Zinkhütten eingetreten, in den letzten Jahren, namentlich vom Jahre 1905 bis zum Jahre 1906 bei den Malern. Aber noch immer ist die Zahl gewerblicher Bleivergiftuugen sehr hoch, denn wenn wir nach unseren Berechnungen schätzungsweise die wirkliche Zahl gewerblicher Bleivergiftungen für Preußen angeben wollen, so ist ein Rückgang vom Jahre 1899 mit 6400 Vergiftungsfällen auf 4200 im Jahre 1904 und in den letzten Jahren weiter auf 3600 im Jahre 1908 eingetreten. Beunruhigend wirkt namentlich die Zunahme der Bleivergiftungen in den Bleiweiß- und Bleifarbenfabriken und weiter die hohe Zahl der Vergiftungsfälle unter den Malern.

---

1) Nach Laureck in Weyls Handbuch der Arbeiterkrankheiten. Jena 1908.
2) J. Kaup, Der Stand der Bleivergiftungen in den gewerblichen Betrieben Preußens. Archiv f. soziale Hygiene. Neue Folge d. Zeitschr. für soziale Medizin. Leipzig 1910. Bd. 6. H. 1.

Von 100 Bleivergiftungsfällen entfielen auf:

	1904	1905	1906	1907	1908
Hüttenarbeiter	11,0	14,8	12,8	13,3	13,3
Maler	35,5	35,4	31,8	31,4	28,8
Bleiweißarbeiter	12,2	14,2	17,8	19,6	19,1
Polygraphisches Gewerbe	5,2	5,2	4,5	6,4	6,1
Sonstige Berufe	36,1	30,4	33,1	29,3	32,7

Innerhalb der Jahre 1905 und 1906 ist der Anteil der Vergiftungsfälle bei den Malern von 35,4 auf 31,8 % gesunken, aber noch im Jahre 1908 stellen die Maler 29 % zu den gewerblichen Vergiftungen. Die Arbeiter der Bleiweiß- und Bleifarbenfabriken zeigten in den letzten Jahren einen immer höheren Prozentsatz, 12,2 % im Jahre 1904 und 19,1 % im Jahre 1908. Diese Erscheinung steht mit den absoluten Zahlen in Uebereinstimmung, während die geringe Zunahme bei den Hüttenarbeitern auf den Rückgang bei den Malern zurückzuführen ist."

V. und VI. Die beste Behandlung der Bleierkrankungen, die allein eine zuverlässige Heilung verbürgt, ist die dauernde Ausscheidung der Kranken aus den Bleigewerben, so lange sich die Krankheit noch im Anfangsstadium befindet. Allmählich heilen dann alle Erscheinungen auch ohne besondere ärztliche Behandlung aus. Die Empfänglichkeit für Bleivergiftung ist bei den Einzelnen sehr verschieden. Es ist wichtig, daß gerade die Empfänglichen durch einen ärztlichen Ueberwachungsdienst rechtzeitig erkannt und ausgeschieden werden. Die besonderen Maßnahmen zur Bekämpfung der Bleigefahr sind für jeden der gefährdeten Berufe verschieden. Bezüglich ihrer Beschreibung sei auf die umfassende Spezialliteratur hingewiesen.

VII. Die Bleigefahr ist in einigen Gewerben, so besonders beim hüttenmäßigen Betriebe so stark, daß sie die Leistungsfähigkeit ganzer Belegschaften in Frage stellt, da immer ein erheblicher Bruchteil arbeitsunfähig ist. Es liegt daher auch im Interesse der Betriebsleitungen, die Krankheitsgefahr durch Einführung besserer und unschädlicher Methoden, durch Belehrung der Arbeiter und durch ständige fabrikärztliche Ueberwachung zu bekämpfen.

Auch die Krankenkassen würden durch eine Zurückdrängung der Bleierkrankungen große Beträge ersparen. Die Berliner Ortskrankenkasse der Maler gab allein in den Jahren 1904—1909 520 000 M. für an Bleivergiftungen und Komplikationen erkrankte Mitglieder aus.

Als Maßnahme, die augenblicklich am nächsten liegt, empfiehlt J. Kaup in der oben angeführten Arbeit, in einer der nächsten Generalversammlungen der Internationalen Vereinigung für gesetzlichen Arbeiterschutz zur Vorlage gebrachten Eingabe die Bitte an alle Regierungen auszusprechen:

1. In Ländern, in denen bisher die Gesetzgebung oder die Verwaltungsbehörde noch nicht mit einem Verbote der Verwendung von Bleifarben zu gewerblichen Maler-, Anstreicher- und Lackiererarbeiten vorgegangen, möge ein solches möglichst weitgehendes Bleifarbenverbot, insbesondere ein Verbot der Bleifarbenverwendung zu Innenanstrichen, erlassen werden.
2. Anzuordnen, daß Bleifarben, soweit man ihre Verwendung überhaupt gestattet, nur in solchen Gefäßen und Verpackungen in den Handel und in Gebrauch kommen dürfen, die in deutlicher und allgemein verständlicher Weise die Bezeichnung des Inhaltes als „bleihaltig und giftig" tragen.

2. Die übrigen gewerblichen Vergiftungen.

Die Phosphornekrose gehört zu den bösartigsten Gewerbekrankheiten. Die Krankheit äußert sich in Verdauungsstörungen, Lähmungserscheinungen und geschwürigem Zerfall des Unterkiefers, der an schlechten Zähnen beginnt und immer weiter um sich greift. Sie entsteht durch das Einatmen von Phosphordämpfen bei der Verwendung von weißem Phosphor in der Zündhölzchenfabrikation. Allmählich haben sich mehrere Länder, u. a. auch Deutschland im Jahre 1903, dazu entschlossen, die Verwendung des weißen und gelben Phosphors bei der Herstellung der Zündhölzer gesetzlich zu verbieten. Es ist dieses der einzige sichere Weg, diese fürchterliche Gewerbekrankheit völlig und dauernd zum Verschwinden zu bringen. Wie sehr die Krankheit in manchen Gegenden verbreitet ist, vermochte Teleky[1]) zu zeigen, der in einem kleinen, allerdings das Zentrum der böhmischen Zündhölzchenindustrie umfassenden Bezirk das Vorkommen von 1400 Fällen in dem Zeitraum ven 1896—1906 nachweisen konnte.

Die Quecksilbervergiftung ist glücklicherweise jetzt seltener geworden, da in den Spiegelfabriken, die früher die wichtigsten Quellen dieser Gewerbekrankheit waren, kein Quecksilber, sondern Silber zum Belegen des Spiegelglases benutzt wird. Das Gift gelangt durch Einatmen der Quecksilberdämpfe in den Körper. Die Gefahr der Erkrankung besteht gegenwärtig am meisten für die Arbeiter, die in den Hutfabriken mit der Behandlung der Hasenfelle beschäftigt sind.

Eine Vergiftung durch Fluorwasserstoffsäure entsteht leicht bei der Arbeit in den sogenannten Thomasstahlwerken, in denen bei der Entphosphorung des Eisens das als Düngemittel geschätzte

---

1) S. Teleky, Ein Beitrag zur Kenntnis der Phosphornekrose in den böhmischen Zündholzfabriken. Wiener klin. Wochenschr. 1906. S. 1063.

Thomasschlackenmehl gewonnen wird. Die hier entwickelten Säuren, unter denen namentlich die Fluorwasserstoffsäure durch ihre Giftigkeit hervorragt, reizen die Atmungsorgane der Arbeiter bis zur Entstehung von Luftröhrenkatarrhen und Lungenkatarrhen. Es sind Werke bekannt geworden, bei denen mehr als die Hälfte der gesamten Arbeiterschaft an Krankheiten der Atmungsorgane erkrankten und in einem hohen Prozentsatz starben. Durch Einführung von zuverlässig funktionierenden Entleerungsapparaten können diese Gesundheitsschädigungen vermieden werden.

Die Chromvergiftung entsteht durch Einatmen des Chromstaubes bei der Herstellung und dem Verbrauch von Chromfarben und Chrompräparaten, die in der Photographie gebraucht werden. Es bilden sich Geschwüre in der Nase und an den Lippen, die sehr schwer heilen.

Die Anilinvergiftung findet sich bei den in der chemischen Großindustrie beschäftigten Arbeitern. Das Gift wird hauptsächlich in Gestalt der Dämpfe durch die Atmungsorgane, weniger durch Resorption von der Haut aus aufgenommen. Die Erscheinungen liegen zunächst auf nervösem Gebiete und untergraben schließlich stark das Allgemeinbefinden bis zum Entstehen schwerer Kachexie.

Die Kohlenoxydvergiftung ist die Form, in der sich die schlagenden Wetter der Bergwerke katastrophenartig in schlecht gelüfteten Gruben bemerkbar machen.

Die Schwefelkohlenstoffvergiftung findet sich gegenwärtig bei der steigenden Verwendung des Gummis und seiner Surrogate häufiger als früher; sie macht ihre wesentlichen Krankheitserscheinungen auf dem Gebiete des Nervensystems und bedroht die Arbeiter, die einseitig beim Vulkanisieren des Kautschuks mit Schwefelkohlenstoff beschäftigt werden.

3. Allgemeine Bemerkungen zur sozialen Pathologie der gewerblichen Vergiftungen.

An die Spitze jeder Betrachtung der Mittel zur Beseitigung der in einigen Industriezweigen drohenden Vergiftungen ist der Satz zu stellen, daß alle diese Schädigungen größtenteils vermeidbar sind, wenn sowohl von der Betriebsleitung als auch von den Arbeitern, sowohl von den einzelnen Personen als auch von den gesetzgeberischen und verwaltenden Faktoren des Staates alle Maßnahmen zur Anwendung gelangen, die die Gewerbehygiene und die Sozialpolitik schon heute zuverlässig angeben. Manche dieser gefährlichen Industrien, wie die Verarbeitung des weißen und gelben Phosphors oder die Spiegelbelegung mit Quecksilber sind überhaupt überflüssig und daher völlig vom Gesetz zu verbieten. Bei anderen läßt sich die Verwendung des gefährlichen Materials einschränken, wie z. B. die des Bleies zu den Anstrichfarben. Auch hier muß das Gesetz den zögernden Betriebsleitungen zu Hilfe kommen. Die Verwendung aller Mittel aber läßt sich an Vorsichtsmaßnahmen knüpfen, die gar zu mannigfacher Art sind, als daß hier nicht auf die Spezialwerke verwiesen werden müßte. Daß die Verhütung der gewerblichen Vergiftungen nicht besser gelingt als bisher, liegt nicht an der Unfähigkeit von Wissenschaft und Technik der Gewerbehygiene, sondern daran, daß deren Forderungen weder vom Arbeiter, noch vom Arbeitgeber, noch von der Gesetzgebung in die Praxis in hinreichendem Maße übernommen worden sind.

Mit Recht ist für die dauernden Schädigungen des Körpers, die durch die Beschäftigung in den gesundheitsgefährlichen Gewerben gesetzt werden, auch eine besondere Haftpflicht des Arbeitgebers und ein rechtlich gewährleisteter Entschädigungsanspruch des Arbeiters gefordert worden. Leider ist dieser Forderung, über deren Berechtigung kaum ein Zweifel bestehen kann, selbst in Deutschland, wo sich eine sehr gut rentierende chemische Großindustrie entwickelt hat, noch nicht Rechnung getragen. während in England ein Gesetz aus dem Jahre 1906 für diese Gesundheitsschädigungen eine Haftpflicht des Unternehmers eingeführt hat. Bei uns in Deutschland ermächtigt die neue Reichsversicherungsordnung, durch Bundesratsbeschluß die Unfallversicherung auf Schädigungen durch gewerbliche Gifte auszudehnen. Hoffentlich wird diese Möglichkeit bald ausgenutzt. Die Forderung trifft insofern den Arbeitgeber nicht hart, als er leicht imstande ist, die Unkosten dieser Versicherung im Preise des Fabrikates zum Ausdruck zu bringen und auf den Verbraucher abzuwälzen. Gerade bei den in Betracht kommenden Gewerben, die in der Regel in den Händen weniger Großindustrieller liegen und höchst wertvolle, einen Preisaufschlag sehr wohl vertragende Güter herstellen, dürfte das keine Schwierigkeiten machen.

Die Entschädigung des Arbeiters für Erkrankungen, die er sich bei der Ausübung gesundheitsgefährlicher Tätigkeit zugezogen hat, ist aber nicht nur in der hier geschilderten sozialmedizinischen Richtung von Wichtigkeit. Sie hat vielmehr eine noch größere sozialhygienische Bedeutung, da sie das beste Mittel abgibt, um die Gewerbekrankheiten überhaupt im größeren Maße zu verhindern, als das bisher geschieht; denn wenn die Betriebsleitungen erst ein zahlenmäßig zu berechnendes Interesse daran haben, die gewerblichen Vergiftungen zu verhindern, so werden sie viel sorgsamer als bisher auf eine zuverlässige Verhütung bedacht sein. Aber auch die Arbeiter selbst könnten mehr zur Verhütung der gewerblichen Vergiftungen beitragen. Es ist zweckmäßig, seitens der Leitungen ihrer eigenen Organisationen, der Gewerkschaften, in diesem Sinne auf sie einwirken zu lassen, da sie von diesen Belehrung und Verhaltungsmaßregeln leichter annehmen, als von anderer Seite, auch einzelne Arbeiter in den Betrieben zur Beaufsichtigung über die Beobachtung der Schutzmaßnahmen heranzuziehen. Ganz unentbehrlich ist natürlich eine wohlorganisierte staatliche Gewerbeaufsicht, die in die Reihen ihrer Beamten nach schweizerischem und bayerischem Vorgang auch Aerzte aufnehmen muß, um die Bekämpfung der gewerblichen Vergiftungen und der übrigen Berufskrankheiten mit Erfolg durchführen zu können.

Rheumatismus.

Die rheumatischen Erkrankungen werden von der Pathologie etwas stiefmütterlich behandelt. Das liegt einmal an der schwachen Ausbeute, die sie in pathologisch-anatomischer Hinsicht bieten, sodann an der geringen Gefahr, die sie, abgesehen von dem akuten Gelenkrheumatismus, der unter den Infektionskrankheiten behandelt worden ist, für das Leben der Befallenen mit sich führen. Nichtsdestoweniger haben die rheumatischen Erkrankungen auch in ihren leichten Formen insofern eine große soziale Bedeutung, als sie unter allen Umständen die am häufigsten vorkommenden Krankheiten sind und zahllose Personen der arbeitenden Bevölkerung für eine längere oder kürzere Zeit arbeitsunfähig machen. Das gilt schon von dem einfachen Muskelrheumatismus und noch mehr von dem chronischen Gelenkrheumatismus.

Der chronische Gelenkrheumatismus, in seinen stärkeren Formen als Arthritis deformans bezeichnet, tritt aus der Harmlosigkeit der rheumatischen Erkrankungen insofern hervor, als er bei manchen Personen aus Ursachen, die uns noch nicht bekannt sind, eine Schmerzhaftigkeit und eine Ausdehnung auf so zahlreiche Gelenke erfährt, daß eine schwere, dauernde Beeinträchtigung des Lebensgenusses und der Arbeitsfähigkeit entsteht. Besonders beklagenswert ist diese „Polyarthritis", wenn es sich um Personen der unteren Volksschichten handelt. Den alten Aerzten fiel dieser Zusammenhang derartig auf, daß sie das ganze Krankheitsbild als Arthritis pauperum bezeichneten; doch finden sich derartige Fälle in allen Bevölkerungsschichten und der oft beobachtete und allen Armenärzten geläufige Zusammenhang von Armut und Arthritis beruht weniger darauf, daß die Arthritis nur unbemittelte und in ungesunden sozialen Verhältnissen Lebende ergreift, als vielmehr darauf, daß die von ihr in größerer Ausdehnung befallenen Kranken infolge der damit verbundenen dauernden Arbeitsunfähigkeit in eine elende und hilflose Lage herabsinken.

Nach der Leipziger Krankheitsstatistik kamen unter 100000 ein Jahr lang beobachteten männlichen Versicherungspflichtigen 590 Fälle von chronischem Gelenkrheumatismus vor, von denen 4 tödlich endeten und die zusammen 19020 mit Arbeitsunfähigkeit einhergehende Krankheitstage beanspruchten. Bei den weiblichen Versicherungspflichtigen wurden 277 Fälle mit 2 Todesfällen und 9970 Krankheitstagen gezählt. Nach Berufen geordnet kamen auf 100 Mitglieder Fälle von Muskel- und Gelenkrheumatismus:

	im Alter von 15—34	von 35—54 Jahren
bei den Steinmetzen	4	8
„ „ Bierbrauern	4	12
„ „ Zement- und Kalkarbeitern	10	20
„ „ Papierfabrikarbeitern	7	11
„ „ Holzbearbeitungsfabrikarbeitern	4	7

Daraus geht auf jeden Fall die stärkere Belastung des höheren Lebensalters hervor, die sich natürlich auch in anderen Bevölkerungsschichten findet.

Häufig führt der Gelenkrheumatismus zur Invalidität. Durch Gelenkrheumatismus und Gicht waren bei den Männern 62, bei den Frauen 85 von 1000 Invalidisierungen nach den Ermittlungen des Reichsversicherungsamtes im Durchschnitt der Jahre 1896—1899 verursacht.

Als wesentlich harmloser ist der Muskelrheumatismus aufzufassen, wenn er auch durch seine überaus große Häufigkeit jährlich eine große Menge Menschen für einige Zeit brach legt. Nach der Leipziger Morbiditätsstatistik kamen unter 100000 ein Jahr lang beobachteten männlichen Versicherungspflichtigen 3316 Fälle von Muskelrheumatismus vor, die zusammen 59099 mit Arbeitsunfähigkeit einhergehende Krankheitstage beanspruchten. Bei den weiblichen Versicherungspflichtigen wurden 1816 Fälle und 38708 Krankheitstage gezählt.

Das Wesen der rheumatischen Erkrankungen ist uns noch unbekannt. Deshalb sind auch die zu ihrer Bekämpfung vorgeschlagenen Maßnahmen in ihrer Wirksamkeit recht zweifelhaft. Die rheumatischen Erkrankungen sind ziemlich gleich unter den oberen und niederen Bevölkerungsschichten verbreitet, so daß es nahe liegt, die wesentliche Verursachung in einer uns noch unbekannten konstitutionellen Disposition zu sehen. Aber die handarbeitenden Schichten leiden natürlich unter den rheumatischen Krankheiten ungleich mehr als die höheren, da sie bei ihren Arbeitsleistungen vorwiegend auf die freie Beweglichkeit von Muskeln und Gelenken angewiesen sind.

Zahnkrankheiten.

I. und II. Daß die Zahnverderbnis ungemein häufig ist, bedarf keines statistischen Beweises. Ist doch ein völlig fehlerfreies Gebiß eine Sehenswürdigkeit, die nur selten gefunden wird.

III. Die Verbreitung der schlechten Zähne ist in erster Linie dem Mangel an Reinlichkeit und Körperpflege zuzuschreiben, an dem gegenwärtig bei uns noch die überwiegende Mehrzahl der Bevölkerung leidet. Die pedantische Sorgfalt, die man in Deutschland bis tief in proletarische Kreise hinab der sauberen Oberkleidung, den geputzten Stiefeln und den gebürsteten Hüten widmet, bildet einen merkwürdigen Gegensatz zu der Nachlässigkeit in der Pflege und Reinlichkeit des eigentlichen Körpers. In den letzten Jahrzehnten ist es bezüglich der Wasseranwendung und der Hautsäuberung unleugbar etwas besser geworden. Aber auf die Mundhöhle hat sich der Fortschritt noch nicht erstreckt. Nur eine dünne Oberschicht reinigt sich und seinen Kindern täglich mehr als einmal die Zähne. Im Mittelstande fängt man mit der Zahnpflege erst in einem Alter an, in dem schon das größte Unheil geschehen ist, und im Proletariat in Stadt und Land kennt man die Zahnbürste anscheinend überhaupt nicht.

Der Mangel an Sauberkeit und Pflege ist zwar für die Verbreitung der Zahnverderbnis in der einmal davon ergriffenen Mundhöhle verantwortlich zu machen, die Ursache selbst und die ersten Anfänge des Uebels liegen aber wohl in einer Minderwertigkeit der Zahnsubstanz und der Kieferbildung, die teils in frühester Kindheit erworben, teils angeboren ist. Auch die künstliche Ernährung mit Kuhmilch an Stelle der Muttermilch wird mit Recht angeschuldigt, dem Knochen- und also auch dem Zahnwachstum nicht die richtigen Bestandteile und diese nicht in der richtigen Mischung zuzuführen. Ferner ist die ungeheure Verbreitung der Rachitis, die in der Regel mit einer kümmerlichen Zahnbildung einhergeht, von großem Einfluß auf die Verbreitung der Minderwertigkeit der Zähne, so daß durch Vermittlung der Säuglingsfrage und der Rachitisverhütung die Zahnkaries sozial tief zurückgehende ursächliche Beziehungen gewinnt.

Es liegt nahe, die Ursache der Zahnverderbnis auf einen Mangel
an Kalksalzen im Knochenbau der betroffenen Patienten zurückzuführen.
Namentlich hat C. Röse mühevolle Untersuchungen und ausgedehnte
Erhebungen darüber angestellt, um den Beweis zu führen, daß die
Erkrankungen der Zähne mit größerer Härte des Trinkwassers an
Häufigkeit abnehmen[1]). Die Ursachen der Zahnverderbnis sind eben
sehr verwickelt, und es handelt sich dabei darum, jene Ursachen
herauszufinden, deren Beseitigung die größte und schnellste Wirkung
verspricht. Das dürfte aber in diesem Falle doch wohl die Gleichgültigkeit und Unachtsamkeit der Bevölkerung sein, bei der zuerst
der Hebel der Besserung angesetzt werden muß.

Die „Zivilisation" schlechthin für die Zahnverderbnis verantwortlich zu machen, wie das häufig in gemeinplätzlicher Wendung geschieht, ist wie überall so auch in der sozialen Pathologie ein wenig
fruchtbarer Standpunkt. Sicher festgestellt ist wohl nur, daß zahlreiche Naturvölker, die, wie die meisten Negerstämme, ihre Zähne
sorgfältig reinigen und mit konservierenden Farbensäften pflegen, die
Reisenden durch tadellose Gebisse überraschen. Auch die vorwiegend
Fleisch essenden Nomadenvölker zeichnen sich durch gute Zähne aus.
Der verhängnisvolle Einfluß der „Zivilisation" auf die Gebisse der
europäischen Völker äußert sich meist darin, daß sich die Zivilisation
auf eine dünne Oberschicht beschränkt und in den unteren Schichten
die Kultur noch nicht soweit fortgeschritten ist, daß sie die aus einer
bestimmten Lebensweise entstehenden Schädigungen ausgleichen kann.
Tatsächlich haben bei uns jene Familien, die schon seit Generationen
an Bildung und Kultur Anteil haben, sehr gute Gebisse, jedenfalls
bessere als die des Mittelstandes und des Proletariates.

Auch der Beruf ist für die Verbreitung frühzeitiger Zahnverderbnis
nicht gleichgültig. Die wichtigsten gewerblichen Vergiftungen, Blei-,
Quecksilber- und namentlich die Phosphorvergiftung, führen zu gefährlichen Erkrankungen der Mundhöhle und der Zähne. Auch der
Mehlstaub hat bei mangelnder Reinlichkeit eine schädigende Wirkung.

IV. Die Zahnverderbnis ist häufig nicht ohne verhängnisvolle
wirtschaftliche Folgen für die Personen, die in äußerlich sichtbarer
Weise an ihr leiden, was bei Vernachlässigung nicht selten schon im
dritten Lebensjahrzehnt oder noch früher geschehen kann. Es gibt
zahlreiche Berufe, die lediglich deshalb gar nicht mehr oder nur in
minderwertigen Stellungen ausgeübt werden können. Aus diesem
Grunde gewähren auch einige Landesversicherungsanstalten zwecks

---

1) C. Röse, Erdsalzarmut und Entartung. Berlin 1909.

Vorbeugung vorzeitiger Invalidität zahnärztliche Hilfe oder haben gar in eigener Verwaltung zahnärztliche Kliniken für die Versicherten geschaffen.

V. Die ärztliche Betätigung ist bei den Zahnerkrankungen anerkannt wirkungsvoll, nachdem von Nordamerika ausgehend die Zahnheilkunde sich in der zweiten Hälfte des neunzehnten Jahrhunderts in so überaus wirksamer Weise entwickelt hat. Es kommt nur darauf an, daß sich immer mehr auch die unteren Bevölkerungsschichten der zahnärztlichen Hilfe bedienen. Nach dieser Richtung hat bei uns besonders die Krankenversicherung gewirkt, die, wenn auch nicht allgemein obligatorisch, doch in steigendem Maße freiwillig den Krankenkassenmitgliedern zahnärztliche Hilfe bietet.

Der modernen Zahnheilkunde verdankt übrigens die gesamte Heilkunde den großen Fortschritt der Schmerzstillung durch die Betäubung mittelst Aether oder Chloroform. Der Zahnarzt Morton in Boston benutzte im Jahre 1846 zuerst die Entdeckung des Chemikers Jackson, daß die Dämpfe des Schwefeläthers den Menschen in einen Zustand der Empfindungslosigkeit versetzen, zur Narkose. bei zahnärztlichen Operationen und begründete so die Praxis der Betäubung bei allen möglichen schmerzhaften ärztlichen Eingriffen, ohne die wir uns gegenwärtig die ärztliche Tätigkeit kaum mehr vorstellen können.

VI. Um der Verbreitung der Zahnerkrankungen zu begegnen, ist vor allen Dingen eine Gewöhnung aller Bevölkerungskreise an größere Reinhaltung der Mundhöhle von nöten. Diese Belehrung sollte schon in den untersten Klassen der Volksschule planmäßig vorgenommen werden. Leider fehlt hierfür der Lehrerschaft noch immer das erforderliche Verständnis.

Um die Wohltat einer zahnärztlichen Ueberwachung auch den Kindern der unteren Bevölkerungsschichten zugänglich zu machen, sind in den letzten Jahren in einigen Städten, so namentlich vorbildlich in Straßburg auf Betreiben von Jessen, Schulzahnkliniken eingerichtet worden, die von wohlwollenden Freunden der Sache oder von den Kommunalbehörden unterhalten werden und in denen die Schulkinder umsonst zahnärztliche Beratung und Hilfe erhalten. Auch im Heerwesen beginnt man endlich, den Gebissen der Mannschaften eine erhöhte Aufmerksamkeit zu schenken.

Frauenkrankheiten und Gebärtätigkeit.

1. Die Frauenkrankheiten im engeren Sinne.

I. und II. Die chronischen Entzündungen der weiblichen Geschlechtsteile sind, wie die Erfahrung lehrt, ungemein weit verbreitet. Wenn sie auch in vielen Fällen nicht zu so erheblichen Störungen führen, daß sie die Kranken bettlägerig und arbeitsunfähig machen, so sind sie doch aus dem Grunde überaus lästig, weil sie durch ärztliche Eingriffe zwar gebessert, aber in der Mehrzahl der Fälle nicht beseitigt werden können. Das ergibt dann das Heer der stets kränkelnden Frauen. Diese Armee rekrutiert sich nicht nur, wie fälschlich angenommen wird, aus den Damen der oberen Stände, sondern in noch höherem Grade aus dem Kreise der handarbeitenden Frauen sowohl der großstädtischen als auch der ländlichen Bevölkerung. Es kamen nach der Leipziger Krankheitsstatistik auf 100 000 ein Jahr lang beobachtete weibliche Versicherungspflichtige 2550 Fälle von Erkrankungen der Harn- und Geschlechtsorgane, von denen 18 tödlich endeten und die zusammen 71 427 mit Arbeitsunfähigkeit einhergehende Krankheitstage beanspruchten. Diese Zahl, die ungeheuer ist, wenn man bedenkt, daß nur die in der Minderzahl befindlichen schweren, mit Arbeitsunfähigkeit einhergehenden Fälle gezählt worden sind, umfaßt allerdings nicht nur die entzündlichen Erkrankungen, sondern auch die krankhaften Lageveränderungen der Gebärmutter, sowie die Erkrankungen an gut- und bösartigen Geschwülsten.

Bei den Frauen der handarbeitenden Klasse sind die Gebärmutter-Verlagerungen deshalb so häufig, weil die Frauen nach den Entbindungen früh aufstehen und schwere Arbeiten verrichten müssen. Sie treten besonders leicht ein, wenn die Frauen schnell hintereinander Geburten und Fehlgeburten durchzumachen haben.

III. Die entzündlichen Vorgänge in den weiblichen Geschlechtsteilen gewinnen dadurch Beziehungen zur sozialen Pathologie, daß sie sehr häufig, wenn nicht in der Mehrzahl der Fälle oder gar, wie einige Frauenärzte behaupten, nahezu ausschließlich durch Gonorrhoe hervorgerufen werden, so daß alles, was in sozialpathologischer Hinsicht von den Geschlechtskrankheiten gesagt worden ist, auch von den Entzündungen der weiblichen Geschlechtsorgane gilt.

IV. Die Erkrankungen der weiblichen Genitalorgane sind in ihrer Mehrzahl so schleichend, daß auf jede Erkrankung, die zur Arbeitsunfähigkeit führt, mindestens fünf Fälle kommen, in denen dieses zwar nicht der Fall ist, aber trotzdem die Frauen durch ihre Beschwerden in ihrer Arbeitsfreudigkeit, Bewegungsfreiheit und dem Genusse ihres Daseins erheblich beeinträchtigt werden. Das mürrische, unzufriedene Wesen der meisten Frauen der unteren Stände hat nicht selten in diesen zahlreichen kleinen Leiden seinen Grund.

V. und VI. Die ärztliche Behandlung der Frauenleiden ist immerhin so wirkungsvoll, daß man jeder Kranken eine solche leicht zugänglich machen soll, was am besten durch Einbeziehung auch der nicht oder nicht mehr erwerbstätigen Frauen in das soziale Versicherungswesen und durch die Vermehrung der Krankenhäuser mit Abteilungen für Frauenkrankheiten geschehen kann. Aber anderseits weist die ärztliche Behandlung besonders bei der Behandlung der am häufigsten vorkommenden Erkrankungen, den Lageveränderungen und den chronischen Entzündungen, so zahlreiche Halberfolge auf, daß bei der Bekämpfung der Frauenkrankheiten ein besonderer Nachdruck auf ihre Verhütung gelegt werden muß. Ein weitgehender Schwangeren-, Wöchnerinnen- und Mutterschutz auf der gesetzlichen Grundlage der sozialen Versicherung und Arbeiterinnenschutzgesetzgebung kann auch hier die Grundlage für die Maßnahmen der Aerzte abgeben.

2. Vaginismus.

Die Krankheit ist in ihrem Wesen bestimmt durch ein überaus schmerzhaftes krampfartiges Zusammenziehen der Muskeln des Scheideneinganges und des Beckenbodens überhaupt, das nicht selten zu einem vollkommenen Hindernis für den normalen Geschlechtsverkehr wird, in jedem Falle aber eine unerträgliche Erschwerung abgibt. Mit Recht führt J. Veit[1]) aus, daß der krankhafte Zustand bei den unteren Schichten der Bevölkerung selten sei, während er sich bei den Frauen der gebildeten Stände häufe. Aber seine Erklärung durch die gesteigerte Ueberempfindlichkeit der nervösen modernen Frau dürfte kaum eine ausreichende Erklärung für diese Beobachtung abgeben. Denn die zum Vaginismus führende Nervosität der Frau oder auch des männlichen Partners, durch die sie ergänzt wird, dürfte in den

---

1) J. Veit, Handbuch der Gynäkologie. Bd. 4. Die Erkrankungen der Vulva. 1910. S. 702.

meisten Fällen durch die zu einem bestimmten Termin verlangte und
schon aus diesem Grunde von feineren Naturen peinlich empfundene
Defloration erst verursacht sein.

In den unteren Volksschichten ist dagegen die Defloration fast
in der Regel das gelegentliche, unbeabsichtigte und vom weiblichen
Partner nicht zu einem bestimmten Termin erwartete Ergebnis eines
erotischen Spieles, dem die Eheschließung folgt, nicht aber wie bei
den höheren Schichten vorausgeht. Denn der voreheliche Verkehr ist
auch gegenwärtig noch außerordentlich häufig. Darauf deutet einmal
die hohe Zahl von 7,62 % unehelicher Geburten (im Jahre 1908) und
die überraschende Zahl von außerdem 59 % ehelich geborener, aber
vorehelich konzipierter Kinder, die das statistische Landesamt des
Königreichs Sachsen für das Jahr 1908 ermittelt hat[1]). Danach
kamen auf je 100 Lebendgeburten im ersten Ehejahr innerhalb der
ersten sieben Monate Geborene, also vorehelich Gezeugte bei den in
der Landwirtschaft Beschäftigten 67,8, in der Industrie 67,3, in Handel
und Verkehr 67,8, bei den Dienstboten 52,4, bei den Angestellten in
der Industrie 50,7, in Handel und Verkehr 44,4, bei den selbständigen
Landwirten und Pächtern 40,5, bei den Fabrikanten 33,0, bei den
Handwerksmeistern 37,6, bei den selbständigen Kaufleuten und den
Gastwirten 38,9, bei den unteren Beamten des Staats- und Kommunal-
dienstes 41, bei den Rechtsanwälten, Aerzten und selbständigen
Künstlern 30,2 und selbst noch bei den höheren Beamten, Geistlichen,
Lehrern und Offizieren 14,9. Also findet die Deflorierung kurz nach
der Eheschließung selbst gegenwärtig nur in der Minderheit der Fälle
statt. Dieser Bruchteil steigt bei den höheren Schichten und damit
auch das Vorkommen des Vaginismus und der damit einhergehenden
Leiden, Eheverirrungen, Anbahnung von Nervenkrankheiten und unzähligen Uebelständen, die das Eheleben von vornherein beeinträchtigen.
Diese Uebelstände dürften sich in Zukunft mit der Verminderung des
vorehelichen Verkehrs und der Verfeinerung des Empfindungslebens,
was beides im Sinne der kulturellen Entwicklung liegt, vermehren.

Die freiere Erörterung geschlechtlicher Vorgänge im Verkehr
zwischen Arzt und Patientin, die garnicht genug nach dem Beispiel
der alten Beichtväter, aber auf Grund des modernen sexualwissen-
schaftlichen Rüstzeuges gepflegt werden kann, führt glücklicherweise
gegenwärtig solche Kranke häufiger als früher zur ärztlichen Behandlung, die das Hindernis durch geringfügige Manipulationen oder kleine
Operationen unter Anwendung örtlicher oder allgemeiner Unempfind-

---

1) Zeitschr. d. Kgl. Sächs. Landesamtes. Jahrg. 1914.

lichkeit so leicht und schmerzlos beseitigt, daß in allen Fällen, in denen die Defloration Schwierigkeiten macht, ohne weiteres zu diesem Ausweg gegriffen werden sollte. Dem vorausschauenden Geiste eröffnet sich hier sogar die Aussicht, daß ärztliche Fürsorge durch Verallgemeinerung der künstlichen Defloration zur Entbrutalisierung des Frauenlebens erheblich beitragen könnte. Wie manche andere belanglose Teile (Zirbeldrüse, Ohrläppchen, Weisheitszahn, Tränenkarunkel u. a. m.) ist das Hymen ein völlig zweckloses Ueberbleibsel einer Entwicklungsepoche, deren Lebensbedingungen wir nicht mehr kennen und deren Notwendigkeiten für uns bedeutungslos geworden sind. Es liegt also nahe, die Wegräumung dieses Hindernisses von vornherein und regelmäßig nicht mehr einer brutalen Einleitung des geschlechtlichen Verkehrs, sondern einem einfachen und schmerzlosen ärztlichen Eingriff (ev. in früher Jugend) zu überlassen. Nicht nur die Fälle von Vaginismus, sondern auch manche Wunden sowohl physischer wie namentlich psychischer Art würden sich dadurch mit Sicherheit vermeiden lassen.

3. Unfruchtbarkeit.

I. und II. Die Unfruchtbarkeit ist kein besonderer krankhafter Zustand, sondern der Folgezustand der verschiedenartigsten krankhaften Erscheinungen, die uns gegenwärtig noch nicht einmal sämtlich bekannt sind. Doch rechtfertigt sich eine gesonderte Besprechung, weil die Unfruchtbarkeit eine Erscheinung ist, durch deren Vermittelung die Krankheiten der weiblichen Geschlechtsorgane — aber auch in zwar erheblich minderem Maße die der männlichen — eine große soziale Bedeutung gewinnen.

Von Unfruchtbarkeit der Frau können wir nur sprechen, wenn niemals Empfängnis eingetreten ist, während die Kinderlosigkeit, die durch Fehl- oder Frühgeburten entstanden ist, nicht eigentlich als Unfruchtbarkeit bezeichnet werden kann. Dadurch ergibt sich eine große Schwierigkeit für die Zählung der unfruchtbaren Ehen, die eigentlich nur im kleinen Maßstabe durch ärztliche Befragung erhoben werden kann. Eine Erhebung, die sich auf annähernd 4000 verheiratete, in der Prager Frauenklinik behandelte Frauen erstreckte, ergab 7,5 % vollständig unfruchtbare Frauen[1]).

Die meisten Erhebungen erstrecken sich nicht auf die Sterilität, sondern auf die Kinderlosigkeit oder sie berücksichtigen nicht die Dauer der Ehen, was ihren Wert beeinträchtigt.

---

[1]) **Austerlitz**, Myom und Sterilität. Prager med. Wochenschr. 1903. S. 279. Zit. nach **Prinzing**, Handb. d. med. Statistik. 1904. S. 31.

Nach Prinzing[1]) blieben von 100 Ehen von 25 jähriger oder längerer Dauer steril in

Berlin (1885)	11	Norwegen (1894)	7
Oldenburg (1876—1885) . .	9	Rio de Janeiro (1890) . . .	11
Kopenhagen (1880)	12	Neu Süd-Wales (1891) . . .	5

In Kopenhagen fanden Rubin und Westergaard[2]) bei Ehen von mehr als 15 jähriger Dauer kinderlos:

bei den Beamten, Kaufleuten usw.	12,9 %
„ „ Handwerkern und Kleinhändlern . .	13,2 %
„ „ Lehrern, Handlungskommis	15,0 %
„ „ niederen Beamten, Dienstboten . . .	13,3 %
„ „ Arbeitern, Tagelöhnern usw. . . .	11,5 %

In Holland fand Verrijn Stuarts[3]):

	Stadt	Land
in Gruppe I (Arme) . . .	14,1 %	11,0 %
„ „ II (Wohlhabende)	16,2 %	10,9 %
„ „ III (Reiche) . .	16,0 %	12,6 %

Natürlich liegen die Ursachen der Unfruchtbarkeit nicht nur in krankhaften Zuständen der Frau, sondern auch in denen der Männer begründet. Nicht nur, daß die Männer in der Regel erst ihren Frauen die Geschlechtskrankheiten übertragen, durch die diese dann unfruchtbar werden, sondern häufig bleiben auch die Frauen vollkommen gesund und sind nur deshalb unfruchtbar, weil die Männer durch überstandene Geschlechtskrankheiten physisch oder durch noch bestehende Nervenkrankheiten psychisch impotent sind. Die Erkundung des Zahlenverhältnisses, in dem die Geschlechter an der Verursachung der Unfruchtbarkeit der Ehen teilnehmen, war aus naheliegenden Gründen bisher unmöglich.

Mit der großen Rolle, die die venerischen Krankheiten bei der Verursachung der Unfruchtbarkeit spielen, hängt es zusammen, daß die Zahl der sterilen Ehen in der städtischen Bevölkerung größer als in der ländlichen und in der wohlhabenden wieder größer als in der unbemittelten ist. Statistische Nachweise finden sich hierfür bei Rubin und Westergaard für Dänemark, Verrijn Stuarts für Holland, Kiaer für Norwegen u. a. m.

III. Die Unfruchtbarkeit der Frau kann verursacht sein durch Mißbildung der Geschlechtsorgane, durch Narbenbildung, die von früheren entzündlichen Erkrankungen zurückbleiben, durch Lage-

---

1) Prinzing, Artikel „Fruchtbarkeit“ im Handwörterbuch der sozialen Hygiene. Herausg. von A. Grotjahn und J. Kamp. Leipzig 1912.

2) Rubin und Westergaard, Statistik der Ehen. Jena 1890. Zit. nach Prinzing, Handb. d. med. Stat. S. 38.

3) Verrijn Stuart, Ueber die Beziehungen zwischen Wohlstand, Natalität und Kindersterblichkeit in den Niederlanden. Zeitschr. f. Sozialwissensch. 1901. Bd. 4.

veränderungen der Gebärmutter u. a. m. Diese verschiedenen Ursachen zahlenmäßig mit leidlicher Sicherheit zu bestimmen, ist noch keiner Statistik geglückt. Soviel aber steht fest, daß die Geschlechtskrankheiten überall die Hauptrolle spielen, und da diese in der Regel von den Männern in die Ehe eingeschleppt werden, sind sie mittelbar in den meisten Fällen auch für die Unfruchtbarkeit der Ehefrauen verantwortlich zu machen.

Die Unfruchtbarkeit der Ehefrauen beträgt etwa 10 v. H. Von diesen Fällen verdanken allein 60 v. H. ihre Unfruchtbarkeit der Gonorrhoe. Wenn die nicht unerhebliche Zahl von Fällen dazugerechnet wird, in denen die Syphilis die Frauen unfruchtbar macht, ohne daß die Gonorrhoe beteiligt ist, und wenn außerdem man sich daran erinnert, daß zahlreiche „Einkinderehen" auch der Gonorrhoe ihre Kinderarmut verdanken, so ist ohne weiteres klar, daß die Unfruchtbarkeit als soziale Erscheinung im wesentlichen eine Folge der Geschlechtskrankheiten ist, und daß ihre Bekämpfung zugleich im Sinne der Volksvermehrung liegt.

IV. Die Zahl der kinderlosen Ehen ist zu beträchtlich, als daß sie ohne Wirkung auf die Bevölkerungszahl und Bevölkerungsvermehrung sein könnte. Darin beruht denn in der Tat auch ihre hauptsächlichste Wirkung auf die gesellschaftliche Struktur. Immerhin ist die Kinderlosigkeit bei den Völkern der nämlichen Kulturstufe nicht sehr verschieden, wenn man der mangelhaften Statistik überhaupt trauen darf. Die großen Unterschiede in der Bevölkerungsbewegung einzelner Länder oder Landschaften innerhalb dieser Länder dürfen nicht auf die physiologisch bedingte Unfruchtbarkeit zurückgeführt werden. Insbesondere der in den letzten Jahren festgestellte Bevölkerungsrückgang bei fast allen Völkern des europäischen Kulturkreises ist im wesentlichen nicht durch Unfruchtbarkeit der Ehen, sondern durch freiwillige Beschränkung der Kinderzahl in den fruchtbaren Ehen verursacht. Bei Völkern, bei denen diese Beschränkung nicht üblich ist, gleicht die Gebärfähigkeit der fruchtbaren Frauen die der unfruchtbaren vollkommen aus und sichert so den notwendigen Bevölkerungsauftrieb.

V. Die Verhütung der Unfruchtbarkeit steht und fällt mit der Verhütung der Geschlechtskrankheiten. Gelingt es einer planmäßigen individuellen und sozialen Hygiene, die Geschlechtskrankheiten allmählich zum Verschwinden zu bringen, was durchaus im Bereiche der Möglichkeit liegt, so werden sich auch die unfruchtbaren und kinderlosen Ehen mindestens um die Hälfte, wenn nicht mehr, vermindern. Jenen kleineren Bruchteil der Kinderlosigkeit, der auf uns noch un-

bekannten, wahrscheinlich durch erbliche Veranlagung verursachten
Faktoren beruht, kann man ruhig sich selbst überlassen, da es ja an
und für sich zweckmäßig ist, wenn die Ehen derartiger Personen ohne
Nachkommen bleiben.

4. Ueberfruchtbarkeit.

I. und II. Der Gegenpol der Unfruchtbarkeit ist das Gebären zu
vieler Kinder in einer Zeit, die zu kurz ist, als daß sich die Mutter
inzwischen erholen kann. Von ärztlicher Seite ist dieser Zustand
leider bisher noch zu wenig beachtet worden. Für die Frauen ist
das allzu häufige Gebären die Ursache zahlreicher Gebärmutterverlagerungen mit allen daran haftenden Beschwerden. Aber auch die Früchte
selbst können nicht dadurch gewinnen, daß der mütterliche Körper,
der sie ernährt und bildet, überanstrengt und schon wieder befruchtet
wird, ehe er zur Norm zurückgekehrt ist und sich eine Zeit lang
ausgeruht hat.

III. In den Agrarländern halten die zwischen den einzelnen Geburten liegenden Stillzeiten die Reihenfolge wenigstens etwas in den
natürlichen Abständen, aber in den Industrieländern mit ihrer weitgehenden Beanspruchung der gewerblichen Frauenarbeit hat sich bereits ein für die Mütter und Kinder gleich unerfreulicher Typus ausgebildet: kurz nach der Geburt wird das Kind, wenn es überhaupt
angelegt worden ist, von der Brust genommen und die Mutter emp-
fängt wenige Monate nach der Geburt des ersten Kindes wieder und
so fort, so daß eine ununterbrochene Reihe von Schwangerschaften,
Fehlgeburten und Geburten entsteht, die nicht selten in einem Zeitraum von einem Jahrfünft oder Jahrzehnt ebenso viele schwächliche
Kinder zu einer ungepflegten Jugendzeit liefert, als der Zeitraum
Jahre zählt.

IV. Dabei hat dieses gehäufte Kindergebären gar nicht einmal den
für das Volksganze erfreulichen Erfolg einer großen Volksvermehrung.
Denn gerade in diesen Ehen wird nur ein Bruchteil der Geborenen
wirklich großgezogen, und diese sind dann noch von Geburt an oder
infolge der schlechten Ernährung und der ungenügenden Pflege körperlich minderwertig. Die Viel- und Schnellgebärerei ist ein sozialer
Uebelstand, unter dem das körperliche und geistige Wohl nicht nur
der Mutter und Hausfrau sondern auch aller übrigen Familienmitglieder
schwer leidet. Das zuerst mit dem nötigen Nachdruck hervorgehoben
zu haben, ist das bleibende Verdienst des Flensburger Arztes Mensinga.
Seine Schriften sind trotz der vielen Sonderbarkeiten des originellen
Verfassers sehr ernst zu nehmen. Insbesondere enthält seine Arbeit

„Hundert Frauenleben in der Beleuchtung des § 1354e des Bürgerlichen Gesetzbuches" (L. Heuser, Neuwied) überaus bezeichnendes Material über die Verschwendung mütterlicher Kräfte durch die schnelle Aufeinanderfolge der Konzeptionen.

Immerhin handelt es sich hier um gesunde Frauen in ländlichen Verhältnissen. Viel schlimmer sieht es nach dieser Richtung bei den Proletarierinnen der städtischen Arbeiterbevölkerung aus, bei denen infolgedessen auch die Kindersterblichkeit auf der einen Seite, die zahllosen Unterleibserkrankungen infolge der Hyperfertilität auf der anderen sehr groß sind. Leider liegen noch keine Untersuchungen darüber vor, ob die Qualität der Früchte nicht auch erheblich unter der Ueberanstrengung der mütterlichen Organe leidet. Es ist unwahrscheinlich, daß sie ganz ohne Einfluß auf die Körperkonstitution der Kinder sein sollte. Leiden die Frauen nun gar an chronischen Krankheiten während dieses Zustandes der Ueberfruchtbarkeit, so steht eine solche Schädigung der Früchte wohl ganz außer Frage. Bei der Besprechung der künstlichen Fehlgeburt wird dieses Problem noch zu besprechen sein, das deshalb so wichtig ist, weil tatsächlich selbst ernste chronische Krankheiten die eigentliche Empfängnisfähigkeit der Frau nicht gefährden.

Bei der Häufung von Geburten bei einer Frau steigt auch die Zahl der Totgeburten. Nach Prinzing (S. 56 des Handbuches der medizinischen Statistik) waren von 100 Geborenen totgeboren bei der

	in Zürich 1886—1890	in Berlin 1900—1902
1. Geburt	5,1	3,3
2.—3. „	3,8	2,8
4.—6. „	4,6	3,1
7.—9. „	5,8	3,8
10.—12. „	7,9	4,1
13. und mehr Geburten . .	8,4	7,5

Der sächsische Arzt und Statistiker Geissler bezeichnete den zwischen zwei Geburten liegenden Zeitraum als „physiologisches Intervall" und verlangte dafür normalerweise $1^3/_4$ Jahre, nämlich Schwangerschaft zuzüglich ein Stilljahr. Auf Grund einer Statistik der Geburten der Bergarbeiterbevölkerung Sachsens stellte der nämliche Autor fest, daß bei 40 % das physiologische Intervall nicht eingehalten worden war.

Das Stillen gewährt in der Tat einen gewissen Schutz gegen eine neue Schwangerschaft, aber er ist doch höchst unsicher, da fast die Hälfte aller stillenden Frauen bereits ein halbes Jahr nach der Entbindung menstruieren und trotz Stillens konzipieren. Will man das vom hygienischen Standpunkte durchaus wünschenswerte Intervall, für das normalerweise zwei Jahre anzunehmen ist, mit Sicherheit erzielen, so kommt man nicht um die Anwendung der Präventivmittel herum.

V. und VI. An die Stelle dieses fehlerhaften Gebärtypus, der wenig gute Nachkommen hervorbringt, aber zahlreiche minderwertige, und der trotz dieser jammervollen Ergebnisse ganz unverhältnismäßige Ansprüche an die Leistungsfähigkeit des mütterlichen Körpers stellt, muß ein anderer treten, der höchstens alle zwei Jahre ein Kind liefert. Das ist zu erzielen, wenn alle Mütter, die dazu fähig sind, ihre Kinder ein volles Jahr stillen und die, bei denen dieses Mittel zur Hintenanhaltung einer neuen Schwangerschaft nicht hilft oder die zum Stillgeschäft untauglich sind, für eine gewisse Zeit nach der Entbindung Präventivmittel anwenden. So mündet die Bekämpfung auch dieses Uebelstandes in eine rationelle Diätetik des Geschlechtslebens mit Hilfe der Präventivmittel ein.

Von diesen Vorbeugungsmitteln sind seit alter Zeit eine große Anzahl in Uebung, aber nur von sehr wenigen kann man sagen, daß sie zuverlässig sind. Das sicherste Mittel, die Empfängnis zu verhüten, ist die Benutzung des doppelten Zökalkondoms (Fischblase, Goldschlägerhäutchens) seitens des Mannes. In dem Kapitel über Geschlechtskrankheiten ist bereits die Anwendung des Zökalkondoms besprochen worden[1]).

Seine Anwendung ist das zuverlässigste und unschädlichste Mittel, die Geburtenfolge zu regeln und vom eigenen Willen abhängig zu machen. Es hat nur den Fehler, daß es ausschließlich vom Manne abhängt, das Mittel benutzen zu wollen oder nicht. Für Fälle, in denen die Männer aus Leichtsinn oder unter dem Eindruck reichlich genossenen Alkohols oder aus sonstigen Gründen es nicht benutzen, ist es zweckmäßig, sich auch nach einem sicheren Vorbeugungsmittel umzusehen, das ausschließlich von der Frau anzuwenden ist und sie von der Zuverlässigkeit und Besonnenheit des Mannes unabhängig macht. Es ist das Verdienst von Mensinga, für diese Fälle das Okklusivpessar erfunden und gegen alle Angriffe zur allgemeinen Anwendung in der Frauenheilkunde verholfen zu haben. Es besteht aus einer Halbkugel aus Gummi mit dickem ringförmigen Rande und ist dazu bestimmt, so in die Scheide gelegt zu werden, daß es den äußeren Muttermund nach der Scheide zu absperrt. Das Aussuchen der richtigen Größe und das Einlegen ist Sache des Arztes, wenigstens

---

[1]) Vgl. S. 112.

in der ersten Zeit. Später lernen es die Frauen in der Regel selbst. Manche Frauen tragen es mit Ausnahme der Menstruationszeit fortwährend, während andere, die selbst damit umzugehen wissen, es vor der Kohabitation einlegen und später wieder entfernen. Der Anwendung des doppelten Zökalkondoms beim Manne und des Okklusivpessars bei der Frau müssen alle übrigen Methoden der Geburtenvorbeugung nachstehen.

Die Ausspülung der Scheide mit und ohne keimtötende Zusätze zur Spülflüssigkeit ist zwar durchaus ungefährlich, aber für sich allein auch unsicher in der Wirkung. Ebenso unsicher ist auf Seiten des Mannes der Coitus interruptus. Unsicher sind endlich auch die mit viel Reklame angepriesenen chemischen Mittel, die in die Scheide eingelegt werden sollen. Auch die operative Unfruchtbarmachung der Frau wie Ovarioektomie, keilförmige Tubenexzision u. ähnl. kann wohl nur in einigen Ausnahmefällen angezeigt sein, so daß als einzig ernsthafte Vorbeugungsmittel, die Einfachheit der Anwendung mit Zuverlässigkeit und Unschädlichkeit verbinden, in erster Linie die Anwendung des doppelten Zökalkondoms seitens des Mannes und in zweiter Linie das Okklusivpessar seitens der Frau empfohlen werden können. Es muß zugegeben werden, daß die allgemeine Kenntnis von der Wirksamkeit dieser einfachen Vorbeugungsmaßnahmen leicht dazu führen kann, daß die Vorbeugung in einem Maße vorgenommen wird, daß darunter die Vermehrung der Bevölkerung leidet oder gar in Stillstand gerät. Aber diese Besorgnis trifft alle Vorbeugungsmaßnahmen und kommt auch gegenwärtig zu spät, da die allgemeine Kenntnisnahme dieser Mittel bereits stattgefunden hat. Ihre Wirkung auf Bevölkerungszahl und damit auf die soziale Struktur wird unten und weiterhin im Kapitel über die Rationalisierung der Fortpflanzung noch zu besprechen sein.

5. Mehrlingsgeburt.

I. Eine besondere, von der eben besprochenen wohl zu unterscheidende Ueberfruchtbarkeit stellt auch die Neigung mancher Frauen zur Mehrlingsgeburt dar. Auf das Tausend Gebärende kommen in Deutschland etwa 12,7 Mehrlingsgeburten. In den skandinavischen Ländern ist diese Zahl etwas größer, in den romanischen ein wenig niedriger.

II. Die überwiegende Mehrzahl der Mehrlingsgeburten fördern natürlich Zwillinge zutage. Prinzing (S. 65 des Handbuchs der Medizinalstatistik) berechnete nach einem großen Material auf 100 000 Geburten 1167 Zwillinge und 14 Drillinge. Man unterscheidet eineiige Mehrlingsschwangerschaften von den mehreiigen, je nachdem ein Ei mit mehreren Keimen oder zwei Eier zu gleicher Zeit, aber jedes für sich befruchtet werden. Die eineiigen sind stets gleichgeschlechtlich und betragen etwa den fünften Teil aller Mehrlingsgeburten.

III. Die Fähigkeit, Mehrlinge zur Welt zu bringen, ist aller Wahrscheinlichkeit nach eine Anlage, die manchen Frauen eigentümlich ist. Wenigstens wiederholen sich die Mehrlingsschwangerschaften gern bei ein und der nämlichen Frau. Man geht wohl nicht fehl, in der Mehrlingsgeburt eine Erscheinung zu sehen, die dem Menschen als Erinnerung an jene Zeiten geblieben ist, in denen er sich noch nicht so sehr aus der Entwickelungsreihe der Säugetiere hervorgehoben hatte.

IV. Jedenfalls ist die Mehrlingsgeburt keine erfreuliche Erscheinung, und es liegt sowohl im Interesse der Mütter wie im allgemeinen sozialen, daß die Mehrlingsgeburten eingeschränkt oder gar zum Verschwinden gebracht werden. Mit richtigem Gefühl empfinden insbesondere die Mütter in den unteren Volksschichten eine Mehrlingsgeburt als ein schweres Unglück.

Mehrlingsschwangerschaften sind auch insofern ungünstig, als bei ihnen schon die Fehlgeburten doppelt so häufig sind als bei gewöhnlichen. Ebenfalls sind die Frühgeburten mindestens fünfmal so zahlreich. Die Geburten auch der lebensfähigen Früchte geben sehr häufig wegen der bei Mehrlingsgeburten erfahrungsgemäß zahlreichen fehlerhaften Kindslagen zu geburtshilflichen Eingriffen Anlaß. Ist doch die Zahl der Totgeburten mindestens doppelt so groß wie bei den übrigen Geburten. Diese Nachteile würden bereits genügen, um die Mehrlingsgeburt als ein Uebel zu erkennen und ihre Bekämpfung als wünschenswert erscheinen zu lassen.

Vielleicht liegt aber der größte Nachteil, der mit der Mehrlings- oder besser gesagt Zwillingsgeburt, die in dieser Beziehung wohl allein in Frage kommt, verbunden ist, in der mehr oder weniger ausgeprägten Minderwertigkeit der zur Aufzucht kommenden Kinder, die aus diesen Geburten hervorgehen. Diese Minderwertigkeit findet zunächst in der erhöhten Kindersterblichkeit ihren Ausdruck, die das Doppelte bis Dreifache der allgemeinen beträgt. Aber auch die Kinderfehler und dauernde körperliche Regelwidrigkeiten sind bei Zwillingen häufiger als bei den anderen Kindern. Sie bleiben wohl alle oder doch in der überwiegenden Mehrzahl konstitutionell hinter ihren Vorfahren oder hinter dem Durchschnitt der Bevölkerung zurück. Leider liegen hierüber noch keine eingehenden Untersuchungen vor. Bei der ungemeinen Wichtigkeit dieser Frage ist zu wünschen, daß sie in Zukunft gründlich studiert werde. Denn die Rate der Zwillingskinder ist im Vergleich mit der allgemeinen Geburtszahl durchaus nicht gering. Es stammen allein in Deutschland von insgesamt 2 Millionen Geborenen etwa 52000 Kinder aus Zwillingsgeburten (bei beiden Zahlen die Totgeborenen mitgerechnet).

V. und VI. Dadurch, daß bei den Mehrlingsgeburten zahlreiche Früchte schon an und für sich zugrunde gehen und weiterhin von den lebend geborenen wieder ein erheblicher Bruchteil konstitutionell so schlecht ausgerüstet ist, daß sie noch nachträglich sterben, strebt die Natur selbst die Verminderung der Mehrgeburten und der durch sie gesetzten Schädigungen an. Diesem unvollkommenen Streben sollten wir mit unserer wissenschaftlich fundierten Technik entgegenkommen, statt, wie es augenblicklich üblich ist, dieser Selbsthilfe in den Arm zu fallen. Denn wenn die entwickelte Geburtshilfe unserer Zeit die fehlerhaften Lagen der Kinder verbessert und auf diese Weise ihr Absterben verhindert oder die ebenso entwickelte Säuglingspflege auch schwächliche Zwillingskinder — und diese gerade mit ganz besonderer Vorliebe — durch Brutapparate und andere Maßnahmen erhält, so wird tatsächlich dadurch die Zahl der minderwertigen Früchte vermehrt und bei einer Verallgemeinerung dieser hochentwickelten Technik, die wir doch alle von der Zukunft erhoffen, die menschliche Fortpflanzung ungünstig beeinflußt werden.

Im Gegensatz hierzu ist ernstlich zu überlegen, ob wir nicht besser unsere vorgeschrittene Technik dazu benutzen, die Zwillingsgeburten überhaupt zu verhindern und allen Müttern, bei denen die Diagnose auf Mehrlingsschwangerschaft frühzeitig gestellt worden ist, gestatten, diese Früchte in einer Entbindungsanstalt durch eine künstliche Frühgeburt entfernen zu lassen. Dieser Vorschlag klingt radikal und ist wie der gesamte Gedankengang gegenwärtig sowohl den Aerzten als auch der Bevölkerung noch fremd. Trotzdem muß er ausgesprochen werden. Es bleibe der Zeit anheimgestellt, ihn ausreifen oder verwerfen zu lassen. Jedenfalls kann es keinem Zweifel unterliegen, daß wir allein durch dieses Verfahren die Mehrlingsgeburt in absehbarer Zeit auszurotten vermögen, da auf diese Weise auch die Möglichkeit der Vererbung der Anlage zur Mehrlingsschwangerschaft auf ein Mindestmaß beschränkt werden würde.

6. Fehlgeburt.

I. Ueber die Häufigkeit der Fehlgeburten, die sich begreiflicherweise einer zuverlässigen statistischen Erfassung entzieht, schwanken die Meinungen der Autoren etwa zwischen 10 und 20 auf das Hundert der normalen Geburten. In einigen Städten des Auslandes sind Erhebungen über das Vorkommen der Fehlgeburt veranstaltet worden, namentlich in Budapest, wo sie sich auf eine Meldepflicht der Aerzte und Hebammen aufbauen. Es wurden dort etwa 11 Fehlgeburten auf 100 Geburten gezählt. Da aber eine große Anzahl der Aborte weder zur Kenntnis der Aerzte noch der Hebammen gelangt und weiterhin wohl auch manche Fehlgeburt, die zur Kenntnis der Hebammen kommt, aus gewissen Gründen nicht gemeldet wird, so dürfte die in Budapest gewonnene Zahl auf jeden Fall die Mindestzahl anzeigen. Die Leipziger Krankheitsstatistik zählt auf 100000 weibliche Kassenmitglieder bei den versicherungspflichtigen 642 Fehlgeburten mit 16124 Krankheitstagen und 2 Todesfällen, bei den freiwilligen Mitgliedern, unter denen die Verheirateten vorwiegen werden, 890 Fehlgeburten mit 29731 Krankheitstagen und 11 Todesfällen. Bezogen auf die Zahl der Geburten machen die Fehlgeburten hier etwa 9 % aus.

II. Unter Fehlgeburt schlechthin versteht der ärztliche Sprachgebrauch jede Unterbrechung der Schwangerschaft innerhalb der ersten 6 Monate, da während dieser Zeit auf die Erzielung einer lebenden Frucht bei der Unterbrechung der Schwangerschaft im Gegensatz zu der an anderer Stelle zu behandelnden Frühgeburt nicht gerechnet werden kann. In medizinischer und zugleich in sozialer Hinsicht kann man mehrere Typen von Fehlgeburten unterscheiden. Die erste ist die Fehlgeburt in den ersten beiden Monaten, die häufig von der Schwangeren selbst garnicht als Fehlgeburt erkannt wird. Sie erledigt sich nicht selten in der Gestalt einer ungewöhnlich starken und unregelmäßig auftretenden Menstruationsblutung. Derartige Fehlgeburten werden vom Körper leicht überwunden und kommen nur bei aufmerksamen Frauen zur ärztlichen Beobachtung.

Den zweiten Typus bildet die Fehlgeburt im 3. und 4. Monat. Sie zeichnet sich durch starke Blutungen aus, da sich in dieser Zeit der Blutkreislauf der Frucht wesentlich ändert. Diese starken Blutungen bilden eine Gefahr, die durch rechtzeitigen ärztlichen Eingriff gegenwärtig mit großer Sicherheit vermieden wird, die aber unter Verhältnissen, unter denen der Arzt nicht erreicht werden kann, gewiß mehr Frauen das Leben kostet, als sich in der Todesursachenstatistik ausdrückt.

Der dritte Typus ist die Fehlgeburt im 5. und 6. Monat. Er ist ganz besonders häufig durch künstliche Eingriffe seitens der Mutter oder anderer Personen bedingt und fällt in der Mehrzahl der Fälle in das Bereich der sozial so wichtigen kriminellen Fehlgeburt.

III. Es unterliegt wohl keinem Zweifel, daß bei den Frauen der unteren Volkskreise, insbesondere bei den gewerblich tätigen, die Fehlgeburten häufiger sind als in den. höheren Schichten; doch findet vielleicht insofern ein Ausgleich statt, als die Syphilis bei ihrer größeren Verbreitung in den höheren Schichten die syphilitischen Fehlgeburten häufiger macht als in Arbeiterkreisen.

Aus einem Material, das den Berliner Krankenkassen entnommen wurde, berechnete E. Hirschberg[1]), daß auf je 100 Entbindungen und Frühgeburten entfielen:

```
in der Kasse der Schneiderinnen . . . . . . .    9,2
Allgemeine Kasse der weiblichen Arbeiterinnen .  10,7
in der Kasse der Steindruckarbeiterinnen . . .  12,8
  „    „     „     „  Hutmacherinnen. . . . . .  12,9
  „    „     „     „  Wäschearbeiterinnen . . . . 16,0
  „    „     „     „  Druckereiarbeiterinnen . . . 17,7
```

Daß die Druckereiarbeiterinnen in dieser Tabelle so ungünstig abschneiden, hat vielleicht seine Ursache in der Bleivergiftung, die außerordentlich das Abortieren begünstigt. Dieser Einfluß des Bleies geht so weit, daß Paul[2]) von 82 Aborten unter 141 von bleikranken Männern hervorgerufenen Schwangerschaften berichten konnte.

In den Bleibergwerken Sardiniens ermittelte G. Frongia[3]) von 374 Arbeiterinnen 21% als kinderlos; von 1483 Schwangerschaften wurden 15% durch Fehlgeburt und 4% durch Frühgeburt vorzeitig beendet. Legga[4]) fand unter 77 verheirateten Frauen, die in Porzellan- und Tonwarenfabriken beschäftigt waren, 17 kinderlose; auf 212 Schwangerschaften wurden 42 Fehlgeburten gezählt. Nach der Leipziger Statistik kamen bei allen Schwangeren auf 100 9 Fehlgeburten, bei den Schriftgießerinnen 14,5 und bei den Metallpoliererinnen 28. Auch die Phosphorvergiftung, die sich ja glücklicherweise nur auf einen Teil von Arbeitern und Arbeiterinnen erstreckt, begünstigt außerordentlich den Abort. Bei Tabakarbeiterinnen wurden ebenfalls auffällig zahlreiche Aborte beobachtet.

Aber nicht nur gewerbliche Gifte, sondern auch Vergiftungen, die durch ansteckende Krankheiten hervorgerufen wurden, begünstigen das Eintreten der Fehlgeburt. Bekannt ist ihre Häufigkeit nach Syphilis und nach Malaria, so daß bezüglich der sozialen Bedingtheit das hier Platz greift, was in dieser Richtung über jene Krankheit an anderer Stelle gesagt ist. Lehrreich ist, daß bei einer anderen sozial so überaus wichtigen Infektionskrankheit, der Tuberkulose, eine be-

---

1) E. Hirschberg, Die soziale Lage der arbeitenden Klassen in Berlin. 1897.
2) Paul, Zeitschr. f. Medizinalbeamte. 1901. Bd. 14.
3) Zeitschr. f. Medizinalbeamte. 1908. S. 290. Zit. nach Prinzing, Artikel „Morbiditätsstatistik" im Handwörterbuch der sozialen Hygiene. Leipzig 1913.
4) Hygienische Rundschau. 1902. S. 469. Zit. nach Prinzing a. a. O.

sondere Neigung zu Fehlgeburten nicht beobachtet wird, vielmehr tuberkulöse Frauen selbst im vorgeschrittenen Stadium ihre Früchte auszutragen pflegen.

Mit dem Alter der Mutter häufen sich die Fehlgeburten. Mütter von 40 und mehr Jahren haben doppelt so viele zu verzeichnen wie solche von 20 Jahren und darunter. Trotzdem abortieren die unehelich Geschwängerten, obgleich sie doch in der überwiegenden Mehrzahl dem jugendlichen Alter angehören, noch häufiger als die ehelichen, was teils auf die ungünstige wirtschaftliche Lage, teils wohl auch auf absichtliche Gefährdung der Frucht zurückzuführen ist.

IV. Die Fehlgeburten machen, selbst wenn sie ohne dauernde Schädigung der Mutter ihren Verlauf nehmen, doch immer einen erheblichen Teil der Frauenwelt für kürzere oder längere Zeit leistungsunfähig und verschlingen durch die erforderliche ärztliche Hilfe, Krankenhausbehandlung, Schonzeit usw. Mittel, die auf die Masse eines Volkes bezogen sehr erheblich sein müssen und besser für andere Zwecke Verwendung finden könnten. Jedenfalls ist jede Schwangerschaft, die nicht zu ihrem regelrechten Ausgang führt, nicht nur eine Vergeudung von Frauenkräften, sondern auch des Volkswohlstandes. Die Einschränkung der Fehlgeburten ist daher auch von diesem Standpunkte aus betrachtet ein erstrebenswertes Ziel.

V. Die ärztliche Hilfe ist bei der Behandlung der Fehlgeburten von einer außerordentlichen Tragweite. Nicht nur vermag der Arzt in zahlreichen Fällen durch seine Maßnahmen unmittelbar lebensrettend zu wirken: er vermag auch durch sein Eingreifen in Fällen, die vielleicht schließlich auch ohne ihn wieder ins Gleichgewicht kämen, die Blutungen abzukürzen und Krankheiten der weiblichen Geschlechtsteile, die sich an eine vernachlässigte Fehlgeburt anschließen können, zu vermeiden. Die Abortbehandlung gehört zu den großen Errungenschaften der modernen Medizin, zumal die Eingriffe von geschulten Aerzten ohne Gefahr und bei geeigneter Assistenz schmerzlos durchgeführt werden können.

VI. Die sozialhygienischen Maßnahmen zur Verhütung der Fehlgeburt decken sich mit denen, die gegen jene Schädigungen gerichtet sind, die neben zahlreichen anderen gesundheitlichen Gefahren auch die des Abortierens mit sich führen. Die Bekämpfung der Syphilis und der Malaria, der Phosphor- und der Bleivergiftung und weiterhin die Einschränkung der Frauenarbeit auf Arbeitsgebieten, für die sich der weibliche Körper nicht eignet, werden auch die Fehlgeburten seltener werden lassen.

7. Abtreibung.

I. und II. Der kriminelle Abort fällt so sehr aus dem Rahmen der pathologisch bedingten Fehlgeburten heraus, daß er einer besonderen Besprechung bedarf. Soweit die geschichtliche Ueberlieferung reicht, ist von seinem Vorkommen berichtet worden, und auch von den meisten Naturvölkern ist seine Ausübung bezeugt. In früheren Zeiten und auch gegenwärtig noch in der vorwiegend bäuerischen Bevölkerung werden bei seiner Einleitung innerliche Mittel in Anwendung gebracht. In den letzten Jahrzehnten ist unter den Kulturvölkern die mechanische Verletzung der Frucht durch die Einführung zweckmäßiger oder unzweckmäßiger Instrumente in Aufnahme gekommen. Diese Einleitung der Fehlgeburt ist zwar in der Hand des geübten und sorgfältigen Arztes die einzig rationelle Methode, aber sie wird in der Hand des Laien und unter Verabsäumung der unerläßlichen Vorsichtsmaßregeln, wie sie bei der Heimlichkeit der kriminellen Fehlgeburt die Regel ist, zu einem äußerst gefährlichen Eingriff, der alljährlich mehr Frauen zu lebensgefährlicher Krankheit und zum Tode führt, als in der Oeffentlichkeit bekannt wird.

Auf dem französischen Aerztekongreß im April 1910 in Paris schätzte Bertillon die Zahl der kriminellen Fehlgeburten in Paris jährlich auf 50000 und gab dabei zugleich seiner Meinung Ausdruck, daß ein beträchtlicher Teil davon den Aerzten zuzuschreiben ist. Doléris hielt die Hälfte aller in den Entbindungsanstalten von Paris zur Behandlung kommenden Aborte für kriminell verursacht und sieht in der Zunahme der dort beobachteten Fehlgeburten auch eine solche der kriminellen Fehlgeburten.

III. Die Neigung zur Abtreibung der Leibesfrucht ist bei den Frauen der unteren Bevölkerungsklassen keineswegs häufiger zu finden als bei den höheren Ständen. Bei jenen wird leichter bei unehelichen Konzeptionen zur Abtreibung die Zuflucht genommen, während bei diesen die Abtreibung in der Ehe zur Verhütung weiterer Nachkommen mehr begehrt und häufiger geübt wird, als die öffentliche Meinung annimmt oder, besser gesagt, zugibt.

In Deutschland betrug nach Weinberg[1]) die Zahl der Verurteilungen wegen Abtreibung:

in den Jahren	1882—1885	. . 215	in den Jahren 1896—1900	. . 409
„ „ „	1886—1890	. . 336	„ „ „ 1901—1905	. . 555
„ „ „	1891—1895	. . 339	„ „ „ 1906—1908	. . 688

---

1) W. Weinberg, Artikel „Fehl- und Frühgeburt" im Handwörterbuch der sozialen Hygiene. Herausg. von A. Grotjahn und J. Kaup. Leipzig 1912.

IV. Es ist gewiß kein Zufall, daß in den Ländern, in denen eine rein individualistische Weltanschauung ohne das Gegengewicht feudaler oder sozialer Tendenzen zur ausschließlichen Herrschaft gelangt ist, die gewaltsame Unterbrechung der Schwangerschaft trotz gesetzlicher Verbote in großem Umfange ausgeübt wird. Das gilt von Frankreich, ganz besonders aber von der amerikanischen Yankeebevölkerung. In der letzteren ist es gang und gäbe, vom Arzt trotz des bestehenden gesetzlichen Verbotes die Einleitung der Fehlgeburt zu verlangen, welchem Ansinnen auch viele der Aerzte ohne weiteres nachkommen.

V. und VI. Es liegt nahe, die Frage aufzuwerfen, ob man die Abtreibung dadurch ihrer Kriminalität berauben soll, daß man überhaupt jeder Frau das Recht gibt, frei darüber zu verfügen, ob sie die Frucht austragen will oder nicht. In der Tat ist nicht zu leugnen, daß bei der Durchführung dieses Vorschlages die absichtlich hervorgerufene Fehlgeburt den ihr gegenwärtig noch anhaftenden Fluch und die so gefährliche Heimlichkeit des Verfahrens verlieren würde. Gewiß würde damit die Bahn für ärztliche Betätigung unter allen Vorsichtsmaßnahmen freigemacht und zahlreiche Todesfälle infolge fehlerhaft angewandter Methoden vermieden werden. Aber es stehen doch gewichtige Bedenken einer derartig übertriebenen Rücksichtnahme auf das freie Selbstbestimmungsrecht des Einzelnen entgegen. Die Vorstellung, daß das keimende Leben ohne stichhaltigen Grund einfach infolge einer Laune oder der Bequemlichkeit geopfert werden kann, sollte hinreichen, um der Frucht einen strafgesetzlich festgelegten Schutz auch fernerhin angedeihen zu lassen. Selbst der Einwurf, daß unehelich erzeugte Früchte oder solche, die voraussichtlich in Not und Armut geboren werden, am besten überhaupt vermieden würden, sollte niemals als Rechtfertigungsgrund für die gewaltsame Unterbrechung der Schwangerschaft gemißbraucht werden; denn hier liegen doch andere Möglichkeiten der Abhilfe vor, bei den Unehelichen die Aenderung unserer veralteten Anschauungen und die Anerkennung der Würde jeder, auch der unehelichen Mutterschaft, bei den in ungünstigen Verhältnissen Geborenen die Beseitigung oder Milderung dieser Zustände durch Fürsorge für die bedürftigen Kinder in Form der Mutterschaftsversicherung, der Waisenfürsorge, der Kommunalvormundschaft, der Verstärkung der Alimentationspflicht, und andere Maßnahmen, die gegenwärtig im Gesichtsfelde sozialpolitischer Fürsorge für das kindliche Alter erscheinen und die voraussichtlich in einer nicht allzufernen Zukunft noch erheblich verstärkt und verallgemeinert werden. Auch geht es nicht an, in einer Zeit, in der sichere und unschädliche

Mittel, die Empfängnis zu vermeiden, genug vorhanden sind, auch noch das keimende Leben der Abtötung auszusetzen.

Die Abtreibung unter Strafe zu stellen, ist von einigen Seiten mit der Behauptung bekämpft worden, daß doch außerordentlich wenige Fälle zur Aburteilung kämen. Diese Tatsache zugegeben, muß man jener Einwendung entgegenhalten, daß es gar nicht darauf ankommt, daß eine möglichst große Zahl von Abtreibungen nun auch wirklich zur Aburteilung kommt. Es ist dies nicht so sehr der Zweck der Strafbestimmung als die nicht fortzuleugnende abschreckende Wirkung, die sie ausübt, und vor allen Dingen der Rückhalt, den sie dem Arzte bietet, der so überaus häufig um die Einleitung der Fehlgeburt ersucht wird. Die Abtreibung gehört nämlich sonderbarerweise nicht zu den Vergehen, für die das natürliche Gefühl wie etwa beim Morde oder dem Diebstahl oder der Urkundenfälschung schon zur Verabscheuung ausreicht, vielmehr würde sich die Mehrzahl der Frauen unter bestimmten Umständen sehr schnell und leicht dazu entschließen, wenn nicht die Strafbestimmung und die auf ihr fußenden Warnungen des Arztes, der Hebamme usw. ein Gegengewicht bilden und der durch Gemütserschütterungen, Unsicherheit der Lage, körperliche Indispositionen usw. aus dem seelischen Gleichgewicht gebrachten Schwangeren einen festen Richtungspunkt für ihr Verhalten bieten würden.

8. Künstliche Fehlgeburt.

I. und II. Die Verwerfung der gewaltsamen Unterbrechung der Schwangerschaft aus Gründen der Sparsamkeit, der Bequemlichkeit usw. erstreckt sich natürlich nicht auf die Notwendigkeit der künstlichen Fehlgeburt aus medizinischen Gründen. Ihre Einleitung durch den geübten Arzt unter allen erforderlichen Vorsichtsmaßnahmen wird immer mehr als ein wertvolles Mittel erkannt, die Verschlimmerung mancher Krankheitsvorgänge bei der Mutter zu verhindern.

III. Die Einleitung der Fehlgeburt bei schwindsüchtigen, nierenkranken, geistesgestörten usw. Schwangeren ist nicht nur aus dem Grunde angezeigt, weil dadurch dem Befinden der Patientin ein Dienst erwiesen wird, sondern auch deshalb, weil es nicht erwünscht sein kann, von derartigen Frauen Früchte zu erhalten, die voraussichtlich minderwertig sein werden. Das Studium dieser Frage und besonders die Abgrenzung der Notwendigkeit des Eingriffes nach dieser Richtung hin steht gegenwärtig allerdings noch durchaus in den ersten Anfängen. Doch werden wir sicher in einer hoffentlich nicht allzufernen Zukunft auch hier zu einer genauen Indikationsstellung gelangen. Die

Handhabung des künstlichen Abortes wird dann eine große soziale
Bedeutung gewinnen, weil sie eins von den Mitteln sein wird, die
menschliche Fortpflanzung im Sinne einer Verhinderung der Geburt
Minderwertiger planmäßig zu beeinflussen. Die unleugbare Tatsache,
daß mit dieser wie mit allen ähnlichen Maßnahmen Mißbrauch getrieben werden kann, darf uns nicht hindern, ihren Wert anzuerkennen; sie muß uns nur veranlassen, die Anwendung der künstlichen Frühgeburt mit den nötigen Vorsichtsmaßnahmen zu umgeben.
Zu diesen gehört zunächst eine genaue Indikationsstellung, die die
ärztliche Entscheidung der Willkür entkleidet und an ganz bestimmte
Regeln bindet.

Die größte Uebereinstimmung herrscht unter denen, die sich mit
dieser Frage beschäftigen und sie wie leider noch sehr viele Kliniker
nicht einfach übersehen, noch über die Zweckmäßigkeit und Notwendigkeit, bei ausgesprochener Schwindsucht die Schwangerschaft künstlich zu unterbrechen. Die Ausschaltung dieser Frauen aus der Fortpflanzung wird aber noch dringender, wenn man bedenkt, daß unmöglich die von solchen Kranken geborenen und im Umkreis einer
schwindsüchtigen Mutter aufgezogenen Kinder zu Vollrüstigen heran-
wachsen können. Diese Ansicht wird von manchen Autoren bestritten. So sagt W. Weinberg[1]): „Nach meiner eigenen, auf be-
völkerungsstatistischem Material aus Stuttgart und Sachsen beruhenden
Untersuchungen darf man die Steigerung der Tuberkulosesterblichkeit
durch die Schwangerschaft nicht höher als auf 16,7 % schätzen. Dem
steht aber die Tatsache gegenüber, daß von den im letzten Jahre
der tuberkulösen Mutter Geborenen 15,6 %, von den in den letzten
7 Jahren Geborenen ca. 38 % das 20. Lebensjahr überlebten. Unter
Berücksichtigung der Aborte reduzierten sich diese Zahlen auf 12,0 %
bzw. 29,6 % der gezeugten Früchte. Auch unter Berücksichtigung
der Tatsache, daß ein Teil der Mütter zur Zeugungszeit noch nicht
tuberkulös war, kommt man auf etwa 22—28 % aller Früchte tuberkulöser Mütter, die über 20 Jahr am Leben blieben. Man kann daher
nicht behaupten, daß die Bilanz zwischen Erfolg des künstlichen
Abortes und Lebenserwartung der Kinder zu einer allgemeinen Einführung des künstlichen Abortus bei Tuberkulösen berechtigt." Demgegenüber muß betont werden, daß die Zahlen Weinbergs kaum das
beweisen, was sie beweisen sollen. Erstens ist es keineswegs impo-
nierend, daß nur 29,2 % der in den ersten Krankheitsjahren der

---

1) W. Weinberg, Kapitel „Mutterstatistik" in Tugendreichs kurzgefaßtem
Handbuch der Mutter- und Säuglingsfürsorge. 1910. S. 53.

tuberkulösen Mutter geborenen Kinder das 20. Lebensjahr erreichten, und sodann ist es nicht angängig, nur aus der Sterblichkeit einen Schluß auf die Qualität zu ziehen, zumal wenn man diese nicht über das zweite Lebensjahrzehnt hinaus verfolgen kann.

Ebenso gesichert wie bei lungenkranken Frauen dürfte die Indikation auch bei psychisch Erkrankten sein. Auch hier ist die Unterbrechung der Schwangerschaft durch ärztlichen Eingriff und die Verhütung weiterer Konzeptionen durch Verordnung von Vorbeugungsmitteln mehr durch die Rücksicht auf die Nachkommenschaft als durch solche auf die Kranken selbst geboten. Denn bei geistesgestörten und auch nur erheblich psychopathischen Frauen dürfte man auf eine psychisch anormale Nachkommenschaft rechnen können. Nur darf man nicht vergessen, daß auch hervorragende Begabung zu den psychischen Regelwidrigkeiten gehört und es vielleicht zu einer Verarmung an Talenten führen würde, wenn wir auch die leicht psychopathischen Frauen von der Mutterschaft ausschlössen. Aber die wirklich geistesgestörten und die mit echter Epilepsie behafteten gehören wohl auf jeden Fall zu denen, die auch schon nach dem heutigen Stande unseres Wissens über die Vererbung von der Fortpflanzung ausgeschlossen werden müssen.

Außer der Tuberkulose und den Psychosen geben auch noch die Nierenerkrankungen eine Anzeige zur künstlichen Unterbrechung der Schwangerschaft ab, wie allgemein anerkannt wird, während bei Herzkrankheiten diese noch mit Recht bestritten wird.

9. Frühgeburt.

Zum Unterschiede von der Fehlgeburt handelt es sich bei der Frühgeburt um die Unterbrechung der Schwangerschaft in einer Zeit, zu der man schon eine lebensfähige Frucht erwarten kann, also von der 28. Woche der Schwangerschaft an. Die Statistik der Frühgeburten gibt zuverlässigere Zahlen als die der Fehlgeburten, da sie in die Hebammenlisten eingetragen werden müssen. Nach Weinberg (a. a. O.) kamen 1899—1908 in Baden auf 100 Geburten (ohne Aborte) 4 Frühgeburten, in Hamburg 1901—1909 sogar 6. Nach der Leipziger Morbiditätsstatistik kamen auf 100 000 weibliche Kassenmitglieder bei den versicherungspflichtigen 69 Frühgeburten mit 2095 Krankheitstagen, bei den freiwilligen Mitgliedern, die in ihrer überwiegenden Mehrzahl verheiratet sein werden, 123 Frühgeburten mit 4186 Krankheitstagen und 4 Todesfällen.

III. Die spontane Frühgeburt ist wie die Fehlgeburt häufig die Folge von Syphilis eines der Ehegatten oder beider, so daß hier die nämlichen sozialpathologischen Beziehungen vorliegen wie bei den Geschlechtskrankheiten. Eine weitere, in der sozialen Umwelt wurzelnde Ursache sind auch unpassende Arbeiten der Frau in den letzten Schwangerschaftsmonaten, so daß sich hier Beziehungen der Arbeiterinnenschutzgesetzgebung und der Schwangerenunterstützung durch das Versicherungswesen zur Verhütung der Frühgeburten ergeben.

IV. Die Frühgeburten wirken insofern ungünstig, als sie vorwiegend minderwertige Früchte zutage fördern. Leider fehlen zurzeit noch eingehende Untersuchungen über die wichtige Frage, bis zu welchem Grade vorzeitig geborene Früchte hinter der erwartungsgemäßen Beschaffenheit dauernd zurückbleiben. Das erklärt auch zum Teil die hohe Zahl der Totgeburten und der Sterbefälle der schwächlichen Früchte in den ersten Lebensmonaten.

V. und VI. Die Frühgeburten geben viel häufiger Anlaß zum Eingreifen des Geburtshelfers als die normalen. Ihre Verhütung liegt daher sowohl im Interesse der durch sie bedrohten Mütter als auch der Gesamtheit, der durch eine große Zahl vorzeitig geborener und am Leben gebliebener Früchte nicht gedient sein kann. Im Sinne dieser Verhütung wirkt eine Zurückdämmung der Geschlechtskrankheiten, weiterhin ein ausgiebiger Schwangerschaftsschutz in den arbeitenden Klassen und endlich auch eine Beschränkung der Vielgebärerei, die erfahrungsgemäß besonders zu Frühgeburten führt, durch rechtzeitige ärztliche Verordnung der Präventivmittel.

10. Künstliche Frühgeburt.

I. und II. Es gibt Erkrankungen bei Schwangeren, die den Arzt veranlassen können, eine Frühgeburt künstlich einzuleiten, weil durch das volle Austragen der Frucht entweder die Mutter durch eine Verschlimmerung ihres Leidens (z. B. bei Nervenleiden, drohender Eklampsie usw.) oder die Frucht durch ihre die Geburt unmöglich machende Größe bei engem Becken gefährdet wird. Glücklicherweise sind die Fälle nicht häufig genug, um eine sozialpathologische Bedeutung zu gewinnen.

III. Man darf den Unterschied zwischen künstlicher Fehlgeburt und künstlicher Frühgeburt nicht übersehen, der darin liegt, daß durch jene bei rationeller Anwendung die menschliche Fortpflanzung günstig, durch diese aber ungünstig beeinflußt wird, weil hier Früchte erhalten werden, die nicht voll ausgetragen und noch dazu in der Regel von minderwertigen Müttern stammen.

IV. und V. Die künstliche Unterbrechung der Schwangerschaft in den letzten Schwangerschaftsmonaten ist mit mancherlei Gefahr für die Mutter verknüpft. Schon aus diesem Grunde ist es angezeigt, daß wenigstens bei ungünstigen Wohnungs- und Pflegeverhältnissen derartige Eingriffe im Rahmen einer zweckmäßig ausgerüsteten Anstalt ausgeführt werden und durch rechtzeitige Verordnung der Empfängnisverhütung ihre Notwendigkeit eingeschränkt wird.

11. Totgeburt.

I. Auf hundert Geburten kommen durchschnittlich 3—4 Totgeburten. Die Unterschiede in den statistischen Ergebnissen und die Vergleiche der in den verschiedenen Ländern gefundenen Zahlen sind nur mit großer Vorsicht zu Schlußfolgerungen zu verwenden. Die Erhebung der Totgeburten ist nämlich sehr ungleichmäßig, je nachdem die Bevölkerung die Neigung hat, die Früchte, die auch nur ein Lebenszeichen gegeben haben, abzurechnen oder gar Todesfälle von Neugeborenen, die in den ersten Lebenstagen sich ereignen, der Totgeburt zuzurechnen. Immerhin scheint so viel festzustehen, daß die Totgeburten in den letzten Jahrzehnten in einer erfreulichen Abnahme begriffen sind. Nach Prinzing (Handbuch der medizinischen Statistik, 1906, S. 61) sank in Deutschland die Zahl von 4,0 im Jahre 1851 auf 3,3 im Jahre 1900, berechnet auf 100 Geborene. In den skandinavischen Ländern, die in der zweiten Hälfte des neunzehnten Jahrhunderts überhaupt eine sehr glückliche demographische Entwicklung durchlaufen haben, fiel die Zahl in demselben Zeitraum sogar in Dänemark von 4,4 auf 2,5, in Schweden von 3,2 auf 2,5, in Norwegen von 4,1 auf 2,6.

II. Unter Totgeburten versteht man die Früchte, die in einem Schwangerschaftsmonat tot zur Welt kommen, in dem schon eine lebendige Frucht erwartet werden kann, was erfahrungsgemäß nach dem 6. Monate der Fall ist. Für unsere Betrachtung ist es wichtig, zu unterscheiden zwischen Früchten, die schon im abgestorbenen Zustande in den Geburtsakt eintreten, und solchen, die während der Geburt sterben. Die erste Gruppe umfaßt etwa 60 % aller Totgeburten, die zweite den Rest. Die verschiedene Auffassung der „Totgeburt" ist auf die Statistik von größtem Einfluß, so daß man nicht ohne weiteres die Zahlen der einzelnen Länder mit verschiedener Erhebungsart vergleichen darf. In England werden die Totgeborenen überhaupt nicht gezählt. In Frankreich, Belgien und Holland werden die in den drei ersten Lebenstagen verstorbenen Kinder den Totgeborenen zugerechnet. Demnach kann es nichts Unsichereres geben als die internationale Totgeburtenstatistik.

III. Sollten hier die Ursachen für die Totgeburten der ersten Gruppe, also der bereits vor der Geburt Gestorbenen, im einzelnen abgehandelt werden, so müßten die Ausführungen wiederholt werden, die an der entsprechenden Stelle bei den Fehlgeburten gemacht wurden. Gerade wie dort können auch an dieser Stelle Syphilis, Malaria, Entzündungen der Unterleibsorgane, Blei- und Phosphorvergiftung, schwere körperliche Arbeit u. dgl. angeschuldigt werden, so daß schon aus dieser Aufzählung sich die sozialpathologische Stellung der Totgeburt ergibt.

Die Ursachen für das Absterben der Früchte während des Geburtsaktes liegen in fehlerhaften Kindslagen, fehlerhaftem Beckenbau und ungünstigen Zwischenfällen bei der Abwicklung des Geburtsvorganges. Es sind das also Gelegenheiten, die Eingriffe des Arztes erfordern, die sehr häufig durch Ungunst der örtlichen Verhältnisse nicht zur rechten Zeit erfolgen und noch häufiger die Geburt nur dadurch zu einem wenigstens für die Mutter günstigen Ausgange bringen, daß die Frucht selbst geopfert wird. Es muß an dieser Stelle hervorgehoben werden, daß namentlich die Veränderungen des weiblichen Beckens, die die Rachitis zu hinterlassen pflegt, einen sehr großen Bruchteil der regelwidrig verlaufenden Geburten stellt, so daß man wohl ohne Uebertreibung den vierten Teil aller während des Geburtsaktes entstehenden Totgeburten als durch rachitische Veränderungen des Beckens bedingt ansehen kann. Die Beziehungen der Rachitis zur sozialen Umwelt, die an anderer Stelle abgehandelt wurden, dürften in diesem Zusammenhange auch für die Totgeburten heranzuziehen sein.

Bemerkenswert ist es, daß die Totgeburten besonders häufig sind bei Schwangeren unter 20 Jahren und dann wieder ihre Zahl ansteigt bei solchen, die das 35. Lebensjahr überschritten haben. Prinzing berichtet über besonders hohe Zahlen von Totgeburten bei den Frauen aus der unter sehr ungünstigen sozialen Verhältnissen lebenden schlesischen Weberbevölkerung. Betrug doch die Zahl der Totgeburten, bezogen auf 100 Geburten, bei den ehelichen Kindern in den Jahren 1893—1897:

im Kreise Landshut 4,6
    „   „   Hirschberg 5,1
    „   „   Löwenberg 6,3
    „   „   Lauban . . . . . . 5,4 .

Das sind Zahlen, die eine Steigerung gegenüber den bereits oben erwähnten Durchschnittszahlen für Deutschland aufweisen.

Es ist kein Wunder, daß die unehelichen Geburten ein besonders großes Kontingent zu den Totgeburten stellen. Eine Ausnahme macht in bemerkenswerter Weise die Stadt Berlin, in der die Zahl der Totgeburten bei den unehelichen wohl deshalb von Jahr zu Jahr sinkt, weil diese Geburten sich immer mehr in den öffentlichen Entbindungsanstalten und Frauenkliniken abspielen.

In Halle betrugen nach Conrad die Totgeburten:

bei den höheren Ständen. . . 2,1 % aller Geburten
„ „ Handwerkern . . . . 4,1 % „ „
„ „ Arbeitern . . . . . 5,0 % „ „

Verrijn Stuart fand unter 100 ehelichen Geburten:

bei den Armen. . . . . . . 3,16 % Totgeburten
„ „ wenig Bemittelten . . . 3,60 % „
„ „ Reichen . . . . . . 2,50 % „

IV. Wie bei den Fehlgeburten, ist natürlich auch bei den Totgeburten, und zwar in noch höherem Maße sozial und wirtschaftlich als Uebelstand zu bezeichnen, daß Schwangerschaften und Geburten, die ebensoviel und noch mehr Aufwendungen an Frauenkräften, Geld und ärztlichen Bemühungen als normale verschlingen, nicht eine lebenstüchtige Frucht hervorbringen. Eine Verminderung der Totgeburten würde daher auch eine bedeutende Ersparung weiblicher Kräfte und finanzieller Aufwendungen sein. Trotzdem, wie oben bereits bemerkt wurde, diese Verminderung bereits eingesetzt hat, ist die absolute Zahl der Totgeburten doch immer noch beträchtlich. In Deutschland beträgt sie jährlich etwa 65000.

V. Daß die ärztliche Hilfe in einer Anzahl von Fällen Totgeburt verhindern kann, dürfte wohl als sicher anzunehmen sein. Fraglich ist jedoch, ob diese Fälle bei der Häufigkeit der Totgeburten sehr ins Gewicht fallen. Immerhin liegt eine Verbesserung der Geburtshilfe auch im Sinne einer Verminderung der Totgeburten. Eine größere und rechtzeitigere Inanspruchnahme der ärztlichen Geburtshelfer ist aber abhängig von einer möglichst dichten Besetzung des Landes mit Aerzten und von der Vermehrung der Entbindungsanstalten auch in den kleinen und mittleren Städten.

VI. Eine Verminderung der Totgeburten ist weniger auf dem unmittelbaren Wege als dem mittelbaren der sozialhygienischen Bekämpfung der tiefer liegenden Ursachen zu erhoffen. Eine Verminderung der entzündlichen Krankheiten der weiblichen Geschlechtsorgane, der Syphilis und der Rachitis, ferner ein gesteigerter gewerblicher Schutz der schwangeren Frau, endlich die Vermeidung der Schwangerschaften vor dem 20. Lebensjahre werden ohne Zweifel im Verein mit einer allgemeinen Hebung der Lebenshaltung die Zahl der Totgeburten erheblich verkleinern.

12. Regelwidrige Geburten.

Bei den Frauen der Kulturvölker spielt sich der verwickelte Vorgang, durch den die Menschen ihre Nachkommen zur Welt bringen, nicht selten in regelwidriger Weise ab. Man liest häufig die Behauptung, daß bei den wilden Völkern solche Geburten fast gar nicht vorkämen. Die Berichte der Missionare, die längere Zeit mit diesen Volksstämmen zusammenleben, lauten aber in letzter Zeit doch mehr dahin, daß die vermeintliche leichte Art des Gebärens bei den unkultivierten Volksstämmen eine Legende sei und krankhaft verlaufende Geburten dort ebenfalls reichlich beobachtet würden. Jedenfalls war es von jeher das Bestreben der Aerzte, den von zahlreichen Zufälligkeiten bedrohten Geburtsvorgang so viel als möglich durch Kunsthilfe zu erleichtern.

Nach der Leipziger Krankheitsstatistik kamen auf 100 000 weibliche Kassenmitglieder bei den versicherungspflichtigen 203 „Folgen der Entbindung" (mit Ausnahme von Kindbettfieber) mit 7017 Krankheitstagen und 4 Todesfällen, bei den freiwilligen Mitgliedern, von denen mehr als bei den versicherungspflichtigen verheiratet sein werden, 2627 Fälle mit insgesamt 88 035 Krankheitstagen und 25 Todesfällen. Außerdem kamen auf 100 000 weibliche Kassenmitglieder bei den versicherungspflichtigen 222 Fälle von „Zufällen in der Schwangerschaft" (Blutungen, Placenta praevia, unstillbares Erbrechen usw.) mit insgesamt 5248 Krankheitstagen und einem Todesfall, bei den freiwilligen Mitgliedern, unter denen sich natürlich mehr Verheiratete befinden als bei den versicherungspflichtigen, 975 Fälle mit 21 216 Krankheitstagen.

Nach Weinberg[1]) steigt die Häufigkeit der durch ärztliche Eingriffe beendeten Geburten in den letzten Jahren an, während die ungünstigen Ausgänge nicht mehr an Zahl abnehmen. Die Zahl der operierten Frauen betrug nach diesem Autor:

in Württemberg		in Bayern		in Baden	
1873—80 . . . 6,4 %		1883—85 . . . 4,4 %		1871—79 . . . 5,8 %	
1881—90 . . . 6,4 %		1886—90 . . . 4,6 %		1880—89 . . . 7,8 %	
1891—1900 . . 7,2 %		1891—95 . . . 4,8 %		1890—99 . . . 8,9 %	
1901—1904 . . 7,9 %		1896—1900 . . 5,1 %		1900—04 . . . 9,7 %	

---

1) Weinberg, Artikel „Kindbettfieber und Kindbettsterblichkeit". Handwörterbuch der sozialen Hygiene. Herausg. von A. Grotjahn und J. Kaup. Leipzig 1912.

Nach dem nämlichen Autor kamen etwa auf je 1000 Geburten Todesfälle:

	im Wochen-bett	an Kindbett-fieber	an anderen Folgen der Entbindung
Berlin	58,8	32,9	25,9
Schwarzburg-Rudolstadt . . .	58,5	35,7	22,8
Schwarzburg-Sondershausen . .	52,7	18,8	33,9
Hamburg	49,5	27,0	22,5
Bremen	47,6	21,4	26,2
Westpreußen . . . . . . · .	43,9	14,0	29,9
Sachsen-Weimar	41,8	19,2	22,6
Elsaß-Lothringen	38,4	19,8	18,6
Lippe	37,8	12,6	25,2
Waldeck	36,2	12,1	24,1
Königreich Sachsen	36,1	17,4	18,7
Königreich Bayern	34,7	12,8	21,9
Ostpreußen	33,6	7,1	26,5
Braunschweig	33,3	17,4	15,9
Sachsen-Meiningen	32,2	16,7	15,5
Brandenburg	31,3	16,4	14,9
Hohenzollern	31,3	22,3	9,0
Baden	31,2	16,1	15,1
Hessen	30,9	16,0	15,9
Posen	30,7	8,5	22,2
Sachsen-Altenburg	30,3	11,0	20,3
Württemberg	30,1	12,7	19,4
Schlesien	29,8	12,9	16,9
Pommern	29,3	11,2	18,1
Königreich Preußen	29,1	11,8	17,3
Provinz Sachsen	27,0	11,3	15,7
Reuß j. L.	26,3	8,8	17,5
Mecklenburg-Schwerin . . .	25,2	12,3	12,9
Oldenburg	25,0	19,1	5,9
Mecklenburg-Strelitz	24,7	17,6	7,1
Weimar	24,2	9,3	14,9
Reuß ä. L.	23,8	14,3	9,5
Schleswig-Holstein	23,4	10,2	13,2
Westfalen	22,9	9,7	13,2
Sachsen-Koburg-Gotha . . .	22,4	5,3	17,1
Rheinprovinz	22,4	9,0	13,4
Anhalt	22,0	5,2	16,8
Lübeck	18,9	6,3	12,6
Schaumburg-Lippe	15,8	—	15,8
Insgesamt	30,9	13,1	17,8

Die Zahl der regelwidrigen Geburten steigt mit dem Alter der Frau und besonders mit der Zahl der voraufgegangenen Geburten. Auch die erste Geburt erfordert besonders häufig Kunsthilfe.

III. Für·das Zustandekommen schwieriger und regelwidriger Geburten ist vorwiegend das enge Becken verantwortlich zu machen, das in der Regel nach einer im frühen Kindesalter überstandenen Rachitis zurückgeblieben ist. Alles, was zur Verhütung der Rachitis, die wie kaum eine zweite Kinderkrankheit von den sozialen Verhältnissen der betreffenden Bevölkerung abhängt, ersonnen und ausgeführt werden kann, wird auch zugleich die Anlage zu Störungen des Gebäraktes beseitigen helfen.

IV., V. und VI. Die Technik der Geburtshilfe ist in der zweiten Hälfte des neunzehnten Jahrhunderts außerordentlich entwickelt und auch in ihren Ergebnissen sicherer und ungefährlicher geworden, seitdem Semmelweiss das Wesen der Uebertragung von Entzündungserregern bei Vornahme· geburtshilflicher Eingriffe erkannt hatte. Ein guter Geburtshelfer vermag gegenwärtig in Verbindung mit peinlicher Sauberkeit des gesamten Operationsfeldes Erfolge zu erzielen, von denen sich die alten Aerzte nichts träumen ließen. Leider ist aber dieses günstige Operationsfeld, das eine unentbehrliche Vorbedingung für den Erfolg ist, nur bei einem geringen Bruchteile der Bevölkerung in der eigenen Wohnung gegeben. Deshalb ist die Verlegung einer immer größeren Zahl von Entbindungen aus der Privatwohnung in Entbindungsanstalten und Krankenhäuser eine erfreuliche Tendenz, die Wohlfahrtsvereine, Behörden und Versicherungsorganisationen durch Errichtung und Begünstigung von Entbindungsanstalten unterstützen sollten.

13. Kindbettfieber.

I. Außer durch unmittelbare Folgen bei einer regelwidrig verlaufenen Geburt sterben noch alljährlich zahlreiche Wöchnerinnen am Kindbettfieber. In Preußen sterben im Jahre insgesamt im Kindbett annähernd 4000 Frauen, das sind etwa 20 auf 100000 lebende Frauen, 300 auf 100000 Entbundene. Von diesen Todesfällen werden etwas weniger als die Hälfte durch Kindbettfieber verursacht.

In den Orten Deutschlands mit mehr als 15000 Einwohnern starben auf 100000 Einwohner jährlich an Kindbettfieber im Durchschnitt der Jahre 1877—1881 14,1 Frauen. In den Jahren 1897 bis 1901 war diese Zahl auf 5,1 gesunken. Im Jahre 1911 starben in Preußen im Kindbett eine Frau auf 100000 der Einwohner, im ganzen 4100 Frauen, davon etwa 2000 an Kindbettfieber; auf 10000 Entbundene kamen 34 im Kindbett Gestorbene.

II. Das Kindbettfieber gehört zu den Wundinfektionskrankheiten und ist dadurch gekennzeichnet, daß die mehr oder weniger durch den Gebärakt verletzten Geschlechtsteile die Eintrittspforten der Krankheitserreger abgeben. Doch schon vor dem bakteriologischen Zeitalter gelang dem österreichischen Arzte Semmelweiss der Nachweis, daß es nicht selten die Hand der geburtshelfenden Person, also der Hebamme oder des Arztes ist, die das Eindringen der Krankheitserreger

vermittelt. Bei den hohen Verlusten, die wir auch gegenwärtig durch
das Kindbettfieber noch erleiden, ist dieses eine entsetzliche Vorstellung, die solange nicht aus dem Bewußtsein der Aerzte und der
öffentlichen Meinung verschwinden sollte, als nicht alle Hebel in Bewegung gesetzt worden sind, um dieser mörderischen Infektionskrankheit Herr zu werden.

IV. Man schätzt die Sterbefälle an Kindbettfieber in Deutschland
auf jährlich 5000, die Zahl der nichttödlichen Fälle auf etwa 15 000.
Bei den in Anstalten entbundenen Wöchnerinnen betrugen diese Zahlen
höchstens den fünften Teil der bei den in den Wohnungen entbundenen.
Da die Verluste gerade die Frauen in ihrem wichtigsten Lebens-
abschnitt treffen, in dem sie nur unter großen Opfern ersetzlich sind,
haben wir alle Ursache, diese Zahl herabzumindern.

V. und VI. Die ärztliche Betätigung ist beim Kindbettfieber ziemlich wirkungslos. Der eigentliche Krankheitsverlauf läßt sich nicht
wesentlich beeinflussen. Um so wichtiger ist die Verhütung, die
durchaus zusammenfällt mit einer Reform des Hebammenwesens und
der Vermehrung der Entbindungsanstalten, damit möglichst alle Wöchnerinnen, deren Wohnung keine einwandsfreie reinliche Entbindung
zuläßt, in Anstaltspflege entbunden werden können.

14. Allgemeine Bemerkungen zur sozialen Pathologie der Frauenkrankheiten und der Geburtstätigkeit.

Die Entwicklung der kapitalistischen Güterproduktion mit der
ihr eigentümlichen Bevorzugung der Maschine und der Fabrik vor
dem Handwerk und der kleinen Werkstatt hat es mit sich gebracht,
daß zahlreicher als früher in Landwirtschaft, Kleingewerbe und Handel
die Frauen als regelmäßig beschäftigte Berufstätige einer Beschäftigung
nachgehen, die sie vom Hause ebenso fernhält wie den Mann. Frauenarbeit hat es natürlich immer gegeben und wird es auch in Zukunft
geben. Was aber kennzeichnend für die Gegenwart ist, das ist der
Hunger der Unternehmer nach regelmäßiger Beschäftigung weiblicher
Arbeitskräfte in Kontor, Werkstatt und Fabrik, der natürlich lediglich
in der Billigkeit der Frauenarbeit und in der Fügsamkeit des weiblichen Geschlechts seine Ursache hat, dem aber leider von den Frauen
in einem falsch betätigten Selbständigkeitsdrang selbst dort nachgegeben wird, wo keine Nötigung dazu vorliegt.

Dieses Wachstum der außerhäuslichen Frauenarbeit hat sehr häufig
dazu geführt, die Frauen zu einer ihrer Natur nicht entsprechenden
Arbeitsleistung heranzuziehen und vor allen Dingen Arbeitszeit und
andere Arbeitsbedingungen so ungünstig zu gestalten, wie sie sich

männliche Arbeitskräfte niemals würden gefallen lassen. Infolgedessen haben auch die Sozialpolitiker aller Industrieländer von jeher einen ausgiebigen Schutz der Arbeitskraft der Frau vor Ausbeutung verlangt und im bescheidenen Maße auch bereits erreicht. Der Hygieniker kann sich dem weitgehendsten dieser Vorschläge, den Frauen im Alter, in dem sie der Fortpflanzung und der Kinderaufzucht dienen, überhaupt die Arbeit außer dem Hause zu verbieten, nur anschließen. Bis zur Erreichung dieses Zieles sind Verbote der Frauenbeschäftigung in den Monaten vor und nach der Niederkunft zu fordern und immer weiter auszudehnen. Zahlreiche Schwangerschaftsstörungen, regelwidrige Geburten und Wochenbettskrankheiten würden dadurch vermieden werden können.

Ergänzt müssen die geforderten allgemeinen Bestimmungen der Arbeiterinnenschutzgesetzgebung durch Sonderbestimmungen der sozialen Versicherungsgesetzgebung über Unterstützung in den Monaten vor und nach der Entbindung werden. Gegenwärtig sind diese Bestimmungen noch spärlich und unzureichend, aber es ist kein Zweifel, daß sie in Zukunft bedeutend erweitert werden. Für ihre Ausgestaltung zu einer förmlichen „Mutterschaftsversicherung" tritt eine stetig wachsende Bewegung ein, die von Aerzten und Hygienikern kräftig unterstützt werden sollte.

Im Rahmen einer solchen Mutterschaftsversicherung, die das Wohl sowohl der Mutter wie des Neugeborenen erheischt, könnten auch am zweckmäßigsten die überaus dringlichen Reformen des Hebammenwesens eine gesetzliche Grundlage gewinnen. Diese Reformen sind unbedingt notwendig, wenn die Erfahrungen der Wissenschaft über das Wesen der Wochenbettserkrankungen wirklich der Allgemeinheit und nicht nur einer wohlhabenden Minderheit zugute kommen sollen.

Die Forderungen, die an eine Hebammenreform gestellt werden müssen, wenn sie nicht wie bisher kümmerliches Flickwerk bleiben soll, hat der Frauenarzt Brennecke[1]) in folgende Leitsätze gekleidet, die vom allgemeinen sozialhygienischen Standpunkte aus durchaus gutzuheißen sind: 1. Die Hebammenfrage kann in befriedigender Weise nur durch Erlaß eines Gesetzes — nicht durch Verordnungen auf dem Wege der Verwaltung — gelöst werden. 2. Für die Zulassung zum Hebammenberuf ist eine strenge Auswahl unter den Bewerberinnen zu fordern. Die Auswahl der Schülerinnen hat nicht sowohl nach

---

1) Brennecke, Bemerkungen zur Reform des Hebammenwesens und der geburtshilflichen Ordnung. Vortrag in der Gesellschaft für soziale Medizin in Berlin vom 24. Februar 1910. Verhandl. d. Gesellsch. in Nr. 16 der „Medizinischen Reform" 1910 u. in Bd. 6, H. 2 des „Archivs für soziale Hygiene". Leipzig 1911.

bestimmten Bildungsnormen und Gesellschaftsklassen, als vielmehr nach individueller Befähigung zu erfolgen. 3. Die Ausbildungszeit soll analog der Forderung zur Ablegung eines Examens in der Krankenpflege mindestens ein Jahr betragen. 4. Die Kosten des Lehrkursus sind grundsätzlich von den Schülerinnen selbst zu tragen. Das bisher übliche Präsentationsrecht der Gemeinden und Gutsbezirke hört auf. 5. Die Freizügigkeit der Hebammen wird aufgehoben. Sie werden nach Bedarf in den einzelnen Bezirken angestellt und erhalten ein Mindestgehalt von 1000 bis 1200 Mark je nach den ländlichen oder städtischen Verhältnissen. Die Bevölkerung hat freie Hebammenwahl. Um den Leistungen einer besonders begehrten Hebamme gerecht zu werden, steigt deren Einkommen stufenweise beim Nachweis je einer bestimmten, sich über die Durchschnittsziffer erhebenden Anzahl von Geburten. 6. Die Hebammen unterstehen als staatliche Beamtinnen dem Pensionsgesetz für Staatsbeamte. 7. Bei jeder Geburt ist die Zuziehung einer Hebamme zu fordern, auch wenn ein Arzt die Geburt leitet. 8. Hebammen, die 3 Jahre hindurch mit Erfolg in armen und ungünstigen Gegenden gewirkt, sollen Prämien oder auch bevorzugte Stellungen erhalten. 9. Die Hebammen unterstehen der Kontrolle des Kreisarztes. Sie haben sich jeden Nebenerwerbs, besonders aber solcher Beschäftigungen zu enthalten, die auf die Reinheit des Körpers und in bezug auf Pflege der Hände nachteilig wirken. Ihre Pflichten sind durch besondere Dienstanweisung zu regeln. 10. Als notwendige Ergänzung eines so geordneten Hebammenwesens ist in jedem Kreise eine auf gesetzlicher Grundlage organisierte Frauenhilfe zu fordern, deren Aufgabe es ist, mit Anstellung von Hauspflegerinnen, Wochen-, Säuglings- und Krankenpflegerinnen sowie ehrenamtlich wirkenden Helferinnen, eventuell auch mit Gründung von Asylen aller Art sich im Dienste der Wöchnerinnenfürsorge, des Familien-, Mutter- und Kinderschutzes zu betätigen. Auch B r e n n e c k e ist der Ansicht, daß sich diese Forderungen am besten im Anschluß an das soziale Versicherungswesen verwirklichen lassen.

Die Forderungen B r e n n e c k e s sind dann von Marie v. Schmid in einer Weise erweitert, die gegenwärtig noch etwas radikal erscheinen mag. Sie fordert nichts weniger als die Einberufung aller weiblichen Personen für die Dauer eines Dienstjahres zur Beschäftigung mit der Pflege von Wöchnerinnen und Säuglingen ähnlich der militärischen Dienstpflicht der männlichen Bevölkerung. Sie schreibt: „Damit eine jede Wöchnerin für sich und ihren Säugling die Garantie für sachgemäße und ausgiebige Pflege habe, bedarf es eines Heeres von geschulten Pflegenden, das nur dadurch geschaffen werden kann,

daß die Pflegekunst Gemeingut des Volkes, daß eine allgemeine Ausbildung des weiblichen Teiles der Bevölkerung auf diesem Gebiete
herbeigeführt wird. Wenn ich soeben von einem Heer der Pflegenden
gesprochen habe, so ist das ganz wörtlich zu nehmen. Ich halte
dafür, daß, wie unserem Vaterlande ein Männerheer dient, ihm auch
ein Frauenheer dienen sollte. Wie nicht alle Männer dazu gelangen,
in den männermordenden Krieg zu ziehen, so gelangen auch nicht
alle Frauen dazu, die Gefahren der Mutterschaft durchzumachen; aber
wie alle Männer, soweit sie tauglich sind, im Frieden Dienste zum
Schutze des Vaterlandes zu leisten haben, so sollen auch die Frauen,
soweit tauglich, den Friedensdienst der Mutter- und Kindespflege tun.
Jede Staatsbürgerin hat sich vom 18. Lebensjahre an der Ableistung
der Mutterdienstpflicht zu stellen. Die Hebammenlehranstalten (und
Entbindungsheime) werden Mutterdiensthäuser. Hier dienen die Mutter-
dienstpflichtigen ihr Jahr ab, während die späteren Dienstübungen in
Wöchnerinnenasylen abgehalten werden können." So ungewohnt diese
Vorschläge klingen, so steckt doch ein gesunder Kern in ihnen, zumal
man dieses Frauenheer auch im übrigen Kranken- und Pflegedienst
zweckmäßig verwenden könnte[1]).

Die Bekämpfung der in der sozialen Umwelt liegenden ungünstigen Bedingungen, die die Gebärtätigkeit der Frauen aus den
handarbeitenden Bevölkerungsschichten so häufig fehlerhaft verlaufen
lassen, ist um so mehr Pflicht der sozialen Hygiene und der Sozialpolitik, als auf der Gebärtüchtigkeit dieser Kreise der eigentliche
Nachwuchs des Volkes beruht und die Frauen der Proletarier, wie
sich schon in dieser Klassenbezeichnung ausdrückt, mit ihren Leibern
und ihrer Gesundheit zur Volkserhaltung und Volksvermehrung einen
ungleich größeren Tribut zahlen als die Frauen der höheren und
mittleren Stände. In einer durch ihr Tatsachenmaterial überaus wertvollen Arbeit hat C. Hamburger[2]) hierüber Zahlen mitgeteilt, die
diese Leistung der Proletarierinnen beleuchten. Hamburger hat
durch persönliche Erhebung bei 1042 Berliner Arbeiterfrauen festgestellt, wie oft jede von ihnen geboren, wieviel Fehlgeburten, Totgeburten
und lebende Kinder sie zur Welt brachten. Sein Material erstreckte
sich auf zusammen 7300 Konzeptionen; Frauen mit einer kürzeren
als zehnjährigen Ehedauer wurden nicht berücksichtigt. Es ergab

---

1) Marie v. Schmid, Mutterdienst. Dresden 1905. Zit. nach Tugendreich,
Handbuch der Mutter- und Säuglingsfürsorge. S. 244. — Erweitert ist der Vorschlag von Sigrid Posse-Stockholm in einem Buche über Frauenwehrpflicht.

2) C. Hamburger, Ueber den Zusammenhang zwischen Konzeptionsziffer
und Kindersterblichkeit in großstädtischen Arbeiterkreisen. Zeitschr. f. soziale
Medizin. Leipzig 1908. Bd. 3.

sich, daß die durchschnittliche Zahl der Konzeptionen, die auf eine der beobachteten Arbeiterfrauen kam, 7 war. Die prozentuale Häufigkeit der Konzeptionsziffer erreichte mit einer fünfmaligen Empfängnis ihren Höhepunkt; die einmalige erwies sich ebenso selten wie die fünfmalige. Um den Wert der Fortpflanzungstätigkeit für das soziale Getriebe festzustellen, hat Hamburger die Zahl der Ueberlebenden, d. h. der in das erwerbsfähige Alter, nämlich in das 15. Lebensjahr, eingetretenen Kinder festgestellt. Es ergab sich, daß die 7261 Konzeptionen nur zu 50 % zu „überlebenden" Kindern führten, während 33 % durch Tod und 17 % durch Abort fehlgingen. Hamburger faßt seine Ergebnisse in umstehender Tabelle zusammen.

Demnach war bei den reichen Frauen die am häufigsten vorkommende Kinderzahl 2, während sie bei den Arbeiterfrauen 5 betrug. Der zehnte Teil der reichen Frauen konzipierte überhaupt nur einmal, was bei den Arbeiterfrauen zu den Seltenheiten gehört. Die durchschnittliche Fruchtbarkeit (= $3\frac{1}{2}$) war nur halb so groß wie bei den unbemittelten Frauen. Umgekehrt waren die Verluste bei den letzteren dreimal so groß wie bei jenen; denn sie betrugen:

	bei den Reichen (416 Konzeptionen)	bei den Arbeiterfrauen (7261 Konzeptionen)
an Todesfällen . . .	9,85 %	32,75 %
an Aborten	8,17 %	17,89 %
Insgesamt .	18,02 %	50,64 %

Aus dieser auch in anderer Hinsicht lehrreichen Erhebung geht jedenfalls hervor, daß die Arbeiterfrauen nicht nur zum Kinderreichtum des Volkes das ungleich größere Kontingent stellen, sondern daß sie diese Leistung auch mit ganz unverhältnismäßig hohen Opfern an vergeblichen Konzeptionen mit den darauf folgenden Schwangerschaften, Fehl- und Totgeburten, lebensschwachen Kindern und kindlichen Todesfällen bezahlen müssen, Opfer, die mit der Zahl der Konzeptionen in einer Ehe ganz regelmäßig sich häufen. Das Mindeste wäre, daß alle Faktoren der öffentlichen Gesundheitspflege und der Sozialpolitik darin wetteiferten, diese Opfer zu vermindern, die gerade die Aermsten und Gedrücktesten der menschlichen Gesellschaft bringen, nämlich die Ehefrauen der handarbeitenden Bevölkerungsschichten.

Zahlreiche und lebenbedrohende Gefahren umlauern jede Frau, die nicht unter einigermaßen guten Wohnungs-, Pflege- und Reinlichkeitsbedingungen gebären muß. Da diese Bedingungen in dem von der modernen Medizin erforderlichen Maße nur bei einem beschränkten Bruchteil der Bevölkerung gegeben sind, hat man mit gutem Erfolg den Weg beschritten, den Gebärakt aus der Privatwohnung in eine

Von	Früchten der Frauen mit	Konzeption(en) wurden abortiert		starben		gingen zugrunde	überlebten also
Von	34	1 Konzeption	1 = 2,94 %,	7 = 20,59 %,	gingen zugrunde 23,53 %,	überlebten also	76,47 %
„	142	2 Konzeptionen	12 = 8,45 %,	35 = 24,65 %,	„	„	66,90 %
„	279	3	27 = 9,68 %,	61 = 21,86 %,	„	„	68,46 %
„	404	4	39 = 9,65 %,	118 = 29,21 %,	„	„	61,14 %
„	665	5	82 = 12,33 %,	184 = 27,67 %,	„	„	60,00 %
„	672	6	101 = 15,03 %,	199 = 29,61 %,	„	„	55,36 %
„	714	7	108 = 15,13 %,	221 = 30,95 %,	„	„	53,92 %
„	736	8	141 = 19,16 %,	238 = 32,34 %,	„	„	48,50 %
„	693	9	110 = 15,87 %,	250 = 36,08 %,	„	„	48,05 %
„	520	10	104 = 20,00 %,	182 = 35,00 %,	„	„	45,00 %
„	473	11	96 = 20,30 %,	164 = 34,67 %,	„	„	45,03 %
„	396	12	81 = 20,45 %,	143 = 36,11 %,	„	„	43,43 %
„	959	13 — 15	220 = 22,94 %,	355 = 37,02 %,	„	„	40,04 %
„	574	mit mehr als 15	177 = 30,83 %,	221 = 38,51 %,	„	„	30,66 %

Von 7261 Früchten wurden also insgesamt abortiert . . . . . 1299 = 17,89 %, starben 2378 = 32,75 %, gingen also zugr. 50,64 %, u. überlebt. nur 49,36 %

Aus diesen Zahlen geht hervor, daß der Prozentsatz der Ueberlebenden desto kleiner wird, je größer die Zahl der überhaupt erfolgten Konzeptionen ist. Gerade also die Frauen, die die größten Lasten des Fortpflanzungsgeschäftes tragen, liefern die geringste lebenstüchtige Ausbeute.

Ein ganz anderes Bild liefern die wohlhabenden Frauen, von denen Hamburger 119 beobachten konnte.

Von	Früchten der Frauen mit	Konzeption(en) wurden abortiert	starben	überlebten	
Von	13	1 Konzeption	0,	0,	13
„	64	2 Konzeptionen	3,	5,	56
„	78	3	5,	4,	69
„	80	4	4,	11,	65
„	65	5	6,	9,	50
„	24	6	0,	2,	22
„	35	7	9,	2,	24
„	24	8	3,	2,	19
„	29	10	3,	4,	13
„	13	13	1,	2,	7

Von 416 Früchten der 119 reichen Frauen wurden abortiert 34, starben 41, überlebten 341

Anstalt zu verlegen. Zwar gab es zu Lehrzwecken in Angliederung an die Universitätskliniken und Hebammenschulen seit Jahrzehnten Frauenkliniken mit Gebärabteilungen, aber unabhängig hiervon gründeten in Deutschland der Arzt Hucklenbroich in Düsseldorf und der Arzt Brennecke in Magdeburg im Jahre 1888 die ersten Wöchnerinnenheime. Gegenwärtig bestehen mehr als dreißig derartige Anstalten, die in der Regel auf Anregung von ärztlicher Seite durch die Opferwilligkeit der Frauenvereine gegründet worden sind. Schon gibt es Städte mit starker proletarischer Bevölkerung, in denen, wie in Mannheim, mehr als der dritte Teil aller Geburten im Rahmen der Anstalt vor sich gehen. Namentlich Brennecke hat viel für die Ausdehnung dieser Heime getan und von vornherein der Bewegung zur Gründung von Entbindungsheimen ein viel höheres Ziel gesetzt als das, einigen armen Wöchnerinnen Wohltaten zu erweisen. „Die Zeit wird kommen", sagt Brennecke[1]), „da die Wöchnerinnenasyle, als Zentren der Geburts- und Wochenpflege erfaßt, auch mit dem heutigen Hebammenwesen werden abzurechnen haben. Dann wird es sich zeigen, daß das ursprünglich so kleine und unansehnliche Wöchnerinnenheim schließlich doch den großen Plan — die Reform des Hebammenwesens oder richtiger die Reform der gesamten Geburts- und Wochenbetthygiene — durchzuführen die Kraft hatte."

Die bestehenden Entbindungsanstalten haben heute an und für sich noch keine große Bedeutung. Dazu ist ihre Zahl im Verhältnis zur Bevölkerung noch zu gering, wenn auch schon gegenwärtig etwa 140000 Entbindungen jährlich in Anstalten vorgenommen werden. Sie gewinnen aber durch ihre steigende Benutzung seitens der Frauen aller Bevölkerungsschichten und dadurch, daß sie sich nach der medizinischen und hygienischen Seite hin so außerordentlich bewährt haben, eine solche für die Zukunft. Immer mehr werden die Entbindungen aus den Familienwohnungen in die Anstalten verlegt werden. Es unterliegt keinem Zweifel, daß in einer nicht mehr fernen Zukunft die Anstaltsentbindung zur Regel und die häusliche zur Ausnahme werden wird. Dahin führt uns, außer zahlreichen anderen Vorzügen der Anstaltsentbindung, schon die Möglichkeit, den alten Fluch vom Weibe zu nehmen und das Frauenleben durch die Vornahme schmerzloser Entbindungen im Skopolamin-Morphium-Dämmerschlaf zu entbarbarisieren. Diese von Steinbüchel in die Wege geleitete und von Krönig und Gauss zu großer Sicherheit ausgebildete Methode ist

---

1) Brennecke, Sonderkrankenanstalten und Fürsorge für Frauen. Handb. d. Krankenversorgung. Berlin 1899.

an die Anstalt geknüpft, da sie nur bei sorgfältiger Ueberwachung völlig zuverlässig und dabei gefahrlos ist. Es ist nicht anzunehmen, daß diese Wohltat auf die Dauer einer kleinen Minderheit von Müttern vorbehalten bleiben wird.

Eine Erleichterung der Gebärtätigkeit ist aber, ganz abgesehen von humanen Gesichtspunkten, schon deshalb unerlässlich, als der Geburtenrückgang, der in den letzten Jahrzehnten auch in Deutschland eingesetzt hat, eine ausreichende Gebärleistung der Frau nicht mehr so selbstverständlich wie früher macht. Dieser Geburtenrückgang ist, wie unten noch näher ausgeführt werden wird, im wesentlichen eine Folge der bewußten Einschränkung der Kinderzahl durch den zunehmenden Gebrauch der Präventivmittel. Wie bereits bei der Besprechung der Ueberfruchtbarkeit ausgeführt wurde, kann sich der Arzt das Recht nicht nehmen lassen, der einen oder anderen Frau für längere Zeit oder gar für immer die Anwendung von Präventivmitteln aus Gründen der ärztlichen Behandlung anzuraten. Er hat aber später nicht die Macht zu verhindern, daß diese Mittel auch dann weiter gebraucht werden, wenn es aus gesundheitlichen Gründen nicht mehr geboten ist. Andere Präventivmittel sind zugleich wieder solche, auf die Hygiene und Heilkunde bei der Bekämpfung der Geschlechtskrankheiten unbedingt angewiesen sind und deren Verfolgung durch Gesetz und Polizei deshalb nicht das Wort geredet werden kann. Aber auch wenn diese Gründe nicht vorlägen, würden wir nicht hoffen dürfen, diese Mittel außer Anwendung zu setzen, nachdem sie sich einmal eingebürgert haben; denn sie sind überaus mannigfacher und meistens sehr einfacher Art. Dazu werden einige dieser Mittel durch die kürzlich auch auf die Landbevölkerung ausgedehnte Krankenversicherung im Laufe der nächsten Jahre bis in die entferntesten Winkel des Landes Verbreitung finden. Daß manche von den verbreitetsten dieser Mittel unsicher im einzelnen Falle sind, spielt für die Allgemeinwirkung keine Rolle, da ihre massenhafte Anwendung einen Geburtenrückgang zur Folge haben muß, der von der Zuverlässigkeit im einzelnen Falle unabhängig ist. Wir müssen damit rechnen, daß binnen kurzem die überwiegende Mehrzahl der Frauen Kenntnis von der Möglichkeit erhalten, durch Anwendung einfacher Mittel Prävention zu treiben. Was sich hier anbahnt, hat von einem höheren Gesichtspunkte aus angesehen an und für sich nichts Bedenkliches, sondern sogar etwas durchaus Wünschenswertes. Es bedeutet nämlich nichts mehr und nichts weniger als die ersten Versuche einer Regelung der menschlichen Fortpflanzung im Sinne des bewußten

Hervorbringens von Nachkommen, die natürlich sowohl der Zahl als auch der Beschaffenheit nach den Bedürfnissen des Volksganzen entsprechen müssen[1]). Aber auch wer wie der Verfasser in dieser Tendenz einen großen oder vielleicht gar den entscheidenden Kulturfortschritt sieht, muß zugeben, daß wir uns gegenwärtig in einer Uebergangszeit befinden, die die große Gefahr einer Anwendung der Geburtenprävention an unrechter Stelle und in einem Maßstabe, der den Bevölkerungsauftrieb gefährdet, mit sich führt. Es ist daher wohl verständlich, wenn Stimmen laut werden, die die Präventivmittel verwünschen und ihre Verbreitung zu unterdrücken vorschlagen. Da sie sich aber ihrer Natur nach der Einwirkung äußerer Zwangsmittel entziehen, so ist als Gegengewicht gegen ihre Anwendung an unrichtiger Stelle und im unrichtigen Maße zunächst eine Ausbildung des moralischen Bewußtseins der Elternpaare und namentlich der Frauen nach dieser Richtung hin erforderlich.

Zur Zeit sind die Frauen geneigt, sich aller Präventivmittel zu bedienen, die nur immer auf irgend eine Weise zu ihrer Kenntnis gelangen. Die Möglichkeit, die für die gesamte Lebensführung der Frau so wichtige Kinderzahl zu beschränken, ist der Frauenwelt so überraschend gekommen, daß sie hemmungslos und ohne Rücksicht auf die Folgen für das Volksganze diese Möglichkeit ausnutzen. Müssen doch Mütter, die ihrem Volke mehr als das unbedingt Notwendige an Nachkommen (von drei oder vier Kindern) geliefert haben, erst angelernt werden, sich als für die Volksgemeinschaft besonders wertvoll zu fühlen. Nicht so sehr danach, ob eine Frau sich irgendeine Berechtigung erkämpft oder so und soviel sich in einem Beruf selbstständig zu verdienen imstande ist, darf sie eingeschätzt werden, als danach, wie viele Kinder sie zur Welt gebracht hat. Eine solche Wertung wird deshalb besonders berechtigt sein, als sie nicht mehr wie früher den unbeabsichtigt kinderreichen Müttern zuteil wird, sondern Frauen, die mit Bewußtsein sich und der Nation, der sie angehören, diese Pflicht reichlich erfüllt haben.

Die Frau ist an und für sich fester als der Mann von der Notwendigkeit überzeugt, sich auf geschlechtlichem Gebiete an Sitten, Regeln und Normen zu binden. Wenn daher die gegenwärtige Normenlosigkeit bezüglich der Zahl der jeweiligen Nachkommen, die geschichtlich berechtigt ist, weil sie früher überflüssig war, erst zu

---

[1]) A. Grotjahn, Geburtenrückgang und Geburtenregelung im Lichte der individuellen und der sozialen Hygiene. Berlin 1914. 371 S.

Gunsten der Aufstellung, Anerkennung und Verbreitung von solchen
Regeln geschwunden ist, werden die Frauen auch gern diesen Regeln
folgen. In einem besonderen Kapitel wird am Schlusse dieses Buches
darüber noch zu sprechen sein. Nur soviel sei hier bemerkt, daß die
Forderung an die Frauen, welchem Stande sie auch angehören, so viel
Kinder zur Welt zu bringen, daß ein Ueberschuß der Geburten über
die Sterbefälle von 10 auf das Tausend der Einwohner gewährleistet
wird, in einem Lande mit niedriger Sterblichkeit noch keine harte
Zumutung ist und wirklich noch nicht die Frau zur „Gebärmaschine"
oder „Haussklavin" verurteilen heißt.

Die ideelle Stärkung des Willens zum Kinde bei der Frau genügt aber nicht, sondern muß durch Maßnahmen materieller und
wirtschaftlicher Art ergänzt werden.

Die Mütter, die ihrer Fortpflanzungspflicht nicht nur in Erfüllung
des Mindestmaßes nachkommen, sondern dieses überschreiten, obgleich
sie die technische Möglichkeit der Prävention kennen, sind die wahren
Stützen der Gesellschaft, sind die eigentlichen Kulturträger, auf denen
die Zukunft unserer Nation beruht. Ihnen ist ein hochgesteigertes
Selbstgefühl zuzubilligen, aus dem heraus sie Forderungen für sich
und ihre Familie erheben dürfen, die der Frauenbewegung der Zukunft
ein ganz anderes und ehrlicheres Gesicht geben werden.

Es würde ein unberechtigter Vorwurf sein, zu behaupten, daß aus
reiner Genußsucht und Bequemlichkeit viele Frauen in Deutschland
kinderarm zu bleiben suchen. Der Arzt, dem sich die Motive der
Kinderzahlbeschränkung am sichersten offenbaren, wird diesen Vorwurf
nicht erheben dürfen. Häufiger wird ihm als Grund die Sorge um
den bei uns übertrieben gepflegten Haushalt und die Furcht vor den
bei uns ebenfalls übertrieben hohen Anforderungen für Erziehung und
Ausbildung der Kinder angegeben.

In den Kreisen der Arbeiterschaft und des Kleinbürgertums
gibt natürlich auch die wachsende Erwerbstätigkeit der Frau,
namentlich die außerhäusliche, einen Grund zur Prävention. Aus
diesem und zahlreichen anderen Gründen kann vom Standpunkte der
sozialen Hygiene und der Eugenik die außerhäusliche Berufstätigkeit
der verheirateten Frau nur als ein Auswuchs betrachtet werden. In
der Tat ist sie ja auch keineswegs an die Entwicklung zum Industriestaat unbedingt gekettet. Denn die 400000 Ehefrauen, die
in Deutschland in Fabriken arbeiten, sind für die Güterproduktion
ziemlich belanglos, so verhängnisvoll die Beschäftigung auch vom
Standpunkte der sozialen Hygiene ist. Selbst die schnelle Ent-

wicklung zum Industriestaat, die wir die letzten Jahrzehnte durchgemacht haben, hat glücklicherweise die außerhalb des Hauses arbeitende, verheiratete Arbeiterin nicht typisch machen können.

Es ist gewiß richtig, daß die Familie, wie so oft betont wurde, ihre frühere Bedeutung in der Güterproduktion verloren hat. Aber gerade das macht die Mutter erst frei für ihre eigentliche Aufgabe der Aufzucht der Nachkommen, die wir uns nicht mehr so leicht machen wie unsere Vorfahren. Diese Entwicklung treibt die Frau nicht aus dem Hause fort, wo ihr noch immer ein voller Wirkungskreis harrt. Es sind Auswüchse, aber nicht Keime zur Höherentwicklung, wenn die Familienmutter ihre Kinder täglich einschließen oder fremden Hilfskräften übergeben muß, um außerhalb des Hauses als Fabrikarbeiterin oder Doktoresse mäßiges Geld zu verdienen.

Aber auch für die höheren Schichten der Bevölkerung ist es unmöglich, die Ehe und Mutterschaft mit einem außerhäuslichen Beruf zu vereinigen. Ueber diese unerfüllbare Forderung hat die Frauenbewegung unserer Tage die wichtigsten Nahziele verabsäumt. Die mit dieser Forderung einhergehende Neigung, möglichst alle Männerberufe den Frauen zugänglich zu machen, ist vielleicht eine notwendige Uebergangserscheinung in der Emanzipationsbewegung der Frau. Aber an dieser Stelle, wie es gemeiniglich von der Frauenwelt geschieht, den Angelpunkt der Frauenfrage zu suchen, ist völlig verfehlt. Dieser besteht vielmehr in der wachsenden Unmöglichkeit nicht nur des Mittelstandes, sondern in zunehmendem Maße aller Stände, die Töchter rechtzeitig zu verheiraten.

Die an sich gewiß berechtigte Frauenbewegung hat viel dazu beigetragen, daß gegenwärtig zahlreiche Eltern ihre Töchter von Kindheit an auf männliche Berufsideale dressieren, ohne sich zu vergegenwärtigen, daß 85 $\%$ aller Frauen auch gegenwärtig zur Ehe gelangen, von denen doch nur ein verschwindend kleiner Teil dann außerhäuslich berufstätig ist. Nur ein Erwachen des Verständnisses für die Aufgaben der Frau in der Hygiene der menschlichen Fortpflanzung auch innerhalb der Frauenbewegung kann hier Wandel schaffen. Es sind Anzeichen vorhanden, daß diese Wandlung sich anbahnt. Immerhin ist bezeichnend, daß die Tatsache, daß die Mutterschaft die größte soziale Leistung der Frau ist, überhaupt erst wieder literarisch entdeckt werden mußte.

Gewiß geht es nicht an, Frauen von Männerberufen abzuhalten, zu denen sie sich hingezogen fühlen. Falsch ist nur, diese für einzelne mögliche und nötige Eröffnung als große Staatsangelegenheit und Hauptziel der Frauenbewegung zu behandeln.

Die Frauenbewegung muß die Beschäftigung mit der Frage der Elternschaft, der Frühehe und der Familie überhaupt in die erste Stelle rücken. Hier warten große Aufgaben noch der Lösung.

Namentlich würde eine ausgiebige, alle Stände umfassende Elternschaftsversicherung in Verbindung mit anderen Mitteln wie Erbschaftsgesetzen, Lohn- und Gehaltsabstufung nach der Kinderzahl, Steuerbegünstigung usw. auch die Frühehe in den Schichten erhalten, die sie aufzugeben drohen, und in jenen Bevölkerungskreisen sie wiederherstellen helfen, die sie bereits eingebüßt haben.

Säuglingskrankheiten.

I. Ueber die große soziale Bedeutung der Erkrankungen, die dem Säuglingsalter eigentümlich sind, ist kein Zweifel möglich. Ist doch schon die absolute Zahl der Sterbefälle im Säuglingsalter sehr groß. Sie betrug im Jahre 1909 in den deutschen Bundesstaaten insgesamt 335000, von denen 47000 unehelich geborene waren. Es starben 1912 auf das Hundert ehelich geborener 14, unehelich geborener 23, während das Mittel im Durchschnitt des gesamten Reiches etwa 15 beträgt. Rechnet man die im Alter bis zum fünften Jahre verstorbenen Kinder hinzu, so gelangt man zu dem betrübenden Ergebnis, daß auch jetzt noch ein Viertel aller Sterbefälle Kinder im zarten Alter betrifft. Welch' ungeheure Verschwendung von Volkskraft und Volksvermögen!

Die Säuglingssterblichkeit betrug in Deutschland auf 100 Lebendgeborene:

	überhaupt	bei den Ehelichen	bei den Unehelichen
1901	20,7	19,4	33,9
1902	18,3	17,3	29,3
1903	20,4	19,3	32,7
1904	19,6	18,6	31,4
1905	20,5	19,4	32,6
1906	18,5	17,5	29,4
1907	17,6	16,6	28,0
1908	17,8	16,8	28,5
1909	17,0	16,0	26,8
1910	16,2	15,2	25,7
1911	19,2	18,2	29,9
1912	14,7	13,9	23,2

Es zeigt sich also ein allgemeiner Abfall seit dem Jahre 1905, der nur durch das Jahr 1911 mit seiner infolge der Hitze ungewöhnlich hohen Sommersterblichkeit unterbrochen wurde.

Die große Verschiedenartigkeit der Säuglingssterblichkeit in den einzelnen Landesteilen erhellt aus folgender Tabelle. Die Säuglingssterblichkeit betrug im Jahre 1909 nach der Statistik des Deutschen Reiches:

Staaten und Landesteile	Von 100 Lebendgeborenen überhaupt starben im 1. Lebensjahre	Von 100 ehelich Lebendgeborenen starben im 1. Lebensjahre	Von 100 unehelich Lebendgeborenen starben im 1. Lebensjahre
Provinz Ostpreußen . . .	19,1	17,9	30,2
„ Westpreußen. . .	20.4	19,3	36,2
Stadt Berlin.	15,6	14,2	21,6
Provinz Brandenburg. . .	17,4	16,1	29,0
„ Pommern	17,7	16,6	27,2
„ Posen	19,8	18,0	37,2
„ Schlesien	21,6	20,6	31,1
„ Sachsen	17,3	16.4	24.5
„ Schleswig-Holstein .	13,2	12,0	24,9
„ Hannover	12,1	11,3	22,3
„ Westfalen	13,0	12,6	27,5
„ Hessen-Nassau . .	10,3	9,6	20.1
„ Rheinland	14,4	13,8	28,8
Hohenzollern	16,7	16,5	21,2
Bayern rechts des Rheines	22,8	21,8	29,2
Bayern l. d. Rheines (Pfalz)	14,7	14,1	22,3
Königreich Sachsen . . .	18,8	17,7	25,1
Württemberg	17,2	16,6	24,3
Baden	17,3	16,8	23,4
Hessen	13,0	12,3	22,0
Mecklenburg-Schwerin . .	14,8	13.5	22,9
Großherzogtum Sachsen . .	14,8	14,3	18,7
Mecklenburg-Strelitz . . .	16,3	14,9	25,1
Oldenburg	11,1	10,5	22,7
Braunschweig	15,2	14,3	21,7
Sachsen-Meiningen. . . .	12,8	11,8	20,4
Sachsen-Altenburg . . .	19,9	19,1	25,8
Sachsen-Coburg-Gotha . .	13,8	13,0	20,5
Anhalt.	14,7	14,0	20,0
Schwarzburg-Sondershausen	13,5	12,5	21,2
Schwarzburg-Rudolstadt. .	13,1	12,9	14,7
Waldeck	10,5	10,4	12,8
Reuß ältere Linie	19,6	19,6	19,3
Reuß jüngere Linie . . .	20,3	19,6	25,1
Schaumburg-Lippe. . . .	11,2	10,6	25,5
Lippe	10,5	9,9	23,3
Lübeck	13,9	12,9	22,1
Bremen	12,4	10,9	26,9
Hamburg	14,0	12,2	24,9
Elsaß-Lothringen	16,1	15,3	26,2
Deutsches Reich	**17,0**	**16,0**	**26,8**

Die internationalen Zahlen sind nur mit Vorsicht zu einem Vergleich zu verwerten, da die Erhebungsart in den einzelnen Ländern verschieden ist. Verhältnismäßig am meisten zutreffend dürfte noch folgende Zusammenstellung von Roesle sein, die auch in der Art ihrer Aufstellung übersichtlich und lehrreich ist.

Nach Roesle[1]) starben von je 100 Lebendgeborenen im ersten Lebensjahre:

Reihenfolge 1901—1905	In den Ländern	Im Durchschnitt von 1891—1900	In den Jahren					Im Durchschnitt von 1901—1905	Relative Ziffern des Jahrfünfts 1901—1905, wenn die Ziffern des Jahrzehnts 1891—1900 = 100 gesetzt werden
			1901	1902	1903	1904	1905		
1.	Rußland	26,9	27,2	—	—	—	—	—	—
2.	Sachsen	27,3	25,7	22,4	24,7	24,4	25,7	24,6	90,1
3.	Bayern	26,4	23,9	23,3	25,0	23,9	24,1	24,0	90,9
4.	Württemberg . .	24,4	22,1	20,8	22,2	22,1	21,4	21,7	88,9
5.	Oesterreich	23,6	20,9	21,6	21,5	—	—	21,3	90,3
6.	Ungarn	23,5	20,6	21,6	21,2	19,5	23,0	21,2	90,2
7.	Rumänien	21,8	—	—	—	—	—	—	—
8.	Baden	21,6	20,5	19,6	20,7	20,6	19,7	20,2	93,5
9.	Deutsches Reich .	21,7	20,7	18,3	20,4	19,6	20,5	19,9	91,2
10.	Preußen	20,3	20,0	17,2	19,4	18,5	19,8	19,0	93,6
11.	Elsaß-Lothringen	20,7	17,2	17,9	18,9	19,6	18,6	18,5	89,5
12.	Spanien	—	18,6	18,1	16,2	17,3	16,1	17,3	—
13.	Italien	17,6	16,6	17,2	17,2	16,1	16,6	16,7	94,9
14.	Luxemburg	—	14,0	15,2	16,0	17,8	16,2	15,8	—
15.	Hessen	16,8	14,9	15,3	15,8	15,7	15,4	15,4	91,7
16.	Serbien	16,6	14,5	15,1	15,1	13,5	16,3	14,9	89,7
17.	Belgien[2])	16,1	14,2	14,4	15,5	15,2	14,6	14,8	91,8
18.	Bulgarien	14,2	14,3	14,3	15,4	14,2	—	—	—
19.	Frankreich[2]) . . .	16,4	14,2	13,5	13,7	14,4	13,6	13,9	84,8
20.	England und Wales .	15,4	15,1	13,3	13,2	14,6	12,7	13,8	89,6
21.	Niederlande[2]) . . .	15,8	14,9	13,0	13,5	13,7	13,1	13,6	86,1
22.	Schweiz	14,9	13,7	13,2	13,3	14,0	12,9	13,4	89,9
23.	Finnland	14,3	14,4	12,9	12,7	12,0	13,5	13,1	91,6
24.	Schottland	12,8	12,9	11,3	11,8	12,3	11,6	12,0	93,8
25.	Dänemark	13,5	13,4	11,4	11,6	11,2	12,1	11,9	88,5
26.	Irland	10,3	10,1	10,0	9,6	10,0	9,5	9,8	95,2
27.	Schweden	10,2	10,3	8,6	9,3	8,4	—	9,2	90,2
28.	Norwegen	9,7	9,3	7,5	7,9	7,6	8,1	8,1	83,5

In dieser Tabelle steht das Deutsche Reich und besonders einige Bundesstaaten in bedauerlicher Nähe der unkultivierten Länder des östlichen Europa. Wenn auch im letzten Jahrzehnt allgemein die Säuglingssterblichkeit zurückgegangen ist, so ist es doch eine betrübende Tatsache, daß sie im Laufe der letzten hundert Jahre im großen und ganzen die nämliche geblieben ist. Und daß trotz un-

---

1) Roesle, Die natürliche Bewegung der Bevölkerung in den europäischen Staaten in dem ersten Jahrfünft dieses Jahrhunderts. Zeitschr. f. soziale Medizin. 1908. Bd. 4. H. 1. Leipzig.

2) Die Ziffern von Niederlande, Belgien und Frankreich müßten des Vergleichs wegen um 0,8—1,0 erhöht werden, da sich — wenigstens nach den Angaben der belgischen Statistik — um so viel der Prozentsatz der Säuglingssterblichkeit erhöhen würde, wenn die vor der Anmeldung gestorbenen Kinder zu den Sterbefällen und nicht zu den Totgeburten gerechnet würden.

geheurer Bereicherung unserer Kenntnisse über das Wesen, die Ursachen und die Bekämpfungsmittel der Säuglingskrankheiten. Das ist ein deutlicher Beweis dafür, daß die wissenschaftliche Erkenntnis uns bei den vorwiegend sozial bedingten Krankheiten nichts helfen kann, wenn wir nicht eine verallgemeinernde Anwendung dieser Wissenschaft zu erzielen vermögen, die natürlich nur in Verbindung mit sozialen Maßnahmen vor sich gehen kann.

Um die Säuglingssterblichkeit richtig zu würdigen und in ihrem demographischen Zusammenhange zu verstehen, ist es eigentlich erforderlich, neben ihren Zahlen auch die der übrigen Gestorbenen, ferner der Geburten überhaupt u. a. bevölkerungsstatistische Daten wiederzugeben. In vorbildlicher Weise geschieht das in nebenstehender Tafel (S. 225) des statistischen Amtes des Kantons Basel-Stadt, die ein Material von 40 Jahren umfaßt und die Natalität, Mortalität und Säuglingssterblichkeit nach Geschlecht und Legitimität wiedergibt.

Diese Tabelle gibt zugleich ein schönes Beispiel von einem von der Natalität ziemlich unabhängigen, nahezu idealen Absinken der Säuglingssterblichkeit[1]).

II. Zu der Säuglingssterblichkeit im allgemeinen tragen natürlich die verschiedensten Todesursachen bei. Bezüglich der Mannigfaltigkeit der Todesursachen muß an dieser Stelle auf die Lehr- und Handbücher der Kinderheilkunde verwiesen werden. Nur das sei als bezeichnend für alle diese Krankheiten hervorgehoben, daß es keine an sich noch so leichte Erkrankung gibt, die nicht bei mangelhafter Pflege und unter ungünstigen äußeren Verhältnissen beim Säugling zum tödlichen Ausgang führen könnte, und umgekehrt auch gefährliche Krankheiten unter günstigen Pflegeverhältnissen ohne nachbleibende Schädigungen vom Säugling auffallend schnell überwunden werden.

Schon während der Schwangerschaft kann schwere und gesundheitsgefährliche Arbeit dazu beitragen, daß die Früchte bereits lebensschwach zur Welt kommen und dadurch mittelbar die Säuglingssterblichkeit erhöhen. Hanauer[2]) berichtet nach den Ermittelungen der Gewerbeinspektoren: „Als überaus schädlich wird die Arbeit schwangerer Frauen in der Tabakbearbeitung bezeichnet. In Lothringen fand man bei diesen Frauen zahlreiche Frühgeburten oder große Sterblichkeit unter den Kindern oder unter den Kindern viele schwächliche und kranke. Die Aufsichtsbeamten des Bezirkes Oppeln bemerkten, es

---

1) Die Säuglingssterblichkeit in Basel 1870—1909. Vom statistischen Amte des Kantons Basel-Stadt. Basel 1911. Die Schrift ist eine Fortsetzung von Burckhardts Demographie und Epidemiologie der Stadt Basel. Basel 1908.

2) W. Hanauer, Die Säuglingssterblichkeit in Frankfurt a. M. Zeitschr. f. soz. Med. 1900. Bd. 4.

	Einwohnerzahl (Mitte des Jahres)	Lebendgeborene	Natalität ⁰/₀₀	Gestorbene (ohne Totgeburten)	Mortalität ⁰/₀₀	Davon Säuglinge unter 1 Jahr gestorben — Absolute Zahlen	Davon Säuglinge unter 1 Jahr gestorben — In % aller Gestorbenen	Auf 1000 Einwohner gestorbene Säuglinge	Auf je 100 Lebendgeborene starben unter einem Jahre alt — Knaben	Mädchen	Legitime	Illegitime	Total
	2	3	4	5	6	7	8	9	2	3	4	5	6
70	44 520	1348	30,2	984	22,2	275	27,9	6,18	20,0	20,9	19,7	27,6	20,4
71	45 800	1365	29,8	1150	25,1	300	26,1	6,55	22,4	21,5	21,9	22,5	22,0
72	47 460	1516	31,9	975	20,5	296	30,4	6,24	20,6	18,3	19,4	20,1	19,5
73	49 115	1574	32,0	1167	23,8	398	34,1	8,10	28,9	21,5	25,3	25,0	25,3
74	50 770	1759	34,6	1138	22,4	403	35,4	7,94	25,3	20,6	22,6	25,0	22,9
75	52 425	1844	35,2	1091	20,8	335	30,7	6,39	19,4	16,9	18,0	19,1	18,2
76	54 085	1820	33,6	1253	23,2	375	29,9	6,93	22,6	18,6	19,7	27,2	20,6
77	55 740	1920	34,5	1299	23,3	371	28,6	6,66	21,2	17,6	18,8	23,7	19,3
78	57 395	1985	34,6	1326	23,1	398	30,0	6,94	21,1	19,0	19,9	22,7	20,1
79	59 050	2024	34,3	1316	22,3	405	30,8	6,86	19,6	20,4	18,5	32,9	20,0
80	60 710	2053	33,8	1367	22,5	415	30,4	6,84	22,0	18,4	19,7	24,4	20,2
81	62 050	1966	31,7	1517	24,5	426	28,1	6,87	22,6	20,7	21,2	27,1	21,7
82	63 165	2008	31,8	1304	20,6	340	26,1	5,38	18,5	15,3	16,5	20,2	16,9
83	64 275	1954	30,4	1272	19,8	338	26,6	5,26	18,7	15,8	16,7	22,1	17,3
84	65 385	1955	29,9	1165	17,8	318	27,3	4,87	16,2	16,4	16,0	18,5	16,3
85	66 495	1938	29,1	1409	21,2	380	27,0	5,71	21,8	17,4	19,3	22,2	19,6
86	67 620	1909	28,2	1279	18,9	332	26,0	4,91	18,4	16,3	16,7	23,1	17,4
87	68 740	1986	28,9	1377	20,0	356	25,9	5,18	20,2	15,6	17,5	21,1	17,9
88	69 850	1891	27,1	1230	17,6	277	22,5	3,97	15,5	13,7	14,5	15,8	14,6
89	72 130	2046	28,4	1436	19,9	338	23,5	4,69	18,9	14,0	16,1	20,4	16,5
90	75 260	1963	26,1	1326	17,6	341	25,7	4,54	17,9	16,8	16,8	23,2	17,4
91	79 830	2261	28,3	1373	17,2	330	24,0	4,13	15,5	13,7	14,3	17,3	14,6
92	83 010	2345	28,2	1320	15,9	332	25,2	3,99	16,3	12,0	13,5	20,9	14,2
93	86 190	2397	27,8	1566	18,2	403	25,7	4,68	16,9	16,7	16,6	19,1	16,8
94	89 360	2541	28,4	1521	17,0	412	27,1	4,61	16,8	15,6	15,5	22,9	16,2
95	92 540	2508	27,1	1525	16,5	370	24,3	3,99	15,0	14,5	13,9	23,3	14,8
96	95 720	2788	29,1	1530	15,9	380	24,8	3,97	15,4	11,8	13,0	19,0	13,6
97	98 900	2980	30,1	1489	15,1	377	25,3	3,81	13,6	11,6	12,0	18,3	12,7
98	102 070	3147	30,8	1693	16,6	501	29,6	4,91	18,1	13,6	15,1	23,0	15,9
99	105 250	3487	33,1	1607	15,3	429	26,7	4,08	12,4	12,1	11,9	15,4	12,3
00	108 430	3385	31,2	1885	17,4	508	26,9	4,68	16,0	14,0	14,6	18,7	15,0
01	110 380	3459	31,3	1704	15,4	455	26,7	4,12	15,2	11,2	12,2	21,3	13,2
02	112 940	3491	30,9	1669	14,8	470	28,2	4,16	14,7	12,2	13,0	18,4	13,5
03	115 470	3346	29,0	1799	15,6	419	23,3	3,62	12,9	12,2	12,1	16,6	12,5
04	117 840	3359	28,5	1863	15,8	448	24,0	3,80	14,1	12,6	13,3	13,7	13,3
05	120 170	3329	27,7	1874	15,6	398	21,2	3,31	12,7	11,2	11,4	16,9	12,0
06	122 560	3313	27,0	1826	14,9	400	21,9	3,26	14,6	9,5	11,2	16,9	12,1
07	124 960	3232	25,9	1768	14,2	371	21,0	2,97	12,4	10,5	11,0	16,1	11,5
08	127 200	3323	26,1	1668	13,1	288	17,3	2,26	9,7	7,7	8,3	12,3	8,7
09	129 530	3349	25,9	1689	13,0	291	17,2	2,24	9,3	8,0	7,8	9,8	8,7
10	131 660	3296	25,0	1638	12,4	236	14,4	1,79	8,3	6,0	6,8	10,6	7,2

könne als feststehend angenommen werden, daß die Arbeit in Zigarrenfabriken sowohl für die Frauen als auch für die von ihnen geborenen Kinder außerordentlich schädlich sei. Eine große Zahl von Fehlgeburten, sowie eine auffallende Kindersterblichkeit ist auch beim

Lackieren und Vulkanisieren in Gummifabriken beobachtet worden. In Sachsen-Altenburg arbeiten die schwangeren Frauen beim Polieren von Hölzern in geschlossenen, überhitzten und mit Dämpfen von denaturiertem Spiritus erfüllten Räumen. ‚Es erscheint kaum denkbar‘, bemerkt dazu der Berichterstatter, ‚daß so beschäftigte Frauen gesunde Kinder gebären können‘. Natürlich ist auch das Heben und Tragen schwerer Lasten für schwangere Frauen sehr schädlich. Im Bezirke Aachen wurde besonders auf die schädlichen Wirkungen der Arbeit an Webstühlen für die schwangeren Frauen unter dem Bemerken hingewiesen, daß durch das bei dieser Arbeit häufig erforderliche starke Strecken des Körpers und zumal der Arme beim Fadenmachen das Kindesleben unbedingt leiden muß.

Sehr bemerkenswert sind die Zusammenstellungen, welche aus dem Bezirke Mainz vorliegen. Dort wurden die Arbeiterinnen, die vor ihrer Verheiratung noch nicht in Fabriken gearbeitet hatten, denjenigen gegenübergestellt, die vor und nach der Verehelichung in Fabriken beschäftigt gewesen sind. Eine Vergleichung dieser beiden Gruppen ergibt, daß in der erstgenannten Gruppe 14 %, in der zweiten dagegen 30 % der Kinder im ersten Lebensjahre verstorben sind.“

Schon im Mutterleibe scheint die soziale Umwelt der Mutter der Frucht nicht gleichgültig zu sein. So stellt Merletto-Ferrara[1] fest, daß das Körpergewicht des Neugeborenen betrug:

wenn die Mutter vor der Entbindung der Ruhe pflegte	bei einem Körpergewicht der Mutter	
	von 50—60 kg	von 60—70 kg
0 Tage	2752 g	2903 g
10 „	2824 g	3014 g
20 „	3012 g	3174 g
30 „	3034 g	3223 g
40 „	3212 g	3326 g

Sehr häufig sind beim Neugeborenen Störungen der Nabelheilung. Kommen sie rechtzeitig zur Behandlung, heilen sie schnell und folgenlos. In einer unreinlichen und unbemittelten Bevölkerung werden die Anfänge der Nabelerkrankungen häufig übersehen und kommen, wenn überhaupt, zu spät in ärztliche Behandlung. Infolgedessen geht in den unteren Bevölkerungsschichten mancher kräftige Säugling an Nabeleiterungen zugrunde. Auch Infektionen im Unterhautzellgewebe, Abszesse oder allgemeine Sepsis kommen bei mangelhafter Sauberkeit nicht selten vor und helfen die Säuglingssterblichkeit tief stehender Bevölkerungsschichten erhöhen. Die zu früh geborenen Früchte sind je nach dem Grade ihrer Entwicklung natürlich bedeutend

---

1) Klinisch-therapeutische Wochenschr. 1906. Nr. 38. Zit. nach Hanauer, Die soziale Hygiene des Jugendalters. Berlin 1911. S. 27.

schwächer als die ausgetragenen. Ihre Sterblichkeit ist groß. Ihre Erhaltung ist an eine überaus sorgfältige Pflege gebunden, die in schweren Fällen besondere Wärmeapparate (Couveusen) anwenden muß. Es wäre wichtig zu erfahren, ob die frühgeborenen Früchte ihre Minderwertigkeit bei sorgfältiger Pflege im Laufe der ersten Lebensjahre ausgleichen oder ob sie dauernd minderwertig bleiben. Im letzteren Falle würde ihre allzu sorgfältige Erhaltung der Fortpflanzung nicht günstig sein. Einen erheblichen Teil der Säuglinge rafft auch die Tuberkulose fort. Wie jede andere entsteht die Säuglingstuberkulose durch Uebertragung von einer anderen tuberkulösen Person der Umgebung her. „Gegen das Ende des zweiten Monats beginnt sie,“ sagt Finkelstein[1]), „zahlreiche Opfer zu fordern, um über den dritten hinweg sich in schnellem Aufschwung so weit zu verbreiten, daß bereits 25 % aller nahe dem Abschluß des ersten Lebensjahres verstorbenen Kinder tuberkulöse Veränderungen aufweisen. — Das ganze Jahr in Rechnung gezogen beträgt im Durchschnitt aus zahlreichen Einzelstatistiken die Zahl der tuberkulösen Säuglingsleichen 10 % aller Verstorbenen, während im zweiten Jahre bereits etwa 30 % gefunden werden. Aber es wäre ein Irrtum, hieraus eine durchaus geringere Beteiligung des ersten Jahres zu erschließen. Denn die große Bedeutung anderer Todesursachen und die dadurch bedingte Höhe der Gesamtsterblichkeit der Altersklasse, welche das $3^1/_2$—4 fache schon der nächstfolgenden erreicht, muß in einer auf Leichen gestützten Statistik den Prozentsatz der Tuberkulösen herabdrücken. Berechnet auf die gleiche Zahl der Lebenden, findet sich nicht nur kein Unterschied gegen später, sondern es erhellt sogar, daß innerhalb des ganzen Kindesalters keine Zeit stärker bedroht ist. Nach der preußischen Statistik sterben auf 10000 Säuglinge 26, auf ebenso viel Zweijährige 24 an Tuberkulose, während für das 3., 4., 5.—10. und 10.—15. Jahr die betreffenden Ziffern nur 13, 8, 5 und 7 ausmachen. In Proletarierkreisen wird dieses Verhältnis noch weiter überschritten. Ich selbst zählte unter 5600 Säuglingen der Charité und des Berliner Waisenhauses 72 Todesfälle an Tuberkulose, d. i. 120 auf 10000.“

Keine der Todesursachen ist aber von solchem Einfluß auf die Gesamtsterblichkeit der Säuglinge wie die Magen- und Darmleiden infolge unzweckmäßiger Ernährung. Diese Verdauungsstörungen sind für die Sterblichkeit der Säuglinge ausschlaggebend. Wo diese groß ist, sind jene verbreitet und umgekehrt. Unter den Säuglingen selbst sind wieder jene am meisten gefährdet, die mit Flaschenmilch groß-

---

1) Finkelstein, Lehrbuch der Säuglingskrankheiten. Berlin 1905. S. 152.

gezogen werden. Da diese gegenwärtig einen großen Bruchteil der Säuglinge überhaupt ausmachen, so bestimmt die Sterblichkeit der Flaschenkinder an Magendarmerkrankungen die bekannten Schwankungen der Säuglingssterblichkeit im allgemeinen. Vor allen Dingen sind sie die Hauptursache des sogenannten Sommergipfels dieser Sterblichkeit. Die Sterblichkeit der Brustkinder ist dagegen nach den Ermittelungen zahlreicher Beobachter mit etwa 6—7 % ziemlich konstant.

In heißen Sommern ist die Steigerung der Säuglingssterblichkeit sehr bedeutend. So starben in Deutschland im Jahre 1911 Säuglinge im:

Januar	24 384	**Juli**	**38 110**
Februar	23 407	**August**	**67 339**
März	24 459	**September**	**46 133**
April	23 291	Oktober	26 041
Mai	22 709	November	19 716
Juni	23 159	Dezember	20 714

Die Erhebung der Ernährungsverhältnisse der Säuglinge in einem größeren Bezirke oder Stadt ist sehr mühsam, wenn man einigermaßen sichere Angaben erhalten will. Vorbildlich ist die Methode geworden, die Kriege und Seutemann[1]) in Barmen angewandt haben, indem sie an einem bestimmten Tage eine Säuglingszählung vornahmen und jedes der in den 12 vorhergehenden Monaten geborene Kind verzeichneten. Es stellte sich heraus, daß an dem betreffenden Tage 63 % völlig und 15 % teilweise durch Muttermilch ernährt wurden. Von den Brustkindern starben in den 3 heißen Monaten nicht mehr als die erwartungsgemäße Zahl, während von den Flaschenkindern statt der erwartungsgemäßen 43 mehr als das 3 fache, nämlich 140, starben.

Dieser Sommergipfel der Säuglingssterblichkeit ist nicht nur in den Städten vorhanden. Er beruht vorwiegend auf der leichten Zersetzbarkeit der künstlichen Nahrung.

Auch der Sommergipfel fällt und steigt mit dem Grade der Wohlhabenheit. Nach den in den statistischen Monatsberichten der Stadt Schöneberg (April 1906) von Silbergleit veröffentlichten Tabellen betrug in Berlin und Umgegend die Säuglingssterblichkeit im Jahre 1903 in den reichen westlichen Vororten 16,84, in den übrigen 25,15, in Berlin 19,77, im Jahre 1904: 15,72 bzw. 23,71 und 20,01, im Jahre 1905: 15,06 bzw. 23,76 und 20,71 %. In allen drei Ortsgruppen zeigten die Winter- und die Herbstmonate die niedrigsten, der Sommer die höchsten Ziffern. Jene bewegten sich in den westlichen Vororten zwischen 12,15 für November und 15,14 % für Januar im Durch-

---

1) Kriege und Seutemann, Ernährungsverhältnisse und Sterblichkeit der Säuglinge in Barmen. Zentralbl. f. allg. Gesundheitspflege. 1906. Bd. 25. H. 1 und 2.

schnitt der drei Berichtsjahre, in den anderen zwischen 16,19 für Februar und 20,47 % für Dezember. Für Berlin zwischen 15,56 für November und 17,47 % für Januar. Es stieg die Säuglingssterblichkeit im August für die westlichen Vororte auf 28,15, für Berlin auf 40,90, für die vom Proletariat bewohnten östlichen und nördlichen Vororte auf 59,95 %.

III. Man kann wohl ohne Uebertreibung sagen, daß kaum ein engerer Zusammenhang zwischen Sterblichkeit und sozialer Lage in der gesamten Pathologie aufzufinden ist, wie bei der Säuglingsmortalität.

Den Einfluß der sozialen Schichtung auf die Säuglingssterblichkeit spiegeln folgende Zahlen sehr deutlich wieder, die A. Fischer[1]) nach der Statistik des Großherzogtums Mecklenburg-Schwerin wiedergibt. Es starben auf 100 Lebendgeborene:

	Im Durchschnitt der Jahre 1901—1903	Im Jahre 1907
bei den Selbständigen in der Landwirtschaft. . .	13,2	10,7
„ „ „ in Handel und Gewerbe . .	8,5	8,6
„ „ „ im Handwerk u. Kleinhandel	16,8	11,6
„ „ öffentlichen Beamten		
den höheren	6,4	7,9
den mittleren	9,8	5,7
. den unteren	16,4	14,3
„ „ Privatbeamten	8,4	5,1
„ „ Gehilfen und Gesellen	15,8	13,1
„ „ städtischen Arbeitern	19,0	15,7
„ „ ländlichen Arbeitern.	16,9	15,7

Nach den Erhebungen von Prausnitz[2]) starben in Graz 1895/99 an Darmkrankheiten im ersten Lebensjahre:

bei den Notleidenden	59,9 %
„ „ Armen	35,9 %
im Mittelstand	4,2 %
bei den Reichen	0,0 %

In Berlin starben 1904 bei einer Gesamtsäuglingssterblichkeit von 19,6 % der Lebendgeborenen:

in den wohlhabenden Vierteln der Friedrichstadt und des Tiergartens	5,2 %
„ „ armen Vierteln des Wedding	42,0 %

In Braunschweig[3]) starben nach den Ermittlungen von Blasius an akuten Magendarmkrankheiten Säuglinge bei

	Reichen	Mittelstand	Armen	Notdürftigen
1890—1894	1,1 %	7,6 %	41,0 %	51,3 %
1895—1899	0,2 %	9,6 %	38,5 %	51,7 %

1) Fischer, A., Grundriß der sozialen Hygiene. Berlin 1913. S. 186.
2) Prausnitz, Psychologische und sozialhygienische Studien über Säuglingsernährung und Säuglingssterblichkeit. München 1902.
3) Hanauer, Die soziale Hygiene des Jugendalters. Berlin 1911.

In Barmen fanden Kriege und Seutemann anläßlich der schon
oben erwähnten Erhebung bei einem Einkommen des Vaters unter
1500 M. eine Säuglingssterblichkeit der Brustkinder von 73, der
Flaschenkinder von 316, bei einem Einkommen über 1500 M. 64 bzw.
125 auf das Tausend. Hier offenbart sich wieder die Tatsache, daß
die Flaschenkinder unter der ungünstigen sozialen Lage ganz besonders zu leiden haben, während die Brustkinder davon weniger getroffen werden.

Die von Kriege und Seutemann erprobte Methode hat später
Marie Baum[1]) mit bestem Erfolge auf ländliche und kleinstädtische
Verhältnisse übertragen, indem sie die Sterblichkeit und die Lebensbedingungen der Säuglinge im Kreise Neuß zum Gegenstand einer
eingehenden Untersuchung machte. Aus den Ergebnissen ihrer Erhebung ist deutlich zu ersehen, daß der ungünstige Einfluß des
minderen Einkommens in der Stadt größer ist als auf dem Lande
und natürlich bei den Flaschenkindern wieder erheblich größer als bei
den Brustkindern.

Das Ansteigen der Sterblichkeit der Säuglinge in den heißen
Monaten haben einige Autoren nicht ausschließlich auf die Ernährung,
sondern auch auf die Ueberhitzung der Wohnungen mit guten Gründen
zurückführen wollen. Nach dem Vorgange von Prausnitz[2]),
Meinert[3]) u. a. hat namentlich H. Kathe[4]) den Einfluß überhitzter
Wohnungen auf die Säuglingssterblichkeit eingehend studiert. Er
schließt seine Arbeit mit den Leitsätzen: „Wohnung und Sommerklima, das Wohnungsklima in den Sommermonaten ist die Ursache
des Massensterbens der künstlich ernährten Säuglinge, die erheblich
weniger widerstandsfähig, wesentlich krankheitshinfälliger sind und
deren Wärmeregulation beträchtlich labilerer Natur ist als bei den
Brustkindern. Gestützt wurde dieser Satz durch den Nachweis der
Lokalisation der Säuglingssterblichkeit im Stadtgebiet von Halle.
Quartiere mit schmalen, winkeligen Straßen, engen Höfen, alten, ver-
bauten Häusern — Bedingungen, die eine Lufterneuerung und Wärme-
abgabe erschweren, wiesen hohe Ziffern der Kindermortalität, vor
allem an den durch Hitzestauung veranlaßten sog. Magen-Darm-
affektionen in der Sommerzeit, auf. In den peripheren Bezirken mit

---

1) Baum, Marie, Sterblichkeit und Lebensbedingungen der Säuglinge im
Kreise Neuß. Zeitschr. f. soz. Med. 1909. Bd. 4. Leipzig.
2) Prausnitz, Physiologische und sozialhygienische Studien über Säuglingsernährung und Säuglingssterblichkeit. München 1902.
3) Meinert, Säuglingssterblichkeit und Wohnungsfrage. Archiv f. Kinderheilkunde. 1906. Bd. 44.
4) H. Kathe, Sommerklima und Wohnung in ihren Beziehungen zur Säuglingssterblichkeit. Nach Untersuchungen in Halle a. S. Klin. Jahrbuch. 1911. Bd. 25. Jena.

ihren geraden breiten Straßen und nach modernen Grundsätzen errichteten Häusern fordert das Sommersterben in der Regel erheblich weniger Opfer; gerade in diesen hinsichtlich der Ventilation, der Entwärmung der Häuser günstig gestellten Gebieten finden wir Quartiere, die sich durch auffallende niedrige Säuglingssterblichkeit auszeichnen. Die soziale Lage der Bewohner dieser Straßen ist von weitgehender, aber doch nicht in jedem Falle ausschlaggebender Bedeutung. Nur die kausale Therapie verspricht durchgreifende, nachhaltige Erfolge. Der natürlich ernährte Säugling ist nahezu immun gegen die Schädigungen des Sommerklimas, auch in der Proletarierwohnung. Eine energische Stillpropaganda mit allen zu Gebote stehenden Mitteln ist daher die erste Forderung, die aufgestellt und durchgeführt werden muß, um das Massensterben der Säuglinge, vor allem in der heißen Zeit einzudämmen. Auf die Sorge für einwandsfreie Milch, falls die künstliche Ernährung unvermeidlich wird, auf die Erziehung der Mütter zu vernünftiger Kinderpflege ist ein großes Gewicht zu legen. Aber wichtiger noch erscheint mir die Reform des Kleinwohnungswesens, die Beseitigung des Wohnungselends. Der Säugling in gesunder Wohnung, auch der künstlich ernährte, wird durch die Sommerhitze kaum geschädigt. Bauen wir den Arbeitern solche gesunden Wohnungen! Keine Mietskasernen, sondern luftige Kleinwohnhäuser — und ich zweifle nicht daran, daß die Ziffer der Säuglingssterblichkeit erheblich abnimmt."

Auch der Gang der Säuglingssterblichkeit in Bremen zeigt ein deutliches Absinken von der kasernenmäßigen Wohnweise nach der in Einzelhäusern, welche in Bremen auch in den gewöhnlichen Straßen die Regel ist. Dort kamen auf 100 Lebendgeborene Todesfälle im Säuglingsalter[1]):

<table>
<tr><td colspan="2">In den Gängen und gangähnlichen
Straßen:</td><td colspan="2">In den gewöhnlichen Straßen:</td></tr>
<tr><td>1876—1880</td><td>. . . . 24,6</td><td>1876—1880</td><td>. . . . 19,8</td></tr>
<tr><td>1881—1885</td><td>. . . . 27,9</td><td>1881—1885</td><td>. . . . 21,1</td></tr>
<tr><td>1886—1890</td><td>. . . . 25,0</td><td>1886—1890</td><td>. . . . 21,2</td></tr>
<tr><td>1891—1895</td><td>. . . . 26,6</td><td>1891—1895</td><td>. . . . 19,7</td></tr>
<tr><td>1896—1900</td><td>. . . . 31,8</td><td>1896—1900</td><td>. . . . 18,7</td></tr>
</table>

In der östlichen und nördlichen Vorstadt:

1876—1880	 17,6
1881—1885	 21,0
1886—1890	 19,4
1891—1895	 17,9
1896—1900	 16,0

---

1) J. Funk, Die Sterblichkeit nach sozialen Klassen in der Stadt Bremen. Mitteilungen des Bremischen statistischen Amtes. 1911. Nr. 1.

Natürlich sind es minderwertige Wohnungen, in denen die am
wenigsten Bemittelten hausen, die Milch wird dort am ehesten verderben, und die Erkrankungen am wenigsten sorgfältig behandelt
werden, aber des Mediums der Verdauungsstörung wird es doch in der
Regel bedürfen, um die Kinder in einer für die Statistik ausschlaggebenden Zahl dahinzuraffen. Trotzdem oder vielmehr gerade deshalb
ist es zulässig, die Wohlhabenheit auf Grund der Größe und Zimmer-
zahl der Wohnung abzuschätzen und danach den Einfluß der wirtschaftlichen Lage der Bevölkerungsschicht auf die Säuglingssterblichkeit zu bestimmen, weil sich in der Aufwendung für die Wohnung
wenigstens in den Großstädten ein guter Wohlstandsmesser bietet. So
hat auf Grund des im statistischen Amt der Stadt Berlin gewonnenen
Materials H. Neumann[1]) den Einfluß der sozialen Lage, die er nach
der Größe der Wohnung bestimmte, auf die Säuglingssterblichkeit
festgestellt. Seine Ergebnisse faßt er in folgende Sätze zusammen:
1. Es sterben in der Wohnungsgruppe I 17,70 %, II 12,79 % und
III 7,29 %; wenn wir die Sterblichkeit in der Gruppe III (Wohnungen
von 4 und mehr Zimmern und Zubehör) = 1 setzen, so sterben in
II (3 Zimmer und Küche) 1,75 mal und in I (Wohnungen von höchstens
2 Zimmern und Küche) 2,43 mal so viel Kinder als in den Wohnungen
von 4 und mehr Zimmern. 2. Bei der natürlichen Ernährung durch
Muttermilch überleben in Gruppe I von 100 Kindern 95,1, in Gruppe II
97,4, in Gruppe III 97,4; es ist also die Sterblichkeit in allen drei
Gruppen außerordentlich gering; auch in der Gruppe der Unbemittelten
ist sie sehr klein, obgleich sie 1,8 mal so groß als bei den Wohlhabenden ist. 3. Die künstliche Ernährung ist, wenn man die
Sterblichkeit bei natürlicher Ernährung in jeder Wohnungsgruppe
gleich 1 setzt, in den kleinsten Wohnungen 4,7 mal, in den mittleren
Wohnungen 6,5 mal, in den größten Wohnungen 4,0 mal gefährlicher;
vergleicht man andererseits die 3 Wohnungsgruppen miteinander und
setzt die Sterblichkeit bei künstlicher Ernährung in den großen Wohnungen gleich 1, so ist sie in den mittleren Wohnungen 1,6 mal
und in den kleinen Wohnungen 2,2 mal größer. Neumann schließt:
„Setzen wir den günstigsten Erfolg bei natürlicher Ernährung gleich 1,
so verhält sich die künstliche Ernährung in den großen Wohnungen 4 mal, in den mittleren Wohnungen 6,6 mal, in den kleinen
Wohnungen 8,8 mal ungünstiger. Dieses Zahlenverhältnis läßt erkennen, wie groß in den verschiedenen sozialen Lagen die
Abweichung von dem Idealzustand ist, wie er bei natür-

<hr>

1) H. Neumann, Einfluß der Ernährungsweise auf die Säuglingssterblichkeit.
Zeitschr. f. soz. Med. 1908. Bd. 3. Leipzig.

licher Ernährung unter günstigen äußeren Verhältnissen
zum Ausdruck kommt."

Auch die bekannte Uebersterblichkeit der unehelichen Säuglinge
ist wohl lediglich auf die besonders ungünstige wirtschaftliche Lage,
in die diese hineingeboren werden, zurückzuführen. Prinzing[1]) gibt
dafür folgende Tabelle, die aus den Zahlen für 1901—1905, in den
mit * versehenen Staaten für 1896—1900 zusammengestellt ist. Es
starben auf 100 Lebendgeborene im ersten Lebensjahre in:

	eheliche	uneheliche
Preußen	17,9	33,1
Bayern	22,9	32,1
Sachsen	23,3	32,9
Württemberg	21,0	28,9
Baden	15,5	29,8
Deutschland	18,8	32,0
Oesterreich	20,7	27,7
Schweiz *	13,9	22,6
Frankreich	12,9	24,0
Belgien *	15,1	23,6
Niederlande	13,4	22,3
Norwegen *	8,9	17,7
Schweden *	9,2	16,4
Finnland	13,5	19,0
Italien	16,4	23,2
Bulgarien *	14,2	23,0

Mit vollem Recht sagt deshalb Finkelstein auf den ersten
Seiten seines Buches über die Säuglingskrankheiten: „Von der mannigfaltigsten Fragestellung ausgehend ist in Bestätigung der alltäglichen
Erfahrung die Statistik immer wieder zu demselben Grundsatz gelangt, daß die Höhe der Säuglingssterblichkeit abhängig ist
von der sozialen Lage der Erzeuger. Der Reichen Kinder leben,
weil alle Bedingungen erfüllt werden, die Bürgschaft für ihr Gedeihen
geben; der Armen Kinder sterben, weil in der bitteren Not die Ernährung und Pflege versagt." Versucht man, die allgemeine Wirkung
ungünstiger sozialer Verhältnisse, die sich bereits gegenwärtig, wo
noch keine umfassenden Erhebungen vorliegen, durch die mitgeteilten
Stichproben durchaus hinreichend beweisen läßt, in ihre einzelnen Bestandteile aufzulösen, so sind es außer der oben bereits erwähnten
ungünstigen Wohnungsweise namentlich drei Momente, die die Säuglingssterblichkeit in Ausschlag gebender Weise steigern, nämlich die
Vielgebärerei der proletarischen Frauen, die Trennung der
Mutter vom Säugling infolge der gesteigerten Erwerbstätigkeit der Frau und die Abnahme der Sitte und des Vermögens, die
Kinder an der eigenen Brust zu stillen.

---

1) F. Prinzing, Art. „Uneheliche Geburten" im Handwörterbuch der Staatswissenschaften. 3. Aufl. Jena 1911.

Schon oben wurde auf die hygienischen Unzuträglichkeiten der allzuvielen, schnell aufeinander folgenden Geburten der Mütter der unteren Volksschichten hingewiesen. Es ist ja ohne weiteres klar, daß darunter die Sorgfalt der Pflege leiden muß, zumal den Arbeiterfrauen keine Hilfskräfte wie den Bürgerfrauen zur Verfügung stehen, sie vielmehr noch in Heimarbeit, Fabrik oder Landwirtschaft erwerbstätig sein müssen.

Nach Geißler[1]) starben in den sächsischen Bergmannsfamilien, wenn man die Ehen mit nur ein oder zwei Kindern außer Betracht läßt, von 100 Geborenen im 1. Lebensjahre:

erste Kinder	22,9	siebente Kinder	31,1
zweite „	20,4	achte „	33,2
dritte „	21,2	neunte „	36,1
vierte „	23,2	zehnte „	41,3
fünfte „	26,3	elfte „	51,4
sechste „	28,9	zwölfte „ und spätere .	59,7

Umgekehrt fällt die Sterblichkeit der Säuglinge überall, wo die Geburtenzahl sinkt. Man vergleiche die lehrreichen Tabellen Hamburgers, die im voraufgegangenen Abschnitt mitgeteilt worden sind. Auch das Fallen der Säuglingssterblichkeit in fast allen europäischen Großstädten in den letzten Jahrzehnten ist wohl zum größten Teile darauf zurückzuführen, daß hier die Ehen, in denen Geburtenprävention eine allzu schnelle Kinderfolge verhindert, schon beginnen, sich in der Statistik erkennbar zu machen.

Die nebenstehenden beiden Tabellen[2]) geben ein gutes Bild davon, wie in den Großstädten mit der Geburtenzahl auch die Säuglingssterblichkeit ganz allgemein absinkt.

Mit Recht sagt C. Flügge[3]): „Die Abnahme der Säuglingssterblichkeit ist nicht etwa in der Hauptsache durch hygienische Maßnahmen bedingt, zum wesentlichsten Teile ist sie vielmehr zurückzuführen auf den gleichzeitigen Rückgang der Geburtsziffer, welcher namentlich in den Städten in den letzten Jahrzehnten sehr bedeutend ist. In allen Ländern und zu allen Zeiten hat man die Erfahrung gemacht, daß Geburtsziffer und Säuglingssterblichkeit einen gewissen Parallelismus zeigen. Werden viel Kinder geboren, so ist die Pflege der letztgeborenen weniger sorgfältig, die Unterhaltsmittel reichen nicht aus, die Frauen sind nicht mehr imstande oder nicht gewillt, die letztgeborenen Kinder an der Brust zu nähren; bei geringer Kinder-

---

1) Geißler, Ueber den Einfluß der Säuglingssterblichkeit auf die eheliche Fruchtbarkeit. Zeitschr. d. sächs. stat. Bur. 1885. Bd. 31.
2) Aus den vom statistischen Amte der Stadt Amsterdam auf der Dresdener internationalen Hygieneausstellung 1911 ausgestellten Tabellen.
3) C. Flügge, Grundriß der Hygiene. 7. Aufl. Leipzig 1912. S. 440.

Die Säuglingssterblichkeit in Beziehung zu der Häufigkeit der Geburten in 20 europäischen Großstädten in der Periode 1880—1909.

Geburtenhäufigkeit und Säuglingssterblichkeit in den Jahren 1880, 1885, 1890, 1895, 1900, 1905 und 1909.

Städte	1880	1885	1890	1895	1900	1905	1909
I. Geburten auf 1000 der Bevölkerung.							
1. London	35,3	33,3	30,7	30,5	29,0	27,0	24,2
2. Paris	25,6	26,6	23,3	22,1	22,1	19,0	17,6
3. Berlin	39,9	35,0	31,9	28,4	26,7	24,6	21,6
4. Wien	40,2	35,4	32,7	33,1	31,7	27,2	22,1
5. St. Petersburg	30,2	30,9	31,4	29,0	29,8	29,0	27,3
6. Moskau	36,8	38,2	38,0	31,4	33,6	33,7	31,8
7. Hamburg	38,4	34,9	36,0	34,0	29,0	25,8	24,4
8. Glasgow	37,1	38,2	34,3	32,8	32,3	30,0	26,5
9. Budapest	36,3	35,8	34,2	35,2	32,6	27,4	26,8
10. Liverpool	38,2	36,2	33,8	33,7	33,4	33,2	31,0
11. Manchester	36,9	34,8	31,8	33,4	32,4	29,0	27,5
12. Neapel	33,3	31,5	32,8	32,0	29,1	27,8	27,3
13. Mailand	33,0	33,1	32,0	27,5	25,6	25,4	23,8
14. München	39,6	34,1	35,7	34,8	35,9	30,3	25,1
15. Amsterdam	36,3	37,5	34,1	31,4	29,0	26,6	23,9
16. Birmingham	38,3	34,9	32,3	32,3	32,7	29,2	26,7
17. Dresden	35,1	33,0	30,8	31,8	33,3	28,2	23,3
18. Leipzig	34,0	31,8	35,9	35,1	34,3	29,3	25,2
19. Rom	28,8	30,9	30,6	27,1	25,4	24,0	23,4
20. Breslau	37,6	35,8	35,6	34,3	33,7	30,8	28,7
II. Säuglingssterblichkeit auf 100 Geburten im Vorjahr.							
1. London	15,8	14,8	16,2	16,5	15,9	13,0	10,2
2. Paris	18,4	14,0	13,9	13,2	12,0	10,6	9,4
3. Berlin	31,3	26,0	25,7	24,5	23,9	20,8	14,6
4. Wien	18,8	21,2	19,4	22,3	19,4	18,8	16,4
5. St. Petersburg	29,9	26,3	22,8	25,9	26,9	26,0	25,0
6. Moskau	34,6	32,9	40,8	35,1	38,7	32,5	32,6
7. Hamburg	?	25,4	22,7	19,5	18,0	17,3	13,8
8. Glasgow	14,4	15,1	14,8	15,6	15,5	12,9	12,8
9. Budapest	27,2	23,4	23,2	19,6	16,6	15,6	16,2
10. Liverpool	19,1	16,9	19,5	24,7	18,6	15,3	14,1
11. Manchester	17,9	17,5	18,7	20,2	18,9	15,9	12,8
12. Neapel	26,9	21,9	20,2	20,5	14,7	15,6	14,2
13. Mailand	15,2	16,4	16,2	15,4	14,9	14,5	12,4
14. München	36,9	32,4	30,4	31,9	30,1	22,6	19,2
15. Amsterdam	24,5	18,4	18,4	15,5	13,7	10,9	8,0
16. Birmingham	17,2	15,0	18,5	18,8	19,1	14,5	12,6
17. Dresden	24,3	22,2	20,9	21,9	20,1	20,0	13,3
18. Leipzig	24,9	20,7	24,2	26,3	24,9	22,9	17,2
19. Rom	18,8	16,9	15,4	12,4	12,0	15,2	13,4
20. Breslau	35,0	30,4	28,5	29,2	29,1	25,2	20,7

zahl fallen diese Momente mehr oder weniger fort und ein größerer Bruchteil der Geborenen bleibt am Leben."

Die Abnahme der Geburten setzt die Säuglingssterblichkeit herab und kompensiert nicht nur den Ausfall an Menschen, sondern schafft sogar Ueberkompensation. Es wird also durch eine maßvolle Beschränkung der Geburten unter Ersparnis an Frauenkräften, Geld und

Mühsal dann ein größerer Bevölkerungsüberschuß geliefert als bei ungehemmter Fortpflanzung. Ein lehrreiches Beispiel für eine solche Ueberkompensation liefert folgende Tabelle des Sächsischen statistischen Landesamtes[1]. Danach erreichten:

im Jahre	Lebendgeborene	das 1. Jahr	das 2. Jahr	das 3. Jahr	das 4. Jahr	das 5. Jahr
1903	148 852	112 346	107 840	106 505	105 658	105 012
1904	149 744	112 496	108 774	107 530	106 647	105 996
1905	143 509	108 812	105 491	104 191	103 336	102 776
1906	144 951	114 394	110 994	109 738	108 967	108 407
1907	140·817	111 317	108 048	106 930	106 217	
1908	139 872	112 738	109 679	108 612		
1909	136 721	111 911	108 910			
1910	130 100	105 869				

Das Jahr 1910 weist also im Verhältnis zum Jahre 1903 einen Geburtenausfall von 18752 auf, aber schon im zweiten Lebensjahre bahnt die Verminderung der Todesfälle im Säuglingsalter einen Ausgleich an, indem der Unterschied zwischen den Lebenden beider Jahrgänge auf 6477 zurückgegangen ist. In den folgenden Spalten verzeichnet das Schlußjahr regelmäßig eine höhere Zahl als das Anfangsjahr. Das Jahr 1909 liefert z. B., wenn man nur die Ueberlebenden des zweiten Lebensjahres in Betracht zieht, ein Mehr von 1070 Kindern trotz der gesunkenen Geburtenzahl. Nach Schluß des dritten Lebensjahres ist sogar ein Mehrbestand von 2107 gegenüber dem letzten zählbaren Jahrgange von 1908 zu verzeichnen.

Die Säuglingssterblichkeit von etwa 16 v. H. in Deutschland ist immer noch bedauerlich hoch, namentlich im Vergleich mit Schweden und Norwegen, die sie auf 9 bzw. 8 herabgedrückt haben. „Setzen wir selbst eine Säuglingssterblichkeit von 10 v. H. als unvermeidbar,“ sagt mit Recht Henriette Fürth[2], „so würde das bedeuten, daß z. B. von den 311462 Säuglingstodesfällen des Jahres 1910 119202 vermeidbar gewesen wären. Wären diese Kinder überhaupt nicht geboren worden, so hätten wir doch am Ende des Jahres den gleichen Geburtenüberschuß gehabt.“ Und L. Brentano[3] sagt im Hinblick auf Rußland: „Aber welch' furchtbare Verschwendung von Kraft und Vermögen bedeutet es, wenn von 49,7, die in Rußland auf 1000 Einwohner geboren werden, mehr als ein Viertel vor Vollendung des ersten Lebensjahres stirbt. Welch' bejammernswerten Zustand der Frauen bedeutet nicht diese Geburtenziffer, welch' entsetzliches Elend der Familien

---

1) Statistisches Jahrbuch für das Königreich Sachsen. 1912. S. 41.
2) Henriette Fürth, Der Rückgang der Geburten als soziales Problem. Conrads Jahrb. f. Nationalökonomie u. Statistik. 1913. S. 729.
3) L. Brentano, Die Malthuslehre und die Bevölkerungsbewegung der letzten Dezennien. Abhandl. d. Bayer. Akad. d. Wiss. 1909. Bd. 24. Abt. 3.

und welche Vernachlässigung der heranwachsenden Generation diese Säuglingssterblichkeit!" Bis zu einem gewissen Grade kann maßvolle Geburtenprävention menschensparend wirken und dabei doch einen Bevölkerungsüberschuß liefern. Doch liegt hier der Ton auf dem Worte „maßvoll", denn es darf natürlich nicht übersehen werden, daß von einem ganz bestimmten Grade an die Geburtenprävention die Gefahr des Bevölkerungsstillstandes oder gar des Rückganges der Volkszahl heraufbeschwören muß.

In der Zukunft wird mit der zunehmenden Ausdehnung der Geburtenprävention innerhalb der proletarischen Bevölkerungsschichten auch noch ein weiteres Sinken der Säuglingssterblichkeit zu erwarten sein. Das ist so lange nicht zu beklagen, als die Geburtenvorbeugung sich in den Grenzen hält, daß dem Volksganzen der erforderliche Bevölkerungsauftrieb erhalten bleibt.

Der Angelpunkt der Säuglingsfrage liegt aber in der Ernährung.

Wie noch gegenwärtig bei den Naturvölkern und halbzivilisierten Völkern war auch in den Ländern des europäischen Kulturkreises bis an die Schwelle der Neuzeit die Ernährung der Säuglinge durch Frauenmilch die einzige und ganz selbstverständliche Art der Aufzucht. Konnte eine Mutter nicht stillen, so gingen die Kinder entweder zugrunde oder wurden von einer anderen Frau neben dem eigenen angelegt, was — wie heute fast allgemein in Vergessenheit geraten ist — durchaus angängig ist, da die normale, stillende Frau in den meisten Fällen mehr Milch hat, als sie zur Ernährung eines Kindes braucht. In den letzten Jahrhunderten findet sich dann die künstliche Ernährung vereinzelt, bis sie dann als Danaergeschenk der hochentwickelten technischen Kultur des neunzehnten Jahrhunderts den gegenwärtig bestehenden Zustand verschuldet hat. Zurzeit wird ein stets wachsender Bruchteil der Säuglinge mit Flasche und Tiermilch aufgezogen. Unter den Autoren sind die Meinungen noch geteilt, ob an der Vernachlässigung des Stillgeschäfts vorwiegend physiologische Untauglichkeit oder andere Gründe, wie Bequemlichkeit, Zwang zur Arbeit usw. die Schuld tragen. Jedenfalls sind beide Faktoren beteiligt.

Die Muttermilch läßt sich nach den bisherigen Erfahrungen nicht vollständig durch andere Tiermilch ersetzen, da die Milcharten je nach der Gattung der Muttertiere sehr voneinander abweichen.

Zwar versuchen wir durch Verdünnung der Kuhmilch und Beimischungen eine Flüssigkeit herzustellen, die der natürlichen Frauenmilch möglichst nahekommt. Aber in wie unvollkommenem Maße das bisher gelungen ist, geht schon daraus hervor, daß bisher über keine der vielen Mischungen eindeutig günstige Beobachtungen vorliegen.

Es ist daher nicht wunderbar, wenn die Brustkinder ungleich leichter den Verdauungskrankheiten und der allgemeinen Lebensschwäche zum Opfer fallen. Nach den Erhebungen Böckhs[1]) starben in Berlin bereits in den Jahren 1895 und 1896 von 10000 Säuglingen:

im	1.	Monat	201	Brustkinder,	1120	Flaschenkinder
„	2.	„	74	„	588	„
„	3.	„	46	„	497	„
„	4.	„	37	„	465	„
„	5.	„	26	„	370	„
„	6.	„	26	„	311	„
„	7.	„	26	„	277	„
„	8.	„	24	„	241	„
„	9.	„	20	„	213	„
„	10.	„	30	„	191	„
„	11.	„	31	„	168	„
„	12.	„	39	„	147	„

Ueber den Wert des Stillens und die Gefahren der künstlichen Ernährung sind gegenwärtig wohl Statistiker und Kliniker gleicher Meinung. Von den letzteren sagt Finkelstein[2]): „Der irgend erfahrene Arzt bedarf kaum noch der Zahl. Ihm bewahrheitet sich alltäglich die Ueberlegenheit der Frauenmilch. Er weiß, daß namentlich in den ersten Lebenswochen jeder Tag mehr des Stillens eine erhöhte Bürgschaft für die Erhaltung des Kindes darstellt. Eindringlicher denn je führt die Forschung des Tages die fundamentalen, niemals überbrückbaren Unterschiede zwischen natürlicher und Ersatzernährung vor Augen; mehr als je wird klar, welche Gefahren bakterieller, chemischer und biologischer Natur bei der letzten drohen. Nicht allein die Magen-Darmentzündungen und die in nachteiliger Beeinflussung der Gewichtsverhältnisse ausgedrückten eigentlichen Ernährungsstörungen fallen in ihr Bereich — auch die Eklampsie, der Laryngospasmus, gewisse Anomalien der Blut- und Knochenbildung stehen aufs engste mit der künstlichen Ernährung im Zusammenhange. Wenn man dazu bedenkt, daß auch bei denjenigen Verstorbenen, die in den Statistiken unter der Rubrik der Lebensschwäche, der Lungenentzündungen und Eiterfieber figurieren, die angegebene Todesursache nichts anderes benennt als den Endakt eines durch den Mangel an Mutterbrust eingeleiteten Siechtums, wenn man Gelegenheit hat, zu sehen, welche energische Schutz- und Heilkraft die Frauenmilch entfaltet auch gegenüber den mannigfaltigsten infektiösen Erkrankungen, die mit der Ernährung unmittelbar nichts zu tun haben, so wird man unbedingt denen beistimmen, welche 70—80 % aller Todesfälle im Säuglingsalter dem Verzicht auf die Mutterbrust zur Last legen.“

---

1) Statistische Jahrbücher der Stadt Berlin. 1885 u. f.
2) H. Finkelstein, Lehrbuch der Säuglingskrankheiten. S. 9. Berlin 1905.

Die Ursachen des Nichtstillens sind: 1. die physiologische Unfähigkeit der Frau; 2. persönliche Vorurteile der Mütter, daß das Stillen ihnen schade oder sie entstelle, oder daß das Kind nicht satt werde usw.; 3. die Behinderung durch wirtschaftliche Umstände, die die Mutter, wie bei den unehelichen Säuglingen ganz oder bei den Fabrikarbeiterinnen für einen großen Teil des Tages, vom Kinde trennen. Es ist nicht leicht, zu bestimmen, wie diese drei Ursachengruppen abzugrenzen sind. Als man vor wenigen Jahrzehnten begann, sich wissenschaftlich mit der Stillfrage zu beschäftigen, war man geneigt, der physiologischen Unfähigkeit eine große Rolle zuzuschreiben. So berichtet noch Hegar[1]), daß in der Freiburger Entbindungsanstalt nur 54 % aller Wöchnerinnen ihr Kind 10 Tage lang hätten nähren können; er vertrat die Ansicht, daß von den aus dem badischen Oberland kommenden Wöchnerinnen kaum 25 % das Stillgeschäft genügend lange und ausgiebig durchzuführen imstande wären. Weitere Untersuchungen haben dann aber gelehrt, daß das Stillen doch vorwiegend aus anderen als physiologischen Gründen unterbleibt oder ungenügend früh eingestellt wird. Namentlich sind die in zahlreichen Städten errichteten Säuglingsheime zu Ausgangspunkten geworden, von denen aus sich die Anschauungen über die Stillfähigkeit der Frauen erheblich gewandelt haben. Die dort ganz allgemein gemachten Erfahrungen lehrten, daß ein außerordentlich viel größerer Bruchteil von Müttern zum Stillgeschäft noch tauglich ist, als man bisher annahm, und daß mit einigem guten Willen und fortgesetzten Versuchen das Stillgeschäft auch noch bei Müttern in regelrechten Gang zu bringen ist, die in der ersten Zeit nur wenig Milch gaben und nach der bisherigen Anschauung von Aerzten, Hebammen und Umgebung als aussichtslos galten.

Die Beobachtungen in den Säuglingsheimen wirkten zunächst so überraschend, daß sie wieder zu Uebertreibungen führten, als ob fast sämtliche Mütter stillen könnten, wenn sie nur wollten. Unter sorgfältiger Abwägung aller Beobachtungen an der Hand des gesamten Materials hat wohl Agnes Bluhm[2]) den richtigen Mittelweg gefunden, wenn sie angibt, daß etwa der dritte Teil der Mütter physiologisch nicht imstande ist, ihre Kinder ausreichend zu stillen.

Aber wenn auch zugegeben werden muß, daß ein Drittel der Frauen nicht stillfähig ist, so ist andererseits doch nicht zu leugnen, daß dieser Bruchteil überboten wird von denen, die nicht stillen wollen, und der Stillwille noch immer im Abnehmen zu sein scheint.

---

1) A. Hegar, Brüste und Stillen. Deutsche med. Wochenschr. 1896. S. 539.
2) A. Bluhm, Die Stillungsnot, ihre Ursachen und die Vorschläge zu ihrer Bekämpfung. Zeitschr. f. soz. Med. Leipzig 1908. Bd. 3.

So nimmt in Berlin das Stillen von Volkszählung zu Volkszählung
ab, wie folgende Tabelle[1]) veranschaulicht:

Ernährungsweise	Von 1000 Kindern wurden zur Zeit der Volkszählung ernährt in nebenstehender Art		
	1895	1900	1905
Muttermilch	432,22	325,94	313,15
Ammenmilch	14,39	7,09	5,58
Tiermilch	454,26	516,25	559,95
Surrogate	5,53	25,86	24,80
Tiermilch und Surrogate	19,41	25,91	28,27
Brust- und Tiermilch	16,70	33,58	35,01
Brustmilch und Surrogate	1,02	3,52	2,99
Brust-, Tiermilch und Surrogate . .	0,59	1,32	1,07
Sonstige Angaben	55,88	60,53	29,18
	1000,00	1000,00	1000,00

Dabei scheint diese Abnahme mehr mit der Zunahme des Wohlstandes als mit ungünstiger sozialer Umwelt zusammenzuhängen.
Denn ganz allgemein ist die Beobachtung, daß der Wille zum Selbststillen der Säuglinge mit der Höhe der sozialen Stellung abnimmt.
Nach den Ermittelungen von Kriege und Seutemann (a. a. O.)
waren in Barmen die Stillverhältnisse der ehelichen Kinder nach
Beruf und Einkommen:

	Jahreseinkommen Mk.	Mutter- milch %	Ammen- milch %
Selbständige Gewerbe- und Handeltreibende	I bis 1500	73,9	0,4
	II über 1500—3000	67,0	—
	III „ 3000—6000	43,9	1,7
	IV „ 6000	52,8	5,6
Beamte und liberale Berufe	I	76,5	
	II	73,6	
	III	39,1	
	IV	42,9	
Private Angestellte	I	76,5	
	II	70,0	
	III	61,5	
	IV	20,0	
Arbeiter	I	82,4	
	II	44,4	
Ueberhaupt	I	80,8	
	II	68,7	
	III	45,2	
	IV	47,3	

---

1) A. Fischer, Die sozialhygienischen Zustände in Deutschland nach amtlichen Veröffentlichungen. Vierteljahrsschr. f. öff. Ges. 1910.

Aus diesen Tabellen ist zu ersehen, daß besonders in der Stadt mit zunehmendem Wohlstand eine Abnahme des Selbststillens erfolgt. Auch auf dem Lande ist das Stillen in der Einkommenklasse über 3000 M. recht selten.

Wenn auch die Frauen des Mittelstandes und besonders der höheren Stände besonders wenig Stillwillen zeigen, so kann man doch auch die Arbeiterfrauen an vielen Orten nicht davon freisprechen, ohne stichhaltige Gründe das Stillen zu verabsäumen.

Nach M. Nordheim[1]) stillten von 1000 Münchener Arbeiterfrauen 358 = 35,8 % ihre Kinder eine Zeitlang, 642 = 64,2 % gar nicht. Nur 47 Müttern war das Stillen vom Arzt verboten.

Nur bei 31 Frauen konnte Nordheim wirklich ernste Gründe für das Nichtstillen, wie große Schwäche oder Zwang, die Arbeit schnell wieder aufzunehmen, feststellen, so daß nach Abzug von 54 Fällen, in denen sich keine zuverlässigen Angaben erheben ließen, 510 Mütter übrig blieben, die ohne ausreichenden Grund ihre Stillpflicht vernachlässigten. Nordheim schätzt die Zahl der zum Stillen aus physiologischen Gründen wirklich unfähigen Frauen auf höchstens 13 %. Ganz trostlose Verhältnisse ergaben sich bei der Feststellung der Stillungsdauer. Es entwöhnten:

vor	Ablauf	der	1.	Woche	44	Frauen	vor	Ablauf	des	3. Monats	32	Frauen
„	„	„	2.	„	54	„	„	„	„	4. „	15	„
„	„	„	3.	„	36	„	„	„	„	5. „	10	„
„	„	„	4.	„	31	„	„	„	„	6. „	3	„
„	„	„	5.	„	12	„	„	„	„	7. „	0	„
„	„	„	6.	„	45	„	„	„	„	8. „	1	„
„	„	„	7.	„	6	„	„	„	„	9. „	5	„
„	„	„	8.	„	25.	„	„	„	„	10. „	2	„
„	„	„	9.	„	4	„				unbekannt bei 29		„
„	„	„	10.	„	4	„						

Nur 2 Frauen haben das Stillen ordnungsmäßig durchgeführt.

Immerhin begegnen wir hier schon der dritten Hauptursache des Nichtstillens, nämlich dem Zwang der wirtschaftlichen Verhältnisse, der die Mutter zur Erwerbsarbeit außer Hause und damit zur Vernachlässigung des Säuglings nötigt.

Ueber das Stillen in der Stadt Straßburg berichtet E. Schlesinger[2]) auf Grund der Beobachtung von 1000 Säuglingen, die zu $^4/_5$ der Fälle dem Arbeiterstande angehörten, daß von den 1000 Säuglingen 615 = 61,5 % mehr oder weniger lange von ihren Müttern gestillt, 385 = 38,5 % dagegen mit der Flasche aufgezogen wurden. Schlesinger ist der Ansicht, daß es weniger physiologische Gründe

---

1) M. Nordheim, Ein Beitrag zur Frage der „Stillungsnot" in München. Archiv für Kinderheilkunde. 1900. Bd. 30 u. 1901. Bd. 31.

2) E. Schlesinger, Ueber das Stillen in Straßburg. Archiv für öffentliche Gesundheitspflege in Elsaß-Lothringen. 1901. Bd. 20.

sind, als soziale in den unteren, solche der Bequemlichkeit in den mittleren und oberen Ständen, welche die Mütter Straßburgs in diesem Maße vom Stillen abhalten. „Die große Differenz zwischen der von mir gefundenen Zahl und derjenigen aus der Hebammenschule bezüglich des Nichtstillens (35 %!) ist meines Erachtens", sagt E. Schlesinger mit Recht, „ein Hinweis auf die gewaltige Bedeutung der äußeren sozialen Verhältnisse, der materiellen Notlage, die zum Nichtstillen veranlaßte, gegenüber der physischen Unmöglichkeit der Erfüllung der Mutterpflicht." Für den bedeutenden Einfluß der sozialen Verhältnisse auf das Stillgeschäft spricht auch der Umstand, daß in den obigen Fällen die Dauer des Stillens durchschnittlich nur drei bis vier Monate dauerte.

Die Berufsarbeit der Frau ist nicht nur bei gewerblicher Betätigung von verhängnisvoller Wirkung auf die Säuglingssterblichkeit, sondern auch bei landwirtschaftlichen. Schon Marie Baum hatte darüber geklagt, daß die Marktgängerei der Bäuerinnen in den von ihr untersuchten Landkreisen die Säuglingspflege stark beeinträchtige. In bayerischen Gegenden mit vorwiegend bäuerlicher Bevölkerung hat namentlich Graßl[1]) den Einfluß der agrarischen Verhältnisse auf die Kindersterblichkeit untersucht. Er fand, daß überall dort, wo die Gründung von Molkereigenossenschaften den Bäuerinnen die schwere Arbeit der Milchwirtschaft abgenommen hat, die Säuglingssterblichkeit gefallen ist, dagegen dort noch bedauerlich hoch ist, wo die Arbeit der Männer ganz dem Körnerbau dient und daneben die gesamte Arbeit in Stall und Milchwirtschaft die Bäuerin belastet. Die Ausführungen Graßls sind ein neuer Beweis für die Mannigfaltigkeit der Komponenten, die schließlich als Resultante eine hohe Säuglingssterblichkeit ergeben. Während aus Bayern berichtet wird, daß die Molkereigenossenschaften günstig wirken, wird aus anderen Gegenden geradezu eine „Entmilchung" ganzer Landstriche gemeldet, weil die Molkereigenossenschaften rücksichtslos alle Milch an sich ziehen und den Landbewohnern den Bezug schmälern[2]). Gerade weil die Säuglingssterblichkeit von dem Zusammenwirken sozialer und wirtschaftlicher Einflüsse so überaus abhängig ist, sind ihre Ursachen ebenso mannigfaltig wie diese und können kaum im allgemeinen für ein ganzes Land oder ein großes Volk bestimmt werden. Es ist vielmehr das Studium der Einzelheiten in beschränkten Gebieten eine Voraussetzung, die niemals außer acht gelassen werden sollte. Für Bayern

---

1) Graßl, Die sozialen Ursachen der Kindersterblichkeit in Bayern, insbesondere der Einfluß der agrarischen Verhältnisse auf die Kindersterblichkeit Bayerns und anderer Staaten. Zeitschr. f. soz. Med. Bd. 5. Leipzig 1910.

2) J. Kaup, Ernährung und Lebenskraft der ländlichen Bevölkerung. Schriften der Zentralstelle für Volkswohlfahrt. N. F. H. 6. Berlin 1910.

kommt Graßl in seiner Arbeit zu folgenden Schlußsätzen: 1. Die Kindersterblichkeit in Bayern hängt weder von den geologischen, noch tellurischen, noch ethnologischen Verhältnissen ab, sondern von den Aufzuchtssitten. 2. Der mächtigste Teil der Aufzuchtssitten ist die Kinderstillung. Die künstliche Ernährung und die Kinderpflege können aber einen ebenso hohen Einfluß gewinnen wie die Kinderstillung. 3. Die Aufzuchtssitten werden durch die wirtschaftlichen Verhältnisse, namentlich die der Mütter, bedingt. 4. Die durch die Jahrhunderte hindurch maßgebenden wirtschaftlichen Verhältnisse waren die agrarischen, deren Einfluß heute noch in Bayern ausschlaggebend ist. 5. Erst in allerjüngster Zeit bildeten sich in größeren Wohnzentren Aufzuchtssitten aus, welche von der Landwirtschaft unabhängig sind. 6. Die Schwankungen und namentlich die Besserung der Kindersterblichkeit ist lediglich durch die Aenderung der Umwelt der Kinder (Kunstnahrung und Pflege) veranlaßt. 7. Diese Aenderung der Umwelt der Kinder ist eine Folge der Aenderung der Erwerbsart der Mütter. 8. Der Einfluß der agrarischen Erwerbsverhältnisse ist auch in einer großen Anzahl von Ländern Europas der maßgebende und selbst in Industriebezirken ist er noch deutlich erkennbar. 9. Uebermäßige Arbeit der Mutter vor der Entbindung wirkt auf die Lebensfähigkeit des Kindes verschlechternd. 10. Die rationelle Bekämpfung der Kindersterblichkeit muß sich auf diesen Voraussetzungen aufbauen.

Lehrreich sind auch die Erhebungen Marie Baums über den Einfluß der Erwerbstätigkeit der Frau auf das Stillgeschäft[1]), die sie in folgender Tabelle zusammenfaßt:

In Kreis	Mutter erwerbs-tätig	Von den am 5. Mai 1909 lebenden ehelichen Säuglingen erhielten								Eheliche Säuglinge zusammen	
		natürliche Nahrung						nur künstliche Nahrung			
		ganz		teilweise		zusammen					
		abs.	%	abs.	%	abs.	%	abs.	%	abs.	%
M.-Gladbach Stadt	nein	789	48,70	224	13,83	1013	62,53	607	37,47	1620	100
	ja	62	26,27	22	9,32	84	35,59	152	64,41	236	100
Rheydt	nein	541	47,41	193	16,91	734	64,33	407	35,67	1141	100
	ja	25	24,04	16	15,38	41	39,42	63	69,58	104	100
Landkreis Gladbach	nein	1716	54,41	428	13,56	2144	67,98	1010	32.02	3154	100
	ja	68	20,12	56	16,57	124	36,69	214	63,31	358	100
Ganzes Erhebungsgebiet	nein	3046	51,50	845	14,29	3891	65,78	2024	34.22	5915	100
	ja	155	22,86	94	13,86	249	36,73	429	63,27	678	100

1) Marie Baum, Sterblichkeit und Lebensbedingungen der Säuglinge in den Stadtkreisen München-Gladbach und Rheydt und in dem Landkreise München-Gladbach. Zeitschr. f. soz. Med. 1909. Bd. 5. Leipzig.

In Gegenden, in denen die Erwerbstätigkeit der Frau nicht mehr zu den Ausnahmen, sondern fast zur Regel gehört, herrschen daher auch trostlose Zustände. So beträgt in den sächsischen Textilindustriegegenden (Crimmitschau, Oelsnitz, Chemnitz usw.) die Säuglingssterblichkeit 40 %. Insbesondere sind die Crimmitschauer Zustände von Feld untersucht worden. Von 2000 dort beschäftigten Arbeiterinnen befanden sich 1209 Mütter mit 1462 Kindern. 31 % dieser Kinder befinden sich ohne jede Aufsicht, 40 % werden von den Großmüttern, 27 % von fremden Personen versorgt. „In Liegnitz sind nach den Gewerbeinspektionsberichten von 1899 13,1 %, in Kassel 17,4 %, in Offenbach 13,1 %, in Magdeburg 18,2 %, in Darmstadt 26,6 % der Fabrikarbeiterinnenkinder ohne Aufsicht und Pflege; gerade dort aber finden sich die höchsten Prozentsätze der Säuglingssterblichkeit"[1]).

Da die Erwerbstätigkeit der verheirateten Frau noch immer im bedauerlichen Wachsen begriffen ist, dürfte sich diese Ursache des Nichtstillens in Zukunft noch stärker geltend machen.

IV. Für die Ansicht, daß die Säuglingssterblichkeit durch soziale Bedingungen entscheidend beeinflußt wird, dürften genug Beweise vorliegen. Ebensowenig kann bezweifelt werden, daß sie ihrerseits auf das soziale Gefüge von großem Einfluß ist. Schon die Kosten, die durch die zahlreichen Geburten, Wochenbetten und Siechtumsmonate bis zum Tode verschlungen werden, fallen volkswirtschaftlich stark ins Gewicht.

Auf Grund der Kostenwertberechnung des Statistikers und Volkswirtes E. Engel, der den Kostenwert eines Säuglings auf 100 M. bezifferte, hat Seiffert[2]) versucht, die Summe zu berechnen, die alljährlich durch die Säuglingssterblichkeit verloren geht: „Im ersten Lebensjahre standen am 1. Dezember 1900 1612616, das sind 28,97 $^0/_{00}$ der Bevölkerung. Im Jahre 1900 starben aber im Reiche 440992, das sind 275,6 $^0/_{00}$ der Kinder im ersten Lebensjahr, und zwar starben, soweit von ihnen die Todesursachen angegeben sind:

an angeborener Lebensschwäche . . . . . 61 340 Säuglinge
an Magen- und Darmkatarrh . . . . . . 131 327   „
und überhaupt . . . . 426 485   „

Der ihnen entsprechende Kostenwert beträgt 42 648 500 M., und da etwa $^9/_{10}$ von ihnen (in Berlin kamen im Jahre 1900 auf tausend im ersten Lebensjahre gestorbene Kinder 103 Brustkinder) künstlich genährt worden sein mögen, so gibt dieser Wert, um $^1/_{10}$ verringert,

---

1) G. Temme, Die sozialen Ursachen der Säuglingssterblichkeit. Berlin 1908.
2) Seiffert, Säuglingssterblichkeit, Volkskonstitution, Nationalvermögen. Klinisches Jahrbuch. 1905. Bd. 14.

das Beispiel für den Schaden, welchen das leider oft unvermeidliche Experiment der künstlichen Ernährung dem Volksvermögen im Jahre 1900 zugeführt hat. Denn auch die Krankheiten, welche nicht direkt mit Ernährungsstörungen verbunden sein müssen, verlaufen bei Brustkindern erfahrungsgemäß leichter und unter weniger nachteiligen Folgen als bei den künstlich ernährten. Diese 38383650 M. sind Ausgaben, welche in einem Jahre von der Nation gemacht worden sind für die Produktion und Erhaltung eines Nachwuchses, dessen Bestand überhaupt nicht das erste Lebensjahr zu überdauern vermochte." Dabei ist diese Summe sicher noch viel zu gering, da die Engelsche Berechnung überaus niedrig ist und auf Grund der Preise, wie sie bei uns vor 30 Jahren herrschten, aufgestellt wurde. Man kann die Summe wohl ohne Uebertreibung auf rund 60 Millionen ansetzen.

Noch auf einen anderen wichtigen Punkt hat Schloßmann[1]) aufmerksam gemacht: „Wir sprechen so häufig von den 400000 Säuglingen, die jährlich im Deutschen Reiche infolge mangelhafter sozialhygienischer Organisation sterben. Aber dieselben Momente, die zu dem Tode der 400000 führen, haben etwas wirtschaftlich noch Schlimmeres im Gefolge, nämlich daß aus einer ebenso großen und noch größeren Zahl von Säuglingen statt kräftiger, widerstandsfähiger nur schwächliche Menschen werden, die zu einem namhaften Teil in ihrem späteren Leben Opfer der Tuberkulose und anderer chronischer Krankheiten werden und der öffentlichen Fürsorge dauernd zur Last fallen. Umgekehrt, wenn unsere Maßnahmen zu einer Herabsetzung der Säuglingssterblichkeit führen, so ist das nur der eine, statistisch zum Ausdruck kommende Teil des Nutzens, der unsere Tätigkeit im Gefolge hat. Neben denen, die infolgedessen am Leben erhalten werden, steht eine nicht zu unterschätzende Zahl anderer, denen eine derartige Kräftigung zuteil geworden ist, daß ihre ganze Entwicklung für alle Zeit vorteilhaft beeinflußt wurde."

Es sind Stimmen laut geworden, die der Säuglingssterblichkeit wenigstens den Nutzen für die Gesamtheit nachgesagt haben, daß sie durch Ausmerzung der Schwächlinge die menschliche Fortpflanzung günstig beeinflusse. Aber konstitutionelle Minderwertigkeit spielt bei den vornehmlich ins Gewicht fallenden Verdauungskrankheiten so gut wie gar keine Rolle. Sie kommt höchstens auf dem Umwege zur Geltung, daß konstitutionell schwächliche Frauen zum Stillgeschäft untauglich und daher ihre Kinder als Flaschenkinder besonders gefährdet

---

1) A. Schloßmann, Probleme der Säuglingsfürsorge. Vortrag in der Sitzung der Gesellschaft für soziale Medizin in Berlin vom 14. März 1907. Verhandl. d. Ges. „Medizinische Reform", Nr. 14. 1907 und Zeitschr. f. soz. Med. Bd. 3. Leipzig.

sein werden. Für den Säugling spielt die Körperkonstitution keine erhebliche Rolle. Bei ungenügender Pflege und unzweckmäßiger Nahrung erkranken und sterben auch die erblich gut ausgerüsteten und unter günstigen Ernährungsverhältnissen erhalten sich auch solche, die sich später als konstitutionell minderwertig erweisen. Ein auf die Fortpflanzung durch Auslese günstig wirkender Einfluß der Säuglingssterblichkeit hat sich daher nicht nachweisen lassen. Würde die Säuglingssterblichkeit durch die Forträumung der schwächlichen Konstitutionen wirklich einen günstigen Einfluß ausüben, so müßte in den Gegenden mit hoher Säuglingssterblichkeit ein besonders rüstiger Menschenschlag aufwachsen. Die Sterblichkeit in den weiteren Jahrgängen der Kindheit müßte infolgedessen geringer, die Tauglichkeit zum Heeresdienst größer sein als in den Gegenden mit geringerer Säuglingssterblichkeit. Daß das nicht der Fall ist und damit auch der Beweis für die auslesende Wirksamkeit der Säuglingssterblichkeit entfällt, haben Prinzing, Hahn und Koeppe gezeigt[1]).

V. Die Krankheiten der Säuglinge sind sehr genau bekannt, und der Säugling ist unter der Voraussetzung rechtzeitiger Anrufung ärztlicher Hilfe und günstiger Pflegebedingungen wirkungsvoll ärztlich zu beeinflussen. Leider fehlt es aber an diesen beiden Vorbedingungen noch im bedauerlichen Maße, weil hier eben Gründe sozialer Art die ausschlaggebende Rolle spielen. Daß die unteren Volksschichten auch bei kleinen Kindern schnell ärztliche Hilfe zuziehen, ist erst eine Errungenschaft der letzten Jahre, die sich in vielen Gegenden auch nur auf die städtische Bevölkerung erstreckt. Auf dem Lande läßt man Kinder auch bei uns nach vorheriger Behandlung durch Hausmittel noch in Massen ohne jede ärztliche Behandlung sterben.

In den Großstädten wird zwar der Arzt in der Regel zugezogen, aber häufig doch auch erst so spät, daß die Hilfe versagen muß. Nur eine allgemeine Einbeziehung der Familie in die Krankenversicherung kann hier Wandel schaffen. Denn auch die Behandlung in öffentlichen Anstalten, wie sie jetzt in mehreren Großstädten bestehen, kann nur eine begrenzte Wirksamkeit entfalten.

Diese anstaltsmäßige Verpflegung von Säuglingen und Kindern in den ersten Lebensjahren ist in den Ländern, in denen Findelhäuser bestanden, von jeher geübt worden. Die in den Säug-

---

1) F. Prinzing, Die angebliche Wirkung der hohen Kindersterblichkeit im Sinne der Darwinschen Lehre. Zentralbl. f. d. allg. Gesundheitspflege. 1903. — Koeppe, Säuglingsmortalität und Auslese im Darwinschen Sinn. Münch. med. Wochenschr. 1905. Nr. 32 und 1906. Nr. 5. — Hahn, Ueber die Beziehungen zwischen Säuglingssterblichkeit, Säuglingsernährung und Militärtauglichkeit. Münch. med. Wochenschr. 1908. Nr. 11.

lingsabteilungen dieser Findelhäuser in den romanischen Ländern herrschende Sterblichkeit hat aber bei uns immer nur Mißtrauen erweckt, ob es überhaupt möglich wäre, kleine Kinder außerhalb der Familienpflege in geschlossener Anstaltspflege hoch zu bringen, ohne daß die Mehrzahl zugrunde geht. Erst seitdem in unseren Tagen die Kinderärzte durch eine zweckmäßige Einrichtung der Säuglingsstationen, durch peinliche Sauberkeit des ganzen Betriebes und durch eine sorgfältige Ausbildung des Pflegepersonales die Uebelstände fast völlig zu vermeiden lehrten, gewann das Säuglingskrankenhaus und das Säuglingsheim die Möglichkeit, sich dem Anstaltswesen als eine vollberechtigte Sonderart einzufügen. Doch stellen die Kosten für den sehr umständlichen Pflegedienst den Betrieb im Gegensatz zur Familienpflege so teuer, daß es auch gegenwärtig noch fraglich ist, ob die Anstalten für Säuglinge sich wirklich jemals im größeren Maßstabe werden verallgemeinern lassen.

Glücklicherweise ist ihr sozialer Wert davon unabhängig, da er in viel höherem Maße als in der Versorgung einer beschränkten Anzahl von Säuglingen darin liegt, daß die Säuglingskliniken der Ausgangspunkt geworden sind für eine rationelle Gestaltung der Säuglingspflege und Säuglingsernährung überhaupt, deren Lehren von den Anstalten aus ihren Weg über die dort ausgebildeten Aerzte, Pflegerinnen, Hebammen, Fürsorgeschwestern usw. in die Bevölkerung in bereits heute erkennbarer Weise gefunden haben und in Zukunft hoffentlich das gesamte Volk durchdringen werden. Nach dieser Richtung hin sind vor allen Dingen die Erfahrungen und Untersuchungen über die Stillfähigkeit der Frauen und den Wert der Muttermilch für die Säuglinge segensreich geworden. Denn dort hat man zuerst wieder festgestellt und mit allem Nachdruck gelehrt, daß eine außerordentlich viel größere Anzahl von Müttern zum Stillen fähig ist, als die Aerzte nach den trüben Erfahrungen der Privatpraxis annahmen.

VI. Die Bekämpfung der Säuglingssterblichkeit gipfelt nach Maßgabe unserer jetzigen Kenntnis der Sachlage darin, daß wir bestrebt sein müssen: 1. alle stillfähigen Mütter durch Stillpropaganda, gesetzliche Bestimmungen und sozialpolitische Begünstigung zu veranlassen, ausnahmslos ihre Säuglinge hinreichend lange selbst zu stillen und 2. allen nach ärztlicher Untersuchung wirklich stillunfähigen Müttern unter behördlicher Kontrolle einwandsfreie Säuglingsmilch zur Verfügung zu stellen. Alle jene unzähligen Veranstaltungen zur Bekämpfung der Säuglingssterblichkeit, die gegenwärtig in ihrer Mehrzahl nur Palliativmittel sind, können nur danach gewertet werden, ob sie in der Richtung der Erfüllung dieser Doppelaufgabe liegen.

Die Propaganda für das Selbststillen ist vor allen Dingen von Aerzten, Hebammen einzuleiten, dann aber als Bestandteil unserer Sittenlehre in den eisernen Bestand der für eine Frau selbstverständlichen Pflichten aufzunehmen. Die so viel empfohlenen Stillprämien mögen für die Uebergangszeit einige gute Dienste leisten, müssen später aber fortfallen, da die Erfüllung einer selbstverständlichen Pflicht doch unmöglich prämiiert werden kann, oder in feste Zulagen als Beihilfe bei wirtschaftlich durch das Stillgeschäft beeinträchtigten Müttern umgewandelt werden.

Sollte die Kinderheilkunde bei ihrem jetzigen Lehrsatz bleiben, daß die Brustnahrung der gesunden Mutter unter allen Umständen der künstlichen Nahrung vorzuziehen ist, so müssen wir allerdings auch die Folgerungen ziehen und dürfen nicht mehr der Mutter die Freiheit lassen, ihrem Kinde ohne stichhaltigen Grund die Brust zu versagen. Wir müssen dem Kinde das Recht auf Muttermilch einräumen und ihm nötigenfalls dieses Recht mit Hilfe des Staatsanwalts wahren. Die Festlegung einer Stillpflicht würde übrigens nichts Neues in der Geschichte sein, sondern nur die Wiederaufnahme von Bestimmungen, die früher schon bei manchen Völkern bestanden haben. Tugendreich[1]) berichtet: „Schon der Talmud schrieb vor (II, Etasoth, V. Kap., Mischnah 5): ‚Dies sind die Arbeiten, die ein Weib seinem Mann verrichten muß, das Mehl mahlen, backen, waschen, kochen, ihr Kind stillen . . . .‘ Nach mohamedanischem Rechte ist die Mutter verpflichtet, ihr Kind zu säugen. Röse berichtet, daß im Bistume Augsburg eine alte Vorschrift bestehe, wonach allen Frauen, die trotz vorhandener Stillfähigkeit das Stillen unterlassen, die kirchlichen Gnadengaben zu verweigern sind. Und als um die Mitte des 18. Jahrhunderts sich in einigen Bezirken am Bottnischen Meerbusen die Sitte eingebürgert hatte, die Kinder mit der Flasche großzuziehen, schritt die Regierung mit Strafandrohung erfolgreich ein. Das preußische Landrecht (Teil II, Tit. 2, §§ 67—69) verordnete wie folgt: „§ 67: Eine gesunde Mutter ist ihr Kind selbst zu säugen verpflichtet. § 68: Wie lange sie aber dem Kinde die Brust reichen soll, hängt von der Bestimmung des Vaters ab. § 69: Doch muß dieser, wenn die Gesundheit der Mutter oder des Kindes unter seiner Bestimmung leiden würde, dem Gutachten der Sachverständigen sich unterwerfen.“ Es ist bedauerlich, daß derartige gute Ueberlieferungen gänzlich aus dem Volksbewußtsein schwinden konnten.

Mit dem Erlaß von strafgesetzlichen Bestimmungen würde auch jenem sozialethisch verwerflichen Zustande ein Ende bereitet, der

---

1) Tugendreich, Kurzgefaßtes Handbuch der Mutter- und Säuglingsfürsorge. 1911. S. 17.

Müttern erlaubt, für Geld die Muttermilch dem eigenen Kinde zu entziehen und einem Säuglinge aus wohlhabender Familie darzubieten, dem Ammenwesen, das uns leider nur deshalb nicht als ein Schandfleck unserer Kultur erscheint, weil Jahrtausende diesen Gebrauch gutgeheißen haben.

Es gibt wohl kaum ein Problem in der Medizin, an dem man so deutlich wie am Ammenwesen den Unterschied aufzeigen kann, der zwischen einer rein individualistischen und einer mehr sozialen Betrachtungsweise ein und derselben Sache besteht. Ohne Zweifel wird der Arzt in Fällen, in denen die Vorbedingungen erfüllt sind, gern die Ammennahrung zur Anwendung bringen. Und doch muß eine einfache Ueberlegung vom sozialen Gesichtspunkte die Ammennahrung unter allen Umständen verwerfen. Der Vorgang ist doch fast ausnahmslos der, daß einem Säugling aus den unteren Bevölkerungsschichten, für den die Brustnahrung der eigenen Mutter um das zehnfache wichtiger ist als für den Säugling aus den höheren Kreisen und dem alle Feinheiten der künstlichen Ernährung geboten werden können, die Mutter entzogen wird, und zwar in der Regel dadurch, daß man entweder eine Notlage der Mutter ausbeutet oder, wenn das nicht gerade der Fall ist, das sich regende Gewissen durch Gewährung eines hohen Lohnes zum Schweigen bringt. Dieser Lohn ist aber der einzige Entgelt; denn keine Familie denkt daran, den der natürlichen Nahrung beraubten Säugling etwa mitaufzunehmen oder auch nur sich um sein Wohlergehen zu bekümmern, zumal auch keine gesetzliche Vorschrift zu dieser Fürsorge zwingt, die eigentlich als selbstverständliche Ergänzung des Handels betrachtet werden müßte. Dazu kommt noch, daß die Frauen der höheren Stände, die sich Ammen halten, in der Regel nicht stillunfähig sind. Ohne Uebertreibung kann man sagen, daß im Falle der Ammenanwendung für jeden Säugling aus den höheren Kreisen, der auch ohne Amme entweder durch die Brust der eigenen Mutter oder durch die in diesen Kreisen mögliche sorgfältige künstliche Ernährung prächtig gedeihen würde, ein Kind der unteren Volksschichten minderwertig ernährt und in der Mehrzahl der Fälle geradezu geopfert wird. Es ist bedauerlich, daß nicht die Behörden über die Ammenkinder wenigstens eine Listenführung vorschreiben, aus der sich die Schädigungen, die der Volkskörper auf diese Weise erleidet, zahlenmäßig berechnen ließe. Aber soweit behördliche Maßnahmen bezüglich des Ammenwesens erlassen sind, haben sie immer nur den Schutz der Reichen vor Ansteckung durch die gemietete Amme im Auge, während umgekehrt noch nicht einmal die Amme vor der Ansteckung durch den vielleicht syphilitischen Säugling geschützt ist.

Die einzige Entschuldigung, die man zur Entlastung des Frauen-
milchhandels anführen kann, ist die, daß manche in Notlage befind-
liche Mutter dadurch zu gutem Verdienst gelangt, der mittelbar auch
dem Kinde zugute kommt oder, besser gesagt, kommen kann. Selbst
wenn letzteres der Fall wäre, wofür zurzeit keineswegs Gewähr geleistet ist, da die Mutterliebe sich bei langdauernder räumlicher Entfernung vom Kinde erfahrungsgemäß sehr schnell abstumpft, so kann
auch diese Entschuldigung nicht ernst genommen werden; denn der
mißlichen Stellung der unehelichen Mutter kann man durch andere
Maßnahmen ein Ende bereiten. Es ist nicht angängig, diese Lage
zum Eingehen eines Handels auszunutzen, der im Lichte einer sozial-
ethischen Betrachtung auf keinen Fall bestehen kann. Ein weiterer
Gesichtspunkt, der gegen das Ammenwesen spricht, ist auch der, daß
gerade die eigentlichen Ammenkinder, d. h. die Kinder vollkräftiger
und sehr gute und reichliche Milch gebender Mütter nicht dem so
häufig zum Tode führenden Schicksal des in Pflege gegebenen Päpel-
kindes verfallen dürfen, weil diese Kinder sich durch besondere Rüstigkeit auszeichnen. Manches derartige Kind geht zugrunde, während
die Mutter ein Kind reicher Leute, das auch unter künstlicher Nahrung gut gedeihen würde, oder ein krankes, minderwertiges Anstalts-
kind, an dessen Tode die Bevölkerung nichts verlöre, säugt.

Es ist zu erwarten, daß mit dem von Jahr zu Jahr steigenden
Selbstbewußtsein der unteren Volksschichten das Ammenwesen allmählich von selbst verschwindet. Eine wirtschaftliche Hebung der
unteren Bevölkerungsschichten und insbesondere eine größere Fürsorge
für die unehelichen Mütter, die ja auch aus anderen Gründen anzustreben ist, wird diesen Entwicklungsgang beschleunigen. Es unterliegt keinem Zweifel, daß künftige Jahrhunderte den Ammenbetrieb
unserer Tage mit dem nämlichen Gemisch von Erstaunen und Abscheu
betrachten werden, mit dem wir heute auf die Prügelknaben des
Mittelalters oder, um einen weniger harmlosen, aber vielleicht treffen-
deren Vergleich heranzuziehen, auf die Kinderopfer, die die alten
orientalischen Völker ihren Göttern schlachteten, zurückblicken.

Was hier von den Privatammen gilt, die sich reiche Leute für
die Kinder ihrer stillfaulen oder stillunfähigen Frauen mieten, ist
natürlich nicht zu übertragen auf die „öffentlichen" Ammen. Man hat
in der letzten Zeit in den Säuglingsanstalten und den Säuglings-
abteilungen der Kinderkrankenhäuser Ammen angestellt, die je nach
Bedarf zur Ernährung der kranken oder schwächlichen Insassen der
Säuglingsanstalt Verwendung finden. Die Kinderärzte, die hier in
verzeihlicher, wenn auch nicht ohne weiteres zu billigender Weise das

Wohl ihrer kleinen Kranken über alles stellen, schätzen dieses Verfahren ungemein. Eine Betrachtung vom sozialen Gesichtspunkte aus kann aber auch in diesem Falle Bedenken nicht unterdrücken. Denn bei den Anstaltsammen wird doch immerhin das eigene Kind der milchgebenden Mutter beeinträchtigt. Das Mindeste, was gefordert werden muß, ist, daß in jedem dieser Fälle das Ammenkind mit in die Anstalt aufgenommen wird, damit für den Fall, daß das Kind das Absetzen nicht verträgt, die Mutter es sofort an die Brust zurücknehmen kann und für die erforderliche halbe oder ausschließliche künstliche Ernährung dem Kinde die Maßnahmen der Anstalt zugute kommen. Liegt auch bei diesen Anstaltsammen die Sache erheblich anders als bei den Privatammen, da jene ihre Milch nicht zur Entlastung der Frauen aus den höheren Ständen, sondern zu Heilzwecken verkaufen, so berührt die Vorstellung einer um Lohn ihre Milch hergebenden Mutter doch unter allen Umständen peinlich.

Das Selbststillen kann aber nur dann als allgemein verbindliche sittliche Forderung erhoben werden, wenn gleichzeitig dafür Sorge getragen wird, daß nicht in gewissen Bevölkerungsschichten die Ausübung dieser Pflicht durch wirtschaftliche Gründe unmöglich gemacht oder doch sehr erschwert wird. Vor allen Dingen gilt es, die Erwerbsarbeit der Schwangeren und Mütter auf das durch die besonderen Umstände der Mutterschaft gebotene Maß zurückzuführen.

Eine weitgehende Einbeziehung der Frauen und zwar der verheirateten Frauen in eine außerhäusliche berufliche Tätigkeit kann unmöglich auf die Dauer ohne tiefgreifende Wirkung auf die weiblichen Leistungen der Gebär-, Still- und Aufzuchtstätigkeit bleiben. Angesichts der offenbar zunehmenden Tendenz dieser Art Frauenarbeit können unmöglich die gesetzgebenden Faktoren in der ablehnenden Haltung gegenüber eingreifenden gesetzgeberischen Maßnahmen zum Schutze der Mütter und zur Behütung von ihrer Kräfteausgabe an falscher Stelle noch länger verharren, ohne daß unwiederbringlicher Schaden angerichtet wird. Weder dem Hunger der Unternehmer nach billiger und williger Frauenarbeit, noch der Sucht der Frauen, bar Geld zu verdienen, darf so weit nachgegeben werden, daß darunter die Lebenswurzel der Gemeinschaft, die Aufzucht der Neugeborenen, empfindlich leidet. Selbst das unmittelbare Verbot der außerhäuslichen Erwerbstätigkeit der Mütter würde durch Rücksicht auf den großen Zweck sich hier durchaus rechtfertigen lassen. Wenn wir den Frauen der handarbeitenden Klassen eine derartige Erwerbsbeschränkung auferlegen, so müssen wir ihnen allerdings auch Ersatz für den entgangenen Lohn, den sie vielleicht bitter nötig haben, bieten. Dieser Ausgleich ließe sich am besten im Rahmen einer Mutterschaftsversicherung gewähren, wie sie namentlich von P. Mayet[1]), Alfons Fischer[2]) und Henriette Fürth[3]) gefordert worden ist.

Es mag an dieser Stelle unerörtert bleiben, ob eine neue Mutterschaftsversicherung oder ein Einbau in das allgemeine soziale Versicherungswesen oder eine Verquickung mit einer Elternschaftsversicherung, zu deren Einführung uns die sinkende Geburtenzahl ohnehin bald nötigen dürfte, vom versicherungstechnischen Standpunkte vorzuziehen ist.

Die soziale Versicherungsgesetzgebung des Deutschen Reiches enthält bisher nur sehr bescheidene Ansätze zu einer Mutterschaftsversicherung. Auch bei der Neuregelung durch die Reichsversicherungsordnung sind diese Ansätze in unzureichendem Maße weiter entwickelt worden. Aber es kann keinem Zweifel unterliegen, daß die Mutterschaftsversicherung eine große Zukunft hat und vorwiegend in ihrem Rahmen die Säuglingssterblichkeit wirkungsvoll und dauernd bekämpft werden muß.

Erst nachdem man aufgezeigt hat, wo die Hebel zu einer wirklich umfassenden, an die Wurzel gehenden Bekämpfung der Säuglingssterblichkeit anzusetzen sind, darf man auch mit Anerkennung der zahlreichen kleinen Mittel gedenken, die gegenwärtig mit so schönem Eifer hier und da Verwendung finden.

Ueberall dort, wo aus irgendeinem stichhaltigen Grunde Muttermilch nicht gegeben werden kann, entsteht das Bedürfnis nach einer einwandsfreien künstlichen Nahrung. Eine solche ist zu beschaffen, wenn auf die Mittel nicht gesehen zu werden braucht, aber sie ist doch so teuer, daß die große Masse der Bevölkerung auf minderwertige Milch angewiesen ist. Die gewöhnliche Markt- und Ladenmilch der Städte, namentlich der Großstädte, die mehrere Tage alt wird, bis sie genossen wird, dann auch die auf dem Lande während der heißen Monate bei ausschließlichem Grünfutter gewonnene Milch oder gar die Milch in den Rübengegenden bei Zuckerrübenblätterfütterung ist zur Säuglingsernährung nahezu unbrauchbar. Dagegen sind wir durch Beobachtung gewisser Regeln bei der Fütterung und dem Melken der Kühe, sowie bei der Behandlung der Milch nach dem

---

1) P. Mayet, Die Mutterschaftsversicherung im Rahmen des sozialen Versicherungswesens. Zeitschr. f. soz. Med. Leipzig 1906. Bd. 1. H. 3.

2) Alfons Fischer, Ueber Mutterschaftsversicherung und Mutterschaftskassen. Deutsche Vierteljahrsschr. f. öffentl. Gesundheitspfl. 1908, und Die Mutterschaftsversicherung in den europäischen Ländern. Leipzig 1911.

3) Henriette Fürth, Die Mutterschaftsversicherung. Jena 1911.

Melken und auf dem Transport gegenwärtig durchaus in der Lage, eine einigermaßen einwandsfreie Säuglingsmilch zu beschaffen, die durch zweckmäßige Beimischungen der Beschaffenheit der Muttermilch noch mehr angenähert werden kann. Es handelt sich nur darum, diese technischen Fortschritte der Allgemeinheit zugänglich zu machen. Die für die Ernährung der Säuglinge erforderliche Milch ist im Verhältnis zu der allgemein verbrauchten Milch der Menge nach so geringfügig, daß es sich sehr gut machen ließe, eine gewisse Anzahl landwirtschaftlicher Betriebe lediglich in den Dienst öffentlicher Milchabgabe zu stellen, aus der die einzelnen Bevölkerungsschichten die Säuglingsmilch nach einem Tarife beziehen könnten, der für die einzelnen Einkommensklassen verschieden bemessen wäre und in der untersten gänzlich entfiele.

Die Kosten sind durchaus erschwinglich. Hanauer (a. a. O. S. 78) stellt darüber folgende Berechnungen an: „Um den Bedarf und die Kosten einer derartigen Milchversorgung festzustellen, wäre mit Pfaffenholz[1]) davon auszugehen, daß in einer Stadt von 100000 Einwohnern mit einer Geburtenziffer von $40^0/_{00}$ bei der Annahme, daß die Hälfte der Kinder gestillt würden, noch ca. 2000 Kinder auf künstliche Nahrung angewiesen sind. Für diese wären demnach 1500 Liter Milch täglich zu beschaffen, und wenn man davon 500 Liter abzieht, die für die Bemittelten notwendig sind, von diesen aber selbst beschafft werden können, so blieben 1000 Liter übrig, und das ist das Quantum von Säuglingsmilch, das in einer Stadt von 100000 Einwohnern täglich notwendig ist, um allen ärmeren Säuglingen eine einwandsfreie Milch zu beschaffen. Aber wenn nun Pfaffenholz weiter ausrechnet, daß, um diese 1000 Liter Säuglingsmilch der ärmeren Bevölkerung zu einem billigeren Preise zu beschaffen, jährlich seitens der Kommune 50000 M. zugeschossen werden müssen, so ist diese Summe zu hoch gegriffen. Denn, wenn die Stadt die Milch zu dem Preise von 20 Pf. bezieht — und sie kann dafür schon eine sehr gute Milch erhalten — und wenn wir die Kosten der Verarbeitung in der Milchküche mit 10 Pf. pro Liter normieren, so hätte sie nur 10 Pf. pro Liter zuzuschießen; es würde ihr die tägliche Lieferung von 1000 Litern für ca. 1300 Kinder nur auf 36000 M. zu stehen kommen. Ja, das Beispiel der Stadt Cöln zeigt, daß man noch billiger wirtschaften kann, verlangt doch dort die Lieferung von sterilisierter Milch in Einzelportionen aus der städtischen Milchküche für 1200 Kinder nur die Summe von 26000 M. Da es aber in Cöln

---

1) Pfaffenholz, Wichtige Aufgaben der öffentlichen und privaten Wohlfahrtspflege. Zentralbl. f. allg. Gesundheitspflege. 1906.

7000—8000 Kinder gibt, die auf billige Säuglingsmilch angewiesen sind, so hätte die Stadt Cöln jährlich 160000—170000 M. dafür aufzuwenden. Was will diese Summe besagen bei dem Riesenetat der rheinischen Metropole, bei den Millionenausgaben für Gesundheits-, Armen- und Krankenpflege? Ganz bedeutend verbilligt wird der Betrieb, ja, er kann ganz kostenlos dadurch gemacht werden, daß die Säuglingsmilchküche auch Milch an Bemittelte abgibt. Indem z. B. die Metzer Säuglingsküche die Milch an Unbemittelte umsonst, den Personen mit einem Einkommen von 3000 M. zu 30 Pf., solchen mit höherem Einkommen zu 60 Pf. abgibt, kann sie sich ohne Zuschuß erhalten. Diese Methode empfiehlt sich für die mittleren und kleineren Städte, wo keine privaten Milchkuranstalten bestehen. Natürlich vermindern sich auch die Betriebskosten, wenn, was vielfach geschieht, die Milchlieferung ausschließlich auf die heißen Sommermonate beschränkt ist."

Milchküchen, die sozialhygienischen Ansprüchen wirklich genügen, sind noch sehr selten in Deutschland. Besonders hervorzuheben ist die Säuglingsmilchküche der Stadt Cöln[1]). Aber auch diese liefert nur die Milch an 15 % der versorgungsbedürftigen Säuglinge, so daß sie schwerlich auf die Sterblichkeitsziffer wirken kann. Die Milchküchen in den übrigen Städten (Hamburg, Chemnitz, Halle) haben einen noch geringeren Wirkungskreis.

Mit den Milchküchen pflegen Mütterberatungsstellen verknüpft zu sein, was seinen guten Sinn hat. Wenn aber letztere als „Säuglingsfürsorgestelle" ohne Milchküchen eingerichtet werden, so mögen sie für die Uebergangszeit, in der jede noch so geringe Maßnahme im Kampf gegen die Säuglingssterblichkeit willkommen geheißen werden muß, einen gewissen Wert haben, aber überschätzen soll man ihre Wirkung nicht, wie das in einigen Städten gegenwärtig geschieht. Es wird dadurch leicht die öffentliche Meinung über das Uebel hinweggetäuscht und die Behörden in den Traum gewiegt, daß ernsthaftere Mittel nicht mehr nötig sind. Bezeichnend für die Säuglingsfürsorgestellen ist, wie für alle übrigen Fürsorgestellen überhaupt, daß sie überreichlich Belehrungen und spärlich materielle Unterstützungen gewähren.

Besondere Maßnahmen sind außerdem noch bei den unehelichen Kindern erforderlich. Dazu gehören in erster Linie die Erhöhung der Alimentationspflicht durch die Einführung der behördlich organisierten Berufs- und Sammelvormundschaft an Stelle der schwerfälligen und ungeschickten Einzelvormundschaft und eine sorgfältige Durch-

---

1) Kühnau und Clevisch, Einrichtung und Betrieb von Säuglingsmilchanstalten. Berlin 1908.

bildung des Ziehkinderwesens über Stadt und namentlich auch das Land hin. Berufsvormundschaft und Ziehkinderämter haben sich in zahlreichen Städten bereits ausgezeichnet bewährt. Es ist nur erforderlich, sie zu verallgemeinern und sie vor allen Dingen auch auf die Landgemeinden auszudehnen. Das ist allerdings nur durch eine Regelung des gesamten ländlichen Armenwesens zu erzielen, besonders durch die Zusammenfassung mehrerer Gemeinden zu leistungsfähigen Armenverbänden und durch eine zweckentsprechende Regelung des Unterstützungswohnsitzes,. die die jetzt so beliebte Abschiebung der Ortsarmen unmöglich macht.

Es ist im Laufe des letzten Jahrzehnts an vielen Orten vielerlei zur Bekämpfung der Säuglingskrankheiten geschehen. Es wäre falsch, sich dabei zu beruhigen, denn auf die große Masse des Gesamtvolkes bezogen ist es doch nur sehr wenig. Der Hauptwert der bisherigen Einrichtungen ist ein experimenteller. Sie ermöglichen uns, die zweckmäßigsten Formen praktisch zu erproben, um diese später, was unerläßlich ist, durch Gesetzgebung und Verwaltung auf die Gesamtheit anzuwenden.

Zum Schluß muß noch einmal auf den Kern der Säuglingsfrage, das Stillen der Mütter, mit einigen Bemerkungen eingegangen werden. Es ist kein Zweifel, daß so, wie die wirtschaftlichen und sozialen Verhältnisse gegenwärtig nun einmal liegen, die Brustnahrung für die Säuglinge der durchschnittlichen Bevölkerung die einzig rationelle Ernährung ist. Ist nun diese Ueberlegenheit der Brustnahrung absolut oder nur relativ geknüpft an die leichtere Ueberwindung ungünstiger Verhältnisse der Umwelt bei Brustnahrung? Das ist die Frage, die noch nicht ganz einwandsfrei zugunsten der an erster Stelle genannten Möglichkeit beantwortet werden kann, zumal die Stimmen sich mehren, die nicht nur in der Ernährung, sondern auch in der Beherbergung des Säuglings in unlüftbaren Wohnungen eine Hauptursache der Säuglingssterblichkeit sehen. Erweist es sich als möglich, bei allgemeiner Zugänglichkeit bester, aus öffentlichen Milchküchen zu beziehender künstlicher Säuglingsnahrung, allgemeinem Uebergang zum Wohnen in gut durchlüftbaren, einzelstehenden Häusern und ausgiebiger Versorgung des Säuglings mit mütterlicher oder gleichwertiger Pflege die künstliche Ernährung völlig gefahrlos und unbedenklich zu gestalten, so können wir nicht mehr bedingungslos die Forderung des Stillens an die Mütter richten, sondern müssen der nun doch unleugbar in der Frauenwelt vorhandenen und mit zunehmender Individualkultur anscheinend wachsenden Abneigung gegen das Stillen Rechnung tragen, indem wir nicht

mehr auf die Stillpropaganda, sondern auf die allgemeine Zugänglichkeit jener hygienischen Faktoren den Nachdruck legen. Ja, man
könnte dann sogar in der Abneigung der Frauen zum Stillen, die ja
wegen ihres weder an Ort noch Zeit gebundenen allgemeinen Auf-
tretens doch immerhin eine massenpsychologisch bemerkenswerte Erscheinung ist, einen unbewußten Drang nach einem besonderen Kultur-
ziel sehen, das in der Ersetzung einer noch an das Tierreich er-
innernden, die Bewegungsfreiheit hindernden Funktion durch ein
gleichwertiges künstliches Produkt dann auch anerkannt werden müßte.
Sollten aber unsere Stillfanatiker — und die Spezialisten der Kinder-
und Säuglingsheilkunde sind augenblicklich fast ausnahmslos Stillfanatiker — Recht behalten, daß die Brustnahrung unter allen Umständen die einzig richtige Form der Säuglingsnahrung ist, dann dürfen
wir auch die Folgerung nicht scheuen, in der Versagung der Mutterbrust ohne ärztlichen Dispens ein streng zu ahnendes Vergehen gegen
den Säugling, und gar in dem Vermieten als Amme bei Aussperrung
des eigenen Kindes von der Brust einen Akt der Prostitution zu sehen.
Die Abneigung der Frauen gegen das Stillen würde dann als gemeingefährliche Autosuggestion keinerlei Berücksichtigung mehr genießen
dürfen, sondern bei fehlendem ärztlichen Dispens das Einschreiten des
Staatsanwaltes erfordern. Hoffentlich gelingt es bald, eine völlig ein-
deutige Antwort auf diese Frage zu geben, die heute trotz aller Bemühungen noch nicht vorliegt.

Kinderkrankheiten.

Die besonders starke Gefährdung des Säuglings hört nicht unmittelbar nach Zurücklegung des ersten Lebensjahres auf, sondern weicht erst allmählich im Laufe des zweiten. Doch jenseits des fünften Lebensjahres wird die Sterblichkeit überaus niedrig, besonders wenn man sich vergegenwärtigt, daß in ihr die Todesfälle der akuten Kinderinfektionskrankheiten enthalten sind. Sieht man von diesen ab, so ist die Sterblichkeit geradezu geringfügig, so daß man mit Recht von dem Alter von 5—15 Jahren als dem der größten inneren Widerstandskraft gesprochen hat. Diese Tatsache darf uns jedoch nicht darüber täuschen, daß dieses Alter von zahlreichen Krankheiten heimgesucht wird, die dauernde Schädigungen des Körpers und Geistes hinterlassen, ohne zum Tode zu führen und in der Sterblichkeitsstatistik zum Ausdruck zu gelangen. Gerade dieses Alter ist die Zeit, in der sich beim Menschen die Körperfehler ausbilden, die ihn auf seinem Lebenswege begleiten.

1. Rachitis.

I. Die häufigste Kinderkrankheit in den Jahren, die unmittelbar auf das Säuglingsalter folgen, ist die Rachitis oder sogenannte „englische Krankheit". Wie alle Krankheiten, die selten oder unmittelbar überhaupt nicht zum Tode führen, erscheint auch die Rachitis in der öffentlichen Statistik nicht. Man ist hier ganz auf Schätzungen nach dem Augenschein oder auf private Erhebungen in beschränktem Gebiete angewiesen. In Berlin fand H. Neumann unter den bis drei Jahre alten Kindern seiner Poliklinik 65 % der Fälle, in Wien Kassowitz 89 % rachitisch. Besseres statistisches Material ist erst zu erwarten, wenn die Vorschläge von M. Hahn[1] und A. Groth, die Impftermine zu statistischen Ermittlungen auszunutzen, häufiger Berücksichtigung finden. Auf Grund seines zunächst noch begrenzten

---

1) M. Hahn, Statistik auf öffentlichen Impfterminen. Münch. med. Wochenschr. 1904. Nr. 21.

Materials aus einem Berliner Arbeiterviertel kam G. Levy[1]) zu folgender tabellarischen Darstellung der Konstitutionsverhältnisse der von ihm untersuchten künstlich ernährten Erstimpflinge:

	Konstitutionsnote	Zahl der Kinder	
		eheliche	uneheliche
I.	sehr gut entwickelt	3	1
II.	gut entwickelt	8	5
III.	befriedigend entwickelt . . .	44	12
	leichte Rachitis	26	10
	Anämie	11	2
	Skrofulose	5	4
	Ekzem und Furunkel . . .	4	—
		(90)	(29)
IV.	schlecht entwickelt	20	12
	Anämie	9	6
	schwere Rachitis	61	12
	Skrofulose und Tuberkulose .	7	2
	Ekzem und Furunkel	3	1
		(100)	(33)
V.	sehr schlecht entwickelt . .	7	12
	schwere Rachitis	9	4
	Atrophie	10	—
	Anämie	1	1
	Skrofulose	1	—
		(28)	(17)
	insgesamt	229	85

Aus diesen Angaben geht deutlich die starke Verbreitung der Rachitis unter den künstlich mit der Flasche aufgezogenen Kindern des großstädtischen Proletariates hervor. Weitere statistische Belege sind weniger erforderlich, um diese Häufigkeit zu beweisen, da das kaum mehr nötig ist, als um einen Ueberblick zu gewinnen, ob die Häufigkeit im Ab- oder Zunehmen begriffen ist und ob die vorgeschlagenen Maßnahmen zur Bekämpfung dieser in ihren Folgen noch lange nicht genug gewürdigten Volkskrankheit wirklich den erhofften Erfolg haben.

II. Das Wesen der Rachitis beruht auf einem mangelhaften Wachstum des kindlichen Knochengerüstes, das an fast allen seinen Teilen dadurch schwach und verbogen werden kann und so die verschiedensten Krankheitserscheinungen der anliegenden Weichteile verursacht, denen die Stütze und der Widerstand des normalen Knochengerüstes fehlt. Von vielen Autoren wird eine angeborene Anlage vorausgesetzt. Bewiesen ist eine solche aber nicht; sie ist auch schon wegen der außerordentlichen Wirkung der Umwelt, der Ernährung und der Wohnungsweise auf Entstehung und Ausdehnung der rachitischen Veränderungen von vornherein als unwahrscheinlich anzusehen.

---

1) G. Levy, Statistische Erhebungen bei öffentlichen Impfungen. Vortrag, gehalten am 21. Oktober 1909 in der Gesellschaft für soziale Medizin in Berlin. Zit. nach den Berichten dieser Gesellschaft, abgedruckt in Nr. 45 der „Medizinischen Reform", 1909 und in Bd. 5, H. 4 der Zeitschr. f. soziale Medizin. Leipzig 1910.

Auch auf die Gebärtätigkeit der Frauen ist die Rachitis von großem Einfluß. Führen doch die Geburtshelfer den größten Teil aller Störungen der normalen Geburt auf rachitische Veränderungen des knöchernen Beckens zurück.

Lehrreich und auch die Verhältnisse beim Menschen in helles Licht setzend ist die namentlich von v. Hansemann[1]) studierte Rachitis der Haustiere. Nirgends wird sie bei Tieren gefunden, die ausschließlich unter ihren natürlichen Lebensbedingungen in der Wildnis leben, während sie sich regelmäßig mit der „Domestikation" einstellt und in dem Maße zunimmt, in dem die Tiere ihrer natürlichen Ernährung und der ungebundenen Lebensweise in frischer Luft entzogen werden. Und zwar gilt das von fast allen Tieren, die als Haustiere oder selbst nur in der Gefangenschaft der zoologischen Gärten sich fortpflanzen. Bezeichnenderweise sind es die Affen, die am leichtesten an der Rachitis erkranken.

III. Die ärztlichen Beobachter sind sich jetzt wohl darüber einig, daß die englische Krankheit fast ebenso stark wie die Verdauungsstörungen des Säuglings durch soziale Verhältnisse ursächlich bedingt ist. Und zwar scheint mehr noch als die mangelhafte und für den Knochenbau nicht völlig zureichende künstliche Ernährung der Mangel des noch immer nicht hinreichend gewürdigten Nahrungsmittels der frischen Luft die Hauptschuld zu tragen. Denn die ärztliche Erfahrung lehrt, daß auch Brustkinder, die nicht reichlich ins Freie kommen, häufig an englischer Krankheit leiden, während umgekehrt Flaschenkinder, die regelmäßig den größten Teil des Tages im Freien sich aufhalten, wie es für das kleine Kind das natürliche Erfordernis ist, frei bleiben oder nur ganz unbedeutende Zeichen darbieten.

Uebrigens ist die „englische" Krankheit zurzeit in England anscheinend nicht mehr so häufig als in den jungen Industrieländern. Bei mehrmaligem Besuche der Londoner Arbeiterviertel hat wenigstens der Verfasser mit Erstaunen beobachtet, daß die Krankheit, die sich in Berlin und seinen Vororten an der Mehrzahl der sorgfältig gekleideten Proletarierkinder schon im Vorübergehen feststellen läßt, mit verschwindenden Ausnahmen unter den zerlumpten Rangen der Londoner Arbeiterviertel fehlt. Vielmehr weisen die Kinder einen vortrefflichen Ernährungszustand auf, sind rotwangig und kräftig in allen ihren Bewegungen. Auch Kinder mit den typischen Gesichtern, wie sie die adenoiden Wucherungen im Nasenrachenraum zu Wege bringen, sieht man nicht annähernd so häufig wie in den Arbeitervierteln Berlins.

---

1) v. Hansemann, Ueber den Einfluß der Domestikation auf die Entstehung der Krankheiten. Berl. klin. Wochenschr. 1906. Nr. 9, 20 u. 21.

Bedenkt man, daß es sich hier nicht etwa um die Sprößlinge der höher gestellten, der Lebenshaltung der Kleinbürger nahe kommenden englischen Arbeiter handelt, sondern um die Kinder der durchschnittlichen Arbeiterbevölkerung Londons, so ist diese gute Körperbeschaffenheit der Kinder des Ostens und Nordens der Riesenstadt allerdings sehr auffallend. Die Erwachsenen zeigen in den englischen Arbeitervierteln ebenfalls durchweg ein gesünderes und muskelkräftigeres Aussehen als bei uns. Beeinträchtigt wird dieses allerdings durch die jeder Beschreibung spottende Vernachlässigung der Kleidung und des sonstigen Aeußeren, die besonders abstoßend bei dem weiblichen Teil berührt. Die relativ günstigen körperlichen Verhältnisse, die den Verfasser sehr überraschten, lassen sich natürlich nur durch eine genauere Kenntnis der Lebensweise der englischen Arbeiterschaft erklären, als in der kurzen Zeit eines Reiseaufenthaltes zu gewinnen ist. Ein Hauptgrund für die gute Beschaffenheit des Nachwuchses ist gewiß in dem unter den englischen Arbeiterfrauen allgemein üblichen Selbststillen der Säuglinge zu suchen, ferner auch der in London fast ausschließlich üblichen Wohnweise in einstöckigen Häusern, aus deren engem, vielfach stallartigem Inneren die Kinder jeden Augenblick ins Freie, wenn auch nur in die schmutzigen Höfe und schmutzigen Straßen, gelangen können. Das Londoner Arbeiterkind ist eben trotz der ungeheuren Größe der Stadt in viel höherem Maße Freiluftwesen als die deutschen Kinder in den mit Mietskasernen bebauten Groß- und Mittelstädten Deutschlands, die mit Treppen und Korridorabschlüssen dem Kinde den Weg ins Freie erschweren und namentlich den eigentlich selbstverständlichen Aufenthalt des kleinen Kindes in Hof und Straße immer erst zu einer Aktion machen, die wegen ihrer Umständlichkeit kaum täglich und dann nur für kurze Zeit ins Werk gesetzt wird. Es ist sicher kein Zufall, daß man in den schottischen Großstädten, die in deutscher Art mit hohen Mietskasernen bebaut sind, auch wieder zahlreiche rachitische Kinder antrifft. Die v. Hansemannsche Behauptung, daß die Rachitis nicht nur infolge ungeeigneter Ernährung, sondern vor allem durch Mangel an frischer Luft und freier Bewegung entsteht, findet in diesen Beobachtungen ihre Bestätigung. Soll doch auch in dem bettelarmen japanischen Proletariat, das in dünnen Häusern aus Papier, Schilf und Holz lebt, die Rachitis selten sein.

Selbst unter den ungünstigsten hygienischen Verhältnissen scheint frische Luft und Mutterbrust die Rachitis sicher zu verhüten. So schreibt P. Jacob[1]) über den Kreis Hümmling, dessen überaus

---

1) P. Jacob, Die Tuberkulose und die hygienischen Mißstände auf dem Lande. Berlin 1911.

schlechte allgemeine Gesundheitsverhältnisse bereits oben erwähnt wurden: „Eine Krankheit scheint freilich unter den lange Zeit natürlich ernährten Landkindern nur selten vorzukommen: die englische Krankheit (Rachitis). Trotzdem z. B. im Kreise Hümmling das Brunnenwasser sehr kalkarm ist und man diesem Umstande vielfach das Auftreten der Rachitis zuschreibt, wird unter den Kindern des Kreises Hümmling die Rachitis fast niemals beobachtet. Durch mehrere Umfragen bei Landärzten, in deren Bezirken die Kinder gleichfalls lange Zeit durch die Mutterbrust ernährt werden, wurde mir diese Beobachtung bestätigt."

IV. Die Rachitis ist die hinterlistigste Krankheit, die es gibt. Es sterben zwar indirekt auch zahlreiche Kinder in der zweiten Hälfte des ersten und der ersten Hälfte des zweiten Lebensjahres infolge der englischen Krankheit, aber ihren eigentlichen Einfluß auf Arbeiterbevölkerung und das Volksganze entfaltet sie erst in ihren schleichenden Wirkungsausläufern. Sie ist die typische Krankheit der allgemeinen konstitutionellen Verkümmerung und Depravation, die den Nachwuchs des städtischen und industriellen Proletariates schon äußerlich kenntlich macht und die dann weiter bewirkt, daß von diesem Nachwuchs so unverhältnismäßig viele unbrauchbar für die Ausübung schwieriger Berufe und für die Ableistung der Dienstpflicht im Heere bleiben. Mit Recht sagt Zybell[1]): „Die Rachitis ist eine Volkskrankheit, die an dem sozialen Vermögen und an der Wehrkraft des Staates zehrt. Sie hat nicht nur mittelbaren Anteil an einer großen Reihe von Todesfällen der ersten Kindheit und des späteren Lebens, sie schädigt auch die Ueberlebenden durch ihre entwicklungshemmende Tendenz und die Schwächung der Gesamtkonstitution, durch die zu dauernden Verkrüppelungen führenden Verunstaltungen und durch die Beeinträchtigung der Erwerbsfähigkeit und der körperlichen Tüchtigkeit, die selbst geringfügige Knochendeformierungen mit sich bringen."

Die schweren Formen der Rachitis machen die Erkrankten für Lebenszeit zu Krüppeln und belasten natürlich dadurch Familien und Volk auf das schwerste. Nach Biesalski[2]) entfallen gegenwärtig im Deutschen Reich auf 100 000 Einwohner etwa 12 jugendliche Krüppel, die ihren Zustand der Rachitis verdanken. In den einzelnen Provinzen Preußens kamen auf 100 000 Einwohner:

in Ostpreußen	7	in Schleswig-Holstein . .	8
„ Pommern	8	„ Brandenburg	11

---

1) F. Zybell, Die Entwicklung der Rachitisfrage im letzten Jahrzehnt. Beiheft Nr. 12 zur „Medizinischen Klinik". 1910.

2) K. Biesalski, Umfang und Art des jugendlichen Krüppeltums und der Krüppelfürsorge in Deutschland. Hamburg und Leipzig 1909.

in Posen 11	in Westfalen 15
„ Schlesien 11	„ Hessen-Nassau . . . 16
„ Hannover 11	„ Rheinland 18
„ Sachsen 14	„ Berlin 21

Deutlich ist hier die geringe Belastung der Provinzen mit vorwiegend ländlicher Bevölkerung wahrzunehmen, während mit zunehmender Industrie die Zahlen sich bis zur Verdoppelung steigern. Sie erreichen in der Großstadt Berlin und im hochindustriellen Königreich Sachsen ihren Höhepunkt.

V. Die Wirkung des ärztlichen Arzneischatzes auf die Entstehung und Ausbildung der rachitischen Veränderungen ist recht bescheiden, wenn sie nicht überhaupt völlig auf Selbsttäuschung der behandelnden Aerzte beruht. Frische Luft und gute Ernährung sind die einzigen Mittel, die wirklich helfen, und zu deren Anwendung bedarf man weniger des Arztes und Apothekers als der jene Faktoren mit sich führenden Lebensumstände. Haben sich erst Verbiegungen des Körpers herausgestellt, so bietet sich allerdings der ärztlichen Betätigung ein weites Feld. Lebt doch ein medizinisches Sonderfach, die Orthopädie, mindestens zur guten Hälfte von der Rachitis. Die ärztliche Behandlung hat hier unter der Voraussetzung, daß sie lange genug auf die Kranken einzuwirken vermag, manchmal selbst in vorgeschrittenen Fällen noch gute Erfolge zu verzeichnen.

VI. Die Verhütung der englichen Krankheit steht und fällt mit zwei Forderungen, nämlich der Wiederbelebung der Sitte des Selbststillens auch im städtischen Proletariat und besonders in der Zugänglichmachung von frischer Luft und freier Bewegungsmöglichkeit für die Kinder der ersten Lebensjahre. Die letztere und wichtigere Forderung wird sich kaum anders als durch eine eingreifende Wohnungsreform, die mit der kasernenmäßigen Bebauung unserer Wohnviertel aufräumt, und Uebergang zum weiträumigen Wohnungsbau verwirklichen lassen.

2. Skrofulose.

I. und II. Die entzündlichen Schwellungen der Hals-, Nacken- und Unterkieferdrüsen, die in Verbindung mit den nässenden Ausschlägen der Gesichtshaut und den Lid- und Nasenrandentzündungen das Krankheitsbild der Skrofulose ausmachen, gewinnen dadurch eine besondere Bedeutung, daß sie wohl gegenwärtig mit Sicherheit auf die Wirksamkeit des Tuberkelbazillus zurückgeführt werden müssen und in nicht wenigen Fällen die Vorstufe zur tuberkulösen Infektion der übrigen Organe bilden. Da das Krankheitsbild von den einzelnen Beobachtern nicht gleichmäßig abgegrenzt zu werden pflegt, weichen die Angaben über die Häufigkeit der Skrofulose im Kindesalter sehr voneinander ab, so daß sie sich zu Schlußfolgerungen wenig eignen. Das meiste Vertrauen verdienen noch die Ergebnisse einer Zählung, die W. Zelle[1]) im Kreise Lötzen vorgenommen hat. Seine Untersuchungen erstreckten sich auf 68 Volksschulen auf dem Lande mit 6009 Schülern und 2 städtische Volksschulen mit 1012 Schülern (Lötzen, Rhein); im ganzen wurden 7021 Schüler untersucht. Davon waren skrofulös 1613 = 23 %, und zwar: 870 Knaben (von 3502) = 25 %, 743 Mädchen (von 3519) = 21 %. Von den 1012 städtischen Schülern waren 207 = 20,5 %, von den 6009 Landschülern 1406 = 23 % krank.

Das wäre der vierte Teil der gesamten Schuljugend, also eine geradezu entsetzlich hohe Zahl, die die Verbreitung der Lungentuberkulose in den höheren Lebensaltern begreiflich macht. Denn wenn auch nicht jedes drüsenkranke Kind tuberkulös werden muß, so bestehen doch nach dem gegenwärtigen Stande unserer Kenntnis enge Beziehungen zwischen Tuberkulose und Skrofulose.

Die Skrofulose ist wahrscheinlich nur eine besonders deutliche Erscheinungsform einer vorhandenen Drüsentuberkulose. Leider befällt diese aber auch zahlreiche Kinder, ohne auffallende Erscheinungen zu machen, indem Drüsen ergriffen werden, die der Hand oder dem Auge des Arztes gar nicht oder in einer zur sicheren Diagnose nicht genügenden Weise zugänglich sind.

III. Die skrofulösen Drüsenerkrankungen sind, wie die ärztliche Erfahrung lehrt, in den proletarischen Bevölkerungsschichten ungleich häufiger als in den oberen, obgleich sie in diesen keineswegs fehlen. Ausdrücklich stellt Zelle a. a. O. fest, daß die Dörfer mit der höchsten Prozentzahl der kranken Kinder die „ärmsten und elendesten" sind.

Wenn auch glücklicherweise nicht alle latent Infizierten später nun auch wirklich manifest erkranken, so geben diese Zahlen doch ein anschauliches Bild von der Steigerung der Gefährdung mit dem Sinken der sozialen Stellung.

IV. und V. Die große Bedeutung der Skrofulose auch oder vielmehr gerade der leichteren Grade liegt darin, daß sie eben als inaktive Tuberkulose aufzufassen ist. Die eigentliche Lungentuberkulose wie die Meningitis und die Darmtuberkulose ist im Kindesalter nicht so häufig, daß sie wie die Tuberkulose der Erwachsenen Personen in solcher Menge hinrafft, daß dadurch die Gesamtsterblichkeit und mit

---

1) W. Zelle, Die Skrofulose in den Volksschulen und ihre Bedeutung nach den Ergebnissen der Untersuchung im Kreise Lötzen. Zeitschr. f. Medizinalbeamte. 1911. Nr. 4.

ihr die Bevölkerungsbewegung an sich beeinflußt wird. Immerhin sterben auch schon im Kindesalter mehr Menschen an Tuberkulose, als man anzunehmen gewohnt ist.

Die Sterblichkeit an Kindertuberkulose erscheint uns nur deshalb nicht bedeutend, weil das Kindesalter mit Ausnahme des ersten und zweiten Lebensjahres überhaupt nur geringe Sterblichkeit hat, innerhalb dieser Sterblichkeit nimmt aber doch wieder die Tuberkulose die maßgebende Stelle ein. E. Neumann[1]) erwies das anschaulich, indem er die Todesfälle an akuten Infektionskrankheiten des Kindesalters (Keuchhusten, Masern, Diphtherie und Scharlach) beifügte. Von 100 Todesfällen der betreffenden Altersklassen waren im Durchschnitt der Jahre 1892—1908 bedingt durch:

	0—1 Jahr	1—5 Jahre	5—15 Jahre	0—15 Jahre
1. Tuberkulose . . .	6,0	22,4	31,2	12,4
2. Keuchhusten. . .	2,2	4,4	0,4	2,6
3. Masern	1,5	9,8	2,1	3,6
4. Diphtherie . . .	0,4	8,9	13,4	3,9
5. Scharlach. . . .	0,1	5,9	10,3	2,7

Die Tuberkulose rafft also bereits im Kindesalter beinahe ebensoviele dahin als die gefürchteten Masern, Diphtherie und Scharlach zusammengenommen.

Endlich muß noch erwähnt werden, daß die Tuberkulose der Gelenke und Knochen die wirtschaftlich überaus wichtige Folge hat, daß sie fast immer mehr oder weniger zur Verkrüppelung führt. Von den 52 000 Krüppeln Deutschlands im jugendlichen Alter verdanken 11 000 der Knochen- und Gelenktuberkulose ihr Leiden.

V. und VI. Die ärztliche Betätigung ist gegenüber der Skrofulose und Kindertuberkulose von nur bescheidenem Nutzen. Die skrofulösen Erkrankungen der Drüsen, der Haut und der Augen können allerdings durch ärztliche Behandlung beseitigt werden. Es ist nur erforderlich, daß die Kinder frühzeitig in Behandlung kommen und lange genug in ihr verbleiben.

Gegen die manifeste Tuberkulose des Kindesalters gibt es kein Mittel. Die Behandlung der im Anfangsstadium stehenden Kranken in besonderen Anstalten, die man schematisch den Lungenheilstätten der Erwachsenen nachgebildet hat, ist bezüglich der Ausheilung noch aussichtsloser als bei jenen. Zweckmäßiger ist es schon, gefährdete, aber noch nicht erkrankte Kinder in Walderholungsstätten oder See-

---

1) E. Neumann, Die Tuberkulose als Todesursache im Kindesalter in der Stadt Bremen. Zeitschr. f. soz. Med. 1909. Bd. 5. H. 1.

hospizen so weit zu kräftigen, daß sie der drohenden Erkrankung erfolgreichen Widerstand leisten können. Aber auch diese Bemühungen werden keinen nennenswerten Erfolg haben, wenn das Kind wieder in ungünstige Verhältnisse zurückkehrt und die enge Wohnung mit einem schwindsüchtigen Vater oder anderen erkrankten Familienmitgliedern teilen muß. Denn wie bei der Verhütung der Tuberkulose überhaupt ist auch bei der Prophylaxe der Kindertuberkulose die Hauptsache, daß den hustenden und spuckenden Schwindsüchtigen die Gelegenheit genommen wird, die Personen ihrer unmittelbaren Umgebung anzustecken. Die rechtzeitige Trennung der gesunden Kinder von den kranken Eltern ist die wirksamste Verhütung der Kindertuberkulose. Sie wird natürlich nicht dadurch herbeigeführt werden können, daß man die gefährdeten Kinder aus der Familie nimmt, sondern daß man den erkrankten Vater oder Mutter rechtzeitig in Anstaltspflege gibt. Die Zustände, die jetzt herrschen und eine unaufhörliche Kette von Neuansteckungen verbürgen, schildert Engel[1]) treffend in folgenden Worten: „Meist wird das Kind von der Mutter, der natürlichen Pflegerin, die Bazillen empfangen, bei Proletariern aber nicht selten auch vom Vater. Der Gang der Dinge ist in typischen Fällen folgender: Der lungenleidende Vater ist arbeitsunfähig. Die Familie muß aber leben. Daher tauscht die Frau gezwungenermaßen mit dem Mann die Rolle, überläßt ihm die häuslichen, leichten Geschäfte, die Pflege der Kinder usw. und sucht dafür ihrerseits eine verdienstbringende Beschäftigung. Der Vater versorgt und füttert so auch den Säugling, der bei Phthisikern ja regelmäßiger denn anderwärts vorhanden zu sein pflegt. So kommt die Infektion zustande. Umgekehrt ist der Säugling so empfänglich für das Virus, daß man die Familienanamnese direkt zur Diagnose benutzen kann. Hört man die typische Auskunft, daß die Mutter kurze Zeit nach der Geburt des Kindes an Schwindsucht gestorben sei, oder daß der Vater brustkrank, Rentenempfänger sei, oder daß er schon in einer Lungenheilstätte gewesen sei, so muß man den fraglichen Säugling dringendst der Tuberkulose verdächtig halten. Erfahrungsgemäß werden nämlich Säuglinge fast stets infiziert, wenn sie auch nur kurze Zeit sich in einem verseuchten Milieu befinden. Bei älteren Kindern, die sich schon selbständig bewegen und demgemäß in unkontrollierbarer Weise mit vielen Dingen und Menschen in Berührung kommen, läßt sich die

---

1) Engel, Die Pathologie der Kindertuberkulose. Beiheft zur „Medizinischen Klinik". 1909. Jahrg. 5. H. 11.

Ansteckungsquelle meist nicht mehr so sicher ermitteln wie bei den Säuglingen. Offenbar ist es aber doch immer wieder die infizierte Umgebung hustender Phthisiker, welche die Keime liefert. Hierfür spricht zunächst die **Häufung der Kindertuberkulose in Phthisikerfamilien.** Beobachtet man eine einzelne Familie, so kann man z. B. sehen, wie der schwindsüchtige Vater in dem Moment, wo er anfängt Bazillen auszuwerfen, die ganze Familie infiziert. Aeltere Kinder werden phthisisch, jüngere erkranken an Meningitis tuberculosa und schließlich werden auch die neuzutretenden Säuglinge sofort angesteckt und schnell zugrunde gerichtet."

Die Bekämpfung der Kindertuberkulose steht und fällt eben auch mit der rechtzeitigen und dauernden Asylisierung der Tuberkulösen im vorgeschrittenen Stadium. Wenn uns im Laufe der Jahrzehnte die Lösung dieser schwierigen Aufgabe nicht gelingt, werden alle die übrigen unzähligen kleinen Mittel nichts anderes nützen, als daß sie uns über unsere Ohnmacht hinwegtäuschen.

3. Diphtherie.

I. Die Diphtherie ist die gefürchtetste Infektionskrankheit des Kindesalters. Sie tritt sowohl endemisch wie epidemisch auf. Die Sterblichkeit betrug, berechnet auf 100000 Einwohner, jährlich nach P. Neumann[1]) in Preußen:

1901 48,7		1907 24,6	
1902 40,5		1908 25,5	
1903 41,9		1909 25,2	
1904 39,2		1910 24,5	
1905 32,7		1911 25,4	
1906 26,8		1912 20,4	

Von 100 Diphtherietodesfällen entfielen auf die einzelnen Altersklassen nach dem nämlichen Autor:

	1901	1906	1912
0— 1 Jahr . . .	19,5	14,6	11,7
1— 2 „ . . .	19,5	19,8	17,8
2— 3 „ . . .	15,2	14,8	13,9
3— 5 „ . . .	21,6	22,9	20,9
5—10 „ . . .	18,9	21,6	24,3
10—15 „ . . .	3,6	4,2	6,7

Die Krankheit greift auch über das Kindesalter auf das Jugendalter über. Denn nach der Leipziger Krankheitsstatistik kamen unter

---

1) P. Neumann, Beitrag zur Statistik der Kinderkrankheiten Diphtherie, Scharlach, Keuchhusten, Masern in Preußen in den Jahren 1901 bis 1912. Zeitschr. f. Hygiene u. Infektionskrankh. 1914. Bd. 78.

100 000 ein Jahr lang beobachteten männlichen Versicherungspflichtigen 86 Fälle von Diphtherie vor, von denen 1 tödlich endete und die zusammen 1251 mit Arbeitsunfähigkeit einhergehende Krankheitstage beanspruchten. Bei den weiblichen Versicherungspflichtigen wurden 188 Fälle mit 2 Todesfällen und 2999 Krankheitstagen gezählt.

II. In ihrer verbreitetsten Form tritt die Diphtherie als eine bösartige Erkrankung der Hals-, Rachen- und Nasenschleimhaut auf, die durch den Diphtheriebazillus verursacht ist und sowohl durch örtliche Wirkung als auch durch Beeinträchtigung und Vergiftung des gesamten Körpers zum Tode führen kann. Am empfänglichsten sind die Kinder von 4—6 Jahren, aber auch in anderen Lebensaltern (etwa bis zum 25. Jahre) ist sie besonders bei epidemischem Auftreten eine häufige und gefürchtete Krankheit. Die Eintrittspforte für den Krankheitserreger bildet Nase und Mund. Die Uebertragung geschieht wohl am häufigsten durch unmittelbare Berührung oder durch Benutzung von infizierten Trink- und Eßgeschirren. Aus welchem Grunde häufig Krankheitserreger, die sich in der Mundhöhle vorfinden, trotzdem keine Erkrankung verursachen und weshalb in dem einen Falle eine ganz leichte, in anderen eine schwere Erkrankung erfolgt, ist noch unbekannt.

Das einmalige Ueberstehen schafft leider nicht, wie bei anderen ansteckenden Kinderkrankheiten, Immunität für Erkrankungen in späteren Lebensjahren. Der epidemische Verlauf ist nach A. Gottstein[1] „ganz anders als der sämtlicher Epidemien. Während der ganzen Epidemie findet sich als Kurve erster Ordnung eine Schwankung nach Jahreszeiten mit ausgesprochener Erhebung von November bis März und mit Senkungen in den wärmeren Monaten. Diese Abhängigkeit vom Klima ist in unseren Gegenden so ausgesprochen, daß sie die anderen Momente sozialer Art, die für die Seuchensteigerung bei Masern und Scharlach eine so wesentliche Rolle spielen, überkompensieren. Diese Schwankungen sind wohl die Folge der individuellen Disposition." Ueberaus lehrreich ist das Verhalten der Seuche, wenn man sie über Jahrhunderte verfolgt, denn die Jahrhundertkurve verrät eine Gesetzmäßigkeit, auf die ebenfalls A. Gottstein[2] in einer sachlich und methodisch gleich wertvollen Arbeit hingewiesen hat. Diese Jahrhundertkurve lehrt, daß die Diphtherie etwa innerhalb zweier Jahrzehnte zu ihrer größten Höhe ansteigt, um dann in unregelmäßigen

---

1) A. Gottstein, Art. „Diphtherie" im Handwörterbuch der sozialen Hygiene. Herausg. von A. Grotjahn und J. Kaup. Leipzig 1912.

2) A. Gottstein, Die Periodizität der Diphtherie und ihre Ursachen. Eine epidemiologische Untersuchung. Berlin 1903.

Schwankungen abzusinken und einige Jahrzehnte wieder nur in Form von sporadischen Fällen zu existieren, bis sich das Spiel wiederholt. Gottstein erklärt dieses Verhalten als durch den Wechsel verschieden empfänglicher Generationen bedingt. Infolgedessen konnte dieser Forscher Zweifel gegenüber der Bewertung der gefeierten Heilserumbehandlung nicht unterdrücken, da diese das Glück hatte, den ohnehin absteigenden Ast der Jahrhundertkurve zu begleiten.

III. und IV. Man kann nicht behaupten, daß die sozial ungünstig gestellten Bevölkerungsschichten bei einer Diphtherieepidemie mehr zu leiden hätten als die günstig gestellten Bevölkerungskreise, vielmehr scheint die Krankheit unter hoch und niedrig wahllos ihre Opfer zu treffen. Auch kann man keineswegs sagen, daß sie schlechtgenährte Kinder besonders leicht befällt. Es hat vielmehr den Anschein, als ob gerade blühende Kinder vorwiegend erkranken. Die soziale Lage macht sich weniger bei der Ansteckung als bei dem Verlauf ungünstig geltend, wenn es auch nicht in so deutlicher Weise geschieht, wie wir es bei den akuten Exanthemen sehen. Immerhin betrug nach S. Rosenfeld[1]) die Letalität, d. h. das Verhältnis der Gestorbenen zu den Erkrankten, in Wien in den Jahren 1891—1900:

in den wohlhabenden Bezirken I und IV . . . 15,68 und 23,67 %
„ „ armen Bezirken V und X . . . . . 29,65 „ 30,19 %

V. Die Diphtherie trotzte jeder ärztlichen Behandlung, so vielerlei Mittel man auch gegen sie zur Anwendung gebracht hat. Endlich glaubte man in der von dem Bakteriologen v. Behring erfundenen und ausgebildeten Serumbehandlung ein zuverlässiges Mittel gefunden zu haben. In der Tat läßt sich nicht leugnen, daß seit der Anwendung des Heilserums von fast allen bedeutenden Kinderärzten eine Abschwächung der Krankheit, die sich besonders in einer Verminderung zu tracheotomierender Fälle äußert, beobachtet worden ist. Diese günstige Beurteilung des Heilserums durch die berufenen Kliniker mag ja durchaus genügen, um die Anwendung den Aerzten zur Pflicht zu machen. Zu weit aber geht es, wenn das allgemeine Absinken der Diphtheriesterblichkeit seit der Einbürgerung der Serumbehandlung als besonders beweiskräftig für den Heilwert des Serums ins Treffen geführt wird. Denn dieses Absinken bezieht sich nicht nur auf die Mortalität sondern auch auf die Morbidität und findet wahrscheinlich ausschließlich in einer Aenderung des Seuchenzuges seine

---

1) S. Rosenfeld, Der Einfluß des Wohlhabenheitsgrades auf die Infektionskrankheiten in Wien. Zentralbl. f. allg. Gesundheitspfl. 1904. 23. Jahrg.

Erklärung. So kommt Gottstein[1]) auf statistischem Wege zu dem Schluß, daß in der Serumperiode die Letalität der Krankheit kaum erheblich zurückgegangen sei, sondern daß die Abnahme der Sterblichkeit im wesentlichen eine Folge der Abnahme der Erkrankungszahlen ist. „Der Einführung der Serumtherapie", so sagt er am Schluß, „gebührt das unbestreitbare Verdienst, der Neigung mancher energischen Aerzte zu schädlicher Polypragmasie bei der örtlichen Behandlung diphtheriekranker Kinder ein Ende gemacht zu haben. Die Serumtherapie hat dadurch zweifellos die Rettung vieler Kinder erleichtert. Darüber hinaus aber fehlt jeder statistische Beweis ihrer spezifischen Wirksamkeit."

Diese Auffassung findet ihre Bestätigung in den Zahlen über die Sterblichkeit an Kinderkrankheiten in Preußen, die seither beobachtet worden sind. Es hat sich nämlich gezeigt, daß nicht nur die Diphtherietodesfälle, sondern im nämlichen oder noch höheren Grade die Todesfälle an Scharlach und Masern, bei denen doch nicht gespritzt wird, abnehmen. Die Abnahme muß also auf einer außerhalb der Serumbehandlung zu suchenden Ursache beruhen. Dazu kommt, daß gerade die Diphtherie am wenigsten abgenommen hat, wenn man die Abnahme im Säuglingsalter, die doch wohl sicher nur auf einer besseren Diagnosestellung und der Ausbreitung der ärztlichen Todesursachenbeglaubigung und nicht auf der Serumbehandlung beruht, in Abzug bringt.

VI. Die Diphtherie gehört zu den Krankheiten, für die man in dem größten Teil Deutschlands die Meldepflicht und den Desinfektionszwang eingeführt hat. Ueber den Wert der bei der Bevölkerung sehr unbeliebten und in den meisten Fällen auch sehr kostspieligen Desinfektionen sind die Meinungen geteilt. In der Tat hat eine einmalige gründliche Desinfektion wohl nur dort Wert, wo der Erkrankte gestorben oder aus der zu desinfizierenden Wohnung fort und in das Krankenhaus gebracht worden ist. Dagegen dürfte die übliche Desinfektion nach erfolgter Genesung wohl in keinem Verhältnis zu den aufgewandten Kosten, Berufsschädigungen und Unbequemlichkeiten stehen. Denn der Zeitpunkt der Genesung ist nicht festzustellen und die Absperrung in einer Privatwohnung nur in ausnahmsweise günstig gelegenen Fällen möglich, so daß der Ansteckungsstoff während der Krankheitszeit Verbreitung findet und man niemals sicher ist, daß der

---

1) A. Gottstein, Beiträge zur Epidemiologie der Diphtherie. Sonderabdruck aus den „Therapeutischen Monatsheften". Dezember 1901.

Kranke auch nach der Desinfektion noch Ansteckungsstoff verbreitet. Von größtem Werte für die Verhinderung weiterer Ansteckung ist die sogenannte fortlaufende Desinfektion am Krankenbett, d. h. die sorgsame Beobachtung der Anordnungen, die der behandelnde Arzt über die Absonderung des Erkrankten, die Beseitigung seiner Se- und Exkrete und die Reinhaltung seiner Umgebung von Ansteckungsstoff trifft. Die Durchführung dieser Maßnahmen ist aber weniger vom guten Willen des Arztes und der Angehörigen abhängig, als von der sozialen Umwelt, die häufig eine Isolierung ausschließt und eine sorgsame Pflege unmöglich macht. Für diese Fälle, die in der unteren Bevölkerung die Mehrzahl bilden, gewährt nur die sofortige Verbringung des Kranken in ein Krankenhaus die Erfüllung der Forderung, daß die Ansteckungsquelle verstopft wird. Es ist daher auch anzustreben, daß möglichst viele Diphtheriefälle in Krankenhausbehandlung kommen; doch kann dieser Forderung natürlich nur dort genügt werden, wo mit Isolierabteilungen versehene Krankenhäuser zur Verfügung stehen, was bis jetzt nur in einer sehr beschränkten Zahl von Orten der Fall ist. Eine weitere vorbeugende Maßregel liegt in dem rechtzeitigen Schulschluß bei Meldung der ersten Fälle, die in einer Schule vorkommen.

4. Scharlach.

I. An Gefährlichkeit und Häufigkeit steht der Diphtherie der Scharlach nur wenig nach. Nach P. Neumann (a. a. O.) starben auf 100 000 Lebende jährlich in Preußen an Scharlach:

1901 34,3		1907 22,4
1902 31,8		1908 22,0
1903 34,9		1909 21,7
1904 28,3		1910 13,9
1905 20,3		1911 12,6
1906 20,8		1912 10,4

Von 100 Scharlachtodesfällen entfielen auf die einzelnen Altersklassen nach dem nämlichen Autor:

	1901	1906	1912
0— 1 Jahr . . .	9,8	8,7	7,2
1— 2 „ . . .	14,0	13,0	11,9
2— 3 „ . . .	14,9	13,1	13,9
3— 5 „ . . .	25,1	24,7	22,3
5—10 „ . . .	28,1	29,7	29,3
10—15 „ . . .	5,5	7,5	9,0

II. Der Scharlach führt seinen Namen nach der Farbe des bekannten Exanthems. Seine Gefährlichkeit besteht in den Komplikationen, die er in den Rachenorganen, Ohren, Drüsen und Nieren aufweist. Aehnlich der Diphtherie greift der Scharlach auch über das Kindesalter hinaus. Denn nach der Leipziger Krankheitsstatistik kamen unter 100000 ein Jahr lang beobachteten männlichen Versicherungspflichtigen 43 Fälle von Scharlach vor, von denen 1 tödlich endete und die zusammen 1428 mit Arbeitsunfähigkeit einhergehende Krankheitstage beanspruchten. Bei den weiblichen Versicherungspflichtigen wurden 69 Fälle mit 1 Todesfall und 2377 Krankheitstage gezählt.

III. Die Beobachter stimmen darin überein, daß die Kinder der unteren Bevölkerungsklassen gefährdeter sind als die der höheren, namentlich weil bei mangelnder Pflege die Nacherkrankungen leicht einen bösartigen Charakter annehmen. Der französische Statistiker Bertillon[1]) hat eine Zusammenstellung veröffentlicht, nach der von 100000 Einwohnern in jeder Wohlhabenheitsgruppe an Scharlach starben:

	in Paris	Berlin	Wien
bei den sehr Reichen	6,5	10,0	9,4
„ „ Reichen	7,0	14,3	14,0
„ „ sehr Wohlhabenden .	6,4	20,6	28,7
„ „ Wohlhabenden . . .	7,9	24,5	28,9
„ „ Armen	10,2	27,9	23,6
„ „ sehr Armen	10,0	34,7	35,0

Sehr deutlich ist der Einfluß der sozialen Lage auf den Verlauf der Krankheit, deren Ungunst sich in einer gesteigerten Letalität äußert. So betrug nach S. Rosenfeld die Letalität in Wien für die Jahre 1891—1900 an Scharlach:

in den wohlhabenden Bezirken I und IV . . . 4,23 und 5,27 %
„ „ armen Bezirken V und X . . . . . 11,82 „ 16,57 %

IV., V. und VI. Außer dadurch, daß Scharlach so häufig Kinder im blühendsten Alter dahinrafft, wirkt die Krankheit noch aus dem Grunde verhängnisvoll, daß sie häufig nur unter Zurücklassung von Defekten, namentlich schweren Hörfehlern, heilt. Besonders in ländlichen Bezirken, in denen ärztliche Hilfe schwer zu erhalten ist, oder in stumpf dahinlebenden Proletarierschichten ist das der Fall. Ein Heilmittel gegen Scharlach ist zurzeit nicht bekannt. Die Verhütung beschränkt sich wie bei der Diphtherie auf Absonderung und Verhinderung der Uebertragung durch Schule und Haus. Auch bezüglich der Desinfektion gilt das nämliche, was dort gesagt ist.

---

1) Bertillon, Sterblichkeit nach Wohlstandsstufen. Bericht d. 8. Sekt. d. Internat. Kongresses f. Hygiene u. Demographie. Berlin 1907.

5. Masern.

I. und II. Die Masern sind die verbreitetste Kinderkrankheit, da in unseren Breiten fast jedes Kind einmal daran erkrankt. Im Verhältnis zu dieser ungeheuren Verbreitung ist die Sterblichkeit zwar nicht groß, aber absolut genommen ist sie doch sehr beträchtlich.

Es starben an Masern nach P. Neumann (a. a. O.) auf 100000 Einwohner in Preußen:

1901 31,1		1907 18,3
1902 28,8		1908 19,2
1903 27,3		1909 17,0
1904 20,4		1910 18,5
1905 17,1		1911 13,6
1906 24,4		1912 14,6

Von 100 Maserntodesfällen entfielen auf die einzelnen Altersstufen:

	1901	1906	1912
0— 1 Jahr . . .	32,2	34,2	31,0
1— 2 „ . . .	35,1	37,9	37,5
2— 3 „ . . .	14,0	11,9	13,6
3— 5 „ . . .	10,3	9,3	10,2
5—10 „ . . .	7,1	5,6	6,5
10—15 „ . . .	0,9	0,6	0,6

III. Nach der bereits erwähnten Zusammenstellung Bertillons starben an Masern von 100000 Einwohnern in jeder Wohlhabenheitsgruppe:

	in Paris	Berlin	Wien
bei den sehr Reichen	9,2	6,9	2,7
„ „ Reichen	20,1	10,7	28,2
„ „ sehr Wohlhabenden .	23,9	14,9	63,9
„ „ Wohlhabenden . . .	37,1	26,4	85,8
„ „ Armen	55,5	27,1	73,9
„ „ sehr Armen	66,7	32,0	112,4

Auch andere Beobachter bestätigen, daß gerade bei den Masern ein großer Unterschied in der Sterblichkeit bei den wohlhabenden und den proletarischen Bevölkerungsschichten besteht. Besonders groß werden die Unterschiede, wenn man die Letalität berücksichtigt. So fand S. Rosenfeld Letalität an Masern in Wien in den Jahren 1891 bis 1900:

in den wohlhabenden Bezirken I und IV . . .	0,55 und	2,5 %
„ „ armen Bezirken V und X	6,73 „	10,99 %

IV., V. und VI. Die Bevölkerung ist gewohnt, die Gefährlichkeit der Masern zu unterschätzen, da sie zahlreiche Fälle schnell in vollständige Heilung übergehen sieht. Demgegenüber kann man nicht genug betonen, daß jährlich in Deutschland bedeutend mehr Kinder an Masern sterben als an Scharlach. Die Vorbeugungsmaßnahmen sind die nämlichen wie bei den übrigen ansteckenden Kinderkrankheiten.

6. Keuchhusten.

I. und II. Da in zahlreichen Fällen der Keuchhusten ganz leicht verläuft und die Umgebung des kranken Kindes sich bei der monatelangen Dauer der Krankheit an die zuerst so erschreckenden Krankheitserscheinungen schließlich gewöhnt, vergißt man in der Bevölkerung, daß der Keuchhusten nicht nur eine der quälendsten, sondern auch eine der mörderischsten Kinderkrankheiten ist. Nach P. Neumann starben an Keuchhusten in Preußen auf 100000 Einwohner:

1901 40,5	1907 23,3
1902 37,9	1908 27,7
1903 32,8	1909 25,3
1904 33,4	1910 23,6
1905 36,2	1911 20,3
1906 31,5	1912 23,1

Von 100 Keuchhustentodesfällen entfielen auf die einzelnen Altersstufen:

	1901	1906	1912
0— 1 Jahr . . .	64,3	64,3	65,0
1— 2 „ . . .	21,7	23,2	22,3
2— 3 „ . . .	6,8	6,0	6,3
3— 5 „ . . .	4,6	4,4	4,2
5—10 „ . . .	1,9	1,8	2,0
10—15 „ . . .	0,4	0,1	0,1

III. Die soziale Lage ist von deutlichem Einfluß auf die Sterblichkeit. Nach der Zusammenstellung Bertillons starben an Keuchhusten von 100000 Einwohnern in jeder Wohlhabenheitsgruppe:

	in Paris	Berlin	Wien
bei den sehr Reichen	2,8	9,1	1,1
„ „ Reichen.	6,1	19,2	5,4
„ „ sehr Wohlhabenden .	7,8	20,9	11,2
„ „ Wohlhabenden . . .	11,8	35,6	15,3
„ „ Armen	22,7	38,5	12,5
„ „ sehr Armen	24,3	28,8	13,6

Nach L. Rosenfeld betrug die Letalität an Keuchhusten in Wien in den Jahren 1891—1900:

in den wohlhabenden Bezirken I und IV . . . 1,51 und 4,51 %
„ „ armen Bezirken V und X . . . . . . 6,95 „ 9,04 %

IV., V. und VI. Man kann nicht nachdrücklich genug darauf hinweisen, daß der Keuchhusten in manchen Jahren doppelt soviel Kindern das Leben kostet als der so gefürchtete Scharlach. Selbst Diphtherie und Masern reichen nicht an diese immer noch von Aerzten und Publikum viel zu gering geschätzte Krankheit. Die Verhütung des Umsichgreifens geschieht vornehmlich durch rechtzeitige Aus-

weisung des erkrankten Kindes aus der Schule und Absonderung des
Erkrankten. Diese wird dadurch erschwert, daß die Krankheit monatelang währt und man die erkrankten Kinder in dieser Zeit der Bewegungsfreiheit unmöglich berauben kann, zumal ihnen reichlicher
Aufenthalt im Freien sehr zuträglich ist. Der übertriebene Wert, den
man einem Luftwechsel beilegte, hat dazu geführt, daß man rekon-
valeszente Keuchhustenkinder gern in Sommerfrischen usw. sendet,
wodurch natürlich die Weiterverbreitung ungemein gefördert wird. Eine
gesetzliche Handhabe, dieser Unsitte zu steuern, würde sicher die so
zahlreiche Opfer fordernde Krankheit wesentlich vermindern und auf
einige wenige Herde beschränken helfen.

7. Allgemeine Bemerkungen zur sozialen Pathologie der akuten Kinderinfektionskrankheiten.

An den vier vorgenannten Krankheiten starben in Preußen im
Jahre 1912 insgesamt 28000 Kinder, davon etwa 9500 an Keuchhusten, 8500 an Diphtherie, 6000 an Masern und 4000 an Scharlach,
sodaß also der Keuchhusten jetzt an die erste Stelle gerückt ist.
Verhältnismäßig am meisten Opfer tragen die proletarischen Schichten,
weniger weil dort die Häufigkeit der Uebertragung und Erkrankung
gesteigert ist, als besonders deshalb, weil Pflege und Behandlung der
Nachkrankheiten ungenügend bleiben. Doch bestehen bei den einzelnen
Krankheiten bemerkenswerte Unterschiede, über die S. Rosenfeld[1]),
der auf Grund seiner Ermittelungen nach dem Wiener Material hierüber eine besonders große Erfahrung besitzt, sagt: „Die Bezirks-
verteilung der Masernsterblichkeit gibt uns das Bild der Beeinflussung
einer Infektionskrankheit durch den Wohlhabenheitsgrad, wie es
typischer kaum gedacht werden kann. Man könnte die Höhe der
Masernsterblichkeit fast als umgekehrten Maßstab für den
Wohlhabenheitsgrad benützen. Auch bei den Todesfällen an
Scharlach findet man eine deutliche, wenn auch schwächere Beeinflussung durch die Armut. Dieses können wir auch von der Diphtherie aussagen, wenn wir nur die Endglieder der Reihe betrachten;
gehen wir aber weiter ins Detail, so verwischt sich das anfangs klare
Bild immer mehr. Von den drei Krankheiten Masern, Scharlach und
Diphtherie sind die Masern unbedingt am stärksten, die Diphtherie
unbedingt am wenigsten durch den Wohlhabenheitsgrad beeinflußt.
Scharlach steht zwischen beiden, doch von der Diphtherie weit weniger

---

1) S. Rosenfeld, a. a. O. S. 277.

weg, als von den Masern." Eine lehrreiche Zusammenstellung über die Verteilung nach Landschaften gibt F. Prinzing[1]), der auf 100 000 Kinder des 2.—15. Lebensjahres berechnete nach dem Durchschnitt der Jahre von 1896—1905 Sterbefälle an:

	Masern	Scharlach	Diphtherie
Preußen—Ost	61	120	168
Preußen—Mitte . . .	40	60	95
Preußen—West . . .	48	45	84
Königreich Sachsen . .	31	31	83
Süddeutschland	52	19	79

Die stärkere Belastung des kulturell zurückstehenden Ostens Deutschlands geht deutlich aus dieser Tabelle hervor. Sieht man hiervon ab, so zeigt der Scharlach eine merkwürdige Abnahme nach dem Westen und Süden zu. Ueber die Sterblichkeit in anderen Ländern vergleiche man noch die folgende Zusammenstellung aus der nämlichen Quelle. Auf 10 000 Kinder bis zu 15 Jahren kamen nach Prinzing in den Jahren 1896—1905 Sterbefälle an:

	Masern	Scharlach	Diphtherie	Keuchhusten
England	11,4	4,0	8,1	10,1
Schottland	11,1	3,9	4,6	14,8
Irland.	5,6	2,2	5,2	8,5
Deutschland . . .	6,8	6,0	11,6	9,9
Schweiz	5,3	1,1	7,9	6,0
Westösterreich . . .	7,6	6,0	12,4	5,0
Galizien	15,9	30,9	28,1	31,1
Ungarn	9,5	15,6	14,5	12,0
Rußland	30,6	36,7	17,8	23,3
Serbien	—	17,3	37,0	50,8
Italien	6,7	2,3	5,5	6,2

Die Bekämpfung der ansteckenden Kinderkrankheiten muß von den verschiedensten Seiten aus in Angriff genommen werden. Eine allgemeine Hebung der wirtschaftlichen und kulturellen Zustände eines Volkes wird schon an und für sich die Sterblichkeit bedeutend sinken lassen. Die damit einhergehende bessere Kenntnis des Wesens der Krankheiten auch unter dem Laienpublikum wird die nötige Absonderung der erkrankten Kinder erleichtern. Wo diese unmöglich ist, sollten die Kranken in Krankenhäuser gebracht werden. Besondere Kinderkrankenhäuser mit Absonderungsmöglichkeit für jede einzelne der bösartigen Kinderkrankheiten sind daher für die großen Städte unerläßlich. Eine wichtige Rolle in der Verbreitung spielt die Schule. Es ist deshalb erforderlich, daß unter schulärztlicher Leitung das Meldewesen besser als bisher geregelt und der Klassenschluß häufiger

------

1) F. Prinzing, Artikel: „Sterblichkeitsstatistik" im Handwörterbuch der sozialen Hygiene. Herausg. von A. Grotjahn und J. Kaup. Leipzig 1912.

und schneller angewandt wird, als das in gegenwärtiger Zeit geschieht, in der Lehrer und Eltern in der landesüblichen Ueberschätzung der korrekten Abhaspelung des Lehrprogramms nichts so sehr fürchten, als eine Unterbrechung des Schulbesuches. Diese Marotte kostet alljährlich unzähligen Kindern das Leben und dürfte erst überwunden werden, wenn die Institution des Schularztes allgemein eingeführt und seiner Bedeutung entsprechend ausgestaltet worden ist.

8. Die Kinderfehler.

Das Kindesalter in den Jahren von 5—15 hat unbeschadet klimatischer, sozialer, kultureller Beziehungen überall die geringste Sterblichkeit. Es ist eben das Alter der größten Widerstandsfähigkeit des menschlichen Körpers. Leider verführt diese Tatsache dazu, dem Kinde dieses Alters ganz allgemein Anstrengungen zuzumuten, denen es zwar anscheinend gewachsen ist, die auf die Dauer aber dem Körper schädlich sind, weniger weil sie zu Krankheiten und zum Tode führen, als weil sie schon angeborene Körperfehler erst zur rechten Blüte bringen, die Wachstumsentwicklung hemmen und die gesamte Körperkonstitution im Zustande einer mehr oder weniger ausgeprägten Verkümmerung erhalten. Lange Zeit hat man diese krankhaften Zustände übersehen. Erst seit wenigen Jahrzehnten haben die Aerzte den „Kinderfehlern" ihre Aufmerksamkeit zugewandt und zu ihrer eigenen Ueberraschung und besonders der der nichtsahnenden Lehrer gefunden, daß es kaum ein Alter gibt, in dem sich so viele Körperfehler und schleichende krankhafte Zustände finden als in dem wegen seiner Widerstandskraft gegen den Tod so gepriesenen Kindesalter. Es kann heute keinem Zweifel mehr unterliegen, daß Erziehung in Schule und Haus, gestützt auf eine von hygienischen Rücksichten vollkommen unberührte Schulgesetzgebung, die Zeit vom 5. bis 15. Lebensjahre beim Kinde nicht, wie es möglich wäre, dazu benutzt, vorhandene körperliche Mängel auszugleichen und die Konstitution so günstig zu beeinflussen, daß sie den Stürmen des späteren Lebens gewachsen ist, sondern vielmehr unbewußt dazu beiträgt, daß jeder kleine Schwächezustand etwa des Knochenbaues oder der Sinnesorgane verschlimmert und unzählige Schädigungen neu gesetzt werden. Die zahlreichen Untersuchungen von Schulkindern auf ihre körperliche Beschaffenheit haben infolgedessen auch erwiesen, daß völlig gesund kaum die Hälfte ist. Die Ergebnisse wurden immer schlechter, je sorgfältiger die Untersuchungen angestellt und je tiefer die soziale Schicht ist, aus der die Kinder stammen. Um nur ein

Beispiel herauszugreifen, wurde in Frankfurt a. M., nach W. Hanauer[1]) bei den neu eintretenden Schülern der gehobenen Elementarschulen bei 50 % eine gute Konstitution festgestellt, bei 48 % eine mittlere, bei 1,5 % eine schlechte, in den Bürgerschulen bei 37 % eine gute, bei 58 % eine mittlere, bei 4,5 % eine schlechte. Bei der Aufnahmeuntersuchung wurden bei insgesamt 5388 Schulrekruten folgende Krankheiten festgestellt:

```
1. Allgemeine Erkrankungen  . . . . . . . . . .         1393
        Skrofulose . . . . . . . . . . . . . . 300
        Rachitis  . . . . . . . . . . . . . . 606
        Anämie   . . . . . . . . . . . . . . 412
   Sonstige . . . . . . . • . . . . . . . . .  68
2. Erkrankungen innerer Organe  . . . . . . .          800
        der Brustorgane . . . . . . . . . . 473
        der Bauchorgane  . . . . . . . . . 215
        des Nervensystems . . . . . . . . . 112
3. Chronische Hautleiden . . . . . . . . . .           173
4. Sehstörungen . . . . . . . . . . . . . .            339
5. Hörstörungen . . . . . . . . . . . . . .            140
6. Sprachstörungen . . . . . . . . . . . .             665
7. Wirbelsäulenverkrümmung  . . . . . . .              255
8. Sonstige . . . . . . . . . . . . . . .              470
```

Also gerade die allgemeinen Erkrankungen herrschen in hohem Maße vor, und zwar solche, die nicht mit erblichen Einflüssen zusammenhängen, sondern wie Skrofulose, Rachitis und Blutarmut durch vermeidbare ungünstige äußere Ursachen bedingt sind. Als zweites Beispiel sei die Erhebung Mohrmanns über die Schulrekruten Kiels angeführt, der auch die Vorgeschichte der Kinder einbezieht und über diese folgende Zusammenstellung[2]) gibt:

	Mädchenschulen		Knabenschulen	
	Summe	%	Summe	%
Anzahl der untersuchten Rekruten	1201		1184	
Tuberkulös gefährdet	157	13	170	14
Belastet mit Geistes- und Nervenkrankheiten und Trunksucht	103	9	110	9
Mutterbrust mindestens $1/4$ Jahr	141	12	124	10
$1/2$ „	125	10	107	9
$3/4$ „	445	37	454	38
Bereits Masern überstanden	766	68	814	68
„ Scharlach „	82	7	82	7
Englische Krankheit überstanden:				
insgesamt	187	15	221	18
mindestens $1/2$ Jahr Brust	40	3	63	5
künstlich ernährt	147	12	158	13

---

1) W. Hanauer, Die soziale Hygiene des Jugendalters. Berlin 1911. S. 167.
2) R. Mohrmann, Bericht über die Tätigkeit des Stadtassistenzarztes der Stadt Kiel. 1911.

Bei der Einschulung wurde dann folgender Gesundheitszustand erhoben:

	Mädchen-schulen		Knaben-schulen	
	Summe	%	Summe	%
Anzahl der untersuchten Rekruten	1184		1201	
Körperbeschaffenheit, sehr gut	109	9	107	9
mittel	1003	85	1013	84
schlecht	72	6	81	7
Unregelmäßigkeiten am Herzen	67	6	59	5
„ an den Lungen. . . • . . .	181	15	157	13
„ der Bauchorgane und Brüche .	33	3	30	3
Augenerkrankungen und Brechungsfehler	117	10	141	12
Ohrenerkrankungen	129	11	114	10
Nasen-Rachenwucherungen	123	10	104	9
Zähne, keiner krank	170	14	181	15
1—3 krank				
4 und mehr krank				
Hautausschläge und Ungeziefer	86	7	81	7
Wirbelsäulenverkrümmungen	68	6	78	7
Sprachfehler	160	13	101	9
Geistig anormal	36	3	29	3
Bettnässer	63	5	65	5
1 Jahr zurückgestellt	44	4	42	4

Die Beispiele ließen sich verzehnfachen, wenn es noch des Beweises überhaupt bedürfte, daß die Kinderfehler eine ungeheure Verbreitung haben und daß sie zunehmen, desto tieferen Bevölkerungsschichten die Kinder entstammen. Die mit den Schuluntersuchungen verknüpften Wägungen der Kinder haben allgemein ergeben, daß die Kinder der Wohlhabenden im Durchschnitt größer und schwerer sind als die Proletarierkinder. In Frankfurt a. M. betrug nach oben angeführter Quelle bei den gehobenen Elementarschulen die mittlere Größe 117,1 cm bei den Knaben und 116,6 cm bei den Mädchen, bei den Volksschülern 112,6 cm bei den Knaben und 112,4 bei den Mädchen. Das mittlere Gewicht betrug bei den gehobenen Elementarschulen 21,1 kg bei den Knaben und 21,2 kg bei den Mädchen gegen 22,2 kg und 20,4 kg bei den Volksschulen. Auch im Wachstum des Brustumfanges sind nach Quirsfeld[1]) die Kinder wohlhabender Eltern den übrigen überlegen.

Die zahlreichen Erhebungen über Kinderfehler sind bis jetzt regellos von den verschiedensten Beobachtern, von denen jeder einzelne seine besondere Methode entwickelt, angestellt worden. Sie entbehren daher der Vergleichbarkeit untereinander. Mit der Entwicklung des

---

1) Quirsfeld, Zeitschrift für Schulgesundheitspflege. 1905. H. 3 u. 4.

Schularztwesens ist zu hoffen, daß in diese Erhebungen, die von so großer hygienischer und erzieherischer Wichtigkeit sind, allmählich Ordnung gebracht wird, damit Vergleiche nach Zeit und Ort ermöglicht werden. Das Menschenmaterial, das die Schule bekommt, ist sicher schon zur Hälfte mit körperlichen Gebrechen oder krankhaften Zuständen belastet. Wenn sie nun ihrerseits, was wohl kaum mehr geleugnet werden kann, zahlreiche Schäden für die körperliche Entwicklung mit sich bringt, so ist es kein Wunder, wenn wir so wenig wirklich blühenden Schulkindern begegnen. Wissen doch die Lehrer an den von Proletarierkindern besuchten Schulen der Großstädte kaum mehr, wie ein völlig gesundes, blühendes Kind aussieht.

Die Schulhygiene steht und fällt mit der Institution des Schularztes, die ja glücklicherweise von Jahr zu Jahr an Verbreitung gewinnt. Seitdem im Jahre 1889 in Leipzig zuerst in Deutschland ein Schularzt angestellt worden ist, hat sich die Einrichtung auf etwa 300 Städte mit mehr als 10000 Einwohnern ausgedehnt. Ob das sogenannte Wiesbadener System, das Schulärzte im Nebenamt vorsieht, oder das Mannheimer mit solchen im Hauptamte das richtige ist, kann hier nicht untersucht werden, zumal wahrscheinlich beide nebeneinander hergehen müssen, wenn dauernd etwas Ersprießliches geleistet werden soll. Die Hauptsache ist, daß die Aufsicht sorgfältig und die Befugnis des Schularztes weitreichend ist und nicht die Zahl der Kinder, die auf einen Schularzt fällt, wie in einigen Großstädten, so groß ist, daß das Ganze zur Scheinüberwachung wird.

Aber schon gegenwärtig muß betont werden: Die Befugnis darf sich nicht beschränken auf die technischen Einzelheiten des Schulhausbaues und der Einrichtung, sondern muß ihr hauptsächliches Wirkungsgebiet in der allgemeinen Beeinflussung des gesamten Schulbetriebes sehen. Der Schularzt muß Sitz und Stimme innerhalb der Schulbehörden und Lehrerkollegien erhalten und Einfluß auf die Gestaltung des Lehrplanes und die Formen seiner Abwicklung gewinnen. Dann erst wird die Schule aufhören, gesundheitsschädlich und somit gemeingefährlich zu sein. Gegenwärtig gründet sich das Schulwesen leider noch auf Voraussetzungen, die die ärztliche Erfahrung als falsch nachgewiesen hat. Dazu gehört namentlich die in Lehrerkreisen festeingewurzelte Ansicht, daß im kindlichen Alter der Mensch am leichtesten Wissensstoff in sich aufnehme, während die Beobachtung lehrt, daß nicht in den Jahren von 6 bis 15, sondern den folgenden von 16 bis 25 der Mensch zur Aufnahme von Wissensstoff am fähigsten und kräftigsten ist. Heute verlangt die Schule zu früh geistige Anstrengungen und zu vielerlei, dazu in der Form der mechanischen

Gedächtnistätigkeit, die das Kind quält, weil sie so von der dem Kinde angemessenen Bevorzugung der phantastischen Geistestätigkeit, wie sie sich im Spiel äußert, am weitesten entfernt. Der Unterricht der Kinder von 5 bis 10 Jahren muß möglichst aus dem geschlossenen Raum ins Freie hinausverlegt werden und immer mehr den Charakter der „Arbeit" abstreifen und sich dem Spiele nähern.

In den oberen Jahrgängen des Schulbetriebes ist das unglückselige Berechtigungs- und Examenswesen schuld an Ueberanstrengung, Stubenhockerei und Entfremdung der Jugend von frischer Luft und gesundheitsgemäßer Bewegung. Auf diesem Boden wagt sich die Schulhygiene erst nur schüchtern hervor. Haben wir doch erst kürzlich es erleben müssen, daß die landesübliche Hochachtung vor dem Nürnberger Trichter, dem bei uns Behörden, Lehrer und Eltern in gleicher Weise huldigen, den unzweckmäßigen und gesundheitsschädlichen Betrieb der höheren Knabenschulen schematisch auch auf das Mädchenschulwesen übertragen hat. Die Schädigungen, die dadurch der heranwachsenden weiblichen Jugend ohne Zweifel erwachsen, werden allerdings erst in einer Reihe von Jahren offenkundig werden. Vielleicht trägt gerade diese Ueberspannung zur Beseitigung des verfehlten Systems auch in der Knabenerziehung bei.

Auf das Land und die Dorfschulen hat sich die schulhygienische Bewegung, abgesehen von wenigen Ausnahmen, noch nicht ausgedehnt. Zu diesen Ausnahmen gehören Sachsen-Meiningen und Württemberg, in welchen Bundesstaaten in vorbildlicher Weise für jede Schule auch auf dem Lande ein Schularzt behördlicherseits angestellt worden ist.

Der Schulbetrieb in seiner gegenwärtigen Form vermindert nicht die Kinderfehler, sondern vermehrt und verschlimmert diese. Das ist umso gefährlicher, weil er durch Gesetz und Verwaltung mitleidslos sämtliche Kinder erfaßt. Schlimmer allerdings, wenn auch nur auf einen Bruchteil der Kinderwelt, wirkt noch die Heranziehung der Kinder zur gewerblichen Arbeit. Besonders der schnelle Uebergang eines Landes zur vorwiegenden Beschäftigung mit Industrie und Herstellung billiger, auf dem Weltmarkt konkurrenzfähiger Waren zeitigt die Heranziehung der billigen und willigen Kinderarbeit bis zur schonungslosen Ausbeutung. Mehr oder weniger haben sich die hygienischen Uebelstände bei allen zum Industrialismus übergehenden Völkern wiederholt, obgleich man überall die Gesetzgebung zum Schutz der arbeitenden Kinder in Bewegung gesetzt hat. Vom Standpunkt des Arztes ist natürlich jede Erwerbsarbeit des Kindes zu verwerfen und deshalb sind auch jene gesetzlichen Schutzbestimmungen als allein wirksam zu bezeichnen, die so streng sind, daß sie die Kinderarbeit dem Unternehmer nicht mehr gewinnbringend erscheinen lassen.

Von diesem Ziel sind wir in Deutschland leider noch weit entfernt, wenn auch das Kinderschutzgesetz vom 30. März 1905 wenigstens einen Anfang zu ernsthaften Reformen gemacht hat. Aber selbst nach diesem Gesetz dürfte noch eine halbe Million Kinder in Industrie, Handel, Verkehr und Schankgewerbe beschäftigt werden. Das Gesetz beschränkt die Arbeitszeit erheblich, läßt aber viele Ausnahmen zu, besonders, wenn die Kinder von den Eltern selbst beschäftigt werden. Es beseitigt dort, wo es, was nicht in allen Landesteilen der Fall ist, strenge gehandhabt wird, zwar die größten Mißstände, ist aber vom ärztlichen Standpunkte aus noch durchaus unbefriedigend. Es ist daher wünschenswert, daß die namentlich an den Namen des Rixdorfer Lehrers Agahd sich knüpfende Bewegung für Erweiterung des Kinderschutzes und Einschränkung der Kinderarbeit weitere Fortschritte macht und zu einer Macht wird, mit der Oeffentlichkeit, Unternehmertum und Behörden rechnen müssen. Der größte Mangel des Kinderschutzgesetzes liegt aber darin, daß die in der Landwirtschaft und die mit Hausarbeit beschäftigten Kinder nicht unter die Bestimmungen des Gesetzes fallen, obgleich auch hier sehr häufig eine gesundheitsschädliche Ueberanstrengung kindlicher Arbeitskräfte stattfindet.

Die Reform des Schulbetriebes und die Einschränkung der Kinderarbeit mit dem Endziel ihrer völligen Beseitigung, das sind die Forderungen, die erfüllt werden müssen, wenn das Kindesalter von 5—15 Jahren imstande sein soll, die aus der frühen Kindheit überkommenen Fehler auszugleichen und zu beseitigen, anstatt sie, wie gegenwärtig, erst recht zur Entfaltung zu bringen und zu vermehren. Erst in großem Abstande von diesen beiden Forderungen sind die gemeinnützigen Maßnahmen zu erwähnen, die in kleinem Maßstabe sich nützlich erweisen können. Hier sind vor allem die Walderholungsstätten für Kinder anzuführen, die von W. Becher und R. Lennhoff zuerst angeregt und auch ins Werk gesetzt worden sind. Ihr Wert für Erwachsene, für die sie zunächst gedacht waren, ist zweifelhaft, aber für Kinder haben sie sicher einen Nutzen, der ihre Verallgemeinerung in allen Städten wünschenswert macht. Die Kinder können in ihnen den ganzen Tag unter Aufsicht in frischer Waldluft verbringen und beim Einbruch der Dunkelheit in ihre Wohnungen zurückkehren. Die Walderholungsstätten sind wohl geeignet, die schwächlichen Konstitutionen der städtischen Kinder dauernd umzustimmen. Bei der Wirksamkeit der Erholungsstätten für Kinder können auch die Kosten nicht so ins Gewicht fallen wie bei dem fraglichen Nutzen der für Erwachsene bestimmten Walderholungsstätten.

Dagegen ist es tadelnswert, daß einige Wohlfahrtsgesellschaften, die ihre Sache ganz besonders gut machen wollten, der von ihnen errichteten Kinderwalderholungsstätte eine richtige Krankenstation, in der ein Teil der Kinder auch des Nachts bleiben kann, angegliedert haben. Sie haben damit der Ausbreitung der Kinderwalderholungsstätten einen schlechten Dienst erwiesen, indem sie die Tageserholungsstätte, die sich bei ihrer Billigkeit mit geringen Mitteln ins Unbegrenzte verallgemeinern ließe, mit einem teuren und doch minderwertigen Krankenhause belasteten. Es empfiehlt sich, zu dem reinen Typus der Tageswalderholungsstätte zurückzukehren, da solche auch von kleineren Gemeinden und von mit geringen Mitteln arbeitenden Vereinen den bedürftigen Kindern geboten werden können.

In zweckmäßiger Weise verbindet man mit den Kindererholungsstätten auch einen zwanglosen Schulunterricht. Es entsteht dann eine Waldschule, wie sie die Stadt Charlottenburg für kränkliche Kinder eingerichtet hat. Diese Walderholungsstätten mit Schulbetrieb für Kinder haben vielleicht noch eine große Zukunft. Es ist noch gar nicht abzusehen, welche Tragweite sie gewinnen können, wenn wir dereinst unsere Gleichgültigkeit gegenüber der so weit verbreiteten Kränklichkeit der Schulkinder aufgegeben haben werden.

Nerven- und Geisteskrankheiten.

Die Scheidung der in der Regel durch äußere Einflüsse entstandenen
Nervenkrankheiten mit organisch nachweisbaren krankhaften Veränderungen von den vorwiegend endogen begründeten Neurosen und Psychosen
aufrecht zu erhalten, empfiehlt sich auch vom Standpunkte einer sozialpathologischen Betrachtung aus. Die Nervenkrankheiten mit nachweisbar organischen Veränderungen sind in sozialer Hinsicht allerdings
nicht annähernd so wichtig wie die anderen. In der Mitte zwischen
den beiden Gruppen steht der chronische Alkoholismus. Daß gerade
diese sozial so ungemein wichtige Erkrankung sich nicht in die beiden
oben erwähnten Gruppen einreihen läßt, zeigt schon, daß diese Einteilung nicht wesentlich begründet, sondern nur zum Zwecke vor-
läufiger Orientierung konstruiert ist. Diesem Mangel an Genauigkeit
in der Einteilung entspricht auch bei den Neurosen und Psychosen
die Unsicherheit des Krankheitsbildes, das nur in den in der Minderzahl befindlichen ausgeprägten Fällen scharf abzugrenzen ist, in den
überaus häufigen leichten Fällen aber so vieldeutig, verschwommen
und mit dem normalen seelischen Verhalten verwandt erscheint, daß
sich keine klassifizierbare Erkrankung mehr abhebt, sondern nur eine
allgemeine psychische Minderwertigkeit von proteusartiger Gestalt festgestellt werden kann, die mit unklaren Sammelnamen verschiedenster
Art belegt wird. Daß die dieser Schicht angehörigen Fälle eine hervorragende sozialpathologische Bedeutung bieten, ist eine besondere
Schwierigkeit unserer Betrachtung.

1. Die Krankheiten der peripheren Nerven.

Die krankhaften Störungen der empfindungsvermittelnden
Nervenbahnen führen zu den mannigfachsten Krankheitsbildern, die
von der neueren Nervenheilkunde bereits eingehend beschrieben worden
sind. So lehrreich diese Fälle sein mögen, sind sie doch auch so
selten, daß wir sie in unserer Betrachtung vernachlässigen können.
Allein die eigentlichen Neuralgien und hier wieder die häufigste, die

Ischias, die Neuralgie des großen Nervenstammes, der das Bein versorgt, werden häufig beobachtet und geben Anlaß zu von Zeit zu Zeit sich wiederholenden Schmerzanfällen, die lange Arbeitsunfähigkeit mit sich führen. Nach der Leipziger Krankheitsstatistik kamen unter 100000 ein Jahr lang beobachteten männlichen Versicherungspflichtigen 477 Fälle von Neuralgien vor, von denen 2 tödlich endeten und die zusammen 11329 mit Arbeitsunfähigkeit einhergehende Krankheitstage beanspruchten. Bei den weiblichen Versicherungspflichtigen wurden 439 Fälle mit 1 Todesfall und 8793 Krankheitstagen gezählt. Außerdem kamen unter 100000 ein Jahr lang beobachteten männlichen Versicherungspflichtigen 45 Fälle von Migräne vor, die zusammen 733 mit Arbeitsunfähigkeit einhergehende Krankheitstage beanspruchten. Bei den weiblichen Versicherungspflichtigen wurden 96 Fälle und 1762 Krankheitstage gezählt.

Die Krankheiten der bewegenden Nerven sind von erheblich größerer Bedeutung. Die Störungen in der Beweglichkeit bestehen, soweit das Nervensystem der Sitz ist, in Lähmungen und Krämpfen. Die Lähmungen können natürlich jedes Muskelgebiet treffen. In der Regel begleiten sie als Symptome andere Krankheiten. So gibt es Lähmungen nach Diphtherie, besonders der Augenmuskeln. Weiter gibt es Lähmungen nach Durchschneidung oder Verletzung von Nervensträngen infolge Unfall, die traumatischen Lähmungen, und solche, die nach Erkältungen auftreten, die rheumatischen Lähmungen. An dieser Stelle ist am bemerkenswertesten die Bleilähmung, die als eine Erscheinungsform der chronischen Bleikrankheit beobachtet wird. Von ihr gilt in sozialpathologischer Hinsicht natürlich das nämliche, was an anderer Stelle über die Bleikrankheit ausgeführt worden ist. Die Lähmungen sind in zahlreichen Fällen durch ärztliche Tätigkeit zu beheben oder wenigstens zu bessern. Die Hauptsache ist, daß sie rechtzeitig in Behandlung kommen, ehe sie sich eingewurzelt haben. Die soziale Versicherungsgesetzgebung hat nach dieser Richtung günstig gewirkt und sicher zahlreiche Erkrankte vor Verkrüppelung bewahrt. Die Ausdehnung der Versicherung auf die Kinder würde diesen günstigen Einfluß noch wesentlich erhöhen. Ausgedehnte und lange bestehende Lähmungen sind in der Regel unheilbar und reihen die Kranken unter die Krüppel ein, deren soziale Stellung unten besprochen werden wird.

Die Krämpfe sind der Ausdruck einer gesteigerten Reizbarkeit der bewegenden Nerven. Es handelt sich hier nicht um die allgemeinen Krampfzustände, die wie bei der Epilepsie von Störungen der Gehirntätigkeit ausgehen, sondern um Zuckungen in örtlich abgegrenzten Nervengebieten. Hierher gehören die Gesichtszuckungen, die „Tics", die sehr entstellen können, und hierher gehören namentlich die Beschäftigungskrämpfe, die sich bei solchen Beschäftigungsarten finden, die umschriebene Muskelgruppen unausgesetzt in Anspruch nehmen. Der bekannteste Beschäftigungskrampf ist der Schreibkrampf, außerdem wird der Violinspielerkrampf, Uhrmacher-, Telegraphisten-, Schneider- und Melkerkrampf beobachtet. Bei den befallenen Personen versagen die für ihren Beruf hauptsächlich in Betracht kommenden Muskeln, die sonst ganz ungestört funktionieren, ihren Dienst, wenn sie die für ihren Beruf bezeichnenden Bewegungen ausführen wollen. Glücklicherweise sind diese Zustände nicht häufig und befallen in der Regel Personen, die auch ohnehin hochgradig nervös sind. Die Beschäftigungskrämpfe machen die Kranken für lange Zeit arbeitsunfähig und trotzen mit großer Hartnäckigkeit der ärztlichen Behandlung, sodaß die meisten Patienten sich nur durch einen Wechsel der Beschäftigung von ihrem Leiden befreien können.

2. Die Krankheiten des Rückenmarkes.

Krankhafte Veränderungen des Rückenmarkes führen zu erheblichen Störungen in der Tätigkeit sowohl der empfindenden wie der bewegenden Nerven, da diese ja alle im Rückenmark zusammengefaßt werden. Bezeichnend für die Rückenmarksleiden ist der schleichende Verlauf, der den Erkrankten fast nie zum Tode, aber sehr häufig zur vollständigen Verkrüppelung führt. Zahlreiche dauernde Schädigungen entstehen natürlich nach schweren Unfällen. Von den übrigen Rückenmarksleiden, die von der neueren Nervenheilkunde mit besonderer Sorgfalt erforscht worden sind, kommt in einer Häufigkeit, die eine sozialpathologische Beachtung verdient, nur die Tabes vor, im Volksmunde Rückenmarksschwindsucht genannt.

Die Tabes ist vorwiegend durch Unsicherheit im Gange, der auch vollständig unmöglich werden kann, Blasenstörungen und Empfindungs- sowie Bewegungsstörungen in den Muskeln der Gliedmaßen gekennzeichnet. Wie die Gehfähigkeit so leidet auch die Greifsicherheit der Hände und damit die Geschicklichkeit zur werktätigen Arbeit. Die Ursache der Tabes sieht die Nervenheilkunde in einer in der Regel Jahrzehnte vorher überstandenen Syphilis.

Die Tabiker der wohlhabenden Stände können in der Regel Jahre, sogar Jahrzehnte lang ihren Berufen nachgehen, während die Tabiker der handarbeitenden Bevölkerung sehr bald invalide werden. In den Krüppel- und Siechenhäusern finden sich daher in der Regel viele Tabiker zusammen. Die Krankheit ist zwar unheilbar, aber doch insofern beeinflußbar, als die Bewegungsstörungen sich lange Zeit durch geeignete Behandlung ausgleichen lassen. Die Verhütung der Tabes deckt sich mit der Verhütung der dem Leiden zugrunde liegenden Syphilis. In der handarbeitenden Bevölkerung ist die Tabes nicht sehr häufig. Nach der Leipziger Krankheitsstatistik kamen unter 100 000 ein Jahr lang beobachteten männlichen Versicherungspflichtigen 20 Fälle von Tabes vor, von denen 2 tödlich endeten und die zusammen 1730 mit Arbeitsunfähigkeit einhergehende Krankheitstage beanspruchten. Als Invaliditätsursache waren Krankheiten des Rückenmarkes bei den Männern bei 21, bei den Frauen bei 10 von 1000 Invalidisierungen nach den Ermittelungen des Reichsversicherungsamtes im Durchschnitt der Jahre 1896—1899 beteiligt.

3. Erworbene Nervosität.

I. Die Häufigkeit jener Nervosität, die nicht auf einer krankhaften Anlage, sondern auf einer Erschöpfung des Zentralnervensystems beruht, dürfte wohl kaum jemand bezweifeln, auch wenn sie durch keine statistischen Angaben verkündet wird. Auch beschränkt sie sich keineswegs, wie man anzunehmen von vornherein geneigt ist, auf die kopfarbeitenden Stände. Denn nach der Leipziger Statistik kamen unter 100 000 ein Jahr lang beobachteten männlichen Versicherungspflichtigen 221 Fälle vor, die zusammen 7306 mit Arbeitsunfähigkeit einhergehende Krankheitstage beanspruchten. Bei den weiblichen Versicherungspflichtigen wurden 214 Fälle mit 6836 Krankheitstagen gezählt.

II. Die Bezeichnung Neurasthenie ist zu dehnbar und zu vieldeutig, als daß man sie zum Ausgangspunkt einer sozialpathologischen Betrachtung machen könnte, da sich unter diese Bezeichnung im ärztlichen Sprachgebrauch alle nervösen Störungen leichter Art, soweit sie das männliche Geschlecht betreffen, geflüchtet haben. Die entschiedene Trennung der erworbenen allgemeinen Nervosität, die sich auf alle Lebensalter erstrecken kann und die bei den Geschlechtern in nicht gar zu sehr verschiedenen Formen auftritt, von jenen angeborenen nervösen Schwächezuständen, die sich bei den weiblichen und männlichen Personen in einer ganz typischen Verschiedenartigkeit äußert, kann allein hier Klarheit bringen. Die erworbene Nervosität ist ein Erschöpfungszustand, der dadurch entsteht, daß die leichten Ermüdungserscheinungen, die zur Ruhe und Erholung drängen, unter dem Einflusse innerer Beweggründe (Strebsamkeit, Ehrgeiz, Geldgier, Pflichtgefühl, Opferwilligkeit) oder infolge äußeren Zwanges nicht beachtet werden, bzw. nicht beachtet werden dürfen, und so fortlaufend das Zentralnervensystem Anstrengungen unterworfen wird, die nicht mehr hinreichend durch Ruhe und ungestörte, ausreichende Nahrungsaufnahme ausgeglichen werden können. Die Erscheinungen bestehen vorwiegend in Kopfdruck, Schwindel, Schlaflosigkeit, Appetitlosigkeit und besonders einem lähmenden Gefühl allgemeiner Hinfälligkeit. Sie treten je nach der Inanspruchnahme des geschwächten Patienten in Schwankungen vom leichten Unwohlsein bis zu schwerer Depression und dauernden hypochondrischen Verstimmungen auf.

W. Hellpach[1]) faßt unter Nervosität „alle jenen erworbenen Abnormitäten zusammen, die durch ein stärkeres Hervortreten der Unlust-, Spannungs- und Erregungsgefühle und durch eine Beschleunigung des Gefühlskontrastes gekennzeichnet sind". Nach seiner Ansicht ist sie „die Zeitkrankheit des kapitalistischen Bürgertums im 19. Jahrhundert, d. h. vornehmlich der spät, aber rapide zum Kapitalismus gelangten Völker, des anglo-amerikanischen und des deutschen also in erster Linie".

III. Ueber die ursächlichen Beziehungen zur Berufstätigkeit sagt Kraepelin[2]) zutreffend: „Ohne Zweifel liegen wesentliche Entstehungsbedingungen des Leidens in einer Ueberanstrengung des Gehirnes. Namentlich scheint es die mit lebhafter gemütlicher Erregung, mit großer Verantwortung verbundene Tätigkeit zu sein, welche das Zustandekommen der chronischen Erschöpfung in besonderem Maße begünstigt. Der stille Gelehrte ist ihr in weit geringerem Grade ausgesetzt als der Kaufmann, der Offizier im Kriege, der Politiker, der beschäftigte Arzt. Es liegt daher in der Natur der Sache, daß vorzugsweise die begabteren, lebhafteren und gebildeteren Menschen den Gefahren der Neurasthenie zugänglich sind. Vielleicht ist dabei der Umstand nicht ganz unbedeutend, daß anscheinend große Uebungsfähigkeit sich häufig mit großer Ermüdbarkeit verbindet. Frauen mit ihrer größeren Erregbarkeit und geringeren Widerstandsfähigkeit sind etwas stärker gefährdet als das männliche Geschlecht, namentlich überlastete Mütter, Lehrerinnen, Krankenpflegerinnen. Anderseits können unzweifelhaft auch regelmäßige körperliche Ueberanstrengungen, wie sie im Kriege, in Manövern, aber auch bei übertriebenen Leibesübungen (Bergsteigen, Rudern, Radfahren) vorkommen, das Bild der nervösen Erschöpfung erzeugen. Weiterhin ist natürlich die allgemeine Lebensweise und die Ernährung von großer Bedeutung. Ein überlastetes, unregelmäßiges, ausschweifendes Leben ohne die ausreichende Erholung durch Ruhe und Schlaf führt auch bei weit geringeren Leistungen viel

---

1) W. Hellpach, Sozialpathologie als Wissenschaft. Archiv f. Sozialwissenschaft und Sozialpolitik. 1904. Bd. 21. H. 2. S. 294.
2) Kraepelin, Psychiatrie. 1899. Bd. 2. S. 50.

rascher zur Neurasthenie, als der geregeltere Tageslauf etwa des Beamten und Lehrers.“

Eine sachlich treffende und zugleich der Form nach meisterhafte Schilderung hat W. Hellpach[1]) von den Beziehungen der Nervosität zu der kulturellen Entwickelung in folgenden Sätzen gegeben: „Wenn uns auch erst die letzten vier Jahrzehnte dem Verständnis der Hysterie näher gebracht haben, so ist die Krankheit dennoch uralt, so alt wohl, wie die Menschheit. Wir wissen jetzt, daß alle Epidemien, jene Tragödien des Aberglaubens und der Zauberei, die uns die Geschichte des Mittelalters meldet, zum guten Teil auf der Grundlage hysterischer Erkrankung erwachsen sind. Ich kann mich des Eindrucks nicht erwehren, daß die Hysterie abgenommen hat. Mit der zunehmenden Entfaltung des Individuums und seiner Bewegungsfreiheit, mit dem Schwinden abergläubischer Vorurteile, mit der Einsicht in das Wesen der Suggestion werden der hysterischen Veranlagung viele Handhaben entzogen, an denen sie angreifen konnte. Die Hysterie ist die Krankheit der Unfreiheit. In diesem Satze liegen auch ihre sozialen Beziehungen eingeschlossen. Allein in dem Maße, wie sie verschwindet, sehen wir ein anderes Leiden an ihre Stelle treten: die Nervosität wird die Krankheit der Freiheit, der an alle Freiheit geknüpften Unsicherheit und Verantwortung. Darum ist auch sie kein ausschließlich modernes Leiden. Vielmehr gewahren wir ihre Spuren da, wo Produktion und Handel in die Formen eines individualistischen Betriebes, des Unternehmertums, einlenken und damit zugleich Reichtum und komfortable Lebensführung sich ausbreiten. Niemals aber ist diese Entwicklung weiter, entschiedener und dauernder gewesen, niemals hat sie so sehr die ganze westeuropäische, amerikanische, japanische Kulturwelt erfaßt, als mit dem Beginn der kapitalistisch-industriellen Aera. Es sind zweierlei Einflüsse, die sich zunächst untergrabend auf die geistige Gesundheit stürzen, und sie verteilen sich auf die Leiter und auf die Arbeiter im Produktionsprozeß. Diese umtobt der monotone Lärm der Maschinenarbeit; und zugleich mit der ganzen Ruhe schwindet bei einer bis aufs äußerste getriebenen Arbeitsteilung die Freude an der Vollendung eines Ganzen, wie sie den Handwerker der kleinbürgerlichen Zeit belohnte. Auf der anderen Seite treibt die freie Konkurrenz den Unternehmer zu immer größerer Anspannung seiner Kräfte, zwingt ihn zu unablässiger Beobachtung aller kleinsten Verschiebungen auf dem Weltmarkte. Ein drittes aber, und dieses dritte

---

1) W. Hellpach, Die Grenzwissenschaften der Psychologie. Die biologischen und soziologischen Grundlagen der Seelenforschung, vornehmlich für die Vertreter der Geisteswissenschaften und Pädagogik. Leipzig 1902.

erscheint mir als das allerwichtigste, gesellt sich hinzu und beunruhigt den Arbeiter wie den Kapitalisten in gleicher Weise. Es ist das Gefühl von der Unsicherheit der wirtschaftlichen Existenz. Und alles das wird umflossen von dem eisigkalten Glanze der modernen Aufklärung, mit dem Fehlen all der schönen alten Tröstungen, Hoffnungen und Ideale. Wie ein Alp liegt die Einsicht in die ungeheure Gewalt der naturgesetzlichen und wirtschaftlichen Notwendigkeit über den Menschen, und noch stehen Kunst und Religion erst bei den Anfängen des Versuches, auch dieser harten Erkenntnis einen verklärenden Schleier zu weben. Dafür aber bietet das Großstadtleben und jetzt auch das der mittleren und kleinen Städte schon eine wahre Flut von auf- und überreizenden Genüssen, von erschlaffenden Raffinements, die den geplagten Menschen für eine Stunde all seine Sorgen vergessen lassen, damit sie, wenn der kurze Rausch der Ernüchterung weicht, desto grauer und quälender auf ihn einstürmen. Auf diesem Boden wuchert in üppigster Fruchtbarkeit die Nervosität." Nirgends ist je in so zutreffender und zugleich geistreicher Weise die Abhängigkeit eines pathologischen Zustandes von der Umwelt geschildert worden.

Keineswegs leiden nur die Angehörigen der besseren Stände an Nervosität, wie das häufig irrtümlich angenommen wird. Vielmehr bieten die Lebensbedingungen des modernen Industrieproletariates ebenfalls einen Nährboden für die Entstehung der Nervosität. Nicht nur sind hier die besonderen Berufseigentümlichkeiten (Nachtarbeit, Einförmigkeit und Länge der Arbeitszeit) als Ursache anzuschuldigen, sondern auch die allgemeinen Bedrohungen der Existenz des Arbeiters durch die Zeiten der Arbeitslosigkeit, die Unregelmäßigkeit in der Beschäftigung und der Unsicherheit der Lebenslage selbst. Die Nervosität wird so zu einer Massenerscheinung, die dem industriellen Proletariat unserer Großstädte jenen Zug der Verbitterung und Unzufriedenheit verleiht, der der landwirtschaftlichen Arbeiterschaft trotz ihrer durchweg schlechteren Lebenshaltung in der Regel fehlt. Die unerfreulichen Begleiterscheinungen, die besonders in Ländern, die wie Deutschland noch im Uebergangsstadium vom reinen Agrar- zum überwiegenden Industriestaat begriffen sind, die unvermeidlichen Streitigkeiten zwischen Arbeitgebern und Arbeitnehmern zu begleiten pflegen und nicht selten das ganze politische und gesellschaftliche Leben eines Volkes vergiften, sind sicher zum großen Teil auf diese Nervosität als Massenerscheinung zurückzuführen.

V. Die erworbene Nervosität ist im Gegensatz zu den angeborenen nervösen Schwächezuständen heilbar, wenn den Erkrankten zur rechten Zeit ausgiebige Ruhe, am besten außerhalb ihrer gewohnten Umgebung, geboten wird. Die Sanatorien der besseren Stände verdanken diesen Heilungen ihren Ruf. Um auch den Nervösen der unteren Volksschichten die Möglichkeit einer Sanatoriumsbehandlung zu bieten, hat man in den letzten Jahrzehnten auch Volksheilstätten für Nervenkranke gegründet. Die Erfolge würden dort noch besser sein, als in den Anstaltsberichten zutage tritt, wenn man sich hier wirklich auf die Behandlung der erworbenen Erschöpfungsnervosität beschränken würde und von den in der Regel doch vergeblichen Heilversuchen an den geborenen Psychopathen, die aussichtsreichen Fällen den Platz fortnehmen, absehen würde.

VI. Die Ursachen der allgemeinen erworbenen Nervosität werden erheblich eingeschränkt werden, wenn die sozialen Verhältnisse an und für sich stabiler werden und der „Amerikanismus" der industriellen Entwicklung einem ruhigeren Schrittmaß Platz gemacht haben wird. Auch das Streben nach größerer Sicherung und Beständigkeit der Lebensverhältnisse des auf Tagelohn angewiesenen Arbeiters, wie sie besonders in Deutschland behördlicherseits durch die soziale Arbeiterversicherung, von der Arbeiterschaft selbst durch gewerkschaftlichen Zusammenschluß angestrebt wird, dürfte für die Zukunft günstig auf die Verhütung der Nervosität in den breiten Volksschichten einwirken.

4. Alkoholismus.

I. Ueber die Bedeutung des mißbräuchlichen Alkoholgenusses auf die Entstehung von Krankheiten und krankhaften Zuständen werden gegenwärtig kaum mehr Zweifel laut. Erst durch das Aufblühen der medizinischen Wissenschaft wurde diese Erkenntnis angebahnt. Es ist das Verdienst der Aerzte, auf fast allen Sondergebieten ihrer Wissenschaft, besonders der Physiologie, der pathologischen Anatomie, der Neurologie und Psychiatrie früher nicht geahnte Zusammenhänge zwischen Alkoholgenuß und Veränderungen des menschlichen Körpergewebes in Bau und Leistung nachgewiesen zu haben. Alle Methoden der exakten Naturforschung, die makro- und mikroskopische Betrachtung, die klinische Beobachtung, das Experiment und der Tierversuch haben diesem Studium, das noch heute nicht abgeschlossen ist, dienen müssen.

Diese Einbeziehung des Alkoholismus in den Geltungsbereich der Medizin und Hygiene datiert erst etwa seit der Mitte des neunzehnten Jahrhunderts. Bis dahin gingen die Erörterungen über den Alkoholismus fast ausschließlich von den Moralisten aus. Geistliche ohne Unterschied des Bekenntnisses beherrschten das Feld. Ihre sehr einfache und bequeme Ansicht, daß das Laster die Ursache des Alkoholismus und die Tugend das einzige wirksame Mittel zu seiner Ausrottung sei, gab zwar Anlaß zu gewaltigem sittlichen Pathos und Stoff zu Kanzelreden im großen Stil, blieb aber für eine wissenschaftliche Erkenntnis der Ursachen des Alkoholismus und eine daraus folgende zweckentsprechende Bekämpfung gleich unfruchtbar. Noch gegenwärtig leiden wir in der Bewegung zur Bekämpfung des Alkoholismus unter dieser zwiespältigen Anschauung, der moralischen und der ausschließlich medizinischen. Namentlich die Beurteilung und Behandlung der auffallendsten Erscheinungen des Mißbrauches alkoholischer Getränke, der Trunksucht, ringt infolge dieses Zwiespaltes noch mit Schwierigkeiten, die erst in letzter Zeit zu weichen beginnen.

Die Aerzte, die sich eingehend mit der Alkoholfrage befaßten, erkannten bald, daß sie neben der biologisch-medizinischen auch eine soziologisch erfaßbare Seite hat. Es ist gewiß kein Zufall, daß die erste umfassende Monographie[1]) über den Alkoholismus, die in deutscher Sprache erschien, auch das erste medizinische Buch ist, in dem der individuelle Teil vom sozialen räumlich getrennt behandelt wird. Auch der Verfasser[2]) hat die ihm eigentümliche Methode, medizinische Fragen im Lichte der Sozialwissenschaften zu sehen, zuerst mit Bewußtsein an der Alkoholfrage erprobt und ausgebildet.

Die ungeheure Verbreitung des Genusses alkoholischer Getränke kann nur verstanden werden, wenn man sich die psychologische Grundlage des Alkoholbedürfnisses klar macht. Die Empfindungen und Vorstellungen hören dadurch auf für uns gleichgültig zu sein, daß sie von Gefühlen der Lust oder Unlust begleitet sind. Die Summe aller grade im Bewußtsein gegenwärtigen Gefühle, von denen keines in bestimmter Weise hervortritt, macht die Stimmung aus. In jedem Augenblicke unseres bewußten Lebens besteht eine Stimmung, bei der entweder mehr die Lustgefühle oder die Unlustgefühle vorherrschend sind. Die Stimmung ist deshalb eine freudige, gehobene oder eine gedrückte. Die Stimmung wird beeinflußt durch in unserer Gedankenwelt entstandene Vorstellungen, mehr aber noch durch Zustände der Außenwelt und der Umgebung, in der wir uns gerade befinden und der wir Sinneseindrücke entnehmen. Außerdem steht dem Menschen aber noch ein Mittel zur Verfügung, ganz unabhängig von der Erregung seiner Sinnesorgane durch Erscheinungen der Außenwelt Lustgefühle hervorzurufen: die Einverleibung der narkotischen, unmittelbar auf die Großhirnrinde wirkenden Mittel. Eines der wich-

---

1) A. Baer, Der Alkoholismus. Berlin 1878.
2) A. Grotjahn, Der Alkoholismus. Leipzig 1898.

tigsten derartigen Mittel ist eben der Alkohol, der schon in ganz kleinen Gaben diese Wirkung ausübt. Durch wenige Schluck eines alkoholischen Getränkes können wir uns eine gedrückte Stimmung weniger fühlbar machen, ja geradezu in eine gehobene überführen oder eine gehobene noch steigern. Dieser euphorischen Wirkung hat der Alkohol in erster Linie seine Verbreitung und Wertschätzung zu verdanken; denn wir haben in ihm ein schnell wirkendes und leicht zugängliches Mittel, durch das wir unabhängig von den der Außenwelt entnommenen Wahrnehmungen augenblicklich unsere Stimmung günstig beeinflussen können.

Mit der Stimmung verwandt, aber wohl von ihr zu unterscheiden, sind die Gemeingefühle; sie nehmen ihren Ursprung aus dem körperlichen Binnenleben und werden durch Veränderungen in den Körpergeweben hervorgerufen. Die wichtigsten Gemeingefühle sind Hunger, Durst und Ermüdung; sie drängen uns zu Befriedigung eines körperlichen Bedürfnisses hin, der Hunger zum Essen, der Durst zum Trinken, die Ermüdung zur Ruhe. Das Gemeingefühl kann schon stark ins Bewußtsein getreten sein, ohne als Unlust empfunden zu werden. Der Mensch kann sehr ermüdet und trotzdem heiter und vergnügt sein. Bald aber erreicht das Gemeingefühl eine Höhe, bei der es befriedigt werden muß, wenn nicht ein Unlustgefühl, das sich bis zur Unerträglichkeit steigert, eintreten soll. Der Alkohol hat nun die Fähigkeit, einige dieser Gemeingefühle so sehr aus dem Bewußtsein schwinden zu lassen, daß noch eine lange Zeit vergehen kann, ehe das Gemeingefühl so unerträglich wird, daß es unbedingt befriedigt werden muß. So kann man durch Genuß von alkoholhaltigen Getränken bis zu einem gewissen Grade das Gefühl des Hungers zum Schweigen bringen. Noch deutlicher zeigt sich der Einfluß des Alkohols auf das Ermüdungsgefühl. Schon die geringsten Gaben vermögen es zu verscheuchen oder sein Eintreten über die Norm zu verzögern. Dadurch entsteht der Eindruck einer erhöhten Leistungsfähigkeit, der viel zur Verbreitung der Anschauung von der stärkenden Eigenschaft der alkoholischen Getränke beigetragen hat. Das Gefühl der Ermüdung tritt erfahrungsgemäß früher ein, als der Organismus wirklich zu arbeiten unfähig ist. Das Gemeingefühl ist also eine Vorsichtsmaßregel, die sich bei den Lebewesen herausgebildet hat, um zu verhüten, daß der Mensch zu häufig bis an die Grenze seiner Leistungsfähigkeit geht. Wird nun durch Genuß von Alkohol das Ermüdungsgefühl unterdrückt, so können die Leistungen leicht bis an die Grenzen der Arbeitskraft oder gar über diese hinaus ausgedehnt werden. Es liegt auf der Hand, von welcher Wichtigkeit diese Wirkung auf die

Verbreitung der alkoholischen Getränke in der arbeitenden Bevölkerung ist.

Wie allgemein auch das Alkoholbedürfnis und seine mißbräuchliche Befriedigung ist, so herrschen doch innerhalb der einzelnen Rassen, Völker und Bevölkerungsschichten große Verschiedenheiten, und zwar: 1. nach Klima und Rasse, 2. nach den Formen des geselligen und öffentlichen Lebens, 3. nach Umfang und Form der Produktion der alkoholhaltigen Getränke und 4. nach der sozialen Umwelt der Verbraucher.

Einen Ueberblick über diese Verschiedenheit bietet uns die Alkoholkonsumstatistik der einzelnen Länder, deren Ergebnisse allerdings infolge der recht verschiedenen Art ihrer Erhebung nicht ohne weiteres vergleichbar sind.

Die beste internationale Alkoholkonsumstatistik dürfte immer noch die durch E. Rösle[1] zusammengestellte sein. Es seien aus seiner Zusammenstellung hier einige Daten wiedergegeben, die sich trotz mancher Verschiedenheit bezüglich ihrer Zuverlässigkeit, über deren Beurteilung auf die Quelle selbst hingewiesen werden muß, wohl zu einem historischen und geographischen Vergleich eignen.

Auf den Kopf der mittleren Bevölkerung entfielen durchschnittlich jährlich Liter **Bier**:

den Jahren	Belgien	Dänemark	Deutsches Zollgebiet	Bayern	Württemberg	Baden	Frankreich	England	Italien	Holland	Norwegen (ohne Schweden)	Oesterreich-Ungarn	Rußland	Schweden	Schweiz	Spanien	Ver. Staaten von N.-A.
1831—40	137	—	—	—	—	—	—	—	—	—	—	—	—	—	—	—	—
1841—50	122	—	—	—	—	—	—	—	—	—	—	—	—	—	—	—	—
1851—55	130	—	—	—	—	—	16	107	—	—	—	—	—	—	—	—	—
1856—60		—	—	—	—	—			—	—	—	—	—	—	—	—	—
1861—65	146	—	—	—	—	—	19	111	—	—	—	—	—	—	—	—	—
1866—70		—	—	—	—	—		130	—	—	—	—	—	—	—	—	—
1871—75	171	—	90	—	204	78	19	146	—	—	17	34	—	—	—	—	26
1876—80	171	—	87	229	186	75	21	150	—	25	20	31	—	—	—	—	27
1881—85	166	—	87	211	153	78	23	125	0,7	26	17	—	—	—	—	1,3	38
1886—90	171	—	100	218	168	95	22	127	0,8	26	15	32	3,3	26	40		47
1891—95	183	87	109	226	177	103	23	135	0,6	28	20	39	3,3	32	52	1,3	58
1896—1900	208	97	123	244	188	155	25	144	0,6	31	20	45	4,3	50	67	—	59
1901—1905	218	95	119	237	172	157	36	133	0,8	31	16	42	4,9	59	64	3,0	67
1906	225	96	118	239	173	161	37	125	1,2	30	—	43	—	62	71	—	76
1907	223	94	118	240	169	158	36	125	—	29	14	45	—	59	72	—	80
1908	213	95	111	235	154	150	38	121	—	27	14	—	—	58	76	—	79
1909	—	—	100	230	—	146	—	117	—	—	—	—	—	50	—	—	75

1) E. Rösle, Artikel: „Alkoholkonsumstatistik" im Handwörterbuch der sozialen Hygiene. Herausg. von A. Grotjahn und J. Kaup. Leipzig 1912.

Auf den Kopf der mittleren Bevölkerung entfielen durchschnittlich jährlich Liter **Wein**:

In den Jahren	Belgien	Dänemark	Deutsches Reich	Württemberg Wein	Württemberg Most	Frankreich	Griechenland	Spanien	England	Italien	Holland	Norwegen	Oesterreich-Ungarn	Rußland	Schweden	Schweiz
1831—40	2,0	—	—	—	—	—	—	—	—	—	—	—	—	—	—	—
1841—50	2,1	—	—	—	—	—	—	—	—	—	3,0	0,7	—	—	—	—
1851—55	}2,3	—	—	—	—	{60	—	—	—	—	2,2	0,7	—	—	}0,4	—
1855—60		—	—	—	—	95	—	—	1,0	—	2,2	0,4	—	—		—
1861—65	}2,9	—	—	—	—	{120	—	—	1,1	—	1,9	0,45	—	—	}0,4	—
1866—70		—	—	—	—	139	—	—	2,1	—	1,95	0,6	—	—		—
1871—75	3,9	}1,4	—	—	—	{153	—	—	2,4	—	2,2	0,9	}22,4	—	}0,8	—
1876—80	3,7		—	—	—	117	—	—	2,2	—	2,3	0,9		—		—
1881—85	3,4	}1,2	—	25,7	—	115	—	—	1,8	72,5	2,6	0,9	—	—	}0,6	—
1886—90	3,3		{5,8	22,1	43,9	95	—	115	1,7	99,0	2,4	0,9	20,0	—		—
1891—95	3,9	1,6	5,4	22,1	36,3	108	—	86	1,7	93,0	2,3	1,2	13,2	3,3	0,6	67
1896—1900	4,3	1,7	5,9	24,1	51,9	130	—	103	1,8	92,0	2,0	2,5	14,6	3,7	0,7	73
1901—1905	4,6	1,5	6,6	—	41,8	139	42,2	85	1,6	114,0	1,8	1,6	17,7	4,0	0,6	74
1906	5,1	—	—	—	—	142	—	—	1,3	85,0	1,6	1,0	—	—	—	55
1907	4,7	—	4,9	—	—	176	—	—	1,3	—	1,6	1,1	—	—	—	55
1908	4,6	—	6,0	—	—	166	—	—	1,1	—	1,5	—	—	—	—	70
1909	—	—	4,0	—	—	149	—	—	1,1	—	1,4	—	—	—	—	—

Auf den Kopf der mittleren Bevölkerung entfiel durchschnittlich ein **Branntwein**verbrauch nach absolutem Alkohol:

In den Jahren	Belgien	Dänemark	Deutsches Branntweinsteuergebiet	Frankreich	England	Italien	Holland	Norwegen	Oesterreich-Ungarn	Rußland	Schweden	Schweiz	Spanien
1831—35	}3,45	—	—	—	—	—	{5,25	—	—	—	—	—	—
1836—40		—	—	—	—	—	5,05	—	—	—	—	—	—
1841—45	}3,05	—	—	—	—	—	{4,15	—	—	—	—	—	—
1846—50		—	—	—	—	—	3,5	—	—	—	—	—	—
1851—55	}3,1	—	—	{2,8	—	—	3,75	3,65	—	—	—	—	—
1856—60		—	—	{2,75	2,6	—	3,85	2,75	—	—	4,1	—	—
1861—65	}4,0	—	—	{2,3	2,75	—	4,0	2,2	—	4,9	5,3	—	—
1866—70		—	—	{2,5	2,5	—	3,8	2,4	—	4,3	4,45	—	—
1871—75	3,8	}9,3	{4,65	2,6	3,0	0,5	4,35	2,85	}3,7	{4,65	5,9	—	—
1876—80	4,6		{4,45	3,05	3,0	0,525	4,9	2,45		{3,8	5,05	—	—
1881—85	4,45	8,9	—	3,9	2,7	1,15	4,7	1,2	3,5	3,4	4,0	—	—
1886—90	4,45	7,1	4,25	3,9	2,5	0,6	4,95	1,5	4,4	2,8	3,5	2,9	2,1
1891—95	4,85	7,6	4,4	4,25	2,6	0,6	4,45	1,75	5,25	2,45	3,35	3,05	2,85
1896—1900	4,45	7,4	4,35	4,5	2,75	0,57	4,15	1,35	5,25	2,55	4,0	2,6	—
1901—1905	3,5	7,5	4,05	3,5	2,6	0,65	3,9	1,6	5,15	2,5	3,8	2,0	—
1906	—	6,25	3,8	3,55	2,35	0,725	3,7	—	—	2,95	3,6	—	—
1907	—	5,85	4,0	3,3	2,35	—	3,65	—	—	2,9	3,7	—	—
1908	—	6,25	3,8	3,45	1,8	—	3,5	—	—	2,8	3,3	—	—
1909	—	5,8	4,2	—	2,55	—	—	—	—	—	3,0	—	—
1910	—	—	2,8	—	—	—	—	—	—	—	—	—	—

Aus der Tabelle über den Bierkonsum geht hervor, daß Dänemark, Belgien und die süddeutschen Staaten am meisten verbrauchen und, was nicht allgemein bekannt zu sein pflegt, der Durchschnittsverbrauch in Deutschland niedriger ist als in England. Der Weinkonsum gewinnt in Frankreich eine außerordentliche Höhe. Der Branntweinverbrauch ist in Dänemark am höchsten, aber auch sehr hoch in Belgien, Deutschland, Frankreich, Holland und Oesterreich-Ungarn. Selbst in den Ländern, in denen die Enthaltsamkeitsbewegung mächtig ist, wie in Schweden, England und den Vereinigten Staaten, ist der Branntweinverbrauch höher, als man annehmen sollte. Allgemein ist aber in diesen Tabellen ein Zurückgehen des Genusses alkoholhaltiger Getränke zu verzeichnen. Es scheint nun doch der Höhepunkt überschritten zu sein und die Mäßigkeits- und Enthaltsamkeitsbewegung langsam an Einfluß zu gewinnen.

E. Rösle gibt dann weiterhin eine lehrreiche Uebersicht über den jährlichen Gesamtalkoholverbrauch der einzelnen Völker, berechnet auf den Kopf der mittleren Bevölkerung im Durchschnitt der Jahre 1901 bis 1905 und bezogen auf den absoluten Alkohol, den die einzelnen Getränke erfahrungsgemäß enthalten. Danach werden Liter absoluten Alkohols in Gestalt von alkoholhaltigen Getränken jährlich getrunken in:

	In Gestalt von Bier	Wein	Branntwein	insgesamt
Frankreich	1,4	16,7	3,5	21,6
Italien	0,03	13,7	0,65	14,4
Belgien	8,7	0,55	3,5	12,8
Schweiz	2,6	7,4	2,0	12,0
Dänemark	2,69	0,18	7,05	9,9
England	6,65	0,24	2,6	9,5
Deutschland . . .	4,76	0,66	4,05	9,5
Oesterreich-Ungarn .	1,68	2,12	5,15	8,95
Bulgarien	0,68	6,17	0,68	7,5
Ver. Staaten v. N.-Am.	3,35	0,27	2,65	6,3
Schweden	1,67	0,13	3,8	5,6
Rumänien	0,04	2,52	2,0	4,6
Rußland	0,18	0,6	2,6	3,4
Norwegen	0,6	0,2	1,6	2,4
Finnland	0,34	0,6	1,4	2,3

Aus dieser Tabelle geht mit besonderer Deutlichkeit hervor, wie weit Frankreich alle übrigen Länder an Alkoholverbrauch übertrifft. Es folgen Italien, Belgien und Schweiz. Etwa in der Mitte stehen Dänemark, Deutschland, England und Oesterreich-Ungarn. Auffallend ist die niedrige Kopfquote in Rußland, die weniger in der Mäßigkeit der Russen als in ihrer Armut und in dem Mangel an Bier und Wein ihre Ursache hat. Trotz Wohlhabenheit mäßig sind dagegen die nordischen Länder Schweden, sowie besonders Norwegen und Finnland. Es ist gewiß kein Zufall, daß gerade Frankreich, das an dem einen

Ende dieser Tabelle steht, mit dem höchsten Alkoholverbrauch ungünstige Bevölkerungsbewegung, hohe Irrenzahl, Steigen der Selbstmorde usw. verbindet, während die an dem anderen Ende stehenden
Länder Schweden und Norwegen die denkbar günstigsten Bevölkerungs-,
Krankheits- und Sterblichkeitsverhältnisse aufweisen.

II. Unter der Bezeichnung „chronischer Alkoholismus" faßt
die medizinische Wissenschaft die Summe aller durch den mißbräuchlichen Genuß alkoholhaltiger Getränke gesetzten dauernden pathologischen Gewebsveränderungen und die dadurch bedingten klinischen Erscheinungen zusammen. Diese krankhaften Erscheinungen sind außerordentlich mannigfach. Es gibt kein Organ des menschlichen Körpers,
das nicht durch den Mißbrauch alkoholhaltiger Getränke erkranken
könnte. Aus der Fülle der Erscheinungen lassen sich jedoch einige
festbegrenzte Typen herausheben, die wegen ihres häufigen Vorkommens
ein besonderes sozialpathologisches Interesse erheischen.

Im Vordergrunde der durch den Alkohol gesetzten Schädigungen
stand in früherer Zeit die eigentliche Trunksucht, wohl deshalb,
weil der Alkoholismus in dieser Erscheinung seinen auffallendsten und
zugleich widerwärtigsten Ausdruck findet. Die Trunksucht ist dadurch
gekennzeichnet, daß dem Betreffenden die Einverleibung beträchtlicher
Mengen möglichst konzentrierter alkoholhaltiger Getränke meist bis zur
vollständigen Berauschung zu einem unabweisbaren Bedürfnis wird, das
in stets kürzeren Zeiträumen Befriedigung verlangt. Außer allen möglichen entzündlichen Erscheinungen bilden sich beim Trunksüchtigen
besonders psychische krankhafte Veränderungen aus. Auf dem Gebiete
der intellektuellen Leistungen beginnt sich schon frühzeitig eine deutliche Herabminderung geltend zu machen, die später geradezu in einen
intellektuellen Schwächezustand ausartet; die aus richtigen Sinnes-
wahrnehmungen stammenden Vorstellungen treten nicht mehr mit jener
Lebendigkeit in das Bewußtsein und werden dort nicht in dem Maße
festgehalten, wie das in normalem Zustande der Fall ist. Die Verarbeitung der Sinneseindrücke und die Aufspeicherung von Vorstellungen
im Gedächtnis ist nur unvollkommen. Das Erinnerungsvermögen leidet
sehr, besonders das Gedächtnis für zeitlich naheliegende Ereignisse läßt
auffallend nach. Die Ideenverknüpfungen vollziehen sich nicht mehr
so genau wie früher. Die geistige Arbeit ist in jeder Weise erschwert.
Die Verstandestätigkeit wird schwächer und schwächer. Die fortschreitende geistige Schwäche leitet langsam aber sicher zu einem
Sinken der Urteilskraft hinüber, die für den Trinker und das Verhältnis zu seinen Mitmenschen verhängnisvoll wird. Zunächst verläßt
ihn der letzte Rest der Einsicht in die schädlichen Folgen des Alkohol-

mißbrauches. Das Bestreben, den Alkoholgenuß in bestimmten Grenzen zu halten, schwindet mehr und mehr. Bald bildet sich die Unfähigkeit aus, auch nur für kurze Zeit ohne Alkohol auskommen zu können: der Trinker wird zum Trunksüchtigen.

Mit dem Sinken der Urteilskraft ist auch einer Abstumpfung gegen die Gebote des Anstandes und der guten Sitte der Weg geebnet. Zynische Sprechweise und obszöne Handlungen kennzeichnen dieses Stadium, das den Uebergang zu einem Zustande bildet, in dem der moralische Defekt alle anderen seelischen Eigentümlichkeiten an Wichtigkeit übertrifft. Von jetzt ab ist es dem Kranken unmöglich, seinem Hang zum Trinken auch nur die geringsten Zügel anzulegen. Der körperliche Verfall ist dann auch schon so weit fortgeschritten, daß der Trinker sich ohne eine bestimmte Menge Alkohol kaum aufrecht zu erhalten vermag. Die Willensschwäche und Haltlosigkeit in moralischen Konflikten äußert sich znnächst in der Vernachlässigung der aus dem Familienverhältnis erwachsenden Pflichten; später fallen auch andere Pflichtenkreise der Gewissenslosigkeit anheim. In Verbindung mit den großen Affektschwankungen, denen der Trunksüchtige im Rausch unterliegt, führt die moralische Schwäche nicht selten zu zwei besonderen Erscheinungen: zum Selbstmord, herbeigeführt durch Lebensüberdruß und krankhaft gesteigertes Ekelgefühl vor sich und der Welt, und zweitens zu den Gewalttätigkeiten gegen die Umgebung als Ausfluß einer keine Schranken kennenden Zornmütigkeit. Die psychischen Störungen nehmen vorübergehend die bekannte stürmische Form des eigentlichen Säuferwahnsinns an.

Die Trunksucht ist gewiß eine folgenschwere und häufige Erkrankung. Aber in ihr erschöpft sich nicht entfernt der Schaden, den der mißbräuchliche Genuß geistiger Getränke auf dem Gebiete der Volksgesundheit anrichtet. Auch ohne daß es zur Trunksucht kommt, verursacht der gewohnheitsmäßige Genuß von alkoholhaltigen Getränken bleibende Schädigungen des Körpergewebes und dauernde Beeinträchtigung seiner Funktion. Hier ist dann die Regelmäßigkeit oder Häufigkeit des Genusses das eigentliche Schädigende, hinter dem die Höhe der jedesmal eingeführten Menge an Bedeutung zurücktritt. Der chronische Alkoholismus erscheint hier besonders in der Form von entzündlichen Affektionen an fast allen Teilen des Verdauungskanales und an den großen Drüsen des Bauches. Bezeichnend ist daher, daß an den verschiedensten Stellen zu gleicher Zeit krankhafte Veränderungen hervorgerufen werden. Die chronischen katarrhalischen Reizzustände werden besonders dadurch gefährlich, daß sie den Boden für das Entstehen schwerer Krankheit anderer Art abgeben.

Als besonders wichtig verdienen ferner aus der Fülle der Erscheinungsformen des chronischen Alkoholismus die Schädigungen des Herzens und der Blutgefäße hervorgehoben zu werden. Auch wenn sich der Genuß noch in verhältnismäßigen Grenzen hält und der Genießende sich, dem Sprachgebrauche nach, noch nicht geradezu als Trinker bezeichnen zu lassen braucht, bilden sich doch durch jahrelange Einverleibung alkoholhaltiger Getränke schließlich ernste Schädigungen der Blutkreislaufsorgane heraus. Besonders ist dies bei den Biertrinkern der Fall, bei denen zu den Schädigungen des Herzens durch den Alkohol noch jene Schädigung hinzukommt, die dem Körper durch den Zwang erwächst, eine so erhebliche Flüssigkeitsmenge zu bewältigen. Der Beziehungen des Alkoholismus zu den Erkrankungen der Kreislauf- und Verdauungsorgane ist bereits bei der Besprechung dieser Krankheiten gedacht worden.

Die bis jetzt geschilderten Erkrankungen lassen sich sämtlich auf die Wirkung des fortgesetzten Alkoholmißbrauches direkt zurückführen. Entweder sind sie typisch für diesen Mißbrauch oder es sind Krankheiten, die im Alkohol ihre häufigste, wenn auch nicht ausschließliche Ursache haben.

Damit sind aber die Schädigungen nicht erschöpft, die der Alkohol im Körper anrichtet. Es gibt noch eine ganze Reihe von Krankheiten, die zwar nicht nachweisbar die unmittelbare Folge des Alkoholmißbrauches sind, aber die doch nach Uebereinstimmung der ärztlichen Beobachter auf diesem Boden besonders häufig vorkommen oder besonders unangenehm verlaufen, wie Lungenentzündung, Nierenleiden, Aderverkalkung und Erkrankungen der Sinnesorgane in den verschiedensten Formen.

Bezeichnend ist, daß der Spirituosenmißbrauch krankhafte Veränderungen in den verschiedensten Organen des menschlichen Körpers zur gleichen Zeit hervorruft. Kaum jemals finden wir beim Trinker nur eine der oben beschriebenen Zustände für sich allein ausgebildet, sondern in der Regel zeigt eine ganze Reihe von Organen mehr oder minder ausgedehnte krankhafte Gewebsveränderungen. Jedenfalls unterliegt es keinem Zweifel, daß der gegenwärtig in den europäischen Kulturländern übliche Genuß alkoholhaltiger Getränke auch dann schon Schädigungen der Gesundheit und Kürzung der Lebensdauer herbeiführt, wenn er gerade kein exzessiver ist. Denn wenn in der Schweiz nachgewiesen ist, daß der zehnte Todesfall der erwachsenen männlichen Bevölkerung mittelbar oder unmittelbar auf Alkoholismus zurückzuführen ist, so ist damit nicht bewiesen, daß jeder zehnte Schweizer ein Trinker ist, sondern daß der dort übliche Alkoholgenuß schon ausreicht, bei dem zehnten Teil der männlichen Bevölkerung eine schwere Beeinträchtigung der Gesundheit zu setzen.

III. Das Alkoholbedürfnis äußert sich individuell in zwei Richtungen, die wohl voneinander zu unterscheiden sind, wenn sie auch häufig ineinander übergehen, einmal in der Neigung zum gewohnheitsmäßigen Genuß kleiner Mengen, sodann als eigentliches Rauschbedürfnis. Je nachdem die eine oder die andere Richtung im Vordergrunde steht, nimmt auch das Trinken, durch das sowohl die Neigung zum gewohnheitsmäßigen Genuß kleiner Mengen als auch das Rauschbedürfnis Befriedigung findet, eine andere Form an.

Die erste wohl auch älteste Form ist das Trinken bei den Mahlzeiten. Es handelt sich dabei um den Genuß wenig konzentrierter, also in starker Verdünnung kleine Mengen Alkohol enthaltender Flüssigkeiten, die regelmäßig beim Essen getrunken werden. Berauschung findet in der Regel nicht statt. Das Trinken bei den Mahlzeiten dient außer zur Befriedigung des Flüssigkeitsbedürfnisses der Befriedigung der Neigung zum gewohnheitsmäßigen Genuß geringer Mengen Alkohol. Da zu besonderen Gelegenheiten bei den Mahlzeiten der Genuß kleiner Mengen durch die Einverleibung größerer Quantitäten ersetzt zu werden pflegt, so leitet häufig das Trinken bei den Mahlzeiten über in die zweite Form des Trinkens, das Trinken bei geselligen Zusammenkünften; es tritt bald losgelöst von den Mahlzeiten auf und kann in gleicher Weise zur Befriedigung des Rauschbedürfnisses und der Neigung zum gewohnheitsmäßigen Genuß geringer Mengen Alkohol dienen. Das Trinken bei geselligen Zusammenkünften ist vielfach eng mit den Formen des religiösen und politischen Lebens verknüpft.

Eine dritte Form ist das Trinken zu Heilzwecken, vornehmlich zur Ueberwindung von Schwächezuständen und Ausgleichung einer infolge eines krankhaften Zustandes darniederliegenden Ernährung: es führt nicht zur Berauschung, kommt aber häufig der Neigung zum gewohnheitsmäßigen Genuß geringer Mengen Alkohol entgegen und beginnt deshalb gegenwärtig mit Recht aus den Empfehlungen der Aerzte zu verschwinden, nachdem es in vergangenen Jahrhunderten eine bedeutende Rolle gespielt hat.

Die vierte Form endlich beschränkt sich auf die körperlich arbeitende Bevölkerung. Es ist das gewohnheitsmäßige Trinken bei der Arbeit und in den Arbeitspausen, durch das der Arbeiter eine ungünstige Lebenshaltung auszugleichen und eine möglichst große Steigerung und Ausdehnung der Arbeitsleistungen zu erzielen bestrebt ist.

Beim Trinken, in welcher Form es sich auch zeigen mag, kann

eine gewisse Menge alkoholischer Getränke genossen werden, ohne daß dem Körper daraus eine Schädigung erwächst, sei es daß die regelmäßig genossenen Gaben das zulässige Maß nicht überschreiten, sei es daß eine größere Menge nur selten einverleibt wird. Aber bei allen Formen kann auch dieses Maß überschritten werden und so die Einverleibung des Alkohols zu dauernder Schädigung der Körpergewebe führen. Der Genuß wird zum Mißbrauch. Dieser Mißbrauch erreicht seinen höchsten Grad in der ausgeprägtesten Erscheinungsart der Unmäßigkeit im Trinken, der Trunksucht, die dadurch gekennzeichnet ist, daß dem Betreffenden die Einverleibung beträchtlicher Mengen möglichst konzentrierter alkoholischer Getränke meist bis zur vollständigen Berauschung zu einem unabweisbaren Bedürfnis wird, das in stets kürzeren Zeiträumen Befriedigung erheischt.

Somit können wir die Menschen nach der Stellung, die sie zum Alkoholgenuß einnehmen, einteilen in Enthaltsame, die überhaupt keine alkoholischen Getränke genießen, Mäßige, die beim Genuß das zulässige Maß nicht überschreiten, Unmäßige oder Trinker, die diese Grenzen in einer Weise übertreten, daß daraus Schädigungen ihres Körpers entstehen, die aber immer noch ihren Hang zum unmäßigen Alkoholgenuß unter die Herrschaft ihres Willens zu stellen vermögen, und endlich Trunksüchtige, bei denen auch diese Schranke gefallen ist und die sich daher widerstandslos der übermäßigen Begierde hingeben müssen.

Der Mißbrauch der Spirituosen kann sich bei geistig und körperlich Normalen entwickeln; eine besondere Neigung, diesem Schicksal zu verfallen, zeigt sich aber bei psychisch minderwertigen Personen, die sich aus einem gewissen inneren Drange heraus auf Grund einer krankhaften Veranlagung dem Trunke ergeben. Die überwiegende Mehrzahl verfällt nicht der Unmäßigkeit oder vollzieht wenigstens nicht den Uebergang von der Unmäßigkeit zur Trunksucht. Es muß also auch eine im Menschen liegende Ursache den äußeren Ursachen entgegenkommen. Die Psychologie bleibt uns noch auf viele hierher gehörige Fragen die Antwort schuldig. Die Irrenheilkunde gibt uns dagegen Fingerzeige, indem sie uns zeigt, daß zwischen psychischer Minderwertigkeit oder psychischer Krankheit einer Person und seiner Stellung zum Alkoholgenuß ein deutlicher Zusammenhang besteht. Die Trunksucht aus psychopathischer Konstitution ist verbreiteter, als man glaubt. Ueber ihr Wesen muß man sich klar werden, ehe man an die Bewertung der in der Umgebung des Menschen liegenden Ursachen des Alkoholismus herantritt. Außerdem kann erst die Kenntnis der Rolle, welche die psychopathische Konstitution beim Alkoholismus spielt, über sein Verhältnis zur Kriminalität, zum Selbstmord und zur Degeneration das rechte Licht verbreiten.

Die Beziehung zwischen dem Mißbrauch alkoholischer Getränke und der psychopathischen Veranlagung ordnen sich ungefähr nach folgendem Schema: 1. Die Unmäßigkeit im Trinken ist Begleiterscheinung einer beginnenden oder schon ausgebrochenen geistigen Erkrankung. 2. Die Widerstandsfähigkeit gegen Alkohol, die schon innerhalb der normalen Breite bei den Einzelnen überaus verschieden ist, ist so gering, daß schon Gaben, die beim Nervengesunden kaum eine Wirkung äußern, die schwersten Rauscherscheinungen hervorrufen. 3. Die psychische Minderwertigkeit, die so gering ist, daß sie für sich allein keine Erscheinungen machen würde, ist die Ursache, daß regelmäßiger Genuß mittlerer Gaben Alkohol, die aus anderen Gründen erfolgt, schließlich in wirkliche Trunksucht übergeht.

Bei der Beurteilung des Wertes, den der Alkohol als Genußmittel hat, fiel schwer ins Gewicht, daß der Mensch durch Einverleibung von Alkohol in der Lage ist, sich schnell und ohne große Kosten Lustempfindungen zu schaffen, die von den aus der Außenwelt stammenden Wahrnehmungen unabhängig sind. Es ist klar, daß Personen, bei denen Umgebung, Beschäftigung, Wohnung, Lebenshaltung und Zukunftserwartung nur spärliche Lustempfindungen hervorrufen, sich gerade aus diesem Grunde besonders zum Genuß der alkoholischen Getränke hingezogen fühlen werden und somit die soziale Umwelt, in der ein Mensch zu leben genötigt ist, einen wesentlichen Einfluß auf die Stellung ausübt, die er zum Alkohol einnimmt. Da aber die Bevölkerungsschichten, in denen die soziale Umwelt die allgemein menschliche Neigung zum Alkoholgenuß steigert, den bei weitem größten Teil der Gesamtbevölkerung ausmacht, so wird auch die Zahl jener in dieser Schicht, die vom mäßigen zum unmäßigen Spirituosengenuß fortgerissen werden, absolut genommen sehr groß sein. In der Tat treten denn auch die Trinker, die ausschließlich durch eine psychopathische Konstitution zu den Trinkexzessen getrieben werden, oder die, welche infolge der Beschäftigung in den Alkoholgewerben der Verführung unterliegen, oder die, welche durch die Trinksitten der höheren und mittleren Stände dem Alkoholismus verfallen, an Zahl bedeutend hinter jenen zurück, die aus den Reihen der arbeitenden Klassen unter dem Druck der sozialen Ungunst dem Trunke verfallen. Ihre Zahl ist besonders groß innerhalb des modernen industriellen Proletariats, von dem in vollem Maße das gilt, was

Engels[1]) schon vor mehr als 50 Jahren auf Grund seiner Beobachtungen englischer Arbeiterverhältnisse sagte: „Alle Lockungen, alle
möglichen Versuchungen vereinigen sich, um die Arbeiter zur Trunksucht zu bringen. Der Branntwein ist ihnen fast die einzige Freuden-
quelle und alles vereinigt sich, um sie ihnen recht nahezulegen. Der
Arbeiter kommt müde und erschlafft von seiner Arbeit heim; er findet
eine Wohnung ohne alle Wohnlichkeit, feucht, unfreundlich und
schmutzig, er bedarf dringend einer Aufheiterung. Er muß etwas
haben, das ihm die Arbeit der Mühe wert, die Aussicht auf den
nächsten sauren Tag erträglich macht; seine abgespannte, unbehagliche
und hypochondrische Stimmung, die schon aus seinem ungesunden
Zustande entsteht, wird durch seine übrige Lebenslage, durch die Unsicherheit seiner Existenz, durch seine Abhängigkeit von allen möglichen Zufällen und sein Unvermögen, selbst etwas zur Sicherstellung
seiner Lage zu tun, bis zur Unerträglichkeit gesteigert, sein geschwächter
Körper, geschwächt durch schlechte Luft und schlechte Nahrung, verlangt mit Gewalt nach einem Stimulus von außen her: sein geselliges
Bedürfnis kann nur in einem Wirtshause befriedigt werden, er hat
durchaus keinen anderen Ort, wo er seine Freunde treffen könnte —
und bei alledem sollte der Arbeiter nicht die stärkste Versuchung
zur Trunksucht haben, sollte imstande sein, den Lockungen des Trunks
zu widerstehen? Im Gegenteil, es ist die moralische und physische
Notwendigkeit vorhanden, daß unter diesen Umständen eine sehr große
Menge der Arbeiter dem Trunk verfallen muß. Und abgesehen von
den mehr physischen Einflüssen, die den Arbeiter zum Trunk an-
treiben, wirkt das Beispiel der großen Menge, die vernachlässigte Erziehung, die Unmöglichkeit, die jüngeren Leute vor der Versuchung
zu schützen, in vielen Fällen der direkte Einfluß trunksüchtiger Eltern,
die ihren Kindern selbst Branntwein geben, die Gewißheit, im Rausch
wenigstens für ein paar Stunden die Not und den Druck des Lebens
zu vergessen, und hundert andere Umstände so stark, daß man den
Arbeitern ihre Vorliebe für den Branntwein wahrlich nicht verdenken
kann. Die Trunksucht hat hier aufgehört, ein Laster zu sein, für das
man den Lasterhaften verantwortlich machen kann, sie wird ein Phänomen, die notwendige unvermeidliche Folge gewisser Bedingungen
auf ein wenigstens diesen Bedingungen gegenüber willenloses Objekt.“
    Es hat lange Zeit gedauert, bis die ausschlaggebende Bedeutung
der sozialen Lage der unteren Klasse für die Ausdehnung des Alkoholismus eine mehr als vereinzelte Anerkennung gefunden hat. Für

---

1) F. Engels, Die Lage der arbeitenden Klasse in England. 1845.

seine Bekämpfung ist sie von der größten Wichtigkeit; denn nicht zum wenigsten hat ihre Vernachlässigung zu Fehlschlägen beigetragen, die die an und für sich großartige Antialkoholbewegung an manchen Orten ihres Kriegsschauplatzes erlitten hat.

Zu der besonderen Neigung der arbeitenden Klasse, gewohnheitsmäßig alkoholische Getränke zu genießen, trägt auch sehr viel die Ernährung dieser Bevölkerungsschichten bei. Besonders der Branntweingenuß geht leicht mit einer mehr oder weniger ausgeprägten Unterernährung einher, während dort, wo der Arbeiter sich Landwein oder Bier verschaffen kann, auch meist seine Mittel zu einer leidlichen Ernährung ausreichen. Bei sinkender Volksernährung stellen sich Branntwein und Kaffee als regelmäßige Begleiter der Mahlzeiten ein. Der Schnaps wirkt hier um so schädlicher, als er in unterernährten Körpern seine Wirksamkeit entfaltet. Bei der Beantwortung der Frage, ob die Ernährung ausreichend ist oder nicht, darf nicht nur in Betracht gezogen werden, ob die Nahrungsmittel in einer Menge einverleibt werden, daß dem Körper die physiologisch notwendige Menge von Eiweiß, Fetten und Stärkemehl zugeführt sondern auch ob die Nahrungsmittel durch Schmackhaftigkeit und Abwechselung subjektiv befriedigen. In diesem Fall dienen die alkoholischen Getränke hauptsächlich als Würze der Mahlzeiten und ersetzen durch die Euphorie, die sie infolge ihres Alkoholgehaltes verursachen, das Wohlbehagen, das der Esser sonst allein infolge des Genusses von gut zubereiteten Speisen empfindet. Neben dem Branntwein treten hier Bier, Landwein und Obstwein als begehrte Getränke auf.

Personen, die gewohnheitsmäßig Bier trinken, werden, selbst wenn sie das zulässige Maß beträchtlich überschreiten, doch ungleich seltener trunksüchtig als Branntweintrinker. Es muß daher ärztlicherseits als ein großer Fortschritt betrachtet werden, wenn es immer zahlreicheren Arbeitern gelingt, den Uebergang vom billigen, aber gefährlichen Schnaps zum teueren, aber doch wesentlich harmloseren Bier zu vollziehen.

Noch andere Umstände wirken mit, um die Erfüllung der zweiten Bedingung einer guten Ernährung — nämlich subjektiv zu befriedigen — selbst dann zu verhindern, wenn die Mittel dazu ausreichen würden. Hierher gehört vor allem der Umstand, daß manche Arbeiterfrauen nicht genügend Zeit haben, auf die Zubereitung der Mahlzeiten die gehörige Sorgfalt zu verwenden. Die steigende Verwendung der Frau im Erwerbsleben hat viel dazu beigetragen, die Kochkunst in den Arbeiterfamilien in Verfall geraten zu lassen und der kalten Küche ein bedauerliches Uebergewicht zu verschaffen; denn gerade beim Verzehren kalter Speisen empfindet der Arbeiter leicht ein Verlangen nach Reizmitteln, weil er den gewohnten und angenehm empfundenen Reiz, der durch die Einverleibung warmer Speisen ausgeübt wird, recht ungern entbehrt.

Auch im Wesen der Arbeit selbst liegen Momente, die beim Arbeiter das Bedürfnis nach Genuß alkoholischer Getränke in einem so hohen Grade zu steigern vermögen, daß eine ungewöhnliche Festigkeit dazu gehört, ihm zu widerstehen. Die Wirkung kleiner Gaben Alkohol muß hauptsächlich zur Erklärung dieser Tatsachen herangezogen werden, denn gerade diese nützt der Arbeiter instinktiv aus, wenn er während seiner Arbeit konzentrierte Spirituosen nur schluckweise oder weniger konzentrierte geistige Getränke in so geringen Mengen genießt, daß die Menge des einverleibten absoluten Alkohols nur einige Gramm beträgt. Das Kraftgefühl, das sich nach dem Genuß alkoholischer Getränke des ermüdeten Arbeiters bemächtigt und die schnellere Auslösung des Willensimpulses durch den Genuß von Alkohol ist besonders dort erwünscht, wo es auf kurzdauernde, starke Leistungen ankommt, die mit Entschlossenheit und Zusammenraffen aller Muskelkräfte ausgeführt werden müssen. Solche Arbeiten kommen am meisten im landwirtschaftlichen Betriebe und im Transportgewerbe vor. Besonders ältere Berufsangehörige schaffen sich häufig erst durch einen Schluck Branntwein eine Schwungkraft, die ihnen sonst abgeht. So sieht man häufig, wie ältere Landarbeiter, bevor sie sich anschicken, zentnerweise Säcke auf den Kornboden zu tragen, einen Schluck Branntwein nehmen. Auch manche Kraftleistungen in der handwerksmäßig betriebenen Schmiederei und Schlosserei, die mit großem Aufwand von Muskelkraft geleistet werden müssen, werden häufig erst nach Genuß von einem Schluck Branntwein ausgeführt.

Aber auch die Fähigkeit, möglichst auszudauern, fällt zusammen mit der Fähigkeit, möglichst lange dem Gefühl der Ermüdung trotzen zu können und hier muß dann der Genuß geistiger Getränke oder der des Kaffees einspringen. Diese künstliche Verschiebung des Zeitpunktes, in dem das Gefühl der Ermüdung gebieterisch nach Ruhe verlangt, ermöglicht eine Steigerung der Arbeitsleistungen über das zulässige Maß, die für die Konstitution der Betreffenden natürlich schließlich verhängnisvoll werden muß. „Der Branntwein", sagt schon Liebig[1]), „durch seine Wirkung auf die Nerven, gestattet dem Arbeiter die fehlende Kraft auf Kosten seines Körpers zu ergänzen, diejenige Menge heute zu verwenden, welche naturgemäß erst den Tag darauf

---

1) J. Liebig, Chemische Briefe. 1858. S. 308.

hätte zur Verwendung kommen dürfen; es ist ein Wechsel, ausgestellt auf die Gesundheit, welcher immer prolongiert werden muß, weil er aus Mangel an Mitteln nicht eingelöst werden kann; der Arbeiter verzehrt das Kapital anstatt der Zinsen, daher dann der unvermeidliche Bankerott seines Körpers."

Die Nebenumstände, unter denen sich die Arbeit vollzieht, sind häufig derartig, daß sie ganze Berufsklassen zu einem ungewöhnlich hohen Alkoholgenuß verleiten. Dieses gilt in erster Linie von allen Arbeiten, die unter regelwidrigen Temperaturverhältnissen ausgeführt werden müssen. Es leidet dadurch, mag die Temperatur zu hoch oder zu niedrig sein, das psychische Befinden, weniger die Arbeitsfähigkeit selbst. Das bei der Arbeit überaus störende Unbehagen kann entweder durch Regelung der Temperatureinflüsse (Kleidung, Wohnung, Heizung, Ventilation) beseitigt werden, oder man kann den Unlustgefühlen durch reichliches Trinken von geistigen Getränken die Spitze abbrechen. Daher der eigentümliche Gebrauch, sowohl gegen die große Hitze als auch gegen große Kälte Alkohol zu genießen, was widersinnig wäre, wenn der Alkohol spezifisch dem einen oder anderen Temperaturextrem entgegenwirkte und nicht bloß die Unlustempfindungen, die die regelwidrige Temperatur hervorruft, milderte. In gleicher Weise sind daher Seeleute, Forstarbeiter, Fuhrleute bei großer Kälte erhöhter Versuchung zum Trinken ausgesetzt wie bei hoher Temperatur die Maschinisten, Heizer, Erntearbeiter. Der Staub, unter dem die unter freiem Himmel beschäftigten Arbeiter zeitweise, die im geschlossenen Raum arbeitenden fast immer zu leiden haben, erzeugt durch unmittelbare Reizung der Schleimhäute der Mundhöhle, des Gaumens und des Rachens in diesen Körperteilen ein höchst lästiges Gefühl der Trockenheit, das zum Trinken von Bier und Branntwein stark anreizt. Erfahrungsgemäß zeigen daher die Angehörigen der Berufe, deren Ausübung besonders mit Staubentwicklung verbunden ist, eine bedenkliche Neigung zum Bier- und Branntweintrinken und zum schnellen Uebergang vom mäßigen zum unmäßigen Alkoholgenuß, so die Maurer, Zimmerer, Tischler, besonders aber die Schleifer und Steinbrucharbeiter. Die Entwicklung reizender Dämpfe in den chemischen Gewerben wirkt ähnlich, häufig sogar noch stärker als der gewöhnliche Staub.

Ganz abgesehen von der Art der Arbeitsleistungen und von den die Arbeit begleitenden Nebenumständen kann allein durch eine unnatürlich lange Arbeitszeit das Alkoholbedürfnis gesteigert werden; denn es gibt keine Arbeit, mag sie noch so leicht sein oder mag sie sogar anregend und angenehm sein, die nicht durch eine bis an die

Grenze der Leistungsfähigkeit ausgedehnte Arbeitszeit zur Qual gemacht werden könnte, geschweige denn, daß nicht bei einer anstrengenden oder mit widrigen Nebenumständen verknüpften Beschäftigung erst durch ihre Dauer die dabei entstehenden Unlustempfindungen bis zur Unerträglichkeit gesteigert zu werden vermöchten.

In der übermäßig langen Arbeitszeit liegt auch eine Ursache für die bedeutende Rolle, welche die alkoholischen Getränke im Genußleben besonders des gewerblichen Arbeiters spielen. Das Verlangen, sich von den Anstrengungen des Tages oder der Woche durch wohlfeile Genüsse zu erholen, ist beim Fabrikarbeiter um so berechtigter, als in der geistlosen, eintönigen und vielfach geradezu widerwärtigen Fabrikarbeit selbst die spärlichen Anregungen zu Lustempfindungen vermißt werden, welche der handwerksmäßige und landwirtschaftliche Betrieb durch den Wechsel in den Handgriffen und der persönlichen Anteilnahme am selbstgeschaffenen Werke darbietet. Zur behaglichen Erholung und zum harmlosen Lebensgenuß gehört vor allem Zeit. Wenn die größere Hälfte des Tages zur Arbeit verwandt werden muß, so bleibt nach Abzug der für Essen und Schlafen notwendigen Stunden keine Zeit mehr für ein Genußleben, das sich mit Beschäftigung mit Weib und Kind, im Verkehr mit Freunden und Verwandten, im Ergehen in Wald und Flur, in Zerstreuung durch Sport und Spiel, im Anhören von Musik, im Lesen von Büchern und Zeitschriften, abspielen könnte. Das Genußleben des Arbeiters vollzieht sich daher sehr zu seinem Nachteil in flüchtigen Stunden. Er strebt durch Intensität, d. h. durch Sinnenrausch zu ersetzen, was er an Extensität des Genusses, d. h. an Behagen, Glück und ruhiger Lebensfreude entbehren muß. Kein Wunder, daß unter diesen Umständen die alkoholischen Getränke, die schnell zu jeder Tageszeit und an jedem Orte eine euphorische Wirkung hervorrufen, bevorzugt werden; denn auf weniger zeitraubende Weise als durch Hinunterstürzen einiger Gläser Branntwein oder Bier kann man sich kaum einen Genuß verschaffen. Nichts ist daher unrichtiger als die Behauptung, daß die Unmäßigkeit mit sinkender Arbeitszeit zunehmen würde, da die Arbeiter dann mehr Zeit gewönnen, in der Schenke zu sitzen. Die Vertreter dieser Anschauung gewinnen ihr Urteil aus Beobachtungen, die sie an den Trinkern der ihnen nahe stehenden Kreise täglich zu machen Gelegenheit haben; denn diese nehmen sich zum Trinken Zeit, so daß die Menge der genossenen alkoholischen Getränke hier meist im geraden Verhältnis zu der beim Genuß versessenen Zeit steht, während der proletarische Trinker hastig die Getränke hinunterstürzt — bei der Arbeit, in den Zwischenpausen, kurz nach Feierabend.

Dem Arbeiter fehlt aber nicht nur die Zeit zur Bevorzugung harmloser Genüsse, ihm fehlt auch der Raum. „Wer keine ordentliche Wohnung hat", sagt G. Schmoller[1]), „wer nur in der Schlafstelle schläft, der muß der Kneipe, dem Schnaps verfallen. Wer alle Vergnügungen und Zerstreuungen außer dem Hause sucht, der kann an Weib und Kind nicht den ersten Quell alles Glückes und aller Freude haben. Alle dauernden und ruhigeren Genüsse umschließt die eigene Wohnung, alle heftigen und rohen werden außerhalb derselben gesucht". Nichts leistet eben dem Kneipenleben solchen Vorschub, als der Mangel an Kleinwohnungen, von denen aus ein kleiner Garten leicht zugänglich ist.

IV. Der Mißbrauch alkoholischer Getränke hat sicher auf die Bevölkerungsbewegung dadurch Einfluß, daß er eine sehr große Zahl Männer früher zu Krankheit und Tod bringt, als ihnen ohne Alkoholmißbrauch beschieden wäre. Zahlenmäßig läßt sich diese Wirkung auf die Bewegung der Bevölkerung allerdings nicht feststellen, da diese verhängnisvolle Wirkung des Alkoholismus sich aus unzähligen, stets mit anderen Erscheinungen vergesellschafteten Faktoren zusammensetzt und sich deshalb einer zuverlässigen statistischen Erfassung durchaus entzieht. Das ist natürlich auch der Fall bei der ungeheuren Summe von Elend und Schmerz, den die Familien der halben oder ganzen Alkoholiker auszuhalten haben. Die lebenverkürzende, zu unzähligen krankhaften Zuständen an fast allen Teilen des menschlichen Körpers führende Wirkung des Mißbrauches alkoholischer Getränke wird wohl von keiner Seite mehr bestritten. Verwickelter ist schon die Frage, bis zu welchem Grade der Alkoholismus auf die sozialen Phänomene der Kriminalität, Selbstmord, Vagabundage und Pauperismus usw. einwirkt; denn hier haben sich gern Mißverständnisse und Uebertreibungen ans Licht gewagt, die den Alkoholismus entweder ganz übersehen oder ihn für alles verantwortlich machen wollen, während zum Verständnis dieser Erscheinungen unbedingt erforderlich ist, die richtige Mitte einzuhalten.

Der Einfluß des Alkoholismus auf die Kriminalität ist gewiß bedeutend, aber er darf auch nicht übertrieben hoch eingeschätzt werden, wie das gegenwärtig heute noch in Anlehnung an die frühere lediglich „moralische" Behandlung der Alkoholfrage vielfach geschieht. Diese Ueberschätzung des Alkoholmißbrauches als Veranlassung von Vergehen und Verbrechen hat nicht selten ihren Grund in einer Ver-

---

1) G. Schmoller, Ein Mahnruf in der Wohnungsfrage. Jahrbuch für Gesetzgebung, Verwaltung und Volkswirtschaft. Bd. 11. 1887.

wechslung von Begleiterscheinung und Ursache. Die psychopathische
Minderwertigkeit kann nämlich ebensowohl Ursache der Kriminalität
wie der Trunksucht sein. Wenn auch die junge Wissenschaft der
Kriminalpsychologie uns noch nicht mit Sicherheit sagen kann, wie
groß die Anzahl dieser Personen ist, wie stark die Anlage sein muß,
um notwendigerweise zu Delikten zu führen und wie mächtig der Einfluß der Umwelt, der Erziehung, der sozialen Verhältnisse sind, so
steht doch fest, daß eine beträchtliche Anzahl von Vergehen unter dem
Zwange einer psychopathischen Anlage begangen wird. Die meisten
Gewohnheitsverbrecher sind auch trunksüchtig und verführen dadurch
den oberflächlichen Beobachter, die von dem trunksüchtigen Verbrecher
begangenen Delikte dem Alkoholismus auf die Rechnung zu setzen.
Die Annahme, daß bei jedem trunksüchtigen Rechtsbrecher die Trunksucht die eigentliche Ursache des Vergehens sei, hat zu starken Uebertreibungen und zu ganz unbrauchbaren statistischen Zusammenstellungen
geführt. Man vermeidet große Irrtümer, wenn man die Berührungspunkte zwischen Alkoholismus und Kriminalität etwa nach folgendem
Schema betrachtet: 1. Normal veranlagte, nicht trunksüchtige Personen begehen im gelegentlichen Rausch infolge der damit einhergehenden Urteils- und Bewußtseinstrübung Vergehen. 2. Normal veranlagte, aber durch Mißbrauch geistiger Getränke trunksüchtig gewordene Personen begehen infolge des sich im Verlauf der Trunksucht
ausbildenden moralischen Defektes Vergehen. 3. Psychopathisch Veranlagte werden infolge ihrer Konstitutionen sowohl zu Verbrechern
als auch zu Trunksüchtigen. 4. Verbrecher aus psychopathischer
Anlage werden trunksüchtig durch den Einfluß der Umwelt, in der
sie zu leben gezwungen sind. 5. Verbrecher von normaler Veranlagung werden trunksüchtig durch den Einfluß der Umwelt, in der
sie zu leben genötigt sind.

Für die Frage, in welchem Umfange der Alkoholmißbrauch die
Ursache von Verbrechen ist, könnte nur die Zahl der unter 1. und
2. einzustellenden Personen maßgebend sein, während bei den unter
3., 4. und 5. angeführten Verbrechern die Trunksucht höchstens eine
Begleiterscheinung ist, mag sie auch auf die Art des Verbrechens und
seine Ausführung von Einfluß gewesen sein. Leider wird in den
statistischen Nachweisen, in denen Kriminalität und Alkoholismus
verglichen werden, dieser Unterschied vernachlässigt. Jedenfalls kann
als feststehend angesehen werden, daß der Gewohnheitsverbrecher
große Aussicht hat, trunksüchtig zu werden, der Trunksüchtige aber
weniger Aussicht hat, allein oder vorwiegend durch die Trunksucht
zum Verbrecher zu werden.

Auch die Beobachtungen, nach denen ein großer Bruchteil Verbrecher von trunksüchtigen Eltern herstammt, sprechen wohl mehr dafür, daß bei Vorfahren und Nachkommen entweder die gleiche sowohl für Trunksucht oder Verbrechen veranlagende Umwelt oder die gleiche, ebenfalls für Trunksucht und für Verbrechen disponierende psychopathische Konstitution die gemeinsame Ursache abgibt, als daß die Trunksucht der Eltern unmittelbar als Ursache der Kriminalität der Nachkommen angesehen werden könnte.

Aehnlich wie mit der Kriminalität verhält es sich mit dem Selbstmord. Seitdem man sich den Selbstmord weniger als moralische Verfehlung, sondern im wesentlichen als durch psychische Veranlagung bedingt zu betrachten gewöhnt hat, gewinnen die Beziehungen, die zwischen Trunksucht und Selbstmord bestehen, eine andere Bedeutung. So wenig bestritten werden soll, daß der Selbstmord eine unmittelbare Folge der Trunksucht normal veranlagter Personen sein kann, so muß man sich doch hüten, jeden Selbstmord eines Trunksüchtigen als Folge der Alkoholwirkung anzusehen, da auch hier wie bei dem Zusammenhang zwischen Verbrechen und Trunksucht die psychopathische Konstitution für beide Erscheinungen die Ursache abgeben kann. Die Selbstmordstatistik hat bisher diesem Unterschied nicht Rechnung getragen und wohl auch nicht Rechnung tragen können. Daher machen denn auch die Autoren über das Verhältnis von Trunksucht und Selbstmord nur unbestimmte Angaben. Es ist also immer im Auge zu behalten, daß unter Selbstmord infolge Trunksucht eigentlich zu lesen ist Selbstmord eines Trunksüchtigen, wobei die Frage offen zu lassen ist, ob die Trunksucht eigentlich Ursache oder nur zusammen mit dem Selbstmord Folge einer psychopathischen Konstitution ist. Niemals aber tritt die Ursache des Selbstmordes gegenüber den anderen Selbstmordursachen so sehr in den Vordergrund, daß in einem Lande Höhe des Alkoholverbrauches und Häufigkeit der Selbstmorde im gleichen Verhältnis steht. Dagegen trifft bei Vergleichung der einzelnen Landesteile mancher Länder nicht selten Verbrauchsmenge und hohe Selbstmordzahl zusammen, wie regelmäßig in den Großstädten und überhaupt in den gewerblich hoch entwickelten Gegenden. Dieses Zusammentreffen ist gewiß kein Zufall; nur ist hier nicht die Häufigkeit der Selbstmorde eine unmittelbare Folge des Alkoholverbrauches, sondern beide Erscheinungen entspringen dem Kampf ums Dasein, den die Einwohner in den Großstädten und den Industriegegenden in seiner aufreibendsten Form durchzukämpfen haben.

Aehnlich ist es auch mit der Verursachung der Vagabundage

und des Pauperismus durch den Alkoholmißbrauch. Gewiß wird dieser häufig die Ursache und wohl auch die in manchen Fällen alleinige oder hauptsächliche Ursache der Vagabundage und des Pauperismus sein. Aber es heißt doch diese beiden gesellschaftlichen Erscheinungen oberflächlich behandeln, wenn man sie durch den Alkoholismus, der gerade hier sehr häufig mehr Begleiterscheinung als Ursache ist, als hinreichend erklärt ansieht. Beide Erscheinungen und ihre Ursachen sind doch überaus verwickelt. Jeder Landstreicher ist natürlich Alkoholiker, aber vorwiegend deshalb, weil sich sein Genußleben überhaupt gar nicht anders abspielen kann, und der Pauperismus darf besonders dort, wo er gehäuft vorkommt, nicht eher mit der Trunksucht der ihm erliegenden Personen erklärt werden, als bis nicht die umgebenden sozialen Verhältnisse genau untersucht worden sind. Die Schäden des Alkoholismus sind so groß, daß man sie nicht noch zu übertreiben braucht. Es muß festgehalten werden, daß der wichtigste Fortschritt in der Alkoholismusforschung der letzten Jahre darin besteht, daß dem Alkohol als Hauptursache der Kriminalität, der Vagabundage und des Pauperismus eine verminderte, als Ursache von krankhaften Veränderungen im menschlichen Körper eine um so höhere Bedeutung beigelegt wird als früher.

Mit Recht ist der Alkoholismus häufig in Beziehung zur menschlichen Fortpflanzung gesetzt; teils hat man ihn als Erscheinungsform einer Degeneration, teils als Ursache einer solchen aufgefaßt. Er ist wohl beides, fraglich ist nur, bis zu welchem Grade er Symptom, bis zu welchem er Ursache ist. Zunächst ist die Behauptung aufgestellt worden, daß im Rausche erzeugte Kinder häufig eine körperliche und geistige Minderwertigkeit aufwiesen. Der Beweis dieser Behauptung steht noch aus. Dagegen spricht der Umstand, daß, trotzdem bei den germanischen Völkern die Beiwohnung gewiß häufig im Rausch vollzogen wird und danach Empfängnis der Frau eintritt, hier die Minderwertigen keineswegs zahlreicher sind als in Ländern, die sich durch Mäßigkeit auszeichnen. Anders verhält es sich bei der Zeugung durch trunksüchtige Personen. Hier scheint fortgesetzter Alkoholmißbrauch die Keimzellen der Eltern in der Tat in dem Sinne beeinflussen zu können, daß die Nachkommen geistig und körperlich minderwertig werden. So verfolgte Demme[1]) die Nachkommenschaft von 10 Familien, die unter dem Einfluß des regelmäßigen Alkoholmißbrauches standen.

Es handelte sich um 57 Kinder.

Erste Gruppe: 6 Familien mit zusammen 31 Kindern. In allen Familien bestand chronischer Alkoholmißbrauch seitens des Vaters und des Großvaters väter-

---

1) Demme, Ueber den Einfluß des Alkohols auf den Organismus des Kindes. 1891.

licherseits; in einigen Familien ließ sich die Trunksucht noch in der weiter zurück-
liegenden Generation nachweisen. Von den 31 Kindern starben

    8 Kinder bald nach der Geburt an allgemeiner Lebensschwäche,
    7 Kinder während der ersten Monate unter den Erscheinungen von
        Krämpfen. Die Sektion ergab in den meisten Fällen hochgradige Blut-
        überfüllung der Großhirnrinde, Wassersucht der Hirnhäute und der
        Hirnhöhlen,
    3 Kinder zeigten angeborene Mißbildungen, nämlich Wasserkopf, an-
        geborenen Klumpfuß und doppelte Hasenscharte,
    3 Kinder waren blödsinnig,
    2 Kinder lernten das Sprechen spät und schlecht,
    2 Kinder zeigten Zwergwuchs,
    3 Kinder litten an epileptischen Krämpfen,
    2 Kinder endlich waren normal.

    Zweite Gruppe: 3 Familien mit zusammen 20 Kindern. Es bestand
chronischer Alkoholismus der Väter, doch keine erhebliche Belastung der Vorfahren.

    4 Kinder starben an allgemeiner Lebensschwäche,
    3 Kinder an Krämpfen innerhalb der ersten Wochen,
    2 Kinder waren schwachsinnig,
    2 Kinder litten an Veitstanz,
    1 Kind zeigte Zwergwuchs,
    1 Kind Epilepsie,
    7 Kinder waren normal.

    Außerdem wurde noch eine Trinkerfamilie beobachtet, bei der sowohl Vater
wie Mutter tranken und dazu sich noch erbliche Belastung seitens der Vorfahren
nachweisen ließ. Von den 6 Kindern, die aus dieser Ehe hervorgingen, zeigte kein
einziges ein normales Verhalten; denn

    3 Kinder starben im ersten Halbjahre nach der Geburt an Krämpfen,
    1 Kind war blödsinnig,
    1 Kind zeigte Zwergwuchs,
    1 Kind war epileptisch.

    Den Nachkommen dieser Trinker stellt Demme die Kinder gegenüber, bei
deren Eltern weder erbliche Belastung noch chronischer Alkoholismus nachzuweisen
war. Von den 61 Kindern, die zusammen 10 Familien entstammten, starben:

    3 Kinder an allgemeiner Lebensschwäche,
    2 Kinder an Erkrankungen des Magendarmkanals,
    2 Kinder an Veitstanz,
    2 Kinder blieben in der geistigen Entwicklung zurück,
    2 Kinder zeigten angeborene Mißbildungen,
  50 Kinder waren normal.

Eine umfassendere Aufnahme über den Einfluß des Alkoholismus
auf die Nachkommen hat Legrain[1]) geliefert. Seine Beobachtungen
an den 810 Nachkommen von 215 Trinkerfamilien stellt
H. Hoppe in folgenden Tabellen zusammen:

A.

Von den 819 Deszendenten sind	Prozent
vorzeitig geboren	37 = 4,5 ⎫
tot geboren	16 = 2,0 ⎬ 21,5
früh gestorben (meist durch Krämpfe)	121 = 15,0 ⎭
sehr schwächlich mit phthisischem Habitus . .	38 = 4,5
tuberkulös	55 = 6,7
Summa	267 = 32,7
Körperlich normal	552 = 67,3

---

    1) Legrain, Dégénérescence sociale et alcoolisme. 1895. Zit. nach H. Hoppe,
Die Tatsachen über den Alkohol. 1901. S. 365.

B.

Von den 640 überlebenden Deszendenten		In Proz. aller (814) Deszen- denten	In Proz. der (640) Ueber- lebenden	In Proz. der (467) Er- wachsenen
litten an Krämpfen in der Kindheit . .	173	21,2	27,0	—
waren Trinker	197	24,2	30,8	42,6
„ degeneriert (Instable, Imbezille, Idioten)	322	39,5	50,3	—
„ moralisch pervers, Verbrecher . .	62	7,6	9,7	—
„ Epileptiker und Hysteriker (95 + 36)	131	16,1	20,4	31,0
„ Geisteskranke	145	17,8	22,7	—

C.

In 50 Trinkerfamilien mit Trunksucht von seiten des Vaters und der Mutter waren		In Proz. der (187) Deszen- denten	In Proz. der (135) Ueber- lebenden	In Proz. der (54) Er- wachsenen
tot geboren	13 } 52	7,0 } 27,8	—	—
vorzeitig gestorben	39 }	20,8 }	—	—
litten an Krämpfen in der Kindheit .	51	29,3	37,7	—
waren Trinker	34	18,6	25,2	63,0
„ degeneriert und geistesschwach .	77	41,2	57,0	—
„ moralisch pervers, Verbrecher .	20	10,7	15,0	—
„ Epileptiker und Hysteriker . .	30	16,0	22,2	—
„ Geisteskranke	24	12,8	17,7	44,4

Diese Beobachtungen berechtigen zu dem Schluß, daß das gehäufte Auftreten von Trunksucht, Mißbildungen, psychopathischen Minderwertigkeiten bei der Nachkommenschaft der Trinker nicht nur die Folge ist einer gemeinsamen in der Familie sich weitervererbenden psychopathischen Anlage, die gewiß in zahlreichen dieser Familien mitspielt, sondern die Trunksucht auch als solche imstande ist, bei den Nachkommen selbständig eine körperliche und geistige Minderwertigkeit hervorzurufen oder mindestens eine schon vorhandene Anlage zur vollen Entfaltung zu bringen.

Das häufige Zusammentreffen von Trunksucht der Eltern mit Trunksucht der Kinder darf nicht zu der Annahme verleiten, als ob die Trunksucht als solche sich vererbe. Daß diese Vererbung nur eine scheinbare ist, geht schon aus den mannigfachen Ursachen hervor, die die Trunksucht bei Eltern und Nachkommen gleichzeitig hervorrufen können. Das Zusammentreffen von Trunksucht des Vaters und Trunksucht des Sohnes kann folgende Ursachen haben: 1. Vater und Sohn sind trunksüchtig auf Grund einer in der Familie erblichen psychopathischen Veranlagung. 2. Der nervengesunde Vater wird aus anderen Ursachen trunksüchtig und zeugt einen Sohn, der infolgedessen psychisch minderwertig ist und auf Grund der Minderwertigkeit trunksüchtig wird. 3. Der nervengesunde Vater wird trunksüchtig; der Sohn, erzeugt, ehe die Trunksucht des Vaters hochgradig war, und deshalb nervengesund, wird infolge des Beispiels und der ungünstigen Umwelt, die das Haus eines Trunkenboldes darbietet, trunksüchtig. 4. Vater und Sohn sind beide nervengesund, werden aber beide trunksüchtig, da sie beide den gleichen, den Alkoholmißbrauch begünstigenden Umständen — Umwelt, Beschäftigung, Trinksitten — unterworfen sind. Das Zusammentreffen der Trunksucht der Eltern mit der Trunksucht der Nachkommen läßt sich also zwangslos erklären, ohne daß man eine Erblichkeit im naturwissenschaftlichen Sinne anzunehmen braucht.

Für die Beurteilung des Einflusses, den der Alkoholismus auf die menschliche Fortpflanzung hat, ist die Frage nach der unmittelbaren Vererbung nicht so wichtig als die Frage, ob die Trunksucht der Eltern verschlechternd auf die erzeugten Nachkommen wirkt, und diese Frage muß nach den ärztlichen Erfahrungen doch wohl bejaht werden.

Die Erörterung des Einflusses des Alkoholismus auf die sozialen und wirtschaftlichen Zustände können nicht abgeschlossen werden, ohne daß daran erinnert wird, welchen ungeheuren Aufwand von Bodenflächen und Arbeitskraft die Befriedigung des Alkoholbedürfnisses erfordert. Die Herstellung der alkoholischen Getränke verschlingt einen nicht unerheblichen Teil der stärkemehlhaltigen Nahrungsmittel, die in einem Lande geerntet werden. W. Bode[1]) schätzt in keineswegs übertriebener Weise den für die Beschaffung des Materials zur Herstellung alkoholhaltiger Getränke in Deutschland benutzten Grund und Boden auf insgesamt 1 780 000 ha, also den 15. Teil des überhaupt bestellten Ackerlandes. Berechnet man die Anzahl der zur Herstellung und zum Vertrieb der Getränke erforderlichen Arbeitskräfte, so zeigt sich, daß allein in Deutschland 1 388 300 Personen hierzu verwendet werden müssen, d. h. jede 15. erwerbstätige Person in Deutschland mittelbar oder unmittelbar ihre Arbeitskraft in den Dienst der Bereitung und des Vertriebes alkoholhaltiger Getränke stellt. Während die Bevölkerung Deutschlands insgesamt nur 7 Milliarden Mark jährlich für Nahrungsmittel ausgibt, verbraucht sie mindestens 3 Milliarden Mark für die Beschaffung alkoholhaltiger Getränke. Angesichts dieser Zahlen darf man wohl das Bedenken äußern, ob ein so großer Aufwand von Arbeit sowie Grund und Boden nicht zweckmäßiger zur Herstellung von Nahrungsmitteln zu verwenden wäre. Bedauerlich ist

---

1) W. Bode, Die deutsche Alkoholfrage. 1892.

auch, daß in den Alkoholgewerben so zahlreiche rüstige Personen schon von Jugend auf mit dem Alkohol in Berührung gelangen und damit ein erheblicher Bruchteil der Bevölkerung dem krankmachenden Einflusse des mißbräuchlichen Alkoholgenusses ausgesetzt wird. Denn darüber, daß gerade diese Berufe der lebensverkürzenden Wirkung ausgesetzt sind, sind sich alle ärztlichen Beobachter und Statistiker einig.

Besonders anschaulich beleuchtet die Sterblichkeit der in der Alkoholindustrie Beschäftigten J. Tatham im 55. Annual Report of the Registral-General-Sppl. Part II, 1897, dessen Daten hier in der Zusammenstellung, die ihnen M. Hoppe (a. a. O. S. 348) gegeben hat, mitgeteilt werden mögen. Es starben Männer in den mit Alkoholmißbrauch verbundenen Berufen, verglichen mit der (= 100 gesetzten) Sterblichkeit in allen Berufen:

Berufe	Sterblichkeit durch				
	Alkoholismus und Leberkrankh.	Alkoholismus	Leberkrankheiten	Lungenschwindsucht	Krankheit der Harnorgane (Nierenkrankheiten)
Bierbrauer	250	315	219	148	190
Gastwirtsbedienstete .	420	815	230	257	188
Gastwirte	733	708	744	140	200

Im Vergleich mit der (= 100 gesetzten) Sterblichkeit aller berufstätigen Männer starben von den in Alkoholberufen tätigen Männern an:

Krankheitsursachen	Sterblichkeit der					
	Mälzer	Brauer	Gastwirte, Gastwirtbedienstete			
			Engl. Wales	London	Industriebezirke	Ländliche Bezirke
Alle Ursachen zusammen .	93	150	174	193	204	141
Influenza	91	139	139	158	130	161
Alkoholismus	108	315	723	977	715	531
Gelenkrheumatismus . . .	129	186	229	243	314	114
Gicht	150	500	600	550	500	750
Krebs	139	159	120	152	134	107
Schwindsucht	79	148	168	242	170	124
Diabetes	86	243	271	343	300	114
Krankh. des Nervensystems .	54	152	181	137	222	179
„ der Kreislaufsorgane	130	155	151	163	175	132
„ „ Atmungsorgane .	112	193	135	174	139	75
„ „ Leber	144	219	644	378	804	626
„ „ Verdauungsorg..	93	168	168	136	261	138
„ „ Harnorgane . .	73	190	210	224	207	222
Unfälle	46	88	82	93	82	89
Selbstmorde	57	121	507	243	193	150
Alle übrigen Ursachen . .	112	101	135	109	164	105

Wenn geistig Minderwertige infolge ihrer psychopathischen Veranlagung dem Alkoholismus verfallen, so ist das nicht halb so schlimm, als wenn körperlich rüstige Männer, wie sie gerade die Alkoholgewerbe brauchen, durch die stete berufliche Berührung mit alkoholhaltigen Getränken zum mißbräuchlichen Genuß mit allen seinen Folgeerscheinungen geführt werden. Schon aus diesem Grunde ist es beklagenswert, daß ein so großer Bruchteil der Bevölkerung mit der Herstellung und dem Vertrieb alkoholhaltiger Getränke beruflich beschäftigt wird.

V. Solange die Trunksucht lediglich als eine moralische Verfehlung galt, für die der Einzelne persönlich verantwortlich zu machen sei, konnte von einer zweckentsprechenden Behandlung der Trunksüchtigen keine Rede sein. Die früher beliebten feierlichen Verpflichtungen der Trunkenbolde, sich zur Mäßigung zu bekehren, mußten ohne Erfolg bleiben, da es ja gerade für den Zustand bezeichnend ist, daß der Kranke die Selbstbeherrschung und damit die Fähigkeit verliert, dem mächtigen Drange widerstehen zu können. Erst allmählich brach sich die Anschauung Bahn, daß man es beim Trunksüchtigen mit einem psychisch Kranken zu tun hat und anstelle des Appells an die Willenskraft des durch Alkoholmißbrauch willensschwach gewordenen Trinkers die Entwöhnung treten muß, durch die in der Tat die Trunksüchtigen in einer Anzahl von Fällen zu einem psychisch normalen Verhalten zurückgebracht werden können. Die arzneiliche Behandlung der Trunksucht ist ärztlicherseits ganz verlassen worden und lebt nur in den zahlreichen Geheimmitteln fort, die vom leichtgläubigen Publikum immer noch unter schweren Geldopfern erstanden werden. Als einzige rationelle Behandlung hat sich in neuerer Zeit die Entziehungskur in geschlossenen Anstalten erwiesen; hier werden die Kranken entweder plötzlich oder allmählich vom Alkohol entwöhnt, zugleich von ihren psychischen Beschwerden geheilt und einem seelisch normalen Verhalten zugeführt, das sie in einer Anzahl von Fällen befähigt, später auch außerhalb der Anstalt sich der alkoholischen Getränke zu enthalten. Nur in einer geschlossenen Anstalt ist es möglich, der wichtigsten Anzeige Genüge zu leisten, nämlich, den Trunksüchtigen aus seiner Umgebung zu entfernen, die ihn entweder unmittelbar zum Trunk verleitet oder doch Gelegenheit bietet, Spirituosen in gewünschter Menge zu erhalten. Es hat sich herausgestellt, daß durch eine, allerdings viele Monate während Anstaltsbehandlung etwa ein Drittel aller Trunksüchtigen geheilt werden kann. Grund genug, möglichst frühzeitig alle Trinker einer derartigen Entwöhnungskur zu unterziehen. Leider werden zahlreiche, als geheilt entlassene Kranke später rück-

fällig und erweisen sich insofern schließlich doch als unheilbar, als sie
zwar im Rahmen der Anstalt nüchtern bleiben können, im freien bürgerlichen Leben aber sofort ihrem inneren Zwange zum Trinken erliegen.
Für diese ist die dauernde Absonderung in besonderen Trinkerasylen
in ihrem eigenen Interesse und dem der Gesamtheit dringend erforderlich. Die erste Trinkeranstalt wurde in den Vereinigten Staaten von
Nordamerika errichtet, und zwar im Staate New York auf Anregung
des Arztes Turner im Jahre 1854. Etwa gleichzeitig traten in Deutschland Irrenärzte (Nasse sen., Koster, Forster) für die Errichtung von
Trinkerheilstätten ein. Die erste wirkliche Gründung ist jedoch ein
Verdienst der Inneren Mission, die eine im Jahre 1851 errichtete, für
entlassene Strafgefangene bestimmte Anstalt in Lintorf allmählich unter
Leitung des Pastor Kruse zu einer reinen Trinkerheilanstalt entwickelte,
die noch heute blüht. Auch in der Folge hat die Innere Mission in der
Errichtung von Trinkeranstalten die Führung behalten. Erst in letzter
Zeit sind auch Anstalten, die ausschließlich unter ärztlicher Leitung
stehen, gegründet worden. Zurzeit dürften etwa 50 Trinkeranstalten
mit etwa 800 Plätzen für Männer und 300 Plätzen für Frauen in
Deutschland bestehen. Diese Zahl befriedigt natürlich in keiner Weise
das Bedürfnis, so daß ein schnelleres Tempo in der Errichtung von
Sonderanstalten zur Heilung oder Versorgung von Trinkern dringend
wünschenswert ist. Zwar würden sehr viele Anstalten erforderlich
sein, um nur einigermaßen alle vorgeschrittenen Fälle einer Anstaltsbehandlung oder Anstaltsversorgung zuzuführen. Trotzdem muß an
der Notwendigkeit der Verallgemeinerung der Trinkeranstalten bis zur
vollständigen Deckung des Bedürfnisses sowohl vom ärztlichen als
auch vom volkswirtschaftlichen Standpunkte festgehalten werden. Eine
Verallgemeinerung der Sonderanstalten für Trinker würde auch die
allgemeinen Krankenhäuser, die Nervenheilstätten und die Irrenanstalten
von den Alkoholikern, die dort gegenwärtig wohl oder übel aufgenommen werden müssen, befreien. Das würde die Anstaltsbetriebe
erheblich entlasten und auch den Alkoholikern selbst dienlicher sein
als der gegenwärtige Zustand, der ihnen die einzig rationelle Behandlung in einer Sonderanstalt vorenthält. Die Anstalten der Inneren
Mission haben den Grundsatz aufgestellt, daß die Insassen zu einer
regelmäßigen Arbeit angehalten werden müßten. Auch die moderne
ärztliche Anschauung, die in der Trunksucht in erster Linie eine Erkrankung des Nervensystems sieht, kann sich diesen Grundsatz völlig
zu eigen machen. In jeder Trinkerheilanstalt, auch wenn sie von
ärztlicher und nicht von geistlicher Seite geleitet wird, sollte die
Hausordnung eine den Kräften der Insassen angepaßte fünf- bis acht-

stündige Arbeitszeit unerbittlich vorschreiben, und zwar darf diese
Arbeit nicht etwa in einer spielerischen Beschäftigung zum Totschlagen
der Langeweile bestehen, sondern muß einen ernsten wirtschaftlichen
Hintergrund haben. Denn wenn die Trinkeranstalten in der vom ärztlichen Standpunkt erforderlichen Weise verallgemeinert werden sollen,
so werden die Kosten so groß werden, daß sie nicht mehr von gemeinnützigen Gesellschaften, Behörden und Versicherungskörperschaften getragen werden können, sondern durch die wirtschaftlich produktive Arbeit
der Insassen zum großen oder größten Teil aufgebracht werden müssen.

Der Andrang zu den Trinkeranstalten würde größer sein, als er
ist und die Errichtung von Anstalten mehr als bisher beschleunigen,
wenn es nicht in der Natur der Trunksucht begründet läge, daß die
Kranken eine unüberwindliche Scheu vor der Anstaltsbehandlung haben.
Es ist fast in jedem Falle erforderlich, daß von seiten der Familie
ein starker Druck auf den Patienten ausgeübt wird, der aber erst
wirksam zu sein pflegt, wenn er durch gesetzliche Bestimmungen
nachdrücklich unterstützt wird. Nach dem Vorgange der nordamerikanischen Staaten sind derartige Bestimmungen in den letzten Jahrzehnten in der Gesetzgebung aller Länder zutage getreten. In Deutschland bestimmt § 6, Ziffer 3 des Bürgerlichen Gesetzbuches: „Wer
infolge von Trunksucht seine Angelegenheiten nicht zu versorgen vermag oder sich oder seine Familie der Gefahr des Notstandes aussetzt
oder die Sicherheit anderer gefährdet, kann entmündigt werden". Als
eine unmittelbare Folge der Entmündigung kann dann Anstaltsaufenthalt auch wider den Willen des Kranken angeordnet werden. Diese
Bestimmungen bieten eine Handhabe zur Asylisierung der Säufer, die
hoffentlich in Zukunft noch mehr als bisher benutzt wird. Nur Un-
verstand und ein falscher Freiheitsbegriff kann in diesen Fällen von
einer Freiheitsberaubung sprechen; denn die Freiheit, dem Verbrechen
anheimzufallen oder die Familie dem Notstande auszusetzen oder Frau
und Kinder zu mißhandeln, kann billigerweise in der menschlichen
Gesellschaft keinem gewährt werden. Die Auffassung der Trunksucht
als einer Nervenkrankheit ändert an diesem Grundsatz nichts. Wie
sehr eine Verallgemeinerung der Asyle für unheilbare Trunksüchtige
die Irrenhäuser entlasten würde, geht schon daraus hervor, daß durchschnittlich 40 v. H. der erwachsenen Irren und Epileptiker der Anstaltsinsassen aus Alkoholikern bestehen.

Aber es bedarf nicht nur eines Asylzwanges für die hoffnungslosen Fälle, sondern ebenso sehr auch eines Behandlungszwanges für
die besserungsfähigen Kranken. Denn bei keiner Gruppe von Kranken
ist so wenig darauf zu rechnen, daß sie freiwillig einer Heilstättenkur

sich unterziehen, als wie bei den Trunksüchtigen. Es ist deshalb von
größter Wichtigkeit, daß gesetzliche Handhaben geschaffen werden, mit
Hilfe deren man Trinker wider ihren Willen einer Monate währenden
Kur in einer Trinkerheilstätte unterstellen kann. Denn der bereits
angeführte Paragraph des bürgerlichen Gesetzbuches hat sich als unfähig erwiesen, der Trinkerheilbehandlung eine größere Verbreitung
zu geben, da er nur dann in Frage kommt, wenn Aussicht auf Besserung nicht mehr besteht und die Trunksucht unheilbar ist. In der
Tat werden auch nicht viel Trinker wegen Trunksucht entmündigt,
kaum 1000 jährlich im gesamten Deutschland — also eine im Vergleich zur Verbreitung des krankhaften Zustandes geringfügige Zahl,
die nur vollständig zerrüttete, mit alkoholischen Geistesstörungen behaftete Personen umfaßt. Einer späteren Gesetzgebung bleibt es vorbehalten, hier Wandel zu schaffen und den Behandlungszwang gesetzlich festzulegen.

VI. Die Notwendigkeit, gegen den Alkoholismus auf dem Wege
der Bekämpfung der allgemein verbreiteten Trinksitten vorzugehen, hat seit Beginn des 18. Jahrhunderts die Anhänger dieser Bewegung veranlaßt, sich in Vereinen zusammenzutun und sowohl auf
die große Masse des Volkes als auch auf die leitenden Behörden Einfluß zu gewinnen. Von jeher stellt sich die Bewegung in zwei Formen
dar, die scharf von einander zu trennen sind, nämlich als Abstinenz-
oder Enthaltsamkeitsbewegung und als Temperenz- oder Mäßigkeitsbewegung. Die Anhänger der ersteren verwerfen den Genuß
alkoholhaltiger Getränke in jeder Form und Menge, während die der
zweiten zwischen einem erlaubten Genuß und dem Mißbrauch geistiger
Getränke scharf unterscheiden und nur gegen diesen ihre Warnungen
richten.

Die völlige Enthaltsamkeit ist gewiß nicht nur für einzelne
Individuen oder auch Gruppen von Individuen durchführbar, sondern
in bestimmten Fällen (Epilepsie, Herzkrankheiten, Nervenleiden usw.)
vom Arzte geradezu anzuordnen. Aber es ist durchaus zu bezweifeln,
ob es berechtigt ist, die Enthaltsamkeit als allgemeine sittliche Forderung aufzustellen, wie es die organisierten Enthaltsamkeitsfanatiker
wollen. Heilkunde und Hygiene haben hierzu jedenfalls so lange kein
Recht, als nicht die Schädlichkeit auch kleiner und gelegentlicher
Mengen bewiesen ist, was zurzeit noch aussteht. Man kann von der
Gesamtheit nicht ohne weiteres nur deshalb die Aufgabe eines so
wirksamen, billigen und leicht zugänglichen Euphorikums verlangen,
weil ein Bruchteil der Menschen damit Mißbrauch treibt.

Die Forderung der völligen Enthaltsamkeit muß aber daher schon
aus rein sozialpsychologischen Erwägungen abgelehnt werden. Vergegenwärtigen wir uns, daß überall im Leben der Menschen neben
der Befriedigung der Notdurft der Genuß steht, und zwar nicht als
eine überflüssige Luxusempfindung, sondern als integrierender Bestandteil des organischen Seins, so wird uns erst die Schwere der Verantwortung deutlich, die der Arzt übernimmt, wenn er die Forderung
der völligen Enthaltsamkeit aufstellt. Natürlich handelt es sich hier
nicht um jene Enthaltsamkeit, die der Arzt im einzelnen Falle vom
Trinker, Psychopathen, Epileptiker, Herzkranken usw. fordern muß,
auch nicht um die freiwillig übernommene Abstinenz einzelner Personen, die ihrer Umgebung die angezweifelte Durchführbarkeit beweisen
oder den in einigen Ländern bis zur Unerträglichkeit herrschenden
Trinkzwang durchbrechen wollen, sondern um die Abstinenz, die
als allgemeine sittliche Forderung aufgestellt worden ist, um
als vermeintlich bestes oder gar einziges Mittel das soziale Phänomen
des Alkoholismus vom Erdboden verschwinden zu lassen. Die Schädigungen, die der Alkohol anrichtet, sind groß, aber sie rechtfertigen
immer noch nicht die völlige Aufgabe eines so wirksamen, billigen
und bequemen Euphorikums. Die Genußquellen, die dem Menschen
fließen, sind nicht so zahlreich, daß eine der mächtigsten bloß deshalb
verstopft werden dürfte, weil Einzelne mit ihr Mißbrauch treiben.
Die Forderung der völligen Enthaltsamkeit ist aber nicht nur unbillig, sondern auch undurchführbar. Für die große Masse wird
die euphorische Wirkung des Alkohols so lange nichts von ihrer
Wirkung einbüßen, als nicht die der Außenwelt entnommenen Wahrnehmungen in ganz überwiegendem Maße in der Betonung durch Lustgefühle dem Bewußtsein übermittelt werden. Schwerlich werden die
Menschen zu einer Zeit auf den Alkohol verzichten, in der die Außenwelt für die Mehrzahl die Quelle so vieler und so starker Unlustempfindungen ist. Sie sind im Gegenteil froh, daß sie diesen
Lustbringer und Unlustabstumpfer erfunden haben, und werden
diesen Kulturfortschritt nicht lediglich deshalb aufgeben, weil der
Genuß der alkoholhaltigen Getränke wie jeder Genuß in Mißbrauch
ausarten kann.

Wenn daher auch die theoretischen Grundlagen, auf denen die
Enthaltsamkeitsbewegung beruht, angreifbar sind, so hat die Bewegung
als solche wie jeder andere Radikalismus trotzdem ihre großen Verdienste. Denn über das Ziel hinausschießen ist immer noch besser
als gar nichts tun. Das Beispiel der Abstinenten hat in der Tat in

Kreisen, in denen der Genuß geistiger Getränke für unerläßlich galt, bahnbrechend gewirkt, indem sie die zwar selbstverständliche, aber vielerorts völlig vergessene Tatsache feststellten, daß sich auch ohne jeden Alkohol leben läßt.

Immerhin hat die Abstinenz auch dort, wo sie wie in den angelsächsischen Ländern über eine große Organisation und mächtige Hilfsmittel verfügt, immer nur einen Bruchteil der Bevölkerung erfaßt, der sich als Sekte von der übrigen Bevölkerung abschließt und durch die Ueberspannung seiner Forderungen seinen Einfluß auf das Volksganze abschwächt.

Im Gegensatz zu der radikalen Abstinenz geht die Mäßigkeitsbewegung von dem Grundsatze aus, daß es nicht erforderlich sei, den Alkohol gänzlich auszumerzen, vielmehr den Genuß so zu gestalten, daß er sich in ungefährlichen Grenzen hält. Der Stand der medizinischen Wissenschaften ermöglicht uns, diese Grenzen schon gegenwärtig ziemlich deutlich abzustecken. Geringe Mengen alkoholischer Getränke scheinen nach den bisherigen Beobachtungen vollkommen unschädlich zu sein, besonders wenn sie nur gelegentlich und nicht gewohnheitsmäßig einverleibt werden. Für den gewohnheitsmäßigen Genuß tut man gut, das zulässige Maß möglichst niedrig zu bemessen. Jedenfalls dürfte selbst für nervengesunde, erwachsene Männer das tägliche Maß von 1 Liter Bier oder $^1/_2$ Liter Landwein nicht überschritten werden, wenn sich nicht im Laufe der Jahre krankhafte Veränderungen im Bau und Leistung des Körpergewebes ausbilden sollen. Für erwachsene Frauen dürfte kaum die Hälfte zu gestatten sein. Kinder sollten gar keine alkoholischen Getränke genießen. Auch darüber ist man wohl einig, daß Branntwein selbst von erwachsenen Männern auch nicht in kleinen Mengen gewohnheitsmäßig genossen werden soll. Ueberhaupt kann man nicht streng genug unterscheiden zwischen gelegentlichem und gewohnheitsmäßigem Genuß. Der erstere ist harmlos und wird in der Regel spurlos vom Körper überwunden. Der gewohnheitsmäßige Genuß birgt aber immer die Gefahr in sich, daß die Wirkung kumuliert und die Zufuhr schon wieder erneuert wird, ehe die Wirkung der vorhergehenden Libation vollständig abgeklungen ist und so bei der eintretenden Gewöhnung der Großhirnrinde an den Alkohol die anfänglich vielleicht geringen Gaben immer höher genommen werden müssen, um die ursprünglich mit kleinen Mitteln erzielte Euphorie zu erreichen. Sowohl um die Gefahren des Alkoholgenusses zu vermeiden, als auch um die euphorische Wirkung mit dem geringsten Aufwande zu erreichen, ist es daher rätlich, den regelmäßigen täglichen Genuß fallen zu lassen und das Trinken von Wein oder Bier auf einige wenige, gelegentliche Anlässe zu beschränken.

Dagegen besteht kein Bedenken, Personen des Greisenalters, welchem Geschlecht sie auch angehören, selbst das Ueberschreiten der erwachsenen Männern gestatteten Menge zu erlauben. Da die krankhaften Zustände doch immer eine beträchtliche Reihe von Jahren zu ihrer Entwicklung bedürfen, so fällt bei der geringen Lebenserwartung, die der Mensch nach dem 60. Lebensjahre noch hat, ein wesentlicher Grund für eine ängstliche Beschränkung des Alkoholgenusses im Greisenalter fort. Erfahrungsgemäß bekommen denn auch alkoholische Getränke alten Leuten gut. Aus übertrieben hygienischen Erwägungen ihnen diesen Genuß verkümmern zu wollen, würde um so unberechtigter sein, als wohl gerade im Greisenalter das Bestreben verständlich ist, die Stimmung unabhängig von den aus der Außenwelt entnommenen Wahrnehmungen durch Genuß narkotischer Stoffe aufzubessern.

Die bisherigen Ausführungen gelten ausschließlich für Personen mit seelisch und körperlich normaler Veranlagung. Daß Personen mit ausgesprochen krankhaften Erscheinungen je nach der Art und Ausdehnung sich den Alkoholgenuß nur so weit gestatten dürfen, als es ihnen vom behandelnden Arzt erlaubt wird, ist selbstverständlich. Aber dringend sind auch Personen von einer gewissen konstitutionellen Minderwertigkeit, auch wenn diese sich nicht in krankhaften Erscheinungen äußert, zu warnen, die obigen Mengen als auch für sie giltig anzusehen. Das gilt z. B. für alle, die leichte Regelwidrigkeiten der Blutkreislaufsorgane, Neigung zu Entzündungen der Magendarmschleimhaut u. a. m. aufweisen, das gilt in ungleich höherem Maße von jenen, die eine Minderwertigkeit auf seelischem Gebiete entweder erworben oder erblich überkommen haben. Von ihnen ist, wenn sie sich zu einer völligen Enthaltsamkeit nicht bewegen lassen können, doch wenigstens eine Enthaltsamkeit vom regelmäßigen Genuß zu verlangen.

Diese Mäßigkeitsregeln, die die Stellung des Einzelnen zum Genuß alkoholischer Getränke bestimmen, müssen nun mit einem Nachdruck geltend gemacht werden, daß sie auch auf das gehäufte Auftreten des Alkoholmißbrauchs, wie er infolge der Trinkunsitten in manchen Nationen, Ständen, Bevölkerungsschichten usw. beobachtet wird, Einfluß gewinnen. Das ist die Aufgabe der in Vereinen organisierten Mäßigkeitspropaganda. Mit Hilfe des geschriebenen und gesprochenen Wortes muß sie die Unwissenden aufklären und die Gleichgiltigen aufrütteln. In Deutschland hat sich nach dieser Richtung hin der Deutsche Verein gegen den Mißbrauch geistiger Getränke mit dem Sitze in Berlin seit seiner Gründung im Jahre 1883 große Verdienste erworben.

Selbst wer sich scheut, das Genußleben anzutasten, muß doch unsere törichten Trinksitten auf das schärfste verdammen, zumal wenn sie sich auf die Angehörigen der höheren Stände stützen. Gerade hier sollte die Alkoholeuphorie sich durch feinere und unschädlichere Genüsse ersetzen lassen. Die auf den Exzeß hinsteuernden Trinksitten insbesondere der germanischen Länder sind nur der Ausdruck für den Mangel an Verfeinerung des Genußlebens und die Unkenntnis der psychischen und physischen Gefahren, die aus dem Alkoholmißbrauch entspringen. Gegen die Trinksitten der höheren Stände vorzugehen, wie sie namentlich in Studentenkneipe und Offizierskasino gepflegt werden, muß sich die Mäßigkeitspropaganda zur Aufgabe machen. Denn sollen Mißbräuche im geselligen Verkehr bekämpft werden, so müssen sie zunächst bei den höheren Bevölkerungsschichten ausgerottet werden, die vorwiegend für die Gestaltung der Formen, in denen sich die Geselligkeit eines Volkes abspielt, verantwortlich sind. Nimmt ja doch selbst eine niedere Klasse fast regelmäßig auch dann noch die Geselligkeitsformen der höheren an, wenn sie diese aus ihrer beherrschenden Stellung verdrängt und aufs heftigste bekämpft hat. So hat das Bürgertum im großen und ganzen die Formen der Geselligkeit übernommen, die in der Feudalzeit ausgebildet worden sind, und wird sie voraussichtlich in abgeänderter Form an die aufstrebende Klasse, die sich in der Arbeiterbewegung ankündigt, weitergeben.

Die wohlhabenden Bevölkerungsschichten können für ihre Trinkunsitten keine mildernden Umstände beanspruchen. Wenn die Mäßigkeitsbewegung hier eine rege Agitation entfaltet, wird sie bald Erfolge gegenüber den Trinkgewohnheiten der höheren Stände, der Mittelschichten und auch der sozial ungünstig gestellten proletarischen Bevölkerung davontragen, deren zähes Festhalten an gewissen Formen des Alkoholgenusses nur verständlich wird, wenn man die soziale Umwelt, in der diese Schichten leben, mit gewissen Eigenschaften des Alkohols in Beziehung setzt. Außer der allgemeinen euphorischen Wirkung des Alkohols kommt hier sein besonderer Einfluß auf die aus den körperlichen Bedürfnissen entspringenden Gemeingefühle (Hunger, Kälte und Ermüdung) in Betracht. In den wenigsten Fällen wird der Arbeiter sich darüber klar werden, daß der Alkohol, objektiv genommen, gar nicht nährt, wärmt und kräftigt: die subjektive Empfindung der Sättigung, Durchwärmung und Kräftigung wird ihn immer wieder veranlassen, zum Alkohol als Allheilmittel für alle

Widerwärtigkeiten, die seine Beschäftigung mit sich bringt, greifen zu lassen. Der Arzt muß mit Nachdruck hervorheben, daß bei unterernährten, schlecht wohnenden, schwer und lange tätigen Arbeitern die Mäßigkeitspropaganda keine dauernden und durchgreifenden Erfolge davontragen kann, wenn nicht vorher eine Herabminderung des durch die soziale Umwelt gesteigerten Alkoholbedürfnisses voraufgegangen ist. Anderseits dürfen wir uns aber auch nicht der Einsicht verschließen, daß natürlich auch im Arbeiterstande der einzelne es in den meisten Fällen selbst in der Hand hat, den Alkoholgenuß nicht in Mißbrauch ausarten zu lassen. In manchen Schichten auch der handarbeitenden Bevölkerung fordert der Alkoholismus nur deshalb so zahlreiche Opfer, weil Unkenntnis der Gefahr, Gleichgültigkeit, Vorurteil, Nachahmung törichter Sitten und die Furcht, sich lächerlich zu machen, die Individuen abhält, mäßig zu sein. Diesen Ursachen des Alkoholmißbrauches läßt sich durch Belehrung und durch den Appell an das sittliche Bewußtsein des Einzelnen in der Tat beikommen.

Ein besonders großes Interesse an der Verbreitung dieser Belehrungen sowie an der Bekämpfung des Mißbrauches alkoholischer Getränke haben die Verwaltungen der sozialen Kranken-, Unfall- und Invalidenversicherung. Es ist deshalb zu begrüßen, daß sich in den letzten Jahren hier ein regerer Eifer als früher gezeigt hat, durch Verteilen von aufklärenden Merkblättern, Anregung von Vorträgen und andere Maßnahmen sich am Kampfe gegen den Alkoholismus zu beteiligen.

Auf gesetzgeberischem Wege und durch Maßnahmen staatlicher und kommunaler Behörden läßt sich manches zur Bekämpfung des Mißbrauches geistiger Getränke tun, wenn auch die Wirksamkeit der hier zu Gebote stehenden Mittel nicht überschätzt werden darf. Besonders durch rein strafgesetzliche Bestimmungen dürften wohl nur einzelne Symptome, wie ärgerniserregende Trunksucht usw., aber nicht der mißbräuchliche Alkoholgenuß selbst hintangehalten werden. Dagegen ist es wohl möglich, auf dem Wege der Steuergesetzgebung den Verbrauch alkoholhaltiger Getränke zu beeinflussen.

Der Wert, den eine hohe Besteuerung der alkoholischen Getränke auf die Zurückdrängung des Verbrauches und damit der Unmäßigkeit haben kann, darf allerdings schon deshalb nicht überschätzt werden, weil dadurch das Alkoholbedürfnis, diese Wurzel des Alkoholkonsums, garnicht berührt wird, sondern nur die Befriedigung dieses Bedürfnisses etwas abgeändert wird. Diese Beeinflussung wird umso größer sein können, desto schwächer das Bedürfnis ist, während bei stark gesteigertem Alkoholbedürfnis von der Bevölkerung auch eine erhebliche

Verteuerung der alkoholischen Getränke mit in den Kauf genommen werden wird. Da nun die Steuergesetzgebung in erster Linie das Ziel vor Augen hat, die fiskalischen Kassen zu füllen, so wird sie dort, wo das Bedürfnis am ausgesprochensten ist, auch die größte Steuer auferlegen dürfen, ohne damit fürchten zu müssen, sich durch allzu starke Verminderung des Verbrauches ihre Einnahmequellen zu verstopfen. So fällt dann nicht selten hohe Steuer mit großem Alkoholbedürfnis und ausgedehnter Verbreitung des Alkoholismus zusammen: es versagt die hohe Besteuerung als Mittel gegen die Unmäßigkeit also gerade da, wo eine Bekämpfung des Alkoholismus am wichtigsten wäre. Anders dort, wo die verschiedenen Arten der alkoholischen Getränke in der Volksgunst miteinander wetteifern; hier kann durch eine zweckmäßige Besteuerung des Branntweins, der ohne Steuer unter allen Umständen viel billiger ist als selbst der wohlfeilste Landwein oder das Bier, so verteuert werden, daß es der Bevölkerung zweckmäßig erscheint, das Alkoholbedürfnis weniger durch Branntwein als durch gegorene Getränke zu befriedigen. In diesem Falle kann die Branntweinsteuer ein wirksames Mittel im Kampf gegen den Alkoholismus sein, weil sie den Uebergang der Bevölkerung zu einem harmlosen alkoholischen Getränk beschleunigt. Voraussetzung ist dabei, daß die anderen Vorbedingungen, unter denen allein sich der Uebergang vollziehen kann — Billigkeit des Landweins und des Bieres, Steuerfreiheit der gegorenen Getränke, günstige wirtschaftliche Lage der Bevölkerung — erfüllt sind. Danach dürfte sich der hygienische Wert der Branntweinbesteuerung etwa nach folgendem Schema bemessen lassen: 1. Einer Bevölkerung mit starkem Alkoholbedürfnis steht zur Befriedigung dieses Bedürfnisses nur der Branntwein zur Verfügung. Selbst eine sehr hohe Steuer wird hier den Branntwein zwar verteuern, aber den Verbrauch nicht wesentlich hinunterdrücken können und als Mittel gegen die Verbreitung des Alkoholismus durchaus wirkungslos sein. Beispiel: Rußland. 2. Der Bevölkerung stehen zur Befriedigung des Alkoholbedürfnisses Branntwein und gegorene Getränke zur Verfügung. Eine hohe Steuer, die sowohl den Branntwein wie das landesübliche gegorene Getränk belastet, läßt eine Verschiebung des Verbrauchs zu Ungunsten des Branntweins nicht aufkommen und ist daher ebenfalls als Mittel gegen die Verbreitung des Alkoholismus wirkungslos. Beispiel: Frankreich, wo neben hoher Branntweinsteuer eine sehr hohe Weinsteuer besteht. 3. Der Bevölkerung stehen zur Befriedigung des Alkoholbedürfnisses Branntwein und gegorene Getränke zur Verfügung. Eine Besteuerung des Branntweins bei Steuerfreiheit der landesüblichen gegorenen Getränke veranlaßt hier einen Teil der Bevölkerung den Uebergang vom Branntwein zum Bier oder Landwein zu beschleunigen und wirkt dadurch dem Alkoholismus entgegen. Beispiel: Schweiz.

Die eigenartigste Form der Branntweinbesteuerung ist das Branntweinmonopol. Es kann sowohl Erzeugung wie Vertrieb des Produktes als vollständiges Monopol umfassen oder die Herstellung oder, wie in der Regel, nur den Zwischenhandel. In diesem Falle kauft der Staat das Fabrikat und bringt es zu erhöhtem Preise in den Verkehr.

In der Schweiz wurde im Jahre 1887 durch Bundesgesetz das Branntweinmonopol eingeführt. Die Monopolverwaltung übernimmt käuflich den gesamten, innerhalb des Bundesgebietes hergestellten Rohspiritus und verkauft ihn, nach voraufgegangener sorgfältiger Reinigung, zu erhöhtem Preise. Der zehnte Teil des aus dem Monopol erzielten Reinertrages muß zur Bekämpfung des Alkoholmißbrauches oder seiner gemeinschädlichen Folgen in Gestalt von Zuwendungen an private und öffentliche Veranstaltungen zu Irren-, Trinker- und Armenpflege benutzt werden. Der Anschauung, daß eine Verteuerung des Branntweins nur dann einigen Wert im Kampf gegen den Alkoholismus hat, wenn mit ihr eine Verbilligung der gegorenen Getränke Hand in Hand geht, wurde gleichzeitig dadurch Rechnung getragen, daß durch das nämliche Gesetz alle kantonalen und kommunalen Steuern auf Bier und Wein aufgehoben und alle Beschränkungen, denen der Kleinverkauf gegorener Getränke unterworfen war, abgeschafft wurden. Diese Steuergesetzgebung der Schweiz entspricht also einigermaßen den Anforderungen, die der Hygieniker erhebt: sie verteuert den Schnaps, befreit Bier und Wein von jeglicher Abgabe, schreibt Reinigung des Trinkbranntweins vor und verwendet noch einen erheblichen Bruchteil des Reingewinns zur Bekämpfung des Alkoholmißbrauches und Linderung seiner Folgen.

Auch das Schankwesen bietet der Gesetzgebung und der Verwaltung Gelegenheit, die schlimmsten Auswüchse des Alkoholismus, die sich vor allem an das Bestehen zahlreicher kleiner Winkelkneipen knüpfen, zu beseitigen. Leider ist gerade bei uns das Kneipenwesen noch außerordentlich entwickelt. Nach den Angaben des statistischen Jahrbuches für den Preußischen Staat waren im Jahre 1905 in Preußen insgesamt 209 320 ständig oder nur vorübergehend betriebene Gast- und Schankwirtschaften nebst Kleinhandlungen mit Branntwein vorhanden, wovon die größte Hälfte auf die Städte entfiel. Nur von 7077 Stellen wurden ausschließlich nichtgeistige Getränke verabreicht; 15 731 Schankstätten waren nur vorübergehender Natur. Dagegen gab es im ganzen

186914 ständige Wirtschaften mit Ausschank geistiger Getränke. Es kommt in ganz Preußen eine ständige Wirtschaft mit Ausschank geistiger Getränke auf 194, insbesondere in den Städten schon auf 169, auf dem platten Lande auf 221, hingegen eine solche mit ausschließlichem Ausschank nichtgeistiger Getränke erst auf 5434, in den Städten auf 3529, auf dem Lande gar erst auf 9680 Bewohner. In Baden kommt schon eine ständige Betriebsstätte mit Ausschank von Spirituosen auf je 129 Bewohner. Es folgen im Stadtgebiete Hessen-Nassau (1 : 141 Einwohner), Pommern (1 : 149), Brandenburg (1 : 153), Schleswig-Holstein (1 : 158), Ostpreußen und Sachsen (je 1 : 161), Hannover (1 : 162), Posen (1 : 173), Westpreußen (1 : 187), Schlesien (1 : 189), während die Städte der stark bevölkerten Provinzen Rheinland (1 : 208) und Westfalen (1 : 225) an letzter Stelle stehen. Anderseits finden sich die meisten städtischen alkoholfreien Wirtschaften in der Rheinprovinz (1 : 1879 Einwohner) und Westfalen (1 : 2318), bei weitem die wenigsten hingegen in Ostpreußen (1 : 15946) und in Berlin (1 : 12813). Berücksichtigt man auch das platte Land, so nimmt hier die Provinz Hannover hinsichtlich der Häufigkeit der geistige Getränke verschänkenden Betriebsstätten (mit 1 auf 156 Bewohner) den ersten Platz ein; hierauf kommen Schleswig-Holstein (1 : 161), Hessen-Nassau (1 : 174), Brandenburg (1 : 179), Rheinland (1 : 183), Sachsen (1 : 196), Westfalen (1 : 237), Pommern (1 : 272), Schlesien (1 : 282), Westpreußen (1 : 344), Ostpreußen (1 : 367) und Posen (1 : 448). Sind hiernach die Unterschiede im ländlichen Gebiete schon recht bedeutend, so gilt dies in noch höherem Grade von der Verteilung der alkoholfreien Gastwirtschaften, von denen eine in Schleswig-Holstein auf 2205, in Westfalen auf 4170, im Rheinlande auf 5984, in Brandenburg auf 8415, hingegen in Ostpreußen erst auf 199835, in Posen auf 131665, in Westpreußen auf 76710, in Pommern auf 47441, in Sachsen auf 33032 Landbewohner entfällt. In Berlin wurden 1905 gezählt 3351 Branntweinschänken (auf eine Branntweinschänke kamen im Jahre 1885: 822 Personen, im Jahre 1905: 610 Personen), 301 Weinlokale, 9341 Bierrestaurants, zusammen eine Kneipe auf 157 Einwohner.

Diese geradezu ungeheure Besetzung von Stadt und Land mit Schankstellen zeigt schon, daß bei uns das Konzessionsweseu so gut wie gar nicht dazu benutzt wird, die Zahl der Schank- und Gastwirtschaften einzuschränken. Das energische Vorgehen namentlich der angelsächsischen und skandinavischen Länder kann zwar nicht ohne weiteres auf die heimischen Verhältnisse übertragen werden, zeigt aber, welche Beschränkungen selbst freiheitlich regierte Länder den Alkoholgewerben aufzuerlegen wagen.

Die radikalste Form der Unterdrückung des Schenkenwesens stellt die sogenannte Prohibition in einigen amerikanischen Staaten dar, durch die Herstellung, Verkauf oder Lagerung alkoholhaltiger Getränke für das gesamte Staatsgebiet einfach verboten wird. Geht das Verbot nur von den kommunalen Behörden aus, so bezeichnet man es als Local veto. In den Staaten des europäischen Kontinents werden sich diese Maßnahmen in absehbarer Zeit wohl kaum zahlreiche Freunde erwerben. Die Prohibition wurde zuerst im Staate Maine in Nordamerika auf Anregung von Niel Dow im Jahre 1851 eingeführt. Zurzeit unterstehen ihr neun Staaten mit etwa zusammen einem Fünftel der Einwohner der Vereinigten Staaten. Die Local option, das Gemeindeverbot, ist in 46 Unionsstaaten mit 26 Millionen Einwohnern in der einen oder anderen Form im Gebrauch. Bemerkenswert ist auch das in Schweden und Norwegen häufig angewandte Gothenburger Ausschanksystem, bei dem die Kommunalverwaltung einer gemeinnützigen Gesellschaft die Erlaubnis für den Branntweinausschank überträgt. Die Gesellschaft unterhält dann einige große Ausschankstellen, die unter der Leitung angestellter, am Umsatz in keiner Weise beteiligter Beamter stehen. Mögen auch diese oder ähnliche Einrichtungen in Deutschland noch in weitem Felde liegen, so ist doch dringend zu wünschen, daß die bei uns überaus laxe Handhabung der Konzessionserteilung und die Leichtigkeit, mit der bei uns die Behörden die Bedürfnisfrage bejahen, bald einer anderen Auffassung weicht.

Weder der Appell an das moralische Bewußtsein des Einzelnen, das die Enthaltsamkeits- und Mäßigkeitsbewegung vorwiegend zur Bekämpfung des Mißbrauchs alkoholischer Getränke verwendet, noch die staatlichen Maßnahmen, die im Strafrecht, in der Steuergesetzgebung und im Gewerberecht festgelegt worden sind, haben durchschlagende Erfolge im Kampf gegen den Alkoholismus zu verzeichnen gehabt. Sie versagen besonders dort, wo der Alkoholmißbrauch in einem durch äußere Verhältnisse gesteigerten Alkoholbedürfnis der großen Masse der Bevölkerung seine Ursache hat. Denn hier kann nur eine Herabminderung des besonders starken Bedürfnisses selbst Abhilfe schaffen. Die Wertschätzung des Alkohols wie der narkotischen Stoffe überhaupt beruht eben, wie man nicht oft genug betonen kann, auf der Eigentümlichkeit, beim Menschen unabhängig von den aus der Außenwelt entnommenen Wahrnehmungen und unabhängig von der Beschaffenheit der Sinnesorgane Lustempfindungen wachzurufen. Ueberall dort wird daher das Bedürfnis nach Genuß alkoholischer Getränke sich mehr oder weniger gebieterisch geltend machen, wo die aus der Außenwelt zuströmenden Wahrnehmungen vorwiegend Unlust bringender Natur sind.

Die Bekämpfung des Alkoholismus in der Form der Abschwächung des Alkoholbedürfnisses hat hier einzusetzen.

Je mehr es gelingt, die Wahrnehmungen der Außenwelt ihres peinlichen Inhaltes zu entkleiden und möglichst viele Lustempfindungen durch unsere Sinne dem Bewußtsein zu übermitteln, desto mehr wird man den Alkoholgenuß auf einem Gebiete zurückdrängen, auf dem er heute noch seine festeste Stellung hat.

5. Morphinismus.

Die Morphiumsucht ist erst durch die Erfindung der Pravazschen Spritze entstanden, die an sich als eine der größten Wohltaten der medizinischen Technik zu bewerten ist, dürfte also kaum älter als fünf Jahrzehnte sein. Das Krankheitsbild wird dadurch gekennzeichnet, daß jemand, dem häufig zur Schmerzstillung bei chronischen Erkrankungen Morphium-Einspritzungen gemacht worden sind, schließlich selbst zur Spritze greift und zur Erzielung der nach den Einspritzungen entstehenden Euphorie, die nach einiger Zeit in eine Depression abzuklingen pflegt, zu immer höheren täglichen Mengen aufsteigt, die schließlich zu einem vollständigen körperlichen und seelischen Verfall führen. Der Morphiumrausch unterscheidet sich vom Alkoholrausch dadurch, daß er mehr ein ruhiges, beglückendes Erhabenheitsgefühl anregt, aber nicht zu lärmender Betätigung drängt. Nicht selten sind es geistig hochstehende Personen, die dem Morphinismus verfallen. Es liegt auf der Hand, daß bei der Schwierigkeit, sich Spritze und Morphium zu verschaffen, es vorwiegend Aerzte, Apotheker und Pflegepersonen sind, die der Morphiumsucht fröhnen. Etwa drei Viertel der Morphinisten sind Männer und von diesen wieder annähernd die Hälfte Aerzte. Der Morphinismus ist in manchen Fällen heilbar, aber nur durch eine langwierige Entwöhnungskur in einer geschlossenen Anstalt. Die meisten als „geheilt" entlassenen Fälle werden rückfällig. Um so wichtiger ist es, den Morphinismus nicht erst entstehen zu lassen. Allen Aerzten ist daher Sparsamkeit mit der Anwendung von Einspritzungen besonders bei der Behandlung chronischer Krankheiten zur Pflicht zu machen. Da der Morphinist infolge seiner Reizbarkeit, Abenteuerlichkeit, Gewissenlosigkeit und besonders wegen seiner unausrottbaren Neigung zu Schwindeleien fast ausnahmslos eine fürchterliche Plage für seine Umgebung ist, sollte ähnlich wie beim Trunksüchtigen vorgeschrittenen Grades die Gesetzgebung es ermöglichen, daß er auch wider seinen Willen unverzüglich in eine Anstalt verbracht, und, falls er sich als unheilbar erweist, dort dauernd festgehalten wird. In der Regel sind die Personen, die morphiumsüchtig werden, schon stark psychopathisch veranlagt. Der Morphiummißbrauch steigert aber diese Anlage zu einem psychischen Verhalten, das in den vorgeschrittenen Fällen an Geistesstörung grenzt und leicht in eine solche übergeht.

6. Epilepsie.

I. Bei der Lückenhaftigkeit der medizinischen Statistik überhaupt liegen keine auch nur annähernd zuverlässige Zahlen über die Häufigkeit der Epilepsie vor, aber die Schätzungen berufener Autoren liefern auch schon heute sehr hohe Zahlen. Die Berechnungen schwanken zwischen 50 und 200 epileptischen Personen auf 100000 Einwohner. Absolut genommen gibt das für die Bevölkerung eines ausgedehnten Landes schon beachtenswerte Zahlen, z. B. für Deutschland bei Annahme der Mindestschätzung etwa 30000, der Höchstschätzung etwa 120000 Epileptiker. In Württemberg ergab die Erhebung vom Jahre 1862, die in Gestalt einer Stichprobe aus fünf Oberämtern gewonnen wurde, 93 Epileptische auf 100000 der Bevölkerung; doch wurden in einer zweiten Zählung 108 ermittelt. In Mecklenburg-Schwerin wurden durch eine besonders sorgfältige Zählung 150 festgestellt. Nach der Ansicht der Sachverständigen dürfte diese Zahl am wenigsten hinter der Wirklichkeit zurückbleiben. Nach der als zuverlässig anerkannten Gebrechenzählung in Neu-Seeland vom Jahre 1901 kamen dort auf 100000 Einwohner 178 Epileptische beim männlichen und 120 beim weiblichen Geschlecht. Eine neuere und recht sorgfältige Arbeit über Epilepsie von R. Ammann[1]) schätzt in der Schweiz sogar 500 Epileptiker auf das Hunderttausend der Bevölkerung, von denen mindestens ein Drittel dauernd erwerbsunfähig ist, während sich etwa ein weiteres Drittel verehelicht und so die psychopathische Minderwertigkeit auf Nachkommen vererbt. Nach der Leipziger Krankheitsstatistik kamen unter 100000 ein Jahr lang beobachteten männlichen Versicherungspflichtigen 89 Fälle von Epilepsie vor, von denen 2 tödlich endeten und die zusammen 2663 mit Arbeitsunfähigkeit einhergehende Krankheitstage beanspruchten. Bei den weiblichen Versicherungspflichtigen wurden 105 Fälle mit 1 Todesfall und 3306 Krankheitstagen gezählt.

II. Für die Betrachtung der Epilepsie vom sozialpathologischen Gesichtspunkte aus ist besonders die Erkenntnis fruchtbar, daß das Wesen der Epilepsie nicht durch den plötzlich auftretenden, auffallenden, mit Bewußtlosigkeit einhergehenden Krampfanfall gekenn-

---

1) Ammann, R., Die Erkrankung und Sterblichkeit an Epilepsie in der Schweiz. Basel 1912.

zeichnet ist, sondern in einer chronischen Erkrankung des Zentralnervensystems besteht, dessen sichtbarste Erscheinung allerdings der Krampfanfall ist. Wie wir später sehen werden, sind es gerade die psychischen Begleiterscheinungen, die den Epileptiker in der menschlichen Gesellschaft eine so eigentümliche Rolle spielen lassen. Es gibt unzählige Fälle, in denen die Krämpfe vollständig fehlen und doch unzweifelhaft Epilepsie vorliegt. Hier wird der eigentliche Krampfanfall durch „Aequivalente" oder Dämmerzustände ersetzt, in denen der Patient unter starken Bewußtseinsstörungen entweder ruhig vor sich hinstarrt oder in sich geordnete, aber trotzdem dem Verantwortungsgefühl entzogene Handlungen, die häufig sehr gefährlich werden können, vollzieht. Bezeichnend für die Epilepsie ist das anfallsweise Auftreten von Bewußtlosigkeit oder wenigstens starker Bewußtseinsstörung.

III. Die Epilepsie wurzelt wie zahlreiche andere Nerven- und Geisteskrankheiten in einer angeborenen psychopathischen Anlage. Die sozialen Verhältnisse haben auf diese psychopathische Anlage insofern einen Einfluß, als innerhalb der wohlhabenden Bevölkerungsklassen die psychisch minderwertigen Elemente eher zur Familiengründung und damit zur Fortpflanzung der Minderwertigkeit kommen als jene der unteren Volksschichten, die in der Regel durch Vagabundage, Trunksucht, Verbrecherlaufbahn usw. bereits vor einer Familiengründung untergehen. Auf die Krankheitsbedingungen der Epilepsie haben die sozialen Verhältnisse unmittelbar keinen Einfluß, wohl aber mittelbar über den Umweg der Vergiftungen und Infektionen. Da von den Intoxikationen die Trunksucht am meisten zur Entstehung der Epilepsie beiträgt, gilt also, was über die Beziehungen von Alkoholismus und sozialer Umwelt an anderer Stelle gesagt wurde, auch bis zu einem gewissen Grade von den epileptischen und epileptiformen Zuständen. Die Rolle, die Syphilis, Skrophulose und die Kinderkrämpfe bei der Entstehung der Epilepsie spielen, ist noch nicht hinreichend ermittelt. Sollten sich die Vermutungen bestätigen, die manche Autoren nach dieser Richtung hin hegen, so würde die mittelbare Einwirkung der sozialen Verhältnisse, von denen jene Erkrankungen so außerordentlich abhängen, noch größer und wichtiger erscheinen als jetzt. Auf den Krankheitsverlauf hat die soziale Umwelt, in dem der Epileptiker lebt, einen bedeutenden Einfluß, besonders in jenen die Mehrzahl bildenden Fällen, in denen das Leiden noch nicht so weit vorgeschritten ist, daß unbedingt Anstaltsbehandlung eintreten muß. In geordneten Verhältnissen, bei guter Ernährung und im Schutze ihrer Familie werden die Epileptiker der wohlhabenden Stände leichter ihren Hang zu Absonderlichkeiten, Vergehen und Ausschweifungen aller Art bemeistern können als jene der unteren Bevölkerungsschichten, die durch ihr Leiden zu anstrengenden und einförmigen Arbeitsleistungen unfähig werden und dann schnell verkommen oder dem Trunke entgegentreiben, um nach einem Durchgangsstadium durch das Lumpenproletariat der Verbrecher, Zuhälter, Prostituierten und Vagabunden in Zuchthäusern und Besserungsanstalten zu enden.

Die soziale Umwelt wird dem Epileptiker besonders durch Verleitung zum Alkoholgenuß gefährlich, demgegenüber er ungemein wenig widerstandsfähig ist. Kranke, die sich von geistesgesunden Personen fast nicht unterscheiden und vielleicht nur vereinzelt Anfälle haben, werden nicht selten durch den Genuß einiger Gläser Bier in einen Zustand hochgradiger Aufgeregtheit versetzt, in der sie dann leicht impulsive Handlungen von bedenklicher Tragweite begehen. Auch die zeitweilig auftretenden Anfälle von rasender Trunksucht bis zur vollständigen Bewußtlosigkeit ist als ein Zeichen offener oder versteckter Epilepsie erkannt worden. Leider ist das im Laienpublikum noch wenig bekannt, das daher diese „Quartalssäufer" nicht als Kranke, sondern als lasterhafte Personen auffaßt und dementsprechend unzweckmäßig behandelt.

IV. Für das Verhältnis der Epileptiker zu ihren Mitmenschen sind die Charakterveränderungen maßgebend, die sich gewöhnlich bei langer Dauer des Leidens einstellen. Diese Veränderungen gehen nach der Richtung der Abstumpfung der feineren psychischen Funktionen. Es fallen leicht die Hemmungen fort, die zwischen Trieb und Handlung eingeschaltet sind, so daß sich ein unerfreuliches, rücksichtsloses oder gar gewalttätiges Wesen ergibt, das dann durch die gesteigerte Zahl der Streitigkeiten, in die der Epileptiker mit den Personen seiner Umgebung gerät, immer mehr sich verschlimmert und die Bahn für eine erhöhte Kriminalität freimacht.

Zum Verständnis der Beziehungen der Epilepsie zur Kriminalität ist zu unterscheiden, ob die Vergehen und Verbrechen in den anfallsweise auftretenden Dämmerzuständen begangen werden oder durch psychische Veränderungen bedingt sind, die auch in der anfallsfreien Zwischenzeit den Epileptiker zum Begehen strafbarer Handlungen geneigt machen. Die verwickelten automatischen Handlungen der Dämmerzustände äußern sich manchmal in der Ausführung von Diebstählen und besonders im Anlegen von Feuer, gelegentlich aber auch in der Begehung von Morden. Häufig wiederholt sich das Vergehen in bestimmten Zwischenräumen und wird jedesmal in der nämlichen Weise vorgenommen. Auch das Fortschreiten der einfachen Epilepsie zur ausgesprochenen epileptischen Geistesstörung ist nicht selten von

Gewalttätigkeiten begleitet. Aber auch in den leichten Fällen zeichnet sich das psychische Verhalten der Kranken durch Streit- und Händelsucht und Neigung zur Intrigue aus.

Die Epileptiker stellen ein großes Kontingent zum Heere der unverbesserlichen Verbrecher. Zuchthäuser, Gefängnisse und Korrektionsanstalten beherbergen ihrer stets eine große Zahl, da bei dem heutigen Stande der Rechtsanschauung und besonders der richterlichen Praxis die krankhafte Wurzel ihres Verhaltens entweder nicht erkannt oder als für die Freisprechung nicht genügend erklärt wird. Es ist ein unhaltbarer Zustand, die kriminellen Epileptiker im Falle der Betätigung dieses krankhaften Hanges entweder zu bestrafen oder sie als unzurechnungsfähig freizusprechen, da beide Methoden der Indikation, die Kranken unschädlich zu machen, nicht genügen. Hier kann nur die obligatorische Asylisierung der kriminellen Epileptiker Wandel schaffen.

Eine weitere Eigentümlichkeit im Gemütsleben des Epileptikers ist seine Ueberschwenglichkeit. Sie äußert sich nicht selten als übertriebene Religiosität. Zahlreiche Sekten oder gar weltumspannende Religionen haben Epileptiker zu Stiftern. Ein typisches Beispiel ist der Apostel Paulus, dessen Epilepsie von Krenkel[1]) durch einen scharfsinnigen Indizienbeweis festgestellt worden ist. Im zwölften Kapitel des zweiten Briefes an die Korinther sagt der Apostel, daß ihm gegeben sei „ein Pfahl ins Fleisch, nämlich des Satans Engel, der mich mit Fäusten schlage, auf daß ich mich nicht überhebe". Wie Krenkel auf dem Wege der Sprachforschung und der Stellenvergleichung nachweist, sind damit Krampfanfälle gemeint, die den Apostel bis zu seinem Tode heimsuchten. Mit Recht faßt Krenkel auch die Bekehrungsszene auf dem Wege gen Damaskus als die Vision eines Epileptikers auf. Der Apostel selbst scheint einen Zusammenhang geahnt zu haben, denn er berichtet zu gleicher Zeit von den Faustschlägen des Satans. Die Empfindungen, die manche Epileptiker vor dem Ausbruch des Anfalles haben, können sich zu wirklichen Halluzinationen erweitern und sind als solche für die Rolle, die Fallsüchtige im religiösen Leben gespielt haben, ohne Zweifel von besonders großer Bedeutung gewesen. Manche Kranke hören seltsam brausende Geräusche, sehen Funken, leuchtende Kugeln, glänzende Gestalten, Größer- und Kleinerwerden der umgebenden Gegenstände usw. Das sind die Vorbedingungen für religiöse Visionen, die um so lebhafter sind, je mehr der Epileptiker schon an und für sich zu religiösen

---

1) Krenkel, Beiträge zur Aufhellung der Geschichte und der Briefe des Apostels Paulus. Braunschweig 1890.

Grübeleien neigt. Die Kranken sehen dann den Himmel offen oder weiden sich am Anblick des Fegefeuers oder sehen den Teufel in leibhaftiger Gestalt. Auch Mohamed gilt nicht ohne Grund als Epileptiker, da er an Krämpfen, Visionen und somnambulen Zuständen gelitten hat, obgleich es nach neueren Forschungen nicht ganz ausgeschlossen ist, daß es sich bei ihm um eine schwere Form der Hysterie gehandelt hat. Aus dem Mittelalter ist der Stifter des Franziskanerordens, der heilige Franz von Assisi, aus der neueren Kirchengeschichte der kluge, aber herrschsüchtige Papst Pius IX als fallsüchtig bekannt. Aber auch außerhalb der Religionsgeschichte begegnen uns historische Persönlichkeiten, die an Epilepsie litten. Ihre epileptische Veranlagung darf uns nicht mehr wie den älteren Beobachtern als etwas Zufälliges und Gleichgiltiges erscheinen, sondern verdient zur Aufklärung über das Verhalten dieser Persönlichkeiten herangezogen zu werden. Da schwere Epilepsie zur Ausübung einer öffentlichen Tätigkeit untauglich macht, kann es sich in diesen Fällen natürlich nur um leichte Erkrankungen handeln; aber gerade in ihnen äußert sich die Rücksichtslosigkeit, Gewalttätigkeit und Grausamkeit des Epileptikers sowie auch seine Neigung zu mystischer Schwärmerei und zum Mißtrauen sehr deutlich. Wird auch die geschichtliche Entwicklung im wesentlichen von anderen Faktoren bestimmt als von den persönlichen Eigenschaften der jeweilig führenden Personen, so sind doch diese für die Form, in der sich das historische Geschehen abspielt, durchaus nicht gleichgiltig, besonders wenn es sich um Zeiten handelt, in denen die Machtsphäre des Einzelnen unendlich größer war als in der Gegenwart. Der erste Epileptiker, von dem die Geschichte erzählt, war der Perserkönig Kambyses, ein sehr streitbarer Herrscher, gefürchtet wegen seiner Willkür und Grausamkeit von seinen Untertanen und besonders von seinen eigenen Familienangehörigen. Herodot scheint sich über den krankhaften Ursprung mancher Regierungshandlungen des Kambyses klar gewesen zu sein. An der Stelle, wo er über die Verfolgung der Familienmitglieder spricht, sagt er nämlich: „Auf diese Weise wütete Kambyses gegen seine Anverwandten, es sei nun der Apis wegen oder aus einer anderen Ursache, denn vielfachen Leiden sind die Menschen unterworfen. So soll Kambyses von seiner Geburt an mit einer schweren Krankheit, die man die heilige nennt, behaftet gewesen sein, und da wäre es nicht unwahrscheinlich, daß bei einem heftigen körperlichen Leiden auch die Seele mitgelitten hätte." Ob Alexander der Große epileptisch war, ist nicht mit Sicherheit überliefert, doch steht es von seinem Halbbruder Archidäus fest. Dagegen dürfte es sicher sein, daß Julius Cäsar an epilepti-

schen Anfällen gelitten hat. Der Gewährsmann hierüber ist Plutarch:
„Von Gestalt war Cäsar hager, von Fleisch weiß und zart, leidend an
Kopfschmerz und behaftet mit der Fallsucht; doch benutzte er die Krankheit nicht als Vorwand zur Weichlichkeit, sondern brauchte als Heilmittel
das Kriegsleben, indem er durch die mühseligsten Märsche, durch ge-
meine Kost und Lagern unter freiem Himmel die Krankheit bekämpfte
und seinen Leib gegen ihre Angriffe möglichst schirmte." Plutarch
teilt auch das Gerücht mit, Cäsar habe während der siegreichen Schlacht
bei Thaxus einen epileptischen Anfall gehabt: „Es wird erzählt, er
selbst sei nicht in der Schlacht gewesen, sondern ihn habe während der
Aufstellung des Heeres in Schlachtordnung seine gewöhnliche Krankheit ergriffen und er habe sich, da er ihr Herannahen merkte, ehe die
Besinnung verwirrt und durch das Leiden unterdrückt worden sei, schon
in Zuckungen nach einem der nahen Türme tragen lassen und dort
die Zeit in Ruhe hingebracht." Unter den Nachkommen der julisch-
klaudischen Familie waren viele geistig Gestörte; war es doch den aus
diesem Stamm hervorgegangenen Kaisern vorbehalten, das später so
bekannt gewordene Krankheitsbild des Cäsarenwahnsinns in reinster
Form auszubilden. An Epilepsie litten aus dieser Familie noch die
Kaiser Kaligula und Britannikus, der Bruder des Nero. Aus dem
Mittelalter liegen wenige zuverlässige Mitteilungen über das Vorkommen
von Epilepsie bei historischen Persönlichkeiten vor. Mit Sicherheit wird
es von dem angelsächsischen König Alfred dem Großen berichtet.
Aus der neueren Geschichte ist Napoleon hervorzuheben. Mehrere
Anfälle werden von ihm berichtet, so ein besonders heftiger nach der
für ihn unglücklichen Schlacht bei Aspern im Jahre 1809. Uebrigens
litt auch der in dieser Schlacht siegreiche gegnerische Feldherr, Erz-
herzog Karl von Oesterreich, an epileptischen Anfällen. Es ist gewiß
kein Zufall, daß unter den genannten Personen die rücksichtslosen
Tatmenschen überwiegen, die ohne Bedenken ihrem Ehrgeiz und ihrer
Machtstellung Tausende und Abertausende von Menschenleben ohne jede
Spur menschlicher Empfindung zum Opfer brachten. Man geht wohl
kaum zu weit, wenn man hier bis zu einem gewissen Grade eine
Aeußerung der dem Epileptiker eigentümlichen Gemütsstarre, Hartnäckigkeit und Grausamkeit sieht. Für die bisher erwähnten Personen
war die Krankheit kein Hindernis, bedeutende Leistungen zu vollbringen.
Ist jedoch die Epilepsie hochgradig, so leidet schließlich die Intelligenz
außerordentlich. Auch von solchen Persönlichkeiten weiß uns die Geschichte zu erzählen. Zu den epileptischen Trotteln auf Königsthronen
gehörte der Kaiser Karl der Dicke aus dem Hause der Karolinger,
der auf dem Reichstage zu Trier abgesetzt werden mußte, nachdem

man durch Anwendung von zum Teil barbarischen Mitteln sich vergebens bemüht hatte, ihn von seinem Leiden zu befreien. Auch König Wenzel von Böhmen war Epileptiker. Aus unserem Jahrhundert sei noch der geistesschwache und epileptische Kaiser Ferdinand von Oesterreich erwähnt.

V. Die ärztliche Behandlung hat auf die Fallsucht keinen nennenswerten Einfluß. Allein die Entwöhnung von auch geringen regelmäßigen Dosen alkoholhaltiger Getränke kann in einigen Fällen die Anfälle verschwinden lassen oder sie wenigstens vermindern. Auch die arzneiliche Behandlung durch Brompräparate wirkt vorübergehend günstig, wenn sie auch das Grundleiden selbst nicht beseitigt. Für alle Fälle, die mit dauernder Beeinträchtigung der psychischen Leistungen einhergehen oder in denen die Krampfanfälle sich häufen, ist vorübergehender oder dauernder Anstaltsaufenthalt erforderlich.

VI. Von einer Verhütung der Epilepsie durch soziale Maßnahmen kann nur insofern die Rede sein, als die Maßnahmen zur Bekämpfung des Alkoholismus, die ja in hervorragendem Maße auf sozialem Gebiete liegen, auch der Verhütung der Epilepsie dienen. Im übrigen aber gehört die Krankheit zu jenen, deren wesentliche Verursachung in der erblichen Belastung liegt, wie denn auch die Epileptiker selbst mit großer Regelmäßigkeit, wenn auch nicht immer die Epilepsie selbst, so doch eine erhebliche geistige Minderwertigkeit an ihre Nachkommen weiterzugeben pflegen. Nach Wildermuth[1] entsteht die Epilepsie in 60 % aller Fälle auf dem Boden erblicher Belastung. Er fand bei den Vorfahren dieser Kranken:

Geisteskrankheit	bei 29 %
Trunksucht und moralische Defekte bei den Eltern	„ 21 %
epileptische Zustände	„ 19 %
andere Neurosen	„ 18 %
organische Krankheiten des Gehirns	„ 13 %

Folgerichtig bezeichnet deshalb Wildermuth als bestes Mittel der Verhütung der Epilepsie, „daß konstitutionell Nervenleidende, Trinker und moralisch defekte Menschen sich nicht fortpflanzen." Da ein unmittelbarer Zwang nach dieser Richtung für absehbare Zeit wohl undurchführbar ist, so sei daran erinnert, daß eine möglichst weitgehende Asylisierung dieser Psychopathen durch die mit dieser Versorgung verbundene Ehelosigkeit auch das Erzeugen von epileptischen Personen einschränken würde. Aber auch für die Epileptiker selbst ist das durch Anstaltsversorgung auferlegte Zölibat wünschenswert.

---

1) Wildermuth, Sonderkrankenanstalten und Fürsorge für Nervenkranke, Epileptische und Idioten. Handbuch der Krankenversorgung und Krankenpflege. Berlin 1898.

Nach Echevirra (zit. nach Wildermuth a. a. O.) sind nämlich nur 19 % der Nachkommen der Epileptiker frei von degenerativen Erscheinungen. Von 535 Kindern, unter deren Eltern 62 männliche und 74 weibliche Epileptische sich befanden,

```
kamen tot zur Welt  . . . . . . . . .    9 männl.,  13 weibl.
starben als Säuglinge an Krämpfen . . . . 89   „    106   „
   „     „      „      „ anderen Krankheiten 16 „    11   „
wurden epileptisch . . . . . . . . . . . 42   „     36   „
   „   geisteskrank  . . . . . . . . . .  5   „      6   „
waren gelähmt  . . . . . . . . . . . . . 22   „     17   „
   „   hysterisch  . . . . . . . . . . .  —   „     45   „
erkrankten an Veitstanz . . . . . . . . . 2   „      4   „
schielten  . . . . . . . . . . . . . . .  5   „      2   „
waren normal. . . . . . . . . . . . . . 63   „     42   „
```

Also nicht nur im Interesse des Epileptikers selbst ist Ehe- und Kinderlosigkeit zu empfehlen, sondern in noch höherem Grade von eugenischen Gesichtspunkten aus. Die Nachkommenschaft der Epileptiker ist so unerfreulich, daß schon zu ihrer Verhütung das Zölibat und die dieses erst ermöglichende Festhaltung in Anstalten dringend wünschenswert ist.

Es mag dahingestellt bleiben, ob wir einmal dahin kommen, feststellen zu können, aus welchen geschlechtlichen Verbindungen gerade epileptisch Veranlagte hervorgehen, und dann mit Sicherheit diese Nachkommenschaft vermeiden lernen. Zurzeit können wir es jedenfalls noch nicht. Wir müssen uns also begnügen, den Epileptiker, soweit er im freien bürgerlichen Leben Unfug stiftet, unschädlich zu machen, und ihn weiterhin zu verhindern suchen, seinerseits belastete Nachkommen in die Welt zu setzen. Beiden Indikationen entspricht allein die Verallgemeinerung des Anstaltswesens für diese spezielle Art von Nervenkranken. Leider ist die Zahl der Epileptikeranstalten im Verhältnis zum Bedürfnis noch verschwindend klein. Der größte Teil der vorgeschrittenen Kranken ist in Siechenhäusern und Irrenanstalten, die häufig noch nicht einmal eine besondere Abteilung für Epileptische besitzen, untergebracht, obgleich es unter allen Sachverständigen feststeht, daß die Kranken nur in für ihre Bedürfnisse zugeschnittenen Spezialanstalten ein verhältnismäßig behagliches und außerdem nützliches Dasein führen können. Dabei stellen sich die Kosten für Epileptikeranstalten nach den bisherigen Erfahrungen erheblich billiger als die Irrenanstalten, da ja der größte Teil der Kranken bei richtiger Anlage der Anstalt und einer die ökonomischen Gesichtspunkte sorgfältig im Auge haltenden Leitung in einer Weise produktiv arbeiten kann, die der Arbeitsfähigkeit der ge-

sunden Personen wenig nachsteht. Da die Fälle die mannigfachsten
Uebergänge von solchen mit wenigen Anfällen und kaum merkbar
getrübten Geisteskräften bis zu solchen mit schweren Verblödungszuständen aufweisen, ist die Arbeitsfähigkeit natürlich bei den einzelnen
Patienten sehr verschieden. Aber die Erfahrung hat gezeigt, daß im
Rahmen einer Anstalt selbst Kranke, die außerhalb sich als vollständig arbeitsunfähig erwiesen, doch willige und mit Unterbrechungen
auch nützliche Arbeiter abgeben. Die von geistlicher Seite, namentlich
von G. von Bodelschwingh, zu außerordentlicher Blüte gebrachte
Anstalt Bethel bei Bielefeld-Gadderbaum hat in geradezu vorbildlicher
Weise diesen Erfahrungen Rechnung getragen. Schon bei der Grün-
dung im Jahre 1867 und noch zielbewußter bei der Uebernahme durch
von Bodelschwingh wurde auf die Arbeit in Landwirtschaft und
Werkstätten der größte Nachdruck gelegt. Man versuchte sogar, die
Leitung der Werkstätten Kranken anzuvertrauen, hat dies in der
Folge aber aufgeben müssen, da der Epileptiker sich nicht zum Vorgesetzten eignet. Bäckerei, Tischlerei, Malerei, Gärtnerei, Schusterei,
Töpferei, Sattlerei, Buchbinderei werden in der Anstalt betrieben und
haben je ein oder mehrere eigene Gebäude. Es besteht eine eigene
Buchhandlung, eine Apotheke, ein Bromversandgeschäft und ein photo-
graphisches Atelier, in dem Kranke beschäftigt werden. Die Häuser
sind fast alle von den Kranken selbst gebaut. Die Anstalt besitzt
drei Ringöfen zum Brennen der Ziegelsteine. In der Tischlerei sind
40 Hobel- und Drehbänke im Betriebe; sie verfertigt Betten, Stühle,
Schränke und Tische für den Anstaltsgebrauch, sowie Fenster und
Türen für die Neubauten und endlich auch die Särge. Daß in um-
fassender Weise land-, garten- und forstwirtschaftliche Arbeit geleistet
wird, braucht nicht erst betont zu werden. War doch schon das
erste Gebäude ein Bauernhaus, zu dem 7,5 ha Acker und Wald gehörten. Dabei ist das Krankenmaterial nicht einmal besonders
günstig, da 30 % der neu aufgenommenen Kranken mehr oder weniger
verblödet sind. Bei einem Bestande von etwa 1300 Kranken sind
etwa 400 blödsinnige Epileptiker in ständiger Pflege. Die Anstalt
Bethel steht in ihrer Organisation einzig da. Es ist wünschenswert,
daß ihr Beispiel noch mehr wie bisher in ärztlich geleiteten Anstalten
nachgeahmt wird. Denn das dort ausgebildete System schafft nicht
nur eine erhebliche Verbilligung der Kosten der Asylisierung der Epileptiker, sondern auch eine gar nicht hoch genug einzuschätzende
Hebung der Stellung des Kranken, der mit ihrer Hilfe zu einem produktiven Gliede der Gesellschaft aufsteigt.

7. Hysterie.

I. Die Häufigkeit der Hysterie kündet ebenfalls keine Statistik, da ihr Krankheitsbild zu verschwommen und zu wenig vom normalen Verhalten wie auf der anderen Seite von den übrigen Geistesanomalien abtrennbar ist, als daß die Fälle zum Gegenstand einer zuverlässigen statistischen Erhebung gemacht werden können. Trotzdem dürfte die Behauptung kaum Widerspruch erwecken, daß die Hysterie zu den häufigsten Krankheiten überhaupt gehört.

Nach der Leipziger Krankheitsstatistik kamen unter 100000 ein Jahr lang beobachteten männlichen Versicherungspflichtigen 6 Fälle von Hysterie vor, die zusammen 190 mit Arbeitsunfähigkeit einhergehende Krankheitstage beanspruchten. Bei den weiblichen Versicherungspflichtigen wurden 77 Fälle und 2536 Krankheitstage gezählt. Es ist zu bemerken, daß hier nur die in der Minderzahl befindlichen Fälle gezählt worden sind, die arbeitsunfähig und hauskrank waren.

II. Das nach Art und Schwere proteusartig wechselnde Krankheitsbild läßt sich nicht auf eine kurze Formel bringen. Nach Möbius und Kraepelin handelt es sich um einen angeborenen abnormen Seelenzustand, der dadurch gekennzeichnet wird, daß gefühlsstarke Vorstellungen krankhafte Veränderungen im Körper, zu dem natürlich auch das Gehirn selbst gehört, hervorrufen können. Diese Kennzeichnung gibt gut das Wesen der schweren Erkrankungsformen wieder, versagt aber doch für die leichteren Fälle, die wegen ihrer Häufigkeit gerade eine sozialpathologische Betrachtung verdienen. Brauchbarer ist wohl die Beschreibung von Strümpell[1]), der jede Krankheitserscheinung hysterisch nennt, die „auf einer Störung der normalen Beziehungen zwischen den Vorgängen unseres Bewußtseins und unserer Körperlichkeit beruht. Tritt in dieser Verknüpfung eine Lockerung, eine Verschiebung, ein falsches Maßverhältnis ein, so entsteht eine nervöse Störung der Bewegung oder der Empfindung, eine hysterische Krankheitserscheinung. Dabei liegt aber der Ausgangspunkt der Störung in letzter Linie stets auf psychischem Gebiete. Allen hysterischen Erkrankungen, so schwer auch die dabei zutage tretende nervöse Funktionsstörung erscheinen mag, liegt keine gröbere anatomische Veränderung im Nervensystem zugrunde."

Die reizbare Schwäche des Fühlens, Wollens und Vorstellens äußert sich in schweren Fällen in Empfindungsstörungen bis zur vollständigen Empfindungslosigkeit und in motorischen Störungen, wie

---

1) A. Strümpell, Lehrbuch der speziellen Pathologie und Therapie der inneren Krankheiten. 1894. Bd. 3. S. 546.

Krampfanfällen und Lähmungen. In der überwiegenden Mehrzahl der Fälle bleibt es jedoch bei einer Veränderung der psychischen Gesamtpersönlichkeit, die Strümpell folgendermaßen treffend schildert: „Die Hysterischen sind reizbar, zu Affekten geneigt, leicht verstimmt, empfindlich, launenhaft, von einem Extrem der Stimmung in das andere fallend. Sie sind geneigt, ihre Leiden zu übertreiben, sind anspruchsvoll gegen ihre Umgebung und ihren Arzt und gefallen sich darin, Mitleid zu erregen. Auf der einen Seite willensschwach und energielos, sind sie doch andererseits schlau und hartnäckig, wenn es gilt, irgendeinen Wunsch oder einen Plan durchzusetzen, doch können sie auch, wenn sie wollen, sehr liebenswürdig und anziehend sein. Klug sind sie fast immer. Nur verhältnismäßig selten kommt die Hysterie bei unbegabten und stupiden Personen vor.“

III. und IV. Die Hysterie entsteht wohl ausschließlich auf dem Grunde einer erblichen Belastung. Wo eine solche nicht erkennbar ist, liegt das wohl mehr in der Unvollkommenheit unserer Beobachtung als in ihrem Fehlen begründet. Zur Auslösung der Krankheit und zur Verschlimmerung der Fälle tragen allerdings besondere Anlässe bei, wie ungünstige Lebensschicksale, Schreck und ganz besonders getäuschte Erwartungen. In der „Unfallhysterie“ ist später noch eine besondere Form zu besprechen, die ihre Besonderheit durch ihre plötzliche Entstehung infolge Furcht und durch ihr unheilbares Einwurzeln infolge der Einstellung der gesamten Aufmerksamkeit auf die objektiv geringfügigen oder überhaupt nicht erkennbaren Folgen eines Unfalles gewinnt. Die Hysterie ist vorwiegend eine Erkrankung des weiblichen Geschlechtes; doch erkennt sie das Auge des geschulten Beobachters auch bei Kindern und Männern. Bei letzteren äußert sie sich hauptsächlich in grillenhaften hypochondrischen Verstimmungen. Die Hysterischen beiderlei Geschlechts sind Kranke, die wohl am meisten das Familienleben beeinträchtigen und die Ursachen für unglückliche Ehen abgeben. Es gibt eine unzählige Menge von Familien, in denen die hysterische Frau oder der grillenhafte Mann oder ein unausstehliches Mitglied aufsteigender oder absteigender Linie sich durch die Aeußerungen seines übellaunigen, zanksüchtigen, herrschsüchtigen Wesens zum Familientyrann aufgeschwungen hat und in dieser Stellung dauernd behauptet. Aber auch als psychische Massenerscheinung ist die Hysterie bedeutungsvoll. Als solche hat sie besonders treffend Hellpach[1]) folgendermaßen geschildert: „Die Hysterie ist als Massenkrankheit hervorgetreten im ausgehenden Mittelalter und in der kapita-

---

1) W. Hellpach, Sozialpathologie als Wissenschaft. Arch. f. Sozialwissenschaft u. Sozialpolitik. 1904. Bd. 21. H. 2. S. 294.

listischen Zeit beim Proletariat: hier mit vorwiegend wirtschaftlich-hypochondrischer (Arbeitsunfähigkeit), dort mit ebenso vorwiegend religiöser (visionärer, versündigungswahnhafter) Färbung." In unserer Zeit hat die Hysterie in Gestalt der Unfall- oder Rentenhysterie eine vielbeachtete Rolle zu spielen begonnen. Diese Spielart lehrt uns zunächst, daß die Hysterie nicht, wie die volkstümliche Anschauungsweise irrtümlich annimmt, bloß eine Erkrankung des weiblichen Geschlechtes ist, denn die Unfall- oder Rentenhysterie findet sich in der überwiegenden Mehrzahl bei Männern. Nach einem Unfall, der objektiv keine oder nur geringfügige Beschädigungen zur Folge gehabt hat, fühlen sich die Patienten erschöpft, klagen jämmerlich über den angeblich betroffenen Teil, sind dauernd unfähig zu jeder Arbeit und zeigen ganz allgemein das Bild einer hypochondrisch-hysterischen Verstimmung, die mit außerordentlicher Hartnäckigkeit allen Behandlungsversuchen Widerstand leistet.

Die Unfallhysterie ist besonders häufig geworden, seitdem ein großer Teil der Bevölkerung der sozialen Unfallversicherung unterstellt ist und auch schon bei geringen Unfällen eine dauernde Rente winken sieht. Die gespannte Aufmerksamkeit, mit der der Patient seinen Rechtsanspruch verfolgt und mit der er die körperlichen Erscheinungen daraufhin beobachtet, ob sie auch ja zur Inanspruchnahme einer möglichst hohen Dauerrente Anlaß geben könnten, läßt den Erkrankten sein Leiden zu einer ungemein großen Bedeutung anschwellen, so daß es nun auch bald zu echten hysterischen Empfindungs- und Bewegungsstörungen kommt.

V. und VI. Der ärztlichen Behandlung sind wohl die Symptome der Hysterie, aber nicht das Grundleiden zugänglich. Es pflegt bekannt zu sein, was für überraschende Erfolge die mit mystischen Vorstellungen arbeitende Suggestivbehandlung wenigstens vorübergehend erzielt. Doch ist nicht zu verkennen, daß der moderne Mensch derartigen Suggestivmethoden immer weniger gläubig gegenübertritt und voraussichtlich bald ihrer Wirkung völlig unzugänglich werden wird. An ihre Stelle muß die Einsicht in die Natur der Krankheit bei den Erkrankten und ihrer Umgebung treten. Beiden Teilen, Patient und Umgebung, gelingt es bei geschickter Aufklärung und längerer Uebung unter ständiger Beratung durch einen sachverständigen Arzt nicht selten, stärkere Ausbrüche der Krankheit zu vermeiden und einen erträglichen modus vivendi dauernd festzuhalten. Wenn dieses nicht gelingt, muß wie bei den übrigen Seelenstörungen zeitweiliger oder dauernder Anstaltsaufenthalt eintreten.

8. Neurasthenie.

I. und II. Die angeborene allgemeine Nervenschwäche ist noch weit häufiger als die oben besprochene erworbene. Das Krankheitsbild ist ungemein verschiedenartig und verschwommen. Es umfaßt Zustände, die sich vom normalen seelischen Verhalten nur wenig unterscheiden, und solche, die sich als unheilbare, anstaltsbedürftige Geistesstörungen zu erkennen geben. Gemeinsam ist den geborenen Neurasthenikern die krankhafte Verarbeitung der Lebensreize und die Aengstlichkeit, die sich sowohl in der Beurteilung der eigenen Person wie in der ihrer Stellung zur Außenwelt bekundet. Die Kranken leiden sehr häufig an allgemeinen nervösen Beschwerden (Kopfdruck, Schlaflosigkeit, Müdigkeit) und schwanken in ihrer Stimmung und in ihren Gemeingefühlen unsicher hin und her. Ihre Aengstlichkeit steigert sich in manchen Fällen zu den bekannten „Phobien" der Platzangst, Grübelangst, Höhenangst und Zweifelsucht, die wunderliche Formen annehmen können. Es ist hier nicht der Raum, um die Vielgestaltigkeit des Krankheitsbildes auch nur annäherungsweise zu schildern.

III. Die geborenen Neurastheniker entnehmen der sozialen Umwelt zwar häufig die Anlässe zur Steigerung ihres Leidens, die eigentliche Krankheitsursache liegt jedoch in der ererbten psychopathischen Persönlichkeit. Sie liefern starken Zuzug jenem Psychopathenheere, dessen soziale Bedeutung unten noch behandelt werden soll.

IV. Die Neurastheniker stellen ein großes Kontingent zu jenen Unzähligen, die über kurz oder lang beruflich entgleisen, selbst wenn sie vorübergehend eine leidliche Position erlangt haben. Sind sie erst einmal in Verfall geraten, so beraubt sie die niederdrückende Wirkung des Elends viel schneller jeglicher Willensstärke, als das bei Gesunden der Fall ist, so daß sie sich fast ausnahmslos nicht wieder erheben. Stammen sie aus den höheren Kreisen, so verbummeln sie, verarmen, treiben Hochstapelei, bilden die Last und den Schrecken ihrer Familie oder vertrödeln ihr Leben in „Pensionen für Nervöse". Kommen sie aus den unbemittelten Bevölkerungsschichten, so helfen sie bald die Armee der Bettler, Vagabunden, Prostituierten und Verbrecher verstärken. Es ist vergebliche Mühe, derartige Personen lediglich vom „moralischen" Standpunkte anzufassen und Versuche zu machen, sie zu „retten" und zur wirtschaftlichen Selbständigkeit zurückzuführen.

V. und VI. Den Nervenkranken ist es gemeinsam, daß ihr Zustand sich erheblich bessert, wenn sie sich für einige Zeit dem beruflichen Leben oder den häuslichen Reibungen entziehen. Ob diese Besserung in eine dauernde Heilung übergeht, hängt allerdings in erster Linie davon ab, ob das Leiden vorwiegend auf der Grundlage einer erblichen Psychopathie entstanden ist, in zweiter Linie, ob die Umwelt, in die der Gebesserte zurückkehrt, ihn nicht sofort wieder krank macht. Dem Bedürfnis des Nervenkranken, nicht weniger aber dem Bedürfnis seiner Umgebung, ihn einmal eine Zeit lang los zu werden, verdanken zahlreiche Nervenheilanstalten und Sanatorien ihre Entstehung. Anfangs erstreckte sich ihre Benutzung ausschließlich auf die zahlungsfähigen Schichten. Auf Drängen der Nervenärzte, wie besonders des Leipziger Neurologen P. J. Moebius[1]) sind in den letzten Jahrzehnten auch Volksheilstätten gegründet worden, deren Verallgemeinerung in der Tat wünschenswert ist. Ueber die erzielten Dauererfolge gehen die Ansichten noch auseinander. Die Erfolge würden ohne Zweifel besser und gleichmäßiger sein, wenn es in höherem Grade als bisher gelänge, die einer Behandlung und Heilung zugänglichen nervösen Erschöpfungszustände von den durch psychopathische Veranlagung verursachten Erkrankungen, die nur Scheinheilungen ergeben, zu trennen. Zugleich mit der Forderung der Errichtung von Volksheilstätten hat P. J. Moebius nachdrücklich darauf aufmerksam gemacht, daß die völlige Ruhe den Nervenkranken nicht so bekömmlich sei als eine regelmäßige, den Kräften angepaßte körperliche Beschäftigung unter ärztlicher Aufsicht und man daher in den Volksnervenheilstätten die Kranken regelmäßig beschäftigen solle. Bei nur vorübergehendem Kuraufenthalt ist dies nicht ganz leicht durchzusetzen. Die nach dieser Richtung bisher gemachten Versuche haben in der Tat auch nicht zur nennenswerten Produktion von ökonomischen Werten geführt, sondern sind in Spielereien ausgeartet oder beschränken sich auf unerhebliche Hilfeleistungen im Anstaltsbetriebe.

Die Arbeit der Nervenkranken würde besonders dann eine große Bedeutung gewinnen, wenn es sich nicht um Sanatorien für vorübergehende Kuren, sondern um Asyle handelt, in denen die Kranken dauernd untergebracht werden. Die gegenwärtig noch großen Hoffnungen auf dauernde Heilerfolge bei allen möglichen Nervenkranken werden bald der Einsicht weichen, daß bei der Mehrzahl der Nervenkranken, den eigentlichen Neurasthenikern, bei denen eben die erblich überkommene Psychopathie die Ursache der Erkrankung ist, die Erfolge nur scheinbar sind und diese Fälle besser in Asyle gehören, da sie in den eigentlichen Heilanstalten nur stören. Auch die vorgeschrittenen Fälle der organischen Nervenkrankheiten müssen dauernd asylisiert werden. Angehörige der unteren und mittleren Bevölkerungsschichten,

---

1) P. J. Moebius, Ueber die Behandlung von Nervenkranken und die Einrichtung von Nervenheilstätten. 2. Aufl. Berlin 1896.

die an Tabes, Zitterlähmung, multipler Sklerose usw. leiden, dürfen nicht, wie es jetzt leider noch häufig geschieht, dem Bettel mit und ohne Musik oder dem Hausier- und Straßenhandel, der auch nichts weiter als verschleierter Bettel ist, überlassen bleiben. Die meisten dieser Kranken würden im Rahmen der Anstalt zu einer ihren Kräften angepaßten Arbeit herangezogen werden und dadurch zur Verbilligung der Asyle beitragen können. Für die Epileptiker hat v. Bodelschwingh, wie an anderer Stelle bereits erwähnt worden ist, diesen Grundsatz schon seit Jahrzehnten mit bestem Erfolge in die Tat umgesetzt. Auch Moebius hat sehr wohl erkannt, daß für eine große Anzahl von Nervenkranken nicht eine vorübergehende Behandlung in einem Sanatorium oder einer Nervenheilstätte, sondern eine dauernde Asylisierung erforderlich ist. Aus dieser Einsicht heraus hat er den zunächst abenteuerlich klingenden Plan[1]) entwickelt, es möchten derartige Personen sich nach Art der Mönche und Nonnen zu einem gemeinschaftlichen Leben klösterlicher Art vereinigen. Auch der Ingenieur Grohmann, der in Zürich seit Jahren ein Beschäftigungsinstitut für Nervenkranke unterhält und, obgleich nicht Arzt, durch seine ständige Beschäftigung mit psychopathischen Individuen sehr sachverständig ist, hat diesen Gedanken aufgenommen und in einer Schrift[2]) weiter ausgesponnen. Zur Ausführung ist dieser Gedanke bis jetzt noch nicht gekommen. Die Zeit ist wohl auch noch nicht reif dafür. Da aber Männer, die ihre ganze Tätigkeit in den Dienst der Behandlung psychopathischer Personen gestellt haben, so nachdrücklich für diesen Gedanken eingetreten sind, verdient er nicht für alle Zeiten ins Reich des Utopischen verwiesen zu werden.

9. Basedowsche Krankheit.

I. und II. Die für diese Krankheit bezeichnenden Symptome sind Schwellung der Schilddrüse von kaum merkbarer Größe bis zum ausgebildeten Kropf, Beschleunigung der Herztätigkeit und Hervortreten der Augäpfel, das dem Zustand auch den Namen der Glotzaugenkrankheit eingetragen hat. Trotz dieser körperlichen Veränderungen liegt unzweifelhaft eine Erkrankung des Nervensystems zugrunde, deren eigentliches Wesen allerdings noch dunkel ist. Die Erkrankten sind in der Regel auch hochgradig nervös, fahrig und unruhig in ihrem

---

1) P. J. Moebius, Vermischte Aufsätze. Heft 5 der Neurologischen Beiträge. 1898.

2) Grohmann, Entwurf zu einer genossenschaftlichen Musteranstalt für Unterbringung und Beschäftigung von Nervenkranken. Stuttgart 1899.

Wesen und offenbaren fast ausnahmslos hysterische oder hystero-hypochondrische Züge.

Nach der Leipziger Krankheitsstatistik kamen unter 100000 ein Jahr lang beobachteten weiblichen Versicherungspflichtigen 18 Fälle von Basedowscher Krankheit vor, die zusammen 894 mit Arbeitsunfähigkeit einhergehende Krankheitstage beanspruchten.

III. und IV. Die Basedowsche Krankheit ist vorwiegend erblich bedingt. Der krankhafte Zustand kann jahrzehntelang im Verborgenen bestehen. Irgend eine Gelegenheitsursache (Schreck, Angstzustand, Erregung, aber auch rein körperliche wie starker Blutverlust) können dann dazu beitragen, die Krankheit in ein akutes Stadium überzuführen. Die Erkrankung findet sich vorwiegend beim weiblichen Geschlechte. Wie bei den meisten erblich begründeten Krankheitszuständen sind die Kranken imstande, entweder die Erkrankung selbst oder doch wenigstens eine psychische Minderwertigkeit ihren Nachkommen weiterzuvererben. Die mit Basedowscher Krankheit, auch in ihrer leichtesten Form, behafteten Frauen sind also für die Fortpflanzung unerwünscht und blieben besser davon ausgeschlossen. Ohne daß es sich mit Zahlen belegen ließe, hat es den Anschein, als ob die Basedowsche Krankheit in der städtischen Bevölkerung sich bedeutend häufiger findet als in der ländlichen. Der Arzt beobachtet namentlich unter den weiblichen Krankenkassenmitgliedern der Großstadt sehr häufig Mädchen und Frauen mit leichtem Basedow, schlecht gebautem Brustkasten und hochgradiger Blutarmut. Derartige Mädchen pflegen im Laufe der Zeit tuberkulös zu werden. Auch anderen Beobachtern ist diese Tatsache aufgefallen. So pflegte Wolf Becher in seiner Erholungsstätte für weibliche Kassenmitglieder vom „Berliner Hals" der tuberkuloseverdächtigen Bleichsüchtigen zu sprechen. Er bezeichnete damit jenen Typus des latenten Basedow, der sich innerhalb der großstädtischen Bevölkerung häufig bei den Mädchen der unteren Volksschichten, auf dem platten Lande aber so gut wie gar nicht vorfindet. Es wird in Zukunft darauf zu achten sein, ob man in dem häufigen Vorkommen der leichten Basedowfälle nicht ein deutliches Anzeichen von Verkümmerung und Entartung der Bevölkerung vor sich hat.

V. und VI. Die ärztliche Behandlung vermag die akuten Verschlimmerungen mit gutem Erfolg zu beeinflussen. Dem eigentlichen Krankheitszustand, dessen Wesen uns noch verborgen ist, vermag sie wie bei den meisten erblich verankerten Krankheiten nicht beizukommen.

10. Paralyse.

I. Aehnlich wie die bereits besprochene Tabes hat auch die Paralyse, im Volke mißverständlich Gehirnerweichung oder Größenwahn genannt und wie diese eine Spätfolge der Syphilis, in den letzten Jahrzehnten mit dem Wachsen des Verkehrs und der Vermehrung der städtischen Bevölkerung stark zugenommen.

Nach A. Blaschko betrug der Jahreszugang an Paralytikern in den preußischen Irrenhäusern:

	Männer	Frauen
1881—1890	995	222
1891—1900	1524	442
1901—1905	1960	568
1906	2195	614
1907	2279	660

Die Vermehrung in den einzelnen Provinzen erhellt folgende Tabelle:

	Lebende überhaupt 1. Januar 1908	Zugang an Paralytikern 1908		Zugang auf 100 000 der Einwohnerzahl
		männl.	weibl.	
Im Staate	38 473 129	2858	853	9,6
Ostpreußen	2 046 072	72	16	4,3
Westpreußen	1 675 762	42	15	3,4
Stadtkreis Berlin . .	2 878 977	680	250	32,3
Brandenburg	2 927 201	428	88	14,2
Pommern	1 706 146	96	30	7,3
Posen	2 030 008	48	12	3,0
Schlesien	5 059 427	349	94	8,8
Sachsen	3 041 772	240	71	10,2
Schleswig-Holstein . .	1 552 388	155	52	13,3
Hannover	2 830 156	139	61	7,0
Westfalen	3 797 401	58	18	2,2
Hessen-Nassau . . .	2 141 499	166	46	10,0
Rheinprovinz	6 717 512	381	100	8,0

Man beachte den Unterschied im Verhalten Berlins und etwa der Provinz Westfalen.

II. Bezeichnend für das Krankheitsbild ist die unaufhaltbare Verblödung unter Lähmungserscheinungen und Sprachstörungen, dem in der Regel ein mit Größenvorstellungen verbundenes Stadium der Erregung voraufgeht. Die Krankheit ist unheilbar und führt nicht selten durch die ihr eigentümlichen Anfälle in wenigen Jahren zum Tode. In einigen Fällen endet sie auch in einem jahrzehntelangen vollständigen Blödsinn.

III. Verursacht wird die Paralyse wie die Tabes, mit der sie überhaupt sehr viel Aehnlichkeit hat, durch Syphilis, die Jahrzehnte vor dem Ausbruch der Geistesstörung überstanden sein kann. Ob auch ohne vorausgegangene Syphilis die Erkrankung an Paralyse möglich ist, ist noch strittig. Die Zahl der Fälle, in denen die Syphilis nicht nachweisbar ist, schrumpft je mehr zusammen, desto sorgfältiger die Erhebungen angestellt werden. Dabei soll nicht bestritten werden, daß auch eine nervöse Veranlagung oder eine besondere Inanspruchnahme des Zentralnervensystems vielleicht erst den Boden schafft, auf dem die Spätsyphilis sich gerade in dieser Form äußert. Durchschnittlich dürften etwa 2 vom Hundert der Syphilitischen schließlich an Paralyse erkranken. Jedenfalls werden Syphilitiker der höheren Stände und der städtischen Bevölkerung leichter paralytisch als Handarbeiter und Bauern. Bekannt pflegt zu sein, daß der Philosoph Nietzsche und der Dichter Maupassant paralytisch wurden.

IV. In noch höherem Grade wie die Tabes vernichtet besonders bei den Angehörigen des Mittelstandes die Paralyse häufig die ganze Familienexistenz, wenn sie plötzlich den Familienvater befällt, der sich längst von Syphilis geheilt glaubte, eine Stellung geschaffen und eine Familie gegründet hatte. Die Vorstadien, in der die Diagnose noch sehr schwer zu stellen ist, benutzt der Kranke, verführt durch seine Größenideen, nicht selten dazu, seine materiellen Hilfsmittel durch unbesonnene Spekulationen, Geschäftserweiterungen, Hauskäufe usw. zu verschleudern.

V. Die Krankheit trotzt jeder ärztlichen Behandlung. Der Kranke ist in der Regel anstaltsbedürftig. Es ist von zuverlässigen Beobachtern behauptet worden, daß die Paralyse sich in den letzten Jahrzehnten nicht mehr in so wilden Delirien wie früher, sondern mehr in ruhigeren Formen abspielt. Es mag dahingestellt bleiben, ob dieses wirklich der Fall ist oder ob die genauere Diagnose diese Verschiebung vortäuscht, die gegenwärtig in manchen Fällen die Paralytiker erkennt, die früher den einfachen Verblödungszuständen zugeschrieben wurden.

VI. Die Paralyse gehört durchaus zu den vermeidbaren Geisteskrankheiten. Es ist eben nur erforderlich, daß man die Erkrankung an Syphilis vermeiden lernt. Alle Maßnahmen der Syphilisverhütung, mögen sie nun individueller oder sozialer Natur sein, gelten ohne weiteres auch für die Verhütung der Paralyse.

11. Dementia praecox.

I. und II. Unter dem Namen der Dementia praecox faßt die neuere Irrenheilkunde unter Führung von Kraepelin eine Gruppe von krankhaften Störungen der Geistestätigkeit zusammen, die besonders das gemeinsam haben, daß sie in der überwiegenden Mehrzahl der

Fälle im jugendlichen Alter beginnen und dann in mehr oder weniger ausgeprägter Verblödung ihren Ausgang finden. Die Abgrenzung dieser Zustände ist zur Zeit noch schwierig, da die Erscheinungen sehr vielgestaltig und mehrdeutig sind. Bezüglich ihrer Schilderung sei daher auf die Spezialwerke der Irrenheilkunde hingewiesen. Es sei hier nur erwähnt, daß Kraepelin eine hebephrenische Form, das eigentliche Jugendirresein, von einer katatonischen, für die gewisse sonderbare Bewegungsstörungen, und einer paranoiden Form, für die Wahnideen bezeichnend sind, unterscheidet.

III. und IV. Die Dementia praecox entwickelt sich wohl ausnahmslos auf dem Grunde einer schweren erblichen Belastung. Das Krankheitsbild verläuft in einer subakuten Form, so daß zahlreiche Patienten in den ersten Stadien nicht als Kranke angesehen werden und deshalb zu den verschiedenartigsten Störungen im sozialen Leben Anlaß geben. Die Arbeitsfähigkeit der Erkrankten in Schule und Beruf leidet außerordentlich, dagegen sollen sie nach Eintritt der eigentlichen Verblödung im Rahmen der Anstalt in der Regel gute Arbeiter abgeben. Sich selbst überlassen, stoßen insbesondere zahlreiche Hebephrenische zum Heer der Vagabunden, Arbeitsscheuen und harmlosen Unverbesserlichen. Eine Dementia praecox hat man nach van Vleuten bei dem Dichter Hölderlin, nach Moebius auch bei Schumann und Scheffel anzunehmen.

V. und VI. Die ärztliche Behandlung beschränkt sich auf Ueberwachung und Behandlung der Erregungszustände. Bei sehr vielen Kranken ist die dauernde Festhaltung in Anstalten erforderlich. Leider verlaufen die Fälle nicht alle so deutlich und ausgesprochen, daß Angehörige, Aerzte und Behörden die Patienten sofort der Anstalt übergeben können. Vielmehr kommt wohl auf jeden ausgesprochenen Fall ein vielfaches von Erkrankten, die der Laie und wohl auch der nicht psychiatrisch vorgebildete Arzt als solche nicht zu erkennen vermag. Diese Personen helfen dann als Sonderlinge, Widerspruchsgeister, Kriminelle usw. jenes Heer von Psychopathen bilden, dessen eigenartige Stellung im Gesellschaftsleben noch unten im Zusammenhange erörtert werden wird. Eine weitgehende Asylisierung der auch an geringen Graden von Dementia praecox Leidenden ist schon deshalb wünschenswert, um die Rekrutierung dieses Heeres zu vermindern. Diese Asylisierung sollte möglichst frühzeitig geschehen, damit derartige Kranke der Möglichkeit einer Verehelichung entzogen und so an der Weitergabe einer ererbten und weiter vererbbaren geistigen Minderwertigkeit gehindert werden.

12. Melancholie.

Die Melancholie oder Schwermut ist eine Geistesstörung des höheren Lebensalters. Tiefe Traurigkeit, Versündigungsgedanken, überschwengliche Religiosität, Hemmung der Bewegungs- und Handlungsfähigkeit sind für das Krankheitsbild bezeichnend. Die Ursachen liegen nicht nur, wie im gewöhnlichen Leben angenommen wird, in traurigen Lebensschicksalen, sondern auch in hohem Grade in einer erblichen Belastung, die erst die krankhafte Verarbeitung trauriger Vorkommnisse ermöglicht. Auch vorgeschrittener Alkoholismus führt in vielen Fällen über vereinzelt auftretende Depressionszustände zur ausgesprochenen Melancholie. Sozial bedeutungsvoll wird die Schwermut dadurch, daß sie ein großes Kontingent zum Selbstmord stellt und zwar auf jeden Fall ein weit größeres, als die Statistik meldet, da die Melancholischen sich ausgezeichnet zu beherrschen wissen und deshalb nur die schweren Fälle erkannt und sorgfältig überwacht werden. Leider kommt es nicht selten vor, daß ein schwermütiger Vater oder Mutter nicht allein in den selbstgewählten, oft mit furchtbarer Energie durchgeführten Tod geht, sondern noch eine Anzahl Familienmitglieder in den Untergang mit hineinzieht. Es erfolgt dann die im lokalen Teil der Zeitungen so beliebte „Familientragödie", deren Begründung die Reporterphantasie auch gegenwärtig in allen möglichen Zufälligkeiten und traurigen Ereignissen, niemals aber in der krankhaften Geistesstörung der an erster Stelle Beteiligten sucht.

Ein erheblicher Bruchteil der Melancholischen wird übrigens durch einen Anstaltsaufenthalt dauernd geheilt. Bei zahlreichen anderen Fällen, die so häufig als „geheilt" entlassen werden und dann durch Selbstmord diese Heilung erweisen, handelt es sich nur um Pseudoheilungen, wie so häufig in der Irrenheilkunde.

13. Manisch=depressives Irresein und Manie.

Das periodische oder zirkuläre Irresein verläuft in wellenförmigen Schwankungen von Erregungs- und Verstimmungszuständen, deren einzelne Phasen in der Regel mehrere Monate andauern. Wohl ausnahmslos entsteht es auf Grund einer erblichen Belastung. Auch bei dieser Krankheit gibt es zahlreiche Abortivformen, die im freien bürgerlichen Leben zu vielen Störungen Veranlassung geben, ohne daß man daran denkt, die betreffenden Kranken, deren Benehmen der Umgebung unverständlich bleibt oder falsch gedeutet wird, in die Anstalt zu verbringen.

Von den beiden Phasen fällt natürlich die der Erregung am

meisten auf und kommt häufig allein zur ärztlichen Beobachtung, während die zwischen den Erregungszuständen liegende Depression als geistiger Normalzustand eingeschätzt wird. Daher ist es wohl gekommen, daß die ältere Irrenheikunde die einfache Manie als eine häufig vorkommende besondere Geistesstörung beschrieb, die neuere dagegen unter Leitung von Kraepelin die isolierte Manie als eine Phase des periodischen Irreseins anzusehen geneigt ist.

Von der manisch-depressiven Geistesstörung leitet über die Abortivformen weg ein deutlicher Faden zur genialen Begabung, da man im Leben mancher unzweifelhaft genial veranlagten Person einen periodischen Wechsel von dauernden Zeiten einer erregten und depressiven Stimmung festgestellt hat, so Moebius von keinem geringeren als Goethe. Hierher gehört wohl auch die Geistesstörung, von der der Entdecker des Gesetzes von der Erhaltung der Energie, Robert Mayer, heimgesucht wurde.

14. Paranoia.

I. und II. Die Verrücktheit, wie die volkstümliche Ausdrucksweise die Paranoia richtig bezeichnet, ist durch das Festhalten einer bestimmten Wahnidee bei im übrigen geordnetem Verhalten gekennzeichnet. Es handelt sich also im Gegensatz zu den beiden vorher besprochenen Geisteskrankheiten hauptsächlich um eine Störung der Verstandestätigkeit. Die ausgeprägte Verrücktheit mit einem auch dem Laien kenntlichen absurden Wahn ist nicht annähernd so häufig wie die Abortivform, deren Träger als Sonderlinge und Narren unter ihren Mitmenschen einhergehen. Von den schrullenhaften Menschen, die irgend eine wertvolle oder thörichte Spezialidee aller Verständnislosigkeit ihren Mitmenschen zum Trotz verfolgen, führt eine ununterbrochene Linie zu jenen sonderbaren Heiligen, die bei voller Ordnung aller Gedankengänge, die sich nicht an ihren Wahn knüpfen, laut und unaufhörlich ihre fixen Ideen verkünden, bis sie im Irrenhause unschädlich gemacht werden.

III. und IV. Auch die Paranoia erwächst wohl ganz auf dem Boden einer erblich überkommenen Anlage. Schon ihre vollständige Unheilbarkeit legt hiervon Zeugnis ab. Von einer sozialen Verursachung oder Bedingtheit kann daher keine Rede sein. Um so mehr bedingt diese Erkrankung durch ihre Abortivformen das soziale Leben. Man kann ohne Uebertreibung sagen, daß es keine zweite Seelenstörung gibt, die einerseits so viel Störungen im gesellschaftlichen Leben verursacht, andererseits aber auch in bestem Sinne dem kulturellen Fortschritt dient wie die Paranoia. Denn von den im geringen Grade verrückten Personen sind außerordentlich viele als Religionsstifter, Märtyrer, Agitatoren, Erfinder usw. hervorgetreten und tun das auch gegenwärtig noch in den großen modernen Volksbewegungen. Bezeichnend für diese Persönlichkeiten ist wohl J. J. Rousseau, der uns in seinen „Bekenntnissen" eine in der Weltliteratur wohl einzig dastehende Selbstschilderung dieses Geisteszustandes hinterlassen hat.

Die paranoische Hartnäckigkeit allein befähigt den Menschen, sich über alle „vernünftigen" Triebe der Selbsterhaltung, des Ehrgeizes usw. hinwegzusetzen und willig, ja mit einer gewissen Wollust den vielen Unzuträglichkeiten von der Lächerlichkeit an bis zum Tode preiszugeben, denen die ersten Vorkämpfer irgend eines reformatorischen Gedankenganges ausgesetzt sind. In diesen Fällen liegen wirkliche Verfolgungen vor, die nicht zu verwechseln sind mit den eingebildeten Gefahren, die in der krankhaften Phantasie bestehen. Immerhin wird es der paranoid gestimmten Persönlichkeit leicht, wirkliche Verfolgungen zu ertragen, weil ihre Seele schon an und für sich mit Beeinträchtigungs- und Verfolgungsideen angefüllt ist und diese auch dann bei ihr auftauchen, wenn ihr kein wirkliches Unrecht geschieht. Er wird dadurch auch einer ihm wohlwollenden Umgebung meist ein unerquicklicher Geselle oder gar ein Querulant, der sein vermeintliches Recht mit allen möglichen und unmöglichen Mitteln zur Verzweiflung der Gerichte und Behörden durch alle nur erdenkbaren Instanzen verfolgt. Von der einfachen Rechthaberei führen hier unzählige Variationen zum ausgesprochenen Querulantenwahn.

Die leichten Formen der Paranoia können sich viele Jahrzehnte, ja das ganze Leben hindurch erhalten, ohne daß eine Steigerung eintritt und dadurch der Zustand von der Umgebung als krankhaft erkannt und dementsprechend behandelt wird. Die schweren Fälle geben sich durch die Unsinnigkeit des Wahnsystemes und durch unbegründete Verfolgungsvorstellungen leicht zu erkennen und müssen natürlich in Anstalten dauernd verwahrt werden. Dafür, daß diese Verfolgungsvorstellungen so lebhaft werden können, daß sie den Patienten sich selbst und seiner Umgebung gefährlich werden lassen, dürfte der Tod des Königs Ludwig II. von Bayern, in den er den berühmten Irrenarzt Gudden mit hineinzog, noch in aller Erinnerung sein.

15. Idiotie.

I. und II. Idiotie oder Blödsinn besteht in einer hochgradigen angeborenen Geistesschwäche. In einem Drittel der Fälle sind die Idioten außerdem krampfleidend. In zahlreichen Fällen bestehen auch körperliche Bildungsfehler und Schwächezustände. Die Zahl der

Idioten in Deutschland dürfte sich auf mehr als 75000 beziffern, von denen sich leider höchstens der dritte Teil in Anstalten befindet.

Das für den Idioten Bezeichnende und zugleich sein Verhalten der Außenwelt gegenüber Bestimmende ist die bedeutende Herabsetzung aller seelischen Leistungen, die bis zum fast gänzlichen Aufhören gehen kann. Durchschnittlich sind die Idioten dabei gutmütig, so daß sie nicht selten das wenige, auf das sie eingedrillt werden, automatisch ohne Widerstreben leisten.

III. Die wichtigste Ursache der Idiotie liegt in der erblichen Belastung. Aber auch Schädigungen, die beim Geburtsakt den Kopf der Frucht treffen, sollen gesund angelegte Kinder idiotisch machen können. Letzteres ist allerdings noch zweifelhaft, da wir diese Schädigungen doch auch sehr häufig einwirken sehen, ohne daß das Gehirn irgend welchen Schaden nimmt. Endlich will man beobachtet haben, daß Idiotie sich leicht bei den letzten Kindern einer sehr kinderreichen Mutter einstellt. Auch hierfür fehlt noch der einwandsfreie Nachweis.

Die erworbene Idiotie, die Kraepelin wohl etwas reichlich auf $^{1}/_{3}$—$^{1}/_{4}$ aller Blödsinnigen schätzt, kann auch nach Ueberstehen der Infektionskrankheiten des Kindesalters und des Abdominaltyphus zurückbleiben, allerdings wohl nur in schweren und vernachlässigten Fällen, wie sie in den untersten Volksklassen beobachtet werden. Auch hochgradige Rachitis und hereditäre Syphilis sollen zur Idiotie führen können.

IV. Auf die gesellschaftlichen Zustände selbst haben die Blödsinnigen keinen anderen Einfluß, als daß sie einen Ballast bedeuten, den die menschliche Gesellschaft mit sich herumschleppt. Am wenigsten Belästigung verursachen sie, wenn sie in Anstalten abgesondert werden; dadurch werden auch gemeingefährliche Wutausbrüche und die rohe Art der Befriedigung des etwa hervortretenden Geschlechtstriebes verhütet. Die Blödsinnigen sind natürlich unzurechnungsfähig im Sinne des Strafgesetzes. Mit Recht bezeichnet Sollier[1]) die Idiotie als extrasozial. Viele können in der Anstalt zu einfachen Arbeiten herangezogen werden und so einen Bruchteil ihres Lebensunterhaltes selbst erarbeiten.

V. und VI. Aerztlicher Einwirkung entzieht sich die Idiotie als krankhafter Zustand durchaus; dagegen vermag eine pädagogische Leitung bei einer Anzahl von Idiotenkindern die spärlichen Anlagen soweit auszubilden, daß sie sich reinlich halten, eines bescheidenen

---

1) Sollier, Der Idiot und der Imbezille. 1891. Uebers. von Brie.

Lebensgenusses teilhaftig und zu einer noch bescheideneren Arbeitsleistung fähig werden.

Allen blöden und in höherem Grade schwachsinnigen Kindern, die bezüglich Anstaltserziehung den Blöden gleichzustellen sind, sollte durch gesetzliche Bestimmungen der Anstaltszwang auferlegt werden. Diese Forderung ergibt sich schon als eine Ergänzung des Schulzwanges, der eben bei Kindern, die wie die Taubstummen, Blinden und Blödsinnigen dem gewöhnlichen Schulunterricht nicht folgen können, die Form des Anstaltszwanges annehmen muß. Die Kosten müssen natürlich von den Behörden getragen werden. Sie kommen jedoch angesichts der Tatsache, daß allein die Anstaltserziehung diese Kinder vor einer vollständigen Vertrottelung bewahren und ihnen das Maß von Kenntnissen und Arbeitsfähigkeit verschaffen kann, zu dem sie überhaupt noch fähig sind, kaum in Betracht. Diese unumgänglich notwendigen Bestimmungen über obligatorische Anstaltserziehung sind leider gegenwärtig selbst in den kulturell vorgeschrittensten Staaten noch unzureichend und unklar, falls sie nicht überhaupt fehlen.

Eine spezialgesetzliche Regelung des Idiotenwesens ist aber nicht nur deshalb erforderlich, um aus allen idiotischen Kindern herauszuholen, was von sachkundigen Erziehern und Irrenärzten aus ihrem mangelhaften Intellekt herauszuholen ist, sondern sie ist noch viel wichtiger, um die erwachsenen Idioten zu schützen und sie in der Anstaltsfürsorge festzuhalten. Die Verallgemeinerung dieser Festhaltung auf möglichst alle Blödsinnigen ist die einzig richtige Lösung der Idiotenfürsorge überhaupt. Während gegenwärtig noch die Mehrzahl der Blöden, selbst wenn sie in der Jugend Anstaltserziehung genossen haben, im Bettel und vollständiger Verwahrlosung verkommen, könnten sie im Rahmen der Anstalt noch bis zu einem gewissen Grade nützliche, produktive Arbeit leistende Glieder der menschlichen Gesellschaft abgeben.

Die Zahl der Anstalten hat ja erfreulicherweise in den letzten Jahrzehnten fast um das doppelte zugenommen. Es dürften zurzeit in Deutschland mehr als 120 Blödenanstalten vorhanden sein. Es sind meistens Erziehungsanstalten für Kinder und Jugendliche, während die ebenso dringend notwendigen für erwachsene Idioten nur vereinzelt vorhanden sind. Die gegenwärtig bestehenden Anstalten streben darnach, den Blöd- oder Schwachsinnigen zur Ausübung einer handwerkerlichen Tätigkeit auszubilden und ihn womöglich fähig zu machen, seinen Lebensunterhalt durch Ausübung des Handwerkes selbst zu verdienen. Zum nicht geringen Stolz der Anstaltsleiter macht denn auch eine erhebliche Anzahl von Zöglingen bei der Entlassung den

Eindruck, als ob ihnen dieses auch wirklich möglich wäre. Leider kommt es im sozialen Leben aber nicht nur darauf an, irgend einen Beruf erlernt zu haben als vielmehr darauf, sich in den schwierigen Verhältnissen des Arbeitsmarktes zurecht zu finden. Nach dieser Richtung hin versagen aber die Blöden und ihre Angehörigen vollkommen. Man wird hoffentlich in den Kreisen der Idiotenlehrer immer mehr einsehen, daß diesem Uebelstande in keiner anderen Weise begegnet werden kann, als daß man auch die ausgebildeten Patienten dauernd in Asylen arbeiten läßt, die sich dadurch billig gestalten lassen. Nur auf diese Weise wird man die Früchte der mit so viel Hingabe und Scharfsinn betriebenen Idiotenerziehung ernten können.

In den Idiotenanstalten selbst müssen Arzt, Lehrer und Handwerksmeister Hand in Hand arbeiten. Die Leitung gebührt natürlich einem psychiatrisch ausgebildeten Arzte und nicht einem Geistlichen, wie das gegenwärtig noch in der Hälfte aller bestehenden Anstalten der Fall ist.

16. Schwachsinn.

I. und II. Auch für den Schwachsinn ist der Defekt in psychischen Leistungen bezeichnend. Aber er ist nie so vollkommen wie bei der Idiotie, meistens betrifft er vorwiegend nur eine Seite des seelischen Vermögens, während die übrigen ein normales Verhalten zeigen oder doch vortäuschen. Der Schwachsinnige ist in seinen Lebensäußerungen durchaus nicht automatenhaft wie der Idiot. Für sein soziales Verhalten sind außer Unbeständigkeit noch besonders Mangel an Ueberlegung und Urteil im allgemeinen, Leichtgläubigkeit, Sorglosigkeit und Dünkel wichtig. Die Triebe, die beim Idioten verkümmert sind, sind beim Imbezillen meist nur verändert; sie sind nicht selten pervers oder exzessiv. Besonders gilt dieses vom Geschlechtstrieb.

III. und IV. Ueber die Ursachen des Schwachsinnes gilt das Nämliche wie beim Blödsinn. Woher es kommt, daß einmal bei der gleichen starken erblichen Belastung ein Idiot, ein andermal nur ein leicht Schwachsinniger oder ein sonst geistig Minderwertiger oder gar ein Durchschnittsmensch resultiert, ist noch vollständig unbekannt.

Im Gegensatz zum Idioten, dem Extrasozialen, gewinnt der Schwachsinnige im Gesellschaftsleben des Menschen eine ganz ungewöhnliche Bedeutung, und zwar meist eine ungünstige, da er fortwährend mit seinen Nebenmenschen in Konflikte gerät. Doch heißt es zu weit gehen, den Imbezillen mit Sollier geradezu als antisozial zu bezeichnen.

Infolge der fortwährenden Reibungen mit seinen Mitmenschen fällt der Schwachsinnige in zahlreichen Fällen einer hartnäckigen Kriminalität anheim. Ist in diesen Fällen der Intellekt, nach dem der Laie in der Regel immer noch ausschließlich die geistigen Fähigkeiten und die Zurechnungsfähigkeit beurteilt, gut erhalten und beschränkt sich die geistige Schwäche vorwiegend auf die moralische Sphäre, so wird der krankhafte Ursprung der Kriminalität von Erziehern, Familie, Umgebung, Lehrherren, Richtern und Vorgesetzten durchweg verkannt. Die Patienten werden dann nach moralischen Gesichtspunkten beurteilt und demgemäß behandelt oder besser gesagt mißhandelt. Kein Wunder daher, daß sich unter den rückfälligen Verbrechern, Vagabunden und Prostituierten ein hoher Bruchteil Schwachsinniger befindet. Leider ist dieser Zusammenhang dem Publikum und der Presse noch immer nicht geläufig, während er erfreulicherweise unter den Juristen infolge der Bemühungen der modernen strafrechtlichen Schule steigende Beachtung gefunden hat. Das Strafrecht und der Strafvollzug muß immer mehr auf die Verursachung zahlloser Vergehen und Verbrechen durch die Imbezillität Rücksicht nehmen. Es geht nicht länger an, daß der schwachsinnige Kriminelle in einer ausschließlich die Extreme berücksichtigenden Weise nur wegen völliger Unzurechnungsfähigkeit freigesprochen oder unter voller Verantwortung wie der geistig normale Angeklagte verurteilt wird. Auch die vollständige Freisprechung infolge Unzurechnungsfähigkeit ist natürlich solange keine Lösung, als man den kriminellen Schwachsinnigen wie bisher frei herumlaufen läßt und nicht seine dauernde Festhaltung in einer Anstalt gleich durch richterliche Entscheidung verfügt.

V. und VI. Eine Verhütung des Schwachsinns ist nur auf dem Boden einer entwickelten Hygiene der Fortpflanzung denkbar, welche die Gegenwart allerdings noch vermissen läßt. Ließe sich im steigenden Maße die Fortpflanzung von Geisteskranken, Trinkern und Epileptikern verhindern, so würde damit der Entstehung Schwachsinniger im erheblichen Maße vorgebeugt werden, umgekehrt müssen natürlich auch die Blöd- und Schwachsinnigen aus der menschlichen Fortpflanzung ausgeschaltet werden. Gegenwärtig geben weniger die Blöden, die teils durch völlige Impotenz, teils durch ihr augenfälliges Leiden von der Fortpflanzung ferngehalten werden, als vielmehr die Schwachsinnigen noch häufig auf dem Wege der Vererbung ihre geistige Minderwertigkeit weiter. Auch diese Quelle könnte man sowohl durch eine weitgehende Asylisierung der Schwachsinnigen als auch durch ein Eheverbot verstopfen.

17. Die Irren.

Die vorstehenden Geisteskrankheiten sind nicht deshalb so verhältnismäßig kurz behandelt worden, weil sie in sozialer Hinsicht nicht wichtig genug wären, sondern weil eine sozialpathologische Betrachtung der Geisteskrankheiten fruchtbarer ist, wenn sie sich an diese Krankheitsgruppe im allgemeinen anstatt an die einzelnen Krankheitsformen anschließt. Die besonderen Krankheitsbilder der Irrenheilkunde sind eben noch sehr vieldeutig und umstritten. Sie beziehen sich nur auf Fälle, die aus der großen Masse herausragen, so daß die Mehrzahl sehr zum Unterschiede von den übrigen Krankheiten nur mit Mühe sich rubrizieren und subsumieren läßt. Auf der anderen Seite haben aber gerade für eine sozialpathologische Betrachtung die Geisteskrankheiten untereinander so vieles gemeinsam, daß man sich fortwährend wiederholen müßte, wenn diese Ausführungen nach Krankheitsbildern getrennt würden.

In der folgenden Darstellung sind zwei Gruppen von psychisch Defekten und Kranken unterschieden, die sich sozial grundverschieden verhalten, die vollständig Geistesgestörten, die Irren, und die nur leicht geistig anormalen Personen, die Psychopathen.

I. und II. Bei der Volkszählung vom 1. Dezember 1910 wurden auf 100000 Einwohner des preußischen Staates 196 Geisteskranke und 196 Geistesschwache (Blödsinnige, Schwachsinnige usw.) gezählt. Unter Geistesschwachen sind hier jene zu verstehen, deren Geistesschwäche mindestens einen solchen Grad erreicht, daß er als Entmündigungsgrund in Frage kommt, nicht aber sind inbegriffen alle Geistesschwachen im ärztlichen Sinne, für die dieses noch nicht zutrifft. In Anstalten befanden sich von solchen Kranken auf 100000 Einwohner 152 Geisteskranke und 51 Geistesschwache. Mit anderen Ländern sind diese Zahlen nicht ohne weiteres vergleichbar, da der Begriff der Geistesstörung weit und eng gefaßt werden kann und infolgedessen die Ergebnisse der statistischen Aufnahmen sehr verschieden sind, ohne daß man daraus schon Schlüsse zu ziehen berechtigt ist. In Schweden zählte man im Jahre 1901 337 Geistesgestörte und in England im nämlichen Jahre auf 100000 Einwohner 258 Irrsinnige und 150 Blödsinnige, also insgesamt 408 Geisteskranke. Zählungen in der Schweiz, die unter ärztlicher Mitwirkung stattfanden, ergaben gar 850 Geistesgestörte für den Kanton Bern, 970 für den Kanton Zürich[1].

Es ist behauptet worden, daß sich die Geisteskranken in den letzten Jahrhunderten oder gar Jahrzehnten stark vermehrt hätten.

---

1) L. Kraepelin, Psychiatrie. Bd. 1. 8. Aufl. S. 13. Leipzig 1909.

Bewiesen oder auch nur beweisbar ist diese Ansicht jedoch nicht. Wahrscheinlich handelt es sich hier um eine Täuschung, die durch die größere Achtsamkeit auf geistige Regelwidrigkeiten und durch die gesteigerte Asylisierung von Geisteskranken entstanden ist.

Ein genauer Kenner des mittelalterlichen Städtewesens, Karl Bücher[1]), der die bevölkerungsstatistischen Ueberlieferungen der Stadt Frankfurt an das Licht zog und viele irrige Vorstellungen über Größe und Zusammensetzung der Bevölkerung mittelalterlicher Städte berichtigte, ist der Ansicht, daß Geisteskrankheiten im Mittelalter sehr verbreitet waren: „Was die letzten betrifft, so weiß ich wohl, daß unter den Statistikern und wohl auch in der Psychiatrie die Ansicht vorherrscht, die moderne Zeit mit ihrem wahren Verbrauch der Lebenskraft, der aufregenden Hast und ihren schroffen sozialen Gegensätzen sei der Zunahme der Geisteskranken besonders günstig gewesen. Allein wenn man mit kritischem Sinne die dafür angegebenen Zahlen prüft, so muß man sich sagen, daß der Beweis für diese Zahlen keineswegs erbracht ist. Vielmehr spricht vieles dafür, daß die steigenden Ergebnisse der Zählungen auf die wachsende Genauigkeit derselben zurückzuführen sind. Und wenn man dann einmal in der Aetiologie der Geisteskrankheiten physische und psychische Faktoren nebeneinander gelten läßt, so überzeugt uns geringes Nachdenken, daß in beiden Beziehungen das Mittelalter größere Gefahren bot als die Gegenwart. Die schroffen Wechselfälle lagen im Leben der Menschen hart nebeneinander: Ueberfluß und Mangel, Völlerei und Darben, Genuß und Entsagung. Der Anblick blutiger Greuelszenen, Gewaltakte aller Art, Belagerungen, Hinrichtungen, Bürgerzwiste, Pestzeiten, Hungersnöte, all das verbunden mit religiöser Superstition und einer grausamen, oft ungerechten Justiz mußte die Gemüter der Menschen aufs tiefste erschüttern. Das ruhige Behagen einer in festen Linien sich bewegenden stetigen Entwicklung war dem Mittelalter fremd. Welche Folgen diese Dinge für den Geisteszustand der Menschen hatten, — wer möchte wagen, das zu ermessen? Wenn wir aber bei den Chronisten lesen, wie in den letzten Jahrhunderten des Mittelalters wahre Geistesepidemien ganze Schichten der Bevölkerung ergriffen, wenn wir von dem Eindruck hören, den der schwarze Tod auf die Gemüter machte, von den Kinderkreuzzügen, den Geisterfahrten, den Judenschlächtereien, der Tanzwut in den rheinischen Städten, so können wir nicht umhin, zwischen den zwei Erscheinungsreihen einen Zusammenhang zu suchen. Und damit stimmt es, daß wir in den

------

1) K. Bücher, Die Entstehung der Volkswirtschaft. 1893.

Frankfurter Verwaltungsakten von nichts häufiger lesen als von den ‚Toren‘, von denen, die ‚nit wohl bei Sinnen‘ gewesen. An dreißig verschiedene Ausdrücke kommen für den Begriff geisteskrank vor. In den Stadtrechenbüchern bilden die Kosten für die Versorgung einheimischer und die Austreibung fremder Irrsinniger einen stehenden Posten. Die ersteren werden in Türmen, öffentlichen oder privaten Gefängnissen eingesperrt; 1477 wurde sogar beim Spital ein besonderes Gebäude für sie aufgeführt."

Man hat die höhere Kultur schlechthin angeschuldigt, eine Vermehrung der Geisteskranken zu bewirken. Es liegt gewiß nahe, anzunehmen, daß heute, da an die Leistungen der menschlichen Großhirnrinde ungleich größere Anforderungen als früher gestellt werden, dieses auch eher geschwächt und krankmachenden Einflüssen gegenüber weniger widerstandsfähig wird. Dagegen kann man aber annehmen, daß in früheren Jahrhunderten bei der allgemeinen persönlichen Unsicherheit, der Uebermacht der Naturgewalten, den großen Kriegen, Hungersnöten usw. die gemütlichen Erschütterungen ungleich mehr die Menschen heimsuchten. Es sei hier nur an die psychischen Epidemien des Mittelalters erinnert.

Die Statistik läßt uns bei der Entscheidung der Frage, ob die Geisteskranken bei zunehmender Kultur sich vermehren, vollkommen im Stich. Zwar zählt man im westlichen Europa mehr Irre als im Osten, aber das liegt an den besseren Auszählungen in den Kulturländern. Auch die große Zahl der Geisteskranken innerhalb der städtischen Bevölkerung kann nicht ohne weiteres zum Beweis dienen. Viele leichte Irre werden in der Landbevölkerung mit durchgebracht, ohne daß sie auffallen, während in der Stadt die Kompliziertheit der Lebensverhältnisse und die Beschränktheit der Wohnungen auch schon in leichten Fällen zur Ueberführung in eine Irrenanstalt zwingt. Eine bessere Kenntnis der Psychosen ist überhaupt erst seit kurzer Zeit Gemeingut der Aerzte. Die Zählungen werden daher sorgfältiger und täuschen so eine Vermehrung der Irren vor.

III. Ursächliche Zusammenhänge zwischen Irresein und sozialen Zuständen lassen sich wohl nur über die Brücke des Venerismus und Alkoholismus feststellen. Vielleicht trägt die besondere Art der Arbeitsleistungen mancher Berufe bei Personen, die eine Anlage zu geistigen Erkrankungen mit auf die Welt gebracht haben, zum Ausbruch oder zur besonderen Heftigkeit der Erkrankung bei. Diesen Einfluß der Berufstätigkeit auf die Entstehung der Geisteskrankheiten schildert Kraepelin (a. a. O. S. 172) folgendermaßen: „Da die überwiegende Zahl der psychischen Störungen nicht durch greifbare äußere Schäd-

lichkeit erzeugt wird, haben wir es zumeist nur mit Einwirkungen zu
tun, die eine allgemeine Beeinträchtigung des seelischen Gleichgewichtes
nach sich ziehen; die persönliche Widerstandsfähigkeit und besonders
die Veranlagung zu bestimmten Erkrankungen ist vielfach wichtiger
als die Gefahren des Berufes. Mangel an Schlaf soll die Bäcker und
die Setzer großer Tageszeitungen besonders schädigen. Geistige Ueberanstrengung kann bei Gelehrten oder im jugendlichen Alter bei Schülern
gefährdend wirken, vielleicht auch auf anderweitig vorbereitetem Boden
dem Ausbruche des Irreseins Vorschub leisten. Auffallend häufig sieht
man junge Leute hebephrenisch erkranken, die sich auf der Schule
besonders ausgezeichnet haben, ohne daß sich jedoch ein ursächlicher
Zusammenhang sicherstellen ließe. Gemütliche Erregungen spielen bei
Soldaten im Kriege, bei Börsenmännern, bei Künstlern, bei Erziehe-
rinnen ihre verderbliche Rolle. Starke gemütliche Spannung und
ständige Verantwortlichkeit, verknüpft mit Nachtwachen und körperlichen Anstrengungen, bilden die Gefahren der Krankenpflege; sie bedrohen erfahrungsgemäß im hohen Grade das Personal der Irrenanstalten, sei es wegen des besonders aufreibenden und angreifenden
Verkehrs mit den Geisteskranken, sei es, weil dieser Tätigkeit vielfach schon psychopathisch veranlagte Personen zuströmen. Dagegen
drückt der Fluch der Not, der Entbehrung, der Nahrungssorgen, ge-
sundheitlicher Mißstände hauptsächlich die handarbeitenden Massen
der Bevölkerung. Körperliche Ueberanstrengungen, Nachtwachen, große
Verantwortlichkeit schädigen im Verein mit den vielleicht nicht ganz
gleichgiltigen beständigen Erschütterungen des Fahrens den Eisenbahn-
bediensteten. Matrosen, Kellnerinnen, Prostituierte sind dem Einflusse
der Ausschweifungen, dem Trunke und der Syphilis ausgesetzt; auch
Studenten und Kaufleute, besonders Reisende haben darunter zu leiden.
Den in den Alkoholgewerben tätigen Personen, Brauern, Weinhändlern,
Schnapsbrennern, Likörfabrikanten, Wirten und Kellnern drohen die
Gefahren des Alkoholismus, die nicht nur ihr Leben verkürzen, sondern
auch die ganze Reihe der alkoholischen Geistesstörungen mit sich
bringen. Eine Berufskrankheit der Aerzte, Apotheker, Krankenpflegerinnen und ihrer Angehörigen ist der Morphinismus und Morphio-
cocainismus. Wärmebestrahlung, Kopfverletzungen, Vergiftungen verschiedener Art (Blei, Quecksilber) sind weitere Gelegenheitsursachen,
denen wieder andere Berufsarten vorzugsweise ausgesetzt zu sein pflegen.“
Immerhin ist auch hier das Wort „Gelegenheitsursachen“ zu betonen.
Die wahre Ursache des Irreseins liegt in der Erblichkeit, was natürlich nicht so zu verstehen ist, daß Geisteskranke von geisteskranken
Eltern abstammen müssen, sondern dahin, daß das Zusammentreffen

gewisser Eigenschaften der Eltern und Voreltern bei einer Anzahl von
Nachkommen zu einer geistigen Minderwertigkeit führt, die sich sofort
oder im späteren Leben als Irresein offenbart. Daß dieser Vorgang
uns noch sehr unklar ist und dringend der wissenschaftlichen Aufklärung bedarf, muß immer wieder Veranlassung sein, auf seine Wichtigkeit in der Verursachung aller Geisteskrankheiten, auch der scheinbar
auf äußere Anlässe zurückzuführenden, hinzuweisen.

IV. Die große Zahl der Geisteskranken bildet einen toten Ballast
von erheblichem Gewicht, den der Volkswohlstand mit durchschleppen
muß. Welche Aufwendungen für das Irrenwesen gemacht werden
müssen, geht aus folgender Tabelle über die Entwicklung der öffentlichen Fürsorge für Geisteskranke in Bayern hervor. Es betrug im
Königreich Bayern:

	1880	1910
Einwohnerzahl	5 270 000	6 800 000
Zahl der bestehenden Kreisanstalten. . . .	10	14
„ „ im Bau begriffenen Kreisanstalten .	—	4
Summa:	10	18[1]
Zahl der vorhandenen Normalplätze	3 481	9 079
Plätze in Neubauten	—	2 726
Summa:	3 491	12 183
Zahl der Plätze auf je 100 000 Einwohner . .	65	179
Zahl der Angestellten	755	2 173
Krankenstand am 1. Januar	3 495	9 107
Zahl der jährlichen Aufnahmen	1 243	3 401
Zahl der Verpflegungstage	1 305 581	3 228 419
Durchschnittsbestand	3 567	9 360
Summa der Gesamtbetriebsausgaben . . Mk.	2 421 425	7 279 270
Ausgabe pro 1 Verpflegungstag . . . . „	1,855	2,255
Eigene Einnahmen pro 1 Verpflegungstag „	1,650	1,848
Betriebszuschüsse der Kreise . . . . „	528 870	1 959 705
d. i. pro 1 Verpflegungstag . . . . . „	0,405	0,607

Dabei ist auch hier das Bedürfnis nach Anstaltspflege noch keineswegs völlig gedeckt.

Größeren Schaden aber als durch diese Belastung richtet sie dadurch an, daß ein erheblicher Bruchteil von ihnen gemeingefährlich
ist und diese in der Regel erst viel Unfug anrichten, ehe sie in Anstalten dauernd festgelegt werden.

---

1) Außer den Kreisanstalten hat Bayern:
2 psychiatrische Universitätskliniken (München und Würzburg) mit . 180 Betten
2 Stadtasyle (Würzburg und Bamberg) mit . . . . 212 „
3 Privatirrenanstalten (Neufriedenheim und Obersendling bei München,
    Herzogshöhe bei Bayreuth) mit . . . . 230 „

Summe: 622 Betten

Im Jahre 1909 wurden in diesen sieben Anstalten 3718 Kranke mit 194 571 Verpflegungstagen verpflegt, was einem Durchschnittsstand von 533 Kranken entspricht.

Es ist erstaunlich und zugleich tief bedauerlich, mit welchem Gleichmut die in manchen Dingen so empfindliche öffentliche Meinung und ihr Sprachrohr, die Presse, sich mit der Tatsache abfindet, daß gegenwärtig noch eine große Anzahl von gemeingefährlichen Irren in voller Freiheit sich unter der übrigen Bevölkerung bewegt. Mit der Gleichgiltigkeit gegenüber den Greueltaten dieser Kranken steht die Aufregung im seltsamen Gegensatze, die entsteht, wenn in irgend einem Falle eine zwangsweise Detention in einer Anstalt dem Laienurteile nicht ganz gerechtfertigt erscheint. „Es bedarf nur eines Blickes in unsere Tageszeitungen,“ sagt Kraepelin (a. a. O. S. 634), „um einen klaren Begriff von der Größe des Unheils zu gewinnen, welches noch jetzt tagtäglich Geisteskranke in der Freiheit über sich und ihre Umgebung heraufbeschwören. Rechtzeitige Fürsorge für diese Unglücklichen könnte ohne Zweifel einen großen Teil der sich immer wiederholenden Selbstmorde, Familientötungen, Angriffe, Brandstiftungen, der Geldverschleuderungen und geschlechtlichen Ungeheuerlichkeiten verhüten, die wir als etwas ganz Selbstverständliches hinzunehmen pflegen. Wer den traurigen Mut findet, diese unerschöpfliche Summe menschlichen Elends noch vergrößern zu wollen, der beweist dadurch nur, daß er keine Ahnung von dem zerstörenden Einflusse besitzt, den schon ein einzelner Geisteskranker auf die Familie ausübt, die für ihn zu sorgen gezwungen ist. Gewiß sind nicht alle Geisteskranken gefährlich, aber es gibt wenige, die es nicht einmal werden können. Ich habe daher auch überall die Schwierigkeiten größer gefunden, unheilbare, halbwegs entlassungsfähige Pfleglinge wieder los zu werden, als gemeingefährliche Kranke gegen ihren Willen in der Anstalt festzuhalten.“

Tatsächlich werden nicht zu viel, sondern zu wenig Geistesgestörte in Anstalten dauernd festgehalten. Es müssen eben möglichst alle kriminellen Psychopathen, die auf Grund ihres krankhaft veränderten Geisteszustandes vor Gericht straffrei ausgehen, durch Gerichtsbeschluß dauernd in Asyle eingewiesen werden können. Besonders wichtig ist es aber, daß diese Befugnis auch solchen Kranken gegenüber ausgedehnt wird, die zwar noch keine Verbrechen begangen haben, deren Geistesstörung aber, wie das besonders bei manchen Epileptikern und den Trunksüchtigen vorgeschrittenes Grades der Fall ist, kriminelle Handlungen mit großer Wahrscheinlichkeit voraussehen läßt. Selbst auch friedfertige Irre sollten nach Möglichkeit asyliert werden, vorwiegend in ihrem eigenen Interesse, da sie häufig die Opfer einer unzweckmäßigen und rohen Behandlung werden. Aber die Anstaltsbedürftigkeit erstreckt sich weit über die Kreise der Geistesgestörten, die durch Gemeinfährlichkeit, störendes Wesen und auch dem Laien deutlich erkennbare Zeichen sich als krank erweisen, hinaus auf jene verschrobenen und von Wahnideen befallenen Personen, deren Geistesstörung nur dem Irrenarzte erkennbar ist. Sie laufen als Narren in großer Anzahl unter der normalen Bevölkerung umher, leiden selbst schwer unter der Verständnislosigkeit ihrer Mitmenschen und machen andererseits ihre Angehörigen dadurch unglücklich, daß sie den schwierigen Situationen des freien bürgerlichen Lebens nicht gewachsen sind. Diese Patienten kommen gegenwärtig erst in Anstaltsbehandlung, wenn sie unsägliches Leid über ihre Angehörigen gebracht haben und selbst durch unaufhörliche Konflikte bis zu einem auch dem Laienauge sichtbaren Grade von Verrücktheit fortgeschritten sind. Im öffentlichen und privaten Interesse muß gefordert werden, daß in Zukunft auch diese Unglücklichen einer frühzeitigen, dauernden Anstaltsfürsorge unterworfen werden.

Die widerspruchslose und vollständige Internierung aller im weitesten Sinne gemeingefährlicher Irren wird sich bei uns erst dann durchführen lassen, wenn Presse, Publikum und überhaupt alles, was die öffentliche Meinung ausmacht, ihre Vorurteile bezüglich einer vermeintlich ungerechtfertigten Freiheitsberaubung Geistesgestörter fahren läßt. Diese Empfindlichkeit ist bei Irren ganz und gar nicht am Platze. Sie erklärt sich wohl daraus, daß die persönliche Freiheit eine uns vor gar nicht langer Zeit erkämpfte politische Errungenschaft ist, die uns immer noch der eifersüchtigen Wahrung wert erscheint. In den angelsächsischen und skandinavischen Ländern, in denen die persönliche Freiheit schon seit Jahrhunderten unantastbar, unverlierbar und ganz selbstverständlich geworden ist, trägt man keine Scheu, die gebotene Freiheit des Geistesgesunden von der ebenso gebotenen Bevormundung des Geisteskranken zu trennen und demgemäß dessen Freiheit erheblich einzuschränken oder völlig zu beseitigen.

Besonders den Privatirrenanstalten gegenüber ist in der Bevölkerung das Mißtrauen tief eingewurzelt, daß hier ab und zu in durch ihren Zustand nicht hinreichend gerechtfertigter Weise Kranke festgehalten werden könnten. Deshalb dürfte es, was auch schon aus anderen Gründen zweckmäßig ist, zu empfehlen sein, in Zukunft nur die öffentlichen Irrenanstalten mit der Verwahrung zwangsweise Internierter zu betrauen und die privaten Anstalten lediglich mit solchen zu füllen, die freiwillig eine Anstalt aufsuchen.

Eine Regelung des Irrenwesens, die sowohl den Irren wie den unter ihnen leidenden Mitmenschen leidlich gerecht werden will, ist allerdings nicht einfach und muß von den verschiedensten Gedankengängen befruchtet werden. Jedenfalls ist es grundfalsch, die Irren nach den nämlichen Grundsätzen wie die Geistesgesunden zu behandeln und deshalb unbedingt zu fordern, daß für diesen, in ganz eigenartiger Weise aus der Gesellschaft herausfallenden Teil besondere rechtliche Bestimmungen getroffen werden, die in einem speziellen Irrengesetz zusammenzufassen sind. Der Grundsatz der modernen Rechtsentwicklung des „gleichen Rechts für alle" muß überall Halt machen, wo die Voraussetzung dieses Grundsatzes, eine aus der Breite des Normalen nicht allzusehr herausfallende Geistesbeschaffenheit, nicht erfüllt ist. Nur ein ins Einzelne gehendes Irrengesetz, in dem Zwang und Freiheit dem Kranken sorgfältig zugewogen wird und die Indikationen für die Verbringung und die Entlassung und besonders die dauernde Festhaltung der Irren in Anstalten genau gestellt werden, kann dem Patienten sowohl wie der Gesamtheit das geben, was einem jeden zukommt.

Die rechtzeitige und dauernde Internierung würde auch den schädigenden Einfluß der Irren aufheben, den sie auf die menschliche Fortpflanzung ausüben, wenn sie sich in der Freiheit bewegen und so die Möglichkeit der Ehe und Fortpflanzung behalten. Mit Recht sagt Kraepelin (a. a. O.): „Die Anstaltsversorgung der Geisteskranken bietet so ziemlich die einzige Möglichkeit, der vielleicht mächtigsten Ursache des Irreseins entgegenzuarbeiten, der Vererbung. So allgemein bekannt es auch ist, daß geistige Störungen sich im weitesten Umfange auf die Nachkommenschaft übertragen, so wenig pflegen sich doch die Menschen beim Fortpflanzungsgeschäft von derartigen Erwägungen beeinflussen zu lassen. Jeder Irrenarzt muß es immer wieder erleben, daß man, wenn es hoch kommt, zwar seinen Rat einholt, wo bei einem Heiratsplane psychiatrische Bedenken vorliegen, daß man aber seine Warnung ohne weiteres in den Wind schlägt, sobald irgendwelche andere Rücksichten eine Verbindung wünschenswert erscheinen lassen. Die Belehrung fruchtet hier gar nichts. Dagegen verhindert die Festhaltung in der Anstalt zahllose Kranke an der Fortpflanzung ihrer bedenklichen Eigenschaften, zu der sie in der Freiheit nicht nur die Neigung, sondern auch reichlich Gelegenheit haben würden." Kommende Zeiten werden der Vererbung geistiger Schwächezustände überhaupt nicht mehr so gleichgültig zusehen, wie wir das leider gegenwärtig noch tun.

V. Daß das Irrenwesen in das Gebiet der ärztlichen Betätigung hineingehört und zwar ausschließlich in diese, ist eine Anschauung, die sich erst im Laufe der letzten Jahrzehnte allmählich und leider noch immer nicht vollständig durchgesetzt hat. Die Zeiten, in denen

man die Irren, wenn man sie überhaupt behandelte, nicht der irren-
ärztlichen sondern einer moralisierenden und dabei vor Anwendung
harter Zuchtmittel nicht zurückschreckenden Einwirkung unterstellte,
liegen noch nicht gar weit zurück. Noch frühere Zeiten sahen in den
Irren teils Heilige, die man verehrte, teils vom bösen Geist besessene
Wilde, die man durch Tötung oder Einkerkerung beseitigte. Jedenfalls hat sich eine falsche Auffassung vom Wesen der krankhaften
Zustände bei keiner Gruppe von Kranken so durch eine verfehlte
Behandlung gerächt als bei den Geisteskranken. Wenn die Aerzte
auch heute in den meisten Fällen nicht imstande sind, die Psychosen
zu heilen, so ist ihnen doch allein jene zweckdienliche und humane
Behandlung zu verdanken, die sich gegenwärtig immer mehr durch-
setzt. Wiederum ein Beweis, daß die medizinische Wissenschaft nicht
lediglich nach ihrer Fähigkeit, kranke Menschen gesund zu machen,
sondern mehr noch nach ihrer aufklärenden Eigenschaft gewertet
werden muß.

VI. Durch Besserung sozialer Zustände wird das Irresein schwerlich im nennenswerten Maße verhindert. Verhütend kann hier nur
die Eugenik wirken, deren Anwendung allerdings noch im Schoße
der Zukunft ruht. Allein durch ihre Maßnahmen kann verhindert
werden, daß Personen Nachkommen erzeugen, von denen man mit
Sicherheit oder an Sicherheit grenzender Wahrscheinlichkeit voraus-
sagen kann, daß ihre Kinder geisteskrank oder derartig seelisch regelwidrig sein werden, daß die Entstehung des Irreseins in ihrem späteren
Leben zu erwarten ist.

Wie schon oben erwähnt, wird eine weitgehende Verminderung
des Alkoholverbrauches die Geisteskrankheiten wesentlich einschränken
und vor allen Dingen eine noch größere Zahl von ihnen in milderen
Formen verlaufen lassen, als das jetzt der Fall ist. So waren nach
Vocke[1]) im Jahre 1905 124 Männer oder 18 % aller männlichen
Anstaltspfleglinge sicher allein infolge des Alkoholismus in die Anstalt Eglfing bei München gekommen. Diese 124 Alkoholkranken erforderten insgesamt 26 798 Verpflegungstage, was einem Durchschnitts-
bestande von 74 Kranken entspricht. Die Kosten für die Verpflegung
betrugen hier insgesamt 31 194 M. Bei den Frauen waren es 10 Kranke
mit 2389 Verpflegungstagen; die Verpflegungskosten betrugen hier
3430,50 M. Alle Alkoholkranken zusammen belegten das ganze Jahr
hindurch ständig 80 Betten und erheischten einen Aufwand von
34 624,50 M. allein an Verpflegungsgeldern. Davon hatten die

---

1) Kraepelin, Vocke und Lichtenberg, Der Alkoholismus in München.
Berlin 1907.

Armenpflege München 62,5 % (21 570,80 M.), auswärtige Armenpflegen 10,5 %, Krankenkassen 8,5 %, die Staatskasse 1,7 % und Private 17 % (5883 M.) aufzubringen. Zu diesen Verpflegungsgeldern, die in dem Jahre gezahlt werden mußten, kommt nun noch der Anteil an dem Zuschuß, den der Kreis Oberbayern jährlich zur Erhaltung der Anstalt zu zahlen hat. Dieser beträgt, wie Vocke genauer ausrechnet, 29 890,80 M. Außerdem hat der Kreis die Verzinsung des Anlagekapitals zu tragen, das pro Bett in Eglfing rund 7000 M., für 80 Betten also 560 000 M. beträgt, so daß zu 4 % 22 400 M. resultieren. Die Gesamtaufwendungen für die Alkoholkranken betrugen also im Jahre 1895 86 915,30 M. Dabei versichert Vocke, nur Kranke gezählt zu haben, die ohne Trunksucht oder bei Abstinenz der Anstaltspflege sicher nicht anheimgefallen wären, während bei einer größeren Zahl der nicht berücksichtigten Kranken höchstwahrscheinlich ebenfalls nur der Alkohol die Ursache der Geistesstörung und der Anstaltsverpflegung war. Alles, was also zur Bekämpfung des Mißbrauches alkoholischer Getränke geschieht, dient auch im hohen Grade der Verminderung der Geisteskrankheiten.

Der Angriffspunkte, an denen eine Verhütung der Geisteskrankheiten einsetzen kann, sind also sehr wenige, und diese wenigen beginnen erst seit kurzer Zeit die Aufmerksamkeit der Wissenschaft zu beschäftigen. Zunächst werden wir uns daher damit abfinden müssen, daß eine ansehnliche Zahl von Irren auf absehbare Zeit unsere Gesellschaft belasten und von uns in Anstalten versorgt werden muß.

Die einzig würdige Form der Irrenfürsorge ist die Uebernahme aller Anstalten in einen öffentlichen, der behördlichen Verwaltung unterstellten Betrieb. Gegenwärtig sind sie vorwiegend für die Unbemittelten bestimmt, die von den Armenverwaltungen überwiesen werden. Doch geht man immer mehr dazu über, auch zahlreiche Kranke als Pensionäre aufzunehmen. Dieses Vorgehen ist unter der Voraussetzung, daß keine Klasseneinteilung in der Anstalt selbst getroffen wird, auch durchaus zu billigen, da durch die Anwesenheit von dem Mittelstande angehörigen Kranken die Anstalt und der in ihr herrschende Ton gehoben zu werden pflegt. Gegen die Aufnahme von Pensionären wird eingewandt, daß dadurch den unbemittelten Kranken Plätze fortgenommen würden. Das ist aber nur in der Uebergangszeit der Fall und kann durch eine beschleunigte Errichtung von Anstalten, die auf jeden Fall angezeigt ist, vermieden werden.

Da die öffentlichen Anstalten gegenwärtig zur Deckung des Bedarfes auch nicht entfernt ausreichen, kann auf die Privatirrenanstalten leider noch nicht verzichtet werden. Die Privatirrenanstalten sind geschäftliche Unternehmungen, die aus der Beherbergung, Verpflegung und Behandlung Geistesgestörter einen möglichst hohen Gewinn ziehen wollen. Gegen dieses Geschäft ist nichts einzuwenden, solange es sich nur auf Wohlhabende erstreckt und solche, die freiwillig eine Anstalt aufsuchen und jederzeit sie auch freiwillig wieder verlassen können. Denn bei zahlungsfähigen Kranken kann der Pensionspreis so hoch angesetzt werden, daß alle Bedürfnisse befriedigt, ein gewisser Komfort geboten und trotzdem ein Reingewinn erzielt wird. Die Versorgung von Irren, die von Armen- und Kommunalverbänden eingeliefert werden, sollte dagegen unter allen Umständen diesen privaten Anstalten entzogen und ausschließlich den öffentlichen überlassen bleiben; denn das geringe Kostgeld, das hier gezahlt wird, kann doch nur dann einen Gewinn abwerfen, wenn die Pfleglinge ungenügend verpflegt oder ihre Arbeitskraft ohne Entgelt ausgenutzt wird. Ferner sollten alle zwangsweise Internierten ausschließlich öffentlichen Anstalten vorbehalten bleiben. Allein hierdurch kann in der Bevölkerung das tief eingewurzelte Mißtrauen ausgerottet werden, daß in Privatirrenanstalten aus Gefälligkeitsgründen oder aus Gewinnsucht in nicht gerechtfertigter Weise Kranke wider ihren Willen festgehalten werden. Da es alles in allem überhaupt ein unerfreulicher Zustand ist, daß aus der Versorgung Geisteskranker ein lohnendes Geschäft gemacht wird, so ist es wünschenswert, daß die öffentlichen Anstalten fortgesetzt vermehrt werden und durch die Aufnahme von zahlreichen Pensionären die privaten Anstalten im Laufe der Zeit entbehrlich machen.

Wenn man den Privatirrenanstalten doch wenigstens eine vorübergehende Bedeutung auch noch für die Gegenwart einräumen kann, so gilt selbst das nicht mehr von jenen Anstalten, die von kirchlicher Seite gegründet und unterhalten werden. Sie sind noch eine Erinnerung an Zeiten, in der die Fürsorge für die Kranken und Siechen ausschließlich Aufgabe charitativer Liebestätigkeit war. Es liegt in der Natur dieser Anstalten, daß sie der religiösen Beeinflussung der Kranken einen großen Spielraum gewähren und den modernen Anschauungen über das Wesen der Geisteskrankheiten in der Krankenbehandlung nur zögernd und unvollkommen Rechnung tragen.

Die vollständige Asylisierung der Geisteskranken ist nicht nur eine Forderung, die zum Schutze der Gesellschaft, in der der frei sich bewegende Irre soviel Unfug treibt, erhoben wird, sondern ebenso sehr eine Maßnahme, die dem Wohle der Kranken selbst dient, da diese in ihren eigenen Familien selbst fast ausnahmslos einer verständnislosen Behandlung begegnen. Auch wenn sie sich nicht durch Gemeingefährlichkeit, störendes Wesen und selbst dem Laien deutlich erkennbare Zeichen von der übrigen Bevölkerung abheben, leiden sie darunter, daß man unberechtigterweise von ihnen das Benehmen und die Besonnenheit des geistig normalen Menschen erwartet. Derartige Personen laufen als Narren noch gegenwärtig viel zu häufig unter der normalen Bevölkerung umher, leiden unter der Verständnislosigkeit ihrer Mitbürger, sind den verwickelten Situationen des freien Lebens nicht gewachsen und gelangen erst zur Anstaltsbehandlung, wenn sich ihr Zustand durch unaufhörliche Streitigkeiten und damit verbundene seelische Aufregungen erheblich verschlimmert hat. Es liegt im Interesse dieser Kranken wie ihrer Angehörigen, daß die Irrenanstalten so vermehrt werden, daß auch sie dauernd in Anstaltspflege untergebracht werden. Diese Vermehrung geht ja glücklicherweise auch von statten, so daß die Hoffnung auf eine vollständige Asylisierung der Irren für absehbare Zeit in Aussicht steht.

In Preußen gestalteten sich die Besitzverhältnisse der Irrenanstalten nach einer Zusammenstellung des statistischen Landesamtes im Jahre 1911 folgendermaßen. Es besaß:

der Staat	14	Anstalten mit	1 180	Betten
die Provinzialverbände	74	„ „	55 487	„
die Städte	15	„ „	7 376	„
die kirchlichen Gemeinschaften	38	„ „	7 985	„
andere wohltätige Stiftungen	23	„ „	7 346	„
Privatpersonen, von denen 41 Aerzte waren	84	„ „	6 055	„

Außerdem waren noch in 28 allgemeinen Heilanstalten 2671 Betten für Irre vorhanden.

Man zählte in Preußen:

im Jahre 1875	118	Irrenanstalten
„ „ 1902	256	„
„ „ 1910	335	„

Untergebracht waren im Jahre 1910 in den preußischen Anstalten 132 982 Irre.

Vor den Kosten, die die Errichtung und Erhaltung der Irrenanstalten erfordern, sollte man sich nicht scheuen; denn auch die nicht in Anstaltspflege untergebrachten Geistesgestörten erfordern seitens ihrer Angehörigen oder seitens der Armenverwaltungen große Opfer. Werden die Irren in Anstalten zusammengezogen, so findet nur eine Abwälzung von der Individualwirtschaft auf die Kollektivwirtschaft statt, ein Vorgang, bei dem der Volkswohlstand selbst nur steigen kann. Sollten die Kosten dieses Kollektivhaushaltes gegenwärtig in vielen Fällen noch unverhältnismäßig hoch sein, so liegt das eben an der mangelhaften Verwaltungstechnik[1]). Je vollständiger

---

1) Vgl. Grotjahn, Krankenhauswesen und Heilstättenbewegung. Abschnitt: Irrenanstalten. 1908. S. 245 ff.

die Asylisierung wird, desto billiger wird sie sich stellen. Manche
der gegenwärtig bestehenden Anstalten wirtschaften nur deshalb so
teuer, weil sie ausschließlich mit unruhigen· und schwerkranken Irren
belegt sind. Sicherlich wird der Durchschnittsaufwand für einen An-
staltspflegling sinken, wenn alle Kranken, die wenig Beobachtung erfordern, und die schon Verblödeten, die keiner Behandlung, sondern
nur noch der Pflege und der Ueberwachung bedürfen, den öffentlichen
Anstalten überliefert werden. Um dem Bedürfnis nach Anstaltspflege
voll zu genügen, müssen auf 100000 Einwohner mindestens 300 Plätze
in Irrenanstalten vorhanden sein. Wir nähern uns diesem Zustande,
da bereits an 200 in Deutschland zur Verfügung stehen und noch
überall Anstalten gebaut werden.

Aber es gibt noch einen Punkt, der uns hindern sollte, bei der
notwendigen Verallgemeinerung der Anstaltspflege die Kostenfrage mit
Besorgnis zu betrachten, das ist die allgemeine Einführung wirtschaftlich wertvoller Arbeit in den Betrieb sämtlicher Irrenanstalten. Die große Mehrzahl aller Geisteskranken hat keineswegs
ihre Arbeitsfähigkeit durch ihre Krankheit eingebüßt, ist vielmehr
durchaus imstande, unter Aufsicht und im Rahmen der Anstalt erhebliche Arbeitsleistungen auszuführen. Nichts ist außerdem für die Ge-
mütsverfassung der Kranken so heilsam als eine regelmäßige Tätigkeit, je nach den Umständen in Werkstätten oder in Feld und Garten.
Auch die Verblödung, mit der so viele Geisteskrankheiten enden, wird
durch regelmäßige Beschäftigung aufgehalten. Seitdem es eine Irren-
pflege gibt, wird auch Wert auf die Beschäftigung der Pfleglinge gelegt. Von der Pariser Irrenanstalt Bicètre wurde bereits im Jahre
1832 ein Landgut gekauft und mit etwa 100 Geisteskranken belegt.
In Deutschland gründete H. Landerer von seiner Anstalt Christophs-
bad bei Göppingen im Jahre 1859 die erste landwirtschaftliche Irren-
kolonie „Freihof". Mit der Gründung der Kolonie Einum bei Hildes-
heim folgte die erste staatliche Behörde, nämlich die hannoversche
Regierung, diesem Beispiel. Uebrigens forderte in der ersten sozialmedizinischen Zeitschrift, die es in Deutschland gegeben hat, der
„Medizinischen Reform" Virchows, bereits im Jahre 1848 H. Leubuscher die Heranziehung der Anstaltsinsassen zur Arbeit in der
neugegründeten Irrenabteilung des Charitékrankenhauses. Er sagt in
Nr. 18, S. 129: „Die Beschäftigung der Kranken ist am frucht-
bringendsten, wenn sie eine vorwaltend körperliche ist. Eine regelmäßige, geordnete Muskeltätigkeit, die in der Gymnastik bei der Erziehung unserer Jugend hoffentlich mehr und mehr ihre Stelle einnehmen und unser verkrüppeltes Geschlecht zu einem gesunden Stamme

umschaffen wird, vermag auch die Störungen der Nerventätigkeit bei einem Geisteskranken wenn auch nicht gänzlich zu heben, so doch wesentlich zu ihrer Heilung beizutragen; sie wirkt psychisch dadurch, daß sie den Kranken aus seinen abstrakten Ideenkreisen abzieht, ihm einen gesunden, tatsächlichen Stoff unterbreitet und in ihm die Freude des Gelingens, das beruhigende, ausgleichende Gefühl, etwas getan zu haben, seinen schwankenden Gefühlen und Gedanken gegenüberstellt. Um diesen Heilzweck zu erfüllen, fehlt es in der Charité an Werkstätten, deren keine wohlorganisierte Irrenanstalt entbehren kann und darf, oder zunächst an Raum dazu, da sich das dazu nötige Material mit sehr geringen Kosten beschaffen ließe. Noch belebender, wenn es irgendwie der Zustand des Kranken gestattet, wirkt die Arbeit in freier Luft, Erd- und Gartenarbeiten, Graben und Schaufeln usw. Es ist ein Stolz für die Kranken, ihre selbstgepflanzten Früchte blühen und reifen zu sehen und ihrer eigenen Hände Arbeit zu genießen."

Im Laufe der Zeit ist die Wertschätzung der Geisteskranken als landwirtschaftlichen Arbeiters immer mehr gestiegen, so daß gegenwärtig kaum eine größere Anstalt eingerichtet wird, die nicht mit einem umfangreichen landwirtschaftlichen Betriebe ausgestattet ist. Ein Kenner wie Pätz[1]) schätzt einen großen Teil der Geisteskranken für fähig zur regelmäßigen landwirtschaftlichen Arbeit und hält die Bestellung von 1,38 ha auf einen geisteskranken landwirtschaftlichen Arbeiter auch bei schwerem Boden und intensiver Kultur für erreichbar. Aber auch in zahlreichen handwerksmäßigen Betrieben sind die Irren zu verwenden, selbst in solchen, in denen er von Haus aus nicht unterrichtet worden ist. Es ist nur erforderlich, wie übrigens auch bei der land- und gartenwirtschaftlichen Betätigung, daß neben den Irren auch einige gesunde, in dem betreffenden Handwerk ausgebildete Arbeiter für die Aufsicht und die Vornahme der verwickelteren Handgriffe eingestellt werden.

Die Arbeitsfähigkeit und die Arbeitswilligkeit, die zahlreiche Geistesgestörte bei richtiger Behandlung in der Anstalt an den Tag legen, steht in einem merkwürdigen Gegensatz zu ihrem vollständigen Versagen als Arbeiter im freien bürgerlichen Leben. Es kommt eben hier mehr als auf die eigentliche mechanische Arbeitsleistung auf die Fähigkeit an, sich auf dem Arbeitsmarkte zu behaupten, die Arbeitsgelegenheit zu finden und gegenüber dem Konkurrenten festzuhalten. Diesen Aufgaben wird der Geistesgestörte immer hilflos gegenüberstehen. Es ist daher falsch, aus seiner Arbeitsfähigkeit im Rahmen

---

1) Pätz, Die Kolonisierung der Geisteskranken. S. 61. Berlin 1892.

der Anstalt, auch wenn dieser Rahmen wie bei den Kolonien oder der Familienpflege im Anschluß an eine Anstalt noch so locker sein sollte, auf eine solche im freien Leben Schlüsse zu ziehen. Wenn nicht nur wie gegenwärtig die schweren und unruhigen Fälle, sondern auch die mittleren und leichten in Anstalten oder Kolonien uutergebracht sein werden, so wird für die Anstalten die Produktivkraft noch erheblich steigen und sich damit auch eine erhebliche Verbilligung der Kosten der Anstaltspflege erzielen lassen. Aber selbst wenn sich der Ertrag der landwirtschaftlichen und handwerksmäßigen Arbeit der Kranken nicht sofort durch Ueberschüsse im Guts- und Werkstattsbetriebe buchmäßig nachweisen lassen würde, so liegt doch schon ein bedeutender volkswirtschaftlicher Wert darin, daß die Arbeitskräfte von so vielen Tausenden von Menschen nicht brach liegen, sondern produktive Verwendung finden. Die Heranziehung der Irren zu Arbeitsleistungen im Rahmen der Anstalt oder einer angegliederten Kolonie ist deshalb sowohl vom ärztlichen wie vom volkswirtschaftlichen Standpunkte aus in jeder Beziehung zu fördern. Auch die Einwendung, daß dieses Vorgehen zur wirtschaftlichen Ausbeutung der Arbeitskraft ohne Lohnzahlung führen könnte, ist wohl bedeutungslos, so lange es sich um Anstalten handelt, die in öffentlicher Verwaltung geführt werden. Anders liegt es allerdings bei den Privatirrenanstalten, die nicht nur Irre aus den höheren Ständen, sondern auch die von den Behörden überwiesenen Kranken verpflegen. Diese Patienten ohne Entgelt für die Zwecke der Anstalt arbeiten zu lassen, ist in der Tat bedenklich; denn alle ärztlichen Gründe für die Beschäftigung können nicht darüber hinwegtäuschen, daß in diesen Fällen billige Arbeitskräfte ohne entsprechenden Lohn in den Dienst eines auf Profit ausgehenden geschäftlichen Unternehmens gestellt werden. Aus diesem Zwiespalt kommen wir nur dadurch heraus, daß unbemittelte, auf Kosten der Behörde verpflegte Patienten überhaupt nicht mehr privaten, sondern ausschließlich öffentlichen Anstalten überwiesen werden und allein diesen die Erlaubnis gegeben wird, Kranke ohne Lohnzahlung arbeiten zu lassen.

Dem Zuge der Zeit folgend wird heute auch in den Irrenanstalten ein großer Wert darauf gelegt, daß Baulichkeiten und Inventar dem jeweilig neuesten Stande der Technik entsprechen. Das ist bis zu einem gewissen Grade, der nicht überschritten werden sollte, auch objektiv notwendig. Aber man sollte darüber nicht so häufig, wie das jetzt durchweg noch der Fall ist, vergessen, daß für das subjektive Wohlbefinden der Pfleglinge ein gutes Pflegepersonal, eine milde Hausordnung, eine Dezentralisation der Anlage, eine Vermeidung der Kasernen- und Schablonenhaftigkeit wichtiger ist als die Vereinigung technischer Errungenschaften in einem Anstaltsorganismus. Leider läßt gerade das Pflegepersonal in unseren Irrenanstalten noch viel zu wünschen übrig. Eine Wendung zum Bessern kann hier nur dadurch herbeigeführt werden, daß man dem erforderlichen männlichen Personal durch eine bessere Bezahlung die Möglichkeit bietet, einen eigenen Haushalt zu gründen, und so dauernd an den Beschäftigungsort fesselt. Die vielen unverheirateten Pfleger, die gegenwärtig an den Irrenanstalten beschäftigt sind, verderben nicht selten den guten Ton im Hause und sind die Quelle des erschreckenden Wechsels des Personals und mancher anderen Unzuträglichkeiten. Außer besserer Löhnung müßte auch eine Verminderung der Arbeitszeit der Wärter dazu beitragen, Angehörige höherer Bevölkerungsschichten diesem Berufe zuzuführen.

18. Die Psychopathen.

Die Auffassung des Volkes versteht unter Geisteskranken nur jene Personen, die ein leicht auch vom Laien erkennbares, auffallend regelwidriges geistiges Verhalten zeigen. Die Beziehungen dieser „Irren“ zu den sozialen Zuständen sind oben besprochen. Die Beziehungen psychisch anormaler Personen zum sozialen Leben sind dadurch aber keineswegs erschöpft. Es erübrigt vielmehr, noch die eigentümliche soziale Stellung zu beleuchten, welche die leichten psychopathischen Zustände einnehmen. Die Gesamtheit der psychisch abnormen Personen ist zwar in ihrer Zusammensetzung sehr verschieden, aber in ihrer Wirkung auf die soziale Struktur und ihrer Abhängigkeit von den gesellschaftlichen Zuständen haben sie so vieles gemeinsam, daß es gerechtfertigt ist, sie unter einem Sammelbegriff besonders zu besprechen.

Als Mitglieder dieser Psychopathenarmee wollen wir solche Personen ansehen, die dem oberflächlichen Beschauer kein wesentliches Abweichen von der psychischen Norm darbieten, aus dem gesellschaftlichen Leben deshalb auch nicht durch Festhaltung in Anstalten ausgesondert zu werden pflegen, sondern durch die Bande des Berufes, der Familie, des Lebensgenusses mit dem gesellschaftlichen Leben wie alle übrigen Menschen in unmittelbarer Verbindung stehen, sich von diesen aber infolge ihrer regelwidrigen geistigen Anlage durch eigenartige, der Gesetzmäßigkeit nicht entbehrende Reaktionsweise auf die aus der Außenwelt an sie gelangenden Reize unterscheiden und ihre Besonderheit vorwiegend einer erblichen Belastung verdanken.

In psychiatrisch-klinischer Hinsicht rekrutiert sich diese Psychopathenarmee aus: 1. den leichten Formen der Epilepsie; 2. den leichten und mittleren Formen der Hysterie und angeborenen Neurasthenie; 3. den leichten Fällen der Paranoia; 4. den leichten Formen des Schwachsinns; 5. den mittleren und schweren Formen des chronischen Alkoholismus und 6. den psychopathischen Zuständen im engeren Sinne, die in kein umschriebenes klinisches Krankheitsbild hineinpassen oder Züge von mehreren zeigen.

Im freien bürgerlichen Leben verhalten sich die nervösen und psychopathischen Personen sehr verschieden, sodaß es nach dem heutigen Stande unserer Kenntnis vom Wesen der psychopathischen Veranlagung schwer ist, hierüber Allgemeingiltiges auszusagen. Sicher ist nur, daß sie das gesellschaftliche Leben in außerordentlich hohem Grade beeinflussen, ja vielleicht in seinen Wandlungen mehr bestimmen als die Personen in der Breite des geistig völlig Normalen. Und zwar gilt das im Bösen wie im Guten. Die schweren Verbrecher auf der einen, die sich freudig opfernden Heroen und Märtyrer auf der anderen Seite sind die äußersten Pole der Wirksamkeit dieser geistig aus dem Durchschnitt fallenden Individuen.

Das psychische Verhalten der Psychopathen hat Mönkemöller[1] überaus treffend in folgenden Worten geschildert: „Das Wesentliche dieses dehnbaren und schillernden Krankheitsbegriffes ist die mangelhafte Widerstandsfähigkeit gegen die Schädigungen des Lebens und die unregelmäßige Ausbildung ihrer gesamten psychischen Persönlichkeit. Sie kann sich auf einer sonst ganz guten verstandesmäßigen Begabung entwickeln, verbindet sich aber stets mit einer gesteigerten Ermüdbarkeit. Diese Psychopathen fassen leicht auf, vergessen aber ebenso schnell und lassen sich leicht ablenken. Neben einer unbegründeten Selbstüberschätzung haben sie das Bewußtsein der Wirklichkeit verloren, sodaß bei ihnen eine allgemeine Lügenhaftigkeit das Feld beherrscht; oder sie neigen zu Träumereien und Phantastereien. Ihr Hang zu triebartigen Handlungen, der unvermittelte Wechsel der Stimmungen, die übertriebene Wertschätzung des eigenen Ich drängen sich in alle ihre Willensäußerungen hinein. Sie folgen augenblicklichen Stimmungen und lassen sich durch die geringfügigsten äußeren Anlässe bestimmen. Weichmütigkeit und Ueberschwenglichkeit wechseln mit Jähzorn und Brutalität. Die geringe Widerstandsfähigkeit des Gehirns gegen Alkohol, Strapazen, abnorme Temperaturen setzt ihre Leistungsfähigkeit herab. Neben den verschiedensten körperlichen

---

1) O. Mönkemöller, Art. „Psychopathische Konstitutionen" im Handwörterbuch der sozialen Hygiene. Hrg. von A. Grotjahn und J. Kaup. Leipzig 1912.

Symptomen findet sich bei ihnen die ganze Skala der nervösen Reiz-
oder Ausfallserscheinungen vor. Auffallend ist oft ihre einseitige Begabung, die im grellen Gegensatze zu der allgemeinen Leistungsunfähig-
keit steht. Die frühreifen Kinder, die Wunderknaben, gehören oft in
das Gebiet. Neben den Symptomen der angeborenen verminderten
Leistungsfähigkeit ist die Stimmung bei ihnen immer gedrückt oder
wird schwer empfunden. Das Selbstvertrauen fehlt, die Entschließungs-
fähigkeit ist gering, unbestimmte Selbstvorwürfe stellen sich häufig
ein. Meist kommen sie zu keinem Entschlusse, alle Handlungen
nehmen viel Zeit in Anspruch, das ganze Leben verläuft energie- und
tatenlos. Im Gegensatz zu diesen konstitutionellen Verstimmungen
stehen Zustände einer steten leichten Erregung. Die Stimmung ist
gehoben, das Selbstgefühl kräftig entwickelt, die Unternehmungslust
stark ausgeprägt vorhanden. Unstet und fahrig sind diese konstitutionell Erregten stets im Gange, lassen sich leicht zu Seitensprüngen
verleiten, wechseln Beruf und Stellung, haben große Pläne, erreichen
aber nichts. Wieder bei anderen Psychopathen spielen krankhafte
Triebe und Neigungen in die Gestaltung des ganzen Lebens hinein.
Sie lösen ganz merkwürdige und widersinnige Handlungen aus, gegen
deren Ausführung der meist gut entwickelte Verstand vergebens an-
kämpft. Meist handelt es sich um unvermittelte, plötzlich auftretende
Antriebe, für die nachher eine gewisse Reue geäußert wird. Manchmal werden im Anschlusse an irgend ein Ereignis große Wanderungen
unternommen. Bei vielen Psychopathen finden wir eine gewisse Neigung
für Zwangsvorstellungen und Zwangshandlungen."

In dieser Schilderung sind nur noch die sympathischen Züge
nachzutragen, die dem Psychopathen keineswegs fehlen. Seine Be-
geisterungsfähigkeit und Opferfreudigkeit namentlich unterscheidet ihn
ebensosehr wie seine unerfreulichen Sonderbarkeiten vom Durchschnittsmenschen. Die Psychopathen sind die eigentlichen „problematischen
Naturen" und widerstehen daher auch durchaus einer knappen Kennzeichnung und Beschreibung. Alle können von sich sagen, was einer
der größten Psychopathen, J. J. Rousseau, in seinen „Bekenntnissen"
ausspricht: „Ich bin nicht gemacht wie irgend einer von denen, die
ich gesehen habe; ich wage zu glauben, daß ich nicht bin wie irgend
einer von denen, die vorhanden sind. Bin ich nicht ein besserer als
sie, so bin ich wenigstens ein anderer."

Die Psychopathen gewinnen weniger dadurch ein sozialpathologisches Interesse, daß ihre Existenz durch soziale Verhältnisse bedingt ist, als dadurch, daß sie durch die sozialen Verhältnisse zu ganz
besonderen Handlungen naturnotwendig getrieben werden, die so ein-

greifend und häufig sind, daß sie dadurch das soziale Getriebe wesentlich beeinflussen.

Die Bedeutung der Psychopathen als Feinde und Förderer der menschlichen Gesellschaft ist erst im neunzehnten Jahrhundert erkannt worden. Die eingehende Beschäftigung mit dieser Frage knüpft sich an den Namen des bedeutenden italienischen Irrenarztes und Anthropologen C. Lombroso. Die ungemein anregende Wirkung der literarischen Tätigkeit dieses Feuergeistes, der mehr Dichter als Forscher war, muß auch anerkennen, wer die von ihm gesammelten Daten zur „Anthropologie" des Verbrechers, Genies, Politikers usw. weder als zuverlässig noch die darauf sich stützenden Hypothesen als richtig anerkennt. Wenn auch die Annahme einer besonderen anthropologischen Spezies des Verbrechers oder des Genies oder die Beweiskraft seiner Lehre von den körperlichen Eigentümlichkeiten heute nicht mehr aufrecht erhalten werden kann, so ist doch Lombrosos Art und Weise, den Verbrecher, die Prostituierte, den genialen Sonderling usw. naturwissenschaftlich zu nehmen, von Psychologie, Psychiatrie und Strafrechtswissenschaft mit bestem Erfolge aufgenommen und weiter verfolgt worden.

Die unendlich verwickelten Beziehungen zwischen dem sozialen Getriebe und den Psychopathen sind bisher erst zu einem geringen Teile erforscht. Es kann daher im folgenden nur ein skizzenhafter Ueberblick über das wenige gegeben werden, was trotz der großen Literatur, die über die einzelnen Seiten dieses Thema veröffentlicht worden sind, schon jetzt wirklich als Tatbestand angesehen werden darf.

a) Der Psychopath als Verbrecher.

Des gemeingefährlichen Geisteskranken ist oben bereits gedacht worden. Ueber die Notwendigkeit seiner dauernden Aussonderung aus der menschlichen Gesellschaft kann kein Streit sein. Wohl aber über die Ausdehnung der beiden schwankenden Begriffe „Gemeingefährlichkeit" und „Geisteskrankheit". Es zeigt sich nämlich, daß weniger die mit auffallenden Störungen der geistigen Funktionen behafteten Personen kriminell werden, als jene Grenzfälle, die sich nur dem Auge des geschulten Nerven- und Irrenarztes als psychisch regelwidrig offenbaren und die wir hier als Psychopathen im engeren Sinne von den eigentlichen Irren unterschieden haben. Die Verbrecher bilden nicht, wie Lombroso lehrte, eine auf Atavismus beruhende Abart des Menschen, sondern sie sind Psychopathen, die infolge erhöhter Impulsivität und gesteigerten Trieblebens bei Mangel an Intellekt und an moralischen Hemmungen ungleich leichter den Weg zum Verbrechen finden als die Durchschnittsmenschen. Es mag bei dieser Gelegenheit daran erinnert werden, daß bereits viele Jahrhunderte vor Lombroso und der neuen strafrechtlichen Schule von R. Leubuscher und den jungen Rudolf Virchow eine Beurteilung und Bekämpfung der Kriminalität nach psychiatrischen und psychologischen Gesichtspunkten gefordert worden ist. So sagt der letztere in Nr. 9 der „Medizinischen Reform" vom 1. September 1848: „Die Kriminalgefängnisse (Besserungsanstalten, Korrektions- und Zuchthäuser) gehören nach unserer Anschauung zu den Krankenhäusern. Verbrechen gelten uns nur als der Ausdruck einer fehlerhaften Entwicklung. Der Verbrecher ist demnach einem Geisteskranken gleichzusetzen."

Die Betonung der psychopathischen Veranlagung als Ursache des Verbrechens darf natürlich nicht so weit getrieben werden, daß andere wichtige ursächliche Momente wie Erziehung, soziale Umwelt u. a. in den Hintergrund gedrängt werden. Es soll nur erklärt werden, weshalb unter gleichen äußeren Bedingungen nur ganz bestimmte Personen kriminell werden. Umgekehrt kann nicht geleugnet werden, daß, abgesehen von einigen Psychopathen, die ohne Rücksicht auf die Umwelt sich unter allen Umständen als Verbrecher betätigen, es doch die Mehrzahl nur dann wird, wenn zur Anlage noch die in äußeren Umständen liegenden wiederholten Anlässe kommen.

Das Verbrechen ist eben, wie v. Liszt[1]) sagt, „das Produkt aus der Eigenart des Verbrechers einerseits und den der Verbrecher im Augenblick der Tat umgebenden gesellschaftlichen Verhältnissen andererseits, also das Produkt des einen individuellen Faktors und der ungezählten gesellschaftlichen Faktoren". Dadurch wird das Problem der Ursachenforschung des Verbrechens überaus verwickelt und muß den Kriminalpsychologen von Fach überlassen werden.

Daß nicht selten erst der Alkoholismus das Bindeglied zwischen Psychopathie und Kriminalität werden muß und sich dadurch wieder zahlreiche Beziehungen zwischen beiden und den gesellschaftlichen Zuständen, mit denen der Alkoholmißbrauch so eng verknüpft ist, ergeben, ist schon im Abschnitt über Alkoholismus ausgeführt worden.

Die Einsicht, daß die Kriminalität der unverbesserlichen Verbrecher größtenteils auf psychopathischer Grundlage entsteht, ist im Laufe des 19. Jahrhunderts zu einem so gesicherten Bestandteil unseres Wissens vom menschlichen Seelenleben geworden, daß selbst die Rechtspflege nicht mehr an ihr vorübergehen konnte. Es kann keinem Zweifel obliegen, daß wir in absehbarer Zeit bei einer auf psycho-

---

1) v. Liszt, Das Verbrechen als sozialpathologische Erscheinung. Dresden 1899.

pathischem Boden erwachsenen Kriminalität der Geistesgestörten, Schwachsinnigen, Epileptiker, Alkoholiker usw. an Stelle der bisher die Gerichtspraxis beherrschenden Vergeltungsstrafe die Schutzstrafe in Anwendung bringen werden, d. h. die dauernde Aussonderung der kriminellen Psychopathen aus der übrigen Bevölkerung und ihre Festhaltung in eigens hierfür eingerichteten Asylen. Gegenwärtig sind diese Verhältnisse allerdings noch ganz ungeklärt. Nur vollständig geisteskranke und im hohen Grade gemeingefährliche Kranke werden zurzeit dauernd in den wenigen Abteilungen der Irrenanstalten, die mit den hierfür erforderlichen Einrichtungen versehen sind, festgehalten. Die große Mehrzahl wird aber gegenwärtig mit sich wiederholenden kurzdauernden Gefängnis- und Zuchthausstrafen bestraft, die nur dazu dienen, ihre kriminelle Veranlagung zur höchsten Blüte zu bringen, welche dann in den Zwischenpausen der vollständigen Freiheit die bekannten Früchte fortwährender Delikte zeitigt. Die Unhaltbarkeit dieses Zustandes, der natürlich auch dadurch nicht besser wird, daß man derartige Personen als unzurechnungsfähig freispricht und in der menschlichen Gesellschaft frei herumlaufen läßt, hat sich allmählich so sehr den Behörden, der Richterwelt und auch der öffentlichen Meinung aufgedrängt, daß in naher Zukunft hier Wandel geschafft und sowohl Strafrecht wie Strafvollzug den Forderungen der modernen Psychiatrie angepaßt werden dürfte. Die Lösung dieser Fragen kann nur auf eine dauernde Asylisierung zahlreicher krimineller Psychopathen hinauslaufen.

Die Kosten dieser Maßnahme, die gewiß nicht unterschätzt werden sollen, dürfen nicht schrecken, denn auch ohnehin legen uns die Kriminellen ja ungeheure Opfer auf. Werden doch in Deutschland jährlich etwa 75 000 Jahre Freiheitsstrafen verhängt, deren Verbüßung doch auch große öffentliche Mittel in Anspruch nimmt. Ungleich größere Mittel aber verschlingt der riesige Apparat, den wir in Polizei und Gerichten nötig haben, um uns nur einigermaßen vor den Angriffen des verbrecherischen Teiles des Psychopathenheeres zu schützen.

b) Der Psychopath als Vagabund.

Die Verbrechernaturen erheben sich als heroische und mit einem romantischen Schimmer umgebene Spitzen aus einem Bevölkerungskonglomerat, das sich aus Vagabunden, Arbeitsscheuen, Hausierbettlern, Prostituierten, Zuhältern, Trunkenbolden und sonstigen Verwahrlosten zusammensetzt. Dieser Bodensatz der Bevölkerung, in der die Verbrecher nach ihrer Entlassung aus der Haft untertauchen und aus der sie sich erst wieder durch ein Verbrechen bei passender Gelegenheit erheben, ist eine Gefahr und eine Bürde für jedes Gemeinwesen. Auch dieses Heer, dessen Glieder über das ganze Land zerstreut sind und mit fast prozentualer Regelmäßigkeit in jeder Stadt und in jedem Dorfe vorkommen, verdient nicht nur vom volkswirtschaftlichen oder vom moralischen Gesichtspunkte, sondern auch vom ärztlichen näher geprüft zu werden, wie das auch in einzelnen Arbeiten, besonders von nervenärztlicher Seite, bereits geschehen ist. Es zeigt sich hierbei, daß der größte Teil dieser Personen geistig oder körperlich krank ist[1]).

K. Bonhoefer[2]) schätzt die geistig Minderwertigen unter den von ihm untersuchten Bettlern, Arbeitsscheuen, Landstreichern auf 75 %. Es litten mindestens die Hälfte an angeborenen psychischen Defektzuständen. Von den von ihm untersuchten 180 Arbeitsscheuen, die vor dem 25. Lebensjahre straffällig wurden, litten 31 % an angeborenem Schwachsinn und 16 % an Epilepsie. Auch er ist der Ueberzeugung, daß sowohl die Arbeitsscheu oder besser gesagt Arbeitsunfähigkeit, der Wandertrieb, die moralische Indifferenz und auch der Alkoholismus auf der Grundlage angeborener Veranlagung erwachsen ist. Auch Wilmanns[3]) hat in einer eingehenden Studie nachgewiesen, daß die Arbeitsscheu und der damit oft verbundene Wandertrieb in der Regel auf Psychopathie zurückzuführen ist. Wie unzweckmäßig gegenwärtig die Psychopathen behandelt werden, geht schon daraus hervor, daß die 52 Vagabunden, bei denen Wilmanns Dementia praecox nachweisen konnte, bereits 1682 Strafen erlitten hatten, ehe sie in die Anstalt gelangten.

Auch ohne Verbrecher großen Stiles zu werden, fristen innerhalb dieser Schicht unzählige Schwachsinnige, Epileptiker und Krüppel

---

1) Bezeichnend ist u. a. folgende von der Krankenkassenzeitung (Nr. 7, Jahrg. 1907) veröffentlichte Korrespondenz des Polizeipräsidenten von Berlin mit dem Staatsanwalt am Kammergericht. Der Arzt am Berliner Stadtvoigteigefängnis hatte sich bei dem Oberstaatsanwalt beschwert, weil dem Gefängnis aus dem Polizeigewahrsam eine Menge als arbeitsscheu aufgegriffener, in Wahrheit aber kranker Personen zugeführt werden. Der Oberstaatsanwalt wandte sich um Abhilfe an den Polizeipräsidenten. Dieser jedoch lehnte ab unter Bezug auf ein Gutachten des Polizeirats Dr. Z. Darin heißt es: „Sollten die Vorschläge des Stadtvoigteigefängnisarztes Berücksichtigung finden, so würde ich ein Krankenhaus von der Größe eines Berliner städtischen Krankenhauses sehr wohl mit den Besuchern des Polizeigewahrsams füllen können, denn unter den Tausenden, welche dasselbe passieren, dürften kaum 10 % sein, welche nicht einem Krankenhaus, einem Tuberkulosenheim, einem Epileptikerheim, einer Nervenheilanstalt überwiesen werden müßten. Das Heer der Obdachlosen ist fast durchweg krank und einer Anstaltsbehandlung bedürftig.“ Diese offizielle Konstatierung ist wertvoll. Man begreift nur nicht die Schlußfolgerung, daß die bedauernswerten Patienten trotz ihrer Krankheiten einem Gefängnis statt einem Kranken- oder Siechenhaus überantwortet werden.
2) K. Bonhoefer, Ein Beitrag zur Kenntnis des großstädtischen Bettel- und Vagabondentums. Berlin 1900.
3) K. Wilmanns, Zur Psychopathologie der Landstreicher. Leipzig 1906.

beiderlei Geschlechts ein Dasein, das für sie selbst wenig erfreulich, für den übrigen Teil der Bevölkerung aber eine stete Gefahr und zugleich eine fühlbare wirtschaftliche Last ist. Wenn sämtliche anstaltsreife Elemente dieser Schicht in Irrenhäusern, Epileptikeranstalten, Krüppelheimen, Trinkerasylen usw. rechtzeitig asylisiert würden, so wäre beiden Teilen geholfen. Sie selbst würden im Rahmen einer Anstalt noch ein bescheidenes Maß von Lebensgenuß zugeteilt erhalten, für das sie durch Arbeitsleistungen Gegenwerte liefern können, und die in geordneten Verhältnissen lebende Bevölkerung würde von der allgemeinen Landplage eines überall herumflottierenden Lumpenproletariats befreit sein.

Der starke Anteil von Nervenkranken, Epileptikern und Alkoholikern, den die Welt der Vagabunden aufweist, interessiert auch den Arzt an den Maßnahmen, die man zur Bekämpfung der Vagabundage seitens der Behörde getroffen hat. Daß Nachsicht mit dem Straßenbettel, Abschiebung über die Landesgrenze, Gefängnisstrafe usw. nichts gegen das Landstreichertum nutzen, hat eine jahrhundertelange Erfahrung bewiesen. An die Stelle dieser Palliativmittel tritt in neuerer Zeit mehr und mehr die Organisation der Verpflegungsstationen und Wanderarbeitsstätten.

Die Wanderarbeitsstätten, die sich nur an einigen wenigen größeren Orten befinden, nehmen arbeitsuchende Wanderarme auf und verpflegen sie gegen Arbeitsleistungen so lange, bis sich eine Arbeitsgelegenheit findet. Finden sie auf die Dauer keine, so werden sie schließlich in eine Arbeitskolonie geschickt. Seine größte Durchbildung hat das System der Wanderarbeitsstätten in der Provinz Westfalen unter v. Bodelschwinghs Leitung erfahren. Eine gesetzliche Regelung nach westfälischem Muster strebt das preußische Wanderarbeitsstättengesetz vom Jahre 1906 an, das den Provinzen das Recht gibt, die Kreise zur Einrichtung von Wanderarbeitsstätten zu verpflichten.

In der Provinz Westfalen werden die gänzlich Herabgekommenen den beiden westfälischen Arbeiterkolonien überwiesen. Hierher gelangen auch die krüppelhaften, schwächlichen und bejahrten Leute, um ihren schwachen Kräften gemäß noch mit leichter Arbeit beschäftigt zu werden. Die völlig Siechen werden den Siechenhäusern und die Kranken den Krankenhäusern zugeführt.

Hätte in dieser bewährten Organisation der Arzt und insbesondere der Nervenarzt etwas mehr und der Geistliche etwas weniger zu sagen, so würde sie einen vorzüglichen Apparat abgeben, um die Psychopathen aus dem Vagabundenwesen abzufiltrieren und den Anstalten und Versorgungsheimen zuzuführen, in die sie gehören. Wie wir ge-

sehen haben, können in diesen Anstalten — Alkoholiker in Trinkerasylen, Epileptiker, Nervöse, Lungenleidende usw. in den betreffenden
Anstalten — derartige Kranke ein menschenwürdiges und auch für
die Gesamtheit nicht verlorenes Dasein führen.

Das Thema des Landstreichertums kann man nicht verlassen,
ohne auf eine besondere Art der feineren Vagabundage aufmerksam
gemacht zu haben, die sich allerdings nur die Psychopathen der
bemittelten Kreise leisten können. Es ist das Herumreisen der Neurastheniker, Hysterischen usw. von Sanatorium zu Sanatorium, von
Pension zu Pension. Sind die Angehörigen der Kranken bemittelt, so
tragen sie willig die Kosten, um nur die Patienten aus der Familie
los zu sein. Dagegen ist ja auch nicht viel einzuwenden, wenn man
sich auch nicht verhehlen darf, daß diese Art der Psychopathenversorgung, die im Laufe der letzten Jahrzehnte sich zu einer förmlichen Industrie ausgewachsen hat, keineswegs eine würdige und vom
volkswirtschaftlichen Standpunkte aus vorteilhafte genannt werden
kann. Denn auch der Mittelstand fühlt sich veranlaßt, diese Art der
Psychopathenversorgung mitzumachen und wendet dafür unverhältnismäßig große Mittel auf. Alle diese Personen wären ebenso wie die
Psychopathen der unteren Bevölkerungsschichten viel besser in Anstalten aufgehoben, in denen sie dauernd seßhaft gemacht und zu
einer nützlichen Arbeit angehalten werden können. Jedes Vaganten-
tum ist eben unsozial, weil unproduktiv und muß deshalb verhütet
und unterdrückt werden, auch wenn es in dieser harmlos ausschauen-
den Form des Vagierens innerhalb der Sanatorien und Pensionen zu
Tage tritt.

c) Der Psychopath im Heere.

Eine besonders unglückliche Rolle spielen die Psychopathen,
wenn sich ihre krankhaften Seelenzustände, wie das häufig ist, so
wenig bemerkbar machen, daß sie militärdiensttauglich befunden und
bei der Truppe eingestellt werden. Die ärztliche Untersuchung bei
der Aushebung richtet ja ihr Augenmerk vornehmlich auf andere Dinge.
Auch dürfte die kurze Zeit, die für die Untersuchung zur Verfügung
steht, in keinem Falle hinreichen, ein Urteil über die geistige Beschaffenheit des Gestellungspflichtigen zu gewinnen. Um so dringlicher
ist die Forderung zu erheben, daß bei der Truppe selbst jeder Rekrut,
der Absonderlichkeiten in seinem geistigen Verhalten zeigt, auf seinen
Geisteszustand sorgfältig beobachtet wird und nicht, wie es jetzt noch
ganz allgemein geschieht, durch rücksichtslose Anwendung harter
Strafen oder durch Mißhandlung seitens der Kameraden und Unter-

offiziere immer halsstarriger gemacht wird. Es gibt unzählige Fälle von unerlaubter Entfernung aus der Garnison, die auf nicht erkannte epileptische Dämmerzustände, und besonders viele Fälle von ekelhafter Unreinlichkeit, die auf Schwachsinn zurückzuführen sind. Diese Zustände sind infolge ihres krankhaften Ursprunges auch durch barbarische Strafen nicht zu heilen. Jeder Soldat, der zu Zweifel an seiner Zurechnungsfähigkeit Anlaß gibt, sollte unverzüglich einer öffentlichen Anstalt zur Beobachtuug übergeben werden. Dann würden sich die rückfälligen, unbotmäßigen Elemente, die den militärischen Betrieb empfindlich stören, mindestens um die Hälfte verringern, geradeso wie die Selbstmorde, die beim Militär durch ihre Häufigkeit so großes Aergernis erregen.

Zur rechtzeitigen Erkennung und Aussonderung der Psychopathen im Heere ist vor allen Dingen erforderlich, daß sowohl Militärärzte als auch Offiziere und Unteroffiziere allmählich ein größeres Verständnis für geistige Regelwidrigkeiten gewinnen. Bei den Militärärzten ist das in der letzten Zeit glücklicherweise der Fall. Hoffentlich folgen nun auch die übrigen Instanzen, die mit dem psychopathischen Soldaten in Verbindung treten, dem ärztlichen Beispiel einer größeren Berücksichtigung der Sonderlinge unter den Soldaten.

d) Der Psychopath in Schule und Erziehungswesen.

Um den kriminellen Psychopathen rechtzeitig unschädlich machen zu können, ist vor allen Dingen nötig, ihn so früh wie möglich als geistig regelwidrig zu erkennen. Das ist bei den fließenden Uebergängen zwischen Gesundheit und geistiger Abnormität nicht einfach, vielmehr in den meisten Fällen erst möglich, wenn der Betreffende längere Zeit von sachverständiger Seite beobachtet worden ist. Der richtige Zeitpunkt ist hierfür die Kindheit, in der sich das geistige Vermögen stufenweise entwickelt, und der Ort dafür ist die Schule, in der ja ohnehin das geistige Verhalten des Kindes beobachtet werden muß. Es ist daher sehr erfreulich, daß im Laufe der letzten Jahrzehnte gerade bei den Lehrern namentlich der Elementarschulen, weniger leider der höheren Schulen, das Verständnis für abnorme Seelenzustände der Kinder gewachsen ist und sie sich im steigenden Maße im Verein mit den Nervenärzten bemühen, solche zu erkennen und entsprechend ihrer Eigenart zu behandeln.

Die psychisch regelwidrigen Kinder müssen getrennt von den übrigen unterrichtet werden, und zwar nicht nur die Blödsinnigen und Schwachsinnigen höheren Grades, die, wie schon oben ausgeführt wurde, in besondere Anstalten gehören, sondern auch die nur kaum merklich defekten, die am besten in besonderen Hilfsklassen oder Hilfsschulen gesammelt und unter nervenärztlicher Aufsicht von besonders vorgebildeten Lehrkräften unterrichtet werden. Diese Forderung ist bereits vor 50 Jahren erhoben, beginnt aber erst jetzt allgemein durchzudringen und in den größeren Städten verwirklicht zu werden, während das platte Land infolge der mangelhaften Armenpflegegesetzgebung hier wie in so vielen ähnlichen Dingen noch völlig versagt.

Unter einer größeren Anzahl Kinder namentlich in den Jahren von 10—16 Jahren befinden sich immer einige mit verbrecherischen Neigungen zu Gewalttätigkeiten, Brandstiftungen oder Diebstählen. Der Nervenarzt sieht in diesen Elementen nicht nur die Ergebnisse elterlicher Verwahrlosung, sondern vermag in der Mehrzahl der Fälle psychopathische Minderwertigkeit festzustellen. Es ist deshalb erforderlich, daß man dem Arzt auch in der Behandlung jugendlicher Delinquenten sowohl während der Gerichtsverhandlung als auch später, wenn sie der sogenannten „Fürsorgeerziehung" überantwortet werden, eine Aufgabe zuweist. Nur dann wird es gelingen, die hoffnungslosen Fälle rechtzeitig von den besserungsfähigen zu trennen und dadurch den ganzen Betrieb der Fürsorgeerziehung zu sanieren, der unter den ständig rückfälligen Elementen stark leidet.

Es ist nicht gesagt, daß sich die seelische Regelwidrigkeit beim Kinde nur in Defekten äußert. Sie kann umgekehrt auch in Gestalt phänomenaler Begabung oder als „Frühreife" in Erscheinung treten. Es gibt sich schon in der Kindheit und häufig hier gerade sehr deutlich jene Verwandtschaft des Genies mit der Psychopathie zu erkennen, mit der wir uns unten noch beschäftigen müssen. Derartige Kinder sind mit besonderer Vorsicht in Schule, Haus und Erziehung zu behandeln. Denn die Begabung ist zu pflegen, ohne daß sie Gefahr läuft, hypertrophisch zu werden. Andererseits gilt es, auf die neben der Begabung fast ausnahmslos einhergehenden Sonderbarkeiten und nervösen Schwächezustände Rücksicht zu nehmen und günstig zu beeinflussen.

Endlich sei noch der unerfreulichsten und aufsehenerregendsten Erscheinung der Psychopathie in der Schule gedacht, der Schülerselbstmorde. Sie kommen immer, was der Anlaß dazu auch sein mag, auf der Grundlage einer starken psychopathischen Anlage zustande. Bedauerlich ist nur, daß es sich zum Unterschied von den Selbstmördern höheren Alters, an denen in der Regel nichts verloren ist, häufig um hochbegabte Psychopathen handelt, die vielleicht im späteren Leben außergewöhnliche Leistungen vollbringen würden, wenn sie erst die Entwicklungszeit überwunden haben. Eine größere Achtsamkeit auf die Psychopathen unter den Schülern seitens der Lehrer der höheren Unterrichtsanstalten, die der Psychopathologie noch immer mit einer auffallenden Verständnislosigkeit gegenüberstehen, müßte diese Selbstmorde schließlich zum völligen Verschwinden bringen.

e) Der Psychopath als Kulturförderer.

Schon bei der Besprechung der Sozialpathologie der einzelnen Nerven- und Geisteskrankheiten konnte von Männern berichtet werden, die als Heroen durch die Weltgeschichte gehen, obgleich sie nachweisbar nervenkrank waren oder doch an deutlichen psychischen Anomalien litten. Ihr krankhafter Seelenzustand hat sie nicht nur nicht gehindert, hervorragende geistige Leistungen zu vollbringen, sondern aller Wahrscheinlichkeit ihnen sogar erst diese aus jeder Normalität herausfallenden Leistungen ermöglicht. Auf diese Tatsache mit großem Nachdruck aufmerksam gemacht zu haben, ist ebenfalls eines der vielen Verdienste C. Lombrosos, wenn auch seine über den Zusammenhang von Genie und Irrsinn zusammengetragenen Daten nur zum kleinen Teile einer kritischen Betrachtung standhalten[1].

Die Erforschung der sehr eigentümlichen Verbindung von Psychopathie und hervorragender Geistestätigkeit hat man sich leider dadurch sehr erschwert, daß man die Höchstleistungen des Genies, die doch nur zu den Ausnahmefällen gehören und jedenfalls an das Zusammentreffen sehr verschiedener Dinge individueller und sozialer Natur geknüpft sind, zum Ausgangspunkt der Untersuchungen gewählt hat. Eine ganze Literatur ist hier, eingeleitet durch Lombrosos „Genie und Irrsinn" vom Jahre 1864, entstanden, ohne daß man sagen könnte, daß sie unsere Kenntnisse tatsächlich bereichert hätte. Lombrosos Kritiklosigkeit in der Verwertung unzureichender Betrachtungen und seine unglückliche Manier, in ungefähren Analogien schon sichere Identitäten zu sehen, haben auch die späteren Autoren zum Teil angenommen und dadurch der Erörterung dieser wichtigen Frage mehr geschadet als genützt.

Will man auch das Wesen des Genies ergründen, so muß man mit dem Studium der einfachen „Begabung" beginnen und dann wie in allen anderen Forschungsgebieten vom Einfachen zum Verwickelten

---

[1] Daß hochbegabte Individuen, die sich in Philosophie, Dichtkunst, Politik usw. hervortun, häufig psychische Abnormitäten zeigen, beobachtete übrigens schon Aristoteles: „Διὰ τί πάντες ὅσοι περιττοὶ γεγόνασιν ἄνδρες ἢ κατὰ φιλοσοφίαν ἢ πολιτικὴν ἢ ποίησιν ἢ τέχνας φαίνονται μελαγχολικοὶ ὄντες, καὶ οἱ μὲν οὕτως ὥστε καὶ λαμβάνεσθαι τοῖς ἀπὸ μελαίνης χολῆς ἀρρωστήμασιν, οἷον λέγεται τῶν τε ἡρωϊκῶν τὰ περὶ τὸν Ἡρακλέα" (Probl. 30, 1).

aufsteigen. Statt der äußersten Pole „Genie und Irrsinn" sind weniger sensationelle Ausgangspunkte wie „Geistige Begabung und abnorme Seelenzustände" dem Thema als Ueberschrift zu setzen, wodurch sofort viele Verstiegenheiten vermieden und andererseits zahlreiche vermittelnde Uebergänge gewonnen werden.

Schon in den triebartigen Befähigungen, die manche Idioten in zeichnerischen, mechanischen oder musikalischen Leistungen oder in einem fabelhaften mechanischen Gedächtnis für Worte oder Zahlen aufweisen, kann man Berührungspunkte zwischen auffallender Begabung und Psychopathie sehen.

Noch mehr Züge haben Imbezille leichten Grades mit den Höherwertigen gemein. Gar nicht selten wird bei den Schwachsinnigen künstlerische Begabung gefunden, besonders für Musik, jener sinnfälligsten und am wenigsten intellektuellen Kunst. Aber auch auf rein intellektuellem Gebiet zeigt der Imbezille häufig außergewöhnliche einseitige Begabung, so in der Mathematik. Diese einseitigen Talente finden sich nur bei dem angeborenen, nie beim erworbenen Schwachsinn.

Wie von der offenkundigen Psychopathie zum Genie, so gehen auch umgekehrt von diesem zu jener Fäden zurück. Aehnlich dem Geisteskranken leidet auch der geniale Mensch an Unbeständigkeit, an Einseitigkeit in Empfindung und Willensrichtung und einem Mangel an Gleichmaß im Urteil. Auch die Fähigkeit und Vorliebe zu paradoxer Redeweise haben beide gemeinsam.

Viele Hochbegabte leisten aber nicht nur durch ihre ungewöhnliche Intelligenz, sondern mehr noch durch eine eigentümliche Perversion ihres Trieblebens der menschlichen Gesellschaft unschätzbare Dienste. Diese besteht in einer Umkehr des dem Durchschnittsmenschen eigentümlichen Egoismus in einen bis zur Selbstaufopferung gehenden Altruismus, der sie befähigt, trotz aller Hemmungen und Gefahren für ihre einseitigen Ideen heroisch zu kämpfen.

Die Wissenschaft von den Zusammenhängen der abnormen Begabung mit der Psychopathie steckt noch in ihren ersten Anfängen. Auch die Nachahmer Lombrosos bieten nur subjektive Meinungen. Mit den beliebten Zitaten aus Dichtungen oder Aeußerungen von berühmten Männern über sich oder andere berühmte Männer kann nichts erreicht werden. Dagegen gewährt die von dem Neurologen J. P. Moebius in die Forschung eingeführte Pathographie, d. h. die sorgfältige Beschreibung der krankhaften Erscheinungen, die sich bei bedeutenden Männern vorfinden, einen Ausblick, endlich zuverlässiges Material zur Beurteilung der Beziehungen besonderer Begabung zu abnormen Seelenzuständen zu gewinnen. Doch ist es unbedingt notwendig, daß diese Pathographie auf die Vorfahren der untersuchten Persönlichkeit ausgedehnt wird, da sich erst dann wichtige Aufschlüsse ergeben werden. Denn Genie und Irrsinn finden sich nur selten an dem nämlichen Individuum, wohl aber fast immer am nämlichen Stamme. Es muß daher zur eigentlichen Pathographie sich noch die medizinische Stammbaumforschung gesellen, die auch erst in letzter Zeit begonnen hat, wissenschaftlichen Charakter anzunehmen. Ein dritter Weg zeigt sich in dem Studium bedeutender Männer ein und des nämlichen Forschungsgebietes, um aus ihrer psychischen Verschiedenheit und doch ähnlichen Leistungen in einem umgrenzten Gebiete die Natur des genialen Schaffens zu erschließen. Diesen Weg hat mit besonderem Glück der bekannte Chemiker Ostwald[1]) beschritten. Endlich ist als vierter Weg die Beobachtung der besonders oder gar phänomenal begabten Schüler durch Pädagogen, die natürlich psychologisch und neurologisch vorgebildet sein müssen, zu erwähnen. Werden sich die Forscher auf diesen vier Wegen vorsichtig weiter tasten, so dürfen wir hoffen, daß in absehbarer Zeit das noch dunkle Gebiet der Beziehungen zwischen genialem Schaffen und abnormen Seelenzuständen der wissenschaftlichen Durchdringung völlig zugänglich gemacht werden wird.

f) Die Reaktion der Gesellschaft auf die Psychopathen.

So wenig geklärt die Stellung sowohl der kulturfeindlichen wie der kulturfördernden Psychopathen im einzelnen auch ist, sicherlich bilden sie die wichtigste Schicht der mit krankhaften Erscheinungen behafteten Personen, die es überhaupt gibt. Die Gemeinschaft ihrer Mitmenschen, organisiert als Staat, Kirche, Verein usw., hat daher niemals umhin können, auf die Betätigung der Psychopathen in lebhafter Weise zu reagieren. Diese Reaktionen sind aber bis heute ebenso widerspruchsvoll und einer Regel spottend wie die Erscheinungsformen der Psychopathie selbst. Sie bewegen sich durchaus im Extremen und wechseln nicht selten nur zwischen Mißhandlung und Verherrlichung.

Eine ausschlaggebende Rolle hat der Psychopath im religiösen Leben gespielt. Paranoischer Eifer, hystero-epileptische Visionen, melancholischer Versündigungswahn, opferfreudiger Altruismus stehen an der Schwelle jeder religiösen Epoche, die diese eigenartigen Menschen dann entweder als Heilige verehrte oder als Ketzer grausam verfolgte.

---

1) W. Ostwald, Große Männer. (IX u. 424 S.) Leipzig 1909.

Die Empfänglichkeit der Massen für religiöse Stimmungen ist im Laufe des letzten Jahrhunderts stark geschwunden. Dafür ist das politische Leben, das ehedem vorwiegend auf physischer und materieller Kraftentwicklung beruhte, in die Sphäre der Geisteskämpfe gezogen und dadurch auch der Tummelplatz unserer Psychopathen geworden. Die Geschichte des Politikers und Agitators schreiben, hieße einen Beitrag zur Naturgeschichte des hochwertigen und altruistisch gerichteten Psychopathen liefern. Leider haben sich bis jetzt die Autoren, die sich mit dem Psychopathen in der Politik befaßt haben, darauf beschränkt, lediglich die unerfreuliche Erscheinung des politischen Verbrechers zu schildern, der allerdings, wenn er nicht, wie häufig, geradezu geisteskrank ist, stets auffallende psychopathische Züge darbietet.

Natürlich ist es nicht nur das politische öffentliche Leben, in der gegenwärtig der altruistische Psychopath ein Feld seiner Tätigkeit sucht, sondern alle möglichen „Reformbewegungen" bis herab zu solchen in Medizin und Hygiene. Die häufig grotesken Aeußerungen dieser Bewegungen hängen mit den Eigentümlichkeiten der führenden Psychopathen zusammen. Diese Aeußerlichkeiten dürfen uns aber nicht vergessen lassen, daß sich in diesen Reformbestrebungen ein guter Teil des Kulturfortschritts überhaupt vollzieht. Es wäre durchaus falsch, die Psychopathen von dieser Betätigung fernhalten zu wollen, deren Verkehrtheiten im Laufe der Entwicklung von selbst zerfallen, deren Kern aber bleibt und häufig reiche Früchte trägt. Daher ist es nicht zu beklagen, sondern zu begrüßen, daß die Bevölkerung sich der von diesen Persönlichlichkeiten ausgehenden Suggestion nicht erwehren kann, sondern ihr folgt, mag es nun unmittelbar zum Guten oder zuerst zum Schlechten, das später korrigiert wird, führen.

Die Wechselwirkung zwischer genialer Einzelpersönlichkeit und Masse ist für den menschlichen Fortschritt von größter Bedeutung. Leider steht das Wissen von den Einzelheiten dieses Vorganges in gar keinem Verhältnis zu dieser Bedeutung, da die Lehre von der Massenpsychologie noch völlig in den ersten Anfängen steckt.

Das Wirken des Psychopathen in Religion, Politik, Presse und allen möglichen Reformbewegungen dürfte alles in allem genommen doch als segensreich und fruchtbringend zu bezeichnen sein. Immerhin können darüber die Ansichten auseinandergehen, weil ihr Wirken doch auch manche unfruchtbare Blüten treibt, die als solche nicht gleich erkannt werden. Kein Zweifel aber kann darüber entstehen, daß Personen mit seelischen Abnormitäten in Kunst, Wissenschaft und technischem Erfindungswesen die eigentlichen Bahnbrecher sind. Die Reaktion ihrer Mitmenschen beschränkt sich bei diesen Hochbegabten in der Regel solange auf Nichtbeachtung, als keine ins Auge fallenden, auch dem Durchschnittsmenschen einleuchtenden Leistungen vorliegen. Die größere Anzahl dieser Hochbegabten reift daher trotz ihrer Begabung infolge dieser Gleichgiltigkeit ihrer Mitmenschen gar nicht mehr zu den ihrer Begabung angemessenen Leistungen empor. Hieraus wird dann leicht gefolgert, daß Begabung überhaupt sehr selten ist, während diese Seltenheit nur dadurch vorgetäuscht wird, daß zur Entwicklung einseitiger Begabung eine Reihe günstiger Bedingungen der Umgebung erforderlich ist, · die gegenwärtig nur in Ausnahmefällen zusammentreffen. Wenn uns die Wissenschaft erst gelehrt haben wird, schon im Kinde die bestimmte Anlage zum Künstler, Gelehrten, Erfinder usw. zu entdecken und uns die sozialen Einrichtungen gestatten, diese Hochbegabten, die jetzt mit ihren psychischen Sonderbarkeiten schutzlos einer verständnislosen Umgebung überlassen bleiben, besonders zu behandeln und ihre Gaben zu entwickeln, dann werden wir sicher das Zehnfache der heutigen Leistungen auf den genannten Gebieten hervorlocken können.

Wie die Reaktion der menschlichen Gesellschaft auf die sie überall durchsetzenden entweder kulturhemmenden oder kulturfördernden Psychopathen auch immer sich zu erkennen gibt, sie ist unleugbar schwankend, widerspruchsvoll, ungenügend, häufig verfehlt und jedenfalls frei von einer Rationalität, die sich auf eine leidliche Kenntnis der zu beeinflussenden Personen und ihrer geistigen Eigentümlichkeiten stützt. Die Folge dieser Irrationalität ist, daß der soziale Wert oder Unwert der einzelnen Psychopathen nicht rechtzeitig erkannt wird, die genialen Sonderlinge in den meisten Fällen vor ihrer Entfaltung geknickt werden und auf der anderen Seite die kulturfeinlichen Psychopathen, wie wir bei der Besprechung der Kriminellen und Vagabunden gesehen haben, erst unschädlich gemacht werden, wenn sie bereits unsagbares Unglück angerichtet haben.

Hier kann nur Wandel geschaffen werden, wenn endlich diese verwickelten Fragen häufiger und nachdrücklicher als bisher zum Objekt wissenschaftlicher Forschung gemacht werden, an der sich Mediziner, Pädagogen, Psychologen und Soziologen mit gleichem Eifer beteiligen müssen. Sodann muß dafür gesorgt werden, daß die Ergebnisse dieser Forschung recht weite Verbreitung in der Durchschnittsbevölkerung finden. Nur dann werden wir im Laufe der Zeit zur richtigen Behandlung der Personen mit abnormen Seelenzuständen gelangen. Wir werden dann den phänomenal begabten Psychopathen sofort an die

Stelle setzen können, an der er seine Gaben am besten im Dienste
der menschlichen Gesellschaft anzuwenden vermag, und werden
den kriminellen, vagabundierenden und sonstwie gemeingefährlichen
durch Entmündigung und dauernde Asylisierung rechtzeitig unschädlich machen.

Die Psychopathen verdanken ihre Eigentümlichkeiten einer angeborenen Anlage, die sie natürlich auch ihren Nachkommen weiter
vererben können, wenn auch in einer durch das Hinzutreten der zur
Fortpflanzung nötigen zweiten Person überaus verwickelten Weise,
deren Gesetzmäßigkeit uns noch nicht hinreichend bekannt ist. Hoffentlich bringt die Wissenschaft hier bald die nötige Klärung, denn der
Psychopath spielt in der Fortpflanzung überhaupt eine sehr wichtige
Rolle. Ihre Vermehrung wird dadurch hintenangehalten, daß viele
mit seelischen Abnormitäten Behaftete entweder infolge Impotenz oder
infolge Perversion ihres Geschlechtstriebes zu Angehörigen des eigenen
Geschlechtes ohne Nachkommen bleiben oder infolge ihrer absonder-
lichen Stellung im Gesellschaftsleben keinen zur Aufzucht von Nachwuchs erforderlichen Hausstand gründen oder erhalten können. Diese
natürliche Tendenz, die Vererbung der psychischen Anomalien zu verhindern, ließe sich künstlich steigern durch Maßnahmen, die die Nachkommenschaft zuverlässiger verhindern, als die bisherige natürliche
Entwicklung es vermochte. In der Tat würde schon eine weitgehende
Verallgemeinerung des Anstaltswesens mit ihrem Zwange zur Ehelosigkeit in dieser Richtung wirken, aber man könnte auch daran
denken, durch Präventivmaßnahmen den als solchen erkannten Psychopathen überhaupt die Möglichkeit zu nehmen, Nachkommen zu erzeugen oder zu gebären. Ohne Zweifel wird eine entwickelte Eugenik
der Zukunft auch auf diesem Wege vorgehen, aber sie wird auch hier
vorsichtig sein müssen und nicht vergessen dürfen, daß durch ein zu
strenges Vorgehen auch die Entstehung der hochbegabten, schöpfe-
rischen, genialen Psychopathen, auf die der menschliche Fortschritt
durchaus angewiesen ist, leicht beeinträchtigt werden könnte. Die
Wissenschaft ist gegenwärtig noch völlig außerstande anzugeben, unter
welchen Voraussetzungen eine wahrhaft geniale Veranlagung bei den
Nachkommen erwartet werden darf. Nur so viel ist sicher, daß die
geniale Persönlichkeit, die eben durch ihre Genialität seelisch abnorm
ist, entweder unmittelbar der Psychopathenarmee zuzurechnen ist oder
doch wenigstens stets in enger generativer Verbindung mit deren Mitgliedern steht. Um dieser wenigen übersozialen Psychopathen willen
müssen wir wahrscheinlich einen gewissen Ballast von unsozialen

Psychopathen (harmlosen Irren, Idioten usw.) oder gar von antisozialen Psychopathen (Verbrechern, Vagabunden usw.) ertragen. Der Psychopath spielt in der menschlichen Fortpflanzung eben nicht nur eine schädliche sondern auch eine nützliche Rolle, die wie alle seine Beziehungen zum gesellschaftlichen Organismus erst genauer erforscht werden muß, ehe man daran denken kann, sie planmäßig zu beeinflussen.

19. Selbstmord.

I. und II. Nicht nur im Leben sondern auch im Sterben verhalten sich die Psychopathen anders als die übrige menschliche Gesellschaft; denn bei einer nicht geringen Anzahl der Psychopathen erhebt sich die Perversion des Trieblebens bis zur vollständigen Verneinung des Selbsterhaltungstriebes und der Betätigung dieser Verneinung durch die Selbstvernichtung, den Selbstmord. Dieses Phänomen, das von allen Lebewesen nur dem Menschen eigentümlich ist, hat von jeher die Aufmerksamkeit der Religionslehrer, Moralisten und Dichter erregt, während es eigentlich erst in unseren Tagen vor das Forum, vor dem es allein zuständig ist, das der Aerzte, gelangt ist.

Zwar erklärte schon der französische Irrenarzt Esquirol (gest. 1840) den Selbstmord für eine Geistesstörung, aber wie später Lombroso mit dem „Verbrecher als anthropologische Spezies", beraubte er diesen Satz durch seine einseitige Formulierung der Fruchtbarkeit, obwohl er ganz richtig den Selbstmord dadurch aus der moralischen Sphäre in die medizinische schob. Denn da höchstens bei dem dritten Teile aller Selbstmörder Geisteskrankheit festgestellt werden konnte, war man lange Zeit geneigt, mit der Uebertreibung der Ansicht Esquirols auch den durchaus richtigen Weg abzuweisen, den der geniale Arzt gezeigt hatte. Dieser Weg liegt in einer genauen medizinischen Kasuistik, die uns allein das Wesen des Selbstmordes verständlich machen kann. Diese Kasuistik ist pathologisch-anatomischer Art, soweit es sich um vollendete, klinischer Art, wenn es sich um mißlungene Selbstentleibung handelt.

Die Sektionen der Selbstmordleichen im pathologisch-anatomischen Institut zu Kiel ergaben bei einem Material von 300 Leichen nach Heller[1]) 43 %, deren pathologische Veränderungen im Gehirn auf verminderte oder aufgehobene Zurechnungsfähigkeit bei der Tat deuteten.

---

1) Heller, Zur Lehre vom Selbstmorde nach 300 Sektionen. 1900.

Wenn man bedenkt, daß die geistigen Störungen nur zu einem geringen
Teile sich nach dem Tode durch pathologisch-anatomisch nachweisbare Befunde aufzeigen lassen, so ist dieser Bruchteil staunenswert
hoch und für die enge Verwandtschaft von abnormen Seelenzuständen
mit Selbstmord von durchschlagender Beweiskraft. K. Ollendorff[1])
konnte auf Grund des Materials der Unterrichtsanstalt für Staatsarzneikunde in Berlin diese Ergebnisse bestätigen.

Die Methode, die Fälle des versuchten aber mißlungenen Selbstmordes einer genauen psychiatrischen Analyse zu unterziehen, hat
namentlich Gaupp[2]) mit gutem Erfolge angewandt. Von seinen
124 Fällen waren 44 geisteskrank; davon litten 11 an Dementia
praecox, 17 an manisch-depressivem Irresein oder einem verwandten
Depressionszustand, 4 an Alkoholwahnsinn, 4 an seniler Geistesstörung,
1 Frau an Paralyse, 7 Personen waren angeboren schwachsinnig und
hatten die Tat in vorübergehender Erregung bzw. in angetrunkenem
Zustande begangen. Von den nicht ausgesprochen geisteskranken
Personen waren 5 Männer und 7 Frauen epileptisch, 10 Mädchen
bzw. Frauen litten an Hysterie, 24 Männer und 4 Frauen an schwerem
chronischen Alkoholismus, der in der Regel auf der Grundlage einer
psychopathischen Konstitution erwachsen war und zu geistigen und
ethischen Schwächezuständen geführt hatte. Die größte Gruppe endlich bilden Persönlichkeiten von krankhafter Erregbarkeit, die in meist
noch jugendlichem Alter aus geringfügigem Anlaß Selbstmord be-
gingen. Als geistesgesund erwies sich nur eine einzige Person, ein
Dienstmädchen, das sich im achten Monat der Schwangerschaft be-
fand, also in einem Zustande, in dem auch normale Frauen einen Zustand erhöhter Reizbarkeit aufweisen.

Es würde vielleicht noch eine dritte Methode, die Beziehungen
der Psychopathie zum Selbstmord zu erforschen, Ergebnisse liefern,
die darin besteht, daß man die Aufzeichnungen der Selbstmörder
sammelt und psychologisch zergliedert.

Es starben in Preußen durch Selbstmord auf 100 000 Einwohner:

1907	 20	1910	 21
1908	 21	1911	 21
1909	 22		

Am häufigsten waren die Selbstmorde bei den Männern in der
Provinz Brandenburg mit 53, dann folgt Schleswig-Holstein mit 48,
Sachsen mit 47, Landespolizeibezirk Berlin mit 47, Hessen-Nassau

---

1) K. Ollendorff, Krankheit und Selbstmord. Beiträge zur Beurteilung ihres
ursächlichen Zusammenhanges. Greifswald 1905.
2) R. Gaupp, Ueber den Selbstmord. 2. Aufl. München 1910.

mit 37, Schlesien mit 35 und Hannover mit 33. Unter dem Staatsdurchschnitt bewegten sich Posen mit 14, Westpreußen mit 19, Rheinprovinz mit 21, Pommern und Ostpreußen mit 25.

Das Königreich Sachsen, der industriereichste Bundesstaat Deutschlands, weist eine ungewöhnlich große Zahl von Selbstmorden auf. Nach Kürten kamen dort auf 100000 Lebende Selbstmorde[1]):

| | im Zeitraum | |
im Alter von	1892—1902	1903—1907
10—15 Jahren	4,0	3,9
15—20 „	28,8	26,4
20 30 „	30,3	31,2
30—40 „	35,3	32,5
40—50 „	56,8	57,5
50—60 „	76,4	87,5
60—70 „	82,0	85,9
70—80 „	86,2	93,2
und darüber	98,1	129,8

Gegenwärtig ist die Beurteilung des Selbstmordes noch ganz allgemein so sehr an Vorurteile geknüpft, daß der Anreiz zu seiner Verheimlichung stark die statistischen Angaben beeinflußt und sie mit großer Vorsicht aufzunehmen heißt. Besonders vor Vergleichen der aus den verschiedenen Ländern genommenen Zahlen soll man sich hüten. Wer im Selbstmord lediglich eine aus dem freien Willen hervorgehende, kausal psychologisch zu begründende Handlung sieht, muß diesen Unterschieden eine große Bedeutung beilegen. Wer dagegen den Selbstmord als eine besonders wunderliche Reaktion eines psychopathischen Gehirnes verstehen gelernt hat, wird es für wichtiger halten, die Zahl der Psychopathen überhaupt zu kennen als die der Selbstmörder.

Die Selbstmorde sind bei den Männern etwa dreimal so häufig als bei den Frauen. Sie sind verschieden nach Rasse und Territorium, ohne daß man diese Verschiedenheit, die offenbar die Resultante zahlreicher Komponenten ist, eingehend zu begründen vermöchte. Sicher ist nur, daß in einer Bevölkerung, die kirchlich stark gebunden ist, die Selbstmorde seltener sind als in der übrigen. Dort entschließen sich eben die Psychopathen etwas weniger leicht zu diesem Ausgang als hier. Dazu kommt, daß in jenen Gegenden der Selbstmord als eine große Familienschmach gilt und deshalb mit so großer Sorgfalt verheimlicht zu werden pflegt, daß die Gesamtzahl in der Statistik erheblich herabgedrückt erscheint. Auch der Umstand, daß die Selbstmorde gegen früher zugenommen haben und in der städtischen Be-

---

1) O. Kürten, Statistik des Selbstmordes im Königreich Sachsen. 1913.

völkerung häufiger sind als auf dem Lande, hängt mit diesen Vorurteilen bzw. ihrem Schwinden zusammen. Umgekehrt ist in jenen Ländern, in denen wie in Japan der Selbstmord der Männer, in Indien der der Frauen durch religiöse Anschauungen gestützt wird, die Zahl der Selbstmorde noch erheblich höher als in der europäischen Bevölkerung.

III. und IV. Daß wirtschaftliche Zustände auf die Häufigkeit des Selbstmordes einen großen Einfluß ausüben, kann man nicht sagen. Jedenfalls ist er in den wohlhabenden Bevölkerungskreisen häufiger als in den unbemittelten. Bei den letzteren gewinnt er sozialpathologische Beziehungen über die Brücke des Alkoholismus, namentlich des Branntweinalkoholismus, der in zahlreichen Fällen mit der Selbstentleibung schließt.

In Sachsen fand Kürten in den Jahren 1905—1908 auf 100000 Lebende Selbstmorde:

        Landwirschaft . . . . 39,2 Männer, 15,0 Frauen
        Gewerbe 43,3   „   9,5   „
        Handel und Verkehr. 57,0   „   9,0   „

Auf die gesellschaftliche Struktur ist Selbstmord ohne jeden Einfluß, denn er kommt nicht so häufig vor, daß er die Bevölkerungsquantität beeinflussen könnte. Besonders wertvolle Elemente gehen der Gesellschaft durch ihn auch nicht verloren. Mit dieser sozialen Bedeutungslosigkeit steht im auffallenden Gegensatz die Aufmerksamkeit, die ihm mehr noch von Moralstatistikern und Soziologen als von den Aerzten entgegengebracht wird. Das Geheimnisvolle und dabei Katastrophale, das den Selbstmord begleitet, hat eben auch auf diese Kreise den nämlichen Einfluß ausgeübt wie auf die Dichter, die sich zur Hervorrufung tragischer Wirkungen seiner so gern bedienen.

V. und VI. Die ärztliche Betätigung beschränkt sich natürlich auf die Fälle, bei dem nur ein nicht zum Ziele führender Versuch unternommen worden ist. In München herrscht der Brauch, der für alle übrigen Polizeiverwaltungen vorbildlich sein sollte, daß jeder, der bei einem Selbstmordversuch ertappt oder von den Folgen eines solchen errettet worden ist, zunächst einmal in die Irrenklinik gebracht wird. An solchen Kranken hat auch R. Gaupp seine erwähnten lehrreichen klinischen Beobachtungen gemacht. Das Münchener Verfahren hat außer für das Studium des Selbstmordes noch für die Selbstmordkandidaten selbst den Vorteil, daß diese nach nervenärztlicher Untersuchung in den geeigneten Fällen den Anstalten (Trinkerasyle, Entbindungsheime, Nervenheilstätten usw.) zugeführt werden können.

Die Einschränkung des Selbstmordes steht und fällt nicht ohne weiteres mit der Verminderung der Psychopathen. Denn es kommt bei seiner Häufigkeit weniger auf deren Zahl als auf das Vorhandensein von Umständen an, die auf den Psychopathen so einwirken, daß er zur Selbstentleibung schreitet. Derartige Umstände werden sich aber schwerlich vermeiden lassen, und man wird nicht schon deshalb, weil sie erfahrungsgemäß die Selbstmordhäufigkeit steigern, auf lebhafte kulturelle Aktivität, politische Beweglichkeit oder Befreiung kirchlicher Bevormundung verzichten wollen. Es empfiehlt sich daher, auch für die Zukunft nicht mit einem nennenswerten Rückgang der Selbstmordziffer zu rechnen oder über ihre Aufwärtsbewegung zu klagen, da nur auffallend wenig wirklich wertvolle Personen Selbstmord begehen.

Chirurgische Krankheiten.

Die im vorhergehenden Kapitel besprochene Krankheitsgruppe
hat die Eigentümlichkeit, der ärztlichen Einwirkung nur in überaus
geringem Maße zugänglich zu sein. Im bemerkenswerten Gegensatz
dazu stehen die chirurgischen Krankheiten, die namentlich nach der
Einführung der neueren Wundbehandlung das erfolgreichste Wirkungsfeld ärztlicher Betätigung geworden sind. Der Siegeszug der modernen
Chirurgie ist oft genug gefeiert worden, so daß es einer sozialpathologischen Betrachtung, die pflichtgemäß mit besonderer Sorgfalt
ihr Augenmerk auf die Schattenseiten zu lenken hat, erlassen werden
kann, die Fortschritte im einzelnen zu schildern, die die chirurgische
Behandlung im Laufe der zweiten Hälfte des neunzehnten Jahrhunderts
gemacht hat. Es wird für unsere Zwecke eine kurze Berührung der
wichtigsten Punkte genügen.

1. Wunden und Verletzungen.

Die bahnbrechende Reform der Wundbehandlung, die sich an den
Namen des englischen Chirurgen Lister knüpft und die dann durch
die unausgesetzten Bemühungen deutscher Aerzte bis zu dem gegenwärtigen hohen Grade der Zuverlässigkeit systematisch ausgebaut wurde,
ist durch das Bestreben gekennzeichnet, die eitererregenden Keime von
den Wunden fern zu halten. Die Wunden heilen dann schnell und
sicher, während in früheren Zeiten selbst geringfügige Verletzungen
zur Entstehung von Wundkrankheiten und damit zum Tode oder zu
einer Heilung mit Defekten führte, die mit der Geringfügigkeit der
ursprünglichen Wunde in keinem Verhältnis stand. Die Bedeutung
der modernen Wundbehandlung erhellt, wenn man sich die Häufigkeit
der Verletzungen überhaupt vergegenwärtigt.

Nach der Leipziger Krankheitsstatistik kamen unter 100 000 ein
Jahr lang beobachteten männlichen Versicherungspflichtigen 1476 Fälle
von Wunden vor, von denen 4 tödlich endeten und die zusammen
21 558 mit Arbeitsunfähigkeit einhergehende Krankheitstage bean-

spruchten. Bei den weiblichen Versicherungspflichtigen wurden 478 Fälle mit 2 Todesfällen und 7342 Krankheitstagen gezählt.

Außerdem wurden 660 Fälle von Verbrennungen mit 11 452 Krankheitstagen, bei den weiblichen Versicherungspflichtigen 423 Fälle mit 7801 Krankheitstagen gezählt.

An Quetschungen und Zerreißungen wurden sogar 5229 Fälle, von denen 12 tödlich endeten und die zusammen 90 712 mit Arbeitsunfähigkeit einhergehende Krankheitstage beanspruchten, bei den weiblichen Versicherungspflichtigen 1340 Fälle mit 26 863 Krankheitstagen gezählt.

Es ist ein wirklich erhebender Gedanke, zu wissen, daß zum Unterschied von Zeiten, die erst wenige Jahrzehnte hinter uns liegen, alle diese Verletzungen eine rationelle ärztliche Behandlung finden und die unvermeidlichen Todesfälle und Verstümmelungen nur durch die Schwere der Verletzung, nicht aber durch unzweckmäßige ärztliche Behandlung verschuldet werden.

Die Wundkrankheiten Eiterung, Rose, Blutvergiftung, Hospitalbrand, Starrkrampf waren früher die gefürchtetsten Gegner chirurgischer Betätigung. Die Technik der Operation mochte noch so vollkommen sein: das Hinzutreten von Wundkrankheiten stellte vielfach alles in Frage, vereitelte in einzelnen Hospitälern zeitweilig jeden Erfolg. Diese Krankheiten gehören jetzt zu den Seltenheiten. Besonders häufig waren sie früher in den Lazaretten der im Felde stehenden Truppen. In den letzten Kriegen hat man sie nahezu völlig zu vermeiden gewußt.

Die Ausschaltung der Wundkrankheiten haben den Arzt auch im operativen Eingreifen immer kühner gemacht. Sie gestattet ihm, selbst die Krankheiten der tief im Innern des Körpers, z. B. der Bauchhöhle oder gar der Hirnschale, liegenden Organe chirurgisch zu behandeln. Dieses Bestreben wurde mächtig unterstützt durch die Möglichkeit, schmerzfrei zu operieren, die der Erfindung der Inhalationsnarkose durch die Amerikaner Jackson und Morton im Jahre 1846 verdankt wird und seither namentlich durch die Bemühungen deutscher Aerzte um zahlreiche neue Verfahren der allgemeinen und örtlichen Narkose vermehrt worden ist.

2. Abszesse, Entzündungen und Eiterungen.

Die Abszesse oder Eiterbeulen gehören zu den häufigsten Erkrankungen, wenn auch diese Tatsache in der Statistik aus dem Grunde nicht zum Ausdruck kommt, weil die größte Mehrzahl der Fälle durch ärztliche Eingriffe einer vollständigen Heilung zugeführt wird. Unter einem Abszeß versteht man in der Regel eine heiße, entzündliche Geschwulst, die in einem Hohlraum Eiter birgt, der unter heftigen

Schmerzen und nicht selten unter Fiebererscheinungen nach der Körperoberfläche drängt. Hervorgerufen wird die Erkrankung durch die Einwanderung der Eitererreger in das Unterhautzellgewebe. Außer diesen „heißen" gibt es noch „kalte", die ihre Entstehung den Tuberkelbazillen verdanken und in der Regel in Verbindung mit Knochen- und Gelenktuberkulose auftreten. Für diese gilt natürlich vom sozialpathologischen Standpunkte alles das, was über Tuberkulose im allgemeinen, Gelenk- und Knochentuberkulose im besonderen an anderer Stelle gesagt worden ist.

Die Eitererreger können durch jede kleine Wunde einwandern. Daher ist auch kein Beruf, kein Stand und kein Alter vor eitriger Zellgewebsentzündung gänzlich geschützt. Aber natürlich leidet die handarbeitende Bevölkerung, soweit sie mit schmutziger Arbeit in Berührung steht, bedeutend mehr unter Abszessen als etwa Stubenarbeiter, Kaufleute usw. Besonders häufig und bösartig sind die Abszesse bei der landwirtschaftlichen Bevölkerung.

Infolge von Abszessen sind stets eine erhebliche Anzahl von Personen arbeitsunfähig. Die Listen der Krankenkassen und Krankenhäuser wissen davon zu erzählen. Auf die Sterblichkeit sind sie wohl kaum mehr von Einfluß. Zwar gibt es Abszesse an so verborgenen Stellen des Körpers, daß sie schwer zu ermitteln und zu eröffnen sind, aber die Fälle, die tödlich enden, gehören bei der gegenwärtigen Entwicklung der Chirurgie zu den Seltenheiten. Feststellung und Eröffnung von Abszessen ist seit den Anfängen der geschichtlichen Zeit ein Hauptfeld der Betätigung der Aerzte und Heilpersonen gewesen. Gegenwärtig ist Ermittlung und Behandlung zu einer großen Sicherheit ausgebildet. Es kommt nur darauf an, daß alle Fälle, auch die geringfügigen, rechtzeitig der ärztlichen Behandlung zugeführt werden. Die soziale Krankenversicherung hat in dieser Richtung außerordentlich segensreich gewirkt. Kamen doch nach der Leipziger Statistik unter 100 000 ein Jahr lang beobachteten männlichen Versicherungspflichtigen 1375 Fälle von Zellgewebsentzündung vor, die zusammen 20 953 mit Arbeitsunfähigkeit einhergehende Krankheitstage beanspruchten. Bei den weiblichen Versicherungspflichtigen wurden 863 Fälle mit 15 230 Krankheitstagen gezählt.

Außerdem erforderten 584 Fälle von Furunkel 6443 mit Arbeitsunfähigkeit einhergehende Krankheitstage bei den Männern und 177 Fälle 2306 Krankheitstage bei den Frauen sowie 611 Fälle von Panaritium weitere 9130 mit Arbeitsunfähigkeit einhergehende Krankheitstage bei den männlichen Versicherten sowie 614 Fälle mit 10 811 Krankheitstagen bei den Frauen.

Von Nagelbettentzündungen wurden nach der nämlichen Quelle 118 Fälle mit 1793 Krankheitstagen bei den männlichen, 114 Fälle mit 1691 Krankheitstagen bei den weiblichen Versicherungsmitgliedern gezählt und endlich von Sehnenscheidenentzündung und Sehnenschrumpfung 324 Fälle mit 4852 Krankheitstagen bei den Männern und 154 Fälle mit 2858 Krankheitstagen bei den Frauen.

Die Häufigkeit dieser Eiterungen aus geringfügiger Ursache läßt sich nur dadurch erklären, daß die Reinlichkeit und Hautpflege selbst in der vorgeschrittenen großstädtischen Bevölkerung noch vieles zu wünschen übrig läßt. Die ärztliche Behandlung dieser Erkrankungen macht allerdings gegenwärtig keine Schwierigkeiten mehr; aber wie die obigen Zahlen beweisen, erfordert sie doch einen großen Aufwand von Zeit und Mitteln, der sich schon in der großen Zahl von Tagen, in der diese Kranken arbeitsunfähig sind, offenbart. Schwerlich werden sich die Abszesse und Zellgewebseiterungen jemals gänzlich vermeiden lassen. Aber eine große Einschränkung ihrer Zahl ist zu erwarten, wenn die handarbeitende Bevölkerung noch achtsamer auf Reinlichkeit und Körperpflege wird.

3. Verletzungen der Knochen und Gelenke.

Das Einrichten und Einschienen gebrochener Knochen war schon von jeher ein dankbares Feld ärztlicher Betätigung. Eine Errungenschaft der Neuzeit ist aber die sorgsame Nachbehandlung, durch die die gebrochenen Glieder und die Verstauchungen und Verrenkungen der die Knochen verbindenden Gelenke mittelst Massage, Elektrisieren, Heißluftbehandlung und Heilgymnastik später wieder gebrauchsfähig gemacht werden. Belebend hat auf diese Seite der chirurgischen Behandlung namentlich die Unfallversicherung gewirkt, die ein großes Interesse daran hat, daß die Unfallschäden möglichst ohne zurückbleibende Funktionsstörungen geheilt werden. Die Verletzungen des menschlichen Bewegungsapparates sind außerordentlich häufig, kamen doch nach der Leipziger Krankheitsstatistik unter 100000 ein Jahr lang beobachteten männlichen Versicherungspflichtigen 4910 Fälle von Erkrankungen der Bewegungsorgane vor, von denen 11 tödlich endeten und die zusammen 99530 mit Arbeitsunfähigkeit einhergehende Krankheitstage beanspruchten. Bei den weiblichen Versicherungspflichtigen wurden 2742 Fälle mit 4 Todesfällen und 65675 Krankheitstagen gezählt. Davon fielen auf Knochenbrüche 463 Fälle mit 21961 Krankheitstagen bei den Männern, 97 Fälle mit 4854 Krankheitstagen bei den Frauen, auf Verrenkungen 119 Fälle mit 3099 Krankheitstagen bei den Männern und 32 Fälle mit 904 Krankheitstagen bei

den Frauen, auf Verstauchungen 991 Fälle mit 15 238 Krankheitstagen
bei den Männern und 294 Fälle mit 5021 Krankheitstagen bei den
Frauen, auf Entzündungen und Eiterungen der Knochen 127 Fälle
mit 3631 Krankheitstagen bei den Männern und 125 Fälle mit
3593 Krankheitstagen bei den Frauen, und auf Entzündungen und
Eiterungen der Gelenke 414 Fälle mit 9769 Krankheitstagen
bei den Männern und 283 Fälle mit 8230 Krankheitstagen bei den
Frauen.

Der wichtigste Fortschritt in der ärztlichen Betätigung bei den
Verletzungen der Knochen und Gelenke liegt darin, daß man gegenwärtig sich nicht mehr damit begnügen darf, die Glieder schlecht und
recht zusammenwachsen zu lassen, sondern der höchste Wert auf ihre
spätere Gebrauchsfähigkeit gelegt wird. Die soziale Unfallversicherung,
die die gesamte Lohnarbeiterschaft umfaßt, hat nach dieser Richtung
bahnbrechend gewirkt.

4. Allgemeine Bemerkungen zur sozialen Pathologie der chirurgischen Erkrankungen.

I. und II. Die Zahl der chirurgischen Erkrankungen ist sehr
groß. Allein die Verletzungen und äußeren Erkrankungen verursachten
nach der Leipziger Statistik unter 100 000 ein Jahr lang beobachteten
männlichen Versicherungspflichtigen 9283 Fälle, von denen 52 tödlich
endeten und die zusammen 169 511 mit Arbeitsunfähigkeit einhergehende
Krankheitstage beanspruchten. Bei den weiblichen Versicherungspflichtigen wurden 2844 Fälle mit 11 Todesfällen und 56 345 Krankheitstagen gezählt.

Die typische Form, in der die meisten chirurgischen Affektionen
ihre sozialpathologischen Beziehungen gewinnen, ist der Unfall, nachdem die in überwundenen Entwicklungsstufen vorherrschenden Verwundungen in Kampf und Krieg auf vorübergehende kurze Epochen
beschränkt worden sind und gegenwärtig nicht mehr als typische
sondern als Ausnahmeerscheinungen angesehen werden können. Unfälle können den Menschen in jedem Alter und in jeder Lebenslage treffen. An dieser Stelle erregen unsere Aufmerksamkeit am
meisten die Verwundungen und Verletzungen auf dem Schlachtfelde
der Arbeit.

Durch Unfälle gehen in Deutschland auf 100 000 Lebende jährlich etwa 38 Personen zugrunde. Bei den Kindern sind leider die
Unfälle noch beinahe ebenso häufig wie im erwerbsfähigen Alter. Auf
100 000 Lebende der Altersklasse von 1—15 Jahren rechnet man 30,
auf 100 000 der von 15—60 Jahren 39 infolge Unfall Gestorbene.

In Preußen wurden an tödlichen Verunglückungen im Jahre 1911 16 810 Opfer gezählt, also 41,5 Personen auf 100 000 (gegenüber 38,2 im Jahre 1910).

Dem Alter nach verunglückten im Jahre 1911 in den Jahren von:

0—5	1 458	männliche,	1 107	weibliche Personen
5—15 . . .	1 493	„	610	„ „
15—60 . . .	8 881	„	1 011	„ „
60 und mehr .	1 429	„	723	„ „
unbekannt . .	90	„	98	„ „
überhaupt	**13 351**	männliche,	**3 459**	weibliche Personen

Als Ursachen ergaben sich:

Ertrinken	3740	Vergiftung	266
Sturz	3404	Schlag und Biß durch Tiere . .	281
Ueberfahren	2715	Stoß, Schlag, Anprall	175
Verletzungen durch Maschinen .	542	Schießen und Explodieren. . .	420
Verbrennen	1746	Erfrieren	184
Ersticken	687	Blitzschlag	124
Verschütten und Erschlagen .	1405	Hitzschlag	602

Durch Mord und Totschlag endeten im Jahre 1911 491 männliche und 243 weibliche Personen. Außerdem wurden 19 Personen hingerichtet.

Nach der Leipziger Krankheitsstatistik entfielen auf 100 000 ein Jahr lang beobachtete männliche Versicherungspflichtige insgesamt 9748 Unfälle, von denen 4177 als Betriebsunfälle gemeldet wurden. Von allen Unfällen dauerte die Arbeitsunfähigkeit mehr als 28 Tage in 1547 Fällen, von den Betriebsunfällen 963. Von letzteren waren 25 tödlich und dauerten außerdem 198 länger als 13 Wochen. Insgesamt erforderten die Unfälle 178 425 Tage von Arbeitsunfähigkeit, von denen 85 679 auf Betriebsunfälle fielen. Auf die nämliche Zahl weibliche Versicherungspflichtige entfielen insgesamt 2879 Unfälle, von denen 874 als Betriebsunfälle gemeldet wurden. Von allen Unfällen dauerte die Arbeitsunfähigkeit mehr als 28 Tage in 520 Fällen, von den Betriebsunfällen in 252. Von letzteren war 1 tödlich und es dauerten außerdem 33 länger als 13 Wochen. Insgesamt erforderten die Unfälle 56 869 Tage von Arbeitsunfähigkeit, von denen 22 387 auf Betriebsunfälle fielen.

III. Nach der vom Reichsversicherungsamte veranstalteten Unfallstatistik stellt sich in Deutschland die Unfallgefährlichkeit der einzelnen Gewerbe um die Jahrhundertwende ungefähr folgendermaßen: Das Fuhrgewerbe steht in bezug auf Unfallhäufigkeit mit 16,97 entschädigungspflichtigen Unfällen auf 1000 Arbeiter an der Spitze; es folgen die Müllerei mit 13,51, die Spedition, Speicherei und Kellerei mit 12,36, der Bergbau mit 12,09, der Steinbaubetrieb mit 11,94, das Tiefbaugewerbe mit 11,85, die Holzindustrie mit 11,77, die Binnenschiffahrt mit 11,35, die Brauerei mit 11,31, das Baugewerbe mit 11,04, die Papierindustrie mit 9,27, die Seeschiffahrt mit 8,95, die Eisen- und Stahlindustrie mit 8,92, die Zuckerindustrie mit 7,89, die chemische mit 7,76, die Brennereiindustrie mit 7,67, die Fleischerei mit 7,03, die Nahrungsmittelindustrie mit 6,79, die Ziegelei mit 6,71, das Schornsteinfegergewerbe mit 6,14, die Privatbahnen mit 5,86, die Feinmechanik mit 5,38, die Lederindustrie mit 5,23, die Gas- und Wasserwerke mit 5,14, die Straßenbahnen mit 4,21, die Glasindustrie mit 4,07, die Musikinstrumentenindustrie mit 3,96, die Textilindustrie mit 3,41, die Papierverarbeitung mit 3,39, die Buchdruckerei mit 2,66, die Töpferei mit 2,33, die Bekleidungsindustrie mit 2,18, die Seidenindustrie mit 1,26 und die Tabakindustrie mit 0,42. Die Todesfälle verteilen sich, da die Schwere der Unglücksfälle bei den einzelnen Berufsarten verschieden ist, etwas anders. Es kamen auf 1000 Arbeiter an Todesfällen bei der Binnenschiffahrt 2,99, bei der Seeschiffahrt 2,77, bei dem Fuhrgewerbe 2,35, bei dem Bergbau 2,06. Am Ende der Reihe stehen die Tabak- und Seidenindustrie mit je 0,02, die Bekleidungsindustrie und das Buckdruckgewerbe mit je 0,08 Todesfällen infolge Unfall auf 10000 Versicherte. Auffallend ist in dieser Zusammenstellung, daß jene Berufe, die in der allgemeinen Anschauung ohne weiteres als ungemein gefährlich angesehen werden, in der Statistik nicht an erster Stelle stehen, z. B. die Schiffahrt auf den zahmen Binnengewässern mehr Opfer verlangt als die Fahrt auf hoher See.

Nach dem statistischen Jahrbuch für das Deutsche Reich über 1905 stellte Prinzing (Handbuch der medizinischen Statistik, S. 160) eine Tabelle zusammen, nach der auf 1000 Unfallversicherte entschädigte, d. h. längere Arbeitsunfähigkeit als 13 Wochen in Anspruch nehmende kamen:

In Gewerbe und Industrie:

	Getötet	Erwerbsunfähig			insgesamt
		dauernd ganz	teilw.	vorübergehend	
1886—1890 . . .	0,72	0,49	2,31	0,75	4,27
1891—1895 . . .	0,68	0,24	3,64	1,38	5,94
1896—1900 . . .	0,72	0,09	3,55	2,76	7,12
1901—1903 . . .	0,66	0,08	3,75	3,59	8,08

In der Landwirtschaft:

	Getötet	dauernd ganz	teilw.	vorübergehend	insgesamt
1888—1890 . . .	0,15	0,03	0,34	0,31	0,83
1891—1895 . . .	0,18	0,05	1,16	0,89	2,28
1896—1900 . . .	0,23	0,05	2,11	1,86	4,25
1901—1903 . . .	0,24	0,05	2,41	2,55	5,25

Ueber die Art des Unfalles und die Gegenstände, bei deren Handhabung sich die Unfälle ereigneten, gibt folgende Aufstellung des Reichsversicherungsamtes für das Jahr 1909 Aufschluß, die die entschädigten Unfälle in den gewerblichen und landwirtschaftlichen Berufsgenossenschaften enthält. Es kamen Unfälle vor durch:

<pre>
Motoren, Transmissionen, Arbeitsmaschinen . .   18 299
Hebemaschinen, Aufzüge, Kranen 3 162
Dampfkessel, Dampfleitungen   210
Sprengstoffe   824
Feuergefährliche, heiße und ätzende Stoffe . . 3 118
Zusammenbruch, Einsturz, Herab- und Umfallen
    von Gegenständen 15 152
Fall von Leitern, Treppen und Vertiefungen .   28 366
Auf- und Abladen von Gegenständen. . . .   15 381
Eisenbahn- und Schiffsverkehr 4 512
Tiere (Biß, Stoß, Schlag) 9 868
Handwerkszeuge und sonstige Vorgänge . . .   17 336
Fuhrwerksverkehr 15 998
</pre>

Bei den gewerblichen Berufsgenossenschaften überwiegen die Unfälle an Motoren, Transmissionen und Arbeitsmaschinen; durch Zusammenbruch, Einsturz, Herab- und Umfallen von Gegenständen, Fall von Leitern, Treppen und beim Auf- und Abladen von Gegenständen. In den landwirtschaftlichen Berufsgenossenschaften überwiegt das Fallen in Vertiefungen, Luken usw. alle anderen Vorkommnisse, ein hoher Prozentsatz der Unfälle passiert auch im Fuhrwerksverkehr und durch Biß, Stoß oder Schlag von Tieren.

Namentlich die Unfälle in Bergwerksbetrieben haben von jeher große Aufmerksamkeit gefunden. Ihre statistische Erfassung reicht weit zurück, so daß hier untersucht werden kann, ob die Verunglückungen in der letzten Zeit in Abnahme begriffen sind.

Nach den Berichten der britischen Bergwerksinspektoren sind in den ihnen unterstellten Kohlengruben pro 1000 Arbeiter tödlich verunglückt:

<pre>
1861—1865 . . . 3,2   1896—1900 . . . 1,3
1866—1870 . . . 3,4   1901—1905 . . . 1,3
1886—1890 . . . 1,8
</pre>

In Preußens Kohlenbergbau verunglückten pro 1000 Arbeiter tödlich:

<pre>
1861—1866 . . . 2,7   1891—1900 . . . 2,5
1867—1880 . . . 2,9   1901—1905 . . . 2,0
1881—1890 . . . 2,9
</pre>

IV. Die Verunglückungen und Verletzungen beeinflussen das gesellschaftliche Getriebe zunächst dadurch, daß sie für zahlreiche Menschen vorzeitig zur Todesursache werden. In dieser Hinsicht imponieren uns namentlich die Verlustzahlen der Schlachten und Kriege, obgleich die Verluste durch Verunglückung und gewaltsame Todesarten, die im gewöhnlichen friedlichen Leben vorkommen, als Todesursache ungleich größer sind. In der Schlacht bei Austerlitz kämpften 154 000 Mann; die Verluste betrugen auf beiden Seiten zusammen 38 000 Mann an Toten und Verwundeten. Die Schlacht bei Jena weist folgende Ziffern auf: 110000 Kämpfende und 31000 Verlust; die Schlacht an der Moskwa: 245000 Kämpfende und 74000 Verlust; Leipzig: 471000 Kämpfende und 107000 Verlust; Waterloo: 194000 Kämpfende und 51000 Verlust; Solferino: 287000 Kämpfende und 37000 Verlust; Königgrätz: 291000 Kämpfende und 33000 Verlust; Gravelotte: 396000 Kämpfende und 62000 Verlust; Sedan: 314000 Kämpfende und 68000 Verlust; Liaujang: 285000 Kämpfende und 60000 Verlust. Der deutsch-französische Krieg weist nach den Berechnungen des italienischen Statistikers Bodio folgende Ziffern auf: Frankreich verlor 136000 Mann; davon wurden 80000 auf den Schlachtfeldern getötet oder starben in Frankreich an ihren Wunden, 36000 starben in Frankreich infolge von Krankheiten und 20000 starben in der deutschen Gefangenschaft. Dazu kommen 477800 Mann, die während des Krieges dienstuntauglich wurden, und zwar 138000 durch Verwundungen in der Schlacht, 11400 durch Verletzungen auf den Märschen und 328000 durch Krankheit, Entbehrungen usw. Auf deutscher Seite wurden nach den Angaben des Großen Generalstabes auf den Schlachtfeldern 17255 Mann getötet, in den Lazaretten starben 21023 Mann, so daß das deutsche Heer durch den Tod 38278 Mann einbüßte.

Da allein in Preußen jährlich etwa 15000 Personen an Unglücksfällen mit tödlichem Ausgange zugrunde gehen, so kann man sagen, daß in je zwei Friedensjahren in ganz Deutschland ebensoviel Menschen auf gewaltsame Weise enden wie der große Krieg 1870/71 überhaupt gefordert hat. Es gibt wohl wenig Menschen, die sich dieses „Kulturzustandes" einmal recht bewußt geworden sind. Da auf jeden Unglücksfall mit tödlichem Ausgange ein vielfacher von solchen mit Verletzungen fällt, die nicht zum Tode sondern zum Verlust oder wenigstens zur Beeinträchtigung irgend eines mehr oder minder wertvollen Gliedes führen, so haben wir in ihnen auch die wichtigste Quelle für Verkrüppelung mit ihren wirtschaftlichen Folgen zu sehen. Endlich ist noch mit einigen Worten auf die Wirkung der Verunglückungen auf die menschliche Fortpflanzung einzugehen. Da ist zunächst festzustellen, daß die Menge der Bevölkerung durch die großen Verluste, die sie auf diesem Wege erleidet, auffallend wenig beeinträchtigt wird. Die Einbuße wird durch einen normalen Bevölkerungszuwachs reichlich wieder eingebracht. Für das Verständnis des später zu besprechenden Völkertodes ist es wichtig, im Auge zu behalten, daß Völker niemals auf gewaltsame Weise zum Verschwinden gebracht werden können. Bezüglich der Beschaffenheit dürften die Einbußen, die ein Volk jährlich durch die Summe der Todesfälle infolge Verunglückungen erleidet, nicht ohne Einfluß sein, obgleich sich dieser noch unserer Kenntnis entzieht. Von vornherein läßt sich annehmen, daß es nicht die schlechtesten und minderwertigen Personen, sondern die rüstigsten, an gefährlichen Stellen postierten sind, die den Unfällen zum Opfer fallen. Von den Opfern des Krieges ist ganz außer Zweifel, daß sie zu den rüstigsten Volksgliedern gehören und ihr frühzeitiges Ende eine große Einbuße für die Fortpflanzung des Volkes bedeutet.

V. Die ärztliche Versorgung der Verletzungen und Verunglückungen ist gebunden 1. an rechtzeitige erste Hilfe, 2. an die chirurgische Behandlung, 3. an die Nachbehandlung der Unfallfolgen und 4. an die Ausgleichung der etwa verbleibenden Verkrüppelung durch geeignete Bandagen und Prothesen.

Die richtige Gewährung der ersten Hilfe beruht auf einem gewissen Verständnis der gesamten Bevölkerung für das Wesen der chirurgischen Verletzungen, die Handgriffe der dringendsten Blutstillung und die Schädlichkeit der Anwendung althergebrachter, die Wunden nur verunreinigender Mittel, sodann auf der gleichmäßigen Durchsetzung des gesamten Landes mit Aerzten und Krankenhäusern. Namentlich die letzteren müssen jederzeit dazu eingerichtet sein, als Unfallstationen zu dienen. Durch ein stets zur Verfügung stehendes Transportmittel (Fuhrwerk oder Automobil) können sie einen hinreichend großen Aktionsradius gewinnen. Das erforderliche Meldewesen kann im Anschluß an die Feuerwachen geregelt werden. Ob es zweckdienlich ist, besondere Unfallstationen einzurichten oder die „erste Hilfe" mit Hilfe der Vereinsmeierei zu organisieren, mag nach Maßgabe der örtlichen Verhältnisse zu entscheiden sein, ist aber als Notwendigkeit durchaus zu bezweifeln.

Die eigentliche chirurgische Betätigung steht gegenwärtig auf einer kaum noch zu überbietenden Höhe. Diese Stellung hat sie sich nur dadurch erringen können, daß sie sich immer mehr aus dem Tätigkeitsgebiete des frei praktizierenden Arztes zurückzog und zu einem Sonderfach entwickelte, das einen großen Apparat an Operationsräumen, Instrumentarium und geschultem Personal benötigt, wie es nur ein Krankenhaus bieten kann. Die Bevorzugung des Krankenhauses seitens der Chirurgie hat auf den Bau von Krankenhäusern überaus segensreich eingewirkt und dem gesamten Anstaltswesen eine Entwicklung gegeben, die auch anderen als chirurgischen Krankheiten zugute gekommen ist.

Die ärztliche Versorgung der Verunglückungen hat in allen ihren Phasen bisher die größte Durchbildung in jenem Teile der Bevölkerung erfahren, der der staatlich beaufsichtigten, korporativ verwalteten und obligatorischen Unfallversicherung untersteht.

Die obligatorische Unfallversicherung, der wir uns in Deutschland erfreuen, hat nicht nur der Entschädigung der Unfallfolgen genützt, sondern auch einen mächtigen Anstoß dazu gegeben, daß die Aerzte sich nicht mehr mit der notdürftigen Heilung der Brüche und Verletzungen begnügen, sondern eine Nachbehandlung folgen lassen, die auf die Erzielung der Gebrauchsfähigkeit den größten Nachdruck legt. Die Träger der Entschädigungspflicht, die Berufsgenossenschaften, haben an der Erzielung der Gebrauchsfähigkeit, die für sie Rentenersparnis bedeutet, ein großes Interesse. An vielen Orten haben sie deshalb die Nachbehandlung zweifelhafter Fälle in den chirurgischen Abteilungen der allgemeinen Krankenhäuser nicht für ausreichend gehalten, sondern in verschiedenen Orten besondere Anstalten für Unfallverletzte gegründet, in denen diese sowohl nachdrücklich orthopädisch nachbehandelt als auch auf Simulation und Uebertreibung beobachtet werden. Da diese Aufgabe aber auch die chirurgischen Stationen der allgemeinen Krankenhäuser hinreichend erfüllen, erscheint die Notwendigkeit besonderer Unfallkrankenhäuser fraglich.

Dagegen liegt ein Bedürfnis nach anderen Anstalten vor, in denen unfallverletzte Arbeiter, die infolge Verlust eines oder mehrerer Glieder eine für ihre Lebensführung nicht ausreichende Rente beziehen, beschäftigt werden könnten. Erfahrungsgemäß wird diesen Arbeitern auf dem freien Arbeitsmarkt wenig Rechnung getragen, so daß sie leicht aus einem geordneten Berufsleben heraus- und dem an Vagabundage streifenden Hausierhandel in Kneipen oder geradezu dem Bettel anheimfallen. Nach dem Vorgange der Invalidenwerkstatt der Berliner Schultheißbrauerei hat in Berlin der „Verein für Unfallverletzte" eine Beschäftigungsanstalt errichtet, die als vorbildlich bezeichnet werden muß. Betrieben wird dort die Bürstenbinderei. Hoffentlich findet dieses Beispiel auch an anderen Orten mit vielleicht noch günstigeren Vorbedingungen Nachahmung.

Es ist häufig beklagt worden, daß zahlreiche Unfallverletzte den ihnen gebliebenen, in zahlreichen Fällen bedeutenden Rest von Arbeitskraft nicht ausnutzen, sondern sich auf Gelegenheitsarbeit beschränken oder gar von ihren Familienmitgliedern oder der Armenpflege sich geben lassen, was noch an ihrer Rente zum notdürftigen Lebensunterhalte fehlt. Diese Klagen sind nicht unberechtigt, sie würden aber gewiß verstummen, wenn die Unfallversicherungsgesetzgebung entgegen dem jetzigen Verfahren wirkliche Dauerrenten gewähren würde. Gegenwärtig schwebt über jedem, der eine Unfallrente bezieht, das Damoklesschwert der Rentenverkürzung, wenn es seiner Tatkraft gelingt, sich einen regelmäßigen erheblichen Verdienst zu beschaffen. Der Nationalwohlstand hat aber ein so großes Interesse daran, daß ungenutzte Arbeitskräfte nicht brach liegen, daß man keine Scheu tragen sollte, einmal gewährte Renten entweder überhaupt nicht wieder oder nur um einen bescheidenen Bruchteil zurückzusetzen, wenn es dem Verletzten gelingt, etwa durch Berufswechsel oder durch Anwendung außergewöhnlicher Tatkraft soviel zu verdienen, daß er mit der Rente zusammen ein höheres Einkommen als vor dem Unfall besitzt. In diesem Falle würde eben die Rente unmittelbar als Prämie auf die Willenskraft, den Fleiß und die Elastizität des Unfallverletzten wirken, während gegenwärtig die drohende Rentenkürzung den Rentner davon abhält, eine lohnende Arbeit anzunehmen, um sich nicht das von ihm so geschätzte feste Einkommen kürzen oder gar streichen zu lassen.

VI. Die Leistungen der sozialen Arbeiterunfallversicherung sind erstaunlich. Sie haben nicht nur viel Unglück gelindert, sondern tragen auch zur Vermeidung und Heilung der Verunglückungen bei. Es liegt aber kein Grund vor, weshalb ihre Segnungen nur auf die erwachsenen Personen gewisser Berufsstände beschränkt bleiben sollen. Ohne Zweifel dürfte sich in Zukunft durch Einbeziehung immer weiterer Kreise die Arbeiterunfallversicherung zu einer allgemeinen Volksversicherung erweitern. Damit würde auch die Verhütung der Unglücksfälle noch aussichtsreicher werden. Denn schon heute veranlaßt das fiskalische Interesse die Träger der Unfallversicherung, die Berufsgenossenschaften, Unfallverhütungsvorschriften zu erlassen und ihre Innehaltung zu beaufsichtigen. Das öffentliche Interesse an der Unfallverhütung würde noch augenfälliger sein und zu sorgfältigem Ausbau veranlassen, wenn die Unfallversicherung auf weitere Kreise oder gar die gesamte Bevölkerung ausgedehnt würde.

5. Das Krüppelwesen.

I. und II. Noch erheblich größer als bei den durch Unfallschäden dauernd ganz oder teilweise arbeitsunfähig gewordenen Arbeitern, die der sozialen Unfallversicherung unterstehen, ist die Schwierigkeit der Versorgung bei jenen Bedauernswerten, die ohne jeden Entschädigungsanspruch die Gebrauchsfähigkeit eines oder mehrerer Glieder einbüßen. Das führt uns auf das Krüppelwesen überhaupt, in dem Chirurgie und Orthopädie wohl ihre wichtigsten sozialpathologischen Beziehungen erreichen. Zu den Krüppeln gehören natürlich nicht nur die durch Verunglückungen Verstümmelten, sondern alle Personen, die an wesentlichen angeborenen oder erworbenen Defekten ihrer Gliedmaßen leiden.

Ihre Zahl ist sehr groß. Allein an jugendlichen Krüppeln ergab die Krüppelzählung vom Jahre 1906 im Deutschen Reiche ohne Bayern, Baden und Hessen[1]):

eine Gesamtzahl von	75 183
davon befanden sich im vorschulpflichtigen Alter . .	14 865
im schulpflichtigen Alter . . .	60 318
Nach ärztlichem Urteil waren von ihnen der Behandlung oder Erziehung in einer Anstalt bedürftig	42 249
davon befanden sich im vorschulpflichtigen Alter . .	945
im schulpflichtigen Alter . . .	33 204

Es haben Aufnahme in eine Anstalt selbst gewünscht 9388. Die Zahl der verfügbaren Betten betrug 1908 aber nur 3125.

Rechnet man die Ermittelungen aus Bayern, Baden und Hessen, dazu, so ergeben sich für das Deutsche Reich allein 98 263 jugendliche Krüppel unter 15 Jahren, von denen 56 325 anstaltsbedürftig waren, also 150 Krüppelkinder auf 100 000 Einwohner.

Die Arten der Krüppelleiden sind nach der nämlichen Quelle folgende:

		davon anstaltsbedürftig
Hochgradige Verkrümmung der Wirbelsäule	9 167,	3 965
Knochen- und Gelenktuberkulose . . .	11 303	5 326
Fehlen eines Gliedes	1 109	822
a) angeboren.	459	354
b) erworben	650	468
Fehlen eines Gliedabschnittes	3 810	1 669
a) angeboren.	1 701	1 101
b) erworben	2 109	568
Verunstaltung eines Gliedes, Gelenkes, Körperteils	7 614	3 111
a) angeboren.	1 858	970
b) durch Verletzung	3 794	1 232
c) durch Entzündung. . . .	1 962	909
Verrenkung eines Gelenkes, einschl. der angeborenen Verschiebungen . .	8 401	3 057
a) angeboren.	7 202	2 581
b) erworben	1 199	476
Ueberzählige Finger und Zehen	298	75
Verwachsung von Fingern und Zehen. .	664	306
Starre Beugestellung von Fingern und Zehen	443	178
Hochgradiges Schlottergelenk.	403	316
Starke Ausbiegung des Knies nach hinten	77	63
Allgemeine Rachitis, rachitischer Zwergwuchs	2 367	1 814
Hochgradige rachitische Verkrümmung einzelner Glieder	4 724	2 907
Hochgradiges bewegungshemmendes X-Bein	2 367	1 437
„ „ O-Bein	1 776	923
Verkrüppelter Fuß	2 393	4 658
Wasserkopf	680	809
Progressive Muskelatrophie	364	320
Muskelunruhe, Athethose, Tic	384	348

---

1) Biesalski, Art. „Krüppelwesen" im Handwörterbuch der sozialen Hygiene. Hrsg. von A. Grotjahn und J. Kaup. Leipzig 1912.

Angeborene Gliederstarre . . . .   679, davon anstaltsbedürftig   642
Kinderlähmung . . . .   11 165   „   „   10 101
Lähmung aus anderen Ursachen . . .   1 178   „   „   1 062
Sonstige Gebrechen . . . .   1 423   „   „   734

Die wirtschaftliche Lage der Krüppel ist in den meisten Fällen sehr ungünstig. Nach Rosenfeld[1]) waren „nur 70 % der erwachsenen Krüppel in der Lage, überhaupt selbständig irgend einem Erwerb, und sei es auch dem geringsten, nachzugehen. Von diesen 70 % erwerbenden Krüppeln hatten nicht einmal die Hälfte, nämlich 32 %, d. h. etwa ein Drittel aller erwachsenen Krüppel, ein gutes Einkommen. Ueber zwei Drittel (68 % aller Krüppel) leben unter durchaus ungünstigen Verhältnissen. Von diesen 68 % fristen beinahe die Hälfte (30 % aller Krüppel) ihr Leben durch selbständigen ärmlichen Verdienst, ein Sechstel (8 % aller Krüppel) auch dieses nur mit Unterstützungen, ein weiteres Drittel (23 % aller Krüppel) fallen Eltern und Verwandten zur Last und werden von diesen vollständig ernährt, der Rest (7 % aller Krüppel) wird durch die öffentliche Armenpflege erhalten. Auch bei den jugendlichen Krüppeln ist das Elend nicht geringer. Auch hier findet nur beinahe ein Drittel (30 %) guten Unterhalt durch vermögende Eltern und Verwandte; weitaus die Ueberzahl (64 %) lebt von frühester Jugend an in größter Dürftigkeit, schon 6 % der Krüppelkinder fallen der öffentlichen Armenpflege zur Last. Setzen wir diese prozentualen Verhältnisse in greifbare Zahlen um, so leben von den 370 000 Krüppeln Deutschlands nur etwa 150 000 in annehmbaren Verhältnissen, 250 000, darunter 50 000 Krüppelkinder, in Armut und Elend“. Aber nicht nur sind diese Zustände für die betroffenen Personen selbst trostlos, sie schädigen auch das Volksganze durch den Ausfall der Arbeitsleistungen, die diese Krüppel ausüben würden, wenn sie rechtzeitig chirurgisch und orthopädisch behandelt worden wären und eine ihren Fähigkeiten angepaßte Ausbildung genossen hätten und nicht, wie gegenwärtig in der Mehrzahl der Fälle, der Verwahrlosung, dem Bettel, der Vagabundage und dem Verbrechen überlassen blieben.

Zögernd und widerwillig ist seiner Zeit Gesetzgebung und Verwaltung daran gegangen, für Irre, Epileptiker, Blinde und Taubstumme die sowohl für diese defekten Personen als auch für den gesunden Teil der Bevölkerung dringend erforderliche Obsorge zu regeln. Wenn auch diese Maßnahmen noch völlig unzulänglich sind, so gewähren sie doch die Aussicht, daß die Zukunft diese Ansätze ausbauen und

---

1) L. Rosenfeld, Fürsorge für Krüppel, ein neues Arbeitsgebiet der Volksgesundheitspflege. Deutsche Vierteljahrsschr. f. öffentl. Gesundheitspflege. 1907. Heft 3.

weiter entwickeln wird. Aber auf dem Gebiet der Krüppelfürsorge
ist bisher so gut wie gar nichts geschehen und alles lediglich der
unzureichenden privaten oder kirchlichen Wohltätigkeit überlassen geblieben. Zwar gründete bereits im Jahre 1832 v. Kurz in München
eine Erziehungs- und Beschäftigungsanstalt für Krüppelkinder, die
später vom Staate übernommen wurde, und richteten nach und nach
auch die übrigen Bundesstaaten vereinzelt derartige Anstalten ein,
aber selbst zusammen dürften die etwa bestehenden 45 Anstalten mit
etwa 3500 Plätzen kaum dem fünfzigsten Teil der Bedürftigen zu gute
kommen. Erst den beiden Aerzten L. Rosenfeld und Biesalski
verdankt neuerdings die Krüppelfürsorge einen Aufschwung, der allerdings nur dann zum Ziele führen wird, wenn es gelingt, an die Stelle
der völlig unzureichenden Privattätigkeit die gesetzlich gewährleistete
und behördlich geregelte Fürsorge zu setzen.

Ueber den Nutzen, den eine bis zur Deckung des Bedürfnisses
verallgemeinerte Krüppelfürsorge in rein volkswirtschaftlichr Hinsicht
haben würde, stellt Rosenfeld folgende Berechnung an: „Die ganze
Frage ist von hohem nationalökonomischen Interesse. Wir wissen, daß
in Deutschland 250000 Krüppel sich nicht entsprechend selbständig
ernähren; wir wissen andererseits nach den in der Münchener staatlichen Anstalt in 75 Jahren gesammelten Erfahrungen, daß 90 % der
durch die Anstalt hindurchgegangenen Krüppel vollständig erwerbsfähig geworden sind. Es könnten also von den in Frage kommenden
250000 Krüppeln mindestens 200000 zu normal Verdienenden gemacht
werden. Der Verdienst eines voll arbeitsfähigen Krüppels ist mit
500 M. zu bewerten, die Kosten für den nicht arbeitsfähigen Krüppel
betragen etwa 600 M. (in der Münchener Anstalt 760 M.), es erleidet demnach das Nationalvermögen Deutschlands durch den Mangel
geeigneter Fürsorgeeinrichtungen jährlich eine Einbuße von 200 Millionen
Mark. Was könnte durch den einmaligen Aufwand dieser Summe
nicht alles in der Krüppelfürsorge geleistet werden!“

Die bereits bestehenden Anstalten haben gezeigt, daß selbst hoff-
nungslose Fälle gebessert, ja sogar für bestimmte Handwerke einwandsfrei ausgebildet werden können. Die Orthopädie erzielt durch
zielbewußte systematische Uebungen und Zuhilfenahme von zweckmäßigen künstlichen Gliedern und Prothesen in vielen Fällen Ergebnisse, die an das Wunderbare grenzen. Es gilt jetzt, diese orthopädischen
Möglichkeiten auszunutzen. Ihre Anwendung muß allen Bedürftigen
zugänglich gemacht werden und darf nicht länger einigen wenigen
Renommierfällen der Spezialisten vorbehalten bleiben. Die Kosten
der Krüppelbehandlungs- und Ausbildungsanstalten müssen natürlich

durch Gesetz den staatlichen und kommunalen Behörden auferlegt und für die Krüppel selbst ihr Besuch obligatorisch gemacht werden. Die aufgewandten Mittel würden reiche Zinsen tragen.

Aber selbst wenn alle Krüppelkinder in Sonderanstalten sorgfältig orthopädisch behandelt, unterrichtet und gewerblich ausgebildet worden wären, würde immer noch ein nicht unbeträchtlicher Bruchteil übrig bleiben, der sich nicht aus eigenen Kräften auf dem Arbeitsmarkt zu behaupten vermag und allmählich wieder dem Bettel, der Vagabundage mit oder ohne Musik und dem Hausierhandel anheimfällt. Für diese Elemente sind Versorgungsheime nötig, in deren Rahmen sie immerhin erhebliche Arbeit leisten können und für die Gesamtheit noch billiger zu verpflegen sind als bei dem volkswirtschaftlich teueren und für sie selbst würdelosen Betteln.

Krebs.

Die bösartigen Geschwülste befallen in der Regel nur Personen im vorgerückten Lebensalter, etwa vom 40. Lebensjahre an. Sie sind in der Tat eine zahlenmäßig stark ins Gewicht fallende Todesursache und beschäftigen die Phantasie des Publikums und den Eifer der Aerzte in ungewöhnlichem Maße, da sie zu qualvollen langen Leiden die Ursache abgeben. Eine ursächliche Beziehung zu den sozialen Verhältnissen ist nicht sehr ausgesprochen, da die krebsartigen Erkrankungen ihre Opfer in gleicher Weise in allen Bevölkerungsschichten suchen. Bei der Unkenntnis über die Verursachung des Krebses, in der wir gegenwärtig trotz aller Fortschritte der pathologischen und klinischen Forschung noch immer schweben, muß eine ernsthafte sozialpathologische Betrachtung sich überhaupt zurückhalten; denn alle Vermutungen über ursächliche Beziehungen zu Berufsarten, zu lokalen unhygienischen Zuständen, zum Alkoholismus sind ebensowenig gesichert wie die Theorien über die parasitäre oder hereditäre Verursachung.

Die bösartigen Geschwülste gehören nicht eigentlich zu den chirurgischen Krankheiten, da sie in der Regel die inneren Organe befallen. Aber die Kühnheit der neueren Chirurgie hat gerade auf diesem Gebiete trotz zweifelhafter Erfolge immer mehr an Boden gewonnen. In der Tat sind jene Krebse, die, wie der Gebärmutter- und der Brustkrebs, überhaupt heilbar sind, es nur auf chirurgischem Wege, während es sich bei den übrigen Krebsarten in der Regel nur um aufschiebende und erleichternde, aber nicht zur Heilung führende Eingriffe handelt.

Nach der Leipziger Krankheitsstatistik kamen unter 100000 ein Jahr lang beobachteten männlichen Versicherungspflichtigen 48 Fälle von bösartigen Neubildungen (Krebs und Sarkom) vor, von denen 24 tödlich endeten und die zusammen 3849 mit Arbeitsunfähigkeit einhergehende Krankheitstage beanspruchten. Bei den weiblichen Versicherungspflichtigen wurden 43 Fälle mit 21 Todesfällen und 4071 Krankheitstagen gezählt. Am häufigsten waren natürlich die

Verdauungsorgane betroffen. Denn es fanden sich 40 Fälle von Krebs der Verdauungsorgane vor, von denen 21 tödlich endeten und die zusammen 3231 mit Arbeitsunfähigkeit einhergehende Krankheitstage beanspruchten. Bei den weiblichen Versicherungspflichtigen wurden nur 15 Fälle mit 7 Todesfällen und 1163 Krankheitstagen gezählt. Bei den Frauen ragen die Gebärmutter- und Brustkrebse durch ihre große Zahl hervor. Es fanden sich unter 100000 ein Jahr lang beobachteten weiblichen Versicherungspflichtigen 20 Fälle von Krebs der Geschlechtsorgane, von denen 12 tödlich endeten und die zusammen 2447 mit Arbeitsunfähigkeit einhergehende Krankheitstage beanspruchten.

Durch Krebs und andere bösartige Geschwülste waren bei den Männern 25, bei den Frauen 27 von 1000 Invalidisierungen nach den Ermittelungen des Reichsversicherungsamtes im Durchschnitt der Jahre 1896—1899 verursacht.

An Geschwülsten und Neubildungen starben im Jahre 1911 in Preußen auf 100000 Lebende 72, also im ganzen etwa 29000 Personen. In Berlin sterben jährlich auf 100 000 Einwohner etwa 110 an Krebs. Daraus darf weder geschlossen werden, daß der Krebs im Laufe der Jahre an Häufigkeit zunimmt noch daß er in Berlin verbreiteter ist als im übrigen Preußen. Vielmehr muß daraus entnommen werden, daß die Diagnosen in der Großstadt mit ihrem Ueberfluß an Aerzten und Kliniken sicherer gestellt werden und hier die Bevölkerungszusammensetzung durch Zurücktreten der Kinderzahl und größere Beteiligung der für den Krebs allein in Betracht kommenden Altersklassen eine andere ist als im Durchschnitt des ganzen Landes. Diese beiden störenden Faktoren haben einen so großen Einfluß auf die Ergebnisse der gesamten Krebsstatistik, daß sie nur zur ungefähren statistischen Beleuchtung, kaum aber zu Vergleichen oder gar Schlüssen auf ursächliche Beziehungen herangezogen werden darf.

Auf 100000 Lebende kamen nach Prinzing[1]) Krebserkrankungen und bösartige Neubildungen (bei Deutschland inkl. alle Neubildungen) in den Jahren 1896—1905 (Frankreich — Städte 1901—1905) Sterbefälle hieran:

in England	8,3	in Frankreich (Städte) .	9,2
„ Schottland	8,1	„ Italien.	5,3
„ Irland.	6,3	„ Spanien	4,2
„ Dänemark (Städte) .	12,2	„ Japan	5,9
„ Norwegen	9,1	„ Victoria	5,1
„ Oesterreich	7,1	„ Südaustralien . . .	6,2
„ Schweiz	12,4	„ Westaustralien. . .	3,8 .
„ Deutschland. . . .	7,2	„ Neuseeland	6,2
„ Niederlande	9,5		

1) F. Prinzing, Artikel: „Krebsstatistik" im Handwörterbuch der sozialen Hygiene. Herausg. von A. Grotjahn und J. Kaup. Leipzig 1912.

Ueber die einzelnen Krebsarten hat Prinzing a. a. O. nach der englischen Todesursachenstatistik eine Tabelle zusammengestellt.

Sterblichkeit an bösartiger Neubildung 1905—1908 in England auf 100 000 Lebende.

Sitz der bösartigen Neubildung	Männliches Geschlecht						Weibliches Geschlecht					
	35 bis 45	45 bis 55	55 bis 65	65 bis 75	über 75	0 bis 100	35 bis 45	45 bis 55	55 bis 65	65 bis 75	über 75	0 bis 100
Gesicht	0,6	1,9	5,0	13,1	38,3	1,4	0,3	1,0	2,2	7,0	24,2	[illegible]
Lippe	0,3	1,1	4,5	12,3	35,4	1,2	—	0,1	0,2	0,8	2,5	[illegible]
Zunge	2,4	12,1	24,5	31,8	30,7	4,1	0,4	0,8	1,8	3,8	5,1	[illegible]
Kiefer	1,2	5,5	11,8	18,1	21,4	2,2	0,5	1,4	3,2	5,2	7,8	[illegible]
Rachen, Hals . . .	0,9	4,3	10,2	13,2	11,0	1,7	0,6	1,0	1,9	2,5	3,4	[illegible]
Kehlkopf, Luftröhre .	0,9	4,2	9,2	11,8	8,7	1,5	0,7	1,1	1,9	2,4	2,0	[illegible]
Speiseröhre . . .	1,5	12,5	30,6	41,7	34,6	4,8	1,4	3,2	5,9	11,2	12,9	[illegible]
Magen	9,0	34,1	88,1	159,3	150,1	16,1	7,8	27,8	68,8	124,4	126,2	[illegible]
Darm	6,9	25,3	70,7	136,5	152,7	13,6	7,9	25,3	61,7	112,2	132,4	[illegible]
Leber, Gallenblase .	4,5	18,0	52,6	94,4	102,3	9,5	6,2	25,8	68,4	117,1	120,4	[illegible]
Nieren	0,7	1,6	3,5	4,8	4,4	0,8	0,5	1,6	3,0	4,3	4,2	[illegible]
Harnblase, -röhre .	0,9	3,8	11,4	26,9	31,5	2,3	0,5	1,4	4,0	8,7	11,7	[illegible]
Brustdrüse	—	0,3	0,6	1,4	2,0	0,1	17,1	46,3	70,3	100,1	151,9	[illegible]
Gebärmutter . . .	—	—	—	—	—	—	32,2	71,7	96,8	104,6	90,0	[illegible]
Eierstock	—	—	—	—	—	—	2,8	6,6	8,2	7,4	4,8	[illegible]
Uebrige Organe . .	12,8	33,0	72,1	118,6	148,2	15,8	9,4	25,3	48,4	80,5	96,8	[illegible]
Zusammen . . .	42,4	157,7	394,8	683,9	771,3	75,1	88,3	240,4	446,7	692,2	796,3	100[illegible]

Der Einfluß, den die Krebserkrankungen als eine der verbreitetsten Todesursachen ausüben, wird in sozialer Hinsicht dadurch erheblich abgeschwächt, daß sie nur Personen im vorgerückten Alter dahinraffen und zwar in einer mit dem Alter ansteigenden Zahl. Die Todesfälle an Krebs in Berlin betrafen z. B. im Jahre 1905:

unter 20 Jahren	5
von 20—30 Jahren	26
„ 30—40 „	113
„ 40—50 „	329
„ 50—60 „	562
über 60 Jahren	845
Summe . . .	1880

Auf die Erkrankungshäufigkeit scheint die wirtschaftliche Lage nicht ohne Einfluß zu sein. Wenigstens bezüglich der Frauen fand W. Weinberg[1]) solche Unterschiede auf Grund einer auch methodologisch sehr bemerkenswerten Auszählung, bei der er nicht die Krebssterblichkeit der Frauen unmittelbar erfragte, sondern die Häufigkeit, mit der Männer verschiedener wirtschaftlicher Stellung ihre Ehefrauen

---

1) W. Weinberg, Krebs und soziale Stellung der Frauen. Zeitschr. f. Krebsforschung. Bd. 11. S. 302.

an Krebs verlieren. Danach starben vom Hundert der erwartungs-
mäßigen Fälle von den Frauen:

	wohlhabender Männer	minderbemittelter Männer
an Krebs der Gebärmutter	65	153
„ „ „ Brust.	96	106
„ „ „ übrigen Organe	81	134
Insgesamt . . .	77	143

Bemerkenswert ist noch, daß manche krebsartige Erkrankungen
namentlich der Haut auf Berufsschädigungen zurückzuführen sind, wie
z. B. der Krebs der Schornsteinfeger auf der Haut des Hodens auf
den steten Reiz des Rußes. Hierher gehört auch der Röntgenkrebs bei
Personen, die sich den Röntgenstrahlen berufsmäßig stark aussetzen
müssen. Diese Hautkarzinome auf Grund örtlicher Reizungen sind
nicht häufig, aber recht vielgestaltig in klinischer Hinsicht. Bezüglich
ihrer näheren Beschreibung muß auf die Spezialwerke der Gewerbekrankheiten hingewiesen werden.

Der Krebs ist im ausgesprochenen Maße eine Alterskrankheit.
Seine Opfer haben, ehe sie fallen, in der Regel ihre sozial wertvollste
Lebenszeit bereits hinter sich. Das sozialpathologische Interesse an
dieser die Aerzte- und Laienwelt fortwährend in Atem haltenden Krankheit wird dadurch erheblich eingeschränkt. Solange die Ursache des
Krebses noch völlig unbekannt ist, müssen auch alle Verhütungsregeln
in der Luft schweben. Zurzeit ist nur die rechtzeitige Inanspruchnahme ärztlicher Hilfe bei den durch Operation heilbaren Haut-,
Brust- und Gebärmutterkrebsen zu betonen.

Augenkrankheiten.

1. Akute Bindehautentzündung.

Die akute Konjunktivitis entsteht höchstwahrscheinlich durch Infektion, der aber erst durch eine das Auge reizende Schädlichkeit der Boden geebnet werden muß. Daher tritt der einfache Bindehautkatarrh nicht selten als Massenerkrankung bei Feldarbeitern und Soldaten auf, wenn sie der anhaltenden Wirkung des Staubes oder des scharfen Windes ausgesetzt sind. Trotzdem die Erkrankung an sich von keiner großen Bedeutung ist, leidet die Arbeitsfähigkeit der Befallenen außerordentlich und wird nicht selten vorübergehend ganz aufgehoben. Aerztliche Maßnahmen können die Heilung wesentlich beschleunigen, doch heilt die Entzündung bei Schonung in der Regel auch von selbst. In der städtischen Bevölkerung sind die chronischen Reizzustände häufiger, da die staubige Atmosphäre, in der namentlich die Großstadtmenschen leben, auf die Dauer für die zarte Bindegewebshaut nicht gleichgiltig ist.

Nach der Leipziger Krankheitsstatistik kamen unter 100000 ein Jahr lang beobachteten männlichen Versicherungspflichtigen 242 Fälle von Konjunktivitis vor, die zusammen 3403 mit Arbeitsunfähigkeit einhergehende Krankheitstage beanspruchten. Bei den weiblichen Versicherungspflichtigen wurden 247 Fälle mit 4133 Krankheitstagen gezählt. Hier sind allerdings nur die schwereren Fälle, die zur Arbeitsunfähigkeit führen, eingerechnet.

2. Augeneiterung der Neugeborenen.

I. Die Blennorrhoe der Neugeborenen ist insofern die verhängnisvollste Augenerkrankung, als sie noch heute das größte Kontingent zum Heere der Blinden stellt. H. Cohn berechnete eine Häufigkeit von 16 auf 1000 Augenkranke überhaupt. Die Häufigkeit ist bedeutend größer in der städtischen Bevölkerung als in der ländlichen und steigert sich mit dem sozialen Tiefstande der Bevölkerungsschicht. Der dritte Teil, in einigen Ländern sogar die Hälfte aller Erblindungen, ist auf diese vermeidbare Augenerkrankung zurückzuführen. In Breslau wurden im Jahre 1894 auf 1200 Neugeborene 250 Erkrankte gezählt.

II. und III. Die Augeneiterung tritt in den ersten Tagen nach der Geburt ein und ist auf die Ansteckung durch das gonorrhoische Sekret der Mutter zurückzuführen. Die sofortige und nachdrückliche ärztliche Behandlung vermag sie in fast allen Fällen zur vollständigen Heilung zu bringen. Da die Blennorrhoe der Neugeborenen eine Folgeerscheinung der Gonorrhoe ist, gilt natürlich alles, was über die sozialen Beziehungen dieser venerischen Krankheit gesagt ist, auch hier. Eine Verminderung der Trippererkrankung wird auch eine Verminderung der Augeneiterungen mit sich führen.

IV. und V. Der gonorrhoischen Augeneiterung der Neugeborenen verdanken von den Blinden Deutschlands etwa 6000 ihr Leiden. Die ärztliche Betätigung ist in der Behandlung der Augeneiterung der Neugeborenen sehr erfolgreich; doch muß sie durch eine sachgemäße Pflege unterstützt werden, die sogar für das Gelingen der Kur ausschlaggebend ist und an der es natürlich in den Familien der unteren Volksschichten, namentlich bei der ländlichen Bevölkerung, häufig fehlt.

VI. Leider heilen auch von den rechtzeitig in ärztliche Behandlung und rationelle Pflege genommenen Erkrankungen keineswegs alle Fälle. Selbst Augenärzte von Ruf müssen bekennen, daß bei einigen Kranken Erblindungen nicht zu verhindern waren. Das Schlimmste bei der Erkrankung ist aber, daß eine große Anzahl der Fälle teils aus Unkenntnis teils aus Nachlässigkeit der Hebammen erst spät in sachgemäße Behandlung gelangen. Da war es denn eine der segensreichsten Taten der neueren Heilkunde, als im Jahre 1882 der Leipziger Geburtshelfer Credé ein Verfahren angab, durch das mit großer Sicherheit das Entstehen der Blennorrhoe vermieden werden kann. Dieses Verfahren, das noch heute durch kein besseres ersetzt ist, besteht darin, daß die Hebamme gleich nach der Geburt einen Tropfen einer 2 $^{0}/_{0}$igen Höllensteinlösung in das geöffnete Auge des Neugeborenen fallen läßt. Dieses Verfahren wird gegenwärtig in den Entbindungsanstalten und überall dort angewandt, wo eine gonorrhoische Ansteckung der Mutter zu vermuten ist. Die Verminderung der Augeneiterung und damit auch der Blindenzahl in den letzten Jahrzehnten hängt unzweifelhaft mit der Einbürgerung der „Credéisierung" zusammen. Das Verfahren ist unter der Voraussetzung, daß es von der Hebamme in richtiger Weise angewandt wird, durchaus ungefährlich. Da es aber mißlich ist, ohne besondere Anzeichen von Gonorrhoe nach dieser Erkrankung bei den Eltern zu forschen und die Zeichen der Gonorrhoe bei der Mutter in zahlreichen Fällen unsicher sind, so hat man mit Recht die obligatorische Einführung der Credéisierung, die darnach von der Hebamme in jedem Falle vorzunehmen ist, gefordert. Bis jetzt haben die Behörden noch gezögert, dieser Forderung stattzugeben, da sie bei den älteren Hebammen noch keine völlige Beherrschung der Methode voraussetzen können. In Zukunft dürfte aber die obligatorische Einführung rätlich sein, vielleicht mit der Einschränkung, daß die Eltern das Recht des Einspruches haben, falls sie sich völlig sicher fühlen. Außerdem ist dafür Sorge zu tragen, daß mit Außerachtlassen jeder Prüderie die Aufmerksamkeit aller jungen Ehepaare durch Broschüren uud gedruckte Verhaltungsmaßregeln, die in manchen Städten bei der standesamtlichen Anmeldung der Kinder oder schon bei der Eheschließung zur Verteilung kommen, auf die Erkrankung gelenkt werden. Die Erfahrung, daß die Augeneiterung der Neugeborenen fast in jedem Falle zu verhindern ist und weiterhin fast in jedem Falle, in dem sie ausbricht, bei rechtzeitiger Zuziehung eines sachverständigen Arztes geheilt werden kann, muß ein Gemeingut der Bevölkerung werden. Auf diese Weise wird es sich ermöglichen lassen, daß eine der wichtigsten Ursachen der Erblindung vollständig ausgeschaltet werden kann.

3. Trachom.

I. Das französische Heer brachte aus dem Feldzuge in Aegypten das Trachom, deshalb auch ägyptische Augenkrankheit genannt, mit nach Europa und verbreitete es in den napoleonischen Kriegen über fast alle Länder. So wurden im Jahre 1818 im englischen Heere mehr als 5000 durch Trachom erblindete Invaliden gezählt. Noch größer waren die Zahlen bei den französischen, belgischen und russischen Truppen. Im preußischen Heer wurden in den Freiheitskriegen mehr als 25 000 trachomkranke Soldaten festgestellt. Seit jener Zeit ist es noch nicht gelungen, die Krankheit aus Europa wieder zu vertreiben. Frei sind nur die Hochgebirgsgegenden, die Alpenländer, Schweden und Norwegen. In den übrigen Ländern wechselt die Häufigkeit mit der Tiefe des Kulturzustandes der Bevölkerung und ihrer Indolenz.

II. Die Erkrankung besteht in einer langwierigen Entzündung der Bindehaut, die auf die Hornhaut übergreift und im Laufe der Zeit durch Körnchen- und Narbenbildung Auge und Augenlider so stark verunstaltet, daß schließlich Erblindung eintreten kann. Verhängnisvoll ist, daß die Krankheit in der ersten Zeit ihres Bestehens keine Schmerzen verursacht, so daß die Befallenen jahrelang nicht daran denken, ärztliche Hilfe in Anspruch zu nehmen.

III. Nach Aegypten hat Rußland die größte Trachomverbreitung. In Deutschland ist die Krankheit am häufigsten in den östlichen Provinzen, namentlich in den polnisch sprechenden Landesteilen. Durch die Wanderarbeiter ist dann im Laufe der letzten Jahrzehnte die Krankheit auch in das westliche Preußen verschleppt worden.

Das Trachom beschränkt sich auf die Bevölkerungskreise, die in einer unreinlichen Umgebung leben und bei denen zahlreiche Personen miteinander Bett, Waschschüssel, Handtuch usw. teilen.

IV. Die Krankheit hilft immer noch das Heer der Blinden rekrutieren, besonders soweit die ländliche, von Aerzten nur spärlich durchsetzte Bevölkerung in Frage kommt. Eine regelmäßige, jahrelang fortgesetzte ärztliche Behandlung vermag das Trachom, wenn es nicht schon zu weit fortgeschritten ist, mit Sicherheit zu heilen. Es ist deshalb von größter Wichtigkeit, daß die frisch Erkrankten rechtzeitig aus der Bevölkerung herausgelesen und der ärztlichen Behandlung zugeführt werden. Man hat daher auch in einzelnen Ländern, die besonders von Trachom heimgesucht sind, z. B. wie in Ungarn, eigene Trachomärzte angestellt, die das Land bereisen. Auch die preußische Regierung hat in den östlichen Provinzen einen Ueberwachungsdienst eingerichtet und in besonderen Kursen die dortigen Aerzte für die Trachom-Erkennung und -Behandlung ausbilden lassen.

V. und VI. Es ist anzunehmen, daß mit fortschreitender Kultur und wirtschaftlicher Hebung der unteren Bevölkerungsschichten sowie der damit verbundenen Achtsamkeit auf den eigenen Körper das Trachom immer mehr zurückgehen und schließlich in absehbarer Zeit aus dem Bereich der Kulturvölker überhaupt verschwinden wird. Eine Belehrung der Bevölkerung in den Schulen, Kasernen und Vereinen über die Natur der Krankheit ist zurzeit aber noch unerläßlich, weil nur dadurch die leichten Fälle rechtzeitig der ärztlichen Behandlung zugeführt und die Weiteransteckung in den für die Ansteckung so wichtigen Lebenskreisen der Familien-, Schul-, Werkstatt- und Kasernengemeinschaft verhindert werden kann.

Dank der energischen Abwehrmaßregeln sank die Erkrankungszahl an Trachom im preußischen Heere berechnet auf das Tausend des gesamten Krankenzuganges von 7 im Jahre 1873/74 auf 0,34 im Jahre 1906/07. In Preußen findet in Gegenden, in welchen die Körnerkrankheit in größerer Verbreitung auftritt, besonders in der Provinz Ostpreußen, seit einer Reihe von Jahren eine planmäßige Bekämpfung dieser Krankheit unter Beteiligung der Kreise und des Staates statt. Die hauptsächlich befallenen Kreise sind in Bezirke eingeteilt, deren jeder einem in der Erkennung und Behandlung der Körnerkrankheit

besonders ausgebildeten Arzt überwiesen ist. Dieser hat in regelmäßigen Zwischenräumen öffentliche Sprechstunden abzuhalten, in
welchen Unbemittelte unentgeltlich auf Körnerkrankheit untersucht und
geeignetenfalls behandelt werden. Es finden ferner in regelmäßigen
Zwischenräumen durch die Kreisärzte und die Bezirksaugenärzte Untersuchungen der Schulkinder in den öffentlichen Schulen statt; erkrankte Schulkinder werden in regelmäßige ärztliche Behandlung genommen. Kranke, bei welchen eine operative Behandlung notwendig
ist, werden den Krankenhäusern überwiesen. Die Erfolge können sich
natürlich bei einer so chronisch verlaufenden Krankheit erst nach
Jahren in der Statistik bemerkbar machen.

4. Die übrigen Augenkrankheiten.

Von den übrigen Entzündungen, Erkrankungen und Verletzungen
des Sehapparates ist zwar keine als besonders häufig hervorzuheben,
aber in ihrer Gesamtheit sind sie doch ein nicht zu unterschätzender
Faktor bei der teilweisen oder dauernden Mattsetzung von Arbeitskräften. Nach einer Zusammenstellung von Crzellitzer[1]) auf Grund
der Leipziger Krankheitsstatistik kamen im Jahr auf 100 000 versicherungspflichtige Männer:

Fälle	Krankheits- tage	Durchschnittl. Dauer eines Falles
279 Krankheiten der Hornhaut . . .	4407	16
48 Iriserkrankungen	1323	27
14 Linsenerkrankungen	973	69
29 Augenmuskelerkrankungen . . .	462	16
9 Netzhauterkrankungen	449	48
7 Sehnervenerkrankungen	439	66
39 Augenliderkrankungen	330	9
5 Aderhauterkrankungen	255	50
10 Tränenapparaterkrankungen . . .	130	14
2 Glaukom	116	48

Durch Augenkrankheiten waren bei den Männern 38, bei den
Frauen 49 von 1000 Invalidisierungen nach den Ermittelungen des
Reichsversicherungsamtes im Durchschnitt der Jahre 1896—1899 ver-
ursacht.

Erwähnenswert ist, daß die Syphilis verhängnisvolle Augen-
leiden verursacht, sodaß sich alles, was von den sozialpathologischen
Beziehungen dieser Krankheit gilt, auch von ihrer Erscheinung als
Augenkrankheit sagen läßt. Namentlich die angeborene Syphilis hat
die Neigung, sich in Hornhautentzündungen, aber auch in solchen der
Netzhaut, der Sehnerven und der Aderhaut zu offenbaren. Auch von

---

1) Crzellitzer, Artikel „Augenkrankheiten" im Handwörterbuch der sozialen
Hygiene. Hrg. von A. Grotjahn und J. Kaup. Leipzig 1912.

der erworbenen Syphilis können Augenleiden der mannigfachsten Art verursacht werden. Auch der Alkoholismus unterhält Beziehungen zu den Erkrankungen des Auges; besonders leidet der Sehnerv unter der Wirkung des im Blute kreisenden Alkohols.

Die Hornhauterkrankungen mit ihren bleibenden Folgen, den Hornhautnarben, gewinnen zu ungünstigen sozialen Bedingungen besonders durch die Vermittlung der Skofulose Beziehungen. Diese greift leicht über die Lidränder auf die Hornhaut über und verursacht der Behandlung hartnäckig trotzende Geschwüre, deren Narben auch nach erfolgter Heilung das Sehvermögen dauernd beeinträchtigen. Die Bekämpfung und Verhütung der skrofulösen Hornhauterkrankungen ist in sozialer Hinsicht die gleiche wie die der Skrofulose überhaupt.

Auch berufliche Schädigungen können das Auge in verschiedenster Art treffen. Diese Erkrankungen in ihren Einzelheiten abzuhandeln ist Sache der besonderen Gewerbehygiene, die Aufschluß gibt über die Blendungen der Feuerarbeiter, den grauen Star der Schmiede, Schlosser und Glasbläser, das Augenzittern der Kohlenhauer, die Sehschwäche der Schwefel- und Nitrobenzolarbeiter, die Augenentzündungen der Anilinarbeiter, die Amblyopie der Bleiarbeiter u. a. m.

Eine besondere Beachtung verdienen wegen ihrer relativen Häufigkeit die Hornhautentzündungen der Feldarbeiter, die leider noch immer einen erheblichen Bruchteil der Erblindungen verursachen. Endlich sei der Vollständigkeit wegen die selbstverständliche Tatsache mitgeteilt, daß bei gewissen Berufen — so bei den Schriftsetzern, Lithographen, Musikern, Graveuren, Zeichnern, Näherinnen und Stickerinnen — die Kurzsichtigkeit verbreiteter ist als in anderen Gewerben.

Der Erfolg der ärztlichen Betätigung bei den Erkrankungen des Auges hängt sehr wesentlich davon ab, daß sie frühzeitig und lange genug in Anspruch genommen wird. Das sind aber Bedingungen, die erfahrungsgemäß nur in einer wohlhabenden, kulturell hochstehenden Bevölkerung gegeben sind.

5. Augenfehler.

Die mangelhafte Funktion des Auges wird viel weniger häufig durch Krankheiten als durch Fehler verschuldet, die sich auf der Grundlage einer angeborenen Anlage im Laufe des Lebens herausbilden.

Ein sehr verbreiteter Fehler ist die Weitsichtigkeit. Da sie sich aber erst im höheren Alter unangenehm bemerkbar macht, gewinnt sie keine besondere Bedeutung. Unangenehmer ist der Astigmatismus, die unregelmäßige Wölbung der Hornhaut, die ebenfalls erblich überkommen ist, und der Strabismus, das Schielen, das in geringen Graden sich etwa bei 3 °/0 der Bevölkerung nachweisen läßt. Andere und seltenere Augenfehler entstehen durch angeborene Verlagerung oder Trübung der Linse. Diese Linsenfehler sind zwar bedeutend seltener als die oben genannten Augenfehler, aber dafür um so verhängnisvoller. Sind doch etwa 10 °/0 aller Erblindungen durch angeborenen Star verursacht. Auch Iris, Netzhaut und Sehnerv können zum Sitz angeborener Augenfehler werden. Bemerkenswert wegen ihrer Tragweite für die Berufstätigkeit ist die Farbenblindheit, die nach den zwischen 2 °/0 und 5 °/0 schwankenden Angaben doch häufiger gefunden wird, als angenommen zu werden pflegt.

Man unterscheidet eine völlige und eine teilweise Farbendblindheit. Nur die letztere ist verbreitet und hat als Rotgrünblindheit insofern eine Bedeutung, als die roten und grünen Signale im Schiffs- und Eisenbahnverkehr eine Rolle spielen. Es ist deshalb erforderlich, daß die betreffenden Personen von gewissen Stellen des Verkehrsgewerbes ferngehalten werden. Es geschieht das am besten durch Prüfung des Sehorgans vor der Einstellung. In den weitaus zahlreichsten Fällen ist die Farbenblindheit angeboren. Da sie sich bei vorhandener Anlage aber auch durch mißbräuchlichen Alkohol- und Nikotingenuß ausbilden kann, so pflegt man die Untersuchung des verantwortlichen Fahrpersonals von Zeit zu Zeit zu wiederholen, um derartige Kranke noch nachträglich ausmerzen zu können.

Der bei weitem häufigste Augenfehler ist die Kurzsichtigkeit. Wenn auch schon früher in England, Deutschland und Holland in kleinem Maßstabe Zählungen der Kurzsichtigen vorgenommen worden sind, so ist es doch das Verdienst von Hermann Cohn in Breslau, durch seine bahnbrechende Untersuchung Breslauer Schulkinder in den Jahren 1865 und 1866 die Statistik der Kurzsichtigkeit in Bahnen zu lenken, die uns nicht nur die Verbreitung, sondern auch die Verursachung im weiteren Sinne und die Abhängigkeit der Affektion von der Umwelt mit einer Genauigkeit erkennen lassen, über die wir nur bei wenigen Körperfehlern verfügen.

Es läßt sich eine stationäre und eine fortschreitende Kurzsichtigkeit unterscheiden. Die erstere, bei weitem häufigste, kommt mit dem Ausreifen des Körpers zum Stillstande, während die letztere zu organischen Veränderungen des Augeninnern (Netzhautablösung usw.) führt. Die Formen sind nicht scharf voneinander zu trennen, sondern können ineinander übergehen.

Da zahlreiche Personen trotz unhygienischer Naharbeit nicht kurzsichtig werden, andererseits manche wieder ihr unter allen Umständen anheimfallen, ist wohl als Hauptentstehungsursache eine angeborene Anlage anzunehmen, bei deren Fehlen es überhaupt nicht zur Myopie kommen würde. Mit dieser Feststellung soll aber keineswegs die Bedeutung einer ungünstigen Umgebung auf die Ausbildung der vorhandenen Anlage zum ausgesprochen krankhaften Zustand eingeschränkt werden. Vielmehr haben die Untersuchungen H. Cohns und seiner Nachfolger den Einfluß der Naharbeit unter ungünstigen Licht- und Raumverhältnissen, besonders aber der Arbeit im heutigen Schulbetriebe festgestellt. Es steigt die Anzahl der Kurzsichtigen und bei den einzelnen der Grad der Kurzsichtigkeit mit den Anforderungen der Schule von etwa 1,5 % bei den Dorfschulen bis 10 % bei den Mittelschulen, bis sie mit 25 % und mehr bei den Gymnasien einen erschreckenden Höhepunkt findet.

Aehnlich verhängnisvoll wie die Schule im Kindesalter und bei höherer Schulbildung auch im Jünglingsalter wirkt die Beschäftigung mit Naharbeit in schlecht belichteten Werkstätten auf die Sehschärfe der Lehrlinge der Schriftsetzer, Lithographen, Feinmechaniker u. a. m. Cohn[1]) stellte bei mehr als der Hälfte der von ihm untersuchten Schriftsetzer in Breslau Kurzsichtigkeit fest.

Die Kurzsichtigkeit beeinträchtigt die Betroffenen außerordentlich in ihrer Bewegungsfreiheit. Bei den vorgeschrittenen Fällen ist die Berufswahl stark eingeengt; andere wieder müssen die erwählten Berufe lediglich infolge schwindender Sehkraft aufgeben. Aber auch außerhalb des Berufslebens ist der Kurzsichtige wie jeder Brillenträger sehr behindert.

Bezüglich der Berufswahl hat M. Radziejewski[2]) die Berufe nach der erforderlichen Sehschärfe in folgender Tabelle zusammengestellt.

Männliche Berufsarten.

I. Jedes Auge $2/3$ Sehschärfe und mehr	II. Ein Auge $2/3$ Sehschärfe und mehr, das andere $1/3$ Sehschärfe und mehr	III. Sehschärfe weniger als II
Achatschleifer	Anstreicher	Arbeiter (gewöhnl.)
Bahnmeister	Aufseher	Bäcker
Bahnwärter	Bandagist	Blumenbinder
Bernsteinschnitzer	Barbier	Buchbinder
Bildhauer für Holz, Gips, Elfenbein	Bautechniker	Bürstenbinder
	Bereiter	Färber
Bremser	Bildhauer	Flaschenspüler

1) H. Cohn, Die Augen der Breslauer Schriftsetzer. Berl. klin. Wochenschr. 1868. Nr. 50.
2) Verhandlungen der Gesellschaft für soziale Medizin. Sitzung vom 9. März 1905. Zeitschr. f. soz. Med. Bd. 1. S. 75. Leipzig 1906.

I. Jedes Auge $^2/_3$ Sehschärfe und mehr	II. Ein Auge $^2/_3$ Sehschärfe und mehr, das andere $^1/_3$ Sehschärfe und mehr	III. Sehschärfe weniger als II
Brillantschleifer	Böttcher	Gärtner
Buckdrucker	Brauer	Gerber
Büchsenmacher	Bremser	Glasbläser
Bootsmann	Bronzeur	Gepäckträger
Brückenwärter	Brunnenbauer	Hausdiener
Chirurgischer Instrumenten-	Bureauarbeiter	Heizer
macher	Diener	Instrumentenstimmer
Dachdecker	Eisenhohler	Kammacher
Dekorateur	Elektrotechniker	Koch
Drechsler	Friseur	Konditor
Feilenhauer	Former	Korbmacher
Feuerwehrmann	Fuhrmann (gewöhnl.)	Kranzbinder
Förster	Gasarbeiter	Laternenanzünder
Glasschleifer	Galvaniseur	Landwirtschaft
Goldarbeiter	Gelbgießer	Laufbursche
Graveur	Glaser	Möbelpolierer
Haltepunktwärter der Bahn	Gürtler	Müller
Kupferstecher	Handschuhmacher	Ofenarbeiter (Ziegeleien
Kunstschmied	Hutmacher	usw.)
Kutscher (herrschaftl.)	Kaufmann	Packer
Lithograph	Kellner	Rohrleger
Lokomotivführer	Klempner	Schmied
Maler	Lackierer	Seifensieder
Marine	Lehrer	Seiler
Maschinenbauer	Machinist	Steinsetzer
Maurer	Metalldreher	Stubenbohner
Mechaniker	Militärfelddienst	Straßenreiniger
Messerschmied	Monteur	Strumpfwirker
Modelleur	Musiker	Tabakarbeiter
Optiker	Musikinstrumentenmacher	Tafeldecker
Photograph	Nadler	Weinküfer
Porzellanarbeiter	Orgelbauer	Ziegelstreicher
Retoucheur	Postdienst	
Schaffner	Putzer für Glas und	
Schiffbauer	Miniaturarbeiten	
Schlosser	Sattler	
Schneider	Schlächter	
Schwertfeger	Schornsteinfeger	
Seemann	Schreiber	
Stationsbeamter (Außen-	Schriftsetzer	
dienst)	Schuhmacher	
Steinmetz	Schutzmannschaft	
Stereotypeur	Segel- und Tuchmacher	
Stuckateur	Stationsbeamter (im Innen-	
Tapezierer	dienst)	
Telegraphist	Stallbediensteter	
Tischler	Steinschleifer	
Uhrmacher	Stellmacher	
Unteroffizierschule	Tierausstopfer	
Weichensteller	Töpfer	
Xylograph	Vernickler	
Zahntechniker	Wagenbauer	
Zimmerer	Wächter	
Ziseleur	Weber	
	Zinngießer	

Weibliche Berufsarten.

I. Jedes Auge $^2/_3$ Sehschärfe und mehr	II. Ein Auge $^2/_3$ Sehschärfe und mehr, das andere $^1/_3$ Sehschärfe und mehr	III. Sehschärfe weniger als II
Bildhauerin für Holz, Gips, Elfenbein Graveurin Kupferstecherin Lithographin Malerin Modelleurin Photographin Retoucheuse Schneiderin Schreibmaschinen-schreiberin Spitzenklöpplerin Telegraphistin Weißzeugnäherin Xylographin Zahntechnikerin	Bandagistin Dienstmädchen Friseurin Handschuhmacherin Hutmacherin Kaufmännisches Gewerbe Kellnerin Kindergärtnerin Krankenpflegerin Lehrerin Musikerin Postdienst Putzmacherin Schreiberin Weberin	Arbeiterin (gewöhnl.) Blumenbinderin Buchbinderin Fabrikarbeiterin Gärtnerin Glasbläserin Hausmädchen für gröbere Arbeiten Köchin Korbflechterin Kranzbinderin Landwirtschaft Packerin Plätterin Straßenreinigerin Stubenbohnerin Tabakarbeiterin Wäscherin

Die Ueberzeugung, daß die Kurzsichtigkeit in letzter Linie auf einer fehlerhaften Anlage beruht, darf keinen Grund abgeben, von ihrer Bekämpfung Abstand zu nehmen. Vielmehr kann durch eine sorgfältige Schulhygiene, die schon beim Bau der Schulgebäude mit Sorgfalt die Lichtverhältnisse berücksichtigt und sich dann weiter auf solche wichtigen Kleinigkeiten wie Form der Schulbänke, Steilschrift und richtige Größe der Druckschrift erstreckt, außerordentlich viel gebessert werden. Es kann erzielt werden, daß die vorhandene Anlage sich nicht weiter entwickelt und die unvermeidlichen Fälle von Kurzsichtigkeit sich in Grenzen halten, die ihre Träger im wirtschaftlichen und sonstigen Leben nur wenig beeinträchtigen. Bereits H. Cohn glaubte annehmen zu dürfen, daß sich in seinem Beobachtungskreise Breslau, der zugleich ja auch sein Wirkungskreis für die Einführung zahlreicher augenhygienischer Maßnahmen war, die Zahl der Kurzsichtigen im Laufe der Jahrzehnte auf die Hälfte herabgegangen sei. Durch Vergleich der Kurzsichtigkeit in alten und neuen, unzweckmäßig und hygienisch gebauten Schulen haben andere ebenfalls einen großen Unterschied festgestellt[1]). Die Bekämpfung der Kurzsichtigkeit, zu der auch die rechtzeitige Versorgung der Betroffenen mit passenden Gläsern gehört, ist eine der wichtigsten Aufgaben der Schulhygiene und deren Träger, der Schulärzte und Lehrer.

---

1) So besonders Florschütz, Die Kurzsichtigkeit in den Koburger Schulen, 1880, und v. Hippel, Ueber den Einfluß schulhygienischer Maßnahmen auf die Schulmyopie. Gießen 1889.

Gegen die Anlage zu Augenfehlern selbst steht uns noch kein Mittel zur Verfügung, zumal uns manche Ursachen noch durchaus unbekannt sind. Die Maßnahmen zur Verhütung liegen natürlich auch nicht auf sozialem Gebiet sondern dem der Eugenik.

6. Blindenwesen.

Die wichtigsten Beziehungen zum sozialen Leben gewinnen die Augenleiden dadurch, daß sie zur Erblindung führen. Bei der Volkszählung vom 1. Dezember 1910 wurden auf 100000 Einwohner des preußischen Staates 52 Blinde gezählt gegen 83 im Jahre 1880 und 93 im Jahre 1871.

In Preußen wurden ermittelt Blinde:

in den Jahren	im ganzen	auf 100000 Einwohner
1880	22 677	83
1895	21 442	67
1900	21 571	62
1905	21 019	56
1910	20 953	52

In England ist die Zahl von 106 in der Mitte bis auf 79 am Ende des vorigen Jahrhunderts gefallen. Im Morgenlande rechnet man, soweit sich die Verhältnisse überhaupt beurteilen lassen, mindestens 300 Blinde auf 100000 Einwohner.

Für die deutschen Bundesstaaten gibt Crzellitzer a. a. O. folgende Zahlen aus dem Jahre 1900:

Hamburg	33	Braunschweig . . .	53	Mecklenburg-Strelitz	69
Oldenburg	36	Baden	54	Sachs.-Koburg-Gotha	72
Schaumburg-Lippe .	38	Bayern	56	Mecklenbg.-Schwerin	76
Anhalt	48	Elsaß-Lothringen . .	58	beide Reuß . . .	80
Lippe	45	Lübeck	59	Sachsen-Altenburg .	83
Bremen	45	Württemberg . . .	60	Sachsen-Weimar . .	92
Hessen	48	Preußen	63	beide Schwarzburg .	98
Sachsen-Meiningen .	49	Sachsen	65	Waldeck	100

Die Zahl der Blinden war in früheren Jahrzehnten bedeutend größer. Bücher[1] sagt darüber: „Im mittelalterlichen Frankfurt, wo sich für zehn verschiedene Jahre zwischen 1399 und 1499 die Zahl der Blinden annähernd ermitteln ließ, war dieselbe so hoch, daß die Rechnung auf 100000 Menschen 200—420 Blinde ergeben würde (heute nur 50). Diese Höhe erreicht die Blindenhäufigkeit gegenwärtig nur noch bei einem Volke in Europa, dem finnisch-estnischen; in Finnland kommen auf 100000 Einwohner 690, in Estland 460 Blinde."

---

1) K. Bücher, Die Entstehung der Volkswirtschaft. Frankfurt a. M. 1890.

E. Rösle[1]) hat auf Grund der letzten Volkszählungen folgende internationale Zusammenstellung der auf je 100000 Einwohner fallenden Blinden gemacht:

Island	(1890)	385		Niederlande	(1889)	47
Eigentl. Rußland	(1897)	214		Dänemark	(1901)	43
Spanien	(1877)	147				
Bulgarien	(1905)	132		Aegypten	(1907)	1314
Finnland	(1900)	119		Mauritius	(1901)	158
Italien	(1901)	118		Kapland	(1901)	116
Portugal	(1900)	109		Oranje-Staat	(1901)	101
Ungarn	(1900)	101		Natal	(1901)	33
Bosnien	(1901)	97				
Irland	(1901)	95		Argentinien	(1895)	100
Serbien	(1900)	94		Mexiko	(1900)	96
Frankreich	(1901)	85		Ver. Staaten v. N.-A.	(1900)	85
Norwegen	(1900)	84		Kanada	(1901)	61
Rumänien	(1899)	83				
England	(1901)	78		Formosa	(1905)	516
Polen	(1897)	75		Sibirien	(1897)	303
Schottland	(1901)	73		Kaukasien	(1887)	162
Schweiz	(1895)	72		Britisch-Indien	(1901)	120
Schweden	(1900)	66		Ceylon	(1901)	105
Sachsen	(1900)	65		Russisch-Zentralasien	(1897)	103
Deutsches Reich	(1900)	61				
Württemberg	(1900)	60				
Elsaß-Lothringen	(1900)	58		Tasmania	(1901)	101
Oesterreich	(1900)	57		Viktoria	(1901)	90
Preußen	(1905)	56		Süd-Australien	(1901)	87
Bayern	(1900)	56		Neu-Süd-Wales	(1901)	65
Baden	(1900)	54		Neu-Seeland	(1901)	50
Belgien	(1905)	48		West-Australien	(1901)	44
Hessen	(1900)	48		Queensland	(1901)	42

Die Ursachen der Blindheit bei uns stellt Crzellitzer (a. a. O.) in folgender Tabelle zusammen:

Angeborene Blindheit	25,3 %		Kinderinfektionen (Keuch-	
Trachom	2,0 %		husten, Windpocken, Diph-	
Hornhautentzündungen	1,7 %		therie, Masern, Scharlach)	9,4 %
Regenbogenhautentzündungen	0,9 %		Andere akute Infektionskrank-	
Aderhautentzündungen	0,9 %		heiten (Typhus, Pneumonie,	
Netzhautentzündungen	1,3 %		Malaria, Pocken, Gonorrhoe,	
Glaukom („grüner" Star)	2,4 %		Erysipel u. a.)	6,2 %
Katarakte („schwarzer" Star)	1,1 %		Skrofulose	4,2 %
Sehnervenatrophie	5,9 %		Tuberkulose	0,08 %
Netzhautablösungen	0,6 %		Syphilis	7,0 %
Augengeschwülste	0,04 %		Gehirnkrankheiten	5,5 %
			Rückenmarksleiden	0,4 %
			Verletzungen	10,0 %

Die Wirksamkeit der Augenheilkunde und Augenhygiene auf die Verhütung der Erblindung erhellt ein Vergleich, den Kerschenbaumer[2]) über die das kindliche Alter betreffenden Blindheitsursachen

---

1) E. Rösle, Art. „Gebrechenstatistik" im Handwörterbuch der soz. Hygiene. Herausg. von A. Grotjahn und J. Kaup. Leipzig 1912.
1) Kerschenbaumer, Die Blinden des Herzogtums Salzburg nebst Bemerkungen über die Verbreitung und die Ursachen der Blindheit im Allgemeinen. 1886.

in Bosnien und in Niederösterreich angestellt hat. Von 100 Blinden
verdankten ihren Zustand:

	in Bosnien		in Niederösterreich	
der angeborenen Blindheit . . .	1,5	⎫	1,5	⎫
„ Retinitis pigmentosa	3,0		1,8	
„ Blennorrhoe der Neugeborenen	30,0		6,0	
„ Blattern	30,0	⎬ 73 %	0,5	⎬ 12,8 %
„ Masern	1,0		1,0	
„ Scharlach	1,0		1,0	
„ Diphtherie	0,5		0,5	
„ Skrophulose	6,0	⎭	0,5	⎭

Hier kommt sehr deutlich die Abhängigkeit der Blindenzahl vom
Kulturzustande zum Ausdruck.

Wenn in den Kulturländern die Blindenzahl auch in der Tat stark
zurückgegangen ist, so ist nichtsdestoweniger für die vorhandenen
Blinden durchaus unzureichend gesorgt. Es ist für den Tiefstand
unseres Blindenwesens bezeichnend, daß nur 22 % der Blinden wirklich berufstätig sind, alle anderen ein rein parasitäres Dasein führen,
das sowohl an sich als auch durch die begleitenden Nebenumstände
den Volkswohlstand schädigt und auch die Blinden selbst nicht befriedigt.

Die gesamte Blindenfürsorge kristallisiert sich um das Blinden-
anstaltswesen, das in Frankreich allerdings schon im Mittelalter von
kirchlicher Seite vereinzelt gepflegt worden war, seine planmäßige Ausgestaltung jedoch erst der Neuzeit verdankt. Christian Niesen in
Mannheim sowie seine Schüler Weißenbourg und Frl. v. Paradies
bewiesen zuerst die Bildungsfähigkeit der Blinden. Im Jahre 1783
gründete Hany in Paris auf Anregung der blinden deutschen Klavier-
virtuosin Therese von Paradies die erste Blindenerziehungsanstalt,
die nach einigen Jahren in mehreren englischen Städten, im Jahre
1806 unter Zeune in Berlin und im Jahre 1808 in Wien Nachahmung
fand. Bis dahin wuchsen, mit Ausnahme der aus den wohlhabenden
Kreisen stammenden Blinden, die in frühester Jugend erblindeten oder
blind geborenen Personen unter einer derartigen Verwahrlosung auf,
daß man sie ganz allgemein für überhaupt bildungsunfähig hielt. Man
war daher nicht wenig über die Ergebnisse erstaunt, die ausdauernde
Blindenlehrer mit ihren Zöglingen erreichten. In der Tat ist durch
die Einführung der Blindenschrift ihre Bildungsfähigkeit ebenso groß
geworden wie bei der übrigen Bevölkerung. Auch gibt es unzählige
handwerkerliche Fähigkeiten, in denen die Blinden sich ebenso gut
ausbilden lassen wie ihre sehenden Mitmenschen. In jeder Anstalt
geht daher im Stundenplan neben dem Bildungsunterricht auch der
Arbeitsunterricht nebenher. Wie sorgfältig man im einzelnen den

Blindenunterricht aber auch schon entwickelt hat, bezüglich seiner
Verallgemeinerung auf alle Personen unseres Volkes, die dieses Unter-
richtes bedürfen, ist noch wenig geschehen. Insgesamt kommen in
Deutschland etwa 60 Blinde auf 100000 Einwohner. Die Zahl der
im schulpflichtigen Alter stehenden wird auf mindestens 5000 geschätzt, denen etwa 35—40 Blindenschulen mit höchstens 2500 Plätzen
zur Verfügung stehen. Der unerträgliche Gedanke, daß die Hälfte
dieser Unglücklichen trotz ihrer Bildungsfähigkeit darauf angewiesen
ist, anstatt in nützlicher Arbeit ihr Leben mit Bettel, Orgelspielen
und Vagabundage hinzubringen, hat leider in der öffentlichen Meinung
noch keinen Platz gewonnen.

Rein technisch genommen ist es möglich, mit wenigen Ausnahmen
sämtliche Blinde so zweckmäßig durch Schul- und Handwerksunter-
richt auszubilden, daß sie durch ihre Arbeitsleistungen dauernd für
sich den Lebensunterhalt verdienen und die auf ihre Ausbildung verwandten Kosten lohnen würden. In Wirklichkeit sehen wir aber, daß
die Erlernung technischer Fähigkeiten doch nicht genügt und es ein
großer Fehler ist, wenn gegenwärtig noch Blindenlehrer und Blinden-
freunde ganz allgemein der Ansicht sind, es genüge, den Blinden auszubilden und ihn dann in das bürgerliche Leben hinauszustoßen, damit er sich nun hier wirtschaftlich selbständig betätige. Man macht
dann sehr häufig die Erfahrung, daß die wirtschaftlichen Ergebnisse
der Arbeit der Blinden in gar keinem Verhältnis stehen zu der genossenen tadellosen Ausbildung. Der Grund hierfür liegt in der von
den Philanthropen so häufig vergessenen Tatsache, daß sich beim
Blinden wie mehr oder weniger bei allen körperlich oder geistig
minderwertigen Personen, die Arbeitsfähigkeit mit der Erwerbsfähigkeit noch weniger deckt als beim normalen Individuum. Man
lese nur, was L. Cohn[1]) durch eine Umfrage über die Erträgnisse der
Blindenarbeit ermittelte: „Den geringsten Verdienst verzeichnen diejenigen, die sich lediglich auf weibliche Handarbeiten und Abschreiben
beschränken. Die hieraus resultierenden Jahreseinkommen variieren
zwischen 72 und 180 M. Sodann folgen Stuhlflechter und Stuhl-
flechterinnen (nebst Mattenflechtern) mit 200—300 M. Der Jahres-
verdienst der in den verschiedenen Abteilungen der Bürstenmacherei
beschäftigten weiblichen Arbeiter schwankt zwischen 150 und 350 M.
mit einem Durchschnittseinkommen von 250 M., während der hier
offenbar leistungsfähigere männliche Arbeiter 200—900 (?) M. verdient,
mit einem Durchschnittseinkommen von etwa 375 M. Mit den relativ

---

1) L. Cohn, Unsere Blinden. Darstellung und Kritik des deutschen Blindenwesens. Leipzig 1904.

höchsten Einkommen haben die Seiler zu rechnen, die in der Tabelle mit 650—800 M. erscheinen. Das Jahreseinkommen der Korbmacher bewegt sich zwischen 240 und 550 M. mit einem Durchschnittseinkommen von etwa 320 M. Das durchschnittliche Jahreseinkommen überhaupt konnte bei dem vorliegenden Material für weibliche Handwerker auf ca. 220, für männliche auf ca. 400 M. festgesetzt werden. — Auf 400—1000 M. beläuft sich das Jahreseinkommen der Musiker. Diese sind jedoch in den meisten Fällen noch als Klavierstimmer tätig, erhöhen also dadurch ihr Einkommen ganz bedeutend; denn die Klavierstimmer gaben in den Beantwortungen der ausgesandten Fragebogen ihr Jahreseinkommen auf 760—1600 M. an. Es bleiben nun noch Musiklehrer und -Lehrerinnen übrig, Organisten, Lehrer, kaufmännisch tätige Blinde, Schriftsteller usw.; ihr Einkommen bewegt sich in den Grenzen von 1000—2500 M., mit einem Durchschnittseinkommen von 1500 M." Und an anderer Stelle sagt der nämliche Autor: „Es ist grundverkehrt, angesichts des blinden Handwerkers, Musikers, Künstlers, Wissenschaftlers mitleidig die Achseln zu zucken oder sich in Staunen und Bewunderung zu ergehen. Der Blinde will und soll als erwerbstätiges Individuum keine Ausnahmespezies sein, er will nicht, daß seine Leistungen durch die Brille philanthropischen Wohlwollens betrachtet, in jedem Falle — mit Rücksicht auf die Blindheit — gutgeheißen, und, wenn sie die übliche Mittelmäßigkeit übersteigen, gar überschätzt werden. Tritt der Blinde einmal in die Reihen seiner sehenden Mitmenschen als erwerbendes Individuum, so will er eben als solches und nicht als blindes Individuum gewertet werden."

Das ist eine Utopie, die bei der jetzigen unnachsichtigen Schärfe des Konkurrenzkampfes auf dem Arbeits- und Warenmarkte niemals verwirklicht werden kann. Der Appell an das moralische Bewußtsein der Unternehmer wird nicht erreichen können, daß der Blinde auf dem von unerbittlich wirkenden Gesetzen beherrschten Arbeitsmarkte für voll angesehen wird. Hier gibt es nur den einen Ausweg, die Blinden nach erfolgter Ausbildung das erlernte Handwerk in Asylen oder wenigstens in Beschäftigungsanstalten ausüben zu lassen. Die Blindenlehrer sollten sich von der Chimäre der wirtschaftlichen Selbständigkeit des Blinden im wirtschaftlichen Leben völlig befreien und sich darauf beschränken, ihn zu einem brauchbaren Mitgliede eines tüchtigen Anstaltsbetriebes zu machen, in dem er allein seine Fähigkeiten voll entfalten kann. Die Zahl der Blinden ist so gering und die Anstaltsinsassen können zu den Erhaltungskosten der Anstalt so viel durch ihre produktive Arbeit beitragen, daß die Kosten für eine vollständige Asylisierung aller Blinden gar keine Rolle spielen würde, die doch allein dem Blinden Arbeitsgelegenheit, Lebensgenuß und den tröstlichen Verkehr mit Leidensgefährten bieten kann. Seine Familie kann ihn in der überwiegenden Mehrzahl der Fälle nicht vor Not und Verlumpung schützen, verleitet ihn sogar in zahlreichen Fällen zur Aufgabe seines Handwerks und zum Betreiben des Bettels, wodurch immer noch eines oder mehrere weitere Familienmitglieder, die diesen Bettel durch Führen unterstützen, der Verwahrlosung überliefert werden. Es ist deshalb nicht unbillig, wenn nicht nur als Ergänzung des Schulzwanges für alle jugendliche Blinden der Besuch einer Blindenerziehungsanstalt, sondern auch das Leben in einem Blindenasyl für alle erwachsene Blinde obligatorisch gemacht wird, die nicht von ihren Familien ausreichend versorgt werden können. Die Armenunterstützungen der öffentlichen und privaten Wohlfahrtspflege sollten den frei lebenden Blinden entzogen und zum Bau von Anstalten verwendet werden. Dadurch würde man schon die Mehrzahl in Asyle drängen, die dann nach und nach soweit vermehrt werden können, daß bei einer obligatorischen Einführung des Asylaufenthaltes der Bedarf völlig gedeckt ist.

Eine Asylisierung der Blinden würde der Gesellschaft auch dadurch nützen, dass durch die mit dem Asylaufenthalt notwendigerweise verbundene Ehelosigkeit die Absurdität der Verehelichung Blinder verhindert werden könnte, die gegenwärtig gar nicht so selten vorkommt. Diese Ehen beschäftigen fortlaufend die Armenbehörden und beeinflussen die menschliche Fortpflanzung ungünstig, da weder die Blinden, von denen ein erheblicher Bruchteil auch, abgesehen von ihrem Leiden, körperlich minderwertig sind, noch die Sehenden, die mit Blinden eine Ehe eingehen und die in der Regel zu den geistig nicht ganz normalen Menschen gehören, nicht zu jenen zu rechnen sind, die vollrüstige Nachkommenschaft hervorbringen und aufziehen können. Eine möglichst vollständige Asylisierung dürfte daher, sowohl von wirtschaftlichen als auch von humanitären und eugenischen Gesichtspunkten aus betrachtet, als die beste Lösung der trotz aller Bemühungen wohlmeinender Philanthropen noch offenen Blindenfrage zu bezeichnen sein.

Hals- und Ohrenkrankheiten.

1. Rachenerkrankungen.

Der gefährlichsten Nasen-, Rachen- und Kehlkopferkrankung, der
Diphtherie, ist bereits bei der Besprechung der Kinderkrankheiten gedacht. Da den seltener vorkommenden und den harmlosen Erkrankungen der Halsorgane keine erhebliche sozialpathologische Bedeutung
zukommt, ist hier nur noch weniges zu erwähnen. So pflegt nicht
bekannt zu sein, daß auch die gewöhnliche Rachenentzündung eine
erhebliche Zahl von Personen alljährlich mattsetzt. Zählte doch die
Leipziger Krankheitsstatistik unter 100000 ein Jahr lang beobachteten
männlichen Versicherungspflichtigen 1646 Fälle von Rachenentzündung,
die zusammen 15985 mit Arbeitsunfähigkeit einhergehende Krankheitstage beanspruchten. Bei den weiblichen Versicherungspflichtigen
wurden sogar 2471 Fälle mit 28292 Krankheitstagen gezählt.

Eine besondere Aufmerksamkeit verlangen in unserer Betrachtung
allerdings die adenoiden Wucherungen im hinteren Nasenrachenraume,
die sich häufig bei den Kindern im schulpflichtigen Alter finden. Nach
Kauffmann[1]) zeigten nicht weniger als 8 % der untersuchten Knaben
und 10 % der untersuchten Mädchen derartige Wucherungen.

Der krankhafte Vorgang bei der Entstehung der adenoiden
Wucherung äußert sich in einer geschwulstartigen Vergrößerung der
lymphatischen Gebilde des Rachenringes. Wenn diese Bildungen auch
an und für sich nicht bösartig sind, so haben sie doch zahlreiche
Unannehmlichkeiten im Gefolge. Denn es begleitet diese Wucherungen
ein ständiger Rachenkatarrh mit allen seinen lästigen Aeußerungen.
Der Hauptnachteil liegt aber in der Verengerung des Rachens und
Nasenrachenraumes. Dadurch wird die Tätigkeit der Nase wesentlich
gestört, indem die Kinder immer mehr die Nasenatmung vernachlässigen und schließlich nur noch mit dem Munde atmen. Auf diese
Weise wird der auf der Reinigung der Atemluft beruhende Wert der

---

1) Kauffmann, Schuluntersuchungen der kindlichen Nasen- und Nasen-
rachenräume. Danzig 1890.

Nasenatmung hinfällig, und es gelangt die Luft unfiltriert und kalt in die tiefer liegenden Atmungswege. Die Nase bleibt dadurch, daß sie nicht mehr in regelrechter Weise benutzt wird, klein, verkümmert und verleiht dem Gesicht im Verein mit dem stets offenstehenden Munde einen bezeichnend dummen Ausdruck. Auch die Sprache wird näselnd und häßlich; ferner dürfte sich auch der Brustkasten durch die Beeinträchtigung des Atmens in ungünstiger Weise entwickeln. In fast der Hälfte aller Fälle kommt es zur Entstehung von Ohrenerkrankungen und Schwerhörigkeit. Die mit adenoiden Wucherungen behafteten Kinder sehen nicht nur sehr dumm aus, sondern bleiben auch in der Tat geistig zurück. Gestörter Schlaf, herabgesetzte Hörfähigkeit und ein häufig auftretender dumpfer Kopfschmerz sind wohl die Ursache hierfür.

Es hat den Anschein, als ob die Kinder wohlhabender Eltern nicht seltener befallen werden als solche, die unter ungünstigen Bedingungen aufwachsen. Die erbliche Veranlagung scheint bei der Entstehung eine große Rolle zu spielen. Doch ist der Einfluß der sozialen Verhältnisse insofern von großer Wichtigkeit, als die vorgeschrittenen Fälle sich fast ausschließlich bei den unteren Volksschichten vorfinden, während bei den wohlhabenden Familien das Uebel schon in seinen Anfängen erkannt und der ärztlichen Behandlung zugeführt zu werden pflegt. Die ärztliche Hilfe ist bei dieser Erkrankung von ausschlaggebender Bedeutung. Durch einen von geschickter Hand vorgenommenen Eingriff, der in einigen Fällen wiederholt werden muß, kann das Leiden und damit auch die aus ihm sich herschreibenden Entwicklungsstörungen beseitigt werden. Zwar verschwinden auch viele adenoide Wucherungen im Laufe der Zeit von selbst; aber da ihr Bestehen zu dauernder Beeinträchtigung der Nasenatmung, der Brustentwicklung, des Schlafes, der Hörfähigkeit und der Verstandestätigkeit führt, ist es besser, wenn dieser Zeitpunkt nicht abgewartet wird, sondern die Wucherungen so schnell wie möglich operativ entfernt werden.

Da bei der Bekämpfung der adenoiden Wucherungen und ihrer Folgen auf die rechtzeitige ärztliche Hilfe alles ankommt, so handelt es sich bei den Maßnahmen sozialer Fürsorge in erster Linie darum, frühzeitig alle befallenen Kinder, auch wenn sie den unbemittelten Volkskreisen angehören, herauszufinden und der ärztlichen Behandlung zuzuführen. Weil es sich um eine Krankheit der Kinder vornehmlich des schulpflichtigen Alters handelt, wird eine Verallgemeinerung des schulärztlichen Ueberwachungsdienstes hier sehr viel Segen stiften, besonders wenn diese Verallgemeinerung sich auch auf das platte Land erstreckt; denn gerade unter den Dorfkindern ist die Vernachlässigung derartiger Leiden infolge Gleichgiltigkeit der Eltern besonders häufig zu beobachten.

2. Ohrenkrankheiten und Hörfehler.

Wichtiger als die Rachenkrankheiten sind die Erkrankungen des Ohres, weil sie das dem Werte nach an zweiter Stelle stehende Sinnesorgan des Menschen angehen und in vielen Fällen dauernde Beeinträchtigung des Hörvermögens oder gar Verlust desselben droht. Zwei Drittel aller Ohrenleiden fallen auf das Mittelohr. Besonders leiden Kinder häufig an Mittelohrentzündungen, die nicht selten übersehen und vernachlässigt werden. Nach den Erhebungen über Hörfehler, die Ostmann[1]) in den 70 Schulorten des Kreises Marburg an sämtlichen Schulkindern vorgenommen hat, waren von den 7537 Volksschulkindern des Kreises Marburg 2142 = 28,4 % auf einem oder beiden Ohren schwerhörig und zum Teil mit schweren Ohrenleiden behaftet. Unter den Knaben befanden sich 3,2 % mehr Schwerhörige als unter den Mädchen. Damit werden die früheren, in kleinerem Umfange angestellten Ermittelungen durch ein großes Material bestätigt und die Ansicht, daß unter der ländlichen Bevölkerung die Ohrenerkrankungen nicht so häufig seien wie bei den städtischen Kindern, endgiltig berichtigt. Mit Recht fragt Ostmann: „Wenn aber solche Erkrankungsziffern sich in dem Kreise Marburg finden, dessen Bewohner relativ sehr leicht in Marburg und Gießen freie spezialistische Hilfe finden können, wie muß es dann in ungünstiger gelegenen Kreisen wie dem Frankenberger und Biedenkopfer aussehen?" Auch innerhalb des untersuchten Kreises war die Verteilung der schwerhörigen Kinder keineswegs gleichmäßig. Ostmann liefert den Beweis, daß dort die meisten Schwerhörigen sich fanden, wo die Bedingungen für die Heilung der an Ohrenleiden Erkrankten nach dem lokalen und sozialen Verhältnis die relativ ungünstigsten sind. Der Mangel an sachverständiger Behandlung ist die Hauptursache der erschreckend hohen Zahl von Schwerhörigen. Er stellte fest, daß 50 % der von ihm als schwerhörig ermittelten Kinder soweit heilbar wären, daß sie im alltäglichen Leben nicht mehr als schwerhörig gelten würden.

Als Ursache der Schwerhörigkeit konnte ermittelt werden:

bei 43,9 % Einziehung des Trommelfells mit und ohne Atrophie,
„ 12,4 % sehnige Trübung, Glanzlosigkeit des Trommelfells,

---

1) Ostmann, Die Krankheiten des Gehörorgans unter den Volkschulkindern des Kreises Marburg. Arch. f. Ohrenheilk. 1901. Bd. 54.

bei 11,0 % Narbe oder umschriebene Atrophie des Trommelfells mit
  oder ohne Verkalkung,
„ 9,9 % Ohrenschmalzpfropf,
„ 3,7 % chronische Eiterung des Mittelohrs,
„ 2,3 % trockene·Durchlöcherung des Trommelfells,
„ 1,5 % akute Entzündung des Trommelfells,
„ 15,1 % kein ausgesprochen krankhafter Befund am Trommelfell.

Mit folgenden beherzigenswerten Schlußsätzen endet Ostmann
seine Arbeit: „Die Zeit wird es lehren, ob mein Eintreten für die
Tausende von schwerhörigen Kindern ihnen und vielen anderen nützen
wird, eines aber ist, wie ich hoffe, für jedermann durch diese Untersuchungen klar hervorgetreten, daß es Zeit ist, diesen Verhältnissen
nicht mehr gleichgültig gegenüberzustehen. Man sorge für Aufklärung
hinsichtlich der Bedeutung der Ohrenkrankheiten und hinsichtlich des
Wertes ihrer rechtzeitigen Behandlung; man bessere die hygienischen
Verhältnisse vieler Dorfschulen, man mache den Arzt geschickt, die
Ohrenkrankheiten richtig zu erkennen und sachgemäß zu behandeln,
und treffe Bestimmungen, die den Nachweis der unbedingt erforderlichen Kenntnisse mit Sicherheit gewährleisten. Man schaffe aus
Gründen der Zweckmäßigkeit und Billigkeit Gelegenheit, daß auch
arme ohrenkranke Kinder in der Spezialklinik Behandlung und Heilung
finden können, so wird man mit der Zeit Jahr für Jahr Tausende
von Männern in deutschen Landen mehr besitzen, die geistig voll entwickelt und körperlich gesund ihren staatsbürgerlichen Pflichten genügen und ihrem Erwerb mit Freuden nachgehen können, und man
wird Tausende von Frauen mehr haben, die das Wort ihrer Kinder
verstehen und sich nicht je länger je mehr durch ihre Schwerhörigkeit abgedrängt fühlen von denen, auf deren Verkehr sie das Leben
angewiesen hat.“

In den Städten liegen die Verhältnisse wegen der erleichterten
Möglichkeit ärztlicher Hilfe etwas· besser. Aber man muß durchschnittlich doch auch hier damit rechnen, daß 10 % aller Schulkinder
an Fehlern des Hörorganes leiden. Während die Augenfehler zum
größten Teil auf einer erblich überkommenen Anlage beruhen, die
dann allerdings durch Mangel an Augenhygiene in Schule, Haus und
Werkstatt entwickelt wird, hat die Mehrzahl der Hörfehler ihren Grund
in der Vernachlässigung und dem Mangel an ohrenärztlicher Behandlung, deren Ergebnisse gegenwärtig ausgezeichnet sind, wenn sie frühzeitig in Anspruch genommen und lange genug fortgesetzt werden
kann, was wieder natürlich nur bei einer kulturell hochstehenden,
eines gewissen Wohlstandes nicht entbehrenden, von Aerzten und
Ohrenspezialisten durchsetzten Bevölkerung möglich ist.

Ohrenkrankheiten und Hörfehler sind nicht selten die Folgen beruflicher Schädigungen. Die Eisenbahnangestellten und Eisenbahnbeamten erkranken leicht an Schwerhörigkeit, die im Fuhrgewerbe tätigen Personen an Erfrierungen der Ohrmuschel und an Mittelohrentzündungen, die in Berufen mit starker Lärmerzeugung tätigen an Krankheiten des inneren Ohres. Besonders störend macht sich auch für das Berufsleben die progressive Schwerhörigkeit auf Grund der knöchernen Verwachsung der Steigbügelplatte (Otosklerose) bemerkbar. Bei dieser Erkrankung scheint der erbliche Faktor ausschlaggebend zu sein. Auch im sozialen Versicherungswesen machen sich die Ohrenkrankheiten und Ohrenverletzungen bemerkbar, wenn auch nicht in dem Maße wie die Augenerkrankungen.

Nach der Leipziger Krankheitsstatistik kamen unter 100000 ein Jahr lang beobachteten männlichen Versicherungspflichtigen 195 Fälle von Erkrankungen des Ohres vor, die zusammen 3748 mit Arbeitsunfähigkeit einhergehende Krankheitstage beanspruchten. Bei den weiblichen Versicherungspflichtigen wurden 172 Fälle mit 2 Todesfällen und 3694 Krankheitstagen gezählt. Nach Roepke[1] kamen im Jahre 1901 auf 45971 Betriebsunfälle 57, bei denen Ohrverletzungen bei der Rentengewährung als Haupt- oder Nebenursache in Betracht kamen. A. Peyser[2] fand unter einer Gesamtzahl der Hauptursachen der Invalidität von 3668 Fällen im Jahre 1908 18 Ohrenleiden als Hauptursache angegeben. Außerdem war von 81 anderen Fällen das Ohrenleiden als Nebenursache angegeben worden.

3. Das Taubstummenwesen.

Bei der Volkszählung im Jahre 1900 wurden in Deutschland insgesamt 49750 Taubstumme gezählt, so daß auf 100000 Einwohner etwa 86 fielen. Die folgende Tabelle zeigt die Verteilung der Blinden und Taubstummen auf die einzelnen Landesteile nach den Ermittelungen jener Volkszählung. Es zeigt sich hier deutlich, daß eine verhältnismäßig hohe Zahl von Taubstummen stets Hand in Hand geht mit einer hohen Blindenzahl, und daß ferner sich beides in den kulturell zurückgebliebenen Landstrichen Deutschlands, z. B. den östlichen Provinzen Preußens und Mecklenburgs, findet.

---

1) Roepke, Verhandlungen der deutschen otologischen Gesellschaft. Jena 1902. S. 55.
2) A. Peyser, Die gewerblichen Erkrankungen des Gehörs. Archiv f. soz. Hygiene. N. F. d. Zeitschr. f. soz. Med. 1911. Bd. 6.

Staaten und Regierungsbezirke usw.	Auf je 10000 Einwohner entfielen	
	Taubstumme	Blinde
Deutsches Reich	8,6	6,1
Preußen	9,1	6,3
Reg.-Bez. Königsberg .	17,6	9,2
„ Gumbinnen .	19,7	9,8
„ Danzig . .	17,9	8,9
„ Marienwerder .	16,6	7,1
Stadtkreis Berlin . . .	7,1	5,5
Reg.-Bez. Potsdam . .	7,0	6,1
„ Frankfurt . .	10,2	6,1
„ Stettin . . .	10,7	7,9
„ Köslin . . .	13,6	5,9
„ Stralsund . .	7,3	7,2
„ Posen . . .	15,0	7,0
„ Bromberg . .	17,4	7,3
„ Breslau . . .	8,6	7,2
„ Liegnitz . .	6,7	6,3
„ Oppeln . . .	12,3	5,9
„ Magdeburg .	6,6	5,6
„ Merseburg . .	7,2	7,1
„ Erfurt . . .	8,6	6,6
„ Schleswig . .	6,0	6,5
„ Hannover . .	5,6	7,2
„ Hildesheim .	8,4	5,4
„ Lüneburg . .	5,1	5,2
„ Stade . . .	7,4	4,1
„ Osnabrück . .	6,4	4,9
„ Aurich . . .	7,9	6,2
„ Münster . .	5,2	4,1
„ Minden . . .	9,4	5,6
„ Arnsberg . .	5,7	4,4
„ Kassel . . .	9,6	6,5
„ Wiesbaden .	7,2	5,1
„ Koblenz . .	7,9	6,7
„ Düsseldorf . .	5,6	4,6
„ Köln	6,1	6,0
„ Trier . . .	7,0	4,5
„ Aachen . . .	6,6	10,3
„ Sigmaringen .	7,3	6,3
Bayern	8,9	5,6
Reg.-Bez. Oberbayern .	7,0	5,6
„ Niederbayern .	8,4	5,8
„ Pfalz . . .	8,1	4,6
„ Oberpfalz . .	10,4	5,3

Staaten und Regierungsbezirke usw.	Auf je 10000 Einwohner entfielen	
	Taubstumme	Blinde
Reg.-Bez. Oberfranken .	12,5	5,2
„ Mittelfranken .	9,3	5,4
„ Unterfranken .	8,9	5,8
„ Schwaben . .	9,1	7,1
Sachsen	5,7	6,5
Kreishauptm. Bautzen .	4,9	8,0
„ Dresden .	6,6	7,0
„ Leipzig .	5,7	5,6
„ Chemnitz .	4,7	6,6
„ Zwickau .	5,9	5,9
Württemberg	10,2	6,0
Neckarkreis	9,0	5,5
Schwarzwaldkreis . . .	13,0	6,7
Jagstkreis	11,9	7,6
Donaukreis	7,8	4,9
Baden	11,5	5,4
Hessen	8,1	4,8
Mecklenburg-Schwerin . .	8,0	7,5
Sachsen-Weimar	8,4	9,1
Mecklenburg-Strelitz. . .	6,0	6,8
Oldenburg	4,1	3,6
Braunschweig	6,5	5,3
Sachsen-Meiningen . . .	9,3	4,9
Sachsen-Altenburg . . .	4,4	8,3
Sachsen-Koburg-Gotha . .	6,5	7,2
Anhalt	4,5	4,4
Schwarzburg-Sondershausen	4,6	8,3
Schwarzburg-Rudolstadt .	8,5	10,6
Waldeck.	7,1	9,8
Reuß ä. L.	4,4	5,4
Reuß j. L.	8,5	9,6
Schaumburg-Lippe . . .	6,7	3,7
Lippe.	6,2	4,5
Lübeck	5,7	5,9
Bremen	7,8	4,4
Hamburg	3,0	3,4
Elsaß-Lothringen	7,8	5,8
Bezirk Unter-Elsaß . .	7,2	5,3
„ Ober-Elsaß . .	9,3	7,2
„ Lothringen. . .	7,1	5,2

Nach einer besonderen amtlichen Erhebung wurden im Jahre 1905 für Preußen 33567 Taubstumme ermittelt, von denen 1684 taubstumm und geistesschwach oder geisteskrank, 144 taubstumm und blind, 79 taubstumm, blind und geistesschwach waren. Von den taubstummen

Personen standen 5600 im schulpflichtigen Alter, aber nur 3750 von diesen in einem geordneten Schulunterricht. Die Volkszählung vom Jahre 1910 ergab für Preußen 86 Taubstumme auf 100000 Einwohner.

E. Rösle hat a. a. O. auf Grund der jeweilig letzten Erhebungen folgende internationale Zusammenstellung der auf je 100000 Einwohner fallenden Taubstummen gemacht.

Schweiz	(1895)	245	Frankreich	(1901)	51
Serbien	(1900)	155	England	(1901)	47
Ungarn	(1900)	132	Niederlande	(1889)	44
Finnland	(1900)	128	Portugal	(1900)	26
Bosnien	(1901)	120			
Baden	(1900)	115	Mauritius	(1901)	48
Polen	(1897)	112	Oranje-Staat	(1901)	43
Oesterreich	(1900)	111	Kapland	(1901)	42
Schweden	(1900)	103	Natal	(1901)	33
Spanien	(1877)	103			
Württemberg	(1900)	102	Kanada	(1901)	115
Bulgarien	(1905)	101	Mexiko	(1900)	66
Eigentl. Rußland	(1897)	99	Ver. Staaten v. N.-A.	(1890)	65
Italien	(1901)	96			
Island	(1890)	94	Formosa	(1905)	134
Preußen	(1905)	90	Sibirien	(1897)	100
Bayern	(1900)	89	Kaukasien	(1897)	73
Irland	(1901)	89	Ceylon	(1901)	72
Deutsches Reich	(1900)	86	Britisch-Indien	(1901)	52
Rumänien	(1899)	83			
Hessen	(1900)	81	Süd-Australien	(1901)	50
Norwegen	(1900)	80	Queensland	(1901)	50
Elsaß-Lothringen	(1900)	78	Tasmania	(1901)	44
Schottland	(1901)	59	Viktoria	(1901)	34
Dänemark	(1901)	57	Neu Süd-Wales	(1901)	29
Sachsen	(1900)	57	Neu-Seeland	(1901)	29
Belgien	(1905)	54	West-Australien	(1901)	16

Der Taubstumme ist natürlich in viel höherem Grade bildungs- und ausbildungsfähig als der Blinde. Umgekehrt wie bei diesen und anderen minderwertigen Personen sind beim Taubstummen nicht die Arbeiten zu · zählen, die er verrichten kann, sondern solche, von denen er durch seinen Zustand ausgeschlossen werden muß. Unter entsprechenden Vorsichtsmaßregeln kann man ihn auch ·an den meisten Maschinen arbeiten lassen. Wenn trotzdem nur 65 % berufstätig sind, so liegt das in erster Linie daran, daß noch nicht alle Eltern mangels gesetzlicher und behördlicher Maßnahmen gezwungen werden können, die taubstummen Kinder rechtzeitig in ein Taubstummenausbildungs-institut zu schicken, von denen es gegenwärtig in Deutschland etwa 90 Anstalten mit vielleicht 7000 Plätzen gibt. Das erste Taub-stummeninstitut Deutschlands wurde nach dem Vorgange von de l'Epée in Paris von S. Heinicke bereits im Jahre 1778 in Leipzig gegründet. Aber trotz der seither verflossenen langen Zeit und trotz der An-

erkennung, die diese Institute wegen ihres augenfälligen Nutzens gefunden haben, ist der Bedarf noch immer nicht annähernd gedeckt.

Wenn nun aber auch in absehbarer Zeit genügend Bildungsinstitute
für taubstumme Kinder vorhanden sein werden, so bedarf es immer
noch der Obsorge für jenen Teil der Kranken, der entweder wie jene
Taubstummen, die außerdem noch geistesschwach sind oder nach erfolgter Ausbildung wegen Aufgeregtheit, Jähzorn und sonstigen Wunder-
lichkeiten, zu denen die Taubstummen im Gegensatz zum ruhigen und
in sich gekehrten Blinden häufig neigen, sich nicht dauernd in den
Arbeitsverhältnissen des freien bürgerlichen Lebens halten können.
Die Zahl dieser asylbedürftigen Taubstummen wird auf etwa 10 000 im
Gebiete des Deutschen Reiches geschätzt, denen wohl kaum 1000 Plätze
in den wenigen gegenwärtig bestehenden Asylen gegenüberstehen.
Die letzte Volkszählung hat ergeben, daß es in Deutschland auch
350 Personen gibt, die zugleich blind und taubstumm sind. Daß für
diese Bedauernswerten natürlich nur die Asylisierung auf öffentliche
Kosten inbetracht kommt, braucht wohl kaum erwähnt zu werden.

Allgemeiner Teil.

Die soziale Wertung der einzelnen Krankheitsgruppen.

Eine soziale Betrachtung der krankhaften Zustände des Menschen kann sich natürlich der Aufgabe nicht entziehen, die an den einzelnen Krankheiten gemachten empirischen Beobachtungen unter allgemeine Gesichtspunkte zu ordnen und wenigstens den Versuch zu machen, einige Entwicklungstendenzen festzustellen. Bei der Verwicklung der beobachteten Vorgänge ist hier mit Vorsicht zu verfahren oder wenigstens die Subjektivität der Anschauungen so lange zu betonen, als nicht reichere, vielseitigere und eindeutigere Beobachtungen vorliegen. Auch die folgenden Ausführungen beanspruchen nicht Wahrheiten letzter Instanz zu geben, sondern nur Ansichten, die sich dem Verfasser beim Rückblick über den zurückgelegten Weg, der ihn eilenden Fußes durch alle Gebiete der Pathologie führte, aufgedrängt haben.

Eine Durchdringung der Pathologie mit sozialen Erörterungen dürfte auf die Wertung der einzelnen Krankheitsgruppen von entscheidender Bedeutung sein. Es werden jene Krankheiten in den Vordergrund geschoben, die wirklich häufig sind und die auf das soziale Getriebe und damit auf eine große Anzahl von Personen von Einfluß sind, und dadurch jener Sucht in unserer Wissenschaft entgegenarbeitet, die sich an den seltenen Fall anklammert und ihn mit besonderer Vorliebe zum Gegenstande eines Scharfsinnes und eines Fleißes macht, der in gar keinem Verhältnis zur Bedeutung der betreffenden Krankheit steht.

Eine soziale Betrachtung der Krankheiten läßt die Bedeutung der heute so stark im Vordergrunde stehenden Infektionskrankheiten erheblich sinken. Dafür hebt sie andere Krankheitsgruppen, so besonders die des Zentralnervensystems und die des Kindesalters, aus ihrer stiefmütterlichen Behandlung zu einer immer wachsenden Bedeutung empor. Namentlich sind es die akuten allgemeinen Infektionskrankheiten, die durch eine sozialpathologische Betrachtung verlieren. Es ist hohe Zeit, daß der öffentlichen Meinung und den maßgebenden Faktoren in Gesetzgebung und Verwaltung die nur geschichtlich begründete Vorstellung von den aus diesen Krankheiten drohenden Gefahren genommen werden. Pocken, Flecktyphus und Cholera sind so gut wie völlig vertrieben, Typhus, Ruhr, Rückfallfieber im raschen Rückzuge begriffen.

Dagegen lenkt die sozialpathologische Betrachtung unsere Aufmerksamkeit auf die chronischen allgemeinen Infektionskrankheiten, indem sie zugleich feststellt, daß die bei der Bekämpfung der akuten Epidemien so erfolgreiche bakteriologische Richtung der Seuchenbekämpfung hier nur bescheidene Erfolge davongetragen hat und dringend durch eingreifende Maßnahmen sozialer Natur ergänzt werden muß. Auch für die Geschlechtskrankheiten, die ebenfalls zu den chronischen Infektionskrankheiten gehören, hat es sich bestätigt, daß die bakteriologische Kenntnis des Krankheitserregers zwar zur Erklärung des Wesens der Krankheit unentbehrlich ist, für die Behandlung und Verhütung aber nicht das leistet, was man sich davon versprochen hat. Weit höher aber als die Infektionskrankheiten stellt eine sozialpathologische Wertung die Krankheiten der Säuglinge, Kinder und Frauen. Das ist insofern von großer Wichtigkeit, weil gerade Frauen und Kinder zurzeit nur ausnahmsweise in die soziale Versicherung eingeschlossen sind und somit deren Ausbau im Sinne einer Volksversicherung von unserem Standpunkte aus mit guten Gründen gefordert werden kann. Keine Krankheitsgruppe kommt aber an sozialpathologischer Bedeutung den Nerven- und Geisteskrankheiten gleich, womit sonderbar die Tatsache kontrastiert, daß diese Erkrankungen erst im Laufe der Neuzeit in den Bereich der Pathologie hineinbezogen worden sind, nachdem Jahrtausende sie einer metaphysisch orientierten und deshalb unfruchtbaren Betrachtungsweise überlassen haben. Diese Gehirn- und Nervenerkrankungen gewinnen ihre überragende soziale Bedeutung nicht in ihren ausgeprägten Formen, den eigentlichen Geisteskrankheiten, sondern in den leichten Abnormitäten und Psychopathien, deren Kenntnis und Deutung erst ganz zuletzt vor das Forum der medizinischen Wissenschaft gezogen worden ist.

Auch in den übrigen Krankheitsgruppen sind die ausgebildeten Krankheitsfälle, wie wir gesehen haben, sozialpathologisch nicht die wichtigsten. Sie sind sozusagen extrasozial, da sie durch Tod, Verwahrlosung, Anstaltsverbringung, Genesung usw. in der Regel aus den vielgestaltigen Verschränkungen des sozialen Lebens bald ausgeschieden

werden. Ungleich wichtiger sind die wenig ausgeprägten Fälle, die
Abortivformen, die nur Andeutungen des betreffenden Krankheits-
zustandes zeigen. Die von ihnen Befallenen werden durch ihr Leiden
nicht ausgeschieden, sondern nehmen an allen sozialen Geschehnissen
teil und zwar häufig in einer Weise, die diese in ihrem Verlaufe wesentlich beeinflußt. Die sozialpathologische Bedeutung der Abortivfälle
gegenüber den ausgebildeten Fällen ist so groß, daß man die soziale
Bedeutung einer Krankheit geradezu danach einschätzen kann, ob bei
ihr die nur angedeuteten Fälle häufig sind oder nicht. So sind schon
aus diesem Grunde die Nerven- und Geisteskrankheiten als die sozial
wichtigsten Krankheiten zu bezeichnen, weil hier das Verhältnis der
Abortivformen, die das soziale Leben sowohl im verhängnisvollen wie
im guten Sinne so überaus stark beeinflussen, so groß ist wie bei
keiner anderen Krankheitsgruppe.

Der soziale Wert der ärztlichen Betätigung und die soziale Medizin.

Solange es Aerzte und Heilpersonen gibt, verlangt man von ihnen, daß sie Krankheiten heilen. Diesem seit den Anfängen der Kultur sich geltend machenden Bedürfnis verdankt die gesamte Heilkunde ihre Entstehung und ihren Bestand durch die Jahrtausende, in denen ihre Wirksamkeit mangels der elementaren Kenntnis vom Bau und Leben des menschlichen Körpers gering war und vorwiegend in der durch die zahlreichen Naturheilungen gewährten Selbsttäuschung bestand, diesem keine geschichtlichen und geographischen Grenzen kennenden Standesübel aller Heilbeflissenen. Von einer wirklich heilenden Tätigkeit der Aerzte in einem sozial bedeutungsvollen Umfange kann erst seit Beginn oder gar Mitte des neunzehnten Jahrhunderts gesprochen werden. Unsere Wanderung durch die einzelnen Sondergebiete zeigte uns zudem, daß selbst gegenwärtig der im eigentlichen Sinne heilenden Betätigung des Arztes recht enge Grenzen gezogen sind. Und zwar sind es gerade die zahlenmäßig und zugleich sozial ausschlaggebenden Erkrankungen der inneren Organe und des nervösen Apparates, von denen das gesagt werden muß. Bedeutungsvoller und von keiner Krankheitsgruppe auszuschließen ist schon der lindernde Einfluß der ärztlichen Betätigung, der leider gegenwärtig weder beim Publikum noch bei den Aerzten die verdiente höchste Aufmerksamkeit genießt. Da dieser euphorische Einfluß aber ein vorwiegend subjektiver und individueller ist, kann er an dieser Stelle trotz seines großen Wertes mit einem kurzen Hinweise übergangen werden. Als dritte ärztliche Betätigungsform, die, wie wir sehen werden, gerade in sozialer Hinsicht von steigender Wichtigkeit ist, ist die begutachtende zu nennen. Während diese früher auf wenige gerichtsärztliche Funktionen beschränkt war, hat sie namentlich durch das soziale Versicherungswesen eine große Ausdehnung erreicht, die noch immer im Wachsen begriffen ist.

Die heilende, lindernde und begutachtende Tätigkeit des Arztes können sich vereint oder unter Vorwiegen einer dieser Funktionen in bemerkenswert verschiedenen Formen ausüben lassen. Die gegenwärtig noch vorherrschende ist die der freien Praxis. Neben ihr gewinnt immer mehr die an die Krankenkassen gebundene und daher nur sehr bedingt freie Praxis und die völlig gebundene Krankenhaus- und Anstaltspraxis an Boden.

Die Verteilung der Aerzte ist entsprechend dem Wohlstande der Bevölkerung überaus verschieden. Durchschnittlich kommt in Preußen auf 2000 Einwohner ein Arzt, was etwa dem Bedürfnis entsprechen würde. Während in Berlin auf 850 Einwohner ein Arzt fällt, kommen im Regierungsbezirk Allenstein in Ostpreußen 4300 auf einen solchen.

Die absolute Zahl der Aerzte und übrigen im Dienste der Kranken beschäftigten Personen ist in den Ländern mit intensiver Kultur erheblich. Nach den Veröffentlichungen des Kaiserlichen Gesundheitsamtes über das Ergebnis der am 1. Mai 1909 stattgefundenen Ermittlung des Heilpersonals, der pharmazeutischen Anstalten und des pharmazeutischen Personals im Deutschen Reiche betrug die Zahl der approbierten Aerzte 30558 gegen 24725 im Jahre 1898, also auf 10000 Lebende: 4,81 gegen 4,56, auf je 100 qkm 5,65 gegen 4,57. Werden davon die Militär- usw. Aerzte, soweit sie keine ärztliche Praxis treiben (1783 [1620] — 397 [509] = 1386 [1111]) und die ausschließlich in und für Anstalten beschäftigten Aerzte (3086 gegen 1927) in Abzug gebracht, so stellen sich jene Ziffern auf 26086 (21687) bzw. 4,14 (4,00) und 4,82 (4,01). Unter den Aerzten waren 211 (240) Homöopathen, 5912 Spezialärzte, von denen 1766 auch allgemeine Praxis treiben, und 85 weibliche Aerzte. Die Zahl der sogenannten Wundärzte ist auf 119 (271), im Verhältnis zur Bevölkerung von 0,42 auf 0,24 pro Zehntausend gesunken, die Zahl der Zahntechniker von 4376 auf 8546 (0,69 auf 1,13 pro Zehntausend) gestiegen. Unter den Zahnärzten sind 32, unter den Zahntechnikern 651 weiblichen Geschlechts. Berufsmäßige Heildiener einschließlich der Masseure und Desinfektoren sind 14789 (9121) — 11639 männliche und 3150 weibliche — oder 2,33 (1,68) auf je 10000 Einwohner vorhanden, darunter 8853 (8153 männliche und 578 weibliche) staatlich geprüfte. Ausschließlich Masseure waren 3221 (1498 männliche und 1723 weibliche), ausschließlich Desinfektoren: 3345. Berufsmäßige Krankenpfleger sind 68818 (29577) = 10,33 pro Zehntausend (5,46 pro Zehntausend) gezählt, davon 12881 männliche und 55937 weibliche (3150 und 26427). Von dem Krankenpflegepersonal gehörten einem Genossenschaftsverbande, einer religiösen Gemeinschaft usw. an: 47411 (26357), während die Zahl der sonstigen Krankenpfleger 21407 (3220) betrug; der Zuwachs

der letzteren ist also weit größer als der der ersteren. In Krankenanstalten waren vorzugsweise 48 792 Krankenpflegepersonen (11 984
männliche und 36 808 weibliche) beschäftigt, darunter 8023 (773 männliche und 7250 weibliche) einer evangelischen und 15 427 (1174 männliche und 14 253 weibliche) einer katholischen Genossenschaft angehörend. In der häuslichen Krankenpflege waren tätig 20 026
(897 männliche und 19 129 weibliche), darunter 5801 (153 männliche
und 5648 weibliche) einer evangelischen und 7457 (158 männliche
und 7299 weibliche) einer katholischen Genossenschaft angehörend.
Staatlich anerkannt als Krankenpfleger sind 25 671, und zwar von den
in der häuslichen Pflege tätigen 8863 (227 männliche und 8636 weibliche), in den Heil- usw. Anstalten beschäftigten 16 808 (1807 männliche und 15 001 weibliche). Die Zahl der Hebammen betrug 37 736
(37 025) oder 594 (6,83) auf je 10 000 Einwohner oder 1 auf 54,8
(54,8) Geburten; hier ist also keine wesentliche Veränderung eingetreten. Nicht approbierte, die Behandlung kranker Menschen berufsmäßig ausübende Personen waren 4468 (3059) = 0,70 (0,56) pro Zehntausend vorhanden, darunter 3146 männliche und 1322 weibliche.
Die Zahl der Apotheken einschließlich Filialen stellt sich auf 6127
(5161) oder 0,96 (0,99) auf 10 000 Einwohner.

Aus diesen Zahlen läßt sich schon ermessen, welche Opfer an
Arbeit und materieller Entschädigung ein Volk für das Heer der Personen, die lediglich mit Krankenfürsorge beruflich beschäftigt sind,
bringen muß. Diese Opfer werden zahlenmäßig nachweisbar durch die
Statistik des Versicherungswesens. Die wichtigsten Daten derselben
mögen hier mitgeteilt werden. Sie sind nicht nur lehrreich in dem eben
berührten Sinne, sondern vermitteln vor allem auch das Verständnis
für die Umwandlung, die die ärztliche Betätigung in den letzten Jahren
erfahren hat und die noch längst nicht ihren Abschluß gefunden hat.

Das soziale Versicherungswesen ist eine bleibende, vorbildliche
und originelle Schöpfung des preußisch-deutschen Beamtentums, entstanden unter dem Einfluß von staats- und kathedersozialistischen
Gedankengängen und aus Besorgnis vor dem radikalen Sozialismus
der jungen Arbeiterpartei Deutschlands. Einmal durchgeführt, ist besonders für Medizin und Hygiene die Institution von einer Bedeutung
geworden, die von ihren Vätern weder beabsichtigt noch auch nur
geahnt worden war.

Die deutsche Arbeiterversicherung beruht auf Gegenseitigkeit und
Selbstverwaltung, umfaßt Personen, welche ihre Arbeitskraft gegen
Lohn verwerten, und gewährt bei Krankheit, Unfall, Invalidität oder
Alter einen Rechtsanspruch auf gesetzlich bestimmte Leistungen.

Ihre Ausgaben betrugen:

	1885/1909	1909
Ueberhaupt	8 441 894 406 M.	762 161 106 M.
Entschädigungnn	7 674 289 040 „	693 495 921 „
und zwar Krankenfürsorge .	4 211 445 192 „	368 975 706 „
andere	3 462 843 848 „	324 520 215 „
Verwaltung	767 605 366 „	68 665 185 „

Die Krankenversicherung besteht seit 1885. Sie zählt etwa
15 Millionen Versicherte; sie gewährt im Erkrankungsfall auf die
Dauer bis 26 Wochen und darüber entweder Verpflegung im Krankenhaus oder ärztliche Behandlung, Arznei und Krankengeld, außerdem
Sterbegeld und Wöchnerinnenunterstützung.

Die Krankenversicherung verausgabte im Jahre 1911 für:

Aerztliche Behandlung	88,0	Mill. Mark
Heilmittel	56,6	„ „
Krankengeld	136,0	„ „
Krankenhausbehandlung	6,3	„ „
Sterbegeld	9,3	„ „
Schwangeren- und Wöchnerinnengeld	6,8	„ „

Krankheitshäufigkeit und Dauer betrug:

	Erkrankungsfälle		Krankheitstage		Krankheitstage	
	auf 100 Versicherte				auf 1 Erkrankungsfall	
	(seit 1888 völlig vergleichbare Zahlen)					
	Männer	Frauen	Männer	Frauen	Männer	Frauen
Höchste Zahl .	45.5 (1908)	36,6 (1908)	844,9 (1908)	859,6 (1908)	19,2 (1909)	24,1 (1906)
Niedrigste Zahl .	34,2 (1888)	28,6 (1888)	561,9 (1889)	504,9 (1889)	15,76 (1890)	17,18 (1890)
1909	43,7	35,2	836,8	837,6	19,2	23,8

Auf ein Kassenmitglied kam im Jahre 1909 durchschnittlich 5,70 M.
für ärztliche Behandlung, 3,55 M. für Arznei, Verbandstoffe usw.,
3,33 M. für Kur- und Verpflegungskosten an Krankenanstalten und
10,74 M. für Krankengeld.

Die Unfallversicherung besteht ebenfalls seit 1885. Sie zählt
etwa 24 Millionen Versicherte; sie entschädigt Betriebsunfälle und
leistet unentgeltliches Heilverfahren, Verletzten- und Hinterbliebenen-
renten sowie Sterbegeld.

Die Unfallversicherung verausgabte im Jahre 1911 für:

Unfallrente	118,0	Mill. Mark
Hinterbliebenenrente	32,6	„ „
Sterbegeld	0,7	„ „
Heilverfahren	3,6	„ „
Heilanstaltsbehandlung	5,1	„ „

Im Jahre 1910 wurden im Geltungsbereich der gesamten Unfallversicherung rund 670000 Unfälle angemeldet; erstmals entschädigt wurden im nämlichen Jahre 130000.

Von besonderem sozialpathologischem Interesse ist folgende Tabelle über die Häufigkeit der Unfälle nach Berufsgenossenschaften und Gruppen im Jahre 1909.

Es fielen Verletzte auf 300000 geleistete Arbeitstage = 1000 Vollarbeiter:

Berufsgenossenschaften	überhaupt	Tod
Fuhrwerks-Berufsgenossenschaft	19,96	2,00
Steinbruchs-Berufsgenossenschaft	15,83	1,67
Tiefbau-Berufsgenossenschaft	15,44	1,32
Knappschafts-Berufsgenossenschaft	15,38	2,14
Müllerei-Berufsgenossenschaft	14,20	1,05
Binnenschiffahrts-Berufsgenossenschaften	13,69	2,92
Brauerei- und Mälzerei-Berufsgenossenschaft	12,07	1,04
Holz-Berufsgenossenschaften	11,75	0,38
Staatsbetriebe für Schiffahrt, Baggerei, Flößerei	10,92	1,37
Bauwesen (Privatbetriebe)	10,58	0,81
Eisen- und Stahl-Berufsgenossenschaften	10,45	0,52
Papiermacher-Berufsgenossenschaft	9,16	0,58
Zucker-Berufsgenossenschaft	9,08	0,91
Ziegelei-Berufsgenossenschaft	9,07	0,89
Lagerei-Berufsgenossenschaft	9,02	0,67
Fleischerei-Berufsgenossenschaft	8,93	0,34
Berufsgenossenschaft der chemischen Industrie	8,63	0,65
Berufsgenossenschaft der Molkerei-, Brennerei- und Stärke-Industrie	8,19	0,49
Oeffentliche Baubetriebe (Staatliche, Provinzial- und Kommunal-Bauverwaltungen)	7,53	0,68
Staatseisenbahnen, Post und Telegraphen	7,23	1,00
Berufsgenossenschaft der Gas- und Wasserwerke	7,17	0,54
Berufsgenossenschaft der Schornsteinfegermeister des Deutschen Reichs	6,97	1,87
Metall-Berufsgenossenschaften	6,58	0,13
Straßen- und Klein-Bahn-Berufsgenossenschaft	6,43	0,80
Berufsgenossenschaft der Musikinstrumentenindustrie	6,06	—
Lederindustrie-Berufsgenossenschaft	5,86	0,35
Berufsgenossenschaft der Feinmechanik und Elektrotechnik	5,76	0,22
See-Berufsgenossenschaft	5,59	1,09
Privatbahn-Berufsgenossenschaft	5,35	0,72
Nahrungsmittelindustrie-Berufsgenossenschaft	4,96	0,23
Glas-Berufsgenossenschaft	4,65	0,30
Marine- und Heeresverwaltung	4,32	0,17
Papierverarbeitungs-Berufsgenossenschaft	4,15	0,09
Töpferei-Berufsgenossenschaft	3,04	0,15
Deutsche Buchdrucker-Berufsgenossenschaft	2,96	0,06
Textil-Berufsgenossenschaften	2,86	0,11
Bekleidungsindustrie-Berufsgenossenschaft	2,00	0,05
Tabak-Berufsgenossenschaft	0,52	0,02
Gewerbe-, Bau- und See-Unfallversicherung	8,79	0,72
Unfallversicherung für Land- und Forstwirtschaft	11,50	0,55

Die Invalidenversicherung besteht seit 1891 und umfaßt etwa 16 Millionen Versicherte. Sie bezweckt die Gewährung von Invaliden-

und Altersrenten und übernimmt vorbeugend die Krankenfürsorge in Krankheitsfällen, welche Erwerbsunfähigkeit befürchten lassen.

Die Invalidenversicherung verausgabte im Jahre 1911 für:

Invalidenrente	151,0 Mill.	Mark
Krankenrente	3,1 „	„
Altersrente	14,4 „	„
Invalidenhauspflege	0,9 „	„
Heilverfahren	23,6 „	„

Gegenwärtig gewährt die Invalidenversicherung jährlich etwa 138000 neue Renten.

Die Invaliditätsursachen verteilten sich in den Jahren 1896 bis 1899:

	Männer	%	Frauen	%
Entkräftung, Blutarmut, Altersschwäche	30 385	15,0	20 018	22,1
Krankheiten der Lunge, ausschl. Tuberkulose . . .	33 810	16,7	8 097	8,9
Tuberkulose der Lungen	30 353	15,0	8 573	9,5
Gelenkrheumatismus, Gicht	12 425	6,2	7 732	8,5
Krankheiten des Herzens und der großen Blutgefäße	12 090	6,0	7 781	8,6
Krankheiten der Bewegungsorgane	10 074	5,0	4 664	5,2
Krankheiten der Augen	7 708	3,8	4 464	4,9
Krankheiten der Atmungswege	7 410	3,7	2 033	2,2
Krankheiten des Magens	5 954	3,0	2 838	3,1
Krebs usw.	5 006	2,5	2 400	2,7
Gehirnschlagfluß usw.	4 953	1,5	1 577	1,7
Krankheiten einzelner Nerven- und Nervenbezirke .	3 842	1,9	2 256	2,5
Geisteskrankheiten	3 639	1,8	1 870	2,1
Krankheiten der Haut und des Unterhautzellgewebes	3 412	1,7	1 969	2,2
Folgen mechanischer Verletzungen	4 133	2,0	1 148	1,3
Krankheiten des Rückenmarks	4 326	2,1	878	1,0
Unterleibsbrüche	3 975	2,0	855	0,9
Muskelrheumatismus	3 450	1,7	1 269	1,4
Krankheiten der Harn- und Geschlechtsorgane . .	1 299	0,6	3 199	3,5
Sonstige Krankheiten der Blutgefäße, Lymphgefäße und Lymphdrüsen	2 317	1,1	1 576	1,7
Krankheiten der Nieren	2 374	1,2	921	1,0
Krankheiten des Darms, der Leber oder Milz . . .	1 996	1,0	917	1,0
Tuberkulose anderer Organe	1 953	1,0	898	1,0
Epilepsie und verwandte Formen	1 805	0,9	1 142	1,3
Sonstige Allgemeinleiden	1 383	0,7	767	0,9
Krankheiten des Brustfells	1 026	0,5	242	0,3
Krankheiten der Ohren	649	0,3	402	0,4
Krankheiten der sonstigen Verdauungsorgane . . .	232	0,1	71	0,1

Es ist leicht begreiflich, daß mit der Einbürgerung des sozialen Versicherungswesens unzählige Fragen verwaltungstechnischer und medizinischer Natur auf Lösung drängten, von denen frühere Zeiten nichts wußten. Insbesondere sahen sich die Aerzte vor neue Aufgaben gestellt, die zunächst rein empirisch an der Hand der Praxis und nach Maßgabe der einzelnen Fälle erledigt wurden und so zu Erfahrungen führten, die schließlich eine wissenschaftliche Zusammenfassung in dem noch jungen Sonderfach der „sozialen Medizin" fanden. Hier ist gegenwärtig noch alles im Werden, aber es ist kein

Zweifel mehr möglich, daß sich auch auf diesem verwickelten Gebiete eine Theorie bilden wird, die der vielgestaltigen Praxis des sozialen Versicherungswesens Leitsätze des Handelns liefern wird.

Ein wichtiger Ausgangspunkt für derartige Betrachtungen, der bis jetzt noch nicht hinreichend gewürdigt worden ist, ist die Unterscheidung der ärztlichen Leistungen in solche, die von der Notlage der Versicherten objektiv erheischt werden, und solche, die geeignet sind, die Versicherten subjektiv zu befriedigen. Das objektiv Notwendige der ärztlichen Leistungen ist bestimmt durch den jeweiligen Stand der medizinischen Wissenschaft und der Verbreitung des ärztlichen Könnens. Die Grenzen sind hier also genau abgesteckt. Anders verhält es sich mit der subjektiven Befriedigung jener, auf die sich die ärztliche Betätigung bei der Unfall-, Invaliden- und Krankenversicherung erstreckt. Irgend welche natürliche Grenzen gibt es für diese subjektiven Bedürfnisse nicht; sie können daher ins Grenzenlose wachsen, wenn nicht feste gesetzliche Schranken aufgerichtet werden. Es ist nun lehrreich zu sehen, wie grundverschieden sich in jeder der drei Versicherungsarten die Gebiete des objektiv Erforderlichen und des subjektiv Befriedigenden zueinander verhalten.

Bei der Invalidenversicherung ist der Arzt verhältnismäßig leicht in der Lage, nach objektiven Gesichtspunkten dem Rentenanwärter durch ein Gutachten die Rente zu verschaffen. Die Zahl der strittigen Fälle ist nicht so groß, daß sie sich nicht durch eine größere Routine in der sozialen Gutachtertätigkeit vermindern ließe. Man darf daher annehmen, daß nach längerem Bestehen der Gesetze, deren Bestimmungen erst allmählich den Aerzten in Fleisch und Blut übergehen werden, alle objektiv Berechtigten zuverlässig herausgesucht werden können und die Nichtigkeit der zurückgewiesenen Ansprüche so deutlich begründet werden kann, daß daraus keine subjektive Mißstimmung in den Kreisen der Versicherten entsteht. Auch auf dem Gebiete der Unfallversicherung kann der Arzt, besonders aber der spezifisch vorgebildete Unfallsachverständige seine entscheidenden Gutachten nach objektiven Merkmalen ausstellen und begründen. Subjektiv befriedigen werden sie allerdings nur in den wenigen Fällen, in denen es sich nicht um Vollrenten handelt, da der durch den Unfall dauernd Geschädigte begreiflicherweise seinen Verlust an Arbeitskraft stets höher einschätzen wird, als das durch die Rente gebotene Aequivalent beträgt. Aber diese psychische Verfassung des Unfallverletzten ist, wie die Haftpflichtprozesse in den wohlhabenden Kreisen ergeben, eine so allgemeine, von der sozialen Lage unabhängige menschliche Eigenschaft, daß an ihre Beseitigung überhaupt nicht zu denken ist und der Gesetzgeber sie deshalb notgedrungen unberücksichtigt lassen muß. Wir haben demnach als Ergebnis unserer Betrachtungen den Satz gewonnen, daß die subjektive Befriedigung des Versicherten bei der Invaliden- und Altersversicherung zugleich mit der Gewährung des objektiv Erforderlichen eintritt, bei der Unfallversicherung aber als fast aussichtslos gänzlich vernachlässigt werden darf. Bei beiden Versicherungsarten hat der ärztliche Begutachter sein Augenmerk nur auf den objektiven Tatbestand zu lenken, auf Grund dessen dann die Versicherungsstellen die Leistungen erstatten. Die Folge davon ist ein befriedigendes Arbeiten des Verwaltungsapparates, das schon jetzt nach wenigen Jahrzehnten des Bestehens der Versicherungsgesetzgebung erkennbar ist und sich nach weiteren Jahrzehnten voraussichtlich noch erheblich vervollkommnen wird.

Ganz anders verhält es sich mit der Krankenversicherung. Erschwerend wirkt hier zunächst der Umstand, daß es sich nicht wie bei der Unfallversicherung um einige wenige, dafür aber eingehende Gutachten, sondern um zahlreiche kurze, nicht selten hunderte von Malen bei der nämlichen Person sich wiederholende Begutachtungen der Arbeitsfähigkeit usw. handelt. Die Anordnungen, die der Arzt bei der Behandlung und Beurteilung der erkrankten Kassenmitglieder trifft, müssen in jedem einzelnen Falle sowohl die objektive Notwendigkeit als auch die subjektive Befriedigung des Kranken berücksichtigen. Auch hier wird natürlich das objektiv Notwendige durch den jeweiligen Stand des medizinischen Wissens und des ärztlichen Könnens bestimmt. Dagegen sind die subjektiv befriedigenden Leistungen außerordentlich fließender Natur, so daß es geboten ist, hier feste Schranken zu ziehen, wenn nicht eine Vergeudung von Geldmitteln Platz greifen soll. Als Lösungen dieser schwierigen Aufgabe bietet sich zunächst der Ausweg, die Mindestleistungen, die das Gesetz allen Kassen vorschreibt, grundsätzlich auf das objektiv Notwendige an ärztlicher Hilfe und Heilmitteln zu beschränken und die Befriedigung auch der bescheidensten subjektiven Bedürfnisse der jeder Kasse zustehenden freiwilligen Ausdehnung ihrer Leistungen zu überlassen. Dieser Weg würde vom verwaltungstechnischen und gesetzgeberischen Gesichtspunkte aus natürlich der bequemste sein; leider ist er aus dem einfachen Grunde nicht gangbar, weil sich in der überwiegenden Mehrzahl der Fälle, in denen ärztliche Hilfe in Anspruch genommen wird, die ärztliche Maßnahme nicht reinlich in einen objektiv notwendigen und subjektiv befriedigenden Teil trennen läßt. Bei den meisten Arzneimitteln, die wir Aerzte verschreiben, ja selbst bei zahlreichen chirurgischen Eingriffen ist kaum von vornherein zu sagen, ob sie objektiv geboten sind und eine berechenbare Heilwirkung ausüben oder nur auf die subjektive Befriedigung des Individuums abzielen. Vielmehr ist die ganze ärztliche Behandlung darauf gerichtet, beiden Anzeigen durch ein und dieselbe Maßnahme oder durch eine Gruppe einander ergänzender Maßnahmen gerecht zu werden. Das Krankenversicherungsgesetz hütet sich daher wohl, eine derartige Trennung vorzunehmen, indem es als Mindestleistungen außer dem Krankengelde vom Beginn der Krankheit ab freie ärztliche Behandlung, Arznei, Brillen, Bruchbänder und ähnliche Heilmittel zusagt. Diese dehnbaren Bestimmungen haben sich aber in der jahrzehntelangen Praxis nicht bewährt, sondern zu Auswüchsen geführt. Man wird allerdings nach wie vor nicht umhin können, außer den objektiv notwendigen Leistungen auch auf die subjektive Befriedigung gerichtete zugestehen zu müssen, aber letztere müssen genau umschrieben werden, damit nicht mehr wie gegenwärtig für Bagatellsachen Mittel aufgebraucht werden, die für die wichtigen Aufgaben fehlen. Zu den objektiv notwendigen Leistungen gehört 1. ein ausreichendes Krankengeld, 2. ärztliche Behandlung und 3. Heilmittel in allen ernsten Krankheitsfällen. Dagegen erscheint es von zweifelhaftem Nutzen, daß das Gesetz den Krankenkassen angewöhnt hat, den Versicherten sämtliche Hausmittel, Einreibungen, Bäder usw. umsonst zu liefern. Diese Verpflichtung hat sehr viel dazu beigetragen, das Verhältnis zwischen Kassenarzt und Kassenkranken einerseits, zwischen Arzt und Kassenvorstand andererseits zu vergiften. Die Bewilligung dieser ganz auf Befriedigung der subjektiven Bedürfnisse der Bevölkerung gerichteten Anforderungen nach Hustenpillen, Bleichsuchtsmitteln, Rheumatismuseinreibungen, Milchlieferung und Landaufenthaltsgewährung usw. würde sich auch gar nicht durchführen lassen, wenn nicht die Kassenvorstände mit allen möglichen kleinen Verwaltungstriks und besonders durch Druck auf den Arzt, nicht viel hiervon zu verschreiben, die Gewährung wieder einzuschränken oder zu verhindern wüßten. Die Kassenärzte sind jetzt in der mißlichen Lage, zwar alles bewilligen zu können, aber trotzdem durch Kontrollmaßregeln in der Bewilligung außerordentlich behindert zu sein.

Die mit Recht erfolgte Bevorzugung der natürlichen Heilfaktoren in der inneren Medizin kann ohnehin auf die Dauer nicht ohne Rückwirkung auf die Wertschätzung der pharmazeutischen Heilmittel und Stellung der Apotheke bleiben, die noch vor einigen Jahrzehnten die fast ausschließliche Bezugsquelle der üblichen Mittel bildete. Die geringere Wertschätzung der Arzneimittel und die wohl dauernde Einbuße ihrer Monopolstellung äußert sich allerdings noch nicht in einer Verminderung des Verbrauchs dieser Mittel. Im Gegenteil ist dieser sogar noch beträchtlich gestiegen. Das hat seine Ursache hauptsächlich in der immer weiteren Ausdehnung der Krankenkassen, die zur freien Lieferung der Arzneimittel gesetzlich verpflichtet sind. Auch das ungeheure Inseratenwesen, das die mächtige und blühende chemische Großindustrie unterhält, sorgt wohl noch für Jahrzehnte dafür, daß mit immer neu auf den Markt geworfenen Mitteln starke und stets wiederkehrende Suggestionen über den Wert der Heil- und besonders der Nährmittel der urteilsunfähigen Bevölkerungsmenge eingeprägt werden. Doch dürfte sich dieser Zustand schwerlich auf die Dauer erhalten lassen, da der Arzneimittelverbrauch und die Nährmittelwertschätzung schließlich doch auf ihren bescheidenen wahren Wert zurückgeführt werden wird.

Der Grundzug der neueren Apothekengesetzgebung bezweckt einen allmählichen Ersatz der zum Apothekenhandel führenden Realkonzession durch die Personalkonzession. Diese Tendenz ist selbstverständlich zu begrüßen. Doch darf nicht übersehen werden, daß auch diese Lösung der Apothekerfrage nur als eine vorläufige angesehen werden kann. Auch die Personalkonzession ist und bleibt ein Privilegium, und Privilegien sollten im modernen Wirtschaftsleben niemals Privatpersonen, sondern immer nur öffentlichen Institutionen zur Exploitation überlassen werden. Gerade der Apothekenbetrieb dürfte sich vorzüglich entweder zur Verstaatlichung oder noch besser zur Kommunalisierung eignen, zumal die Apotheke in neuerer Zeit immer mehr den Charakter einer Produktionsstätte verliert und sich zu einer reinen Distributionsstätte von Heilmitteln entwickelt. Vorbildlich dürfte nach dieser Richtung sein, daß im Großherzogtum Hessen die neuerteilten Konzessionen größtenteils an Gemeinden vergeben sind, so daß hier bereits 13 Kommunalapotheken entstanden sind, mit denen man nur gute Erfahrungen gemacht hat.

Die gesetzliche Verpflichtung zur uneingeschränkten Lieferung von Heilmitteln hat der kassenärztlichen Sprechstunde jede Würde geraubt. Es gehört z. B. nicht zu den Seltenheiten, daß den beschäftigten Kassenarzt in einer Sprechstunde zahlreiche gesunde Personen, meist weiblichen Geschlechts, aufsuchen, um sich ein Mittel gegen einen einfachen Erkältungshusten verschreiben zu lassen. Es ist natürlich ausgeschlossen, daß der Kassenarzt jeder dieser Personen eine gründliche Lungenuntersuchung angedeihen lassen kann; es wird also jedem ein Rezept eingehändigt, um das Wartezimmer so schnell als möglich zu leeren. Außer diesen harmlosen Erkältungen gibt es ja nun noch unzählige Arten der Unpäßlichkeit und des körperlichen Unbehagens, für die der kassenärztliche Apparat in Bewegung gesetzt wird. Leider gibt es noch keine Statistik, aus der das zahlenmäßige Verhältnis der Bagatellsachen zu den ernsthaften Erkrankungen zu ersehen wäre. Der Verfasser nimmt auf Grund seiner Erfahrungen als Kassenarzt an, daß etwa drei Viertel aller Sprechstundenfälle ohne ärztliche Hilfe gesund werden und den Arzt garnicht aufsuchen würden, wenn sie ihn honorieren oder die verschriebene Arznei oder wenigstens die Hälfte derselben zu bezahlen verpflichtet wären. Die Folge. ist, daß der ganze Betrieb verflacht und der Ernst und die Würde der ärztlichen Tätigkeit sich in die Krankenhäuser, Polikliniken und zu jenen Aerzten flüchtet, die grundsätzlich keine Kassenpraxis betreiben. Uebrigens entspricht die unbeschränkte Gewährung der Heilmittel keineswegs dem Grundgedanken jeder Versicherung, der doch die Abwälzung einer für den Einzelnen schwer erträglichen Last auf die Gesamtheit bezweckt. Es wird kaum jemand behaupten wollen, daß eine dem Arbeiterstande angehörige Person nicht imstande wäre, seine Hausmittel, Hustenpillen, Einreibungen, Bäder usw. und auch die erste ärztliche Beratung, in der festzustellen wäre, ob es sich um eine Bagatellsache oder um eine wirkliche Krankheit handelt, aus eigener Tasche zu bezahlen. Die Beschränkung der Lieferung der Heilmittel auf Fälle von längerer und ernster Erkrankung würde ein vorzügliches Mittel sein, die Finanzen der Kassen aufzubessern, dem kassenärztlichen Dienst seine Würde wiederzugeben und das aus zahlreichen anderen Gründen dringend nötige System der freien Arztwahl zu ermöglichen.

Das Recht, seinen Arzt frei zu wählen, ist für das Kassenmitglied natürlich auch nicht objektiv notwendig, gehört aber zu den für die subjektive Befriedigung äußerst wichtigen Leistungen. Denn weil der Beitritt zu einer Kasse nicht freiwillig sondern obligatorisch ist, so müßte der Kranke doch wenigstens die Möglichkeit haben, sich den Arzt seines Vertrauens wählen zu dürfen. Es trifft sich daher für den Gesetzgeber gut, daß das Zugeständnis der freien Arztwahl, das in Zukunft schon deswegen gesetzlich gewährleistet werden muß, weil es das einzig würdige System der ärztlichen Anstellung darbietet, zugleich auch ein wichtiges Moment ist, die Kranken subjektiv zu befriedigen. Die gegen die Einführung der freien Arztwahl geltend gemachten Gründe sind entweder bereits schon jetzt hinfällig oder würden es werden, wenn die oben befürwortete Einschränkung der grenzenlosen Gewährung von Heilmitteln Gesetz würde. Diese Beschränkung und die technisch durchaus mögliche Ausscheidung aller Bagatellsachen würde auch den Weg zur Einbeziehung der Familie in die Krankenversicherung bahnen helfen. Diese Berücksichtigung der Familienangehörigen in der Krankenversicherung in irgend einer Form würde in erster Linie natürlich sachlich zu begrüßen sein, sodann aber auch dazu dienen, die Ausscheidung der Leistungen zur Befriedigung mancher liebgewordenen Bedürfnisse, die jetzt überflüssigerweise im Rahmen der Krankenkasse vor sich geht, schmackhaft zu machen. Es kommt eben bei einer Reform der Krankenversicherung darauf an, die Bagatellen herauszubringen und so Mittel zur Lösung großer Aufgaben zu gewinnen. Die Einführung der Familienversicherung dürfte aber doch wohl die größte Aufgabe sein, die sich eine zukünftige Reform der Krankenversicherung zu stellen hat. Würden wir doch damit endlich die Kinder zum Anschluß an die Segnungen des sozialen Versicherungswesens bringen.

Der Umstand, daß in der Krankenversicherung das subjektive Moment eine so große Rolle spielt, verdient auch besondere Beachtung bei der Entscheidung, ob und wie weit Selbstverwaltung zu gewähren sei. Leider wird ja in der Erörterung dieser Frage meistens nur der politische Gesichtspunkt berücksichtigt und vergessen, daß die Selbstverwaltung einen ganz besonderen, ihr eigentümlichen Vorzug besitzt, der mit der Politik in keiner Verbindung steht. Das Beispiel der angelsächsischen Länder, in denen der Grundsatz der Selbstverwaltung in der denkbar weitesten Ausdehnung zur Anwendung kommt, zeigt uns nämlich, daß alle möglichen verwaltungstechnisch unvermeidbaren Unbequemlichkeiten, Mängel und Uebelstände von der Bevölkerung mit Leichtigkeit ertragen werden, wenn die Behörden, von denen diese Mängel ausgehen, aus der Bevölkerung selbst hervorgegangen und von ihr gewählt sind. Die subjektive Befriedigung ist unter der Selbstverwaltung selbst bei mangelhaftem Funktionieren des Verwaltungsapparates erheblich größer, als wenn eine autoritäre Behörde unmittelbar mit der Bevölkerung in Verbindung steht, die keinen inneren Zusammenhang mit der Bevölkerung hat und ihr durch höhere Gewalt verordnet ist. Diese Erfahrung darf bei der Organisation des Versicherungswesens, speziell der Krankenversicherung, nicht außer Augen gelassen werden. Es war eine weise und in ihren Folgen für die Durchführbarkeit der Versicherungsgesetze überaus heilsame Tat, daß bei Einrichtung der deutschen Arbeiterversicherung der unmittelbare Anschluß der Versicherungsorganisation an die Staatsverwaltung vermieden wurde und eigene Verwaltungskörper eingerichtet worden sind. Es war doppelt weise, diese Selbstverwaltung in der Krankenversicherung in besonders weitherzigem Maße zu gewähren.

Dem Beispiele Deutschlands folgen die übrigen Länder nur zögernd nach, obwohl die Segnungen der obligatorischen Versicherung immer mehr Anerkennung finden.

Die Einbeziehung eines immer wachsenden Bruchteiles der Bevölkerung in das soziale Versicherungswesen, das sich im Laufe der ihm selbst innewohnenden Entwicklungstendenz voraussichtlich in absehbarer Zeit zu einer Volksversicherung auswachsen wird, hat auch auf den ärztlichen Stand als solchen und seine Berufsinteressen stark eingewirkt. Um bei der starken Einbuße an freier Praxis und bei der Anstellung seitens der Kassenverwaltungen nicht gar zu kurz zu kommen, haben die Aerzte sich, wie die meisten anderen Berufsstände, zu großen Verbänden zusammengetan, die ihre wirtschaftlichen Interessen wahrnehmen. Es ist anzunehmen, daß nach den Konflikten mit den Versicherungsbehörden schließlich ein modus vivendi gefunden wird, in dem sich wohlfeile ärztliche Versorgung der Versicherten mit der Erhaltung eines selbständigen, wirtschaftlich den Bedingungen eines akademischen Berufes angemessenen Aerztestandes vereinigen läßt.

Der Arzt älteren Stiles — etwa bis zur Mitte des 19. Jahrhunderts — war nicht nur verpflichtet, die gesamte innere Medizin zu beherrschen, sondern er war auch Chirurg, der vor den größten Eingriffen nicht zurückschreckte, wenn auch die meisten Operierten starben. Er vollzog als unerschrockener Geburtshelfer mit notdürftig gereinigter Geburtszange Eingriffe, die heute nur unter sorgfältigen Kautelen und nach umständlichen Vorbereitungen — dann aber auch mit fast berechenbar sicherem Erfolge — unternommen werden. Wegen der großen Verluste war die operative Tätigkeit bei den Aerzten wenig beliebt und wurde gern dem im Range tiefer stehenden Feldscherer überlassen, während der Arzt seine Würde durch die mit vielem Aufwand von historischen, philosophischen, philologischen Kenntnissen gelehrte innere Medizin erhielt. Augen-, Nasen-, Ohren-, Kehlkopfheilkunde wurde nur nebenbei betrieben. Ein bescheidenes Instrumentarium genügte dem einzelnen Arzte, um Amputationen, Stein-, Bruch- und Staroperationen, Kaiserschnitt usw. kurzerhand unter mangelhafter Beihilfe und ohne Möglichkeit der Betäubung des Opfers auszuführen. Nicht mit Unrecht bezeichnet man diese ärztliche Tätigkeit als heroische Medizin. Die Behandlung in den Krankenhäusern war nicht besser, sondern erheblich schlechter als in den Familienwohnungen. Die Unkenntnis der Ursachen der Wundkrankheiten brachte es mit sich, daß die Ergebnisse der Operationen in den Krankenhäusern und Lazaretten infolge des Lazarettbrandes und der Wundrose noch viel schlechter waren als bei Operationen in den Wohnungen der Kranken. Die

Krankenhäuser waren deshalb verrufen und wurden nur von Unbemittelten, auf Kosten der Armenverwaltung Verpflegten, aufgesucht.

Vergleichen wir hiermit den gegenwärtigen Zustand der ärztlichen Betätigung, wie er sich in wenigen Jahrzehnten entwickelt hat, so fällt zunächst auf, in wie hohem Maße der die Volkswirtschaft der Neuzeit überhaupt bestimmende Grundsatz der Arbeitsteilung den ärztlichen Stand umgestaltet hat. Diese Arbeitsteilung und die damit wachsende Intensität der ärztlichen Behandlung hat der Anstaltsbehandlung der freien gegenüber im steigenden Maße den Vorzug gegeben.

Zunächst hat sich die Chirurgie aus dem Tätigkeitsgebiete des frei praktizierenden Arztes zu einem Sonderfach entwickelt, das infolge der auf die Ergebnisse der Bakteriologie sich aufbauenden Wundbehandlung einen großartigen Apparat an Operationszimmern und Instrumentarium erfordert, wie er sich nur im Anschluß an ein Krankenhaus in zureichender Güte herstellen läßt. Von der operativen Frauenheilkunde und der Orthopädie gilt das nämliche.

Aber auch jene Sonderfächer, die die ambulante Behandlung pflegen, wie die Ohren-, Augen- Kehlkopfheilkunde, die Neurologie usw. können, falls es sich um bettlägerige Kranke handelt, nirgends bequemer auf ein und denselben Kranken konzentriert werden als im Anstaltsbetrieb, wie ihn in dieser Beziehung wohl am vollständigsten und frühesten die Universitätskliniken ausgebildet haben.

Dieser Bevorzugung des Krankenhauswesens auf dem Gebiete der äußeren, der chirurgischen Technik zugänglichen Medizin trat einige Jahrzehnte später eine weitere Begünstigung dadurch zur Seite, daß auch die bis dahin ziemlich gleichartig vorwiegend mit Arzneien behandelten inneren Krankheiten eine besondere Behandlung durch physikalische Heilmethoden, die für die einzelnen Krankheiten in sehr verschiedener Weise angewendet werden mußten, verlangten. Die arzneiliche ist von Jahrzehnt zu Jahrzehnt vor der physikalischen Behandlung chronisch verlaufender Krankheiten zurückgewichen und genießt mit wenigen Ausnahmen heute nur noch eine symptomatische Bedeutung. Dafür hat sich die langwährende Stoffwechselbeeinflussung durch diätetische Maßnahmen bei bevorzugter Anwendung von Luft, Licht und Wasser immer mehr eingeführt. Die Anwendung dieser Methoden übt volle Wirksamkeit aber erst dann aus, wenn der Kranke seiner Umgebung, Familie und Beschäftigung entzogen und in eine besondere, für seine Krankheit passende Umwelt gebracht wird. Das läßt sich nur in eigens dafür eingerichteten Anstalten bewerkstelligen. Die bessergestellten Bevölkerungsschichten begannen mit ihren Sanatorien. Es folgte Staat, Gemeinde, private und soziale

Wohlfahrtspflege mit den Volksheilstätten für Lungen-, Nerven- und Herzkranke, den Kinderheilstätten und den Säuglingsheimen.

Die Befriedigung der überall ärztlicherseits auftauchenden Forderung nach Anstaltsbehandlung erscheint um so einleuchtender, als die früher so gefürchteten Gefahren, die aus der Anhäufung zahlreicher Kranker auf den engen Raum eines Krankenhauses sich ergeben können, dank der Entwicklung der Technik und der Kenntnis der Entstehung und Verhütung der ansteckenden Krankheiten als fast vollständig vermeidbar angesehen werden können. Ist man doch jetzt sogar imstande, im zartesten Alter stehende Kinder unter Vermeidung der vor kurzem ganz selbstverständlichen großen Sterblichkeit im Säuglingsheim und Kinderkrankenhaus zu behandeln. Der Aufschwung, den das Krankenhauswesen in der zweiten Hälfte des Jahrhunderts genommen hat, kam hauptsächlich den allgemeinen Krankenhäusern zugute. Diese bildeten in ihren eigenen Mauern besondere Abteilungen aus, die sich dann sehr bald der Differenzierung der medizinischen Sonderfächer folgend zu Spezialanstalten verselbständigten. Es ist aber auffallend, daß eine besondere Art medizinischer Obsorge, die im Mittelalter das Krankenhauswesen geradezu beherrschte, erst wieder in jüngster Zeit als eine das Krankenhauswesen fördernde Tendenz in Erscheinung tritt. Es ist dieses die Absicht, Epidemien dadurch zu bekämpfen, daß man einen möglichst großen Teil der Erkrankten aus der allgemeinen Bevölkerung und dem freien bürgerlichen Verkehr herausnimmt und in besonderen Anstalten vereinigt. Durch dieses Verfahren wird sowohl einer medizinischen als einer hygienischen Anzeige entsprochen; denn einmal läßt sich Pflege und Behandlung der Erkrankten in diesen Sonderkrankenhäusern oder Sonderabteilungen allgemeiner Krankenhäuser rationeller gestalten, sodann wird auch die Ansteckungsgelegenheit erheblich beschränkt.

Um die Jahrhundertwende kam nach einer Zusammenstellung von U. Deganello[1]) ein Krankenhausbett (in öffentlichen und privaten Heilanstalten) in Deutschland auf 322, in Italien auf 419, in Frankreich auf 505, in Oesterreich auf 550, in Ungarn auf 714, in Schweden auf 577 Einwohner. Seit 1884 hat eine Vermehrung der allgemeinen Heilanstalten in Preußen von 1155 auf 2411, also um 1256 gleich 108,74 vom Hundert stattgefunden. In diesen Anstalten standen im Jahre 1906 138016 Betten gleich 36,96 auf 10000 Einwohner den Kranken zur Verfügung; die Zahl der Verpflegten betrug

---

1) U. Deganello, Sull' assistenza ospitaliera in Italia e in alcuni altri stati. Bologna 1906.

1036161 (636149 männl., 400012 weibl.) gleich 277,47 auf die gleiche Zahl der Bewohner des Staates.

Endlich hat man im letzten Jahrzehnt begonnen, Anstalten zur „vorbeugenden Heilbehandlung“, wie der etwas wunderliche Ausdruck lautet, zu gründen. Man versteht darunter die Verbringung Leichterkrankter, eigentlich noch nicht anstaltsbedürftiger Patienten in Sonderkrankenhäuser, in denen sie einer intensiven und langwährenden Behandlung unterzogen werden, um ihr Leiden schon im Anfangsstadium zu beheben und so ein Siechtum zu vermeiden.

Aber die medizinische Wissenschaft hat nicht nur das Anstaltswesen dadurch gefördert, daß sie für ganze Gruppen von Kranken, die früher der Anstaltspflege entbehrten, Krankenhausbehandlung durchgesetzt hat. Sie hat auch im Laufe des neunzehnten Jahrhunderts mit steigendem Nachdruck die Forderung erhoben, daß Anstalten, deren Leitung jahrhundertelang als der Kompetenz von Geistlichen, Pädagogen usw. zugehörig betrachtet wurde, ärztlicher Leitung unterstellt wurden. Diese Forderung ist zwar noch nicht überall anerkannt, ist aber im siegreichen Vordringen begriffen, so daß es nur eine Frage der Zeit ist, daß sämtliche Irren-, Epileptiker-, Idioten-, Blinden- und Taubstummenanstalten unter ärztlicher Leitung stehen.

In der Entwicklung des Krankenhauswesens in der zweiten Hälfte des neunzehnten Jahrhunderts haben wir es mit einem gleichmäßig verlaufenden, aber sich immer mehr verallgemeinernden Vorgang zu tun, der, ohne in das Volksbewußtsein getreten zu sein und dadurch eine bewußte Förderung erfahren zu haben, doch seinen unaufhörlichen Fortgang nimmt. Dieser Prozeß läßt sich kurz so kennzeichnen: das moderne Krankenhaus-, Heil- und Pflegestättenwesen strebt überall nach der Hospitalisierung der an akuten, heilbaren Krankheiten oder Unfallverletzungen Erkrankten und nach der Asylisierung der an chronischem und unheilbarem Siechtum Leidenden, während die Fürsorgebehandlung sich als ein Zwischenglied einschiebt für jene Kranken, bei denen erst längere Beobachtung und ausgedehnte Behandlung erweisen kann, zu welcher Schicht sie gehören. Es ist nötig, sich dieser Entwicklungsrichtung bewußt zu werden. Denn wenn dieser Prozeß als solcher erst klar erkannt und in das öffentliche Bewußtsein übergegangen ist, so kann er durch die verschiedensten Maßnahmen mehr gefördert, beschleunigt, verallgemeinert, überhaupt rationeller gestaltet werden, als wenn er seinem natürlichen, ungeregelten Entwicklungsgange überlassen bleibt.

Das gesamte Krankenanstaltswesen verdankt auch während der zweiten Hälfte des 19. Jahrhunderts der kirchlichen und privaten

Wohltätigkeit wichtige Anregungen. Sowohl sind eine große Anzahl von Krankenhäusern auf charitativem Wege entstanden, als ist auch vor allen Dingen von dieser Seite der für den Krankenhausbetrieb so wichtige Pflegepersonenstand geschaffen worden. Aber für eine weitgehende Verallgemeinerung des Anstaltswesens hat sich die freiwillige Liebestätigkeit als zu schwach erwiesen; sie hat zwar anfeuernd, bahnbrechend und experimentell gewirkt, aber die Anpassung des Anstaltswesens an das vorhandene Bedürfnis hat sie den auf gesetzlicher Grundlage fußenden Maßnahmen der öffentlichen Fürsorge überlassen müssen.

Namentlich die soziale Versicherungsgesetzgebung hat auf die Entwicklung des Krankenkassenwesens einen sehr großen Einfluß ausgeübt und die Krankenhauspflege erst in Deutschland volkstümlich gemacht. Die Krankenversicherung hat zur Vermehrung und Verbesserung der allgemeinen Krankenhäuser beigetragen und ihnen den Charakter der Armenanstalten abstreifen helfen. Die Unfallversicherung hat die Vermehrung und Verbesserungen der chirurgischen Abteilungen der allgemeinen Krankenhäuser angebahnt und sie genötigt, neben der chirurgischen auch die funktionelle Heilung der Unfallverletzten mit Nachdruck zu betreiben, und die Invalidenversicherung hat eine ganz neue Art von Krankenhausfürsorge, die vorbeugende Anstaltsbehandlung, geschaffen.

Leider steht zu der großen Bedeutung, die das Krankenhaus- und Asylwesen bereits gegenwärtig hat, in sonderbarem Gegensatz die fragwürdige Stellung, die die Aerzte selbst in den Anstalten einnehmen, in denen sie die unbestrittene Führung haben. Wie die freipraktizierenden Aerzte ein erhebliches Standesinteresse daran haben, ihre Stellung möglichst frei von bureaukratischer Beschränkung und Aufsicht und allein sich stützend auf das Vertrauen der Hilfesuchenden zu erhalten, so liegt es umgekehrt im Interesse der Anstaltsärzte wie auch der Anstalt und ihrer Insassen, daß sie ein festes Beamtenverhältnis mit gesicherter Zukunft, auskömmlichen Anstellungsbedingungen und Aussicht auf angemessene Beförderung gewinnen. Hier ist gegenwärtig noch alles erst im Werden. Die Regel ist leider noch immer bei zahlreichen Krankenhäusern ein ärztlicher Direktor, der nur wenige Stunden der Anstalt widmet und in der übrigen Zeit des Tages das Prestige, das ihm seine Stellung gewährt, dazu ausnutzt, durch Wahrnehmung einer großen Privatpraxis das unzureichende Gehalt, das er als Anstaltsleiter erhält, zu vergrößern. Ihn unterstützt eine Schar junger Assistenzärzte, die sich dem Anstaltsorganismus nur deshalb zuwenden, weil sie sich an dem sich darbietenden Krankenmaterial für eine spätere Privatpraxis vorbereiten wollen. Erst in jüngster Zeit bildet sich zwischen diesen beiden Gruppen von Anstaltsärzten die mittlere der Oberärzte aus, die sich besonders an den größeren staatlichen Irrenanstalten außerordentlich bewährt haben. Auf ihnen beruht die Zukunft des sich allmählich bildenden Standes von Anstaltsärzten, da sie am engsten mit dem Anstaltsbetriebe verbunden sind und ihm ihre ganze Tätigkeit und langjährige Erfahrung widmen. Es ist dringend zu wünschen, daß die Stellung dieser Aerzte durch umfassende Gehaltsaufbesserung gehoben wird, damit sie ebenso frühzeitig wie ihre freipraktizierenden Kollegen einen Hausstand gründen können.

Eine gewisse Zentralisation des ganzen Anstaltswesens ist deshalb erforderlich, weil nur eine Zentralinstanz in der Lage ist, aus einem größeren Bevölkerungskreise gleichartige Kranke zusammenzustellen und so für eine gleichartige Besetzung der Anstalten zu sorgen. Wie schon früher bemerkt, strebt die Entwicklung noch eine Spezialisierung des Anstaltswesens nach der Art der betreffenden Patienten, nicht aber, wie heute noch vielfach als Ausdruck der geschichtlichen Entwicklung beobachtet wird, nach der Art der die Anstalten betreibenden Instanzen. Daß diese größere Zentralisation des Anstaltswesens nur von den staatlichen oder kommunalen Behörden ausgehen kann, ist selbstverständlich. Aber dieser Einfluß der Behörden wächst im Anstaltswesen überhaupt immer mehr und drängt erfreulicherweise die private und konfessionelle Betätigung auf diesem Gebiete von Jahr zu Jahr weiter in den Hintergrund.

Die soziale Bedingtheit der Krankheiten.

Die Wirksamkeit sozialer Faktoren in dem Ursachenkomplex der meisten Krankheiten hat sich aus unserer Darstellung ohne weiteres ergeben, wenn auch bei den einzelnen Krankheitsgruppen bemerkenswerte Unterschiede bestehen. Namentlich wirkt die soziale Umwelt auf Krankheitsentstehung und Krankheitsverlauf bei den chronischen Infektionskrankheiten, den Stoffwechselkrankheiten, den Gewerbekrankheiten, den Säuglings- und Kinderkrankheiten, während die akuten Infektionskrankheiten und die Geschlechtskrankheiten weniger, die Nerven- und Geisteskrankheiten am wenigsten ursächliche Beziehungen zur sozialen Umwelt unterhalten. Ohne Einfluß ist diese allerdings bei keiner Krankheitsgruppe. Selbst wenn die Ursachen ganz unabhängig von den sozialen Verhältnissen sind, ist doch der Verlauf, die Erscheinungsform und der Ausgang durch diese in erheblichem Maße mitbestimmt. Es ist deshalb auch nicht verwunderlich, wenn die Sterblichkeit je nach dem Stande der wirtschaftlichen Verhältnisse in den einzelnen Gesellschaftsschichten überaus verschieden ist. Bei den einzelnen Krankheiten sind dafür genug Beispiele angeführt, so daß an dieser Stelle bezüglich der allgemeinen Sterblichkeit nur auf die Literatur hingewiesen zu werden braucht, deren Zahlenmaterial an dieser Stelle wiederzugeben sich erübrigt. Nur aus der Bremischen Statistik[1]), die gerade nach dieser Richtung hin einen hohen Grad von Zuverlässigkeit besitzt, sind in nebenstehender Tabelle die hauptsächlichsten Daten wiedergegeben worden. In der Arbeit selbst werden diese Zahlen folgendermaßen kommentiert: „Die Gesamtsterblichkeit der Kinder von weniger als einem Jahre ist also in der sozialen Unterschicht vergleichsweise ganz enorm. Sie ist rund fünfmal so groß wie bei den Wohlhabenden und beinahe dreimal so groß wie beim Mittelstand. Als Todesursache stehen bei den Aermeren die Atrophie sowie Magen- und Darmkatarrh weitaus im Vordergrunde. Bei den

---

1) J. Funk, Die Sterblichkeit nach sozialen Klassen in der Stadt Bremen. Mitteilungen des Bremischen statistischen Amtes. 1911. Nr. 1.

Auf je 10000 Lebende jeden Geschlechts und jeder Altersstufe
kommen Gestorbene:

Altersstufen und Todesursachen	Wohl-habende	Mittel-stand	Aermere	Insgesamt
Gesamtzahl der Gestorbenen	73	107	196	125
davon 0 bis 1 Jahr:				
Gestorbene	489	909	2558	1676
davon:				
Angeborene Lebensschwäche	192	233	489	356
Atrophie, Magen- und Darmkatarrh	64	188	921	540
Masern und Keuchhusten	21	—	163	86
Tuberkulose	21	55	121	83
Krankheiten der Atmungsorgane	21	211	347	248
Krämpfe	85	67	269	173
Uebrige und unbekannte Ursachen	85	155	248	190
1 bis 5 Jahre:				
Gestorbene	28	92	262	156
davon:				
Magen- und Darmkatarrh usw.	4,0	2,8	17	9,8
Masern und Keuchhusten	4,0	5,6	60	30
Tuberkulose	4,0	28	52	34
Sonstige Infektionskrankheiten	12	17	29	21
Krankheiten der Atmungsorgane	—	14	60	32
Uebrige und unbekannte Ursachen	4,0	25	43	29
5 bis 15 Jahre:				
Gestorbene	17	25	40	29
davon:				
Tuberkulose	5,3	4,5	12	7,7
Sonstige Infektionskrankheiten.	2,6	8,9	11,9	8,4
Uebrige und unbekannte Ursachen	9,2	11	16	13
15 bis 30 Jahre:				
Gestorbene	12	27	66	32
davon:				
Kindbettfieber	—	—	—	—
Lungentuberkulose	1,8	10	32	13
Sonstige Infektionskrankheiten	3,5	3,0	11	5,5
Selbstmord	0,9	3,0	5,2	2,7
Sonstiger gewaltsamer Tod	1,3	2,4	6,6	3,1
Uebrige und unbekannte Ursachen	4,4	8,5	11	7,7
30 bis 60 Jahre:				
Gestorbene	62	86	136	94
davon:				
Kindbettfieber	—	—	—	—
Lungentuberkulose	5,8	15	43	21
Sonstige Infektionskrankheiten	4,0	3,7	6,9	4,8
Lungenentzündung und sonstige Krankheiten der Atmungsorgane	5,8	9,0	17	10
Herz- und Blutgefäßkrankheiten	11	11	17	13
Gehirnschlag und sonstige Krankheiten des Nervensystems	5,8	10	12	10

Altersstufen und Todesursachen	Wohl-habende	Mittel-stand	Aermere	Insgesamt
Krankheiten der Verdauungsorgane	5,2	7,8	6,9	6,7
Krebs und sonstige Neubildungen	15	13	12	13
Selbstmord	1,7	5,7	5,7	4,5
Sonstiger gewaltsamer Tod	—	2,6	5,2	2,6
Uebrige und unbekannte Ursachen	7,5	8,4	10	8,7
über 60 Jahre:				
Gestorbene	507	561	509	526
davon:				
Altersschwäche	80	83	71	78
Tuberkulose	16	15	33	20
Lungenentzündung und sonstige Krankheiten der Atmungsorgane	61	121	116	97
Herz- und Blutgefäßkrankheiten	132	111	86	112
Gehirnschlag und sonstige Krankheiten des Nervensystems	68	90	45	70
Krankheiten der Verdauungsorgane	20	23	21	21
Nierenentzündung und sonstige Krankheiten der Harn- und Geschlechtsorgane	18	23	3,0	15 .
Krebs und sonstige Neubildungen	57	68	71	65
Selbstmord	4,6	7,5	21	10
Uebrige und unbekannte Ursachen	50	20	42	38

wohlhabenden und mittleren Schichten treten diese Todesursachen
gegenüber der angeborenen Lebensschwäche, bei der mittleren Gruppe
auch gegenüber den Krankheiten der Atmungsorgane zurück. Fast
ebenso ungünstig gestaltet sich die Sterblichkeit der ärmeren Kinder
von 1 bis 5 Jahren. Ja gegenüber den wohlhabenden ist hier der
verhältnismäßige Vorsprung noch größer. Er beläuft sich fast auf das
Zehnfache. Besonders auffällig ist die außerordentlich hohe Sterblichkeit der ärmeren Kinder an Masern und Keuchhusten und an Krankheiten der Atmungsorgane. Tuberkulose tritt auch bei den Kindern
des Mittelstandes häufiger auf, während bei denen der Wohlhabenden
nur ein Fall vorkam. Bei der Altersgruppe von 5 bis 15 Jahren
haben wir es mit derjenigen zu tun, bei der Todesfälle überhaupt am
seltensten sind. Ihre Gesamtzahl betrug in dem zehnjährigen Zeitraum 79, die sich ziemlich gleichmäßig auf die beiden Geschlechter
verteilten. Der Unterschied in der Sterblichkeit ist hier bei den
einzelnen sozialen Klassen weit geringer als in den beiden ersten
Altersgruppen. Die Verhältniszahl beträgt bei den wohlhabenden
Kindern 17, bei den Kindern des Mittelstandes 25, bei den ärmeren 40.
In der Altersstufe von 15 bis 30 Jahren nehmen die Todesfälle
wieder langsam zu. Die Gesamtzahl beträgt in der beobachteten
Gruppe während des ganzen Zeitraums 172, d. h. auf 10000 Lebende

pro Jahr 32. Die Stufenfolge ist hier 12 bei den Wohlhabenden, 27 beim Mittelstande und 66 bei den Aermeren. Die Differenz zuungunsten der letzteren ist also wieder größer. Besonders tritt bei diesen die Lungentuberkulose in den Vordergrund. Sie hat fast die Hälfte aller Todesfälle verursacht. In der nächsten Altersstufe von 30 bis 60 Jahren ist die Gesamtzahl der Todesfälle auf 509 gestiegen. Auf je 10000 Lebende starben im Jahr bei der wohlhabenden Gruppe 62, bei der mittleren 86 und bei der ärmeren 136. Auch hier steht die Lungentuberkulose als Todesursache weitaus an erster Stelle. Ihr erlagen von 10000 Aermeren 43, von derselben Zahl des Mittelstandes 15 und bei den Wohlhabenden 5,8. Bei den letzteren sind aber andere Todesursachen wichtiger. So insbesondere Herz- und Blutgefäßerkrankungen, die in der letzten Altersstufe bei ihnen noch mehr in den Vordergrund treten. Auch Krebs ist bei den Wohlhabenderen eine häufigere Todesursache als Tuberkulose. Er tritt übrigens in allen sozialen Klassen annähernd in gleicher Häufigkeit auf. Auch Lungenentzündung und Krankheiten der Atmungsorgane sind hervorzuheben. Die Gesamtzahl der Todesfälle in der letzten Altersstufe beträgt für den gesamten Zeitraum 617. Da jedoch diese Altersstufe bei weitem am wenigsten Mitglieder zählt, so ist die relative Todesrate wieder wesentlich größer. Sie beträgt auf 10000 Lebende und aufs Jahr berechnet bei den Wohlhabenden 507, beim Mittelstande 561, bei den Aermeren 509 und bei allen drei Gruppen zusammen 526. Hier sind also die Unterschiede in der Sterblichkeit so gut wie ganz verschwunden."

Endlich mögen hier noch die äußersten Extreme angeführt werden, nämlich die Sterblichkeit in den Familien der europäischen Fürsten und des englischen Hochadels auf der einen, der Insassen eines Gefängnisses auf der anderen Seite.

In den Fürstenfamilien war nach den Erhebungen Sundbärgs nach dem Material der Jahre 1841—1890 und im englischen Hochadel nach den Ermittlungen von Bailey und Day nach dem Material der Jahre 1841—1890 die fernere mittlere Lebensdauer[1]:

Alter	in Fürstenfamilien		in der British Peerage	
	männlich	weiblich	männlich	weiblich
20 Jahre . . .	40,9	42,2	41,46	43,48
30 „ . . .	33,8	35,8	35,51	36,82
40 „ . . .	26,7	29,1	28,33	29,93
50 „ . . .	19,1	21,2	21,40	23,08
60 „ . . .	12,8	14,7	14,56	16,42
70 „ . . .	7,6	9,0	8,77	11,28

___
1) Zit. nach H. Westergaard, Die Lehre von der Mortalität und Morbidität. 2. Aufl. Jena 1901. S. 488.

Dagegen betrug nach Geissler[1]) die fernere mittlere Lebensdauer:

Alter	bei den Waldheimer Sträflingen
20 Jahre	27,4
30 „	23,7
40 „	18,9
50 „	13,0
60 „	8,6
65 „	6,6

Es ergibt sich also ein bedeutender Unterschied zwischen Sterblichkeit auch bei den Erwachsenen je nachdem die Umwelt günstig oder ungünstig ist. Der Unterschied würde noch größer sein, wenn es sich nicht um Männer, sondern um Kinder und jugendliche Personen handelte, deren Sterblichkeit nach den bei den Säuglings- und Kinderkrankheiten angeführten Beispielen in noch höherem Grade von der wirtschaftlichen Lage der Eltern abhängig ist.

Aus alledem geht hervor, daß alle Maßnahmen einer wirkungsvollen Sozialpolitik mittelbar auch eine Verminderung von Krankheit, Siechtum und frühzeitigem Tod zur Folge haben müssen. Denn, wie wir gesehen haben, gibt es Krankheiten, die ohne wesentliches Zutun der Aerzte oder der Gesundheitsbehörden allein durch Hebung der wirtschaftlichen Lage der Bevölkerung zum Verschwinden gebracht worden sind. Andere Krankheiten werden wieder durch die wirtschaftliche Hebung wenigstens ihrer Bösartigkeit entkleidet, und noch ändere — und diese dürften wohl in der Mehrzahl sein — lassen stark in ihrer Häufigkeit nach.

Aus dem verschlungenen Knoten der sozialen Faktoren hebt sich gegenwärtig vor allem die Art und Weise der Wohnung als für Krankheitshäufigkeit und Krankheitsbösartigkeit bestimmend hervor.

Die Wohnung diente dem Menschen ursprünglich dazu, die klimatischen Gefahren abzuwenden. Dieser Zweck wurde durch die primitive Technik früherer Jahrhunderte nur unvollkommen erzielt. Gegenwärtig hat die hohe Entwicklung der Technik des Wohnungsbaus die Zusammendrängung einer nach Hunderttausenden oder gar Millionen zählenden Bevölkerung auf kleinem Raume ermöglicht und die Entwicklung zum Industriestaat hat diese Möglichkeit bis zum Aeußersten ausgenutzt. Ein großer Teil des Volkes und namentlich der Kinder

---

1) Geissler, Ueber die Morbiditäts- und Mortalitätsverhältnisse der Sträflinge im Männerzuchthause zu Waldheim. 25. Jahresb. d. Kgl. Sächs. Landesmedizinalkollegiums. Leipzig 1894.

und der heranwachsenden Jugend ist dadurch von der frischen Luft und den übrigen für die Gesundheit ganz unersetzlichen Lebensreizen, die die Natur bietet, abgedrängt. Die starke Zunahme der Rachitis und der allgemeinen Blutarmut, die unsere gesamte städtische Kinderwelt und den größten Teil der Fabrikarbeiter beider Geschlechter schon äußerlich kennzeichnet, ist auf diese Absperrung der Menschen von der Natur zurückzuführen und wird nicht eher nachlassen, als bis wir wieder gelernt haben, die Familien in Verbindung mit frischer Luft, Garten und Acker gebracht zu haben. Glücklicherweise regt sich gegenwärtig überall die Bewegung zur Eindämmung des durch verfehlte Bauordnungen begünstigten Kasernenbaues und für Einführung und Ausgestaltung der weiträumigen Wohnweise auch in der Umgebung der Städte. Alle diese Bestrebungen, die sich namentlich an die Schriften der Volkswirte R. Eberstadt, K. v. Mangoldt und Kuczynski knüpfen, liegen auch im Interesse einer Bekämpfung der meisten chronischen Krankheiten und verdienen die Unterstützung der Aerzte.

Durch Verländlichung des städtischen Wohnungsbaues und umgekehrt Verstädtischung des teilweise technisch außerordentlich zurückgebliebenen ländlichen Wohnungsbaues muß die schroffe, ihre großen Unterschiede gerade nach der gesundheitlichen Seite hin betonende Trennung von städtischer und ländlicher Bauweise allmählich ausgeglichen werden.

Nächst der Wohnungsweise übt die Art der Arbeit den größten Einfluß auf Entstehung, Verlauf und Häufigkeit der Krankheiten aus. Namentlich sind Nebenumstände und Dauer der Arbeit von großem Einfluß auf die gesundheitlichen Verhältnisse der Arbeitenden. Seit langem bekannt und bis in die Einzelheiten erforscht sind die unmittelbaren Schädigungen, die die sogenannten gesundheitsschädlichen Industrien mit sich führen. Mögen diese Schädlichkeiten in einzelnen Fällen auch sehr erheblich sein und mögen gewiß auch alle Vorsichtsmaßregeln, die sie verhüten oder beseitigen können, mit Recht das größte Interesse der Sozialpolitiker und Sozialhygieniker erregen, so muß doch immer wieder betont werden, daß nur ein verhältnismäßig kleiner Bruchteil der arbeitenden Bevölkerung unter diesen Schädlichkeiten zu leiden hat, daß dagegen die große Mehrzahl viel mehr durch die mittelbaren Gefahren der Arbeitsleistungen bedroht wird, die noch verhängnisvoller wirken, wenn es sich nicht um vollkräftige Männer, sondern um Frauen, Kinder, Jugendliche, Kranke und Altersschwache handelt.

Nach der Leipziger Krankheitsstatistik sind folgende Berufe durch Krankheiten am meisten gefährdet.

Es fielen Krankheitsfälle auf 100 Mitglieder im Alter von:

	15—34 Jahren	35—54 Jahren
Bei den Zinkgießern	90	64
Papier- und Pappefabriken	80	78
Zement- und Kalkfabriken	52	69
Bierbrauer	49	64
Metallschleifer und -Polierer	53	56
Holzbearbeitungsfabrikarbeiter	52	56
Steinmetzen	50	58
Im Handel mit Hadern und Abfällen Beschäftigten	47	60
Straßenarbeiter	49	59
Böttcher	47	62
Feilenhauer	45	62
Bleigießer	52	30

Die oben genannten Berufe haben neben einer hohen Erkrankungshäufigkeit auch eine hohe Sterblichkeit. Von Berufen, die zwar erstere aufweisen, letztere aber nicht, hat F. Prinzing[1]) aus dem Material der Leipziger Ortskrankenkasse folgende Berufe zusammengestellt.

Es kamen auf 100 Mitglieder Erkrankungsfälle im Alter von:

	15—34 Jahren	35—54 Jahren
Tiefbauarbeiter	62	84
Hilfsarbeiter bei den Maurern	66	77
Asphaltwerkarbeiter	59	73
Gasarbeiter	76	61
Steinsetzer	48	65
Ziegeleiarbeiter, Tonröhrenmacher	55	65
Eisengießer und Maschinenarbeiter	61	61
Schlosser	46	46
Schmiede	47	60
Sägewerks- u. Holzspätereiarbeiter	60	59

Eine verhältnismäßig kleine Sterblichkeit hatten nach der Leipziger Morbiditätsstatistik in der Zusammenstellung von Prinzing folgende Berufe, in denen auf 100 Krankenkassenmitglieder Erkrankungsfälle kamen im Alter von:

	15—34 Jahren	35—54 Jahren
Büro- und Kontorarbeiter	20	23
Müller	27	30
Bäcker	22	36
Metzger	31	30
Sattler	32	35
Maurer	36	40
Schreiner	36	38

---

1) F. Prinzing, Artikel „Morbiditätsstatistik, spezielle" im Handwörterbuch der sozialen Hygiene. Herausg. von A. Grotjahn und J. Kaup. Leipzig 1912.

Die Nebenumstände, die die Arbeit für den Körper mühevoll und schädigend gestalten, bestehen hauptsächlich in der Entwicklung von Staub und regelwidrigen Temperaturen im Arbeitsraum.

Die Werkstatthygiene verfügt bereits über Einrichtungen, die die Staubentwicklung außerordentlich einschränkt. Ihre allgemeine Einführung ist jedoch mit Kosten verknüpft, die von den Unternehmern häufig gescheut werden. Es ist die Aufgabe einer tatkräftigen Gewerbeaufsicht und der Arbeiterorganisationen, auf die Anbringung aller dieser Apparate und Vorkehrungen zu dringen. Was von der Verhütung des Staubes gesagt ist, gilt auch von der Abmilderung exzessiver Temperaturen, deren nachteilige Folgen durch gute Durchlüftung und Beheizung der Arbeitsräume oder Bereitstellung von Unterkunftsräumen bei den im Freien zu leistenden Arbeiten vermieden werden können.

Besonders unzuträglich für den Körper ist die Einförmigkeit der Arbeit. Leider hat ja gerade die moderne Industrie mit ihrer bis ins kleinste gehenden Arbeitsteilung die Neigung, an die Stelle der wechselvollen handwerkerlichen Tätigkeit die einförmige der Manufaktur oder der Fabrik zu setzen. Daraus ergibt sich eine schnellere Ermüdung des Arbeiters selbst bei leichter Arbeit.

Endlich vermag auch eine überlange Arbeitszeit selbst dann gesundheitsschädigend zu wirken, wenn die Arbeit an und für sich leicht und zuträglich ist. Ohne Uebertreibung kann man sagen, es gibt keine Arbeit, die nicht durch eine bis an die Grenze der individuellen Leistungsfähigkeit ausgedehnte Arbeitszeit zur Qual gemacht und zu einem die Gesundheit schwer schädigenden Faktor gestaltet werden kann. Umgekehrt kann manche schwere und mit widrigen Umständen verknüpfte Leistung dadurch vieler den Körper schädigenden Einflüsse entkleidet werden, daß man sie nur kurze Zeit oder im Wechsel mit anderen Arbeiten vornehmen läßt. Aus diesen Erwägungen geht schon hervor, daß die Regelung der Arbeitszeit nicht nur den Sozialpolitiker, sondern auch den Sozialhygieniker im höchsten Grade angeht. Es mag in diesem Zusammenhang auch daran erinnert werden, daß die Forderung „acht Stunden Arbeit, acht Stunden Schlaf und acht Stunden Erholung" keineswegs im politischen Radikalismus, der sich dieses Ausspruches bemächtigt hat, seinen eigentlichen Ursprung hat, sondern von keinem geringeren als dem Kliniker Hufeland zum ersten Mal gestellt worden ist. In der Tat muß man zugestehen, daß die Formulierung der Achtstundenforderung für die menschliche Arbeitsleistung eine ungemein glückliche ist, zumal sie nicht ausschließt, daß

für besondere Personenkreise, wie Frauen und Jugendliche, oder für
besonders gefährliche Arbeitsleistungen auch noch unter dieses Maß
gegangen werden kann.

Es kann keinem Zweifel unterliegen, daß bei einer sorgfältigen
Ausgestaltung der Hygiene der Arbeit es gelingen wird, diese sich
in einer Form abspielen zu lassen, die jede vorzeitige Konsumption,
jede gesundheitliche Schädigung und eine große Zahl von Unfällen
vermeidet. Von diesem Ziel sind wir allerdings noch weit entfernt.
Wissenschaftliche Erörterungen und praktische Forderungen arbeiten
hier noch lange nicht genug Hand in Hand. Wahrscheinlich wird
dieser Zustand nicht eher besser werden, bis nicht die Zusammen-
arbeit der Physiologen, Psychologen, Hygieniker und Volkswirte uns
eine Art Naturgeschichte der Arbeit oder eine Dynamik der gewerblichen Arbeitsleistung geschaffen hat, die der sozialen Praxis als
Richtschnur dienen kann. Ansätze liegen dazu bereits in der Lehre
von der Ermüdung vor, die unter den Psychologen und den Schul-
hygienikern bereits gegenwärtig mit regem Eifer betrieben wird. Es
wäre wünschenswert, wenn diese Untersuchungen, die am schwierigsten
Ende, nämlich bei der geistigen Arbeit, begonnen haben, zunächst
einmal mit ihren Beobachtungen bei den einfachen gewerblichen Be-
tätigungen anfingen und von da aus schrittweise zu den verwickelteren
Arbeitsleistungen aufstiegen. Vorbildlich kann für diese Forschung
der Bericht sein, in dem der Jenenser Großindustrielle und Volkswirt
E. Abbe seine Erfahrungen über die von ihm durchgeführte Einschränkung der Arbeitszeit bei gleichzeitiger Steigerung der Arbeitsleistung niedergelegt hat[1]).

Einen neuen Anreiz erhält diese Forschung über das Wesen der
Arbeit durch die Art und Weise, in der der amerikanische Ingenieur
Taylor[2]) den Arbeitsvorgang nach rationellen Grundsätzen regeln
und so die Grundlagen einer gesteigerten Rentabilität und eines neuen
Lohnsystems schaffen will. Denn die von ihm erdachte und in zahlreichen amerikanischen Großbetrieben eingeführte Art der Arbeitsteilung, Arbeitsbeaufsichtigung und Lohnzahlung stützt sich auf eine
überaus sorgfältige Beobachtung des Arbeitsvorganges und eine planmäßige haushälterische Verwertung der menschlichen Arbeitskraft.

---

1) E. Abbe, Sozialpolitische Schriften. Jena 1906. Herausg. von Czapski.
Zwei Vorträge über die volkswirtschaftliche Bedeutung der Verkürzung des industriellen Arbeitstages. — Einen bemerkenswerten Versuch nach dieser Richtung
hin stellt die Arbeit dar von A. Gerson, Die psychologischen Grundlagen der
Arbeitsteilung, Zeitschr. f. Sozialwiss., 1908, Bd. 10, und das Buch von H. Münster-
berg, Psychologie und Wirtschaftsleben. Leipzig 1913.
2) F. W. Taylor, Die Grundsätze wissenschaftlicher Betriebsführung. Uebers.
von R. Roesler. München 1913.

Wenn es auch dem „Taylorismus" zunächst nur um Steigerung der Produktivität und Erhöhung des Mehrwertes, der vom Unternehmer aus der Beschäftigung zahlreicher „Hände" herausgewirtschaftet werden soll, zu tun ist, so enthält er doch einen wertvollen Kern, der verdient, von dem zeitlichen Profithunger amerikanischer Unternehmer losgetrennt und als Baustein zur „Lehre von der Arbeit" im oben angedeuteten Sinne objektiv wissenschaftlich verwandt zu werden.

Eine solche Naturgeschichte der menschlichen Arbeit wird uns auch erst die heute noch gänzlich fehlende Grundlage schaffen, von der aus wir die Möglichkeit und Zulässigkeit der Arbeitsleistungen der Frauen und jugendlichen Personen beurteilen können. Auch die für das Invalidenwesen so überaus wichtige Beurteilung der Arbeitskraft kranker, siecher und verletzter Personen, also der Bruchteile von normalen Arbeitskräften und die Möglichkeit ihrer Verwertung würde sich auf diese Wissenschaft von der menschlichen Arbeit stützen können [1]).

Es bedarf keiner näheren Ausführungen, daß die großen gesundheitlichen Gefahren der gewerblichen Arbeit noch bedeutend stärker auf die jugendlichen und namentlich die weiblichen Arbeiter einwirken als auf die erwachsenen. Mit Sorge sieht daher der Arzt, daß die Einbeziehung weiblicher Arbeitskräfte in Handel und Gewerbe immer größer wird. Nur die Gesetzgebung ist imstande, diesen Hunger der Frauen nach Geldlohn und der Unternehmer nach williger und billiger Arbeitskraft in den vom Standpunkte der öffentlichen Gesundheitspflege noch erträglichen Schranken zu halten. Medizin und Hygiene müssen daran festhalten, daß Kinder und Mütter kleiner Kinder unter allen Umständen von jeder Lohnarbeit frei bleiben. Diese müssen ihre Zeit ausschließlich dem Spiel, der Schule und dem Schlafe, jene der Pflege der Kinder und dem Hauswesen widmen. Nach dieser Richtung können dem nach billigen Arbeitskräften trachtenden Unternehmertum keine Zugeständnisse gemacht werden. Zur Abwendung der gesundheitlichen Gefahren der jugendlichen Arbeiter und der Frauen, soweit diese überhaupt zur Lohnarbeit zugelassen werden sollen, ist eine Erweiterung der Arbeiterschutzgesetzgebung zu fordern, deren Ausführung durch eine mit ausreichenden Vollmachten versehene Gewerbeaufsicht überwacht werden muß. Zu der Gewerbeaufsicht müssen Aerzte hinzugezogen werden, wie das leider erst vereinzelt geschehen ist.

---

1) Literatur über die Lehre von der Ermüdung, der Physiologie und Psychologie der Arbeit vgl. in den Grotjahn-Kriegelschen Jahresberichten über soziale Hygiene. Abschnitt E. IV. 2. Jena. Seit 1902 alljährl.

Daß außer Wohnungsweise und Art der Arbeitsleistungen noch zahlreiche andere Faktoren den bedeutenden Einfluß der sozialen Lage auf Entstehung und Verlauf der krankhaften Zustände des menschlichen Körpers begründen helfen, braucht wohl kaum erwähnt zu werden. Nur an den Einfluß der Ernährung, der schon im Abschnitt über die Verdauungs- und Stoffwechselkrankheiten, und den des Genußlebens, der bei der Schilderung des Alkoholismus bereits besprochen worden ist, sei hier noch erinnert. Dennoch kann dieses Kapitel nicht geschlossen werden ohne das Eingeständnis, daß die soziale Bedingtheit der Krankheiten eine ganz bestimmte Grenze in der ererbten Anlage findet, die den Einfluß der natürlichen und sozialen Umwelt an Wirksamkeit doch noch übertrifft. Aus einem minderwertig angelegten Körper kann das günstigste Milieu nichts Normalwertiges schaffen. Andererseits kann ein vorzüglich angelegter Körper auch sehr ungünstigen äußeren Einflüssen widerstehen.

Aber nicht nur um diese Begrenzung der Wirksamkeit sozialer Faktoren genau kennen zu lernen, besteht auch auf sozialpathologischer Seite das Bedürfnis nach eingehendem Studium der Erblichkeit, sondern auch noch aus anderen Gründen, die namentlich aus dem Ineinandergreifen des sozialen und des erblichen Momentes in der Verursachung der Krankheiten sich herschreiben. Der erste Grund liegt darin, daß man beim Studium der sozialen Einflüsse fast regelmäßig auf einen Punkt geführt wird, wo Erblichkeit in Frage kommt, da die soziale Umwelt sehr häufig erst durch das Mittel der allgemeinen Körperkonstitution wirkt und diese ja hauptsächlich durch die erblich überkommene Veranlagung bedingt ist. Der zweite Grund liegt darin, daß ein genaueres Bestimmen der Bedingtheit eines krankhaften Zustandes durch die Heredität uns die Verschleuderung von Mitteln, mit denen wir eine baldige Heilung zu erzielen hoffen, erspart. Denn wenn wir erst mit Sicherheit die hoffnungslos Belasteten erkennen können, so werden wir an ihnen z. B. nicht mehr eine vorbeugende Heilbehandlung verschwenden, sondern solche Kranke besser gleich einer dauernden Asylpflege zuführen. Am wichtigsten aber erscheint ein dritter Gesichtspunkt: Sozialpathologie treiben heißt nicht nur die Bedingtheit der Krankheiten durch soziale Einflüsse ermitteln und darstellen, sondern auch die Beeinflussung sozialer Zustände durch Krankheiten. Und bei dieser Untersuchung zeigt sich, daß häufig gerade die Krankheiten, die die Menschen in ihren gesellschaftlichen Beziehungen stark beeinflussen, nicht auf die soziale Umwelt, sondern auf erbliche Ursachen zurückzuführen sind. Es sei nur an die Geisteskrankheiten und überhaupt an die psychischen Abnormitäten erinnert, die ja in Gestalt der Kriminalität, Vagabundage usw. eine so außerordentliche soziale Bedeutung erlangen. Die soziale Pathologie hat also ein großes Interesse daran, daß die endogenen Krankheitsursachen sorgfältiger und häufiger zum Gegenstande der Forschung gemacht werden, als das bisher in Deutschland unter dem herrschenden Einflusse der Virchowschen Schule mit ihrer einseitigen Betonung der sedes morbi geschehen ist. Um ein Beispiel aus der Geographie zu brauchen: man hat eine Küste nur dann genau studiert, wenn man nicht nur das feste Land sondern auch das Meer beobachtet hat, bei welchem Vergleich natürlich das feste Land mit den sozialen, das balkenlose Meer mit den in unserer Erkenntnis noch sehr schwankenden erblichen Faktoren in Vergleich gesetzt sei.

Die soziale Wirkung der Krankheiten.

Bezüglich der Rückwirkung der Krankheiten auf die gesellschaftliche Struktur sind zu unterscheiden Krankheiten, die, wie namentlich die Säuglings-, Kinder- und Frauenkrankheiten, sowohl sozial bedingt sind als auch ihrerseits wieder die sozialen Zustände stark beeinflussen, ferner Krankheiten, die zwar, wie besonders die Infektionskrankheiten, ursächlich wichtige soziale Beziehungen haben, aber selbst nicht erheblich das gesellschaftliche Getriebe beeinflussen, und endlich krankhafte Zustände, die wie die verbreiteten Nerven- und Geisteskrankheiten als im wesentlichen erblich überkommen und nicht sozial bedingt .doch einen ganz hervorragenden Einfluß auf die soziale Struktur haben.

Die zunächst ins Auge fallende Wirkung der Krankheiten beruht darauf, daß sie die wichtigste Ursache des vorzeitigen Todes bilden. Daß selbst in der Gegenwart, in der die gewaltsamen Todesursachen infolge Krieg, Mord und Totschlag nicht mehr ausschlaggebend sind, verhältnismäßig wenige Menschen erst nach vollständig zurückgelegter Lebensbahn sterben, verdanken wir fast ausschließlich den Krankheiten.

Aus der nebenstehenden Tafel der Ueberlebenden, die F. Prinzing[1]) zusammengestellt hat, läßt sich deutlich sehen, wie verhältnismäßig wenig Personen in den höheren Jahrzehnten übrigbleiben und wie verschieden hoch bei den einzelnen Völkern dieser Bruchteil ist.

Deutlich gibt sich hier die günstige Stellung der skandinavischen Länder zu erkennen, die überhaupt die günstigsten demographischen Verhältnisse aufweisen. Ueberaus lehrreich sind auch die Angaben aus Indien, die uns die traurigen Zustände in einem sogenannten „alten Kulturlande“ zeigen. Hier erreichen zwanzigmal weniger Menschen das achtzigste Lebensjahr als in Norwegen.

Es ist für ein Volk auch wirtschaftlich ein großer Nachteil, wenn die Glieder, die es zusammensetzen, vorzeitig sterben.

---

1) F. Prinzing, Artikel „Sterbetafel“ im Handwörterbuch der sozialen Hygiene. Herausg. von A. Grotjahn und J. Kaup. Leipzig 1912.

Alter	Deutschland 1891—1900	Frankreich 1898—1903	England 1891—1900	Schweden 1891—1900	Norwegen 1891—1901	Oesterreich 1900—1901	Ungarn 1900—1901	Italien 1899—1902	Indien 1901
Männliches Geschlecht:									
0 Jahre	100 000	100 000	100 000	100 000	100 000	100 000	100 000	100 000	100 000
5 „	69 194	77 692	75 028	82 968	84 132	68 039	65 930	71 222	56 081
10 „	67 369	75 944	73 429	80 561	82 070	65 915	62 560	69 136	51 034
15 „	66 462	74 818	72 537	79 189	80 576	64 772	61 060	68 054	48 128
20 „	65 049	72 948	71 171	77 358	77 698	63 161	59 210	66 524	45 161
25 „	63 168	70 230	69 389	74 805	73 659	60 800	56 690	64 318	41 776
30 „	61 274	67 653	67 320	72 367	70 263	58 526	54 660	62 188	38 151
40 „	56 402	61 641	61 596	67 362	64 503	48 552	54 660	57 874	29 766
50 „	49 002	53 818	53 089	61 088	58 264	42 041	50 180	52 124	20 678
60 „	38 308	43 199	40 952	51 951	49 845	32 455	43 880	43 408	12 297
70 „	23 195	27 465	24 663	37 334	36 802	19 244	34 620	28 377	5 273
80 „	7 330	8 774	8 230	16 168	17 887	5 675	21 010	9 401	916
90 „	492	728	772	1 630	2 685	446	6 640	647	15
100 „	2	11	7	11	88	—	—	8	—
Weibliches Geschlecht:									
0 Jahre	100 000	100 000	100 000	100 000	100 000	100 000	100 000	100 000	100 000
5 „	72 623	80 496	78 214	84 952	86 159	69 656	68 950	72 232	58 577
10 „	70 646	78 616	76 527	82 457	83 972	67 265	65 320	69 915	52 668
15 „	69 562	77 248	75 550	80 910	82 237	65 809	63 320	68 609	48 906
20 „	68 201	75 246	74 177	79 005	79 971	63 955	60 840	66 782	45 195
25 „	66 467	72 732	72 539	76 771	77 498	61 635	57 960	64 510	41 202
30 „	64 385	70 068	70 582	74 449	74 745	59 105	55 270	62 103	37 055
40 „	59 467	64 585	65 301	69 499	68 979	53 594	49 770	57 171	28 918
50 „	53 768	58 385	58 032	63 995	63 103	42 931	43 990	51 974	20 947
60 „	44 814	49 441	47 304	56 399	55 691	34 558	35 190	44 551	13 274
70 „	28 917	34 053	30 917	42 764	43 077	20 894	21 020	29 706	6 127
80 „	9 773	12 789	11 807	20 392	22 606	6 316	6 510	9 549	1 128
90 „	821	1 452	1 433	2 797	4 248	602	—	683	21
100 „	8	59	24	32	162	—	—	10	—

Auf Grund der Steuerstatistik kommt L. Zeitlin[1]) zu dem Schluß, daß „die Gesamtheit der erwerbsfähigen preußischen Bevölkerung einen Wert von rund 332 Milliarden repräsentiert und das einzelne erwerbsfähige Individuum demnach zirka 16000 M. ,wert' ist". Denkt man an diese Kostenwerte, die jedesmal verloren gehen, wenn ein Mensch vorzeitig stirbt, oder der nicht nur eingebüßt, sondern durch unproduktive Unterhaltungskosten fortwährend vermehrt wird, wenn ein Mensch krank und siech wird, und vervielfältigt man diese Werte mit der Zahl der auch bei den Kulturvölkern vorzeitig sterbenden oder im produktiven Alter krank und siech werdenden Personen, so erhält man geradezu ungeheuere Zahlenwerte.

---

1) L. Zeitlin, Versuch, das durch übergroße Sterblichkeit entstehende Defizit, sowie den durch Verlängerung der menschlichen Lebensdauer eventuell zu erzielenden Gewinn auf Grundlage einer Berechnung des wirtschaftlichen Wertes des Menschen ziffernmäßig festzustellen. Aus Lindheims „Saluti senectutis", Die Bedeutung der menschlichen Lebensdauer im modernen Staate. Leipzig 1909.

In einer sorgfältigen Arbeit, deren Einzelheiten im Original nachzulesen sind, kommt Jens[1]) zu dem Endergebnis, daß allein im Stadt- und Staatsgebiet Hamburg für die Erhaltung aller körperlich und geistig Kranken, Siechen und Minderwertigen jährlich insgesamt 31,6 Millionen Mark, nämlich von der Wohlfahrtspflege 5,8, von den Staats- und Stadtbehörden 16, von den sozialen Versicherungskörperschaften 16 Millionen Mark, gezahlt werden müssen.

Es sei daran erinnert, daß allein in der Krankenversicherung des deutschen Reiches jährlich etwa 115 Millionen mit völliger Arbeitsunfähigkeit einhergehende Krankheitstage gezählt wurden. Dabei handelt es sich hier doch um den rüstigsten und kräftigsten Teil der Bevölkerung und um Krankheiten, die nicht länger als 26 Wochen währen.

Größer noch als die unmittelbaren Krankheitskosten sind die wirtschaftlichen Nachteile, die dadurch entstehen, daß zahlreiche krankhafte Zustände nicht in Tod oder Heilung übergehen, sondern dauerndes Siechtum und Verkrüppelung beim Kranken selbst oder seinen Nachkommen hervorrufen. Es ist ein ungeheuerer Ballast, den ein Volk an derartigen Personen zu tragen hat. Es gibt wenig Erhebungen, die uns über die Zahl der Gebrechlichen einen Aufschluß geben. Als zuverlässig gilt die Gebrechenzählung des australischen Staates Neuseeland, deren Ergebnisse Prinzing[2]) (nach dem Census of the British Empire, 1901, London) in folgender Tabelle zusammengestellt hat:

Auf je 10000 Lebende kommen Gebrechliche:

Infolge von	0—15 Jahre	15—30 Jahre	30—40 Jahre	40—50 Jahre	50—60 Jahre	60—70 Jahre	über 70 Jahre	Zusammen
Männliches Geschlecht:								
Krankheiten, genannte . .	5,4	20,9	20,5	32,7	58,7	158,3	344,4	34,7
„ ungenannte .	10,7	28,2	39,1	50,1	91,1	240,9	380,8	50,7
Unfall	7,2	30,9	26,3	38,8	53,0	88,3	121,4	30,3
Taubstummheit	3,9	3,5	3,3	2,7	2,7	1,3	1,1	3,3
Blindheit	1,5	2,5	5,4	5,2	16,5	32,6	81,6	7,3
Geisteskrankheit	1,1	16,2	53,0	95,6	126,4	107,8	101,5	39,4
Idiotie	0,9	2,5	1,3	1,0	0,3	1,3	2,1	1,4
Epilepsie	0,9	2,1	3,0	0,5	1,7	2,6	3,3	1,7
Lähmung	0,9	2,3	2,8	5,6	8,6	40,0	58,5	6,1
Verkrüppelung	1,9	4,8	4,2	4,7	10,7	17,4	18,8	5,2
Schwäche	0,4	0,8	1,3	2,2	9,0	70,8	429,4	15,0
Taubheit allein	0,7	3,7	4,8	4,9	12,0	23,9	56,3	6,0
Ueberhaupt	35,5	118,4	165,0	244,0	390,7	785,2	1598,2	201,1

1) Jens, Was kosten die schlechten Rassenelemente den Staat und die Gesellschaft. Archiv f. soziale Hygiene. 1913. Bd. 8. S. 295.

2) F. Prinzing, Ueber die neuesten medizinisch-statistischen Arbeiten, ihre Methoden und ihre Ergebnisse. Conrads Jahrbücher für Nationalökonomie und Statistik. 1909. Bd. 37.

Infolge von	0—15 Jahre	15—30 Jahre	30—40 Jahre	40—50 Jahre	50—60 Jahre	60—70 Jahre	über 70 Jahre	Zusammen
Weibliches Geschlecht:								
Krankheiten, genannte. .	5,5	25,3	31,6	38,3	54,6	116,7	276,9	29,8
„ ungenannte .	9,0	26,2	38,0	41,9	69,6	123,9	139,2	31,4
Unfall	2,7	5,1	6,2	8,3	10,1	20,6	45,8	6,3
Taubstummheit	2,4	2,6	3,3	1,9	·2,8	1,4	3,2	2,5
Blindheit	1,3	1,6	1,9	6,1	9,1	25,6	60,6	4,3
Geisteskrankheit	0,9	12,7	44,5	81,8	102,8	112,5	86,8	29,3
Idiotie	0,7	1,5	2,1	1,9	0,9	1,4	1,5	1,3
Epilepsie	0,8	1,5	1,2	1,0	2,3	1,4	—	1,2
Lähmung	0,9	0,9	1,4	2,2	13,7	34,2	49,1	4,0
Verkrüppelung	0,9	1,5	2,0	1,6	3,7	4,3	3,2	1,6
Schwäche	0,1	1,9	2,7	4,4	15,5	49,1	272,0	8,7
Taubheit allein	0.5	3,1	4,1	6,7	13,3	19,2	50,7	4,6
Ueberhaupt	25,7	83,9	139,0	196,1	298,4	510,3	989,0	125,0

Diese Zahlen dürften noch Mindestzahlen sein, da Neuseeland sich durch günstige klimatische und soziale Bedingungen auszeichnet, sodaß man für die europäischen Länder mit ihrer dichten Bevölkerung und in den proletarischen Schichten tiefstehenden Lebenshaltung jedenfalls erheblich höhere Zahlen annehmen muß.

Das Heer der an Körper oder Geist Siechen und Verkrüppelten scheidet sich bezüglich ihrer Wirkung auf das soziale Leben in zwei Gruppen. Die eine ist die Schaar der passiv Hilflosen, die einfach von ihren Mitmenschen mit durchgeschleppt werden muß, in un- und halbkultivierten Ländern in Form des Bettelwesens, in höher kultivierten in Form des Anstaltswesens, das besonders bezüglich der Versorgung der geistig Siechen und Verkrüppelten bereits eine große Ausdehnung gewonnen hat. Die zweite, sozial wichtigere Gruppe bilden Personen mit solchen dauernden krankhaften Zuständen, die nicht genügen, sie einfach dem sozialen Leben gegenüber passiv zu machen, die aber doch hinreichen, sie auf die Reize des gesellschaftlichen Getriebes anders antworten zu lassen als die Durchschnittsmenschen. Diese Reaktion ist in der Regel antisozial gerichtet, indem die Halbkrüppel und Halbsiechen, wie wir gesehen haben, in der Vagabundage, der Prostitution und der Kriminalität eine für diese Uebelstände ausschlaggebende Rolle spielen. Namentlich sind es die geistig Minderwertigen, die nach dieser Richtung von ungeheuerem Einfluß sind.

Aber bei diesen psychisch regelwidrig veranlagten Personen dürfen wir nie vergessen, daß zu ihnen nicht nur die antisozialen Psychopathen, sondern auch jene gehören, die wir als hochbegabte, talentierte und geniale Naturen schätzen und denen wir überhaupt jeden Kulturfortschritt verdanken. Unter der Voraussetzung, daß zukünftige Forschungen den nach den bisherigen Erfahrungen wahrscheinlichen Zusammenhang von geistiger Regelwidrigkeit und hoher Begabung bestätigen, würden wir also zu dem zunächst befremdlichen Schluß genötigt sein, daß gewisse krankhafte Zustände auch einen Segen für die soziale Struktur und die kulturelle Entwicklung bedeuten können und wir eine Anzahl Psychopathen ertragen müssen, weil aus ihnen oder aus den Familienstämmen, die sie bilden, die hypersozialen Kulturträger hervorgehen. Es muß der Zukunft überlassen bleiben, diese Frage mit Hilfe der gegenwärtig noch in den Anfängen steckenden medizinischen Stammbaumforschung zu klären.

Es gibt noch einen weiteren Dienst, den die Krankheiten der menschlichen Gesellschaft leisten und der sich ebenfalls bisher dem öffentlichen Bewußtsein und leider auch der wissenschaftlichen Forschung entzogen hat. Er besteht darin, daß die Krankheiten einen großen Teil der Schwächlichen und Minderwertigen vor dem fortpflanzungsfähigen Alter hinraffen und so auf die menschliche Fortpflanzung reinigend wirken. Dieser Entartung verhütende Nutzen der Krankheiten ist nicht zu leugnen, aber er ist durch zweckmäßigere und humanere Mittel ersetzbar. Indes führen uns diese Erwägungen auf die Frage der Entartung im allgemeinen, dem wir einen besonderen Abschnitt einräumen müssen, da es der Gipfelpunkt aller sozialpathologischen Betrachtungen überhaupt ist.

Das Entartungsproblem
als Gipfelpunkt der sozialpathologischen
Betrachtungsweise.

Das Wort „Entartung" in der hier gebrauchten Bedeutung ist natürlich wohl zu unterscheiden von der „Degeneration", Entartung im eigentlich pathologisch-anatomischen oder klinischen Sinne, als Bezeichnung der degenerativen Veränderungen der Zellen, Gewebe und Organe des Menschen. Entartung in unserem Sinne setzt vielmehr stets eine Vielheit von blutsverwandten Menschen und die Beziehung von Vorfahren zu Nachkommen voraus.

Dieser Begriff der Entartung läßt sich am besten vielleicht umschreiben als eine körperliche oder geistige Verschlechterung der Nachkommen im Vergleich zu dem als vollkommen oder doch wenigstens nach dem Durchschnitt gemessen als im wesentlichen fehlerfrei vorgestellten Vorfahren.

Die Vieldeutigkeit der Bezeichnungen „Entartung, Degeneration, Decadence" hat Historiker, Moralisten, Romanschriftsteller und Journalisten häufig zu einer lediglich phrasenhaften Anwendung dieser Wörter verleitet. Der Begriff der Entartung verliert aber durchaus jede Verschwommenheit, die er dadurch im allgemeinen Sprachgebrauch erhalten hat, wenn man ihn etwa wie oben bestimmt. Leider haben die Soziologen, die man deshalb auch die organizistischen nennt, seit fünfzig Jahren die Oeffentlichkeit daran gewöhnt, von Stämmen, Völkern, Nationen, Rassen, überhaupt von allen Gruppen gesellschaftlich zusammengehöriger Individuen zu sprechen, als wären es Organismen im eigentlichen Sinne des Wortes. Sie tragen die Schuld, daß wir gedankenlos von Wachstum, Blüte, Altern, Entartung und Tod dieser Gemeinschaften sprechen, als ob hier Identitäten vorlägen und nicht lediglich Analogien. Demgegenüber kann nicht scharf genug betont werden, daß das natürliche Altern, das auf Entartungsvorgängen der Zellen eines Organismus beruht und seinen Abschluß im Tode findet, zwar für das Individuum unausbleiblich, also ein normaler Vorgang ist, daß dieser Tod aber bei einer Gruppe von generativ zusammenhängenden Artgenossen einen durchaus anormalen Zustand bedeutet, der in keiner Weise naturgemäß begründet ist. Handelt es sich hier doch um ein Konglomerat von Individuen, das eine unerschöpfliche Anzahl neuer Individuen aus sich heraus entstehen lassen kann.

Besonders von Völkern, die eine weltgeschichtliche Bedeutung erlangt haben, ist es uns geläufig, die Phasen des Wachstums, der Blüte und des Absterbens zu unterscheiden. Wir halten es für selbstverständlich, daß ein kulturell führendes Volk schließlich einmal vollständig verschwinden und einer, wie der Sprachgebrauch so irreführend sagt, „jungen" Nation weichen müsse. Wir machen uns niemals klar, daß dieser Vorgang an und für sich nichts weniger als natürlich ist.

Ein weiterer Irrweg war es, die Erforschung des Entartungsproblems mit der Untersuchung zu beginnen, ob das kulturelle Absinken dieser Völker zunächst, wie die meisten Geschichtsforscher behaupten, ein moralisch, politisch oder ökonomisch bedingtes gewesen sei, dem die körperliche erst sekundär nachfolgte. Da uns von den großen Kulturvölkern des Altertums vorwiegend Daten aus ihrer politischen und kulturellen Betätigung erhalten sind, so ist diese Ansicht begreiflich, darf aber keineswegs als bewiesen oder überhaupt beweisbar angesehen werden. Weil die ärztliche, anthropologische und bevölkerungsstatistische Beobachtung erst seit kaum einem halben Jahrhundert zuverlässige Ergebnisse gibt, wissen wir über die Einzelheiten der mit dem Kulturverfall einhergehenden körperlichen Entartung zu wenig, um nachweisen zu können, daß diese Verschlechterung des körperlichen Substrates etwa das Primäre des Verfalles gewesen sei. Aber das Wenige, was über die Bevölkerungsverminderung, die Einbuße der kriegerischen Tüchtigkeit, das Schwinden des Bauernstandes usw. überliefert ist, genügt zu der Feststellung, daß der physische Verfall mindestens mit dem kulturellen und politischen Hand in Hand ging. Und das genügt vollkommen, um auch der Medizin und der Hygiene das Recht und die Pflicht zu geben, die Ursachen dieses Verfalles mit den ihnen eigenen Methoden zu untersuchen.

Von beachtenswerter Seite ist der Versuch unternommen worden, von der Zuchtwahllehre Darwins aus sozusagen deduktiv das Wesen der Entartungsvorgänge zu erschließen. Namentlich W. Schallmayer und A. Ploetz haben die menschliche Fortpflanzung unter dem Einflusse von Auslese, Anpassung und Zuchtwahl betrachtet. Aber weder diese ausschließliche Orientierung am Darwinismus noch die Bezeichnung „Rassenhygiene“, die Ploetz in den Sprachgebrauch eingeführt hat, sind ohne Bedenken[1]). Denn den Objekten der Zoologie ist der Mensch doch gar zu sehr entwachsen, als daß Auslese und Zuchtwahl, deren spezielle Wirkung übrigens zurzeit selbst in der Botanik und der Zoologie durchaus noch Gegenstand der Kontroverse ist, zur Erklärung seines generativen Verhaltens ausreichen oder gar zur Richtschnur des generativen Verhaltens gemacht werden könnte[2]). Es dürfte richtiger sein, die darwinistische Betrachtungsweise ihrem eigentlichen Felde, den Naturwissenschaften, zu überlassen und das Studium der körperlichen Entartung eines Bevölkerungskonglomerates von Menschen auf eine rein empirische Grundlage zu stellen, wozu gerade eine sozialpathologische Betrachtung zahlreiche Bausteine liefert, da sie, wie wir gesehen haben, überall auf den erblichen Faktor stößt.

Daß Völker aus der Geschichte verschwinden, braucht nicht gerade darauf zu beruhen, daß die Glieder, die es bilden, körperlich und geistig minderwertig werden und früh Krankheiten anheimfallen. Sie können auch durch Wanderungen, Vermischung mit Eindringlingen und Verlust ihrer Sprache als Nation verschwinden, während das physische Substrat ihrer ehemaligen Kultur ganz oder teilweise in den neuen Völkern erhalten bleibt. Jedenfalls ist dieser Prozeß ungemein verwickelt und eignet sich nicht dazu, in das Studium der Vorgänge, die sich bei der Entartung abspielen, einzuführen.

Eher könnte man daran denken, an dem Schicksal hervorragender Familien das Werden und Vergehen generativ zusammenhängender Menschengruppen zu erforschen.

Unsere sozialpathologischen Betrachtungen kamen mit Notwendigkeit zu dem Schluß, daß eine günstige soziale Umwelt auch auf die körperlichen Zustände günstig wirkt. Damit steht im Widerspruch die unleugbare Tatsache, daß die Familien der Wohlhabenden die Neigung zeigen, allmählich auszusterben, und die von ihnen gebildeten

---

1) W. Schallmayer, Die drohende körperliche Entartung der Kulturmenschheit. Neuwied 1891. — A. Ploetz, Die Tüchtigkeit unserer Rasse und der Schutz der Schwachen. Berlin 1895. — W. Schallmayer, Vererbung und Auslese in ihrer soziologischen und politischen Bedeutung. Studie über Volksentartung und Volkseugenik. 2. Aufl. Jena 1910.

2) Selbst ein so bedeutender Vererbungsbiologe wie W. Johannsen muß am Schluß seines Werkes (Elemente der exakten Erblichkeitslehre. 2. Aufl. Jena 1913. S. 681) bekennen: „Jedenfalls ist es lehrreich, aber fast entmutigend, zu sehen, wie eine so charakteristische Sache, als es die gynephore Vererbung von Abnormitäten ist, in ganz verschiedener Weise gedeutet wird, während wir dabei noch nicht ganz sicher sind, ob überhaupt ‚Geschlechtsbestimmung‘ zu den Vererbungserscheinungen gehört! Wahrlich, wenn irgendwo, ist in den menschlichen Populationen die Diagnose ‚falsche‘ oder ‚echte‘ Erblichkeit schwierig und trügerisch. Und dies ist doch die Basis, auf welcher die sogenannte Rassenhygiene operieren muß!“

Bevölkerungsschichten verschwinden würden, wenn sie nicht aus den unteren Volksschichten Zuzug erhielten. Durch ein Sinken der Qualität, durch Entstehen einer von Geschlecht zu Geschlecht wachsenden Minderwertigkeit der einzelnen Familienmitglieder kann dieses Erlöschen nicht bewirkt werden. Denn wir sahen, daß depravierende und degenerierende Krankheiten in den Familien der Wohlhabenden bedeutend seltener sind als in denen der tieferen Schichten, und wissen auch, daß die einzelnen Individuen der bemittelten Bevölkerung größer, kräftiger, langlebiger und gesünder sind. Tatsächlich wird das Erlöschen dieser Familien und das langsame Verschwinden jener Schicht, die sich aus diesen Familien zusammensetzt, lediglich verursacht durch das Sinken der Quantität infolge der in diesen Familien sich herausbildenden Sitte oder Notwendigkeit, das Heiratsalter bei den Männern hinaufzurücken oder völlig ehelos zu bleiben oder die Geburten willkürlich zu beschränken. Das hat in einer von Medizinern noch nicht hinreichend gewürdigten Arbeit der schwedische Statistiker Fahlbeck am Beispiele des schwedischen Adels nachgewiesen[1]). Auch von den städtischen Geschlechtern steht es wohl fest, daß sie ohne frischen Zuzug nach einer Anzahl von Generationen verschwinden. Nicht selten ist sogar behauptet worden, daß die gesamte städtische Bevölkerung in kurzer Zeit ausstirbt und ihren Bestand oder ihr Wachstum der Zuwanderung, nicht aber eigener Kraft verdankt.

Das führt auf den Gegensatz von Stadt und Land in ihren Beziehungen zu den Gesundheitsverhältnissen der Bevölkerung. Daß ceteris paribus der Aufenthalt auf dem Lande der Gesundheit zuträglicher ist als der in der Stadt, bedarf kaum noch eines besonderen Beweises. Nur liegt hier auf den Worten ceteris paribus der Nachdruck. Die gesundheitlichen Gefahren, die das Zusammenströmen so vieler Menschen auf einen engen Raum mit sich bringen, können wohl dadurch aufgehoben werden, daß diese Vereinigung vieler Individuen und die dadurch ermöglichte Arbeitsteilung und Arbeitssteigerung eine bei der zerstreuten ländlichen Bevölkerung ganz unmögliche hohe Kultur hervorbringt, die wieder zur Verbesserung der gesundheitlichen Zustände führt. Nach allem, was man über die Bevölkerungsbewegung der mittelalterlichen Städte in Erfahrung gebracht hat, war das in der Stadt gebürtige Volk allerdings nirgends in der Lage, aus eigenen Kräften seine Zahl zu erhalten. Sie bedurften vielmehr der fortwährenden Zuwanderung. Die Schuld an diesem Zustande trugen die Seuchen, die Hungersnöte und die überaus große Kindersterblichkeit.

---

1) P. E. Fahlbeck, Der Adel Schwedens. Jena 1903.

Noch an der Schwelle der Neuzeit ist die Sterblichkeit in den Städten sehr groß. Nur mit großer Mühe hält sich die Bevölkerung auf ihrem normalen Stand.

Im Laufe der Neuzeit besserten sich die Verhältnisse ein wenig; aber immer überstieg in den Städten doch die Zahl der Gestorbenen mehr oder weniger die der Geborenen. Erst die großartigen Assanierungsarbeiten, die Niederlegung der Festungswerke und die aufblühende Hygiene führten im neunzehnten Jahrhundert einen Umschwung herbei. Gegenwärtig haben zahlreiche europäische Städte sogar einen Ueberschuß der Geburten über die Gestorbenen; sie würden also auch aus eigener Kraft wachsen, wenn sie nicht fortwährend aus der Umgebung Zuwandernde anzögen. Eine hohe Sterblichkeit trägt jedenfalls gegenwärtig nicht die Schuld dafür, daß die Städte nicht aus sich selbst ihren Bestand ersetzen oder einen Bevölkerungszuwachs vermissen lassen. Es liegt dies vielmehr an dem starken Geburtenrückgang infolge der besonders in den Städten schnell um sich greifenden Geburtenprävention.

Daß mit der Entwicklung zum Industriestaat durchaus nicht notwendigerweise eine körperliche Entartung Hand in Hand gehen muß, zeigt uns vor allem das Beispiel Englands, des ältesten und einseitigsten Industrielandes, in dem gegenwärtig kaum noch 25 % der Bevölkerung auf dem Lande leben. In beneidenswertem Maße ist es in England geglückt, den unleugbaren Gefahren durch Assanierung der Städte, unwandelbares Festhalten an weiträumiger Bauweise und durchgreifende Arbeiterschutzgesetzgebung zu begegnen. Obgleich England im Laufe des neunzehnten Jahrhunderts große Menschenmassen durch Auswanderung nach allen Teilen der Welt verloren hat und diese Auswanderer gewiß nicht die schwächsten Elemente waren, trotzdem ein beispielloser Aufschwung der gewerblichen Tätigkeit das Land entvölkerte und die Bewohner in die Fabriken, Werkstätten und Kontore der Stadt trieb, rechtfertigt der körperliche Zustand der Bewohner Großbritanniens keineswegs die Behauptung, daß die Bevölkerung entnervt und ausgemergelt sei.

In den letzten Jahrzehnten hat die Kontroverse „Stadt und Land" in hygienischer Beziehung deshalb an Wichtigkeit verloren, weil die Grenzen sich immer mehr verwischen, indem die Städte ländlichen und die Dörfer städtischen Charakter annehmen. Die Unterschiede verlieren in hohem Maße dadurch an Deutlichkeit. Deshalb können allein die Zahlen der allgemeinen Bevölkerungsstatistik uns einen leidlich festen Anhaltspunkt für das Vorhandensein degenerativer Tendenzen bieten.

Aber auch die Bevölkerungsstatistik gibt uns noch keinen hinreichenden Aufschluß. Denn es wäre wohl denkbar, daß eine Bevölkerung zwar eine geringe Sterblichkeit aufwiese und trotzdem in der Qualität der sie zusammensetzenden Individuen nachläßt. Ueber die Güte der durchschnittlichen Konstitutionen sagt eine günstige Bevölkerungsbilanz noch nichts aus. Um über diese ein Urteil zu gewinnen, bedürfen wir einer umfassenden Statistik der Körperfehler. An einer solchen Gebrechenstatistik fehlt es leider noch überall. Deshalb muß bei jeder Volkszählung die Forderung erhoben werden, eine solche vorzunehmen. Hier sei nur kurz daran erinnert, daß nach vorsichtigster Schätzung auf 100000 der Bevölkerung in Deutschland etwa 400 Geisteskranke und Idioten, 150 Epileptiker, 200 Trunksüchtige, 60 Blinde, 30 Taubstumme, 260 Verkrüppelte und 500 Lungenkranke im vorgeschrittenen Stadium angenommen werden müssen und wohl $^2/_3$ dieser Kranken die Grundlage ihres Leidens erblich überkommen haben. Weiter sahen wir, daß die angestellten Untersuchungen ergeben haben, daß mindestens der dritte Teil aller Schulkinder an mehr oder weniger ausgeprägter körperlicher oder geistiger Minderwertigkeit leidet und von den gesamten Krankenkassenmitgliedern höchstens zwei Drittel Rüstige sind, während die anderen aus Kränklichen und Minderwertigen bestehen.

Aber selbst wenn wir außer der Bevölkerungsbewegung noch die in der Volksmasse vorhandenen Gebrechen der Zahl und Art nach kennen würden, so hätten wir immer noch kein zutreffendes Bild von der physischen Beschaffenheit eines Volkes gewonnen, das wir mit einem ähnlichen späteren oder früheren Bilde vergleichen können. Es wäre möglich, daß sowohl die Sterblichkeit wie die Gebrechen abnehmen und doch die Beschaffenheit der Durchschnittsbevölkerung sänke, z. B. indem die durchschnittliche Körpergröße oder der durchschnittliche Brustumfang, diese beiden wichtigsten Kennzeichen einer günstigen Konstitution, in der Abnahme begriffen wären. Um dieses festzustellen, ist außer der Bevölkerungs- und Gebrechenstatistik noch die Anthropometrie oder Körpermessung in großem Umfange heranzuziehen. Allein durch sie würde es möglich sein, endlich einmal festzustellen, ob bei den gegenwärtig führenden Kulturvölkern die Maße für Körpergröße und Brustumfang abnehmen oder zunehmen und wie sie sich überhaupt nach geographischen oder wirtschaftlichen Verschiedenheiten der Bevölkerung unterscheiden. Bis heute sind wir uns noch vollkommen darüber im Unklaren. Diese Frage kann erst entschieden werden, wenn große Teile der Bevölkerung anthropometrisch aufgenommen und die Ergebnisse dieser Aufnahme statistisch verarbeitet worden sind. Die Forderung solcher Aufnahmen ist keineswegs utopisch. In Dänemark wird eine solche vorbereitet und in England ist sie von der großen Kommission, die nach dem Burenkriege zwecks Ermittlung der Ursachen einer vermuteten Verschlechterung der englischen Bevölkerung eingesetzt worden ist, empfohlen worden. Es wäre zu wünschen, daß in den Ländern deutscher Zunge, in denen der bürokratische Betrieb beim Impftermin, bei der Einschulung, bei der Ausschulung und bei der Rekrutierung große Segmente der Bevölkerung in der Hand hat, in Zukunft ebenfalls derartige Aufnahmen gemacht würden.

Immerhin sind derartige Aufnahmen mit großen Opfern an Zeit und Geld verknüpft. Es trifft sich deshalb gut, daß in Ländern, in denen die allgemeine Wehrpflicht eingeführt ist, bei der Rekruteneinstellung alljährlich eine sich gleichbleibende Bevölkerungsschicht, nämlich die wehrpflichtigen jungen Männer, auf Tauglichkeit untersucht und dabei einige anthropometrische Daten aufgezeichnet werden, sodaß die Forderung naheliegt, die Ergebnisse der Rekrutierungsstatistik als Gradmesser für das Steigen oder Sinken der Volksgesundheit zu benutzen.

In jüngster Zeit sind sowohl von ärztlicher als von volkswirtschaftlicher Seite mehrfach Ermittelungen über Militärtauglichkeit angestellt worden. Man hat dabei besonders die Entscheidung über die Frage angestrebt, ob die ländliche oder die städtische Bevölkerung die meisten und die besten Rekruten liefere. Das tagespolitische Feldgeschrei „hier Industriestaat — hier Agrarstaat" hat einerseits auf die Inangriffnahme der Frage befruchtend eingewirkt, anderseits aber auch eine vollkommen voraussetzungslose Untersuchung erschwert. Hoffentlich werden diesem Feldgeschrei nun bald derartige Untersuchungen entrückt werden. Denn ganz unabhängig von diesem Gesichtspunkte aus ist die Erforschung der Körperbeschaffenheit der erwachsenen männlichen Jugend anläßlich der Aushebung wichtig genug. Schon aus diesem Grunde sollte daher die Militärbehörde die Ermittelungen anstellen und in der Medizinalabteilung des Kriegsministeriums bearbeiten lassen. Die Ergebnisse einer sorgfältigen Rekrutierungsstatistik würden dann bis zu einem gewissen Grade recht zuverlässige Maße der körperlichen Bonität überhaupt sein[1]).

Die Statistik gibt natürlich nur Aufschluß über die Verbreitung gewisser Erscheinungen, die auf eine Verkümmerung und Entartung

---

[1]) Ueber die bisherigen Ergebnisse der internationalen Tauglichkeitsstatistik vgl. H. Schwiening, Militärsanitätsstatistik (Geschichte und Theorie der Statistik, Rekrutierungsstatistik, Heeressanitätsstatistik). Berlin 1913.

der Bevölkerung hindeuten. Das Wesen der Entartung kann sie uns aber nicht erschließen. Dazu bedarf es der Erforschung aller erblichen Faktoren, die in der Pathologie überhaupt in Frage kommen. Wie schon an anderer Stelle hervorgehoben wurde, kann das nur durch eine umfassende Beschäftigung mit der medizinischen Stammbaumforschung geschehen, die eben erst beginnt, hier und da Interesse zu finden.

Zwar sind in der Medizin, besonders der Psychiatrie und Neurologie, nicht selten Stammbäume herangezogen worden, aber der systematische Gebrauch der medizinischen Stammbaumforschung als einer besonderen Methode zur Aufhellung der Verursachung krankhafter Zustände ist doch nur vereinzelt versucht worden. Es liegt daher im Interesse eines weiteren Ausbaues der Entartungsforschung und der Eugenik, daß dieses Vorgehen zahlreiche Nachfolger findet. Hier bietet sich dem von wissenschaftlichem Eifer beseelten praktischen Arzt, der sich durch die Lebensumstände vom Laboratorium, Klinik und anderen Stätten exakter Forschung getrennt sieht, ein großes und überaus dankbares Feld wissenschaftlicher Betätigung, da er allein mit leidlicher Sicherheit Generationen übersehen kann. Nur darf man nicht außer acht lassen, daß auch die Aufnahme medizinischer Stammbäume nach ganz bestimmten Regeln erfolgen muß[1]).

Noch liegen diese Studien in ihren Anfängen, aber auch hier konnte doch schon bei den wichtigsten Krankheiten auf ihre Beziehungen zur menschlichen Fortpflanzung wenigstens in großen Zügen hingewiesen werden. Wir können nach dieser Richtung unterscheiden: 1. Krankheiten, die jugendliche und kräftige Personen dahinraffen und dadurch die Fortpflanzung unter allen Umständen ungünstig beeinflussen; hierher gehören zahlreiche Krankheiten der Säuglinge und der Kinder, namentlich die akuten Infektionskrankheiten und außerdem die tödlichen Unfälle. 2. Krankheiten, die wahllos Rüstige und Minderwertige dahinraffen und dadurch ebenfalls für die Fortpflanzung ungünstig sind. Hier sind besonders die akuten allgemeinen Infektionskrankheiten der Erwachsenen, ferner die auf Ernährung oder klimatische Einflüsse zurückzuführenden Krankheiten zu nennen. 3. Krankheiten, die vorwiegend minderwertige Personen vor dem fortpflanzungsfähigen Alter dahinraffen und dadurch die Fortpflanzung günstig beeinflussen, wie besonders die Skrofulose und Tuberkulose der Kinder und Jugend-

---

1) Vgl. A. Crzellitzer, Art. „Familienforschung“ im Handwörterbuch der sozialen Hygiene. Hrg. von A. Grotjahn und J. Kaup. Leipzig 1912. — Derselbe, Sippschaftstafeln, ein neues Hilfsmittel zur Erblichkeitsforschung. Med. Reform. 1908.

lichen. 4. Krankheiten, die rüstige Personen zwar nicht dahinraffen, aber unfruchtbar machen und dadurch die Fortpflanzung ungünstig beeinflussen, wie namentlich Syphilis und Gonorrhoe. 5. Krankheiten, die Rüstige so schwächen, daß sie zwar zur Fortpflanzung gelangen, aber Minderwertigkeit der Nachkommen bedingen; hier dürften wohl die chronischen Infektionskrankheiten wie Tuberkulose und überhaupt die chronischen Siechtumszustände vorwiegend in Frage kommen.

Wie bei den einzelnen Krankheitsgruppen gezeigt worden ist, werden bei ein und derselben Krankheit je nach den Umständen und dem Alter der Kranken mehrere dieser Wirkungen beobachtet. Die Frage der Beeinflussung der menschlichen Fortpflanzung durch die Krankheiten ist ungemein verwickelt, und es ist kein Wunder, daß die Wissenschaft sich erst so spät damit beschäftigt. Trotzdem wäre es falsch, dem Walten entartender und verkümmernder Faktoren gegenüber die Hände in den Schoß zu legen. Obgleich wir hier erst in den Anfängen der Erkenntnis stehen, kennen wir doch schon manche Maßnahmen, die Fortpflanzung zu regeln und rationell zu beeinflussen.

Die qualitative Rationalisierung der menschlichen Fortpflanzung und die Eugenik.

Anzeichen körperlicher Entartung treiben auch im blühendsten Volke ihr Unwesen. Es ist deshalb wichtig, ihre Ueberwindung und Beseitigung nicht dem Zufall, sondern einem planmäßigen Vorgehen zu überlassen, ganz gleich, ob diese verschiedenen degenerativen Tendenzen — jede körperliche oder geistige Minderwertigkeit, die sich über mehrere Geschlechter fortsetzt, ist bereits ein dem Laien sichtbares Anzeichen einer solchen Tendenz — bei unseren Kulturvölkern schon so wirksam und schon so verbreitet sind, daß sie einer allgemeinen Degeneration entgegengehen, oder ob das, wie wahrscheinlicher ist, noch nicht der Fall ist.

Jedenfalls dürfte es wohl nicht übertrieben sein, wenn man die Summe aller, die in irgend einer Weise minderwertig sind, auf ein volles Drittel unserer Gesamtbevölkerung schätzt. Dieser Zustand ist betrübend, selbst wenn man zugibt, daß es noch nicht den Eintritt einer allgemeinen Entartung zu bedeuten braucht. Es kommt nun alles darauf an zu wissen, ob dieser Bruchteil der Minderwertigen in den einzelnen Kulturländern abnimmt oder zunimmt, und deshalb ist es so überaus wichtig, daß Bevölkerungsstatistik, Gebrechenstatistik, medizinische Stammbaumforschung und Anthropometrie nach der Richtung hin ausgebaut werden, daß wir diese Frage beantworten können.

Lehrt uns die Bevölkerungsstatistik, daß ein Volk sich in normaler Weise vermehrt, die Gebrechenstatistik, daß die Körperfehler von Jahrzehnt zu Jahrzehnt abnehmen, und endlich die Anthropometrie, daß Körpergröße, Brustumfang und andere für Beurteilung der Körperkonstitution wichtige Maße mindestens nicht sinken, so kann man von dieser Bevölkerung sagen, daß in ihr die Entartungserscheinungen keine Neigung haben, sich zu einer verhängnisvollen allgemeinen Entartung auszuwachsen. Ehe aber dieser Beweis nicht zahlenmäßig geführt ist, sollten wir uns doch vor jedem Optimismus hüten. Gerade weil wir heute wissen, daß die verschwundenen Kulturvölker der Vergangenheit keineswegs sich einer größeren Gesundheit und Körperkraft erfreut haben als wir, sondern ebenso sehr oder gar noch mehr von krankhaften Zuständen und Gebrechen geplagt worden sind, sollten wir uns an ihrem Schicksal ein Beispiel nehmen und uns nicht mit der Vorstellung beruhigen, daß ihr Verfall lediglich politischen und kulturellen Ursachen zuzuschreiben ist. Es ist höchstwahrscheinlich, daß bei ihnen auch eine weitgehende Verschlechterung des physischen Substrates stattgefunden hat und es deshalb erst einer vollständigen Erneuerung der Bevölkerung bedurfte, um auch eine neue Kultur hervorzubringen.

Zahlreiche Minderwertige haben ihren Defekt von den Eltern ererbt und werden, da diese Fehler in den meisten Fällen nicht ausreichen, sie unfruchtbar zu machen, ihre Minderwertigkeit auf ihre Nachkommen weitervererben. So sind unendliche Reihen von entarteten Konstitutionen denkbar, deren Ende nicht abzusehen ist, die aber alle einmal ihren Ursprung aus vollwertigen Personen genommen haben müssen. Neben der angeerbten muß es also eine frei entstandene Minderwertigkeit geben, — dieses Wort niemals im Sinne des erworbenen aber nicht vererbbaren Defektes, sondern wie überall in diesen Ausführungen als eine auf die Nachkommen übertragbare aufgefaßt.

Wollen wir die Armee der Minderwertigen verkleinern, so ist vor allen Dingen erforderlich, daß wir ihr diesen frischen Zuzug abschneiden. Ist es doch schon schlimm genug, daß sie imstande ist, sich durch Erbgang selbst zu ergänzen. Wir wissen von zahlreichen Krankheiten, daß sie die Fortpflanzungsfähigkeit nicht aufheben, sondern, was viel schlimmer ist, insofern beeinträchtigen, als die erzeugten oder geborenen Nachkommen schlechter ausfallen als die Eltern, wie z. B. vom Alkoholismus, von der Bleikrankheit, von der Malaria usw. Die Bekämpfung dieser Krankheiten bis zu ihrem vollständigen Verschwinden würde auch die ergiebigsten Quellen der frei entstandenen Entartung verstopfen. Ferner dürften auch chronische Schwächezustände kaum die geeignete Körperverfassung abgeben, in der tüchtige Nachkommen erzeugt, ausgetragen und geboren werden können. Langdauernde Unterernährung, Ueberanstrengung und auch erworbene chronische Erkrankungen werden die Keimsubstanz schwerlich ohne dauernde Beeinträchtigung lassen. Auch die sich überstürzenden Wochenbetten, die wir gegenwärtig so häufig beobachten, dürften ähnlich wirken.

Gegenwärtig werden jedenfalls noch unzählige Früchte von Eltern hervorgebracht, die durch solche Schwächezustände in ihren generativen Fähigkeiten beeinträchtigt sind. Alle ärztlichen, hygienischen und sozialen Maßnahmen, die darauf gerichtet sind, derartige Zustände zu verhindern oder wenigstens zu mildern und abzukürzen, wirken auch im Sinne einer Verhütung des Umsichgreifens degenerativer Tendenzen. Es ist wohl denkbar, daß Heilkunde, Hygiene und Sozialpolitik einmal so vollkommen entwickelt und so gut ineinander greifen werden, daß diese Wurzel der qualitativen Entartung bis zur Bedeutungslosigkeit herabsinkt oder gar völlig ausgerottet wird.

Dann aber würde immer noch die andere, mindestens ebenso, vielleicht aber in noch höherem Grade wichtige Wurzel der Minderwertigkeit bestehen bleiben, nämlich die unendlichen Reihen der schwachen Konstitutionen, die in der Vergangenheit aus unbekannter Ursache entstanden sind und ihre Minderwertigkeit auf dem Wege des Erbganges in eine ferne Zukunft weitergeben können. Sozialpolitik und Hygiene wirken mittelbar nicht auf die Verkleinerung dieses Kontingentes hin. Es wäre im Gegenteil möglich und ist auch mit guten Gründen behauptet worden, daß der durch soziale Fürsorge gewährleistete Schutz der Schwächlinge diese vor einem für die Verhütung der Entartung wünschenswerten schnellen Dahinsterben bewahre und so die Entartungstendenz begünstige.

Dieser Einwurf ist durchaus berechtigt. Denn wenn wir oben sahen, daß es Krankheiten gibt, die unmittelbar eine Entartung rüstiger Personen hervorrufen und deren Beseitigung auch entartungsverhütend wirkt, so dürfen wir doch auch nicht übersehen, daß es weitverbreitete Krankheiten gibt, zu denen die Individuen infolge ihrer schwachen Konstitution veranlagt sind, daß diese Krankheiten die Neigung haben, derartige Individuen aus der Fortpflanzung auszuschalten, und daß wir daher diese ungünstig beeinflussen, wenn wir durch Heilkunde, Hygiene und soziale Fürsorge derartige Krankheiten zurückdämmen oder beseitigen. Das gilt namentlich von den Nerven-, Herz- und Lungenkrankheiten.

Andererseits können wir unmöglich diesen Personen die hygienische Obsorge nur deshalb entziehen, damit sie dann nur ein paar Jahre früher sterben und etwas weniger Nachkommen haben, zumal auch dieses Ergebnis noch fraglich wäre, da sie ja auch gegenwärtig, wo der Schutz der Schwachen noch wenig ausgebildet ist, schon massenhaft minderwertige Nachkommen in die Welt setzen. Daher muß diese zweite Wurzel der Entartungserscheinungen von einem ganz anderen Punkte angefaßt werden: von dem der unmittelbaren Beeinflussung des Fortpflanzungsgeschäftes, das wir nicht mehr der Naivität und dem Zufall überlassen dürfen, sondern durch eine sorgfältige generative Hygiene rationell gestalten müssen. Den Inhalt dieser Fortpflanzungshygiene, die man nach dem Vorgange Galtons treffend auch mit dem Worte Eugenik bezeichnen kann, läßt sich gegenwärtig nur in großen Zügen voraussehen: es wird natürlich hauptsächlich darauf ankommen, die Minderwertigen durch die Maßnahmen der Geburtenprävention an der Erzeugung von unerwünschten Nachkommen zu hindern. Hoffentlich wird uns eine nähere Kenntnis der Vererbungsgesetze, die uns Biologie, Vererbungsstatistik und medizinische Stammbaumforschung zu liefern anschicken, bald in den Stand setzen, hierfür bestimmte Regeln aufzustellen.

Immerhin dürfen die Erfahrungen des Pflanzen- und Tierzüchters wohl nur mit großer Vorsicht auf die menschliche Fortpflanzung bezogen werden. Denn es ist von großer Bedeutung, daß der Fortpflanzung im Pflanzen- und Tierreiche ungeheuer große Zeiträume und eine verhältnismäßig schnelle Generationsfolge zur Verfügung standen, die der Kulturmenschheit sich aber nur sehr kurze Zeit und in langsamer Geschlechterfolge unserer Beobachtung darbieten kann.

Außer der Geburtenvorbeugung, deren Methoden die moderne Medizin zuverlässig beherrscht, gibt es aber auch noch zahlreiche andere Maßnahmen, um die Minderwertigen bezüglich der Fortpflanzung und der dadurch ermöglichten Vererbung ihrer Minderwertigkeit matt zu setzen. So hat der Verfasser an anderer Stelle[1]) nachdrücklich und ausführlich darauf hingewiesen, daß wir in der Verallgemeinerung des Asylwesens ein durchaus humanes und sicher wirkendes Mittel besitzen, den menschlichen Artprozeß in großem Maßstabe günstig zu beeinflussen. Schon gegenwärtig entbehrt das Heer der Vagabunden, Alkoholiker, Verbrecher und Prostituierten infolge ihrer unstäten Lebensweise einer nennenswerten Nachkommenschaft. Dieses Bevölkerungskonglomerat, das der Volkswirt als Lumpenproletariat bezeichnet, das wir Aerzte jedoch als zum größten Teil aus kränklichen, geistig oder körperlich defekten Personen bestehend kennen gelernt haben, wird gerade durch seine Verwahrlosung und sein baldiges Ende ohne Nachkommen also durch einen sozusagen natürlichen Reinigungsprozeß vom Volkskörper ausgeschieden. Zahlreiche minderwertige Personen werden so aus den für die Aufzucht der Nachkommenschaft erforderlichen geordneten Verhältnissen endgültig heraus-

---

1) A. Grotjahn, Krankenhauswesen und Heilstättenbewegung im Lichte der sozialen Hygiene. Leipzig 1908.

geworfen und kommen dann nicht mehr für die Fortpflanzung in Frage. Natürlich ist diese Form der Entartungsverhütung außerordentlich roh und inhuman. Wir suchen sie deshalb in steigendem Maße durch eine rechtzeitige Verbringung dieser Elemente in Asyle zu ersetzen. Es ist nun ein beruhigendes Gefühl zu wissen, daß diese Asylisierung der Minderwertigen, die in Zukunft hoffentlich einmal alle oben gekennzeichneten Individuen aufsaugen wird, die nämliche Wirkung bezüglich des Ausfalles der körperlich und geistig Minderwertigen aus der Fortpflanzung herbeiführen wird, wie ihn schon heute die Existenz einer Welt von Verwahrlosten mit sich bringt. Eine Verallgemeinerung des Asylwesens könnte der Reinigung der menschlichen Gesellschaft von zur Fortpflanzung ungeeigneten Elementen in humanerer und trotzdem zielbewußterer Weise dienen als die jetzige unvollkommene Selbstregulierung, wie sie die Ausscheidung zahlreicher Minderwertigen durch Verwahrlosung und Verelendung darstellt.

Außer der Asylisierung der Minderwertigen könnte man hier auch noch die freiwillige Ehelosigkeit anführen, in dem schon gegenwärtig ein ansehnlicher Bruchteil der Bevölkerung lebt: es wäre denkbar, daß das freiwillige Zölibat einmal nicht mehr aus wirtschaftlichen oder religiösen, sondern aus Gründen einer Hygiene der Fortpflanzung übernommen würde.

Man könnte diese Beispiele vermehren, aber es hieße doch dem springenden Punkte ausweichen, wenn man verschwiege, daß die Geburtenprävention[1]) alles in allem doch den wichtigsten Angriffspunkt für eine rationelle Eugenik abgeben wird und zwar in Gestalt jener Methoden, die im einzelnen Falle wirksam sind, wie die schon beschriebenen Anwendungen des doppelten Zökalkondomes beim Manne und des Okklusivpessars bei der Frau.

Außer diesen Mitteln kommt noch die operative Entfernung oder Unbrauchbarmachung der Fortpflanzungsorgane des Menschen in Betracht, wie sie namentlich in Nordamerika neuerdings im großen Umfange aus eugenischen Rücksichten Anwendung gefunden hat und deshalb an dieser Stelle noch nachzutragen ist. Die Kastration, d. i. die Entfernung der Geschlechtsdrüsen, der Hoden beim Manne, der Eierstöcke bei der Frau, macht natürlich am sichersten jede Fortpflanzung unmöglich, aber sie ist auch in anderer Hinsicht nicht ohne Folgen für den Körper. Hoden und Eierstock gehören zu den Organen mit „innerer Sekretion", d. h. abgesehen von ihrer

---

1) Zur Technik und Kritik sämtlicher Präventivmittel vgl. A. Grotjahn, Geburtenrückgang und Geburtenregelung. Berlin 1914.

Hauptleistung, der Lieferung von Samenfäden bzw. Eiern, sondern sie Stoffe in den Säftestrom des menschlichen Körpers ab, die für das allgemeine Wohlbefinden, die Wahrung der Geschlechtseigentümlichkeiten und wahrscheinlich auch noch für manche andere, uns noch unbekannte Funktionen des Körpers notwendig sind. Die Kastration ist also durchaus kein harmloser Eingriff und deshalb keineswegs zu empfehlen. Trotzdem ist sie im Jahre 1898 in einer Schwachsinnigenanstalt des nordamerikanischen Staates Kansas an 48 Patienten ausgeführt worden, um diese zu verhindern, ihre Minderwertigkeit zu vererben[1]). Im Staate Kalifornien wurde sie sogar im Jahre 1909 gesetzlich eingeführt, allerdings nur für psychopathische Verbrecher. In dieser Beschränkung mag die Kastration von Gesetzes wegen erträglich sein. Immerhin bleibt abzuwarten, ob dieses Beispiel weitere Nachahmung finden wird, zumal wir in der Sharpschen Methode ein das Allgemeinbefinden nach den bisherigen Angaben anscheinend nicht beeinträchtigendes Verfahren der Unfruchtbarmachung auf operativem Wege haben. Nach dieser Methode werden die Samenleiter durchschnitten, vernäht und das vom Hoden ausgehende Stück im Bindegewebe versenkt. Diese „Vasektomie" hat H. O. Sharp, der Gefängnisarzt in der Strafanstalt für Männer jüngerer Altersklassen in Jeffersonville im Staate Indiana, zum ersten Male im Jahre 1899 und seither in annähernd 1000 Fällen ausgeführt. Dem Beispiele Indianas ist der Staat Connecticut mit einem ähnlichen Gesetze gefolgt, das insofern bemerkenswert ist, als ihm eine Bestimmung beigefügt ist, die eine unbefugte Vornahme der operativen Unfruchtbarmachung unter Strafe stellt.

Bei der Kastration der Frauen werden die Eierstöcke auf beiden Seiten vollkommen entfernt. Diese Entfernung ist jedoch für die Frauen insofern nicht gleichgiltig, als die Eierstöcke besonders wichtige Körperdrüsen mit innerer Sekretion sind. Entsprechend der Sharpschen Vasektomie beim Manne, die die männliche Kastration ersetzt, ist daher beim Weibe an Stelle der völligen Entfernung der Eierstöcke, der weiblichen Kastration, die Durchschneidung der Eileiter, vorzuziehen. Die erste „Tubensterilisation" von dem vorderen Scheidengewölbe aus, hat der Frauenarzt Kehrer[2]) ausgeführt.

---

1) H. W. Maier, Die nordamerikanischen Gesetze gegen die Vererbung von Verbrechen und Geistesstörung und deren Anwendung. Juristisch-psychiatrische Grenzfragen. 1911. Bd. 8. — Vgl. auch G. v. Hoffmann, Die Rassenhygiene in den Ver. Staaten von Nordamerika. München 1813.

2) Kehrer, Sterilisation mittelst Tubendurchschneidung nach vorderem Scheidenschnitt. Zentralbl. f. Gynäkol. 1897. Nr. 3.

In Deutschland hat wohl am frühesten und nachdrücklichsten Näcke[1]) die operative Sterilisierung aus eugenischen Gründen gefordert. Doch ist diese Anregung bisher in Europa nicht auf fruchtbaren Boden gefallen. Lediglich in der Schweiz sind Erfahrungen über operative Sterilisation zwecks Verhütung von Vererbung von Geisteskrankheiten unter der Leitung von E. Bleuler in den Züricher Irrenanstalten gemacht worden, nachdem bereits 1892 auf Veranlassung von A. Forel in der kantonalen Irrenanstalt Burghölzli eine Kastration zur Verhinderung der Vererbung von Geisteskrankheit vorgenommen worden war.

Die Unfruchtbarmachung auf operativen Wegen kann also aus medizinischen oder besonders aus eugenischen Gründen angezeigt sein, niemals aber lediglich aus wirtschaftlichen; denn die hierher gehörigen Methoden schalten die betreffende Person dauernd aus dem menschlichen Fortpflanzungsprozesse aus, sollten also nur angewandt werden, wenn sie mit unheilbaren krankhaften Zuständen behaftet ist. Wirtschaftliche Not und ungünstige Umwelt können behoben werden; hier ist also niemals operative Unfruchtbarmachung, sondern höchstens eine der zahlreichen zeitlichen Mittel der Empfängnisverhütung anzuwenden. Das muß namentlich den Frauenärzten gegenüber betont werden, die zurzeit eine bedenkliche Neigung haben, die Methoden der operativen Sterilisation auszudehnen.

Die operativen Methoden der Empfängnisverhütung zeichnen sich gewiß durch große Sicherheit aus, aber es handelt sich doch stets um einen nicht unerheblichen Eingriff in das Gefüge wichtiger Organe, dem die Menschen sich begreiflicherweise nur unter dem Zwange unbedingter Notwendigkeit zu unterziehen pflegen. Außerdem ist es unmöglich, die Sperre wieder aufzuheben, wie das bei anderen zweckmäßigen Präventivmitteln der Fall ist. Deshalb sind diesen Methoden doch die harmlosen und fast ebenso sicheren Präventivmittel in allen Fällen vorzuziehen, in denen nicht wie etwa beim verbrecherischen Irren eine ganz besondere Indikation vorliegt.

Welche Methoden der Geburtenprävention aber auch immer Anwendung finden mögen, so ist niemals außer acht zu lassen, daß sie zugleich auch die Mittel sind, durch die die Bevölkerungsvermehrung gehemmt und die Quantität der Bevölkerung ganz unabhängig von ihrer Qualität beeinflußt werden kann. Dadurch erwächst die Gefahr,

---

1) Näcke, Die Kastration bei gewissen Klassen von Degenerierten als wirksamer sozialer Schutz. Archiv f. Kriminalanthropologie. Bd. 3.

daß die Prävention in einer Ausdehnung angewandt wird, die den Bevölkerungsauftrieb, der zur kulturellen Behauptung durchaus erforderlich ist, beeinträchtigt und schließlich Bevölkerungsstillstand oder gar Bevölkerungsrückgang verursacht. Ganz abgesehen von den wirtschaftlichen und politischen Gefahren, die mit einer Verminderung der Bevölkerungsquantität verknüpft sind, kann diese auf die Dauer nicht ohne Rückwirkung auf die Qualität bleiben, wirkt also an sich wieder entartend, denn einmal wird, wenn die auf eine Familie fallende Zahl von Kindern nur gering ist, die Rate der Erstgeborenen, die anscheinend im Durchschnitt geringwertiger ausfallen als die späteren Früchte, viel größer werden als bei einem Volke mit kinderreichen Familien, sodann wird aber auch die Anspannung der schwächlichen Volksglieder zur Behauptung der Kulturstellung eine viel größere sein als bei den Völkern mit wachsender Bevölkerungszahl. Es ist also auch vom Standpunkte der Erhaltung der Qualität unbedingt erforderlich, daß die Bevölkerung einen gewissen Auftrieb, d. h. einen namhaften Ueberschuß der Geburten über die Todesfälle aufweist und deshalb bedeutet es allerdings eine Gefahr, wenn die Methoden der Geburtenprävention dazu mißbraucht werden, die Zahl der Kinder ganz unabhängig von ihrem konstitutionellen Werte erheblich zu vermindern.

Diesen Mißbrauch der Geburtenprävention finden wir gegenwärtig in einigen Bevölkerungsschichten sehr weit verbreitet, und zwar wird es hier ausschließlich aus privatwirtschaftlichen und Bequemlichkeitsgründen angewandt, fast niemals aus eugenischen Rücksichten, die der Massenpsyche gegenwärtig leider noch völlig fern liegen.

Bei der Anwendung der Präventivmittel zu eugenischen Zwecken ist eben nach ganz bestimmten Regeln zu verfahren, deren Befolgung auf der einen Seite die naive Produktion zahlreicher und minderwertiger, sich überstürzender, zur unpassenden Zeit erscheinender Früchte verhindert, und auf der anderen Seite eine den Bevölkerungsauftrieb sichernde Anzahl rüstiger, vollwertiger, in richtigen Zeitabständen folgender, in der zur Aufzucht günstigsten Zeit geborener Kinder gewährleistet. Die Geburtenprävention als Mittel der Eugenik und Rassenhygiene kann daher nicht ohne weiteres dem subjektiven Belieben jedes Elternpaares freigegeben werden. Sie muß vielmehr sorgfältig in allen Einzelheiten ausgebildet werden als eine Art generativer Diät, die den Bedürfnissen des Individuums und denen der Art möglichst in gleichem Maße gerecht wird, im Falle eines Widerstreites jedoch die letzteren bevorzugen muß. Diese generativen Diätregeln liegen

zur Zeit erst in groben Umrissen vor und harren noch ihrer sorgfältigen Durcharbeitung auf Grundlage der gegenwärtig noch in ihren
ersten Anfängen steckenden Lehre von der Eugenik und Rassenhygiene.
Aber der zur Zeit noch geringe Bestand allgemein giltiger Erkenntnisse
auf diesen jungen Wissensgebieten mehrt sich von Jahr zu Jahr und
läßt schon heute mit Sicherheit erkennen, daß in absehbarer Zeit die
Menschen durch den Fortschritt der Wissenschaft in den Stand gesetzt
werden, nicht nur den im Volke umgehenden Entartungstendenzen
wirksam zu begegnen, sondern sogar die menschliche Fortpflanzung
im Sinne einer Aufartung positiv zu beeinflussen.

Die Entwicklung der Technik der Prävention unerwünschter Nachkommen wird hier noch weitere Triumphe feiern. Der eugenische
Wert der Präventivmittel rechtfertigt daher schon allein ihre Existenz
und Verbreitung.

Außer diesen eugenischen und im weiteren Sinne rassenhygie-
nischen Zwecken ist die Prävention auch berufen, der Rassenhygiene
im engeren Sinne der Bedeutung dieses Wortes insofern zu
dienen, als durch ihre systematische Anwendung als minderwertig
vorauszusehende Kreuzungen der Angehörigen einander fernstehender
Rassen und die Bildung unerwünschter Mischlingsrassen verhindert
werden kann. Gegenwärtig sind diese Mischlinge eine große Ver-
legenheit der kolonisierenden Völker und zugleich eine Quelle der
Verderbnis für die rassenreinen Eingeborenen der Kolonien. Namentlich in den tropischen Ländern, die nie von den weißen Kolonisatoren
wirklich besiedelt sondern nur vorübergehend besetzt werden können,
liegt ein großes Interesse vor, daß die eingeborene Bevölkerung rasse-
kräftig erhalten bleibt, weil nur sie die zur Kultivierung und Exploitation erforderlichen Arbeiten ausführen können. Nur allzu häufig
bildet sich aber gegenwärtig in den tropischen und subtropischen
Kolonialländern eine Zwischenschicht von Mischlingen, die nicht fähig
sind, die Kultur der Weißen zu verdauen, und nur dazu beitragen,
die eingeborenen Stämme und ihre bodenständigen Organisationen zugrunde zu richten.

Es ist daher erfreulich, daß in den letzten Jahrzehnten das von
dem englischen Soziologen Galton zuerst gebrauchte Wort „Eugenik"
auch in Deutschland den Ausdruck „Rassenhygiene" verdrängt. Durch
eine Vermeidung des mißverständlichen Wortes „Rasse" wird zum
Ausdruck gebracht, daß die Lehren der Eugenik sich auf Betrachtungen
gründen, die auf jede generativ zusammenhängende Gruppe anwendbar
sind, mögen sie nun eine „Rasse" betreffen, welche sie wollen, hier

natürlich das Wort im ursprünglichen ethnographischen Sinne genommen.

Vielleicht ist es überhaupt zweckmäßig, das Wort „Rassenhygiene" endgiltig der Ethnographie zu überweisen und damit die Wertung der Veränderungen, die ethnische Einheiten durch innere oder äußere Bevölkerungsverschiebungen, Wanderungen, Vermischung mit Nebenvölkern, Siedelungswesen usw. erfahren. Denn auch diese Wandlungen drängen unbedingt immer mehr auf eine wissenschaftliche Erfassung. Eine solche müßte sich von allen Gefühlsbetonungen, die gegenwärtig die Ansichten über die Dinge ausschließlich beherrschen, frei machen und sich lediglich auf die Tatsachen stützen, die bereits vorliegen und in der Gegenwart durch empirische Beobachtung jederzeit nachgeprüft werden können. So müßten namentlich die bisherigen unfruchtbaren Diskussionen über die „Reinheit" einer Rasse, soweit diese aus der Vergangenheit bewiesen oder wegdisputiert werden soll, völlig ausscheiden. Denn es ist ganz gleichgiltig, ob eine Rasse rein oder nicht rein ist, wenn nur die Merkmale des dauernden generativen Zusammenhanges und der Vererbbarkeit körperlicher und geistiger Eigentümlichkeiten vorhanden sind. Die Verfänglichkeit der Beschäftigung mit der Rassenfrage wird aufhören, wenn erst der an aller Verwirrung schuldige Begriff der Reinheit nicht nur aus der Definition sondern auch aus der Wertung der Rassen ausscheidet. Die volle Gleichwertigkeit der Rassen war ein Traum, den die Völkerkunde wohl endgiltig als solchen kennen gelehrt hat. Allerdings ist zuzugeben, daß es unendlich schwer ist, ein Maß für die Wertung zu finden.

Objektiv gewertet werden kann eine Rasse nur nach ihren kulturellen Leistungen, wie die Geschichte sie überliefert hat. Dieser Maßstab läßt von den jetzt noch lebenden Rassen drei Kulturrassen von als ganz besonders hohem Werte erkennen, die jüdische, die germanische und die romanische. Diese drei, allen voran die jüdische, haben durch ihre Geschichte ihre hohe Kulturfähigkeit bewiesen, ganz gleich, ob sie reine oder, was wohl sicher ist, stark gemischte Rassen sind. Wie sie also sind, so sind sie gut und bewährt. Für diese drei großen Kulturrassen liegt jedenfalls kein Bedürfnis vor, sich mit Rassen zu vermischen, deren Kulturfähigkeit zwar bis zum Beweise des Gegenteiles subjektiv anzunehmen, aber objektiv doch immer erst noch abzuwarten ist. Wenn solche Vermischungen trotzdem vorkommen, sei es nur aus individueller Erotik, oder aus geographischen oder sozialen oder nationalen Gründen, so ist damit noch nicht ohne weiteres gesagt, daß sie zweckmäßig sind. Hier liegen in der Tat Fragen, die der voraussetzungslosen Forschung wert sind. Es wäre zweckmäßig, diese Forschungen als Rassenbiologie und Rassenhygiene zu bezeichnen und damit deutlich von der Eugenik oder allgemeinen menschlichen Fortpflanzungshygiene zu unterscheiden.

Rassenhygiene und Eugenik gehören noch nicht zu den festfundierten Wissenschaften, aber schon heute läßt sich erkennen, daß sie in absehbarer Zeit solche sein werden und dann auch mit ganz bestimmten Forderungen an Aerzte, Volkswirte und überhaupt an die gesamten Elternpaare herantreten werden, Forderungen, in denen die Anwendung der Präventivmittel eine große Rolle spielen wird.

Die quantitative Rationalisierung der menschlichen Fortpflanzung und der Völkertod.

Für die Hebung der Qualität der Menschen könnte, wie wir im vorigen Abschnitt gesehen haben, die Anwendung der empfängnisverhütenden Methoden das wichtigste Mittel sein. Bisher haben sie aber leider vorwiegend nur dazu geführt, die Quantität der Bevölkerung zu verringern. Hier liegt in der Tat die große Gefahr vor, daß diese Mittel ausschließlich zur Verminderung der Quantität angewandt werden, ohne daß die Qualität sich bessert.

Im Laufe des neunzehnten Jahrhunderts hat sich die Bevölkerung Europas ungeheuer vermehrt. Von den europäischen Staaten zeigte das größte Wachstum Rumänien, wo die Bevölkerung in der letzten Zählungsperiode jährlich 1,94 v. Hund. zugenommen hat; dann folgten Bosnien mit 1,60, Bulgarien mit 1,54, Griechenland mit 1,52 und Serbien mit 1,51 v. Hund. Nicht weit zurück steht Deutschland mit einer jährlichen Zunahme von 1,46 v. Hund. Dann kommt Rußland mit 1,37, Polen mit 1,38, Finnland mit 1,37 v. Hund. Zunahme. Die übrigen europäischen Staaten stehen in folgender Reihe: Niederlande 1,23, Dänemark und Norwegen 1,11, Schweiz 1,09, Ungarn 0,98, Belgien 0,98, Großbrittanien 0,90, Oesterreich 0,90, Spanien 0,83, Luxemburg 0,87, Schweden 0,71, Italien 0,69 und Frankreich 0,15 v. Hund.

Die alten natürlichen Hemmungen der Bevölkerungsvermehrung — Krieg, Seuche, Hungersnot — sind als solche nahezu völlig in Fortfall gekommen und die bewußte Regelung durch Anwendung von Präventivmitteln hat sich erst in den letzten Jahrzehnten verbreitet, so daß ihre Wirksamkeit gegenüber dem schnellen Sinken der Sterblichkeit noch nicht allgemein ins Gewicht fallen konnte. Dieser Bevölkerungszuwachs ist also durchaus einer eigenartigen und sicher bald vorübergehenden Konstellation zu verdanken. Er darf deshalb nicht zu Ableitung von Gesetzmäßigkeit, die auf Vergangenheit und Zukunft angewendet werden können, benutzt werden.

Es ist nicht verwunderlich, daß angesichts dieser außerordentlichen Bevölkerungszunahme die Volkswirte und Statistiker eine gewisse Zeit gebraucht haben, um überhaupt einen Geburtenrückgang anzuerkennen, oder nachdem sie nicht umhin konnten ihn zuzugeben, diesen Rückgang als etwas anderes als eine der früher schon beobachteten vorübergehenden Senkungen in der wellenförmigen Bevölkerungsbewegung anzusehen.

Der Statistiker pflegt unter Fruchtbarkeitsziffer die Zahl der Geburten zu verstehen, die innerhalb eines Jahres auf 1000 Frauen im gebärfähigen Alter, das in der Regel als die Jahre von 15—50 während angenommen wird, gezählt werden. Solange noch der naive Typus der Fruchtbarkeit herrscht, mag diese Zahl wohl auch als der natürliche Ausdruck der Fähigkeit zum Hervorbringen von Nachkommen haben gelten können. Seit dem Eindringen des Präventivverkehrs ist das jedoch nur noch bei einem in seiner Ausdehnung nicht genau bekannten Bruchteile der Ehefrauen der Fall. In Zukunft aber wird bei uns ebenso wie in den Ländern gleicher Kulturstufe das, was die Statistiker „Fruchtbarkeitsziffer" nennen, nicht der Ausdruck der natürlichen Fruchtbarkeit sondern des Willens zum Kinde sein.

Die Fruchtbarkeitsziffer der Statistiker bezieht sich auf 1000 weibliche Personen ohne Rücksicht, ob sie verheiratet sind oder nicht. Für unsere Beobachtung ist die Zahl wichtiger, die angibt, wieviel Nachkommen die verheirateten Frauen zur Welt bringen. Denn gerade die Feststellung des Rückganges der ehelichen Geburten ist für den Gang der Untersuchung von ausschlaggebendem Werte.

Das Absinken der ehelichen Fruchtbarkeit stellt Prinzing[1]) nach L. March und G. v. Mayr in folgender Tabelle dar: Die Zahl der Lebendgeborenen auf 1000 gebärfähige verheiratete Frauen betrug:

	1876—1885	1886—1895	1896—1905
Niederlanden . . .	293	286	272
Norwegen	262	259	246
Finnland	259	256	244
Deutschland . . .	268	258	243
Oesterreich	246	250	243
Schottland	271	255	235
Italien	248	249	232
Schweiz	239	230	225
Schweden	240	231	219
Dänemark	244	235	217
Ungarn	234	225	216
Belgien	264	236	213
England	250	229	203
Frankreich	167	150	132

---

1) Prinzing, F., Art. „Fruchtbarkeit" in Grotjahn-Kaups Handwörterbuch der sozialen Hygiene. Leipzig 1912.

Sehr anschaulich bringt auch den allgemeinen Geburtenrückgang eine Tabelle zum Ausdruck, in der Oldenberg[1] die von Newsholme[2] und Stevenson nach der Altersbesetzung korrigierten Fruchtbarkeitsziffern im Zeitraum von 1880—1903 (die eheliche und uneheliche Fruchtbarkeit) wiedergibt. Diese fiel in den Jahren 1880 bis 1903 in:

	v. Hund.		v. Hund.
Oesterreich	bis 1	Dänemark	bis 18
Norwegen	„ 6	Schottland	„ 18
Schweden	„ 6	England	„ 22
Italien	„ 9	Neu-Seeland	„ 24
Preußen	„ 12	Sachsen	„ 31
Bayern	„ 13	Belgien	„ 31
Deutschland	„ 14	Viktoria	„ 33
Frankreich	„ 16	Neusüdwales	„ 47

Die Wucht dieser Zahlen macht es unmöglich, in dem Bevölkerungsrückgang etwas Zufälliges oder Vorübergehendes zu sehen. Es handelt sich vielmehr um eine hochbedeutsame Erscheinung in der Bevölkerungsbewegung der Völker des europäischen Kulturkreises, vielleicht der wichtigsten, über die je die Bevölkerungsstatistik zu berichten hatte.

Es ist ohne weiteres klar, daß ein so großer Unterschied, wie er z. B. im Verhältnis Frankreichs zu den Nachbarstaaten zutage tritt, auf die Dauer nicht ohne den größten Einfluß auf die Stellung eines Volkes bleiben kann. Zählte doch zu Beginn des neunzehnten Jahrhunderts Frankreich 27 Millionen, das gegenwärtig von Deutschland eingenommene Gebiet 23 Millionen und England mit Wales nur 9 Millionen Einwohner, während am Ende des neunzehnten Jahrhunderts trotz der großen Auswanderung England mit Wales 31 Millionen, Deutschland 53 und Frankreich nur 39 Millionen zählte und jetzt nach abermals einem Jahrzehnt das Verhältnis für Frankreich noch ungünstiger ist.

Ein Volk, dessen Bevölkerung auch nur stillsteht, während die Nachbarvölker wachsen, gerät in die Gefahr, von diesen im Laufe weniger Jahrzehnte überflügelt zu werden. Wenn in früheren Jahrhunderten die Bevölkerung abnahm, so war das die Schuld der Kriege, Seuchen und Hungersnöte, also äußerer Ursachen, die auch äußerer Einwirkung zugänglich waren oder deren Wirksamkeit durch die Tüchtigkeit des betreffenden Volkes und durch die Kulturentwicklung behoben

---

1) Oldenberg, P., Ueber den Rückgang der Geburten- und Sterbeziffer. Arch. f. Sozialwissenschaft u. Sozialpolitik. Septemberheft. 1911. S. 461.
2) Newsholme und Stevenson, The decline of human fertility in the United Kingdom and other countries, as shown by corrected birth-rates. Journ. of the Statistical Society. London 1906.

werden konnte. Bei dem Bevölkerungsstillstand oder Bevölkerungsschwund in unserer Zeit handelt es sich um innere, die Familie angehende Verursachungen, die durch die kulturelle Ueberwindung der äußeren Ursachen unberührt bleiben. Die Ueberwucherung durch Nachbarvölker kann bei den modernen Kulturvölkern also nur durch den eigenen Bevölkerungsüberschuß bekämpft werden. Damit ist das Kampffeld eines Volkes um seine Behauptung unter den Nachbarvölkern von Grund aus verschoben. Nicht mehr Kriegsrüstungen stehen in erster Linie, sondern im Schoß der Familie, die allein die Aufzucht der hinreichend großen Schar von Nachkommen ermöglichen kann, ruht die Zukunft eines Volkes. Auch angesichts des großen Krieges, in dem wir uns befinden, sollten wir das nicht vergessen! Denn auch die Wehrkraft ist gegenwärtig unmittelbar abhängig von der Bevölkerungsdichtigkeit.

Warum verschwindet der Adel, wenn er keinen Zuzug aus den unteren Kreisen erhält? Nicht weil er entartet, sondern weil er aus zahlreichen Gründen, die man bei P. Fahlbeck nachlesen kann, keine hinreichend große Zahl Kinder hervorbringt.

Warum pflanzt sich die städtische Bevölkerung auf die Dauer nicht aus sich selbst fort, sondern müßte ohne fortwährende, reichliche Zuwanderung vom Lande aussterben? Nicht weil die städtische Lebensweise entartend wirkt, sondern nur weil sie der Aufzucht reichlicher Nachkommen hinderlich ist.

Warum sind die Griechen und Römer verschwunden, während die Juden das Kommen und Gehen aller Völker des geschichtlichen Altertums und Mittelalters überdauert haben? Nicht weil sie qualitativ entarten, sondern weil sie ihre Bevölkerungszahl nicht mehr durch eigene Fortpflanzung, sondern nur durch Heranziehen von Sklaven und Fremden erhielten, während es den Juden bis in unser Jahrhundert gelang, sich durch Sitte, Gesetz, Konvention und Wirtschaftsverfassung eine alle Einbußen überkompensierende quantitativ ergiebige Fortpflanzung zu sichern.

Dauernde Verminderung der Bevölkerungsmenge kann also nicht nur, sondern muß mit Sicherheit zum Untergange der Bevölkerung, zum Völkertode, führen.

Die Geburtenprävention an unrechter Stelle und im großen Maßstabe kann die Klippe werden, an der Kulturnationen zerschellen.

Die Bevölkerungsbewegung des Deutschen Reiches zeigt äußerlich seit der Reichsgründung ein durchaus erfreuliches Bild, das von Volkszählung zu Volkszählung steigende Zahlen aufweist. Die Einwohnerzahl stieg von 41 Millionen im Jahre 1871 auf fast 70 Millionen im Jahre 1914.

Werden aber die Verhältniszahlen zum Ausgangspunkt der Beobachtung gemacht, so ergeben sich sofort Bedenken gegen die Annahme, daß diese absolute Zunahme durch etwas anderes verursacht sein könnte, als durch einen vorübergehenden, von besonderen Zeit- und Kulturzuständen bedingten Abfall der Sterblichkeit.

Denn bezogen auf das Tausend der Bevölkerung wurden gezählt:

im Jahre	Geburten	Todesfälle	Ueberschuß der Geburten über die Sterbefälle
1872	41,09	30,62	10,47
1873	41,30	29,89	11,41
1874	41,75	29,39	13,36
1875	42,31	29,32	12,99
1876	42,61	28,06	14,55
1877	41,64	28,05	13,59
1878	40,45	27,84	12,61
1879	40,47	27,21	13,26
1880	39,12	27,52	11,60
1881	38,50	26,92	11,57
1882	38,71	27,21	11,49
1883	38,03	27,30	10,73
1884	38,72	27,45	11,27
1885	38,51	27,16	11,35
1886	38,50	27,63	10,87
1887	38,33	25,62	12,71
1888	37,96	25,12	12,84
1889	37,74	25,02	12,72
1890	36,97	25,59	11,38
1891	38,25	24,67	13,58
1892	36,94	25,31	11,63
1893	37,99	25,82	12,17
1894	37,09	23,52	13,57
1895	37,34	23,38	13,96
1896	37,53	22,06	15,46
1897	37,17	22,52	14,65
1898	37,31	21,74	15,57
1899	37,02	22,63	14,39
1900	36,77	23,21	13,56
1901	36,89	21,81	15,09
1902	36,19	21,86	15,63
1903	34,94	21,07	13,87
1904	35,18	20,65	14,53
1905	34,00	20,84	13,16
1906	34,08	19,20	14,88
1907	33,20	18,98	14,22
1908	32,97	19,01	13,97
1909	31,91	18,07	13,84
1910	30,72	17,10	13,62
1911	29,48	18,16	11,33
1912	29,12	16,42	12,70

Aus diesen Zahlen erhellt ohne weiteres, daß der Ueberschuß lediglich dem Sinken der Sterblichkeit verdankt wurde, der das Sinken der Geburtlichkeit bisher noch bei weitem überkompensierte.

In den einzelnen Provinzen Preußens betrug die eheliche Fruchtbarkeit, die Zahl der Geburten auf 1000 Frauen im Alter von 15 bis
45 Jahren:

	1879—1892	1894—1897	1904—1907
Ostpreußen	295	289	258
Westpreußen	320	321	304
Berlin	238	169	138
Brandenburg	256	227	178
Pommern	276	265	229
Posen	309	321	308
Schlesien	276	283	261
Sachsen	264	240	203
Schleswig-Holstein . .	248	244	210
Hannover	246	244	215
Westfalen	314	323	303
Hessen-Nassau . . .	253	235	211
Rheinprovinz	321	305	273
also:			
Preußen-Ost	291	293	269
Preußen-Mitte. . . .	255	218	178
Preußen-West . . .	287	281	255

Am deutlichsten tritt der Geburtenrückgang in der großstädtischen
Bevölkerung in Erscheinung und hier wieder besonders in Berlin.

Nach H. Silbergleit[1]) kamen in Berlin auf 1000 Ehefrauen
eheliche Geborene (einschl. Totgeburten) im Jahre:

Jahr		Jahr	
1861	215	1886	175
1862	214	1887	174
1863	220	1888	172
1864	222	1889	168
1865	221	1890	163
1866	231	1891	166
1867	215	1892	158
1868	220	1893	151
1869	214	1894	143
1870	222	1895	138
1871	196	1896	138
1872	231	1897	136
1873	220	1898	132
1874	230	1899	128
1875	237	1900	127
1876	240	1901	126
1877	226	1902	120
1878	219	1903	114
1879	213	1904	113
1880	205	1905	111
1881	197	1906	112
1882	194	1907	109
1883	188	1908	103
1884	183	1909	95
1885	179	1910	90

Der nämliche Autor stellt fest, daß 1911 trotz der Verdoppelung
der Bevölkerung seit 1876 dennoch 1464 Kinder weniger geboren

---

1) H. Silbergleit, Der Geburtenrückgang in Berlin. Statistische Monats-
berichte Groß-Berlins. 3. Jahrg. 1912. H. 7.

wurden als in jenem genannten Jahre, nämlich 44834 gegen 46298. Die Geburtenziffer fiel innerhalb der gedachten 37 Jahre von 47,19 auf 21,64 auf das Tausend der mittleren Bevölkerung, also um 54,1 v. Hund.!

Die kleinste Geburtenzahl haben aber die westlichen Vororte Berlins, die vorwiegend von den wohlhabenden Bevölkerungsschichten bewohnt werden. Es wurden auf das Tausend der Einwohner gezählt Lebendgeborene in:

	1909	1910	1911
Charlottenburg	20,7	19,4	18,9
Wilmersdorf	18,5	16,3	15,6
Schöneberg	18,3	16,4	15,3

Wenn man bedenkt, daß gerade in diesen Städten ein besonders hoher Prozentsatz von im mittleren Lebensalter stehenden Personen lebt, so erhellt, daß hier die französischen Zustände bereits erreicht, wenn nicht übertroffen sind.

Das Verhalten Berlins und der Großstädte überhaupt hat aber eine mehr als örtliche Bedeutung, da es bis zu einem gewissen Grade für die übrigen Bewohner Deutschlands vorbildlich ist. Es ist nicht undenkbar, daß sich hier nur abspielt, was wir im größeren Maßstabe in Zukunft auch bei der Gesamtbevölkerung zu erwarten haben, zumal gegenwärtig schon jeder fünfte Deutsche ein Großstädter ist, während es bei der Reichsgründung erst jeder zwanzigste war.

Deutschland steht mit einer Geburtenzahl von 29 in der Mitte zwischen seinem östlichen Nachbar Rußland mit 45 und seinem westlichen Frankreich mit 19; aber sein Zustand ist nicht im Gleichgewicht, sondern hat zurzeit die Neigung, sich nach der französischen Zahl hin zu entwickeln. Es ist also mit den Maßnahmen, den Geburtenrückgang zum Halten zu bringen, in der Tat keine Zeit zu verlieren.

Den Geburtenüberschuß in runder absoluter Zahl kann man gegenwärtig etwa schätzen:

in Rußland	auf 2 000 000
„ Deutschland	„ 800 000
„ Oesterreich-Ungarn	„ 550 000
„ Italien	„ 350 000
„ Großbritannien und Irland	„ 450 000
„ Frankreich	„ 8 000

In dieser Reihe nimmt Deutschland zurzeit noch eine ansehnliche Stellung ein, die für die Zukunft zu bewahren allerdings eine achtsame Bevölkerungspolitik erfordern wird.

Nach J. Kaup[1]) sind die Deutschen innerhalb der Jahre 1880 bis 1907 von 62 auf 83 Millionen angewachsen, die der slavischen Völker hingegen in derselben Zeit von 97 auf 148 Millionen; für das deutsche Volk ein Zuwachs von 34 v. Hund., für die Slaven jedoch von 53 v. Hund. Von den Slaven entfielen im Jahre 1907 65 Millionen auf Großrussen, 38 Millionen auf Klein- und Weißrussen, auf Bulgaren 5, Serbokroaten 9, Tschechoslaven 9, Polen 20, Slowenen 1,2.

Die Zahl der Deutschen läßt sich nach einer anderen Schätzung von A. Wirth annehmen:

in Deutschland . . . . : .	auf 63,0	Millionen
„ der Schweiz	„ 2,6	„
„ Oesterreich-Ungarn	„ 12,0	„
„ Rußland	„ 1,8	„
in Europa zusammen . . .	auf 79,4	Millionen

eingerechnet die in übrigen europäischen Ländern lebenden also rund 80 Millionen. Rechnet man zu diesen noch 6 Millionen Holländer und Flämen, 11 Millionen Skandinavier und 43 Millionen Angelsachsen, so würden insgesamt 140 Millionen Germanen den insgesamt 157 Millionen Slaven gegenüberstehen. Der Umstand, daß die Germanen eng nebeneinanderwohnen, während die Slaven über ungeheueren Landbesitz verfügen, vermindert nicht, sondern erhöht durch die damit verknüpfte Intensität der Kultur die Leistungsfähigkeit der germanischen Welt in jeder Beziehung. Eine Gefahr der Ueberflügelung durch die Slaven ist also nur dann zu besorgen, wenn der Bevölkerungsauftrieb, der bei den Slaven für unabsehbar lange Zeit gesichert ist, bei den Germanen nachließe oder gar einem Bevölkerungsstillstande Platz machen würde.

Immerhin steht es bevölkerungspolitisch nicht unbedenklich um die zurzeit kulturell führende Welt der Germanen. Ihre Aktivität ist gegenwärtig so groß wie nie seit den Zeiten der Völkerwanderung. Aber sie zeigt gefährliche Anzeichen von Zerfallerscheinungen an ihrer Wurzel. Weltwirtschaftliche Expansion, ungeheuere Güterproduktion, einseitiger Kapitalismus lassen die germanischen Völker die Kultur der Familie verabsäumen, auf der Menge und Beschaffenheit ihrer Nachkommen beruht. Schon einmal haben sie in der Weltgeschichte dieses Beispiel gegeben. Die riesige Expansion während und nach der Völkerwanderung haben die Germanen nicht aufrecht erhalten können, weil sie aus sich selbst nicht die erforderliche Kinderzahl hervorbringen konnten. Der Grund hierfür dürfte in der ungeheueren Kinder- und Frauensterblichkeit zu

---

1) J. Kaup, Volksentwicklung und Wohlfahrtspflege in Deutschösterreich und im Deutschen Reiche. Sonderabdruck a. d. Halbmonatsschrift „Deutsche soziale Rundschau". 1912. II. 17.

suchen sein, die jene damals in ihrer Gesamtheit in den Krieg ziehenden Völker völlig aufgerieben hat. Bei der zweiten Expansion der germanischen Völker, deren Zeuge wir jetzt sind und bei der es sich im wesentlichen um wirtschaftliche Eroberungen handelt, könnte der Geburtenrückgang eine ganz ähnliche Rolle spielen und uns um die Früchte dieser Kraftentfaltung bringen, wenn nicht rechtzeitig Vorkehrungen getroffen werden. Der sich ankündigende Geburtenrückgang bei den germanischen Völkern rückt die Gefahr der Ueberflügelung und der inneren Aushöhlung durch das andringende, sich stark vermehrende Slaventum in greifbare Nähe.

Selbst die echt germanische Selbstzerfleischung, wie sie in tief beklagenswerter Weise der jetzt tobende Krieg mit seiner unbegreiflichen Gegnerschaft zwischen Deutschen und Engländern darstellt, kann auf die Welt der Germanen nicht annähernd so zerstörend wirken, wie ein dauernder Geburtenrückgang.

Da die Ursache des Geburtenrückganges, die Anwendung der Präventivmittel, sich aber nicht aus der Welt schaffen läßt, was auch aus medizinischen und eugenischen Gründen bedauerlich wäre, so gibt es nur eine Möglichkeit, den großen Gefahren des Geburtenrückganges zu begegnen — eine Regelung der menschlichen Fortpflanzung im Sinne einer bewußten Produktion einer genügend großen Anzahl rüstiger Nachkommen.

Gelingt es, diese Regelung durch einen billigen Ausgleich zwischen den Interessen der einzelnen Paare und den nationalen und sozialen Bedürfnissen des Volksganges zu finden, so wird sich die Geburtenprävention aus einem Instrument des Gattungsselbstmordes, das sie gegenwärtig zu werden droht, in ein solches der Rassen- und Volksverbesserung umwandeln lassen.

Um in der Frage der Geburtenprävention richtig entscheiden zu können, empfiehlt es sich, zwei Typen der Volksvermehrung zu unterscheiden, den naiven und den rationellen.

Der naive Typus besteht darin, daß die Elternpaare soviel Kinder kommen lassen, als immer nur kommen wollen. Das Leben der Frau ist hier völlig ausgefüllt von Schwangerschaft, Wochenbett, Stillzeit, die sich, nur durch Fehl- und Frühgeburten unterbrochen, immer wiederholen. Erträglich ist dieser Zustand unter rein ländlichen Verhältnissen, bei denen die Aufzucht der Kinder keine besonderen Schwierigkeiten macht, und bei allgemein üblichem Selbststillen der Säuglinge, das dem schnellen Konzipieren nach der Geburt eine gewisse Schranke auferlegt. In den früheren Epochen der Ge-

schichte, in denen die Völker nur von Hungersnot, Seuche und Krieg
ständig großen Verlusten an Menschenleben ausgesetzt waren, konnte
allein dieser Typus das Weiterbestehen eines Volkes verbürgen.

Sitte, Sittlichkeit und Recht taten daher wohl, wenn sie — meistens
im Gewande religiöser Vorschriften — diesen Typus stützten. In der
Tat ist diesem Verfahren das Verdienst zuzuerkennen, daß es fähig
ist, ein Volk auch über die denkbar schwersten Einbußen von Menschenleben fortzuhelfen. Auf der anderen Seite hat dieser Fortpflanzungs-
typus aber Härten, die mit steigender Kultur schwer empfunden
werden. Er läßt sich nur aufrecht erhalten durch eine rücksichtslose
Ausbeutung der Kräfte der Frauen, die in der Regel mit dem Ausschluß der Frauen von den Kulturgütern überhaupt einhergehen wird.
Ferner liefert er stets eine große Anzahl Minderwertiger, deren Ausmerzung dann dem Kampfe ums Dasein überlassen bleiben muß.

Als europäisches und zugleich zeitgenössisches Beispiel für den
naiven Typus sei hier die Bevölkerungsbewegung wiedergegeben, die
Oth[1] für das im europäischen Rußland liegende Gouvernement
Kaluga festgestellt hat. Um die Jahrhundertwende zeigt dieses
Gouvernement eine Sterblichkeit von 42 und eine Geburtlichkeit von
54 Lebendgeborenen auf das Tausend der Bevölkerung bei einer
Säuglingssterblichkeit von 40 v. Hund. der Geborenen. Welch' eine
ungeheure Verschwendung von Menschenleben, Frauenkräften und auch
materiellen Werten aus diesen Zahlen zu ersehen ist, lehrt ein Vergleich mit Schweden, das zur nämlichen Zeit eine Sterblichkeit von
16 und eine Geburtlichkeit von 27 Lebendgeborenen auf das Tausend
der Bevölkerung bei der geringen Säuglingssterblichkeit von 10 v. Hund.
der Geborenen aufwies, also ohne diese Verschwendung von Volkskraft
bei genau der Hälfte an Geburten doch mehr als ein Drittel der
Geborenen als reinen Bevölkerungszuwachs buchen konnte.

Soweit die kulturgeschichtliche Ueberlieferung reicht, sind Bestrebungen im Gange gewesen, den Härten des naiven Typus aus-
zuweichen. Entweder haben das die Individuen selbst von Fall zu
Fall durch freiwillige Enthaltsamkeit vom Geschlechtsverkehr oder
durch Abtreiben der Leibesfrucht oder durch Aussetzen und Töten der
neugeborenen Kinder versucht, oder die höheren Schichten haben ihrerseits durch Zurückhaltung ihrer Frauen vom Sexualverkehr und Verlegung des unvermeidlichen männlichen Geschlechtsverkehrs in die
unteren Bevölkerungsschichten die Hauptlasten auf letztere ab-

---

1) F. Oth, Induktives und Deduktives zum Bevölkerungsproblem. Conrads
Jahrbücher f. Nationalökonomie. 1912. F. III. Bd. 43.

geschoben, die deshalb ja auch die Römer die „proletarischen“, d. i. die den Nachwuchs des Volkes schaffenden Schichten nannten.

Endlich lernte der Mensch auch den Geschlechtsverkehr in einer Weise auszuüben, daß dabei Befruchtung ausgeschlossen ist. Doch diese Methoden der Geburtenprävention waren so geschmacklos in der Form, daß man sie mit Recht unter die Laster und Verbrechen zählen konnte, und so unzuverlässig in der Wirkung, daß sie für die Bevölkerungsbewegung als solche wohl bedeutungslos waren. Aber die hochentwickelte Technik der Geburtenprävention, über die wir erst seit einigen Jahrzehnten verfügen, ist mit der früherer Jahrhunderte gar nicht zu vergleichen. Sie wirkt nicht geschmacklos, denn sonst würden sich nicht ästhetisch verfeinerte und kulturell hochstehende Bevölkerungsschichten ihrer bedienen, und sie ist nicht erfolglos, denn sonst würden nicht die oben angeführten Bevölkerungsschichten, die sich ihrer bedienen, einen solchen Rückgang der Geburtenziffer erzielen. Diese bewußte Regelung der Geburten wird zunächst als ein Zurückgehen der Zahl in Erscheinung treten. Aber dem Wort-sinne nach heißt Geburtenregelung noch nicht ohne weiteres Geburtenverminderung. Würde jede weibliche Person so häufig befruchtet, wie es ihre natürliche Beschaffenheit zuläßt, so würde nach dem von Franklin zuerst ausgesprochenen, von Malthus später in mißverständlicher Weise auf die Kulturmenschheit übertragenen Gesetz, daß die Lebewesen von Natur aus sich über die Grenzen ihrer Unterhaltsmittel zu vermehren pflegen, ohne Zweifel eine absolute Uebervölkerung mit unerträglichen Begleiterscheinungen entstehen. Denn die natürliche Tendenz richtet sich ohne weiteres auf blinde Vermehrung. Regelung kann deshalb zunächst nur Verminderung bedeuten und in diesem Sinne ist jede Beschränkung einer ungezügelten Fortpflanzung, also auch die Ehegesetzgebung und die geschlechtliche Ordnung überhaupt, eine Form der Geburtenregelung. Diese Art der Geburtenregelung ist allen Völkern eigen, bis zu den unzivilisiertesten herab. Aber diese Form hat nirgends genügt, sondern überall sind die Völker bestrebt gewesen, auch innerhalb der Geschlechtsgemeinschaft die Kinderzahl nach ihren wahren oder vermeintlichen Bedürfnissen einzurichten, zunächst mit barbarischen, dann fortschreitend in der Gegenwart mit humanen, der medizinischen Technik entlehnten Mitteln, die wir uns mit dem Ausdruck „Präventivmittel“ zu bezeichnen gewöhnt haben. Und das führt nun zu der Geburtenregelung im engeren Sinne. Sie ist im Wesen allerdings eine Geburtenverminderung, gemessen an der natürlichen Vermehrungstendenz. Aber sie bedeutet keineswegs, wie

gegenwärtig so häufig unterstellt wird, eine Verminderung bis an
oder gar unter die Grenze des Bevölkerungsgleichgewichtes!
Wenn die Anwendung der neueren Präventivmittel in einzelnen Bevölkerungsschichten bis zu diesem Grade ausgedehnt wird, so liegt
eben keine Geburtenregelung vor. Denn der Begriff der Regelung
setzt die Aufstellung und die Beobachtung von vernünftigen
Regeln voraus. Nur, weil solche Regeln fehlen oder die vorhandenen Regeln unrichtig oder halbrichtig oder unzureichend sind,
können aus der Prävention jene Gefahren entstehen, die dem Einzelnen
nützlich und doch die soziale und nationale Gemeinschaft, an die
die einzelnen Menschen geknüpft sind, bis an die Grenze der Vernichtung zu führen vermögen. Geburtenregelung heißt vielmehr, die
natürliche Vermehrungstendenz unmittelbar durch Anwendung von Präventivmitteln und mittelbar durch richtige
Gestaltung der sozialen Umwelt für die zur Fortpflanzung
Berufenen je nach den Zwecken zu regeln, die durch einen
billigen Ausgleich zwischen den Interessen des Einzelnen
und denen der Gesellschaft vorgeschrieben werden, also ihr an
bestimmten Stellen Schranken zu setzen und an anderen wieder die
Zügel schießen zu lassen.

Eine solche Geburtenregelung hat es bis zu einem gewissen
Grade bei allen Völkern gegeben. Sie war nur roh, barbarisch und
unvollkommen. Bei differenzierten Völkern sind ihre feineren Methoden
an die höheren Klassen gebunden. Was wir jetzt durchmachen, ist
der Uebergang zu einer allgemeinen, allen Klassen gemeinsamen, humanen, in jeder Beziehung rationellen Regelung.
Sie wird kommen, ob wir wollen oder nicht. Denn sie liegt im Zuge
der Entwicklung. Was wir aber bewußt zu ihrer Entwicklung beitragen können, ist eine zweckmäßige Unterstützung durch rechtzeitige
Maßnahmen, die verhindern, daß sich dieser Kulturfortschritt wie
zahlreiche frühere erst durch Vernichtung ganzer Völker durch-
setzt. Es liegt daher im höchsten nationalen Interesse, aus der geschilderten Uebergangszeit schnell herauszukommen und eine Regelung
herbeizuführen, die den hygienisch-medizinischen, kulturellen und
privatwirtschaftlichen Interessen der einzelnen Elternpaare Rechnung
trägt, ohne das wichtige nationale Erfordernis einer ausgiebigen Bevölkerungsvermehrung zu gefährden.

Die Geburtenregelung durch Anwendung der Präventivmittel ist
aus dem Volke selbst hervorgegangen. Aber es ist höchste Zeit, daß
die Wissenschaft die Führung übernimmt. Die Geburtenregelung
nach bestimmten Grundsätzen ist ganz sicher für unser Volk die

Frage von heute, nicht die von morgen oder gar übermorgen. Die Beschäftigung mit dieser Frage darf auch nicht im engsten Gelehrtenkreise erfolgen, sondern muß in weitester Oeffentlichkeit geschehen, damit die öffentliche Meinung, die Behörden und namentlich die Ehepaare selbst genau wissen, auf welchen wissenschaftlichen Grundlagen sich die Forderungen an den Einzelnen und jene an die Organe der Gesellschaft aufbauen.

In Sachen der Fortpflanzung handeln wir gegenwärtig noch völlig „gewissenlos". Weder hat sich nach dieser Richtung hin ein individuelles noch gar ein öffentliches Gewissen gebildet. Zu einem „Gewissen" gehört aber zunächst ein „Wissen" von der Sache, an das dann die Motive, ihre Hemmungen und ihre Gefühlsbetonungen anknüpfen können, um dann das „gewissenlose" oder „gewissenhafte" Tun zu veranlassen. Dieses Wissen und Gewissen in Sachen der Geburtenprävention bilden zu helfen, gehört zu den Aufgaben des Arztes.

Zwar ist zwischen Werten und Wissen ein großer Unterschied, der stets beachtet werden sollte. Aber es ist ein besonderes Werten, das sich auf das Wissen stützt, und ohne Wissen ist auch kein Gewissen im Sinne des sittlichen Handelns möglich.

Das gilt von den Ehepaaren, die die Entscheidung über das Maß der Kinderbeschränkung als ein unbeabsichtigtes Geschenk der hygienisch-medizinischen Technik unserer Zeit erhalten haben, und das gilt von den Aerzten, die die Nächsten dazu sind, diese Entscheidung maßgebend zu beeinflussen. Aber auch das „Gewissen" der beratenden Aerzte hat sich erst an den Tatsachen und Erfahrungen zu bilden, die sich nicht nur auf die medizinischen, sondern auch auf die sozialwissenschaftlichen Einzelheiten erstrecken müssen. Erst wenn der Arzt sich nach beiden Seiten orientiert hat, darf er sich ein Urteil erlauben und nach diesem seine Maßnahmen treffen.

Nun laufen in der Tat einige Regeln über die Kinderzahl in der Bevölkerung um. Aber sie entbehren jeder ernsthaften Grundlage und beweisen höchstens, daß ohne eine Norm selbst die gedankenlosesten Menschen nicht auskommen können. Am verbreitetsten, aber auch am törichtsten ist die oft zitierte Vorschrift: ein Elternpaar solle nicht mehr Kinder hervorbringen, als es ernähren könne. Dieser Leitsatz ist deshalb so töricht, weil es völlig unbestimmbar ist, was unter dem Begriff des Ernährenkönnens zu verstehen ist. Ein Einkommen von zehntausend Mark und mehr kann mit der gleichen Berechtigung oder Berechtigungslosigkeit als unzureichend für eine Familie mit mehr als zwei Kindern angesehen werden als ein solches mit tausend Mark im Arbeiterstande. Diese Spießbürgerregel muß also unter allen Umständen verworfen werden, da sie zu einer Beschränkung der Kinderzahl gerade der sparsamsten, fürsorglichsten und gebildetsten Bevölkerung führt und schon geführt hat.

Andere Eltern wieder schließen sich ganz unwillkürlich dem Zweikindersystem an, in der unklaren Vorstellung, daß zum Ersatz eines
Elternpaares zwei Nachkommen ausreichen. Wie grundfalsch diese
Voraussetzung infolge der zahlreichen Abgänge der Menschen vor der
Fortpflanzung durch Tod, Krankheit und wirtschaftliche Ehehinderungen ist, kann hier übergangen werden. Es läßt sich berechnen,
daß eine Bevölkerung, die dieses System wirklich durchführen würde,
selbst unter günstigen Sterblichkeitsbedingungen nach weniger als
75 Jahren sich um die Hälfte verkleinert haben würde.

Man könnte zunächst daran denken, an die Stelle der Zweikinderregel die Forderung von drei Kindern zu setzen. Aber auch das
würde nicht genügen. Denn die Zahl von durchschnittlich drei Kindern
auf eine Ehe würde selbst bei der Voraussetzung, daß der zehnte Teil
der Ehen unfruchtbar bleibt, eine Geburtenzahl von 16 Lebendgeborenen auf das Tausend Einwohner ausmachen. Aus diesem Grunde
hat auch P. Fahlbeck[1]) geltend gemacht, daß unter der Voraussetzung, daß 88 v. Hund. aller weiblichen Personen im gebärfähigen
Alter verheiratet sind, vier Kinder auf jede Ehe kommen müssen, um
auch nur einen so geringen Bevölkerungsüberschuß von 2 auf das
Tausend jährlich bei der gegenwärtig für die Kulturvölker durchschnittlichen Sterbeziffer zu erzielen.

Die Höchstzahl der Geburtlichkeit dürfte nach den bisherigen
statistischen Ausweisen und Schätzungen etwa 60 Geburten auf das
Tausend der Geburten sein, während physiologisch denkbar etwa 90
wären.

Unter denkbar günstigsten Sterblichkeitsverhältnissen würde nach
Oth (a. a. O.) sich eine Bevölkerung mit einer Geburtlichkeit von 17
auf das Tausend gerade noch erhalten können. Dabei ist nun aber
schon eine so günstige Säuglings- und Kindersterblichkeit angenommen
worden, wie wir sie in absehbarer Zeit nicht erwarten können. Die
Zahl 20 auf das Tausend dürfte daher auch für ein Kulturvolk die
niedrigste Grenze bedeuten, unter die die Zahl der Geburten nicht
sinken darf, ohne mit Sicherheit dem Dahinsiechen oder der Ueberflügelung durch die Nachbarvölker ausgesetzt zu werden. Bei dieser
Geburtenzahl würde es sich aber noch nicht vermehren. Zu einem
kräftigen Bevölkerungsauftrieb würden mindestens noch 10 Geburten

---

1) P. Fahlbeck, a. a. O. S. 343.

mehr gehören, so daß man also 30 auf das Tausend für ein Kulturvolk wie das deutsche fordern muß, auch wenn es gelingt, die Sterblichkeit noch weiter als bisher herabzudrücken.

Zu der nämlichen Maßzahl für die soziale, nationale und eugenisch befriedigende Entwicklung der Geburtlichkeit führt uns folgende Ueberlegung: Die durchschnittliche Lebensdauer des Menschen innerhalb der europäischen Kulturvölker beträgt etwa 50 Lebensjahre oder dürfte wenigstens in absehbarer Zeit durch die Fortschritte der Hygiene auf diesen Stand zu bringen sein. Eine stationär gedachte Bevölkerung, die sich aus diesen Menschen zusammensetzt, würde unter normaler Altersbesetzung und abgesehen von Wanderungen eine durchschnittliche Sterblichkeit von 20 auf das Tausend der Bevölkerung haben. Eine Geburtlichkeit von 20 auf das Tausend würde also die Mindestzahl sein. Nehmen wir dazu einen bescheidenen Bevölkerungsauftrieb, den wir als Gegendruck gegen die sich stark vermehrenden Nachbarvölker namentlich des Ostens unbedingt zur Erhaltung unserer Kultur nötig haben, so würden 25 Lebendgeburten auf das Tausend der Bevölkerung die Normalzahl sein, unter die wir auf keinen Fall sinken dürfen, während etwa 30 die wünschenswerte Zahl darstellen würde.

Selbst ein höheres Heraufrücken des Durchschnittsalters dürfte an diesen Zahlen nicht viel ändern. Denn selbst unter der utopischen Voraussetzung, daß in einer stationär gedachten Bevölkerung das Durchschnittsalter 70 Jahre betrüge, so würde in dieser Bevölkerung eine Sterblichkeit von 14,3 auf das Tausend bestehen[1]). Wenn gegenwärtig diese Sterblichkeitsziffer von manchen Städten erreicht oder überholt ist, so ist das auf keinen Fall ein Zeichen von hervorragend günstigen Gesundheitsverhältnissen, für das es nicht selten ausgegeben wird, sondern lediglich der Ausdruck einer besonderen Altersklassenzusammensetzung. Solche Städte haben eben einen regelwidrigen hohen Bruchteil von Erwachsenen des mittleren Alters und einen ebenso regelwidrigen niederen Bruchteil von Kindern und Alten. Wenn also in einer Stadt wie z. B. Düsseldorf die Sterblichkeit in den letzten Jahren ungefähr 14,3 betrug, so heißt das nicht, daß in Düsseldorf alle Menschen 70 Jahre alt werden, sondern nur, daß hier eine Besetzung der Altersklassen vorherrscht, die keine Rückschlüsse auf Grund der niedrigen Sterblichkeit erlaubt. Wenn aber in Berlin-Wilmersdorf im Jahre 1911 gar nur 7,27 Todesfälle auf das Tausend der Bevölkerung gezählt wurden, so ist klar, daß hier eine ganz

---

1) Vgl. C. Flügge, Grundriß der Hygiene. 7. Aufl. 1912. S. 1.

abnorme Alterszusammensetzung vorliegen muß und man der dortigen Geburtenzahl von 15,55 nicht einräumen darf, daß sie noch einen stattlichen Geburtenüberschuß ergebe. Dieser Ueberschuß erklärt sich eben nur aus der Regelwidrigkeit der Bevölkerungszusammensetzung und beweist nichts gegen den Vorwurf, daß die Geburtlichkeit hier so niedrig ist wie kaum in Paris und auch nicht annähernd den Weiterbestand dieser städtischen Bevölkerung aus sich selbst gewährleisten würde. Hieraus folgt, daß man sich nicht schematisch an den Bevölkerungsüberschuß halten soll, namentlich nicht bei der Beurteilung von städtischen Bevölkerungen. Eine unnatürliche niedrige Sterblichkeit innerhalb einer Bevölkerung darf noch nicht den Anlaß geben, die Ansprüche an eine angemessene Geburtsziffer allzusehr herabzustimmen. Unter 25 Lebendgeburten auf das Tausend darf die Geburtlichkeit selbst bei der jetzigen günstigen Entwicklung der Sterblichkeit auf keinen Fall sinken, wenn wir sicher sein sollen, daß die Bevölkerung sich aus sich selbst heraus zureichend ergänzt und sich noch den ihr angemessenen Auftrieb erhalten will, der in vollem Maße erst mit einer Geburtenzahl von 30 auf das Tausend einer Bevölkerung von normaler Altersklassenzusammensetzung gewährleistet wird.

Immerhin dürfte es mißlich sein, eine feste Zahl für jede Ehe zu fordern; vielmehr ist es richtiger, eine gleitende Regel aufzustellen, die nur eine Mindestzahl angibt, aber zugleich eine Steigerung der Kinderzahl als wünschenswert hinstellt. Auch ist es zweckmäßig, in diese Regel gleich eine wirtschaftliche Bevorzugung jener Elternpaare, die über das unerläßliche Mindestmaß hinausgehen, aufzunehmen, da nicht die Minimalforderung sondern gerade die Mehrleistung zahlreicher rüstiger Elternpaare unter der moralischen und materiellen Anerkennung der Gesellschaft das Wesentliche in dieser Regel darstellt.

Die allgemeine Befolgung dieser Regel würde den erforderlichen Geburtenüberschuß gewährleisten und dabei doch die Rationalisierung des Fortpflanzungsgeschäftes und die Anwendung der Eugenik ermöglichen. Sie lautet:

1. Jedes Elternpaar hat die Pflicht, eine Mindestzahl von drei Kindern über das fünfte Lebensjahr hinaus hochzubringen.

2. Diese Mindestzahl ist auch dann anzustreben, wenn die Beschaffenheit der Eltern eine Minderwertigkeit der Nachkommen erwarten lassen dürfte, doch ist in diesem Falle die Mindestzahl auf keinen Fall zu überschreiten.

3. Jedes rüstige Ehepaar hat das Recht, für jedes die Mindestzahl überschreitende Kind eine materielle Gegenleistung in Empfang zu nehmen, die von allen Ledigen und allen Ehepaaren, die aus irgend welchen Gründen hinter der Mindestzahl zurückbleiben, beizusteuern ist.

Der wichtigste Satz ist der unter 1) angeführte. Wenn jedes Elternpaar wirklich drei Kinder hervorbringt, nicht mitgerechnet die Säuglinge und Kleinkinder, die vor zurückgelegtem fünften Lebensjahr sterben und außerdem eine Anzahl von rüstigen Ehepaaren, veranlaßt durch Bevorzugung und Zuwendungen wirtschaftlicher Natur, über die Mindestzahl hinausgehen, so bleibt dem Volke ein sehr erheblicher Bevölkerungszuwachs gesichert, der dem im Laufe des neunzehnten Jahrhunderts in Deutschland durchschnittlichen entspricht.

Der unter 2) angeführte Satz ist wichtig, um den zahlreichen Elternpaaren, die nicht zu den ganz rüstigen gehören, den Vorwand zu nehmen, sich der Kinderaufzucht zu entziehen. Auch kennen wir gegenwärtig noch zu wenig die Vererbungsregeln, um bestimmt entscheiden zu können, welche Ehepaare wir überhaupt vom Fortpflanzungsgeschäft gänzlich fernhalten dürfen, da häufig die Sonderbarkeiten oder Minderwertigkeiten des einen Partners durch die entgegengesetzten des andern Partners ausgeglichen werden oder Eigenschaften der Vorfahren so durchschlagen, daß auch aus schwächlichen Eltern rüstige oder gar hervorragend leistungsfähige Nachkommen entstehen. Der eugenische Gesichtspunkt kommt auch genügend zur Geltung, wenn man fordert, daß Ehepaare, gegen deren Rüstigkeit Bedenken vorliegen, sich auf die angegebene Mindestzahl beschränken sollen. Auf die eigentliche Verbesserung der Bevölkerungsqualität zielt die unter 3) gegebene Bestimmung ab, die die rüstigen Ehepaare zur Mehrproduktion über die Mindestzahl hinaus anregt und ihnen dafür die Anerkennung des Gesamtvolkes für diese besondere Leistung in Gestalt einer erheblichen materiellen Vergütung gesetzlich zusichert, damit sie die gesteigerten Familienlasten auch tragen können. Die Mittel hierfür wird man ohne weiteres allen Personen auferlegen können, die entweder überhaupt nicht verheiratet oder kinderlos sind oder nicht die Mindestzahl von Kindern haben, nach welchen Gesichtspunkten die Steuer oder der Versicherungsbeitrag abgestuft werden kann. Dabei kann ganz gleichgiltig bleiben, ob diese Personen aus Absicht oder aus Unvermögen, aus Frivolität oder aus wohlerwogenen Gründen die normale Beteiligung an der Fortpflanzung unterlassen; denn die Steuer oder der Versicherungsbeitrag ist nicht als Strafe gedacht, sondern lediglich als Ausgleich für die generative Leistung, die andere mehr und sie weniger, als der Norm entspricht, erfüllen.

Es ist an dieser Stelle nicht der Ort, das hier kurz skizzierte „System" in den Einzelheiten auszumalen. Es sei nur bemerkt, daß in seinem Rahmen schon die gegenwärtige bescheidene Kenntnis der Hygiene der menschlichen Fortpflanzung zur praktischen Anwendung gebracht werden könnte und zugleich Raum für alle diesbezüglichen Erkenntnisse der Zukunft und dadurch bedingte Modifikationen lassen würde. Voraussetzung der Anwendung dieses Systems ist natürlich die allgemeine Kenntnis und Beherrschung der Präventivmaßnahmen, die ja ohnehin von Tag zu Tag unaufhaltsame Fortschritte macht. Es ist nur erforderlich, von den unzähligen Mitteln jene durch ärztliche Empfehlung herauszuheben, die ungefährlich und dabei zuverlässig sind. Es ist bereits oben ausgeführt worden, daß diese Bedingungen nach dem gegenwärtigen Stande der Technik durch die Anwendung des Zökalkondomes beim Manne oder des Okklusivpessars bei der Frau am besten erfüllt werden.

Wenn nun durch die Anwendung der obigen Regeln die Quantität der Bevölkerung durchaus sichergestellt und die Qualität begünstigt ist, kann die rationelle Anwendung der Präventivmittel ungestört erfolgen und ihre in vieler Hinsicht unermeßlichen Segen stiftende Wirksamkeit entfalten. Dann kann endlich eine vernünftige Pause zwischen zwei Geburten zur Volkssitte werden. Dann hört die unsinnige Vielgebärerei in den Schichten auf, die am wenigsten Mittel, Raum und Zeit für die Aufzucht haben. Dann kann der Arzt aus Gründen der Eugenik das Verbot weiterer Schwangerschaften ebenso skrupellos anwenden wie jedes andere therapeutische Mittel, dann wird überhaupt jene bereits von dem Nationalökonomen Rümelin und in unseren Tagen namentlich von A. Forel[1]) befürwortete völlige Trennung des beabsichtigt folgenlosen von dem beabsichtigt fruchttragenden Geschlechtsverkehrs verwirklicht werden, die das gesamte geschlechtliche Leben zu sanieren berufen ist.

Erst wenn diese oder ähnliche Gedankengänge Gemeingut aller Denkenden geworden sind und die gegenstehenden Vorurteile verdrängt haben werden, wird die Rationalisierung der menschlichen Fortpflanzung praktische Bedeutung zu erhalten beginnen.

Die Verwerfung jeglicher Geburtenprävention werden sich die Elternpaare nicht mehr als sittliche Forderung einreden lassen, aber

---

1) A. Forel, Die sexuelle Frage. Eine naturwissenschaftliche, psychologische, hygienische und soziologische Studie für Gebildete. München 1905.

sie werden sich nicht der Einsicht verschließen, daß es unsittlich, weil unsozial ist, der Gesellschaft und der Nation trotz Tauglichkeit zur Elternschaft den zu ihrer Erhaltung erforderlichen Nachwuchs vorzuenthalten.

Daß ein solches Bewußtsein vorhanden ist, kann gar nicht bezweifelt werden. Es ist gerade, wie jeder Arzt durch taktvolles Befragen feststellen kann, bei jenen Elternpaaren entwickelt, die die Präventivmittel kennen und anwenden. Die Erkenntnis, daß sie selbst es in der Hand haben, die Zahl der Kinder zu regeln, belastet ihr Gewissen sehr stark und, da Gegenvorstellungen sozialer und nationaler Art noch nicht zu bestimmten Regeln hinsichtlich der Zahl geführt haben, beschränken sie diese, weil ihrem Vorstellungskreise die privatwirtschaftlichen Vorteile, die den wenigen Kindern sehr zugute kommen, am nächsten liegen.

Der Wille zum Kinde lebt in jedem Menschen. Leider sind die Hemmungen so zahlreich, daß er sich nicht voll auswirken kann. Zum größten Teil sind diese Hemmungen zu beseitigen, aber der klaffende Gegensatz zwischen dem Interesse des einzelnen Ehepaares, das zur Beschränkung auf wenige Kinder anregt, und dem Interesse des Staates und der Gesellschaft und überhaupt jeder Gemeinschaft, durch die die Einzelnen untereinander verbunden sind, an einem starken Bevölkerungsauftrieb ist nun einmal nicht wegzuleugnen. Ein wichtiges Mittel, diesen Gegensatz zu überbrücken, dürfte der Appell an starke Gemeinschaftsgefühle bieten, die in der Leitung des moralischen Bewußtseins des Einzelnen stets mehr oder weniger wirksam sind.

Als ein solches Gemeinschaftsgefühl, das gegenwärtig wohl das stärkste und wirkungsvollste ist, bietet sich das Nationalgefühl dar. Gewiß wird es des Eindruckes nicht verfehlen, wenn die Bevölkerung immer wieder darauf aufmerksam gemacht wird, daß die Gewährleistung des ausreichenden Nachwuchses die erste „vaterländische" Forderung ist und daß alle, die dieser Forderung nicht nachkommen und trotzdem die landläufigen nationalen und patriotischen Reden führen, sich der Heuchelei schuldig machen.

Leider verstehen manche im „Nationalen" nur ein nach außen gekehrtes, sich gegen andere Nationen richtendes Verhalten. Und doch ist dieses völlig nebensächlich. Das Nationale ist durchaus ein Gemeingefühl, das sich vorwiegend auf das Innenleben der Nation erstreckt. Gerade die Rationalisierung der Fortpflanzung ist geeignet, das Nationalgefühl von seiner Veräußerlichung zurückzuführen. Denn die Geburtenregelung wird nur dann segensreich sein, wenn sie durch ein starkes Gemeinschaftsgefühl geleitet wird, das zur Zeit nur das Nationalgefühl sein kann.

Wie weit außer dem Nationalgefühl auch noch andere Gemeinschaftsgefühle heranzuziehen sind, bleibe dahingestellt. Die umfassenderen wie etwa das Gefühl der Zusammengehörigkeit aller Kulturvölker oder der Zugehörigkeit zu einer Rasse, das durchaus nicht mit dem Haß gegen andere Rassen einherzugehen braucht, dürfte zur Zeit nicht lebhaft genug sein, um sich als Stütze zur Innehaltung einer Fortpflanzungsregel wirksam zu erweisen. Gar die unterhalb des Nationalgefühls liegenden Gemeinschaftsgefühle, das Gefühl der Zugehörigkeit zu einer Sippe, Kaste, Stande oder Klasse dürften hierzu noch weniger geeignet sein, da diese Gemeinschaften überhaupt der Eingleichung zustreben. Was aber vor allem das Nationalgefühl zu einer Hauptstütze macht, ist seine Fähigkeit, nicht nur die Triebkräfte des Einzelnen im Sinne der Erweckung des Fortpflanzungspflichtgefühles in Bewegung zu setzen, sondern auch die mit dem Nationalgefühl eng verknüpften Gemeinschaftsorgane der Staatsbehörden, Kommunalverwaltungen, gesetzgebenden Körperschaften und Organe der öffentlichen Meinung zur Forträumung aller Hemmungen mobil zu machen, die sich der Erfüllung der Fortpflanzungspflicht bewußt oder viel mehr noch unbewußt entgegenstellen.

Gewiß wird auch das Nationalgefühl und der Appell an die Liebe zum eigenen Volke und das Verantwortungsgefühl für das Festhalten der im Laufe der Geschichte errungenen Kulturhöhe der Nation keine volle Gewähr bieten, daß nun alle Elternpaare zahlreichen Hemmnissen zum Trotz der Nation in ausreichendem Maße Nachkommen zur Verfügung stellen werden. Das dürfte ebensowenig der Fall sein, als auch der Patriotismus allein nicht genügen würde, jeden oder auch nur die meisten Staatsbürger zum freiwilligen Bezahlen der Steuern zu veranlassen. Aber das mit dem Willen zum Kinde verbundene Nationalgefühl kann zuwege bringen, daß solche politischen, sozialen und wirtschaftlichen Maßnahmen gesetzlich festgelegt und ausgeführt werden, die die gegenwärtig bestehende schwere Beeinträchtigung der Elternschaft forträumen und die Elternschaft auf allen nur denkbaren Gebieten erleichtern, indem sie die kinderreichen Eltern vor Ledigen, Kinderlosen oder Kinderarmen erheblich wirtschaftlich und staatsbürgerlich bevorzugen.

Wenn das Moralische die Leistungen bestimmt, die der Einzelne der Gesellschaft schuldet, so umfaßt das Soziale alles, was die Gesellschaft dem Einzelnen darbieten muß. Gerade auf dem Gebiete der bewußten Geburtenregelung kann das eine nicht ohne das andere wirksam sein. Gewiß gibt Ungunst der Umwelt dem Einzelnen noch nicht das Recht, trotz vorhandener Rüstigkeit von der Fortpflanzung in zahlenmäßig ausreichender Weise von der Aufzucht der Nachkommen abzusehen, und in der Tat wird ein starker moralischer Wille zum Kinde imstande sein, trotz widrigster äußerer Verhältnisse diesen Willen in Verwirklichung umzusetzen. Aber die Gesellschaft und ihre Organe müssen vermeiden, diesem Willen zur Elternschaft besondere Schwierigkeiten zu bereiten, sondern sind vielmehr verpflichtet, ihn zu pflegen, die Lasten der Elternschaft zu verkleinern und nach Maßgabe der vorhandenen vollwertigen Kinder sowohl materiell wie ideell nach dem Wert, den sie durch diesen Kinderreichtum in sozialer und nationaler Hinsicht repräsentieren, zu behandeln. Denn als selbstverständlich können diese generativen Leistungen nicht mehr angesehen werden, seitdem Kenntnis und Verbreitung der Präventivmittel die Fortpflanzung rationalisiert haben. Glücklicherweise gibt es aber auch unzählige Mittel, durch die Gesellschaft, Staat, Nation, Stamm und Sippe diese für sie wichtigen generativen Leistungen anerkennen, fördern, hervorlocken, erleichtern können.

Namentlich der erprobte Weg der sozialen obligatorischen Versicherung liegt uns Deutschen nahe, um die starke Belastung der kinderreichen Familie, die in Zukunft voraussichtlich immer mehr zur Geburtenprävention an unrichtiger Stelle verleiten wird, wenigstens teilweise auf die Gesamtheit abzuwälzen. Eine besondere Elternschaftsversicherung würde verwaltungstechnisch nicht die geringsten Schwierigkeiten machen und leicht dazu beitragen, die Lasten der Kinderaufzucht einigermaßen gleichmäßig zu verteilen. In dieser Versicherungskasse würden Beiträge der Ledigen, Kinderlosen und Kinderarmen zusammenfließen und den Kinderreichen zuströmen. Es erübrigt sich, die Einzelheiten zu erörtern, da es gar keinem Zweifel unterliegt, daß sie sich bei der leichten Berechnung der Versicherungsfälle auf Grund der Statistik viel sicherer und einfacher gestalten lassen würde als jede andere bestehende Versicherung. Nicht ihre Organisation wird Schwierigkeiten bereiten, sondern nur die Vorbereitung der öffentlichen Meinung auf diese noch durchaus ungewohnten Gedankengänge. Aber der zunehmende Geburtenrückgang wird schon nach dieser Richtung hin erziehlich wirken.

Außer dieser Elternschaftsversicherung müssen Steuererleichterungen, Gehalts- und Lohnzahlung unter Berücksichtigung der Kinderzahl und Abstimmung der Erbschaftsgesetzgebung auf die Zahl der gesamten Nachkommen (nicht nur der Kinder) und noch zahlreiche andere Mittel die wirtschaftliche Begünstigung der kinderreichen Familien, die eigentlich schon aus Billigkeitsgründen angestrebt werden sollte, vervollständigen.

Gehaltsabstufung nach der Kinderzahl und Elternschaftsversicherung würde uns auch wieder die Frühehe in den Bevölkerungsschichten zurückbringen, die sie haben aufgeben müssen, und dort erhalten, wo sie verloren zu gehen droht, und damit mit einem Schlage unzählige unliebsame Erscheinungen im geschlechtlichen Leben unserer Zeit beseitigen. Alle Bevölkerungsschichten, bei denen die Frühehe sich erhalten hat, sind kinderreicher als jene, die erst im vorgerückten Alter die Ehe einzugehen gewohnt oder durch die Ungunst der wirtschaftlichen Zustände gezwungen sind.

Nachdem nun einmal die Kenntnis der Präventivmittel Gemeingut der Bevölkerung geworden ist, wird ihre Anwendung auch durch den unglücklichen Wohntypus des größten Teiles der städtischen Bevölkerung stark begünstigt oder geradezu herausgefordert. Denn nichts macht die Kinderaufzucht schwieriger und für alle Beteiligten freudloser als der Zwang, in einer Mietskaserne zu wohnen.

Die Kinderbeschränkung wird in der städtischen Bevölkerung immer mehr sich ausdehnen, wenn wir nicht den unglücklichen Kasernentypus durch die weiträumige Bauweise wenigstens von jetzt ab abzulösen beginnen. Durch diese Maßnahmen könnten wir mit einem Schlage unzählige, der Aufzucht der Kinder hinderliche Faktoren ausschalten, gegen die wir jetzt mit Aufwendung großer Mittel einen aussichtslosen Kleinkrieg führen. Daß England die Urbanisierung und Industrialisierung bei völliger Einbuße des Bauernstandes überstanden hat, ist vorwiegend auf das dort geschichtlich entwickelte und durch die Gesetzgebung sorgfältig unterstützte Wohnen in kleinen Häusern zurückzuführen. Noch heute erzielen infolgedessen die englischen Großstädte aus sich selbst heraus einen befriedigenden Geburtenüberschuß.

Ferner ist es überaus wichtig, daß uns in der Landbevölkerung eine unerschöpfliche Quelle an gesunden Menschen erhalten bleibt, die in solchem Ueberfluß strömt, daß sie abgeben kann, ohne daß ihre eigene Umgebung wasserarm wird. Das ist nun leider nicht mehr von der Landbevölkerung namentlich des deutschen Ostens zu sagen. Das Wachstum unserer Städte und die Bevölkerungsverdichtung unserer Industriegegenden erfolgt bedauerlicherweise nicht nur durch Abgabe überschüssiger Menschen, sondern durch Abwanderung von Landarbeitern und Bauern, die in der Heimat gar nicht oder durch schollenfremde Wanderarbeiter ersetzt werden.

Der verhängnisvolle Zug in unserer Bevölkerungsbewegung entsteht dadurch, daß die Landbevölkerung in die Städte abwandert, hier infolge unzureichender Beteiligung an der Fortpflanzung verschwindet und an seine Stelle die slawische Bevölkerung tritt.

Das beste Mittel aber gegen die Landflucht und gegen die Entvölkerung des Landes ist die Neuansetzung von landwirtschaftlicher Bevölkerung durch das Siedlungswesen. Ganz unabhängig von den übrigen Zwecken, die man in wirtschaftlicher oder nationaler Hinsicht mit dieser „inneren Kolonisation" verbindet, verdient sie auch unter die wichtigsten Mittel vom Standpunkte der Eugenik für die Erhaltung eines körperlich kräftigen Volkstums und als Mittel gegen den Geburtenrückgang hier angeführt zu werden.

Alles künstliche Ansetzen von Kleinbauern und Arbeitern kann aber nichts helfen, wenn diese Bestrebungen so allgemein auf den Widerstand der Gutsbezirke und Gemeinden stoßen, wie das gegenwärtig noch der Fall ist. Diese fürchten in begreiflicher Engherzigkeit von jeder zuziehenden kinderreichen Familie eine Steigerung der ohnehin empfindlichen Schul- und Armenlasten und wehren sich deshalb mit Händen und Füßen, offen und noch viel wirksamer heimlich gegen derartigen Zuzug, während sie die Verwendung der Wanderarbeiter begünstigen. Hier kann nur die Aenderung der ohnehin überlebten ländlichen Gemeindeverfassung und die Zusammenschließung zahlreicher kleiner Gemeinden und Gutsbezirke zu leistungsfähigen Schul- und Armenverbänden durchgreifend helfen.

Die Hauptsache aber ist, daß nicht zur nämlichen Zeit, in der neue Bauern- und Landarbeiterstellen mit vieler Mühe und Kosten gegründet werden, von dem Besitzstande des Bauerntums die nämliche Zahl an Hektaren oder noch mehr zur Neugründung oder Arrondierung von Fideikommißherrschaften oder überhaupt zur Vermehrung des Großgrundbesitzes verloren geht. Die einmal vorhandenen Bauernstellen müssen daher unter allen Umständen dem „freien Spiel der wirtschaftlichen Kräfte" entzogen werden und die Besitzwechsel an ganz bestimmte, den örtlichen Verhältnissen angepaßte, durch Gesetzgebung festgelegte und behördlich überwachte Bedingungen geknüpft werden.

Aber es darf auch nicht darauf gerechnet werden, daß rein automatisch die Landbevölkerung uns für alle Zukunft einen großen Geburtenüberschuß sichern wird. Vielmehr müssen wir auch hier alle Minen springen lassen, um die kinderreichen Elternpaare vor den kinderlosen und kinderarmen zu bevorzugen. Die einzige Form dieses Ausgleiches, die Elternschaftsversicherung, ist deshalb auch keineswegs auf dem Lande zu entbehren. Es ist ein großes Glück für Deutschland, daß wir die sozialpolitische Leistungsfähigkeit des obligatorischen Versicherungswesens bereits erprobt haben und nun zur Lösung der bevölkerungspolitischen Frage des Geburtenrückganges heranziehen können. Die furchtbare Feuerprobe des Bevölkerungsstillstandes, die in den nächsten Jahrzehnten sämtliche Nationen des europäischen Kulturkreises zu bestehen haben werden, dürfen wir uns durch die rechtzeitige Verwendung des Versicherungszwanges zwecks Ausgleich der Verschiedenheiten der Kinderbelastung erheblich zu erleichtern hoffen.

Von besonderem Werte ist, daß diese Maßnahmen auch abgesehen von ihrer Wirkung auf die Bevölkerungsbewegung noch andere erfreuliche Wirkungen auf die Volksgesundheit ausüben: Die wirtschaftliche Begünstigung der Kinderreichen gegenüber den Ledigen, Kinderlosen und Kinderarmen wird unmittelbar einer besseren Hygiene der Mütter und Kinder zugute kommen. Die Begünstigung der Frühehe wird nicht nur dem Geburtenrückgang sondern ebenso die Verbreitung der Geschlechtskrankheiten mächtig einschränken. Die Wohnungsreform, die im wesentlichen auf eine Verländlichung der städtischen und ein Verstädtischung der ländlichen Wohnungen hinausläuft, wird nicht nur die Kinderaufzucht stark erleichtern sondern unzähligen Indikationen der sozialen Hygiene Genüge leisten.

Der Mensch als solcher wird wieder wertvoll. Nicht mehr die „Güter" sondern die Menschen geraten in den Mittelpunkt der öffentlichen Anteilnahme. Nicht mehr die Finanz- und die Gewerbepolitik werden die erste Stelle in den politischen Diskussionen und Maßnahmen einnehmen, sondern die Bevölkerungspolitik, die „Menschenökonomie" [1]), die Einsparung von Menschen, wird zur zwingenden nationalen Forderung, die auf die Bekämpfung und Verhütung aller wichtigen Krankheiten, auf den Säuglingsschutz und die Fürsorge der Unehelichen mächtig fördernd einwirken muß.

In Zukunft wird ein Volk nur solange leben, als es versteht, sich trotz allgemeiner Kenntnis der Präventivmittel einen namhaften Geburtenüberschuß dauernd zu erhalten. Das Gewissen jeder einzelnen geschlechtsreifen Person muß nach dieser

---

1) Vgl. R. Goldscheid, Höherentwicklung u. Menschenökonomie. Leipzig 1911.

Richtung hin geschärft, die sittlichen Forderungen daraufhin formuliert und alle privatwirtschaftlichen, sozialen und politischen Maßnahmen unter den Gesichtspunkten der Begünstigung der Erfüllung dieser Forderungen gestellt werden.

Gegen die unleugbar drohenden Schäden der Rationalisierung der Fortpflanzung gibt es nur ein Mittel: Noch mehr rationalisieren! Ganz statt halb rationalisieren! Und das führt zu einer Auslese unter den Völkern je nach der Größe des Willens zum Kinde bei den einzelnen Volksgenossen und den Fähigkeiten der gesellschaftlichen Organe des Volkes, diesen Willen zu pflegen und zur Geltung zu bringen. Die Regelung der Geburtenzahl ist die Feuerprobe, die in naher Zukunft jedes Kulturvolk zu bestehen hat. Der Berufsstand aber, der bei dieser Regelung in erster Linie tätig und für sie mit verantwortlich ist, ist ohne Zweifel der ärztliche, dessen größte soziale Zukunftsaufgabe hier überhaupt liegt. Aus diesem Grunde mußte auch das Problem des Geburtenrückganges und der Geburtenregelung an dieser Stelle eine Besprechung finden[1]).

---

1) Vgl. A. Grotjahn, Geburtenrückgang und Geburtenregelung im Lichte der individuellen und der sozialen Hygiene. Berlin 1914.

Der soziale Wert der hygienischen Betätigung und die soziale Hygiene.

Durch diese Einbeziehung der für die Weiterexistenz des ganzen Volkes ausschlaggebenden Entartungsfrage[1]) in den Bereich der Medizin und Hygiene gewinnt das wissenschaftliche und weiterhin das davon abhängige praktische Tätigkeitsgebiet des Arztes eine Ausdehnung, die ihn zwingt, über das handgreifliche naturwissenschaftliche Detail hinweg den Blick auf die Tatsachen und Wandlungen im sozialen Gebiete der Stände, Schichten, Klassen, Völker und Rassen zu richten. Hierzu nötigt ihn außerdem die eigentümliche Erscheinung, die sich auf dem Gebiete der Hygiene und öffentlichen Gesundheitspflege erst im Laufe des 19. Jahrhunderts gezeigt hat, daß nämlich förmliche „Bewegungen" aus der Mitte des Volkes entstehen, um entweder zur Bekämpfung einer Volkskrankheit oder zur Erreichung irgend eines gesundheitlichen Zieles die öffentliche Meinung aufmerksam und die Organe der Gesellschaft mobil zu machen.

Die älteste dieser Bewegungen ist wohl die zur Bekämpfung des Alkoholismus. Es folgten dann in unseren Tagen und in unserem Lande die Bewegung zur Bekämpfung der Geschlechtskrankheiten, der Kurpfuscherei, ferner die Bewegungen zur Erhaltung der Wälder, zur Reform der Frauenkleidung, zur Wohnungsreform, zur Säuglingsfürsorge und für Mutterschutz. Diese Bewegungen dürfen nicht nach den Auswüchsen, die sie hier und da gezeitigt haben und die sich naturgemäß dem oberflächlichen Betrachter am deutlichsten zu erkennen geben, beurteilt werden, da sie durch die freie Beweglichkeit, die die Vereinsbildung unserer Zeit auszeichnet, im Laufe des Wachstums der Bewegung in der Regel ausgeglichen werden. An und für sich leisten diese Bewegungen Großes: sie klären das Publikum auf, schaffen

---

1) Lit. über Eugenik, Rassenhygiene und das Entartungsproblem vgl. fortlaufend in den Grotjahn-Kriegelschen Jahresberichten über soziale Hygiene. Abschnitt E. IX. Jena. Seit 1902 alljährl.

zahlreiche Vereine, bringen große Summen auf, unterhalten Zeitschriften, wagen sich an Experimente großen Stiles und nötigen schließlich staatliche und kommunale Behörden, erprobte Maßnahmen auf dem Wege der Gesetzgebung und der Verwaltung zu verallgemeinern. Dem Arzt ist dringend zu raten, aus seiner ihm anerzogenen Zurückhaltung in öffentlichen Angelegenheiten herauszutreten und sich im Rahmen dieser „Bewegungen" nachdrücklich zu betätigen. Jeder Arzt wird hier schon je nach Begabung, Neigung und Ehrgeiz ein Betätigungsfeld finden können.

Es ist auch kein Fehler, wenn diese sozialhygienischen Bewegungen in sich wieder eine gewisse Mannigfaltigkeit in der Auffassung ihrer Ziele und in der Art und Weise, wie sie sie vertreten, aufweisen. Es ist vielmehr ein Zeichen für die Lebensfähigkeit und Kraft einer derartigen Bewegung, wenn sie im Laufe ihres Wachstums in verschiedene Richtungen zerfällt und wenn insbesondere sich ein gemäßigter und ein radikaler Flügel herausbilden. Ist in diesem Falle erst das unerquickliche Stadium, in dem beide Richtungen ihre Kräfte in Selbstzerfleischung verzehren, überwunden, so ist jede von ihnen zur Verfolgung des gemeinsamen Zieles in einer ganz besonderen Weise befähigt. Die radikale Richtung leistet mehr in der Agitation, in der Aufwühlung des noch unfruchtbaren Bodens und in der Beseitigung der Teilnahmslosigkeit, während die gemäßigte ihre Stärke in dem positiven Aufbau der notwendigen Maßnahmen und in der Eingliederung der speziellen Bestrebung in das organische Gefüge der gesellschaftlichen und staatlichen Institutionen hat. Dies zeigt wohl am deutlichsten die älteste dieser Bewegungen, die Bekämpfung des Alkoholismus, die sich in die bekannten beiden Richtungen der Enthaltsamkeits- und der Mäßigkeitsbewegung gabelt.

Die Bewegung zur Bekämpfung des Alkoholmißbrauches ist auch dadurch bemerkenswert, daß sie von moralpädagogischer und geistlicher Seite begonnen worden ist und dann erst in den Gesichtskreis der Aerzte und Hygieniker geriet. Diese Entwicklung läßt sich bei verschiedenen anderen derartigen Bewegungen feststellen, so bei der Versorgung der Geisteskranken, der Entwicklung der Rettungshäuser und Fürsorgeanstalten, der Regelung des Wanderarmenwesens usw. Es ist erfreulich, daß sich das ärztliche Element im steigenden Maße in den letzten Jahrzehnten an diesen Bestrebungen beteiligt und in einigen bereits die ihm zukommende Führung gewonnen hat. Die Zukunft wird diese Entwicklung voraussichtlich noch deutlicher zutage treten lassen.

Endlich müssen hier auch noch jene Volksbewegungen genannt

werden, die sich in einem gewissen Gegensatz zu der ärztlichen Wissenschaft der Gegenwart herausgebildet haben. Hier ist in erster Linie die Bewegung zur Verbreitung der angeblich natürlichen Heilweise, der Vegetarismus u. dgl. mehr zu erwähnen. Auch diese Bewegungen sollten von den Aerzten nicht mit Verachtung und Geringschätzung sondern mit aufmerksamem Verständnis verfolgt werden. Gewiß haftet ihnen viel gewöhnliche Kurpfuscherei, Schwindel und Hochstaplertum an; aber es verrät sich in ihnen bei eingehender Betrachtung doch ein gesunder Kern, der sich vielleicht einmal benutzen läßt, um den echten sozialhygienischen Bewegungen aus der Tiefe des Volkes stammende Kräfte zuzuführen, ohne die sie schwerlich jemals ihre Aufgaben werden erfüllen können.

Die Erörterungen, wie die krankhaften Zustände durch die sozialen Verhältnisse ursächlich beeinflußt werden und wie sie andererseits diese stetig beeinflussen, sind, wie wir gesehen haben, überaus verwickelt und nicht überall eindeutig. Zum Glück ist aber die planmäßige Einwirkung auf Grund sozialpathologischer Erwägungen bedeutend einfacher, da in den meisten Fällen ein und dieselbe Maßnahme sozialer Natur, wenn sie nur am richtigen Hebel ansetzt, auf den verschiedensten Gebieten wie mit einem Schlage die bisher verzweifelte Sachlage zum Guten wenden kann. Könnten wir, um nur ein Beispiel zu nennen, den unglücklichen Kasernentypus, in dem unsere Großstädte gebaut sind, durch die weiträumige Bauweise ersetzen, so würden wir mit einem Schlage unzählige gesundheitsstörende und die körperliche Entwicklung hemmende Bedingungen ausschalten, gegen die wir gegenwärtig mit Palliativmitteln einen aussichtslosen Kleinkrieg führen.

Immerhin hat die Assanierung der Wohngemeinschaft schon einige Fortschritte gemacht. Vollständig vernachlässigt von der sozialen Hygiene ist aber zurzeit noch die Assanierung von Gemeinschaftsgebilden, die zwar besonders schwierig gesundheitlich zu beeinflussen sind, aber für die Volksgesundheit den Ausschlag geben. Hierher gehört die Familiengemeinschaft und die Schulgemeinschaft.

Noch immer sehen wir kaltblütig zu, wie ein schwindsüchtiges Mitglied eine Infektion nach der anderen innerhalb seines Familienkreises anstiftet oder ein geistig Abnormer das gesamte Familienleben dauernd vergiftet.

Auch im Schulbetriebe fallen noch unerhörte Menschenopfer, da gerade die so überaus differenzierte Jugend einem unangebrachten bureaukratischen Schematismus unterworfen wird. Man sollte meinen, daß die Einstellung des weiblichen Elementes in den Schulbetrieb

mildernd auf diese mitleidslose Gesundheitsmühle gewirkt hätte. Das
ist leider nicht der Fall. Die Lehrerin hat in hygienischer Hinsicht
vollkommen versagt. Das Altjungfertum, das hier in den studierten
Oberlehrerinnen seine höchste Blüte treibt, beginnt besonders im
Rahmen der kürzlich nach dem schlechten Vorbild des Knabenschul-
wesens „geregelten" höheren Mädchenschule eine vom Standpunkte
der Hygiene bedenkliche Wirksamkeit. Denn von hier aus verbreitet
sich das falsche Ideal von der ungeschlechtlichen, im Männerberuf
sich abrackernden Frau, das selbst der Verfasser, der sich als Anhänger des politischen Frauenstimmrechtes von jedem Antifeminismus
frei weiß, nur mit Besorgnis in allen Schichten der Frauenwelt
grassieren sieht. Daß es gegenwärtig der Unterrichtsdressur gelingt,
Frauen zu allen möglichen Berufen abzurichten, die früher den Männern
vorbehalten blieben, kann ihn noch nicht von der Wertlosigkeit der
physiologisch bedingten Arbeitsteilung überzeugen, die mit dem Ge-
schlechtsunterschied nicht aufhört, sondern beginnt.

Kräftiger bereits als in der Wohnungs-, Familien- und Schulgemeinschaft haben sich in der Arbeitsgemeinschaft sozialhygienische Gesichtspunkte geltend gemacht, wenn auch hier noch vieles
im Argen liegt. Die Verwirklichung hygienischer Bestrebungen hat
hier vorwiegend die Sozialpolitik zu übernehmen. Ihr begegnet oft
zunächst Widerstand, weil sie angeblich die Ergiebigkeit der Güterproduktion beeinträchtigt und die Betriebe mit großen Unkosten belastet. Demgegenüber kann nicht eindringlich genug der wirtschaftliche Wert betont werden, den das menschliche Individuum an und
für sich hat. Mit Recht sagt H. Potthoff[1]): „Gewiß ist der Mensch
keine Ware und kein Stück Vieh, nicht alle Seiten seines Wesens
lassen sich wirtschaftlich werten und in Zahlen ausdrücken. Aber
die wirtschaftliche Seite des Menschenlebens ist doch eine ungeheuer
wichtige, und man wird niemals zu einer richtigen Wirtschafts- und
Bevölkerungspolitik kommen, wenn man es nicht lernt, auch das
Menschenleben mit dem Auge des rechnenden Kaufmanns zu betrachten und sich zu fragen: Was kostet der einzelne Mensch der
Gesamtheit? Was bringt er ihr ein? Ist das Volk durch den einzelnen
reicher oder ärmer geworden? Zweifellos ist, daß auch der Mensch
eine Kapitalanlage darstellt, daß in jedem Glied unseres Volkes ein
gewisser wirtschaftlicher Wert kapitalisiert ist. Von der Höhe der
in der Ernährung und der Erziehung des Volkes verausgabten Summe

---

1) H. Potthoff, Der wirtschaftliche Wert des Menschenlebens. Umschau.
Bd. 12. H. 15.

kann man sich nur einen ungefähren Begriff machen. Der Berliner
Statistiker Engel hat geschätzt, daß der deutsche Staatsbürger im
Durchschnitt etwa jährlich 500 M. gebraucht. Die Zahl wird von
anderen Gelehrten für zu hoch gehalten, von anderen für zu niedrig.
Für England schätzt ein Statistiker die doppelte Summe — auf
Kleinigkeiten kommt es nicht an. Nehmen wir die englische Zahl
für richtig, so ergibt sich, daß die Aufzucht der gegenwärtig vorhandenen 60 Millionen Einwohner Deutschlands mit einem Durchschnittsalter von 30 Jahren rund 1000 Milliarden gekostet hat. Das
Sachvermögen des deutschen Volkes, also Geld, Wertpapiere, Häuser,
Maschinen, Vieh, Wälder, Grund und Boden wird von Lexis auf
rund 300 Milliarden geschätzt. Auch diese Zahl mag sehr ungenau
sein, jedenfalls gibt sie ein Verhältnis des Sachvermögens zum Per-
sonenvermögen von 1:3. Das im Menschen angelegte Kapital ist
also unermäßlich viel größer als alles sonst vorhandene. Die Erhaltung und Verbesserung des Menschenbestandes ist also wirtschaftlich bedeutsamer, als jede Verbesserung etwa des Rindviehbestandes,
als jede Veränderung der Grundrente, als der Bau von Maschinen usw.
Alle diese Sachgüter können zunehmen, und unser Volk wird doch
ärmer, wenn die Produktion des Menschen weniger rentabel sich gestaltet. Und umgekehrt können wir reicher werden, auch wenn alle
Sachgüter sich im Werte vermindern. Das ist beim Volke genau so
wie beim einzelnen, der sein Kind auch besser versorgt durch eine
gute Erziehung, als durch die Vererbung eines kleinen Sparkapitals.
Der Reichtum einer Nation besteht in ihren produktiven Kräften; die
wichtigste darunter ist der Mensch."

Es gibt also keine rentablere Anlage von Staatsgeldern als die
Förderung einer recht großen Zahl von gesunden, leistungsfähigen
Menschen. Der Rückhalt, den die Hygieniker und Aerzte zu solchen
Ausführungen der Volkswirte finden, ist sehr willkommen zu heißen.
Außer den obengenannten hat besonders der Soziologe R. Goldscheid[1])
der Warenökonomie die viel wichtigere Menschenökonomie entgegen-
gesetzt und mit Nachdruck gegen den Menschenverbrauch unserer
Wirtschaftsweise Einspruch erhoben.

Angesichts dieser schon vom wirtschaftlichen Standpunkte aus
überaus großen Kostbarkeit, die dem rüstigen Menschen als solchem
innewohnt, kann kein Zweifel an dem sozialen Werte der Hygiene
mehr laut werden, jener Betätigung menschlicher Vernunft, die sich

---

1) R. Goldscheid, Entwicklungstheorie, Entwicklungsökonomie, Menschenökonomie. Leipzig 1908.

die Verhütung der Krankheiten, die Fernhaltung der den Körper
schädigenden Einflüsse der Außenwelt und die Vervollkommnung der
körperlichen Rüstigkeit zum Ziel gesetzt hat. Zu diesem ungeheuren
sozialen Wert der Hygiene steht das Interesse der Aerzteschaft, Gesetzgebung, Verwaltungsbehörden, Presse und öffentlichen Meinung an
den Fragen der Hygiene gegenwärtig noch in einem argen Mißverhältnis.

Wir dürfen uns nicht mit dem Bewußtsein begnügen, daß wir
gegenwärtig, wie namentlich vor einigen Jahren die internationale
Hygieneausstellung in Dresden bewiesen hat, in technischer Hinsicht allen Anforderungen der Krankheitsbekämpfung gewachsen sind.
Vielmehr führt uns gerade eine sozialpathologische Betrachtung mit
zwingender Notwendigkeit zu dem Satze, daß uns die erstaunliche
Entwicklung der Gesundheitstechnik nichts helfen kann, wenn es uns
nicht gelingt, diese Maßnahmen zu verallgemeinern. Medizin und
Hygiene bedürfen, falls sie nicht durch Hypertrophie der Technik in
Luxusmedizin und Komforthygiene ausarten sollen, eines kräftigen
sozialen Einschlages. Ihr Ziel ist nicht die Gesundheit einiger Bevorzugter, sondern die Verallgemeinerung hygienischer Kultur unter
der Gesamtheit von örtlich, zeitlich und gesellschaftlich zusammengehörigen Individuen und deren Nachkommen.

Ein großer, numerisch wahrscheinlich der bei weitem größte
Teil aller krankhaften Zustände ist unheilbar. Vermeidbar sind
aber sämtliche Krankheiten. Drei Wege müssen verfolgt werden,
um dieses Ziel zu erreichen, von dem wir gegenwärtig trotz des
großen Aufschwunges unserer pathologischen Kenntnisse noch weit
entfernt sind.

Erstens muß der Einzelne die Lehren der individuellen Gesundheitspflege, der Orthodiätetik, befolgen. Dieses kann nur
dadurch geschehen, daß er sie zum Inhalt seines sittlichen Bewußtseins und damit zu einem wesentlichen Motive in seiner Lebensführung macht.

Zweitens muß die soziale Umwelt aller jener Bedingungen entkleidet werden, die gegenwärtig noch krankheitserregend, verkümmernd
und entartend einwirken. Dieses kann durch eine Verallgemeinerung
der hygienischen Obsorge, also durch eine weitgehende soziale
Hygiene, bewirkt werden.

Endlich muß die menschliche Fortpflanzung durch die Eugenik
in einem Grade der ärztlichen und hygienischen Ueberwachung unterstellt werden, daß die Erzeugung und Fortpflanzung von konstitutionell
körperlich oder geistig Minderwertigen zuverlässig verhindert wird.

Zur Lösung dieser drei Aufgaben, die schwierig aber keineswegs unmöglich ist, bedarf unsere in klinischer und pathologisch-anatomischer Hinsicht bereits hochentwickelte Kenntnis der Krankheiten der Ergänzung durch eine sozialpathologische Betrachtung: Nur diese vermag den Wirkungskreis der an erster Stelle genannten individuellen Orthodiätetik zuverlässig abzugrenzen und vor allem den Angaben der sozialen Hygiene die erforderliche wissenschaftliche Grundlage zu geben, mögen diese nun unmittelbar durch Beeinflussung der sozialen Umwelt oder mittelbar durch rationelle Gestaltung der Fortpflanzung ihre Lösung erheischen.

Nur wenn Orthodiätetik, soziale Hygiene und Eugenik gleichmäßig in Theorie und Praxis gepflegt werden, dürfen wir hoffen, der Krankheiten einst völlig Herr zu werden. Durch ihre eigene Entwicklung wird sich dann die Pathologie überflüssig gemacht haben.

Sachregister.

Abdominaltyphus 21.
Abolitionismus 116.
Abort 193, 197.
Abszess 393.
Abtreibung 197.
Achtstundentag 467.
Adenoide Wucherungen 428.
Aegyptische Augenkrankheit 414.
Alkoholismus 290, 363.
— und Arbeit 299, 304.
— und Entartung 310.
— und Herzerkrankungen 131, 298.
— und Irresein 364.
— und Pauperismus 310.
— und Selbstmord 309.
— und Sozialversicherung 323.
— und Strafgesetz 307, 323.
— und Steuergesetzgebung 323.
— und Vagabundage 309.
Alkoholkonsumstatistik 293.
Apothekenwesen 451.
Appendizitis 189.
Ammenwesen 249.
Anilinvergiftung 174.
Ankylostomiasis 148.
Anthrakose 137.
Anthropometrie 482.
Arbeiterversicherung 444.
Arbeitszeit 305, 467.
Artefizieller Abort 199.
Artefizielle Frühgeburt 202.
Arteriosklerose 129.
Arthritis pauperum 177.
— urica 151.
Asylwesen 315, 336, 361, 375, 406, 427, 489.
Augenerkrankungen 412.
Augenfehler 417.
Augenhygiene 421.
Aushebungsstatistik 483.
Aussatz 123.

Badewesen 125.
Bakteriologie 4, 40.
Bandwurm 149.
Basedowsche Krankheit 343.
Berufsmorbidität 179, 465.
Berufssyphilis 99.
Berufsvormundschaft 254.

Bevölkerungsstillstand 112, 216.
Bierverbrauch 293.
Blattern 33.
Blennorrhoe 412.
Bleikrankheit 169, 195.
Bleichsucht 152.
Blindenwesen 422.
Blinddarmentzündung 142.
Blödsinn 350.
Blutarmut 152.
Bordell 116.
Branntweinmonopol 325.
Branntweinverbrauch 294.
Brausebäder 126.
Bronchitis 135.
Bronchopneumonie 136.
Brustumfang 62.

Chirurgische Krankheiten 392.
Chiningesetz 89.
Cholera 30.
Chlorose 152.
Chromvergiftung 174.

Darmerkrankungen 141.
Darwinismus 478.
Degeneration 17, 146, 247, 310, 344, 386, 477, 484.
Delirium 297.
Dementia praecox 346.
Defloration 184.
Depravation 14, 45, 154.
Desinfektion 95, 259.
Diabetes 150.
Diphtherie 266, 275.
Dispensaire 73.
Domestikation 259.
Drüsentuberkulose 263.

Eisenlunge 137.
Eiweißbedarf 163.
Ekzem 118.
Elternschaftsversicherung 517.
Emphysem 135.
Endokarditis 128.
Enges Becken 207.
Englische Krankheit 207, 257.
— Tischzeit 146.

Entartung 14, 17, 247, 310, 344, 386, 477, 484.
— und Alkoholismus 310.
— und Kretinismus 92.
— und Malaria 88.
— und Prostitution 117.
— und Psychopathie 386.
Enteroptose 142.
Entbindungsheim 215.
Enthaltsamkeitsbewegung 318.
Epilepsie 329.
Epileptikeranstalten 336.
Erkältung 138.
Ernährung 161.
Eugenik 66, 200, 486, 527.
Euphorie 292.

Fallsucht 329.
Familieninfektion 265.
Familienversicherung 500.
Farbenblindheit 418.
Fehlgeburt 193, 199.
Fettherz 131.
Fettsucht 151.
Findelhäuser 246.
Fischblase 112, 191.
Flaschennahrung 237.
Fleckfieber 27.
Flecktyphus 27.
Fleischnahrung 163.
Fluorwasserstoffvergiftung 173.
Frauenarbeit 224, 244, 251.
Frauendienstjahr 211.
Frauenfrage 219.
Frauenkrankheiten 182.
Freie Arztwahl 452.
Frühehe 220.
Frühgeburt 201.
Fürsorgeerziehung 380.
Fürsorgestellen für Säuglinge 254.
— für Tuberkulöse 72.
Furunkel 394.

Gebärmutterverlagerungen 182.
Geburtsanomalien 206.
Geburtenprävention 191, 216, 505.
Geburtenrückgang 112, 216, 498, 501.
Gebrechenstatistik 474, 482.
Geisteskrankheiten 282.
Genickstarre 29.
Genie 349, 381, 476.
Gelenkrheumatismus 92, 177.
Genealogie 383, 484.
Geschlechtskrankheiten 97.
Gewerbearzt 176.
Gewerbeekzem 119.
Gewerbehygiene 465.
Gewissensklausel 36.
Gicht 151.
Goldschlägerhäutchenkondom 112, 191.
Gonorrhoe 104.

Gothenburger System 327.
Granulose 414.
Grippe 32.

Halserkrankungen 428.
Hausschwein 165.
Hautkrankheiten 118.
Hauttuberkulose 123.
Hebammenwesen 210, 215.
Heilpersonal 443.
Herzerweiterung 128.
Herzklappenfehler 129.
Herzkrankheiten 128.
Herzneurosen 128.
Hornhauterkrankungen 416.
Hospitalisierung 114, 447.
Hörfehler 431.
Hungerkrankheiten 147.
Hungertyphus 27.
Hyperfertilität 188, 212, 234.
Hysterie 338.

Idiotenanstalten 352.
Idiotie 350.
Imbezillität 353.
Impfgegner 35.
Impfwesen 34.
Impfzwang 34.
Influenza 32.
Infektionskrankheiten 21, 39.
Invalidenversicherung 446.
Irrenwesen 355.

Karies 179.
Kastration 490.
Keuchhusten 273.
Kinderarbeit 280.
Kindbettfieber 208.
Kinderfehler 276.
Kinderkrankheiten 258.
Kinderlosigkeit 187.
Kindersterblichkeit 221, 258.
Kindertuberkulose 263.
Kleinwohnungen 465.
Knochenbrüche 395.
Kohlenlunge 137.
Kondom 111, 191.
Kohlenoxydvergiftung 174.
Körnerkrankheit 414.
Körpermessung 482.
Kostenwert des Menschen 473.
Krankenhauswesen 114, 401, 443, 455.
Krampfadern 129.
Krätze 120.
Krankenversicherung 445, 449.
Krebs 408.
Kretinismus 91.
Kriminalität 307, 330, 354, 373.
Krimineller Abort 197.
Krüppelwesen 261, 400, 403, 474.
Künstlicher Abort 199.

Künstliche Fehlgeburt 199.
Künstliche Frühgeburt 202.
Kurzsichtigkeit 418.

Lebererkrankungen 143.
Leberzirrhose 144.
Lepra 123.
Leprosarium 123.
Lokale Option 327.
Lues 97, 346.
Luftröhrenentzündung 135.
Lungenentzündung 135.
Lungenemphysem 135.
Lungenheilstätten 70.
Lungentuberkulose 41.
Lupus 123.
Lyssa 37.

Malaria 87.
Male della miseria 148.
Mädchenschulreform 280.
Magenheilstätten 145.
Magenerkrankungen 141.
Magengeschwüre 141.
Manie 349.
Manisch-depressives Irresein 348.
Masern 272, 274.
Massenpsychologie 324.
Mäßigkeitsbewegung 318.
Mäßigkeitsregeln 320.
Mehrlingsgeburt 191.
Merkantilisierung der Nahrungsmittel 165.
Melancholie 348.
Meningitis cerebrospinalis 29.
Milchküchen 253.
Milchnot 166.
Milzbrand 38.
Morphinismus 328.
Mundpflege 180.
Muskelrheumatismus 178.
Mutterberatungsstellen 254.
Muttermilch 238.
Mutterschaftsversicherung 210, 252, 517.
Myokarditis 131.

Nabelerkrankungen 226.
Nagelbettentzündung 395.
Nationalökonomie 4, 18.
Nervenkrankheiten 283.
Neurasthenie 341.
Neubildungen 408.

Okklusivpessar 190.
Ohrerkrankungen 430.
Orthodiätetik 527.

Paralyse 345.
Paranoia 349.
Pathographie 384.
Pellagra 147.
Pflanzenkost 164.

Phosphornekrose 173.
Pneumonie 135.
Pocken 33.
Prohibition 327.
Proletarierkrankheit 41.
Prophylaktischer Abort 199.
Prophylaktische Frühgeburt 202.
Prostitution 115.
Präventivmittel 216.
Psychopathen 370.
Puerperalfieber 208.

Quecksilbervergiftung 173.

Rachenerkrankungen 428.
Rachitis 258.
Rauchbekämpfung 139.
Rassenhygiene 494, 497.
Rentenhysterie 340.
Rekurrens 28.
Rekrutierungsstatistik 483.
Rheumatismus 177.
Rippenfellentzündung 136.
Rückfalltyphus 28.
Rückenmarksleiden 285.
Ruhr 28.

Sammelvormundschaft 254.
Säuferwahnsinn 297.
Samariterwesen 401.
Saufleber 144.
Säuglingssterblichkeit 221.
Säuglingskrankheiten 221.
Säuglingsheime 247.
Säuglingsfürsorgestellen 254.
Säuglingssterblichkeit 221.
— und Frauenarbeit 241.
— und Artprozeß 247.
— und Wohnungswesen 231.
Säuglingstuberkulose 227.
Schanker 107.
Schankwesen 325.
Scharlach 270, 275.
Schleiferkrankheit 48.
Schwachsinn 353.
Schwangerschaftsverhütung 191, 216.
Schwangerschaftsunterbrechung 202.
Schwangerschaftsbeschwerden 206.
Schwefelkohlenstoffvergiftung 174.
Schweinezucht 165.
Schwerhörigkeit 430.
Schularzt 279.
Schulhygiene 277, 379, 524.
Schulzahnpflege 181.
Schutzpockenimpfung 33.
Selbstverwaltung 453.
Selbstmord 348, 387.
Sehnenscheidenentzündung 395.
Sexuelle Aufklärung 113.
— Hygiene 11, 17.
Siderosis 137.

Skabies 120.
Skorbut 147.
Skrofulose 262, 417.
Sommersterblichkeit 228.
Soziale Hygiene 2, 5, 17, 522.
— Medizin 6, 17.
— Pathologie 8.
Soziologie 17.
Sozialversicherung 6, 444, 517.
Staatschinin 89.
Stadt und Land 480.
Stammbaumforschung 383, 484.
Staubinhalationskrankheiten 48.
Sterbetafel 473.
Sterilität 185.
Stichprobenstatistik 10.
Stillfrage 238, 247, 256.
Stillpflicht 248, 256.
Stoffwechselkrankheiten 141.
Strabismus 418.
Suicidium 348, 387.
Syphilis 97, 346.

Taubstummenwesen 432.
Tauglichkeitsstatistik 483.
Talent 382.
Tollwut 37.
Totgeburt 189, 203.
Trachom 414.
Traumatische Neurose 340.
Trichinosis 150.
Trinkerheilstätten 315.
Trinksitten 318.
Trunksucht 300.
Tripper 104.
Tuberkulose 41, 200, 227, 482.
Tuberkulosegesetzgebung 82.
Tuberkulosesterblichkeit, Abnahme der 60.
Tuberkulose und Arbeitsunfähigkeit 65,
    84.
— und Ehe 69.
— und Entartung 66.
— und Eugenik 66, 200.
— und Invalidität 65.
— der Kinder 263.
— und Schwangerschaft 69, 200.
— als Todesursache 42.
Tuberkuloseveranlagung 45.
Typhus 21.
Typhlitis 142.

Ueberbürdung 280.
Ueberfruchtbarkeit 188.
Unfälle 396.
Unfallkrankenbeschäftigungsanstalt 402.

Unfallhysterie 340.
Unfallfolgen 402.
Unfallstationen 401.
Unfallversicherung 402, 444, 448.
Unfruchtbarkeit 185.
Ulcus molle 107.
Unterernährung 155, 159, 167.
Unterleibstyphus 21.

Vagabundage 375.
Vaginismus 183.
Variola 33.
Varizen 129.
Vegetarismus 164.
Venerismus 97.
Verbrechen 373.
Verdauungserkrankungen 141.
Vererbung 14, 17, 146, 247, 310, 344,
    386, 470, 477, 484.
Vergiftungen durch Nahrungsmittel 146.
— gewerbliche 169, 194.
Verkümmerung 14, 45, 155.
Vielgebärerei 188, 212, 234.
Völkertod 497.
Volksbäder 125.
Volkswirtschaft 4, 18.

Walderholungsstätten 281.
Waldschule 282.
Wechselfieber 87.
Wehrfähigkeit 483.
Weinverbrauch 294.
Weißphosphorverbot 173.
Weitsichtigkeit 417.
Widerstandskraft 139.
Wiederimpfung 36.
Wöchnerinnenheim 215.
Wohnungswesen 260, 307, 464, 518.
Wundbehandlung 393.
Wundkrankheiten 394.
Wurmkrankheiten 149.

Zahnkrankheiten 179.
Zahnpflege 180.
— und Heer 181.
— und Schule 181.
— und Versicherungswesen 181.
Zellgewebsentzündungen 394.
Ziehkinderwesen 255.
Zökalkondom 112, 191.
Zölibat 490.
Zwangserziehung 380.
Zweikindersystem 510.
Zwillingsgeburt 192.
Zuckerkrankheit 150.